D1673005

Schmidt/Horzinek · **Krankheiten der Katze**

Band 2

Krankheiten der Katze

Herausgegeben von

Vera Schmidt und **Marian Christian Horzinek**

Band 2

Bearbeitet von

J. Anrather, J. Arndt, A. C. Beynen, A. Burckhardt,
N. Kopf, M. Kühnert, K. Kutschmann, Claudia Rössel,
Vera Schmidt, Ilse Schwendenwein, W. Seffner,
Andrea Tipold, W. Wirth, J. Wollrab

Mit 265 Abbildungen und 70 Tabellen

SEMPER BONIS ARTIBUS

Gustav Fischer Verlag Jena · Stuttgart · 1993

Anschriften der Herausgeber

Prof. Dr. med. vet. Vera Schmidt
Kommandant-Prendel-Allee 107
D-04299 Leipzig

Prof. Dr. med. vet. Marian Christian Horzinek
Faculteit Diergeneeskunde
Vakgroep Infectieziekten en Immunologie
Postbus 80.165
3508 TD Utrecht/Nederland

Wichtiger Hinweis:
Die pharmakotherapeutischen Erkenntnisse in der Tiermedizin unterliegen laufendem Wandel durch Forschung und klinische Erfahrungen. Die Autoren dieses Werkes haben große Sorgfalt darauf verwendet, daß die in dieses Werk aufgenommenen therapeutischen Angaben (insbesondere hinsichtlich Indikation, Dosierung und unerwünschter Wirkungen) dem derzeitigen Wissensstand entsprechen. Das entbindet den Benutzer dieses Werkes aber nicht von der Verpflichtung, anhand der Beipackzettel zu verschreibender Präparate zu überprüfen, ob die dort erfolgten Angaben von denen in diesem Buch abweichen, und seine Verordnung in eigener Verantwortung zu bestimmen.

Die Deutsche Bibliothek – CIP-Einheitsaufnahme

Krankheiten der Katze / hrsg. von Vera Schmidt und Marian
Christian Horzinek. – Jena ; Stuttgart : G. Fischer.

ISBN 3-334-60372-5
NE: Schmidt, Vera [Hrsg.]

Bd. 2. Mit 70 Tabellen / bearb. von J. Anrather ... – 1993
ISBN 3-334-60371-7
NE: Anrather, Josef

Lektor: Dr. Dr. Roland Itterheim
Gesamtherstellung: F. Pustet, Regensburg
Printed in Germany

ISBN 3-334-60370-9 (Band 1)
ISBN 3-334-60371-7 (Band 2)
ISBN 3-334-60372-5 (Gesamtwerk)

Autorenverzeichnis

Anrather, Josef, Dr. med. vet.
  I. Medizinische Universitätsklinik für Einhufer, Kleintiere und Geflügel
  Veterinärmedizinische Universität Wien

Arndt, Jürgen, Dr. med. vet.
  Klinik für kleine Haustiere, Hamburg

Beynen, Anton C., Prof. Dr. med. vet.
  Vakgroep Proefdierkunde, Faculteit Diergeneeskunde
  Rijksuniversiteit te Utrecht

Burckhardt, Arnulf, Prof. Dr. med. vet. habil.
  ehem. Institut für Tierschutz, Berufskunde und Veterinärrecht
  Veterinärmedizinische Fakultät der Universität Leipzig

Kopf, Norbert, Univ.-Doz. Dr. med. vet. habil.
  Kleintierklinik Breitensee, Wien

Kühnert, Manfred, Prof. Dr. med. vet. habil.
  ehem. Institut für Pharmakologie, Pharmazie und Toxikologie
  Veterinärmedizinische Fakultät der Universität Leipzig

Kutschmann, Klaus, Dr. med. vet.
  Poliklinik für kleine Haus- und Zootiere, Magdeburg

Rössel, Claudia, Mag. med. vet.
  Kleintierklinik Breitensee, Wien

Schmidt, Vera, Prof. em. Dr. med. vet. habil.
  Klinik für Klein- und Heimtierkrankheiten
  Veterinärmedizinische Fakultät der Universität Leipzig

Schwendenwein, Ilse, Dr. med. vet.
  I. Medizinische Universitätsklinik für Einhufer, Kleintiere und Geflügel
  Veterinärmedizinische Universität Wien

Seffner, Wolfgang, Prof. Dr. med. vet. habil.
  Bundesgesundheitsamt, Institut für Wasser-, Boden- und Lufthygiene,
  Bad Elster

Tipold, Andrea, Dr. med. vet.
  Institut für Tierneurologie
  Veterinärmedizinische Fakultät der Universität Bern

WIRTH, Wolfgang, Prof. Dr. med. vet. habil.
  Klinik für kleine Haustiere
  Tierärztliche Hochschule Hannover

WOLLRAB, Joachim, Dr. med. vet.
  Tierklinik für Geburtshilfe und Fortpflanzungsstörungen bei Haustieren
  Fachbereich Veterinärmedizin (Standort Mitte), Freie Universität Berlin

Vorwort

Bücher werden aus sehr unterschiedlichen Gründen geschrieben: Ein Autor hat etwas mitzuteilen, ein Verleger sieht eine Marktlücke, es gilt, eine Tradition fortzuführen. Für das vorliegende Werk, den ersten Teil eines zweibändigen Nachschlagewerks, gelten alle diese Motive.

Die Katze hat in den letzten drei Dezennien als Heimtier in geradezu unglaublichem Maße an Popularität gewonnen, das Wissen um ihre Erkrankungen enorm zugenommen. Eine Reihe englisch- und deutschsprachiger Fachbücher reflektiert das wachsende Informationsbedürfnis des Tierarztes. Dieses ist umso dringender, als die wohlorganisierte Laienszene – Tausende Katzenliebhaber und -züchter – über eigene Informationsorgane verfügt und oft erstaunliche Detailkenntnis zusammengetragen hat. Mit dem vorliegenden Werk haben wir uns die Aufgabe gestellt, den für den Tierarzt notwendigen Wissensvorsprung wieder zu vergrößern.

Die Tradition, die es fortzuführen gilt, gründet sich auf die „Klinik der Katzenkrankheiten", die HORST-JOACHIM CHRISTOPH 1963 beim Gustav Fischer Verlag Jena veröffentlichte; ein Lehrbuch, das zu dieser Zeit, da die tierärztliche Ausbildung noch fast ausschließlich auf das landwirtschaftliche Nutztier konzentriert war, Generationen von Tierärzten und Studierenden der Veterinärmedizin im deutschsprachigen Raum unentbehrliche Hilfe und Anleiter bot. Eine 2. Auflage war 1975 fertig und erschien zwei Jahre später; ihr Begründer hat das Erscheinen nicht mehr erlebt.

Dr. Dr. R. ITTERHEIM, Lektor des Gustav Fischer Verlages, hat vor fünf Jahren die Initiative zu einer erweiterten Ausgabe ergriffen und neue Herausgeber gewonnen. Mit dem vorliegenden Werk verfolgen die Herausgeber das CHRISTOPHSCHE Grundkonzept, dem praktizierenden Tierarzt aktuelles Wissen zu vermitteln. Zunehmende Spezialisierung und enormer Wissenszuwachs waren für den Kompromiß der Herausgabe eines zweibändigen Werkes unter Mitarbeit vieler Autoren, denen wir Dank für ihre Bereitwilligkeit zur Mitarbeit, für Verständnis und Vertrauen sagen, maßgebend. Dank sagen wir auch dem Verlag für die gute Zusammenarbeit und die großzügige Ausstattung des Werkes.

Wir sind davon überzeugt, daß das vorliegende Ergebnis der Mühe wert ist.

Leipzig und Utrecht   Die Herausgeber

Inhaltsverzeichnis

1. Magen-Darm-Trakt

(VERA SCHMIDT)

1.1. Anatomie und Physiologie

1.1.1. Anatomische Grundlagen

Trotz Jahrtausende zurückliegender Domestikation und beharrlicher Züchtungseingriffe des Menschen blieb die Katze, was sie war: ein zu den Carnivoren gehörender Vertreter mit dafür typischen anatomischen und physiologischen Gegebenheiten des Verdauungsapparates.

Die *Mundhöhle* ist annähernd so breit wie lang aufgebaut und extrem weit aktiv und passiv zu öffnen. Die kräftige, sehr bewegliche *Zunge* ist auf ihrer Oberseite mit kaudal gerichteten Hornpapillen ausgestattet. Sie ermöglichen das Haften von Flüssigkeit, die durch löffelartiges Eintauchen der Zungenspitze gewonnen und beim Zurückziehen der Zunge in den Pharynx gelangen kann.

Das *Gebiß* der adulten Katze hat 30 Zähne, es hat Reiß- und Kaufunktionen.

Die *Speichelproduktion* wird durch die Gl. parotis (relativ klein, wenig gelappt, Ausführungs- gang endet in Höhe des 2. Backenzahnes am Oberkiefer) und die Gl. mandibularis (kugelig, fest, distal der Parotis im Kieferwinkel liegend und durch die Haut ertastbar, Ausführungs- gang endet am Unterkiefer seitlich des Zungenbändchens) gewährleistet.

Das reichlich vorhandene *lymphatische Gewebe* der Mundhöhle ist am Rande des langen und schlanken Gaumensegels, am Zungengrund in der Plica glossoepiglottica als Zungenmandel und in den Gaumentaschen als Tonsillae palatinae (Gaumenmandeln) lokalisiert.

Der *harte Gaumen* ist mit 7 kräftig ausgebildeten Gaumenstaffeln ausgestattet. Oftmals sind sie marmoriert pigmentiert. Rachenseitig wird der harte Gaumen durch das vorhangartige *Gaumensegel*, das nasenwärts von Schleimhaut des Atmungsapparates, mundwärts von kutaner Schleimhaut überzogen ist, abgeschlossen. Es setzt sich beiderseitig durch eine in die Mundhöhle und eine in die Rachenhöhle gerichtete Schleimhautfalte fort.

Der *Ösophagus*, in Höhe des 3. Halswirbels beginnend, besitzt in den ersten zwei Dritteln seines Verlaufes quergestreifte, im letzten Drittel glatte Muskulatur. Er ist sehr dehnungsfä- hig. Demzufolge legt sich die Schleimhaut im entspannten Zustand in dichte Falten. Kurz vor dem Magen verengt er sich und geht mit kräftiger Muskulatur in die Cardiadrüsenzone des Magens über.

Der einfach aufgebaute *Magen* besteht aus Cardia, Fundus, Corpus, Antrum und Pylorus. Die Fundus- und Corpusregion (querliegend, mitunter weiter nach rechts) dient der Speiche- rung und dem Aufschluß der Nahrung. Ihre Schleimhautdrüsen sezernieren Magensäure und Pepsinogen. Cardia, Antrum und Pylorus befördern die Nahrung. Ihre Drüsen produzieren schleimartige Stoffe, hauptsächlich Glycoprotein. Die Steuerung der Motilität des Magens erfolgt in Abhängigkeit vom Füllungszustand und/oder durch Sinneswahrnehmungen (Visus, Geruch, Geschmack) reflektorisch durch den Vagus und durch das in der Pylorusregion freiwerdende Gewebshormon Gastrin.

Der *Darm* der Katze ist mit dem 4–6fachen der Körperlänge relativ kurz. Auf Duodenum, Jejunum, Ileum (Dünndarm) entfallen ca. 130 cm, auf Caecum, Kolon, Rektum (Dickdarm) ca. 20 cm.

Der *mikroskopische Aufbau der Darmwand* besteht aus der Mucosa (zuständig für Sekretion, Absorption), der Submucosa (Blut- und Lymphgefäßversorgung, Abwehr), der Muscularis (Peristaltik) und der Serosa. Die Mucosa hat Barrierefunktion zwischen Körperinnerem und Umwelt, sie gliedert sich ihrerseits in eine Lamina epithelialis, eine Lamina propria und eine Lamina muscularis mucosae. Sie erfährt im Dünndarmbereich durch Falten, Zotten- und Kryptenausbildung eine enorme Vergrößerung ihrer Oberfläche. Ihre Lamina epithelialis besteht aus einer einschichtigen Lage zylindrischer Zellen (Enterozyten), die mit einem Bürstensaum aus zahlreichen Mikrovilli zur weiteren Oberflächenvergrößerung ausgestattet ist und zudem Enzyme enthält, die die Verdauung von Oligo- und Disacchariden und Peptiden gewährleisten.

Die Enterozyten unterliegen einem ständigen Prozeß des Zellverlustes und der Zellerneuerung. Er ist bei der Katze besonders intensiv, nach 2,3–2,8 Tagen ist das gesamte Epithel ersetzt. Dieser Turnover kann durch chemische, physikalische, diätetische, bakterielle und entzündliche Prozesse erhebliche Einbußen erfahren.

Der Lamina epithelialis des Dickdarmbereiches fehlen die Zotten und Falten. Dagegen nehmen tubuläre Drüsen die ganze Dicke der Schleimhaut ein. Sie ist zudem sehr reich an schleimproduzierenden Becherzellen.

1.1.2. Nährstoffverdauung[1])

Die Nährstoffverdauung findet im wesentlichen in den vorderen zwei Dritteln des Dünndarms statt. Dagegen wird im Dickdarm lediglich Protein, das aus Bakterien und Epithelzellverfall (oder auch aus gestörter Dünndarmverdauung) kommt, durch bakterielle Vorgänge zu Fett- und Aminosäuren, Indol, Skatol, Phenol, Kresol und Gasen umgebaut, um dann größtenteils ausgeschieden zu werden. Der Dickdarm ist zudem Wasserreservoir.

Die *Darmmotilität* dient der Durchmischung, dem Weitertransport und dem Schleimhautkontakt (Digestion und Absorption) des Darminhaltes. Aboral laufende Kontraktionswellen der Längsmuskulatur einerseits und gleichzeitige Einschnürung des Darmlumens aufgrund ringförmig angeordneter Muskelfasern andererseits erbringen eine rhythmische Segmentierung zur Intensivierung der Resorptionsleistung der Darmschleimhaut, wobei die verschiedenen Bewegungsformen meist gleichzeitig und automatisch ablaufen. Im ganzen gestaltet sich die motorische Aktivität bei vollem Darm intensiver, und sie nimmt von oral nach aboral ab. Die spontane motorische Aktivität der Muskulatur hat einen Eigenrhythmus und wird durch chemische und hormonale Mediatoren des autonomen Nervensystems (z. B. Gastrin, Sekretin, Cholecystokinin, Prostaglandine, GIP = Gastric Inhibitory Peptide, VIP = Vasoactive Intestinal Peptide) gesteuert.

Für die Verdauung werden Sekrete von den Speicheldrüsen, der Magenschleimhaut, dem Pankreas, der Darmschleimhaut, der darmeigenen Drüsen sowie der Leber gebildet. Sie enthalten Schleimsubstanzen, anorganische Bestandteile und die notwendigen Verdauungsenzyme.

---

[1]) Für die Erarbeitung dieses Textabschnittes sei Frau Dr. INGRID HALLE (Institut f. Kleintierforschung Celle) ganz herzlich gedankt.

Die Verdauung der **Futterproteine** beginnt im einfachen, einhöhligen Magen der Katze durch Pepsin, das wichtigste proteolytische Enzym des Magensaftes. Von den Hauptzellen des Fundus- und Pylorusteils wird Pepsin in Form einer inaktiven Vorstufe, des Pepsinogens, produziert. Bei saurer Reaktion oder bei Einwirkung von Pepsin geht es in ein aktives Enzym über. Die Weiterverdauung der Pepsinspaltprodukte des Futtereiweißes geschieht im Dünndarmlumen hauptsächlich durch die Endopeptidasen Trypsin, Chymotrypsin und Elastase sowie die Exopeptidasen Carboxypeptidase A und B, die aus dem Pankreas stammen. Zu bemerken ist, daß die Chymotrypsin-Aktivität der Katze von der Art und Menge der zugeführten Proteine abhängt und außerdem etwa viermal höher als beim Hund ist. Die Proteinverdauung setzt sich durch Enzyme aus der Bürstensaumregion der Mucosa fort und endet mit der intrazellulären Zerlegung von Di- oder Tripeptiden in den Zylinderzellen der Dünndarmschleimhaut. Die Resorption der im Darmsaft freigesetzten Aminosäuren bzw. Di- und Tripeptide erfolgt im wesentlichen im Dünndarmbereich mit Hilfe spezifischer Transportsysteme.

Aufgrund ihrer Struktur gibt es zwischen den Proteinen erhebliche Unterschiede in der Abbaubarkeit. So ist die Verdaulichkeit des Eiweißes von frischem Muskelfleisch und inneren Organen sehr hoch (94–97%) und liegt über den Werten getrockneter tierischer Eiweißprodukte (Fischmehl – 91%) sowie pflanzlicher Proteine (Sojaprotein – 90%). In den verschiedenen Alleinfuttermitteln unterliegt die Rohproteinverdaulichkeit einer größeren Variation (Trockenalleinfutter 74–83%, Feuchtalleinfutter 68–83%) in Abhängigkeit von den weiteren Bestandteilen und der Zubereitung.

Lipide werden ausschließlich im Dünndarm gespalten und resorbiert. Die Gallensäuren als die wichtigsten Bestandteile der Gallenflüssigkeit sind dabei zur Aktivierung der Pankreaslipase und als Dispergens eingeschaltet und für den physiologischen Ablauf der Fettverdauung unerläßlich. Als Ergebnis dieser Umsetzungen entsteht ein Gemisch aus freien Fettsäuren, Mono- und Diglyceriden sowie Glycerol. Die Spaltprodukte der Fette werden von den konjugierten Gallensäuren umschlossen, so daß sich Mizellen bilden. Das Ausmaß, in dem Fettsäuren unterschiedlicher chemischer Struktur in der mizellären Phase löslich sind, bestimmt deren Resorbierbarkeit. In der Dünndarmmucosa werden aus den Spaltprodukten wieder Triglyceride aufgebaut und auf dem Lymphweg abtransportiert.

In Abhängigkeit von der Herkunft des Fettes, der aufgenommenen Fettmenge und der Zubereitung des Futters kann die Verdaulichkeit zwischen 58–99% der Trockensubstanz liegen. Unter vergleichbaren Bedingungen ist die Verdaulichkeit des Rohfettes bei der Katze niedriger als beim Hund. Diese unterschiedliche Kapazität ist auf eine geringere Pankreaslipase-Aktivität der Katze zurückzuführen (Tabelle 1.1.).

Katzenwelpen weisen übrigens in den ersten 2–3 Lebenswochen eine unterentwickelte Pankreasfunktion und daraus resultierend nur wenig aktivierte Pankreaslipase im Darmsaft auf. Die Hydrolyse des Milchfettes beginnt beim Welpen bereits im Magen durch eine Magenlipase (pH-Wert 5,4) und setzt sich im Dünndarm fort. Und zwar kommt im Duodenum die Muttermilchlipase nach Aktivierung durch die Gallensäuren bei einem pH-Wert von 8,5 zur Wirkung. Fehlen im Verdauungsablauf die Magen- und/oder die Milchlipase, wird das vom Welpen aufgenommene Fett nur in sehr geringem Umfang hydrolysiert und in ebenso geringen Mengen resorbiert. Daraus resultiert neben einer Energieunterversorgung und einem Mangel an essentiellen Fettsäuren eine schlechtere Resorption der fettlöslichen Vitamine sowie eine verringerte Calciumresorption. Wachstumsverzögerung sowie Knochen- und Haarschäden sind oftmals die Folge solch mangelhafter Ernährung.

Für heranwachsende Katzenwelpen, die schon in größerem Maße Pankreaslipasen produzie-

Tabelle 1.1. Unterschiede in der Aktivität der Pankreaslipase bei verschiedenen Tierarten

Spezies/Familie	µkat/g Feuchtgewicht (25 °C)	Standard- abweichung
Huhn	1,16	0,64
Rind	7,48	1,97
Kaninchen	26,30	5,02
Großkatzen	29,10	4,69
Hauskatzen	**30,90**	**5,68**
Hund	47,00	17,90
Schwein	73,30	–
Braunbär	83,70	2,39

ren, ist das Fettsäuregemisch des Milchaustauschers von wesentlicher Bedeutung. Weicht dieses erheblich von der Zusammensetzung des Muttermilchfettes ab, sinkt die Verdaulichkeit (10% Punkte), was wiederum ein Energiedefizit nach sich zieht. Die Welpen entwickeln sich schlechter, setzen erhebliche Mengen sehr festen Kotes ab, Obstipationen treten auf. Bei der Herstellung von Milchaustauschern für Saugwelpen ist auf diese Besonderheiten Rücksicht zu nehmen. Es sollte deshalb das Ersatzpräparat mit einer Lipase, entsprechend der Muttermilchlipase, angereichert und keineswegs der lebensnotwendige Fettgehalt verringert werden.

Kohlenhydrate spielen in der praktischen Fütterung eine wichtige Rolle als billige Energieträger, sind aber weder für die abgesetzte wachsende Katze noch für die Erhaltung des ausgewachsenen Tieres lebensnotwendig (essentiell). Die für den Stoffwechsel erforderliche Glucose wird über die Glukoneogenese in der Leber aus Aminosäuren synthetisiert. Trotz der zeitlich begrenzten Bedeutung der Kohlenhydrate für die Ernährung der Katze ist im Zuge der Evolution die Bildung entsprechender Verdauungsenzyme nicht verlorengegangen.

Die Katze besitzt somit noch alle wesentlichen Enzyme (Pankreasamylase, Maltase, Saccharase) zur Kohlenhydratverdauung. Allerdings kommt es zu keinem Anstieg in der Aktivität der im Bürstensaum des Dünndarmes lokalisierten Enzyme Maltase und Saccharase mit fortschreitendem Alter der Tiere und bei adulten Katzen zu keinen deutlichen Induktionseffekten.

Die Aktivität der Pankreasamylase beträgt bei Saugwelpen unter 3 Wochen nur etwa $\frac{1}{20}$ der Aktivität adulter Katzen. Im Alter von 4–5 Wochen beginnt sie sich zu entwickeln und erreicht mit 9–12 Wochen das Niveau erwachsener Tiere. Die Höhe der Aktivität ist bei der Katze allerdings viel niedriger (etwa nur 5%) als beim Hund. Letztendlich wird Glucose als ein Spaltprodukt der Kohlenhydratverdauung nur dann effektiv durch die Bürstensaumregion des Darmes transportiert, wenn eine niedrige Konzentration im Darmsaft vorliegt.

Lactose (Milchzucker) ist das einzige, aber nur für Saugwelpen lebensnotwendige Kohlenhydrat. Die Lactase-Aktivität ist deshalb im Darmsaft bei Welpen hoch. Nach dem Absetzen nimmt diese Enzymaktivität ab, unabhängig davon, ob Lactose im Futter enthalten ist oder nicht. Das ist der Grund, weshalb von vielen adulten Katzen Milchzucker schlecht vertragen wird und Diarrhoe hervorruft.

Die Verdaulichkeit verschiedener roher und aufgeschlossener (z. B. gekochter) Stärkearten gibt Tabelle 1.2. an. Die Fütterung von Kohlenhydraten führt im allgemeinen zu einer

Tabelle 1.2. Verdaulichkeit roher und aufgeschlossener Stärke

Stärke	Scheinbare Verdaulichkeit (%)
Weizenstärke, aufgeschlossen	96–100
Weizenstärke, roh	92–100
Maisstärke, aufgeschlossen	88–97
Maisstärke, roh	79–84
Kartoffelstärke, aufgeschlossen	89–100
Kartoffelstärke, roh	60
Maisstärke, aufgeschlossen	78[1])
	80[2])
	91[3])

[1]) Saugwelpen, [2]) Absetzwelpen, [3]) adulte Katzen

höheren Passagegeschwindigkeit des Chymus, feuchterem Kot und einem erniedrigten Kot-ph-Wert. Durch Ergänzung einer Fleischration mit Kohlenhydraten kann es weiterhin zu einer Beeinträchtigung der Verdaulichkeit der Futterproteine kommen, und es können Veränderungen betreffs der Mineralstoffverdaulichkeit, besonders bei Natrium, Kalium (verringerte Verdaulichkeit) und Magnesium (erhöhte Verdaulichkeit) auftreten.

In der Ernährung adulter Katzen sollten deshalb höchstens 4 g aufgeschlossene Stärke/kg KM/Tag als Energieträger eingesetzt werden, wenn nicht bereits größere Mengen anderer Kohlenhydrate (z. B. Zucker) in der Ration enthalten sind. Bei mehr als 10 g/kg KM/Tag muß mit Verdauungsstörungen gerechnet werden. Für ausgewachsene Tiere im Erhaltungsstoffwechsel wird daraus resultierend ein maximaler Gehalt von 35% aufgeschlossener Stärke in der Futtertrockensubstanz empfohlen. Im Trockenfutter mit hoher Energiekonzentration sollte höchstens 30% Stärke, bezogen auf Trockensubstanz, enthalten sein; für laktierende Katzen oder Jungtiere darf der Stärkeanteil höchstens 10% betragen.

Der Einsatz roher Stärke, die für die Katze mehr Ballaststoff- als Nährstoffcharakter hat, wird als diätetische Maßnahme unter Praxisbedingungen bei Fettsucht empfohlen. Für diesen Zweck ist Kartoffelstärke den Getreidestärken vorzuziehen, da sie im Dickdarm kaum zu Fehlgärungen führen kann und der Energiegehalt am niedrigsten ist.

Auch **schwerverdauliche Nahrungsfasern** sind nicht als lebensnotwendige Nährstoffe für die Katze zu bezeichnen, obwohl sie in kommerziellen Futtermischungen vorhanden sind. Der Gehalt an schwerverdaulichen Futtermitteln (Kleie, Grünmehl, Futtercellulose, Panseninhalt, Hornmehl, Federmehl) führt zur Verringerung der Energiedichte der Mischung und hat deshalb Bedeutung bei der Ernährung adulter Tiere ohne besondere Leistungsanforderungen zur Erhaltung ihrer idealen Körpermasse. 5–15% der Frischsubstanz einer Fleischration können durch die aufgeführten Futtermittel ausgetauscht werden, ohne daß es zu Aufnahme- oder Verdauungsschwierigkeiten kommt.

Im Gegensatz zu anderen Tierarten können Katzen ihre Trinkwassermengen nicht auf den Wassergehalt der Nahrung einstellen. Sie zeigen eine deutliche Abnahme des gesamten Wasserumsatzes bei Fütterung von Trockenfutter anstelle von Feuchtfutter. Die sicherste Methode zur Erhöhung der **Wasseraufnahme** der Katze ist der Zusatz von Wasser zur täglichen Nahrung. Die Resorption von Wasser erfolgt zum größten Teil im Dickdarm, der eine große Resorptionsreserve enthält und unter Anwesenheit von Na-Ionen in der Lage ist, gestörte Wasserresorptionsfunktionen des Dünndarms zunächst zu kompensieren.

1.2. Krankheiten der Mundhöhle

1.2.1. Entzündliche Erkrankungen der oralen Schleimhaut

Die Mundschleimhaut der Katze reagiert auf vielfältige örtliche und systemische Noxen mit hoher entzündlicher Reaktionsbereitschaft.

1.2.1.1. Gingivitis, Periodontitis

Zahnfleischentzündungen beginnen häufig am Zahnfleischrand und imponieren durch marginale Rötung und Ödematisierung **(Gingivitis).** Bei Plaque- und Zahnsteinbildung, möglicherweise auch bei Karies (bei der Katze relativ häufig anzutreffen, Prädilektionsstelle: Zahnfleischrand der Canini, Prämolaren und Molaren) neigt der Prozeß zur Progredienz, und das Zahnfleisch unterliegt über größere Areale chronisch-katarrhalischen oder proliferativen Entzündungen **(Periodontitis),** die läsions- und sekundärinfektionsanfällig sind, sehr rasant verlaufen und zum geschwürigen Zerfall unter Einbeziehen bukkaler Schleimhautanteile neigen.
Klinische Symptomatik: Betroffene Tiere speicheln sehr stark und vermeiden die Aufnahme harten, festen Futters. Beim Kauakt ist blutuntermischte Salivation erkennbar, derer sich die Tiere durch Waschbewegungen zu entledigen suchen.
Eine seltener auftretende **allergische Gingivitis** (exakter: Stomatitis), vermutlich durch Futtermittelantigene provoziert, ist durch generalisierte Ödematisierung und Rötung der Mundschleimhaut in allen Bereichen charakterisiert.
Eine sog. **Plasmazellgingivitis** ist auf die orale Schleimhaut des Arcus palatoglossus beschränkt und durch flache granulomatöse Gewebezubildungen gekennzeichnet, die ausgeprägte Blutungstendenz bei geringster Berührung aufweisen. Ursächlich werden Autoimmunprozesse und/oder Folgen immunsuppressiver Infektionskrankheiten diskutiert. Zur Ätiologie, Diagnose, Differentialdiagnose, Therapie s. Band 1 der „Krankheiten der Katze", S. 546 ff.

1.2.1.2. Stomatitis

Die Mundschleimhautentzündung bleibt bei Einwirken *örtlicher* Noxen (Verletzungen, Verätzungen, Fremdkörper) in der Regel auf bestimmte Areale begrenzt, da eine ausgeprägte örtliche Abwehrbereitschaft selbst bei Sekundärinfektion (mit Ausnahme des Zustandes allgemeiner Resistenzschwächung) ein Fortschreiten und Ausbreiten des Prozesses verhindert.
Klinisch erstrecken sich die lokalisierten Veränderungen in Abhängigkeit von der Ursache über Rötung, Ödematisierung, Epitheldegeneration (leblos erscheinende, grauweiße Schleimhautareale unterschiedlicher Größe), Epithelabstoßung bis hin zum geschwürigen Zerfall mit schmierig-eitrigen Belägen und Blutungstendenz. Dagegen tritt die Stomatitis

generalisiert bei oraler Manifestation viraler Erkrankungen auf (direkte Schleimhautaffinität bei FCV- und FHV-1-Infektion) oder infolge Immunschwächung (FeLV, FIP, FIV), oder sie ist Symptom von Autoimmunerkrankungen, z. B. Pemphigus vulgaris (s. Band 1, S. 553 f.). Neben schweren klinischen Allgemeinstörungen wird die *klinische Symptomatik* in der Mundhöhle durch ausgedehnte Veränderungen bestimmt, in die Gingiva, Periodont, die Schleimhaut der Zunge, des Gaumensegels mit den oralen und pharyngealen Anteilen seiner Schleimhautfalten sowie Gaumen- und Rachenmandeln einbezogen sind.

Der Krankheitsverlauf ist zunächst, allerdings sehr kurzzeitig, durch Ödematisierung und katarrhalische Exsudation gekennzeichnet. Wenig später bilden sich multifokale Vesikel. Nach Aufreißen ihrer dünnen Membran entstehen geschwüre Gewebevertiefungen, die sich mit blutigem Exsudat und zundrigen Gewebefetzen füllen. Nekrotisierende und proliferierende Prozesse laufen nunmehr gleichzeitig und nebeneinander ab. Schaumige, blutigschleimige Salivation, die zur Nässung und Verschmutzung von Haarkleid und Haut des Kinns, des Halses und der Vorderextremitäten führt, Verweigerung der Aufnahme nicht einmal flüssiger Nahrung, Schmerzreaktionen beim Öffnen des Fanges, übler Mundhöhlengeruch, Abgeschlagenheit sind äußerlich erkennbare Symptome dieses Krankheitszustandes.

Im Falle des Pemphigus vulgaris sind Schleimhautablösungen, Ulzerationen in der Mundhöhle, außerdem auch an den Lippen und am Nasenspiegel zu beobachten. Im weiteren (längeren) Verlauf stellen sich dann Veränderungen an der Haut ein (s. Band 1, S. 515 ff.).

Die exakte ätiologische, *labordiagnostische Diagnose* ist aufwendig, mitunter nicht möglich.

Für die *klinische Diagnose* sind Vorbericht, allgemeiner gesundheitlicher Status, die klinische Symptomatik und der klinische Verlauf von hohem Aussagewert.

Differentialdiagnostisch ist an das eosinophile Granulom und an neoplastische Schleimhautprozesse zu denken.

Die *Prognose* ist bei örtlichen, aus exogenen Ursachen resultierenden katarrhalischen Prozessen günstig; sie ist fraglich bei chronischen proliferativen oder mit Gewebezerfall verbundenen, da die Therapie nur schwer und dann kaum durchgängig greift. Stomatitis im Verlauf von Virusinfektionen heilt nach Überwinden der Grundkrankheit ab.

Die *Therapie* hat folgenden Grundsätzen zu entsprechen:
– Behandlung der Grundkrankheit
  • im Falle plaque-, zahnstein- oder kariesbedingter Stomatitis Zahnsteinentfernung, Gebißsanierung;
  • im Falle von Virusinfektionen intensive substituierende Therapie (parenterale Ernährung, Flüssigkeits- und Elektrolytersatz, hohe Pflegeaufwendungen);
  • im Falle autoimmunogener Faktoren Immunsuppressiva.
– Antibiotische Bekämpfung der Sekundärinfektionen auf der Grundlage eines Antibiogramms. Bewährt haben sich Breitbandantibiotika (Chloramphenicol, Oxytetracyclin), in neuerer Zeit Metronidazol in Kombination mit Spiramycin.
– Reinigende, desinfizierende, adstringierende oder schwach kaustische Lokaltherapie: Mundhöhlenspülungen mit rosa $KMnO_4$-Lösung, Rivanol 1 : 5000, Salbeitee. Pinselung der Geschwüre mit 0,5%iger Silbernitratlösung, Lugolscher Lösung, Jodtinktur, Jodglycerol.
– Erforderlichenfalls chirurgische Maßnahmen: Tonsillektomie, Gingivektomie.

1.2.1.3. Glossitis

Für die entzündliche Erkrankung von Zungenschleimhaut und Zungenkörper kommen sowohl örtliche als auch systemische *Ursachen* in Frage. Soweit es sich um exogene *örtliche* Schädlichkeiten handelt, wie Verbrennung, Verätzung, Strangulation (Abb. 1.1.), Riß, Schnitt, stehen die verletzungsbedingten Gewebeveränderungen, Zusammenhangstrennungen und Gewebeverluste im Vordergrund des Krankheitsbildes. Sie bergen in sich höchst selten lokale Infektionsgefahr und weisen insgesamt eine sehr gute Heilungstendenz auf. Komplizierter gestaltet sich der Prozeß, wenn er *systemischen* Ursachen, insbesondere Infektionen, entspringt. So sind Entzündungszustände der Zunge im Zusammenhang mit dem Katzenschnupfen-Komplex, hier insbesondere durch die Herpesvirusinfektion, sehr tiefgreifend. Es dominieren dann Krankheitserscheinungen, die die gesamte Zunge mehr oder weniger einbeziehen und durch Ödematisierung, Vesikelausbildung mit geschwürigem Zusammenfließen derselben und Ausbildung großflächiger zerfallender und nekrotisierender Bereiche im Zungenrücken, vorzugsweise auch entlang des Zungenrandes (Abb. 1.2.), charakterisiert sind. Erkrankte Tiere leiden unter heftigen Schmerzen. Die Löffelfunktion der Zunge ist infolge der entzündlichen Veränderungen insuffizient, sistierende Nahrungs-

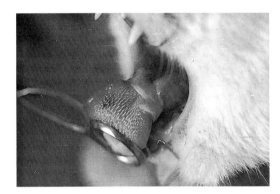

Abb. 1.1. Strangulation der Zunge durch Trachealring (Aufn.: CHRISTOPH).

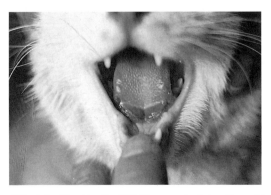

Abb. 1.2. Glossitis. Großflächiger geschwüriger Prozeß im Zungenspitzenbereich (Aufn.: CHRISTOPH).

und Flüssigkeitsaufnahme führt zur zusätzlichen Schwächung der Körperabwehr und damit zur Verschlimmerung des Krankheitsprozesses.

Die *Therapie* ist nach den unter Stomatitis gegebenen Hinweisen zu gestalten.

1.2.1.4. Eosinophiles Granulom

Das eosinophile Granulom (eosinophilic ulcer, rodent ulcer) ist wegen granulomartiger Gewebezubildungen unterschiedlicher Gestalt (flach aufliegend, über den übrigen Gewebeverband hinausragend) durch unebene, körnige oder geschwürige Oberfläche gekennzeichnet. Dieselben kommen recht häufig an der Oberlippe im mukokutanen Übergang, weniger oft in der Gingiva oder Gaumenschleimhaut vor. Weitere Prädilektionsstellen sind Hautareale der Oberkiefer- und Ohrgrundgegend, der Bauchwand oder Schenkelinnenfläche und des Zirkumanalbereiches.

Ätiologie: nicht voll geklärt, starker Verdacht auf Immunopathie. Zusätzliche (oder auslösende) Faktoren: mechanische Irritation, chronisch-entzündliche Prozesse ohne oder mit Sekundärinfektion. *Klinik, Diagnose, Differentialdiagnose* und *Therapie* s. Band 1, S. 527 ff. und S. 551 ff.

1.2.3. Tonsillitis

Die Rachenmandelentzündung ist in der alleinigen lokalen Form bei der Katze seltener als beim Hund anzutreffen. Dagegen ist sie unter Einbeziehen der übrigen lymphatischen Bestandteile des Rachenringes (Zungenmandeln, lymphatische Komplexe des Gaumensegels und der Larynx) häufiger zu sehen und dann z. B. Symptom einer Virusinfektion (Katzenschnupfen, Panleukopenie, FIV).

Das *klinische Bild* präsentiert sich im Falle *lokalisierter,* auf die Tonsillen beschränkter Entzündung durch Rötung und Ödematisierung. Gelegentlich treten die entzündeten Tonsillen aus ihrer Tasche hervor. Dann können an ihrer Oberfläche unregelmäßige, eitergefüllte Bläschen oder eiterbelegte Gewebeeinschmelzungen erkennbar werden, die der Mandel ein marmoriertes Aussehen verleihen. In diesem Fall ist das Allgemeinbefinden stark beeinflußt, Futter- und Flüssigkeitsaufnahme werden eingestellt. Bei Einbeziehung der Tonsillen in *generalisierte* Prozesse wulsten sie sich hochrot, ödematisiert und vergrößert aus den Taschen hervor.

Differentialdiagnostisch muß an Tonsillentumoren gedacht werden.

Die *Prognose* der generalisierten Form ist in Abhängigkeit vom Verlauf der Grundkrankheit zu sehen. Die alleinige lokalisierte Tonsillitis kann sich als sehr hartnäckig und therapieresistent erweisen.

Therapie: Behandlung der Grundkrankheit, Weichfutter, systemische Breitbandantibiose, möglichst resistogramm-gestützt. Für die Bekämpfung der Schmerzen, aber auch zur Erleichterung von Demarkation und Granulation bei ulzerierenden und nekrotisierenden Prozessen eignen sich Prießnitz-Umschläge (nach Abnahme derselben Haare und Haut gut trocknen), auch Rotlichtbestrahlungen der Kopf- und Halsregion, körperwarme Spülungen der Mundhöhle (mittels Hohlgummiball) mit Akridin-, $KMnO_4$- oder kamillenextrakthaltigen Flüssigkeiten oder auch Pinselungen mit Jodglycerol (Rp. Iodi puri 1,0, Kali iodati 3,0, Glycerol ad 30,0).

Im Falle von Therapieresistenz der lokalisierten Tonsillitis kann die Tonsillektomie erwogen werden. Auf sorgfältige Blutstillung ist dann unbedingt zu achten.

1.2.4. Zusammenhangstrennungen des harten Gaumens

Zusammenhangstrennungen des harten Gaumens treten angeboren auf oder werden erworben.

Echte Gaumenspalten sind angeboren. Sie werden frühzeitig, d. h. in den ersten Lebenstagen, dadurch indirekt erkennbar, daß während des Saugaktes oder unmittelbar danach Muttermilch im Nasenloch einer oder beider Nasenöffnungen erscheint. Bei Adspektion der Mundhöhle fällt ein mehr oder weniger großer Spalt im Mundhöhlendach auf, dessen Ränder durch Schleimhautabdeckung abgerundet erscheinen (Abb. 1.3.). Der Übertritt von Milch oder Flüssignahrung in den Nasenraum provoziert bei längerem Bestehen der Kommunikation zwischen Mund- und Nasenhöhle rhinitische Symptome, zudem besteht die Gefahr einer Aspirationspneumonie.

Die *Therapie* in Gestalt eines chirurgischen Verschlusses des Defektes sollte wegen der oben beschriebenen fatalen Folgen möglichst bald durchgeführt werden. Zunächst muß die den Defektrand bedeckende Schleimhaut wegpräpariert werden. Dann ist der Defekt zu schließen. Ist er schlank und spaltförmig, gelingt dies gut nach Auffrischen der Ränder mittels Drahtnähten. Für die Überbrückung breiterer Defekte ist eine Doppelüberlappung mit Schleimhautanteilen, die aus der beiderseitigen Munddachperipherie als Stiellappen transponiert werden, geeignet. Tiere mit angeborener Gaumenspalte sollten, da Erblichkeit vermutet werden kann, von der Zucht ausgeschlossen werden.

Verletzungsbedingte *Risse des harten Gaumens,* irreführend auch als Gaumenspalte bezeichnet, entstehen relativ häufig infolge von Aufprallunfällen, z. B. bei Fensterstürzen.

Klinisch ist hier die Zusammenhangstrennung des harten Gaumens von blutender Ruptur der Mund- und Nasenschleimhaut begleitet. Zugleich können Unterkiefersymphysenfrakturen vorliegen. Für die *Therapie* kommt die Drahtsutur der Gaumenwunde in Betracht. Bei guter Adaptation der Wundränder legt sich die Mundschleimhaut von selbst aneinander und stellt aufgrund ihrer sehr guten Regenerationstendenz nach kurzer Zeit einen belastungsfähigen Gewebeverband dar.

Verletzungsbedingte *Symphysenmobilität* ist durch osteosynthetische Maßnahmen (s. Band 1, S. 562) zu beheben.

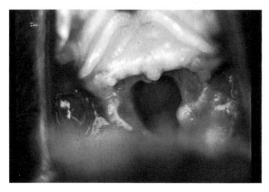

Abb. 1.3. Echte Gaumenspalte. Breiter Defekt des harten Gaumens und der Schleimhaut, jeweils mit abgerundeten Rändern (Aufn.: Christoph).

1.2.5. Krankheiten der Speicheldrüsen

Die *Speicheldrüsenzyste* ist in Gestalt der *Ranula* als blasiges, flüssigkeitsgefülltes Gebilde neben dem Zungenbändchen (Abb. 1.4.) oder symmetrisch unter der Zunge zu finden. Nur in Abhängigkeit von ihrer Größe treten Beschwerden bei der Futteraufnahme auf.

Therapie: Man entleert die Zyste auf Druck nach Anlegen einer ca. ½ cm langen Schleimhautinzision. Der Einschnitt bleibt i. d. R. als Fistelöffnung erhalten und gewährleistet den weiteren Speichelabfluß in die Mundhöhle.

Bei Rezidivierung können die beiden für die Retentionszyste zuständigen Drüsen (Gl. mandibularis, Gl. sublingualis monostomatica) exstirpiert werden. Sie sind an der Gabelung der V. jugularis in die V. maxillaris und in die V. linguofacialis auffindbar und werden unter Schonung der dort verlaufenden Gefäße ähnlich wie beim Hund von ihrem straffen Kapselgewebe getrennt und nach kranial zu freipräpariert, ligiert und exstirpiert.

Eine vom Hund her bekannte *Hals-* oder *Kehrgangszyste* tritt bei der Katze nicht auf.

Eine *Parotitis* äußert sich durch Druckempfindlichkeit des infraorbitalen, aurikulären Haut- und Gewebebereiches, durch Vergrößerung mit derber Konsistenz der Drüsenlobuli und durch vermehrte Wärme. Das erkrankte Tier läßt vorübergehende Zurückhaltung bei Angebot größerer oder festerer Futterbrocken erkennen.

Die *Therapie* beinhaltet örtliche Wärmezuführ (Rotlichtbestrahlung, Mikrowelle) und systemische Breitbandantibiose (geeignet ist Spiramycin 20 mg/kg KM, auf zwei Tagesgaben verteilt).

1.2.6. Fremdkörper in der Mundhöhle

Knochensplitter, Holzstücke, kräftige Fischgräten verkeilen sich vorzugsweise quer zwischen den Zahnreihen des Oberkiefers oder zwischen Backenzähnen und Backentaschen, mitunter auch zwischen Backenzähnen und Incisivi. Fremdkörper ringförmiger Gestalt (Trachealring, Wurstpelle, Kunstoffring, Bindfaden) legen sich um die Hakenzähne und führen, wenn sie die Zunge strangulieren, schnell zur venösen Blutstauung in derselben, zur Makroglossie, zur Nekrose des abgeschnürten Zungenteils.

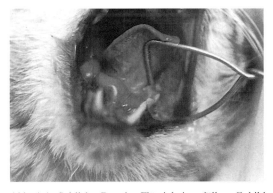

Abb. 1.4. Seitliche Ranula. Flüssigkeitsgefülltes Gebilde seitlich und unterhalb der Zunge. (Aufn.: CHRISTOPH).

Problematisch können Näh- oder Stopfnadeln mit im Öhr befindlichen Faden werden, die durch Spiel mit dem Faden in die Mundhöhle gelangen. Der Faden wird abgeschluckt und erst, wenn die daranhängende Nadel den Zungengrund passiert, spießt sie sich beim Schluck-, Brech- oder Würgeakt in den Zungengrund ein, mit der Spitze in die orale Richtung weisend (Abb. 1.5.); das Nadelöhr schaut in aborale Richtung. Kurze Nadeln ohne Faden (Steck-nadeln, Nähnadeln) spießen sich dagegen selten oder nicht ein. Sie durchlaufen den Verdau-ungskanal mit analwärts gerichtetem Kopf oder Öhr, ohne eine klinische Symptomatik zu erzeugen. Nur ganz selten stellen sie sich auf (z. B. bei Haarverballungen), um dann auch wieder durch die Peristaltik in Längsrichtung verbracht zu werden. Allerdings kommt es auch einmal vor, daß die Spitze der im Darm querstehenden Nadel den Darm perforiert und peritonitische Zustände herbeiführt.

Sehr lange Nadeln, z. B. Rouladen- oder Stricknadeln, deren Aufnahme bei der Katze ein höchst seltenes Ereignis darstellen dürfte, können zu lebensgefährlichen Perforationen von Ösophagus, Zwerchfell, Magen oder Darm führen. Die klinische Symptomatik reicht hier von akuten Schmerzzuständen bis zu schweren Funktionsbeeinträchtigungen, Phlegmonen in der Peripherie der Fremdkörperperforation, Pleuritis, Peritonitis.

Die *Diagnose* erfolgt zunächst auf dem Wege der sorgfältigen Adspektion der Mundhöhle. Sie sollte aufgrund starker Salivation, Schmerzen und daraus resultierender Abwehrbewe-gungen besser in Narkose vorgenommen werden. Zwischen den Zähnen eingekeilte Fremd-körper sind mitunter durch Benetztsein mit exsudatangereichertem Speichel schwer erkenn-bar. Im Zungengrund eingespießte oder aufgestellte Nadeln leuchten möglicherweise kurz-zeitig auf, wenn der Fang weit geöffnet und die Zunge heruntergedrückt werden kann. Unter Umständen gelingt es auch nur, sie mit weit in den Fang geführtem Finger in der Schleimhaut der seitlichen Gaumensegelfalten steckend zu ertasten. Besondere Beachtung sollte der Zungengrund finden. Man muß damit rechnen, daß ein um das Zungenbändchen gelegter

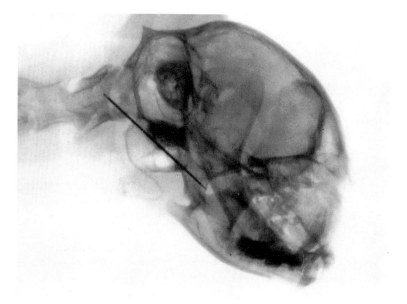

Abb. 1.5. Nadel mit oral gerichteter Spitze im Zungengrund (Aufn.: Christoph).

Faden sich bis in den Magen erstrecken und hier mit Futterteilen oder Haaren verknäuelt ist oder gar Dünndarmteile aufgefädelt hat oder mit einer im Zungenkörper aufgestellten Nadel in Verbindung steht.

Ein Röntgenogramm in zwei Ebenen erbringt bei schattengebenden Fremdkörpern Aufschluß über Sitz und Gestalt derselben.

Differentialdiagnostisch muß aufgrund der Salivation und des veränderten, fremd anmutenden Benehmens der Tiere an Tollwut gedacht werden. Des weiteren kommen hochgradig schmerzhafte Schleimhautentzündungszustände des Mund- und Rachenraumes in Betracht.

Therapie: Die Entfernung des Fremdkörpers erfolgt in Narkose. Zwischen den Zähnen eingekeilte Fremdkörper lassen sich gut mithilfe einer kräftigen und mit langen schlanken Schenkeln versehenen Zange erfassen. Eine in den Zungenkörper eingespießte Nadel ist stets an der Nadelschulter zu mobilisieren und in aborale Richtung zu verbringen, um dann die oralwärts gerichtete Nadelspitze aus dem Zungengewebe herauszubekommen. Ergeben sich bei eingefädelter Nadel beim Herausziehen am Faden Zugkräfte, ist der Faden zur Vermeidung eventueller Strangulationen aufgezogener Dünndarmschlingen hinter der Nadelschulter abzuschneiden. Eine spezielle Röntgenkontrolle des Dünndarms ist dann indiziert.

Bei im Zungengrund aufgestellten Nadeln ohne Öhr (Röntgenkontrolle) kann man versuchen, sofern nicht in o. g. Weise entfernbar, sie mit langfassender Klemme oder Zange unter Seitwärtsdrücken von der Mund- oder Rachenhöhle her durch die Schleimhaut der Gaumensegelfalten hindurch zu erfassen und ihre Lage so zu verändern, daß sie nach außen oder seitlich am Unterkiefer vorbei unter der Haut des seitlichen Kopfes oder Halses an der Spitze ertastbar und mittels einer Inzision von außen her aus dem Gewebe gezogen werden können.

1.2.7. Orale Tumoren

Auf Tumoren im Bereich der Mundhöhle wird im Band 1 der „Krankheiten der Katze" ausführlich eingegangen (Beitrag ZETNER, Kap. 14.5., S. 554f.).

1.3. Krankheiten des Ösophagus

1.3.1. Ösophagitis

Eine Entzündung der mit geschichtetem Plattenepithel belegten Speiseröhrenschleimhaut resultiert bei der Katze vorwiegend aus Läsionen, die durch Fremdkörper (Fischgräten, Knochenteile oder -splitter, Holzstücke, Angelhaken) erzeugt wurden, oder entsteht auch einmal artifiziell nach Einführen einer Magensonde. Ganz selten kann sich eine Ösophagitis auch aus einem Reflux von saurem Mageninhalt, z. B. bei Erweiterung der Cardia (Atropinwirkung auf Sphinkter, Hiatushernie) entwickeln.

Klinische Symptomatik: Aufgrund guter Regenerationstendenz der Schleimhaut heilen kleinere umschrieben und einmalig aufgetretene Läsionen ohne klinische Symptomatik ab. Doch sehr empfindlich und durchaus nicht regenerationsfreudig reagiert die Ösophagusschleimhaut, wenn druckbedingte partielle Durchblutungsstörungen, z. B. im Gefolge verkeilter Fremdkörper, obstruierender Einschnürungen oder wiederholter chemischer Schleimhautnoxen auftreten. Unter Wirksamwerden der ubiquitären Bakterienflora greifen in den ischämischen Bereichen geschwüriger Gewebezerfall und Nekrosen um sich, die bis hin zur Perforation und Ausbreitung putrider Prozesse auf das Mediastinum führen können. Die Tiere zeigen dann schwere fieberhafte Allgemeinstörungen. Neben Anorexie ist Salivation, mitunter Regurgitieren glasigschaumigen Schleimes oder Leerschlucken zu beobachten; sie kauern auffallend lange Zeit mit vorgestrecktem Hals auf dem Brustbein liegend am Boden.

Für die *Diagnose* bieten Vorbericht und klinisches Bild eindeutige Hinweise. Als diagnose-stützend erweist sich die Ösophagoskopie. Dagegen sind im Röntgenogramm erst dann pathologische Veränderungen erkennbar, wenn entzündliche Prozesse angrenzende Gewebebereiche einbezogen haben, was sich durch diffuse Schattendichte oder gar Gasansammlung (bei Ösophagusperforation) andeutet. Cave Kontrastmittelanwendung!

Die *Therapie* ist zweigeteilt und sowohl auf die Beseitigung auslösender Ursachen (Hiatushernie, Fremdkörper, s. dort) als auch auf die Überwindung der Entzündung auszurichten.

Der Entzündung wird sehr wirksam durch örtliche Wärmeapplikation (Rotlicht, Mikrowelle, Kurzwelle, Einhüllen des Tieres in wärmende, dem Hals gut anliegende Wollgewebe) begegnet. Über 1–2 Tage strikte Futterkarenz. Sie wird dann durch fraktionierte Gaben kleiner warmer, halbfester Futterrationen abgelöst. Günstig wirkt sich das fraktionierte Eingeben jeweils einiger Milliliter warmen Kamillen- oder Salbeitees aus.

1.3.2. Lumenveränderungen des Ösophagus

Lumenerweiterung des Ösophagus wurde bislang bei der Katze weit weniger oft gesehen als beim Hund. Sie betrifft den gesamten Verlauf oder auch nur Abschnitte des Ösophagus. Folgende *Ursachen* wurden bislang hierfür erkannt:
- Überdehnung des Ösophagus in seiner gesamten Länge infolge permanent forcierter Einatmung, z. B. bei Dyspnoe erzeugenden Zuständen oder infolge Ventilwirkung in den oberen Luftwegen gelegener Tumoren.
- Überdehnung des Ösophagus in seiner gesamten Länge infolge Pylorusdysfunktion mit daraus resultierender Pylorusstenose, Retention des Mageninhalts, Tonusverlust der Ösophaguswand, Entstehung eines Megaösophagus.
- Megaösophagus in der gesamten Länge infolge generalisierter funktioneller Störungen des autonomen Nervensystems (Key-Gaskell-Syndrom, feline Dysautonomie).
- Partielle Lumenerweiterung infolge fehlender Innervation zervikaler umschriebener Abschnitte des Ösophagus, Ausweitung des Lumens in diesen Bereichen, spasmusähnlicher Verengung kaudal davon gelegener Ösophagusabschnitte.
- Partielle Lumenerweiterung mit Divertikelausbildung infolge den Ösophagus strangulierender oder abschnürender Einengung und im Falle des Vorliegens angeborener Gefäßanomalien (Rechtsaorta, persistierendes Lig. arteriosum).

Die *klinische Symptomatik* wird (abgesehen von dyspnoe-erzeugenden Ursachen mit spezieller Symptomatik) vordergründig durch Regurgitieren unmittelbar nach der Futteraufnahme, mitunter auch viel später, gekennzeichnet. Trotz guten Appetits weisen die Tiere einen schlechten Ernährungszustand auf und bleiben im Wachstum zurück. Im Falle des Key-Gaskell-Syndroms fallen Mydriasis, Nickhautprolaps, Darmatonie und Harninkontinenz auf.

Für die *Diagnose* sehr wertvoll ist der Vorbericht. Für die Gruppe der neurogen bedingten

Störungen werden die Symptome in der Regel bei sehr jungen Tieren, allerdings nach Übergang zu fester Nahrung oder nach Besitzerwechsel oder Milieuveränderung beobachtet. Einsetzen der festen Nahrung ist auch im Falle des Vorliegens angeborener Gefäßanomalien ein markanter Zeitpunkt für das Auftreten der Symptomatik. Diagnostischen Aufschluß erbringt die Röntgenografie. Der im Nativverfahren üblicherweise nicht erkennbare Ösophagus imponiert nun bei Verweilen von Nahrungsbrei durch schattengebenden Inhalt, partiell auch durch Luftansammlung im Lumen und durch das Hervortreten der Wandkontur.

Im Falle einschnürender Zustände (z. B. Rechtsaorta) ist deutliche Aussackung (Divertikelbildung) des Ösophagus kranial des Herzens erkennbar. Dagegen wirken partielle Dilatationen in ihrer Kranial- und Kaudalkontur mehr verstrichen, ein Megaösophagus verjüngt sich zur Cardia hin, ein Pylorusspasmus ist zudem durch Füllung des Magens infolge Retention des Mageninhalts gekennzeichnet.

Kontrastmitteldarstellungen lassen Ingesta des Ösophagus und/oder des Magens deutlich erkennen, bei leerem Ösophagus treten die Schleimhautfalten infolge Passageverlangsamung des Kontrastmittels deutlich hervor, ein ähnlicher Befund ist am Magen bei Pylorusstenose zu erheben (Abb. 1.6.).

Differentialdiagnostisch ist an Ösophagitis, Gastritis sowie an Fremdkörper im Ösophagus und im Magen zu denken.

Die *Prognose* ist zweifelhaft im Hinblick auf die Reversibilität der intramuralen Funktionen.

Therapie: Ösophaguseinschnürung infolge Rechtsaorta läßt sich durch die chirurgische Beseitigung des Lig. arteriosum (im Falle der Blutführung Unterbindung zu beiden Seiten) beseitigen. Die Retention des verbleibenden Divertikels kann durch seromuskuläre Raffnähte unterstützt werden. Mehrmalige und portionierte halbweiche Futtergaben begünstigen zudem die Rückbildung der Aussackung.

Über die Behandlung der nervalen Ausfallserscheinungen gibt es keine Erfahrung. Achalasie auf vermutlich psychogener Grundlage sollte konservativ unter Beseitigung auslösender Umweltfaktoren, einer verhaltensgerechten Haltung des Tieres und des Angebots kleiner Dosen vom Tier bevorzugten Futters behandelt werden.

Bei Pylorusspasmus kann die Pylorotomie nach RAMSTEDT Besserung erzielen. Zuvor sollten jedoch konservative diätetische Schritte erprobt werden.

Lumeneinengungen werden durch
– Kompression (z. B. durch Lig. arteriosum, Neubildungen, wie Mediastinalleukome),
– Obturationen (z. B. intraluminale Neubildungen, Fremdkörper) hervorgerufen.

Die *klinischen Symptome* werden durch den Grad der Obturation oder Kompression bestimmt. Unvollkommener Verschluß ermöglicht Flüssigkeitspassage, dagegen tritt bei Aufnahme halbfester Nahrung Regurgitieren auf. Außerdem kann Salivation beobachtet werden. Die Tiere haben Appetit, scheuen sich jedoch vor Futteraufnahme.

Die *Diagnose* erfolgt mit Hilfe der Röntgenografie oder der Durchleuchtung, evtl. mit Kontrastkontrolle des Schluckaktes und der Schlundpassage. Des weiteren besteht die Möglichkeit der Ösophagoskopie.

Differentialdiagnostisch ist Ösophagitis auszuschließen. Die Prognose ist günstig bei Fremdkörpern, eingeschränkt bei Lig. arteriosum, ungünstig bei Neubildungen.

Therapie: Ligamentum arteriosum: Thorakotomie, Beheben der Striktur. Fremdkörper: Extraktion mittels Faßzange unter Durchleuchtungskontrolle oder unter Sicht (Ösophagoskopie). Intraluminale Neubildungen werden nach Ösophagotomie exstirpiert.

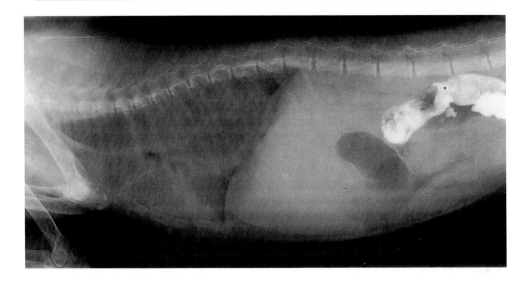

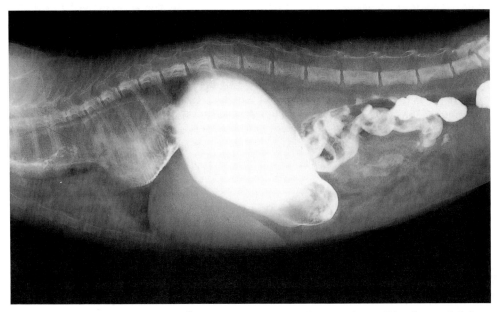

Abb. 1.6. Katze, 16 Wochen, nach Übergang von flüssiger auf feste Nahrung Erbrechen nach jeder Futteraufnahme.

a – Nativ: Ventralverlagerung der Trachea, luftangereicherte Ösophaguserweiterung mit Lumenzunahme kaudal des Herzens.

b – Positivkontrast: Schleimhautzeichnung des erweiterten Ösophagus, Magenerweiterung (Aufn.: HARTUNG, Berlin).

1.3.3. Fremdkörper im Ösophagus

Es sind vor allem sehnige Fleischstücke oder Gewebe mit hohem Knorpelanteil (unzerkleinerte Eintagsküken), die zur kompletten oder partiellen Stenose führen. Hin und wieder können auch Angelhaken, die aus begierig aufgenommenen Fischen stammen, oder Holzstückchen, die durch intensives Spiel in den Pharynx und dann in den Ösophagus gelangen, Ursache ösophagistischer Symptomatik sein.

Klinisch treten im Falle *kompletter* Obturation bei anfänglich und kurzzeitig noch vorhandenen Appetit und Aufnahme von Futter, das allerdings regurgitiert wird, Anorexie und Würgebewegungen unter Herausbringen glasigen Schleimes auf. Im weiteren Verlauf wird das Tier apathisch, es bevorzugt kühle Plätze, an denen es auf dem Brustbein kauernd mit vorgestrecktem Hals über lange Zeit verharrt. Im Falle *inkompletter* Obturation sind die Symptome ähnlich, allerdings wird Flüssigkeit aufgenommen und zunächst problemlos abgeschluckt. Im Ösophagus befindliche scharfe oder spitze Fremdkörper (Angelhaken, Holzsplitter, aufgestellte Fischgräten) rufen beim Schluck- und Passagevorgang plötzlich und kurz Schmerzen hervor, die das Tier veranlassen, die Futteraufnahme zu unterbrechen und schließlich das Futter zu verweigern. Gewöhnlich ist diese Futterverweigerung überhaupt erst der Grund, das Tier vorzustellen.

Die *Diagnose* ergibt sich aus dem Vorbericht und der klinischen Untersuchung. Sie wird gesichert durch die Röntgenografie und Ösophagoskopie.

Therapie: Festsitzende oder -hängende Fremdkörper werden unter Sichtkontrolle (Durchleuchtung oder Ösophagoskop) extrahiert. Schwierig kann sich die Extraktion eines Angelhakens gestalten. Gelingt dies nicht auf konservativem Wege, muß der betreffende Ösophagusbereich (Markierung mit Hilfe einer bis an den Fremdkörper geführten Sonde) von der linken Halsseite durch die Halshaut oder über den Thorax nach Intubation (Zugang 4.–5. Interkostalraum) freigelegt werden, um dann durch die Wand des Ösophagus hindurch lösen und mit Hilfe eines Assistenten aus dem Lumen des Ösophagus entfernen zu lassen. Nur ausnahmsweise wird es notwendig, eine Ösophagostomie durchführen zu müssen. In diesem Fall ist im Ösophagus ein Längsschnitt (so kurz wie nur gerade erforderlich) anzulegen. Die Mucosa ist separat mit Einzelnähten und lumenwärts gerichteten Knoten zu verschließen.

1.3.4. Hiatushernie

Eine bei Katzen sehr selten zu beobachtende Anomalie ist der Vorfall eines Teils des Magens durch den (ursächlich ungeklärten) erweiterten Hiatus in den Brustraum.

Klinisch äußert sich der Zustand durch Erbrechen unmittelbar nach Futteraufnahme. Diese Symptomatik wird allerdings bald infolge des Refluxes von saurem Mageninhalt durch Symptome der Ösophagitis überdeckt. Die *Diagnose* wird durch Positivkontrastdarstellung des vorgelagerten Magenanteils gestellt (Abb. 1.7.). Berichtsfälle wurden bislang *therapeutisch* lediglich durch Antazida in ihrer Symptomatik gebessert.

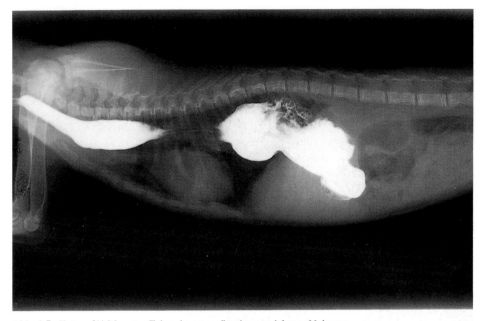

Abb. 1.7. Katze, 3½ Monate, Erbrechen von flüssiger und fester Nahrung.
a – Kontrastierung des kranial und kaudal des Herzbasisbereiches erweiterten Ösophagus, des Magens und der Kardiazone.

1.4. Krankheiten des Magens

1.4.1. Gastritis

Entzündungen der Magenschleimhaut sind wohl die häufigste Erkrankung des Magens überhaupt, im ganzen gesehen allerdings bei der Katze weniger oft allein, sondern vielmehr in Gemeinschaft mit Darmentzündungen (Gastoenteritis).
Ätiologie: Die in früheren Zeiten häufiger vermutete *Achylia gastrica* mit Fehlen der freien Salzsäure wie auch die *Hyperchlorhydrie* (zuviel Salzsäure) werden neuerdings in Frage gestellt. Gastritisauslösend sind *Gifte* wie Thallium-I-Verbindungen, die in der Schadnagerbekämpfung eingesetzt werden und mit dem Nager oder über den Köder Aufnahme finden. Außerdem werden ursächlich Bleiverbindungen genannt, die in Farben und Rostschutzmitteln enthalten sind (waren) und über Haut- und Pfotenbelecken in den Körper gelangen. Zweifellos können auch durch Spiel aufgenommene *Fremdkörper* (Murmeln, Obstkerne, Knöpfe) entzündungsauslösend wirken, und schließlich ist es die Vielzahl von *Infektionserregern* (Viren, Bakterien, Pilze), auf die die Katze mit der Mucosa ihres Digestionsapparates in besonders heftiger Weise entzündlich reagiert. Des weiteren ist als Ursache die *Urämie* zu nennen, die bewiesenermaßen in der Magenschleimhaut lokalisierte pathologische Veränderungen erzeugt. Nicht bewiesen, jedoch stark vermutet wird, daß sich die Gastritis in diesem Fall primär aus toxischen ammoniakbedingten lokalen Kreislaufstörungen in Gestalt von

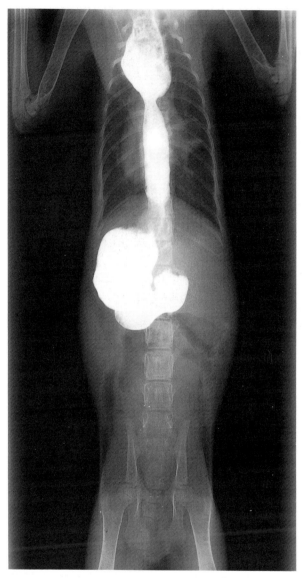

Abb. 1.7. b – Kontrastierung des erweiterten Ösophagus mit sanduhrähnlicher Verengung vor dem Herzbasisbereich. Röntgenologische Verdachtsdiagnose: Aortenring-Anomalie? Hiatushernie? (Aufn.: HARTUNG, Berlin).

Härmorrhagien und Mikrothromben entwickelt. Erosionen, Ulzerationen sind die Folge; reaktive entzündliche Prozesse kommen nur sehr zögernd in Gang.
Vermutet wird, daß es bei der Katze, wie beim Hund, eine *eosinophile Gastritis* (Gastroenteritis) gibt, nicht zuletzt, da unklare Gastritis-Symptome durch Corticosteroidtherapie und Futterumstellung überwunden werden konnten.

Eindeutiger fielen dagegen klinische, später experimentell gesicherte Erfahrungen aus, wonach *Pharmaka*, insbesondere die „klassischen" Tetracycline (Aminoglycoside) und Salicylate gastritis-auslösend sind.

Das *klinische Bild* der Gastritis präsentiert sich in seiner leichtesten Form durch *Anorexie*, wobei dieses Symptom durch Intervalle der Neigung zur Nahrungsaufnahme verschleiert sein kann. Mitunter gesellen sich zur Anorexie einerseits Erscheinungen von Teilnahmslosigkeit mit auffallend langzeitigem Sitzen auf den Beugeflächen der abgewinkelten Vorder- und Hinterextremitäten, andererseits unruhiges Hin- und Herlaufen.

Ein sehr bedeutungsvolles Symptom vor allem akuter, aber auch chronischer Gastritis ist das *Erbrechen*. Dabei handelt es sich in der Mehrzahl der Fälle um einen reflektorischen Vorgang, verursacht durch entzündungsbedingte oder – wie bei der Urämie und bei Schwermetallvergiftungen – um toxisch verursachte Auslösung des Brechreflexes in der Medulla oblongata. Erbrechen kann in unterschiedlichen zeitlichen Intervallen auftreten, im Falle schwerer Gastritis fast unaufhörlich. Je nach Ausmaß und Schweregrad der entzündlichen Veränderungen finden sich im Erbrochenen glasiger, schaumiger, mit Fibrin oder gar Blut untermischter Schleim.

Nüchternerbrechen und erhöhter Drang zur Aufnahme von Pflanzenbestandteilen wird von Klinikern mitunter als Zeichen von Hyperchlorhydrie gewertet, Erbrechen nur wenig angedauten Futters nach Nahrungsaufnahme als Hypochlorhydrie.

Die urämische Gastritis verursacht schweres, oft aufeinanderfolgendes krampfartiges Erbrechen, das Erbrochene ist nicht selten mit hellrotem Blut untermischt (toxische Schädigung der Endothelien, rasanter Gewebezerfall). Erbrechen bei Langhaarkatzen deutet auf die Möglichkeit von Magenatonie und Pylorusdysfunktion infolge pylorusverengender oder -verlegender Haarballen hin.

Die *Diagnose* „Gastritis" gelingt bei eindeutiger Symptomatik (Anorexie, undeutliche abdominale Schmerzzeichen, Erbrechen, im weiteren Verlauf Abmagerung) unter Ausschluß anderer Erkrankungen mitunter allein aus dem klinischen Bild. Zu ihrer Sicherung, insbesondere der chronischen Gastritis, kann man sich der Laparoskopie, der Biopsie und der Röntgenografie bedienen.

Die *Laparoskopie* setzt Erfahrung des Untersuchers in der Beurteilung des Schleimhautzustandes, der möglicherweise areal oder auch streifenförmig durch stärkere Rötung oder/und vermehrten Flüssigkeitsgehalt gekennzeichnet ist, voraus. Im *Bioptat* akuter Gastritiden treten Diapedesisblutungen, Thrombosen kleiner Schleimhautgefäße hervor, hingegen bei der chronischen Gastritis Verdickungen der Schleimhaut infolge Hypertrophie der Drüsen, Proliferation von Zellen des interglandulären Bindegewebes einerseits oder mit Hypoplasie bzw. Verarmung von Drüsen.

Die *Röntgenografie* beinhaltet sowohl die Nativdarstellung (Nachweis von schattengebenden Fremdkörpern) als auch Kontrastmittelanwendung. Bei Hyperchlorhydrie ist die Zeit der Kontrastmittelpassage herabgesetzt. Erosive oder geschwürige Schleimhautareale weisen möglicherweise Kontrastmittelbenetzung auf. Chronische Entzündung kündigt sich durch Verdickung der Magenwand (eigentlich ist es die Schleimhaut) an. Überschuß oder Fehlen an freier Salzsäure im Magensaft aus Erbrochenem zu ermitteln, ist infolge der Futter- oder Speicheluntermischung wenig aufschlußreich; Magensaftentnahme mittels Sonde gestaltet sich bei der Katze problematisch.

Differentialdiagnostisch sind sorgfältig alle Krankheiten auszuschließen, die Erbrechen verursachen. Es sind dies entzündliche Prozesse anderer Bereiche des Magen-Darm-Traktes, wie Pharyngitis, Enteritis, ferner Hepatitis, Peritonitis, Nephritis, Endometritis, Endoparasito-

sen, Obstruktionen von Pylorus oder Darm, des weiteren Infektionskrankheiten (Panleukopenie, leukotische Magenwandinfiltrate, Septikämie), Störungen des Flüssigkeits- und Elek-
trolythaushalts, diabetische Ketoazidose, Vergiftungen, Urämie, „psychische" Einflüsse,
Schmerz.

Prognose: in Abhängigkeit von der Grundkrankheit. Die akute, selbständige Gastritis hat
bessere und schnellere Heilungsaussicht als die chronische Form.

Therapie: Im Falle sekundärer Gastritis hat die Therapie zunächst auf die Grundkrankheit zu
zielen. Im Nachgang dazu reichen diätetische Maßnahmen für die Regeneration der in
Mitleidenschaft gezogenen Magenschleimhaut aus.

Bei akuter primärer Gastritis ist dem Tier mindestens über 24 Stunden das Futter zu
entziehen. Sodann ist die Nahrung zunächst eiweißarm, mit höherem Reisanteil unter Zusatz
von geriebenem festem Käse, möglichst überhaupt kein Fleisch, zu gestalten. Häufig akzeptieren Katzen eine solche Diät nicht. Zufügen von Fleisch (gekochtes Geflügel- oder
Kaninchenfleisch) mindert den Diäterfolg, bietet sich aber häufig als Alternative an. Auch bei
chronischer Gastritis sollte der Eiweißanteil zunächst zurückgenommen, später sukzessive
durch gekochtes Geflügel-, Kaninchen- oder Lammfleisch aufgebaut werden.

Bei wiederholtem Erbrechen ist unbedingt ein Wasser- und Elektrolytausgleich herzustellen,
am besten mit Hilfe eines intravenösen oder subkutanen Tropfs einer isotonischen Vollelektrolytlösung in einer Dosierung von 30–60 ml/kg KM/Tag.

Zur Minderung von Erbrechen eignen sich bei der Katze: Demenhydranat (Vomex A®
20 mg/Tier oder 3 × 1 Dragée); Promethazin (zentral angreifend) in Atosil®, Phenergal®
0,2 mg/kg KM parenteral; zugleich spasmolytisch und antiemetisch wirkt Metoclopramid
(Paspertin®, Primperan®), 0,2–0,5 mg/kg i. m. oder p. o.).

Im Falle starker Magenspasmen sind Papaverinderivate (Spasmoverin® 2–5 mg/kg s. c.) oder
Pyrazolonderivate (Novalgin® 25 mg/Tier i. m.) effektiv.

Hyperazidität kann mit Aluminiumhydroxid (Aludrox®) oder Magnesiumsilicat (Gelusil®)
mehrmals täglich 1 Messerspitze) beeinflußt werden. Fehlender Magensäure ist mit einigen
Tropfen einer Pepsin-Salzsäure-Zubereitung zu begegnen.

Bei Verdacht einer allergischen Gastroenteropathie erweisen sich Corticosteroide als sehr
wirkungsvoll. Initial werden 2–5 mg/kg KM Prednisolon 2× täglich verabreicht, bei Besserung geht man auf einmal (abends) zurück und setzt nach Verlauf von 5 Tagen die Behandlung mit gleicher Dosierung, aber nur aller 2 Tage fort. Sofern Antibiotika indiziert sind
(Fieber, Leukozytose, Leukopenie, virale oder bakterielle Infektionskrankheiten), eignen
sich Ampicillin und Kanamycin (werden nicht in den Darm ausgeschieden).

1.4.2. Fremdkörper im Magen

Nicht so oft wie beim Hund, aber durchaus kommen auch bei der Katze Fremdkörper im
Magen vor. Sie werden insbesondere von jungen Tieren beim Spiel abgeschluckt. Es sind
Knöpfe, Kronverschlüsse, Obstkerne, Spielpuppen und -tierchen, auch Nadeln jeglicher
Größe (Abb. 1.8.).

Symptomatik: Abgesehen von größeren Nadeln (Rouladen-, Stopfnadeln), wo Gefahr des
vorübergehenden oder permanenten Einspießens in die Magenwand mit daraus resultierenden heftigen Schmerzsymptomen (Bewegungsunterbrechung, Aufkrümmung des Rückens,
Entlastung der Bauchdecken, sitzende Körperhaltung) besteht, müssen Fremdkörper der
o. g. Art und Form nicht sofort eine Symptomatik hervorrufen, sofern sie nicht spitz oder

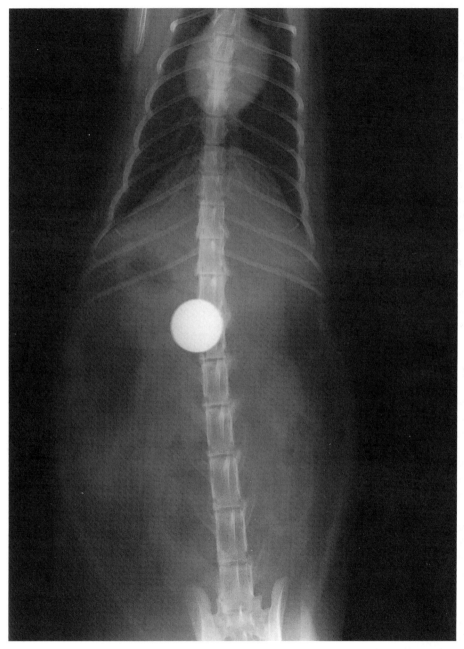

Abb. 1.8. Fremdkörper im Magen (10-Pfennig-Stück) (Aufn.: HARTUNG, Berlin).

scharf sind. Es kann sogar vorkommen, daß Fremdkörper über längere Zeiträume im Magen verbleiben. Sie erzeugen dann durch ständigen mechanischen Reiz zeitweilige Gastritis. Passagieren Fremdkörper dagegen den Pylorus, so entsteht die Gefahr einer Obturationsstenose im Darm mit Ileussymptomatik.

Im Falle die Magenwand perforierender Fremdkörper dominieren (allerdings nur in der Phase des Durchtretens der Fremdkörperspitze) Symptome des „akuten Abdomens", gekennzeichnet durch stark gestörtes Allgemeinbefinden, Berührungsschmerz der Bauchdecken, Futterverweigerung, Erbrechen. Sie werden in der „peritonitischen" Phase zunehmend durch Zeichen der Apathie mit gelegentlichem Erbrechen, Enophthalmus, Nickhautvorfall, Temperaturerhöhung (zunächst), dann Untertemperatur und Kreislaufschwäche abgelöst.

Die *Therapie* der Wahl ist die Entfernung des Fremdkörpers. Dies kann im Falle abgerundeter Corpora delicti mit der Fremdkörperfaßzange unter Durchleuchtungs- oder Endoskopiekontrolle geschehen. Das forcierte Erbrechen mittels geeigneter Emetika bleibt bei der Katze aufgrund der Schwierigkeit, den Brechakt durch vorheriges Eingeben voluminösen Futters zu erleichtern, ohne Effekt. Nadeln mit Öhr (Röntgenkontrolle in 2 Ebenen) sollten wegen der Möglichkeit im Öhr hängenden Fadens, der entweder kranial in der Mundhöhle (Zungenbändchen) oder kaudal im Dünndarm (aufgezogener Darm) festhängt, besser unter Sicht auf dem Wege der Gastrotomie entfernt werden. Das gleiche gilt für Fremdkörper, bei denen durch scharfe Vorsprünge (Scherben, Schnallen) die Gefahr der Schleimhautverletzung oder gar Perforation absehbar ist. Das Vorgehen gestaltet sich wie beim Hund unter Beachtung der Regeln der allgemeinen und speziellen Chirurgie.

1.4.3. Pilobezoare

Begünstigt durch den ausgeprägten Putztrieb der Katze, werden im Haarwechsel befindliche lose Haare mittels der rauhen, papillenbesetzten Zunge aus dem Haarkleid herausgezogen, herausmassiert und – da sie in den Zungenpapillen hängenbleiben – unvermeidlich abgeschluckt. Normalerweise passagieren diese Haare störungsfrei den Magen-Darm-Trakt. Sind die Haare jedoch sehr weich und zudem lang (Langhaarkatzen) und fallen sie in ungewöhnlich großer Anzahl an (nach Krankheiten und Mangelzuständen), können im Magen, seltener auch im Darm, Verballungen derselben unter Einbeziehen von Futterbestandteilen entstehen und zur Lumeneinengung, zur Anfüllung oder Überladung des Magens führen und Atonie erzeugen. Hierdurch wie auch durch einen milden Fremdkörperreiz wird die reflektorische Ausschüttung von Gastrin provoziert, welches seinerseits die Parietaldrüsen der Magenschleimhaut zur Produktion von Magensäure aktiviert und zudem auf die Pylorusmuskulatur tonisierend wirkt. In Kombination beider Resultanten baut sich eine chronische Gastritis, möglicherweise mit Pylorusspasmus, auf.

Die klinische *Symptomatik* beinhaltet neben vermindertem Spiel- und Bewegungstrieb Anorexie und zeitweiliges Erbrechen von Schleim und Mageninhalt, untermischt mit Haaren. Auch im Kot werden vermehrt Haare erkennbar. Bei längerem Verlauf der sehr gedämpften Symptomatik wird Abmagerung der Tiere offensichtlich.

Diagnose: Durch die schlaffe Bauchwand läßt sich bei schlanken Katzen der vermehrte Mageninhalt als weiche, eindrückbare Masse mitunter ertasten. In der Nativ-Röntgendarstellung erweisen sich größere Haarballen als wenig strukturierte diffuse Verschattungen; sie werden deutlicher dargestellt bei Luft- oder Gasfüllung des Magens. Gastroskopisch sind die Haarverballungen optisch zu erfassen.

Therapie: Kleinere, in sich abgerundete Bezoare lassen sich durch provoziertes Erbrechen hinausbefördern. Als Emetikum wird Xylazin (Rompun®) in einer Dosierung von 2 mg/kg Km i. m. empfohlen. Größere Haarballen werden in Allgemeinanästhesie unter Endoskopiekontrolle mit der Fremdkörper-Extraktionszange in partiellem Vorgehen ausgeräumt. Für das Entfernen extrem starker Haarverballung bleibt die Gastrotomie als letzte Möglichkeit. Postoperativ sind Vitamine und Mineralstoffe zu substituieren.

Die *Prognose* ist günstig. *Prophylaktisch* sollte der Tierbesitzer die Fellpflege des Tieres durch Kämmen und Bürsten unterstützen.

1.4.4. Magendilatation, Magentorsion

Die Magendilatation resultiert bei Katzen weniger oft als beim Hund aus Magenüberladung im Rahmen des Futteraufnahmeverhaltens, sondern vielmehr aus ungewöhnlich starker Ansammlung und Verballung von Haaren mit sekundärer Pylorusstenose und Magenatonie.

Das *klinische Bild* ist durch Umfangsvermehrung des Abdomens, Anorexie und gelegentliches Erbrechen gekennzeichnet. Zusätzliche Gasbildung birgt auch bei der Katze die Gefahr einer Magendrehung (Torsio ventriculi) in sich. Klinisch tritt dann sehr schnell tonnenartige Umfangsvermehrung des Abdomens auf. Zunächst entsteht heftiger Brechreiz, dann sind zunehmende Apathie, Enophthalmus und Kurzatmigkeit zu beobachten.

Die *Diagnose* stützt sich auf den Vorbericht, Adspektions- und Palpationsbefund und die Röntgenografie. Bei Magenüberladung treten die Bauchdecken zwar hervor, sind aber noch weich, bei Torsion dagegen prall und hart mit tympanitischem Schall bei Perkussion. Im Röntgenbild sind bei der Überladung verstrichene Schleimhautfalten und eine glatte Kontur des Magenumrisses zu erkennen, bei Torsio wird das Bild durch eine extrem große Gasblase bestimmt.

Therapie: Magenüberladung kann durch Abhebern der Flüssigphase mittels Magensonde gemildert werden (s. auch Pilobezoare, Pylorusstenose). Bei der Torsio ist die chirurgische Rückverlagerung des zuvor gasentlasteten Magens analog zum Vorgehen beim Hund vorzunehmen.

1.4.5. Pylorusspasmus, Pylorusstenose

Der Krankheitszustand ist durch Behinderung der Passage des Mageninhalts in den Darm gekennzeichnet.

Ätiopathogenese: Für die Passagebehinderung werden mechanische und funktionelle Ursachen gesehen, die zueinander in Wechselbeziehung stehen können. Primär *mechanische* Ursachen können bei der Katze Haarverballungen und leukotische Infiltrate am Magenausgang sein. Zugleich kommt es durch verzögerte Magenentleerung über längere Zeiträume zu einer permanenten Gastrinausschüttung, die ihrerseits Pylorushypertrophie erzeugt. *Funktionelle* Pylorusstenose in Gestalt eines Pylorusspasmus soll zudem, ähnlich wie beim Hund, in Wechselbeziehung zu einer angeborenen Defektausbildung des intramuralen Nervensystems des Ösophagus stehen, aus der Ösophagusdilatation resultiert (s. 1.3.1.).

Die *klinische Symptomatik* ist durch Erbrechen, das bald nach der Futteraufnahme oder auch Stunden danach einsetzt, gekennzeichnet. Tiere mit gutem Appetit weisen weniger deutliche

Gewichtsstagnation im Verlaufe mehrerer Wochen dieser Störung auf als solche, die futter-wählerisch sind. Hier werden bald Zeichen von Mangel- oder Fehlernährung in Gestalt von zurückbleibendem Wuchs (bei jungen Tieren), Abmagerung und Dehydratation erkenn-bar.

Für die *Diagnose* ist die Röntgenografie des Magens und auch des Ösophagus unerläßlich. Im Nativverfahren dargestellte Gasansammlungen im Magen lassen Erweiterung und verzögerte Magenentleerung und im Ösophagus Dilatation vermuten. Mittels Kontrastverfahren wird offensichtlich, daß eine verzögerte und zugleich verminderte Magenentleerung stattfindet. Der erweiterte Ösophagus weist zusammenhängende Kontrastmittelrückstände auf.

Differentialdiagnostisch sind Ösophagusdivertikel infolge Rechtsaorta und Obturationsste-nose des Darmes auszuschließen.

Die *Prognose* ist bei Leukose infaust, bei funktionell bedingten Stenosen des Pylorus sehr fraglich, günstiger dagegen bei Haarverballung.

Therapie: bei Vorliegen von Haarverballung s. Pilobezoare. Für das Beheben spastischer Zustände eignen sich Parasympathomimetika, z. B. Prostigmin® oder Wirkstoffe zur Begün-stigung der Magenentleerung wie Metoclopramid (Cerucal®, Paspertin® 2–5 mg/Tag/ Tier).

Einer Magenüberladung wirken des weiteren kleinere, über den Tag verteilte Rationen gehaltvollen Futters entgegen.

Erbringt die konservative Therapie keinen Erfolg, so festigt sich der Verdacht auf eine manifeste Sphinkterhypertrophie mit Pylorusstenose. In diesem Fall ist eine chirurgische Intervention angezeigt. Beim Vorgehen nach RAMSTEDT werden durch Serosa und Muscularis des Pylorus in kranio-kaudaler Richtung, parallel zum Verlauf des Magenausgangs, mehrere Schnitte unter Schonung der Mucosa gelegt *(Pylorotomie).* Bei der Pylorusplastik nach WEINBERG werden alle drei Schichten des Pylorus an dessen Ventralseite in Longitudinalrich-tung durchtrennt und mit Einzelnähten in Vertikalrichtung wieder vereinigt. Postoperativ ist über 3 Tage nur Flüssignahrung zu verabreichen, sodann sollte auf mehrmalig portionierte halbfeste Nahrung übergegangen werden.

1.4.6. Tumoren des Magens

Sarkome oder Leiomyome werden gelegentlich anläßlich pathomorphologischer Untersu-chungen bei älteren Tieren gefunden. Von klinischer Relevanz können dagegen *Lymphosar-kome* sein, die bei betroffenen Tieren durch breitflächiges infiltratives Wachstum in der Magenwand funktionelle Störungen herbeiführen und sich durch rezidivierendes Erbrechen klinisch äußern. Ein Röntgenogramm kann in solchen Fällen hinweisend sein (Abb. 1.9.).

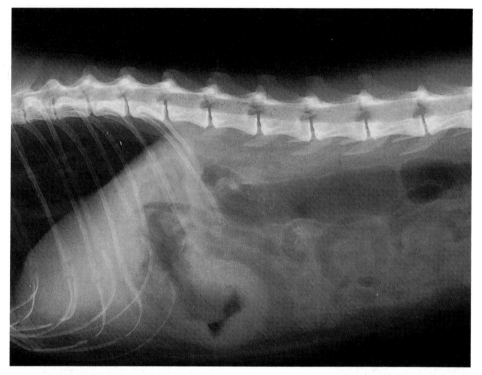

Abb. 1.9. Katze, 8 Jahre, seit 6 Monaten rezidivierendes Erbrechen.
a – Nativ: starke Weichteilverschattung entlang der großen Magenkurvatur.

1.5. Erkrankungen des Darmes

1.5.1. Akute Enteritis

Akute entzündliche Erkrankungen der Darmschleimhaut treten bei der Katze vorzugsweise im Dünndarmbereich (Duodenitis, Jejunitis, Ileitis) mit oder ohne Einbeziehung des Magens (Gastroenteritis) auf, gelegentlich auch unter Beteiligung von Dickdarmanteilen (Kolitis, Proktitis). Zur *Ätiologie* sind die folgenden Aussagen zu treffen.

– Sehr maßgebend sind *Virusinfektionen* am Entstehen der Enteritis beteiligt. Zu nennen sind hier insbesondere das Feline Parvovirus (FPV), des weiteren das Feline Leukämievirus (FeLV), das Feline Infektiöse Peritonitisvirus (FIP), das Feline Immunschwächevirus (FIV), das Feline enterale Coronavirus (FeCV-2) und selten das Feline Rotavirus (Reo-like-Virus). Im Falle der felinen *Parvovirose* wird die Enteritis durch direkte Virusansiedlung und Virusvermehrung in den Enterozyten des proliferierenden Kryptenepithels des Dünndarms erzeugt. Die Folge sind bei hochakutem Krankheitsverlauf schwerste Veränderungen in Gestalt von Degeneration, Nekrose und Untergang des Krypten- und Zottenepithels, Leukozytenschwund in der Darmschleimhaut und insgesamt sehr tiefgehenden entzündlichen Veränderungen der Mucosa bis hin zur Destruktion ihrer Architektur.

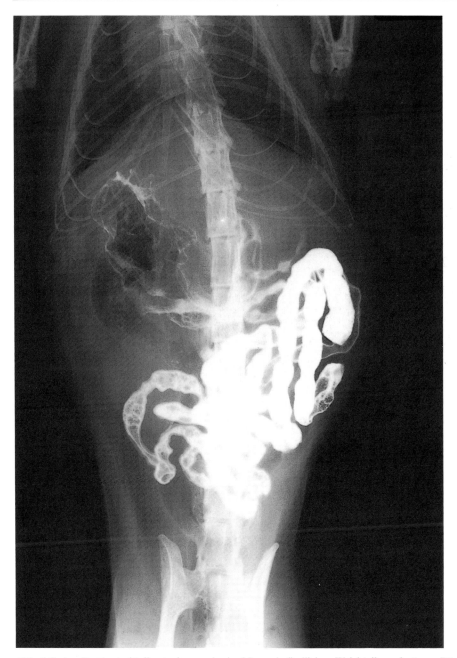

Abb. 1.9. b – Kontrastmittelkonturierung der im Magen befindlichen Weichteilverschattung. Röntgenologische Diagnose: Magentumor (Aufn.: HARTUNG, Berlin).

Ähnlich jedoch wesentlich abgeschwächter, gestalten sich die Vorgänge bei Darmmanifestation des Virus der *felinen enteralen Coronavirusinfektion*. Auch im Falle der felinen *infektiösen Peritonitis* wird das Virus in der Dünndarmschleimhaut repliziert; die unter dem pathologischen Bild der Zottennekrose entscheidende Komponente der Auslösung der Enteritis ist jedoch – wie übrigens bei den anderen genannten Viruserkrankungen auch – die durch Infektion zugleich in Gang gesetzte Immunsuppression, die ihrerseits Infektion und Krankheit durch andere Viren oder Sekundärerreger begünstigt.

– Unter den *bakteriellen Erregern* sind es:

- *Salmonella typhimurium.* Der mit beträchtlicher Tenazität ausgestattete Erreger (s. Band 1, Kap. 9) wird im Darm erst pathogen, wenn Resistenzminderung vorliegt, und zwar in zweifacher Hinsicht: Zum einen erzeugt der Erreger durch Eindringen in die Darmwand eine katarrhalische oder hämorrhagische Enteritis mit profusen Durchfällen und gelegentlichem Erbrechen (hämatogene Ausbreitung erbringt Septikämie und Manifestation in anderen Organen), zum anderen bildet er in der Darmwand Enterotoxine, die über eine Aktivierung des Adenylatcyclase-cAMP-Systems vermehrt eine enorme Sekretion der Schleimheit provozieren, klinisch als schwerste Diarrhoe mit Hypovolämie und Azidose in Erscheinung tretend.
- *Escherichia coli,*
- *Klebsiella,*
- *Proteus,*
- *Enterobacter,*
- *Citrobacter* erzeugen primär oder auch im Zusammenhang mit Virusinfektionen Enteritis auf dem Wege der unmittelbaren Schädigung der Enterozyten und ihres weiteren Eindringens in die Mucosa. Die hämatogene Ausbreitung führt zur Bakteriämie. *E. coli* ist zudem Enterotoxinbildner.
- Auch *Campylobacter jejuni* erzeugt Enteritis mit wäßrigem Durchfall. Ungeklärt ist noch, inwieweit auch hier Enterotoxinbildung im Spiele ist.
- Ähnlich verhält es sich mit *Clostridium perfringens.*
- *Yersinia pseudotuberculosis* (früher *Pasteurella*) erzeugt weißlich-grünliche Durchfälle, Erbrechen, später Obstipation und Kotanschoppung. *Y. enterocolitica* ist klinisch für die Katze ohne Bedeutung, lediglich besteht Ansteckungsgefahr für den Menschen, insbesondere von Kindern.
- *Listeria-monocytogenes*-Infektionen sind selten. Durch sie, mehr aber in Gemeinschaft mit anderen Erregern *(E. coli* und *Salmonella),* werden Erbrechen und Durchfall erzeugt.
- Für *Bacillus piliformis* sind insbesondere Jungtiere empfänglich. Der auch als Tyzzersche Krankheit bekannte Symptomenkomplex ist durch Anorexie, Durchfall mit grauem, weichem Kot und Abmagerung charakterisiert und erfaßt das Ileum, mehr noch das Kolon in Gestalt nekrotisierender Prozesse (s. Band 1, S. 274).
- An *Mycobacterium bovis,* oder *M. tuberculosis* ist zu denken, wenn anläßlich hartnäckiger Durchfälle knotig vergrößerte Darmlymphknoten ertastet werden können. Größerflächige infiltrative Darmwandprozesse können gelegentlich zu Verwachsungen und Ileussymptomen führen (s. Band 1, S. 267).

– Unter den *mykotischen Darminfektionen* spielen als Erreger unter bestimmten Voraussetzungen eine Rolle:

- *Candida albicans* (Soor). Die Erkrankung ist endogener Natur, sie geht primär aus saprophytären Besiedelungen von Haut und Schleimhäuten hervor. Voraussetzung sind für die mehr chronischen Prozesse diphtheroid-nekrotisierender Entzündungen primäre Grundleiden, wie Panleukopenie, oder auch die Dauermedikation von Antibiotika oder Corticosteroiden,

- *Aspergillus* und *Mucor* werden aerogen oder oral aufgenommen. Sie werden durch die Verdauungsstoffe des Magen-Darm-Traktes nicht abgetötet und verursachen bei Darmmanifestation Diarrhoe, Erbrechen, Anorexie (s. Band 1, S. 293).

– Häufig, insbesondere bei Jungkatzen, wird die Enteritis durch *Endoparasiten* erzeugt. Ihre Wirkung beruht auf direkter physikalischer Schädigung der Darmschleimhaut, außerdem sind sie Wegbereiter für virale oder bakterielle Infektionserreger. Unter den Helminthen sind zu nennen:

- Askariden *(Toxascaris leonina)*. Sie erzeugen katarrhalische Enteritis mit breiigem Kot, wechselnd mit Obstipation. Bei Verknäueln der adulten Parasiten Darmobturation, Auftreibung und Schmerzhaftigkeit des Abdomens (Wurmbauch).

– Unter den *Protozoen* sind es:

- *Giardia:* Es werden akute bis chronische Enteritis mit intermittierendem Durchfall und Abmagerung erzeugt,
- *Toxoplasma gondii:* Enteritis mit Diarrhoe.
- *Cystisospora:* bei Jungkatzen katarrhalische Enteritis (Kolitis), Diarrhoe mit schleimig-blutigem Kot.
- *Entamoeba histolytica:* Amöbendysenterie, in Europa bislang selten beobachtete Infektion. Enteritis, Diarrhoe mit schleimig-blutigem Kot, Darmspasmen.

– Magen-Darm-Entzündungen, die aus *Futterunverträglichkeiten* resultieren, sind bei der Katze regulär sehr selten, mitunter allerdings bei solchen Katzen, die ohne Fütterungsrhythmus leben müssen und auf das Angebot herumstehender, unterkühlter, verunreinigter und ungeeigneter (zu hoher Kohlenhydratgehalt) oder verdorbener Futtermittel angewiesen sind. Kuhmilchangebot erzeugt bei Jungkatzen aufgrund ihres physiologischen Lactasemangels heftige, explosionsartige Durchfälle.

– Unter den *exogenen Giftstoffen* kommt den

- Organophosphaten,
- den chlorierten Kohlenwasserstoffen und
- den Thallium-I-Verbindungen (s. Kap. 12.3.2.)

besondere Bedeutung zu.

– Vermutlich werden auch bei der Katze Enteritiden durch *immunogene Reaktionen* hervorgerufen. Für das Auslösen der wiederholt beobachteten eosinophilen Enteritis werden Futtermittelantigene vermutet. An immunpathogene Vorgänge wird auch bei der idiopathischen Enteritis gedacht, die durch einen mehr chronisch rezidivierenden Verlauf gekennzeichnet ist. Neben Futtermittelantigenen wird auch Bakterien- oder Parasitenantigenen eine ätiologische Rolle zuerkannt.

– Bedeutungsvoll ist schließlich der *Schock* in jeder Form als Ursache einer Enteritis. Durch ihn provozierte Catecholaminausschüttung bewirkt arterielle und venöse Gefäßverengungen, die in der Darmschleimhaut Ischämie, Azidose und Gewebeuntergang hervorrufen. Schleimhautnekrose und daraus resultierende Atrophie mehr oder weniger umfangreicher Areale des Zotten- und Kryptenepithels ihrerseits führen zum enzymatischen Aktivitätsverlust. Maldigestion und Malabsorption sind Folgeerscheinungen.

Die *klinische Symptomatik* wird maßgeblich durch die Grundkrankheit bestimmt. Neben Inappetenz, Abweichungen oder Körpertemperatur, Erbrechen und Abdominalschmerz ist Durchfall ein sehr markantes Zeichen einer Enteritis.

Durchfall ist durch die Zunahme des Wassergehaltes im Kot (mehr als 80%) gekennzeichnet. Hieraus entwickeln sich vermehrtes Kotvolumen, erhöhter Drang zur Defäkation und gesteigerte Häufigkeit des Kotabsatzes. Der Vermehrung des Kot-Wasser-Gehaltes liegen pathogenetisch verschiedene, sich allerdings gegenseitig beeinflussende Umstände zugrunde:

- Die resorptive Kapazität des Darmes insgesamt oder auch nur des Dünn- oder des Dickdarms für Wasser ist aufgrund insuffizienter enzymatischer Vorgänge (Darmwand, Pankreas, Leber) einerseits oder Fehlzusammensetzung der Nahrung (zu viel Fett, zu hoher Kohlenhydratanteil) andererseits vermindert, es entsteht ein Osmogefälle.
- Die Sekretionsaktivität der Darmschleimhaut ist durch bestimmte Noxen, z. B. Bakterientoxine (*E. coli*, *Salmonella* spec.) erhöht.
- Darmschädigung wie auch lymphatische und venöse Abflußbehinderungen mit Erhöhung des hydrostatischen Druckes führen zur Erhöhung der Zellwandpermeabilität für Wasser.

Diese in sich sehr komplexen und einander beeinflussenden Vorgänge führen außer zum Wasserverlust zur Verminderung von Hydrogencarbonat, woraus sich eine Azidose aufbaut; sie führen zum Verlust von Elektrolyten und Proteinen und somit zu schweren Störungen lebensnotwendiger Stoffwechselprozesse.

Durchfall variiert in Stärke und Erscheinungsbild in Abhängigkeit von der auslösenden Noxe, den Begleitumständen (Immunsuppression) und der Lokalisation der Entzündungsvorgänge. Der Abgang gering vermehrten, im ganzen noch breiigen Kotes deutet eine flüchtige oder leichte Enteritis an. Hierbei kann das Allgemeinbefinden ungestört sein. Dagegen läßt das häufige und unkontrollierte Abgehen vermehrten, ungeformten oder wäßrigen Kotes mit unverdauten Nahrungsbestandteilen auf eine schwere Erkrankung des Dünndarms schließen. Ist zudem der wäßrige Kot durch hämolytisches Blut untermischt und teerfarben (Meläna), liegen schwerwiegende Schleimhautnekrosen mit Gefäßwandarrosionen vor. Akute Dünndarmentzündung führt zu auffallendem und schnell einsetzendem Gewichtsverlust und zu Hinfälligkeit des Tieres. Häufig sinkt die Körpertemperatur in diesem Stadium unter die physiologische Normgrenze. Zeichen der Dehydratation sind stehende Hautfalten und Nickhautvorfall. Elektrolytverluste, insbesondere Hypokaliämie, äußern sich durch Zittern als Ausdruck erhöhter Muskelerregbarkeit, dann aber auch zunehmend Skelett- und Herzmuskelschwäche und Darmatonie. Dauerndes Erbrechen signalisiert schwere Azidose.

Ist vorrangig der Dickdarm von entzündlichen Prozessen erfaßt, so erfolgt der Kotabsatz unter Zeichen von Tenesmus sehr häufig und unkontrolliert. Sofern Blut erscheint, ist dieses frisch und in seinen Bestandteilen auszumachen. Hinweisend sind auch Schleim- und Fibrinfetzen im Kot (sehr gut am Thermometer erkennbar) für den Sitz der Entzündung. Ein Gewichtsverlust ist nur im Falle einer chronischen Systemerkrankung (feline Leukämie, infektiöse Peritonitis) zu erwarten.

Diagnose: Wichtig ist der Vorbericht; hieraus lassen sich hinsichtlich früherer Krankheiten, einer Impfprophylaxe, der Lebensweise (Haltung nur in der Wohnung oder auch im Freien), der Ernährung und Futteraufnahmegewohnheiten, möglicher Arzneimittelanwendung und schließlich der Krankheitszeichen und des Krankheitsverlaufes wertvolle Schlüsse ziehen.

Bei der klinischen Untersuchung sollten in Abhängigkeit jeweiliger Befunde möglichst umfassende Erhebungen geführt werden:

1. Ermitteln der Kreislaufsituation (Schleimhautfarbe, Pulsfrequenz und -qualität, Gefäßfüllung, kapilläre Füllungszeit).
2. Feststellen des Grades der Dehydratation (Hautturgor: verzögertes Verstreichen der Hautfalte = 5% Wasserverlust; Stehenbleiben der Hautfalte = 10% Wasserverlust = bedrohliche Situation). Bulbusturgor. Nickhautvorfall. Glanz der Schleimhautoberflä-

chen. Wichtige Labortests: Hämatokrit (Grad der Hämokonzentration), Gesamteiweiß (Grad des Proteinverlustes), Urin (spezifisches Gewicht), weißes Blutbild.

3. Ermitteln des Grades der Azidose durch Blutgasanalyse.
4. Thermometrie.
5. Parasitäre Kotuntersuchung (Flotation).
6. Virologische und bakteriologische Kotuntersuchung.
7. Bei Verdacht der exogenen Intoxikation spezielle Untersuchungen.
8. Ermittlung der Serumwerte an Elektrolyten, Harnstoff, Kreatinin, Leberenzymen.
9. Abdominalpalpation (auslösbarer Schmerz, Konsistenz des Darmkonvoluts).
10. Röntgendarstellung des Abdomens (Abb. 1.10.).
11. Endoskopie, Biopsie (in Abhängigkeit von der Erfahrung des Untersuchers und des Zustandes des Tieres).

Differentialdiagnostisch sind Erkrankungen von Leber und Pankreas (s. Kap. 2.), Fütterungsfehler und Futtermittelunverträglichkeiten sowie Lageveränderungen des Darmes (Invagination, Obstruktion) auszuschließen.

Die *Therapie* ist angesichts der bedrohlichen Lage durch den Flüssigkeitsverlust sehr umfassend auszurichten und gleichermaßen kausal und symptomatisch zu gestalten.

– Sehr wichtig sind *Flüssigkeits- und Elektrolytersatz.* Die Flüssigkeitssubstitution kann durch 0,45%ige NaCl-Lösung unter Zusatz von 5% Glucose erfolgen. Die zu ersetzende Menge ergibt sich aus folgender Berechnung:

Körpergewicht (kg) × Dehydratationsgrad (%) × 0,01 = Bedarf (l)/Tag, oder man geht nach folgender Faustregel vor:

   leichte Dehydratation (5%) 50 ml/kg,

   mittlere Dehydratation (5–10%) 75 ml/kg,

   schwere Dehydratation (10%) 100 ml/kg.

Zum gleichzeitigen Ersatz der Elektrolyte eignet sich von vornherein eine Vollelektrolytlösung in o. g. Dosierung. Sie sollte als i. v. Dauertropf-Infusion, zunächst mit 60 Tropfen/min, nach Infusion etwa der Hälfte der errechneten Menge langsamer verabreicht werden. Nur bei leichter Dehydratation ist der Subkutantropf, dann nach Einbringen von ca. 100–150 IE Hyaluronidase in die Tropfflüssigkeit, vertretbar.

Im Falle hohen Plasmaverlustes, z. B. bei hämorrhagischer Enteritis, sollte ¼ der Infusionslösung durch Plasmaexpander (Molekulargewicht 60 000–70 000), das sind 5–10 ml/kg KM, ersetzt werden. Aufmerksamkeit ist der Ausscheidungsfunktion der Nieren zu widmen (Harnblasenfüllung oder Prüfung über Harnkatheter).

Bei Zeichen von Kaliummangel wird die Lösung durch Zugabe von 0,03 mmol/kg KM Kaliumhydrogencarbonat (möglichst unter K-Kontrollbestimmung und EKG-Überwachung) substituiert.

Einer Azidose (Objektivierung durch Blutgasanalyse) begegnet man durch Gabe von Natriumhydrogencarbonat (Faustregel: 1–2 ml einer 5%igen Lösung mehrmals täglich oder nach der Berechnung: Bedarf in mval = BE [Basenüberschuß] × 0,3 × kg/KM in 5%iger Lösung langsam i. v., mehrmals fraktioniert über den Tag).

– *Antibiotika:* Bei leichten Formen der Enteritis sind Antibiotika nicht indiziert; anders im Falle hämorrhagischer Enteritis, hier ist die Gefahr der enteralen Sekundärinfektion aufgrund vorhandener lokaler Immunsuppression sehr groß. Empfehlenswert ist die parenterale Anwendung von Penicillin (20–40 000 IE/kg KM) oder Ampicillin (50–100 mg/kg KM, auf 4 Dosen verteilt) oder bei Anaerobiern Kanamycin 25 mg/kg KM, auf 4 Dosen täglich verteilt.

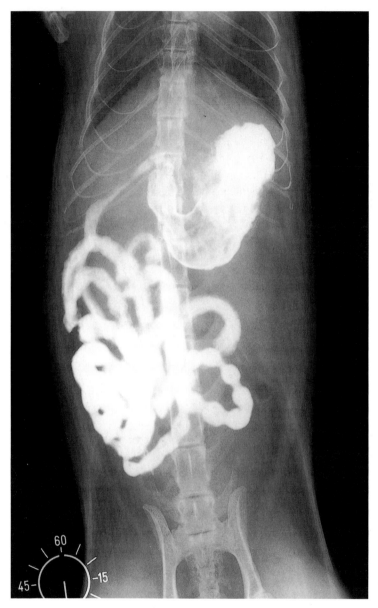

Abb. 1.10. Katze, Durchfall, Erbrechen. Röntgen: beschleunigte Kontrastbreipassage, regelmäßige, sanduhrförmige Einziehungen der Dünndarmwand, unscharfe Konturierung der Dünndarmwand. Röntgenologische Diagnose: Enteritis acuta (Aufn.: HARTUNG, Berlin).

- *Adsorbentien*, wie Carbo medicinalis, Aluminium- oder Magnesiumaluminiumsilicat (mehrmals täglich bis ½ Teelöffel), binden Bakterientoxine; andererseits ist zu bedenken, daß hierdurch infolge längeren Verbleibs im Darmlumen exogen und endogen wirkende Toxine entsprechend länger schädigend sind (mit Ausnahme von Giften, z. B. Thallium, die den enterohepatischen Weg zurücklegen).
- *Adstringentien* sind in ihrer Wirkung fraglich. Die Anwendung von Tanninpräparaten ist bei hämorrhagischer Enteritis wegen hepatotoxischer Wirkung der Resorptionsprodukte abzulehnen.
- Der Einsatz von *Parasympatholytika* (z. B. Atropinsulfat) wird insbesondere bei Darmspasmen sehr empfohlen. Eine tonus- und motilitätsmindernde und damit peristaltikregulierende Wirkung haben auch Spasmolytika, wie Papaverinhydrochlorid (Papaverin®, Spasmoverin®) oder opioide Substanzen, z. B. Loperamid (Imodium®), Dos. 3× täglich 0,1 m/kg KM oral.
- *Corticosteroide* sind bei Endotoxinschock, außerdem bei eosinophiler Gastroenteritis angezeigt. Sie haben hier membranstabilisierende Wirkung und fördern die periphere Durchblutung. Es werden 4–7 mg/kg KM i. v. bei Schock, bei Immunopathien 0,5–1 mg/kg KM Anfangsdosis, fortlaufend kontinuierlich reduziert, verabreicht.

1.5.2. Chronische Enteritis

Chronische Entzündungszustände betreffen sowohl den Dünn- als auch den Dickdarm oder auch nur Teile derselben, z. B. des Kolons.
Ätiopathogenese: Alle genannten Ursachen, die eine akute Entzündung des Darmes verursachen, können auch für die chronische maßgebend sein.

- Unter den genannten Viren (s. S. 42) betrifft dies insbesondere die Erreger von Langzeiterkrankungen (Feline infektiöse Peritonitis, Feline Leukämie, Feline Immunschwäche). Mit ihrer immunsuppressiven Eigenschaft werden sie – abgesehen von ihrer direkten Erregerwirkung im Darmepithel (FIP) oder der Erzeugung entzündlich-infiltrativer Prozesse in der Darmwand (FeLV) — Wegbereiter für andere Viren und für Bakterien in der Darmschleimhaut.
- Bakterien, insbesondere *E. coli* und *Salmonella typhimurium*, außerdem *Yersinia pseudotuberculosis* und *Clostridium perfringens*. Ihre Rolle als primäre Krankheitsauslöser bleibt umstritten. Als erwiesen gilt, daß sie bei Immunsuppression (Virusinfektionen, allergische Sensibilisierung, Corticosteroid-Abusus, Mangel- oder Fehlernährung) chronische, auch rezidivierende Entzündungen erzeugen.
- Nicht selten unterhalten Endoparasiten milde chronische Darmentzündungen. Eine maßgebliche Rolle spielen sie als Wegbereiter für andere Erreger. Von Bedeutung sind unter den Protozoen *Cystisospora*, *Toxoplasma* und die Helminthen *Toxascaris* und *Capillaria*.
- Des weiteren werden Allergene als Ursache für das Auslösen und Unterhalten entzündlicher Darmprozesse genannt. In Frage kommen solche, die aus Nahrungsmitteln stammen, oder die durch Endoparasiten oder Bakterien gebildet werden. Ihnen wird eine besondere ätiologische Rolle bei der *felinen chronischen eosinophilen Enteritis* zuerkannt. Der pathogenetische Vorgang ist in der Eigenschaft der Darmschleimhaut begründet, exogene Allergene zu resorbieren, insbesondere dann, wenn eine Schwächung der Schutzmechanismen der Schleimhaut durch irritative Vorschädigung (Endoparasiten, Haarverballung, Malabsorption) oder Dysfermentie stattfindet.

Die Krankheit kann auf verschiedenem Wege ausgelöst werden: Bei Reaktionen vom *Soforttyp* führt die wiederholte Bindung von Allergenen an IgE zur Degranulation von Mastzellen, zur Freisetzung von biogenen Aminen, insbesondere Histaminen. Letztere erzeugen Gefäßweitstellung, entzündliche Ödematisierung bis hin zu entzündlicher Exsudation der Schleimhaut. Chemotaktisch werden Gewebsmastzellen und Bluteosinophile angezogen, die der Degranulation der Mastzellen entgegenwirken, ausgetretene Granula phagozytieren und den zunächst akuten Prozeß mildern und in einen chronischen überführen.

Bei Reaktionen vom *Spättyp* (Arthus-Typ) werden chemotaktisch Komplement und Lymphozyten freigesetzt, die ihrerseits Eosinophile provozieren. Im übrigen laufen auch irreguläre Immunreaktionen ab.

Immunvermittelt scheint auch die *plasmazellulär-lymphozytäre Kolitis* zu sein.

– Schließlich gibt es für eine Reihe chronischer Darmentzündungen mit spezifischer Lokalisation oder spezifischem Verlauf bislang keine ätiologische Sicherung. Hierzu gehören:
  – die chronische idiopathische Enteritis und
  – die chronische idiopathische Kolitis.

Die *klinische Symptomatik* der chronischen Enteritis wird vorrangig von Durchfall bestimmt, der entweder anhaltend oder auch wechselnd, mitunter immer wieder und dann über größere Zeiträume aufzutreten pflegt. Hat er seine Ursache im Dünndarm, so ist er dünnbreiig oder flüssig, gegebenenfalls mit Blutabbauprodukten untermischt und dann teerfarben. Im Falle der Beteiligung des Magens kommt zeitweiliges Erbrechen hinzu. Phasen der Anorexie wechseln mit solchen guter Futteraufnahme. Der über längere Zeiträume herrschende Flüssigkeitsverlust kann zur Dehydratation führen. Außerdem verlieren die Tiere, über längere Zeiträume gesehen, an Körpergewicht, haben keinen Spieltrieb, aber umso größeres Ruhebedürfnis.

Bei der *chronischen eosinophilen Enteritis* können wechselnde Durchfälle über lange Zeit, sogar über Jahre, beobachtet werden. Sie erbringen auf derartig lange Zeiträume bei zeitweiliger Appetitlosigkeit und sporadischem Erbrechen starke Abmagerung bis hin zur Kachexie, allerdings nicht Dehydratation. Bei der Palpation, die Schmerzen bereitet, sind verdickte und gasgefüllte Darmschlingen ertastbar.

Die *chronische idiopathische Enteritis,* häufiger bei älteren Katzen als bei jungen auftretend, präsentiert sich durch große Mengen weichgeformten bis halbflüssigen Kotes (Dünndarmlokalisation) oder auch schleim- oder bluthaltiger Faeces (Dickdarmlokalisation).

Des weiteren tritt zyklisches Erbrechen schaumiger, klarer Flüssigkeit, selten angedauter Nahrung, mit 1–2tägiger Anorexie verbunden, auf. Erkrankte Tiere verlieren an Körpergewicht. Im Falle chronischer Kolitis oder Proktitis, so auch bei der *chronischen ideopathischen Kolitis* und der *plasmazellulär-lymphozytären Kolitis*, ist die Kotmenge insgesamt wenig vermehrt, nur die Kotendportion erscheint breiig, auch fasrig, schleimig, bluthaltig. Verstärkter Drang zum Kotabsatz, analer Juckreiz und Flatulenz sind weitere Symptome. Erkrankte Tiere lassen keinen Gewichtsverlust, keine oder nur sehr geringe Dämpfung des Allgemeinzustandes sowie keine oder nur sehr geringe Minderung der Lebhaftigkeit erkennen.

Die Palpation der Abdominalregion erbringt nicht selten Schmerz, erkennbar am Anspannen der Bauchdecken. Mitunter lassen sich entzündlich verdickte Darmschlingen ertasten. Bei gleichzeitiger Proktitis bestehen Schmerzhaftigkeit, Schwellung und Spannung des Enddarms.

Für das Erarbeiten der *Diagnose* sind im wesentlichen die gleichen Untersuchungen wie bei der akuten Enteritis anzusetzen.

Zum Ausschluß anderer Erkrankungen mit ähnlicher klinischer Symptomatik sind auch hier der sorgfältig erhobene Vorbericht und die allgemeine klinische Untersuchung von hohem Wert. Aus der Menge und Konsistenz des Kotes, aus Kriterien wie Körpergewicht und Allgemeinzustand lassen sich Aussagen über die Lokalisation der Entzündung machen.

Dem Erkennen der Ursache dienen *Laboruntersuchungen* bzw. spezielle *Tests* (z. B. Antikörpernachweis bei FIV-Infektion, Antigennachweis bei FeLV-Infektion; s. Band 1, Kap. 10.).

Das weiße Blutbild gibt anhand der Lymphozyten Auskunft über die Chronizität, die Erhöhung der Bluteosinophilen kann (!) auf allergische Prozesse hinweisen. Leberenzyme, Serumharnstoff und Kreatinin lassen die Beteiligung von Leber oder Nieren am Geschehen erkennen. Sehr wichtig ist die parasitologische Untersuchung, während bakteriologische Kotuntersuchungen in ihrer Interpretation Schwierigkeiten bereiten können.

Aufschlußreich ist das *Röntgen*. Nativ lassen sich Gasansammlungen und verdickte Darmwände darstellen. Mit Hilfe kontrastierender Medien (negativ, positiv) werden entzündlich verdickte Schleimhautfalten, Obstipation, Ulzeration und Obstruktion erkennbar (s. Band 1, Kap. 7.). Absolute Bereicherung erfährt die Diagnostik durch die *Endoskopie* (Magen, Duodenum, Kolon, Rektum), wo anhand von Farbe, Glanz und Gefäßzeichnung der Schleimhautoberfläche Schlüsse gezogen und Auflagerungen und Ulzerationen erkannt werden können.

Die histologische Untersuchung und Interpretation anläßlich der Endoskopie entnommener *Bioptate* tragen ganz wesentlich zur Sicherung der Diagnose bei (z. B. Plasmazellen, Lymphozyten und Eosinophile in der Lamina propria bei immunvermittelter Kolitis). Der Verdacht einer Nahrungsmittelunverträglichkeit läßt sich durch ein positives Ergebnis rigoroser Futterumstellung bestätigen. Bei Vergiftungsverdacht sind nach sorgfältig erhobener Anamnese unter Beachten der klinischen Symptomatik spezielle Nachweismethoden (s. Kap. 12.) heranzuziehen.

Differentialdiagnostisch sind neoplastische Infiltrate, Obstruktionen, Strikturen, Kavernen und Ulzerationen und bei Kolitis das „Colon irritabile" auszuschließen.

Die *Prognose* ist lediglich bei möglicher Eliminierung der Ursache günstig, ansonsten zweifelhaft bis ungünstig, selbst nach vorübergehender therapeutischer und diätetischer Milderung der Symptomatik.

Therapie: Sofern die Ursache zu ermitteln ist, wird eine kausale Therapie vorgenommen.
Im Falle *chronischer Enteritis* ungeklärter Ursache:
– Diät: Magerquark, Reis, gekochtes Geflügel- oder Kalbfleisch in kleinen und mehrmaligen Portionen, Zusatz kleiner Mengen essentieller Fettsäuren. Weiterhin portionierte Gaben von gekochtem Fleisch unter Zusatz von Reis oder Weizenkleie, Mohrrübenmus.
– Corticosteroide. Hohe Anfangsdosierung, reduzierte Dosierung bis Abklingen der Diarrhoe, reduziertes Auslaufen der Therapie und Absetzen.
– Symptomatische Therapie: s. akute Enteritis.
Im Falle einer *immunvermittelten Enteritis:*
– Endoparasitenbekämpfung (Breitspektrumanthelmintika, s. Band 1, Kap. 11.).
– Ernährungsumstellung: hypoallergene Diät (entsprechende industriemäßige Zubereitungen, gekochtes Geflügel- oder Kalbfleisch, Reis).
– Immunsuppressiva: Prednisolon 0,5–1,0 mg/kg KM, zunächst 2×/die; wenn geformter Kot 0,2–0,5 mg/kg KM, zunächst 1×/die, nach 4 Tagen aller 2 Tage, dann aller 3 Tage, letztlich 1mal wöchentlich. Die Therapie kann in Kombination mit dem Chemotherapeutikum Salazosulfpyridin (Azulfidin®, Salazopyrin®) in einer Dosierung von 25 mg/kg KM

oral aller 8 Stunden über 4 Tage, bei Kolitis auch per Klysma erfolgen. Wirksam wird das antiphlogistische 5-Aminosalicylat. Die außerdem enthaltene Komponente Sulfapyridin ist toxisch und erzeugt bei Langzeitanwendung Vomitus, Anämie, Leukopenie und Kerato-conjunctivitis sicca. Moderner und weniger toxisch ist Dipentum®.

Bleibt die immunvermittelte Enteritis therapieresistent, steht Azathioprin zur Verfügung (Dos.: 0,3 mg/kg KM über 2 Tage abends, dann aller 2 Tage, dann 1× wöchentlich). Die Wirksamkeit ist mitunter erst nach Wochen erkennbar. Bei Langzeitanwendung Gefahr der Leukopenie, deshalb regelmäßige Blutbild-Kontrolle.

– Metronidazol: 10 mg/kg KM 1× täglich (immunmodulierende Wirkung).

1.5.3. Maldigestion, Malabsorption

Beide Begriffe stehen für funktionelle Störungen des Dünndarms. *Maldigestion* ist durch Insuffizienz der Verdauung von Nahrungsstoffen charakterisiert, *Malabsorption* beinhaltet Störungen der Resorption (Aufnahme und Weiterleitung) digestiver Nahrungsprodukte.

Maldigestion resultiert aus:
– Insuffizienz des exokrinen Pankreas (Pankreatitis, Pankreasatrophie),
– Mangel an Gallensäuren (Leberzirrhose, Gallengangobstruktion),
– Mangel an Dünndarmenzymen (Disaccharidase, Dipeptidasen, Enterokinase).

Ursachen von *Malabsorption* sind:
– örtliche und allgemeine Kreislaufinsuffizienz,
– Lymphangiektasie, Lymphabflußstörungen (z. B. Leukose der Darmlymphknoten),
– Enteritis (Dünndarm), Mangel an Dünndarmenzymen,
– neoplastische Infiltration der Dünndarmwand.

Bei der Katze sind es insbesondere die Erkrankungen des Dünndarms, die zu Störungen digestiver und resorptiver Prozesse führen.

Zu nennen sind:
– akute und chronische Enteritis (Infektionen viralen und bakteriellen Ursprungs, Giardiose, Kokzidiose, Helminthosen, Immunopathien, Futterschädlichkeiten),
– neoplastische Infiltration der Dünndarmwand (Leukose);

außerdem
– Vergiftungen mit spezieller Darmbeteiligung, aber auch durch Kreislaufschädigung,
– Beeinträchtigung der Dünndarmenzym-Aktivität durch oral applizierte Antibiotika (Neomycin, Kanamycin).

Im Gefolge gestörter Digestion und Resorption kommt es zu einer Überlastung des mittleren und hinteren Dünndarms und des Dickdarms mit unverdauten Fetten, Proteinen und Kohlenhydraten, die einem enormen Bakterienwachstum, einer Bakterienüberwucherung, Vorschub leisten. Zudem verursachen die unverdauten Nahrungsbestandteile ein Osmogefälle; im Darm verbliebenes Wasser und zugleich in den Darm eingetretenes Wasser führen zur Verflüssigung der Ingesta, es entsteht Durchfall mit sehr hohem Gehalt an Wasser und unverdauten Futterbestandteilen.

Das *klinische Bild* ist durch vermehrten, dünnbreiigen oder flüssigen Kot gekennzeichnet. Im Falle akuter Grundkrankheiten dominiert das Bild der Grundkrankheit mit schweren Allgemeinstörungen, Diarrhoe, Enteritis, rapider Dehydratation. Bei anderen (oben genannten) pathologischen Zuständen muß das Allgemeinbefinden zunächst nicht gestört sein. Phasen der Diarrhoe wechseln mit Phasen scheinbar normaler Defäkation, wobei der Kot zeitweise fetthaltig erscheinen und üblen Geruch aufweisen kann. Die Tiere erleiden dann erst über größere Zeiträume Gewichtsverlust. Dehydratation und Polydipsie bauen sich langsam auf. Jungtiere bleiben in der Entwicklung zurück.

Diagnose: Die klinische Symptomatik ist eindeutig im Falle akuter infektiöser Enteritiden, sie klingt mit Überwindung der Grundkrankheit ab. In Abhängigkeit vom Verlauf sind folgende Untersuchungen durchzuführen:

- labordiagnostischer Ausschluß von Lebererkrankungen und Pankreasinsuffizienz (s. Kap. 2.),
- Kotuntersuchung auf Endoparasiten und Bakterien,
- Ermittlung von Virusinfektionen durch Antikörper- bzw. Antigennachweis,
- Ermitteln der Herz- und Kreislaufsituation,
- rotes und weißes Blutbild, Harnstatus (Eiweiß, Bilirubin, Urobilinogen),
- Röntgen (nativ, Kontrast).

Prognose: in Abhängigkeit von der Grundkrankheit; bei chronischen Krankheitszuständen mit Malabsorption sehr zweifelhaft.

Die *Therapie* beinhaltet zunächst kausale, auf die Grundkrankheit auszurichtende Maßnahmen. Die im Verlauf von Maldigestion oder Malabsorption entstehenden Dysbakterien werden durch darmwirksame Chemotherapeutika, wie Ampicillin, Neomycin, Sulfaguanidin, bekämpft. Angebot hypoallergener Diät in fraktionierter, zunächst im ganzen zurückhaltender Dosierung (s. chronische Enteritis, Pankreas- und Lebererkrankungen).

1.5.4. Darmlähmung

Darmatonie bis hin zur *Paralyse* sind bei der Katze kein seltenes Ereignis. Sie haben ihre *Ursache* in schleichenden Infektionskrankheiten, wie feliner infektiöser Peritonitis oder Darmleukose, ausgedehnter Darmbezoaren (Abb. 1.11.) und können als Spätfolge intraabdominaler Eingriffe (Kastration bei Kätzinnen, Endometritis-Operation) infolge adhäsiver Prozesse entstehen, sind Symptom exogener (Schwermetallverbindungen) oder endogener Intoxikationen (fieberhafte Allgemeinerkrankungen), sie wechseln mit Spasmus bei starker Verwurmung oder werden mitunter iatrogen, z. B. durch Atropinisierung, herbeigeführt.

Die *Symptomatologie* ist bei schleichenden Prozessen durch Anorexie, Verlängerung der Defäkationsintervalle und verminderte Kotmenge gekennzeichnet. Im Falle ausgesprochen paralytischer Zustände kommt Erbrechen hinzu. Hieraus entstehen, da der Prozeß über längere Zeiträume sich fast unbemerkt „aufgeschaukelt" haben kann, dann scheinbar unvermittelt Dehydratation und Azidose.

Für die *Therapie* ist die Ermittlung der Ursache und deren Behandlung essentiell. Zugleich ist symptomatisch vorzugehen. Hierbei steht der Flüssigkeits- und Elektrolytersatz im Vordergrund, der durch subkutane oder intravenöse Infusion von Ringer- oder Vollelektrolytlösung (s. S. 47) und zusätzlich oral durch eine Lösung, hergestellt aus 1 Teelöffel Kochsalz und 10 Teelöffel Glucose auf 1000 ml Wasser, erfolgen kann. Eine Regulation der Peristaltik kann durch Oralverabreichung der opioiden Substanz Loperamid (Imodium®) in einer Dosierung von 0,16 mg/kg KM versucht werden.

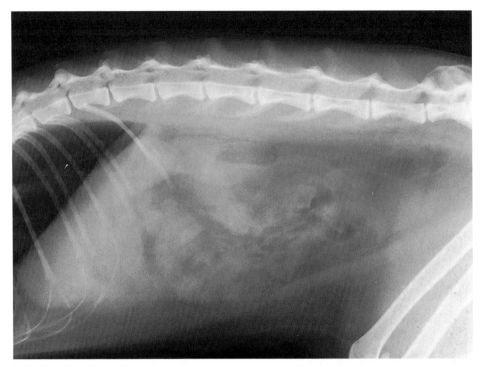

Abb. 1.11. Katze, 11 Monate, sporadisches Erbrechen, Anorexie. Wurstförmige Weichteilverschattung mit kleinkörnigen Verdichtungen im Dünndarmverlauf. Röntgenologische Diagnose: Bezoar (Aufn.: Kleintierklinik, Universität Leipzig).

1.5.5. Obstipation

Überladungen, Anschoppungen des Darmes mit Kotmassen pflegen bei der Katze vornehmlich im Kolon aufzutreten.

Die *Ursache* kann vielgestaltig sein. So führen funktionelle Störungen der Darmmotilität, z. B. Megakolon oder Darmatonie, bei älteren, lethargischen, mitunter kastrierten Tieren oder/und ballastarmer Nahrung zu Verstopfungen. Motilitätsbehindernd sind auch Darmwandveränderungen entzündlicher (Feline infektiöse Peritonitis) oder entzündlich-neoplastischer (Feline Leukose) Herkunft. Letztere können zudem mechanisch passagebeeinträchtigend sein, wie auch Tumoren, Strikturen oder Einengungen des Beckenringes (Osteodystrophia fibrosa, Hyperparathyreoidismus). Außerdem führen Haarverballungen zu Anschoppungen. Der über lange Zeit im Dickdarm verbleibende Inhalt unterliegt der Wasserresorption, damit verfestigt und verhärtet er sich weiter, was seinerseits die Anschoppung manifestiert.

Die klinische *Symptomatik*, zunächst allein durch sistierenden Kotabsatz gekennzeichnet, tritt bei Katzen mit Freiauslauf für den Beobachter kaum zutage und bleibt bei Tieren in Wohnungshaltung möglicherweise durch ohnehin unregelmäßige Defäkationsgewohnheiten oder durch separates Abgehen der Flüssigphase des Kotes über relativ lange Zeitverläufe unbemerkt. Erst wenn ständiger Drang zur Defäkation, anfänglich unruhiges, später apathisches Verhalten, Appetitlosigkeit, ausbleibender Spieltrieb oder gar Erbrechen auftreten, gelangt das Tier zur tierärztlichen Vorstellung. In diesem Stadium sind die Schleimhäute verwaschen, die Körpertemperatur kann leicht herabgesetzt sein, der Bauch wirkt aufgetrieben und bei Bauchhöhlenpalpation, die zunächst infolge der Spannung schmerzhaft sein kann, später bei Schlaffheit reaktionslos ertragen wird, sind von Fall zu Fall entweder feste Kotstränge oder teigige, eindrückbare, bis zu kindsarmstarke Kotansammlungen ertastbar.

Die Nativ-Röntgenaufnahme in Seitenlage des Tieres erbringt diffus oder kleinförmig erscheinende Konglomerate oder sich durch den Bauchhöhlenraum erstreckende, wurstförmige, homogene Gebilde von mäßiger Schattendichte (Abb. 1.12.).

Die Entfernung der Kotmassen ist das Ziel der *Therapie*. Zunächst ist der konservative Weg des Aufweichens und Verflüssigens und des natürlichen Abganges über den Darmausgang

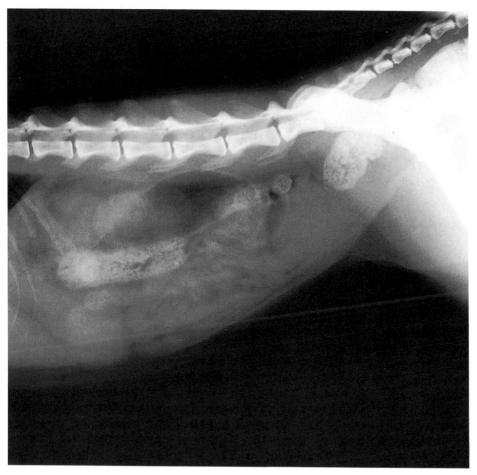

Abb. 1.12. Katze, 5 Jahre, sistierende Defäkation, Anorexie. Röntgen: diffus lumenverschattete Darmbereiche im Kolonanteil und im Rektum mit wurstförmiger Anschoppung knochenkotähnlicher Stränge. Röntgenologische Diagnose: Obstipation (Aufn.: HARTUNG, Berlin).

anzustreben. Hierfür eignet sich die mehrmalige Eingabe mehrerer Milliliter Paraffinöl oder spezieller Zubereitungen, wie Obstinol® und die orale Applikation gallen- oder darmsaftsekretionsfördernder Arzneimittel (z. B. Clanobutin®) in Verbindung mit mehrmaligen rektalen Eingaben von 20–30 ml Paraffinöl oder Obstinol® mittels eines englumigen weichen Schlauches (oder weitlumigen Hundekatheters). Bleiben diese Maßnahmen ohne Erfolg, könnte versucht werden, unter Narkose größere Mengen physiologischer Kochsalzlösung (kein Wasser, es erzeugt bei der Katze Hämolyse) mittels behutsam in den Darm vorgeführten schlanken und eingefetteten Gummischlauches einzubringen und durch die Bauchdecken hindurch im Wechselspiel von Spülen und Massieren des angeschoppten Darmes die Kotmassen zu erweichen und herauszuspülen. Diese für das Tier schmerzhaften und zudem aufwendigen Manipulationen führen nicht immer zum Erfolg. Aus diesem Grunde wird von einem Teil der Therapeuten sogleich der chirurgische Weg beschritten.

Das Tier wird laparotomiert, das mit eingedickten, teils verhärteten Kotmassen angefüllte Kolon wird (unter gleichzeitig spülender assistierender Hilfe vom Rektum her) durch die nicht eröffnete Darmwand durch Massage entleert.

Der Dehydratation des Tieres muß in jedem Fall begegnet werden, indem in Abhängigkeit vom Grad der Dehydratation 30–100 ml/kg physiologische Kochsalz- oder Ringer-Lactat-Lösung im subkutanen Dauertropf verabreicht werden.

Die Darmtätigkeit sollte über einen gewissen Zeitraum (bei Tieren mit Beckeneinengung lebenslang) durch peristaltikregulierende Arzneimittel (z. B. Paraffin-Kombinationen, Imodium®, Agarol®, Normacol®) unterstützt werden. Des weiteren sollten dem Futter Ballaststoffe, z. B. Weizenkleie, regelmäßig zugesetzt und dem Tier Bewegungsmöglichkeiten (Spielanimation) geboten werden. Langhaarige Katzen sind regelmäßig zu kämmen.

Die falsche Obstipation **(Pseudoobstipation),** die durch Verklebungen und Verkrustungen am Anus gekennzeichnet ist und hierdurch zu Kotabsatzbeschwerden führt, kommt bei der Katze im allgemeinen recht selten, eigentlich nur bei durch Krankheit sehr geschwächten Tieren vor. Der angetrocknete Kot wird durch Auflegen feuchter Kompressen erweicht und entfernt. Weiterhin Zirkumanalpflege bis zur Wiederherstellung physiologischen Verhaltens (Putzen) der Katze.

1.5.6. Ileus

Ileus ist Darmverschluß. Bei der Katze kommt vornehmlich der *mechanische,* hervorgerufen durch Obturation, Strangulation, Flexion, Invagination oder Inkarzeration von Darmteilen, vor, dagegen wird der *funktionelle* (z. B. in seiner spastischen Form bei Schock im Zusammenhang mit schweren Bauchtraumen) seltener diagnostiziert.

Obturation kann die Folge der Aufnahme von Fremdkörpern sein. Steine, Murmeln, Obstkerne, Ringe, Knöpfe, werden zwar häufig vom Hund, doch durchaus auch von der Katze beim Spiel aufgenommen und abgeschluckt. Passagieren sie den Magenausgang, so können sie sich an unterschiedlichen Stellen, meistens im Dünndarm (Jejunum, Ileum) in das Lumen einkeilen und einen Darmverschluß erzeugen. Eine für die Katze sehr spezifische und zugleich problematische Fremdkörpererkrankung ist die Darmauffädelung, erzeugt durch spielerische Aufnahme von Fäden, deren Ende im Öhr einer (im Gaumen oder Pharynx eingespießten) Nadel festhängt, mitunter auch um das Zungenbändchen oder sperrige Futterbestandteile im Magen geschlungen ist. Durch die Peristaltik wird der Darm über den festhängenden Faden geschoben, aufgerauht und fatalerweise infolge der schnürenden

Wirkung des Fadens an der Seite des mesenterialen Gekröseansatzes unter Einbeziehung der Gefäße durchschnitten. Der Darm ist in diesem Fall durch das Aufrauhen und durch die starke Ödematisierung bis hin zum kompletten Verschluß lumenverengt (Abb. 1.13.). Obturation kann darüber hinaus auch durch Haarverballungen oder durch Kotanschoppungen erzeugt werden. Die Gefahr einer *artifiziellen* Darmobturation entsteht durch Eingabe von Bariumsulfatbrei, dessen Flüssigphase resorbiert wird und dessen Substanzanteil unter den Bedingungen einer Passageverlangsamung (z. B. bei Darmatonie oder Haarverballung) zum Stau der fast trockenen und sehr adhäsiven Verklumpungen führt und Darmverlegung erzeugen kann.

Strangulation oder *Flexion* können die Folge adhäsiver Peritonitiden nach chirurgischer Bauchhöhlenintervention (gynäkologische oder rekonstruktive Eingriffe) sein.

Darminvagination ist bei der Katze im Gegensatz zum Hund ein höchst selten klinisch bemerkbares Ereignis, vermutlich deshalb – wie wiederholt anläßlich pathologisch-anatomischer Untersuchungen beobachtet – die Darmwandungen der Katze sehr geringe Verkle-

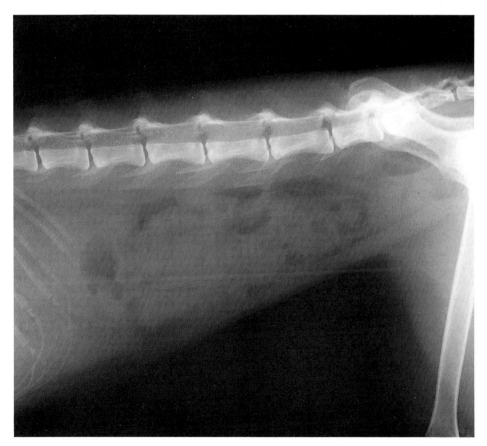

Abb. 1.13. Katze, 1 Jahr, Erbrechen, Anorexie, sistierende Defäkation, rapider Verfall des Allgemeinzustandes.
a – Nativ: lumenverdichtetes Darmkonglomerat mit wellenförmiger Konturenzeichnung.

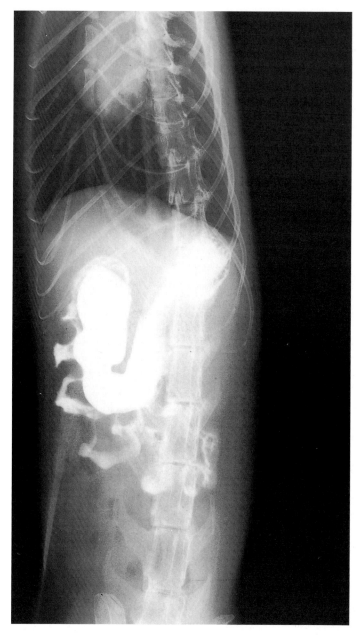

Abb. 1.13. b – Kontrastzeichnung lumenverengter und aufgedrehter Dünndarmschlingen. Röntgenologische Diagnose: Darmverschluß infolge Auffädelung (Aufn.: HARTUNG, Berlin).

bungstendenz aufweisen und somit glücklicherweise trotz Blutstauung in den betroffenen Darmabschnitten zwar Darmverengung, aber kein totaler Verschluß einzutreten pflegt. Die Invagination wird durch teleskopartiges Einschieben eines Darmabschnittes in den folgenden (ganz selten auch des distalen in den proximalen) erzeugt. Pathogenetisch liegen dem Geschehen partielle Motilitätsstörungen zugrunde, vermutlich hervorgerufen durch enteritische oder funktionelle Darmwandveränderungen und/oder abnormen Darminhalt (Parasiten, Haare, Kotkonglomerate).

Darmverlagerungen in den Brustraum sind Folge einer bei der Katze häufiger vorkommenden Zwerchfellruptur. Ileus entsteht nur dann, wenn Längs- oder Querachsendrehungen (Torsion) des Darmes eintreten. Allerdings herrscht unmittelbar nach Vorverlagerung der Darmabschnitte infolge Abknickung und Kompression der Venen und Nerven die zusätzliche Gefahr eines paralytischen Ileus.

Darminkarzeration kann eine selten auftretende Komplikation von Bauchbrüchen sein, die infolge stumpfer Gewalteinwirkung (Auf- oder Anprall) entstanden sind.

Klinische Symptomatik: Die klassische „Fremdkörpertrias" ist durch Inappetenz, Erbrechen und sistierendem Kotabsatz gekennzeichnet. Sehr schnell stellt sich Apathie ein. Die Tiere sondern sich ab, suchen abgelegene kühle Stellen auf und verharren hier über lange Zeiträume in bauchentlastender Stellung (unter den Rumpf abgebeugte Ellenbogen und Hinterextremitäten). Die Bauchdecken sind zunächst angespannt, nach 2–3 Tagen Ileusdauer werden sie weich. Lokale Kreislaufstörung betroffener Darmteile, extrazellulärer Flüssigkeitsaustritt, Elektrolytverlust, Ischämie und Bakterienvermehrung (Dysbakterie), Entstehung und Resorption giftiger Eiweißabbauprodukte führen zur endogenen Intoxikation, die sich in Abfall der Körpertemperatur und zunehmender Hinfälligkeit äußert. Beidseitiger Enophthalmus und Nickhautvorfall sind Zeichen von Dehydratation. Mitunter ist die Symptomatik gedämpft, weniger akut, insbesondere dann, wenn der Verschluß nicht komplett ist oder sich zeitweise auch wieder löst.

Für die *Diagnose* sind der Vorbericht, die Erhebung des Allgemeinstatus, der abdominale Palpationsbefund und die Röntgenografie von Bedeutung.

Für die *Palpation* sollte man sich Zeit und Ruhe lassen und behutsam und gefühlvoll anfängliche Bauchdeckenspannung durch streichelnde, weiche, massierende Bewegungen überwinden helfen. Sorgfältiges Durchtasten der Bauchhöhle erbringt im Falle eines Fremdkörpers umschriebene, feste, schmerzhafte Verdickung des Darmes, im Falle einer Invagination derbe, bei Anschoppung von Haarballen oder Haarsträngen oder Endoparasiten strangförmige, weiche, evtl. eindrückbare Verdickung von Darmanteilen.

Im Nativ-*Röntgenogramm* werden nur schattengebende Fremdkörper (z. B. Steine) darstellbar, nicht dagegen Obstkerne, Holz, Leder, Gummi. Umschriebene Gasansammlung (Negativkontrast) kann sich kranial eines obturierenden Fremdkörpers bilden und damit in möglicher Übereinstimmung mit dem Palpationsbefund direkt hinweisend sein. Mehrere multiple Gasblasen gaben Anhaltspunkte für Motilitätsstörungen mit Gasentwicklung im Dünndarm bei länger bestehendem Ileus; zusammenhängende Gasansammlung deutet dagegen auf Prozesse im Dickdarm hin. Koprostase und Haarverballungen zeigen im Nativbild extreme Darmerweiterung, angefüllt mit diffus schattengebendem, splittrigem oder kleinkörnigem Inhalt.

Positivkontrastmittel gelangen bei völliger Verlegung des Darmes nicht direkt bis an die obturierende Stelle, es schiebt sich eine Gasblase zwischen Kontrastbrei und Obturation. Nicht komplette Obturationen lassen Weiterfließen eines dünnen kontrastierenden Schattens, bei günstiger Konstellation unter teilweisem Umfließen des Fremdkörpers erkennen.

Schnurähnliche Einengung mit stark gewundenem Verlauf des Kontrastschattens kann auf aufgerauhten Darm hinweisen (Abb. 1.14.). Darmverlagerungen in den Thoraxraum erbringen nur dann klinische Symptome (Erbrechen, zunehmende Hinfälligkeit, rasch einsetzender Temperaturabfall), wenn Torsion oder Volvolus vorliegen. Eine Inkarzeration von Darm in gedeckte Bauchhöhlenöffnungen hat eine zunächst heftige Symptomatik (Erbrechen, Schmerzen, Bauchdeckenspannung), infolge massiver Intoxikation sehr bald Kreislaufdepression, Hinfälligkeit und Apathie zur Folge. Die vorgefallenen und inkarzerierten Darmanteile sind im Nativ-Röntgenogramm als gasgefüllte Stränge zwischen Bauchdecke und Haut erkennbar.

Die *Therapie* hat die schnelle Wiederherstellung der Durchgängigkeit des Darmlumens zu gewährleisten.

Im Falle von Obturation, Invagination, Inkarzeration sind Laparotomie, Enterotomie, erforderlichenfalls Darmresektion und Darmanastomose vonnöten. Flankierende Maßnah-

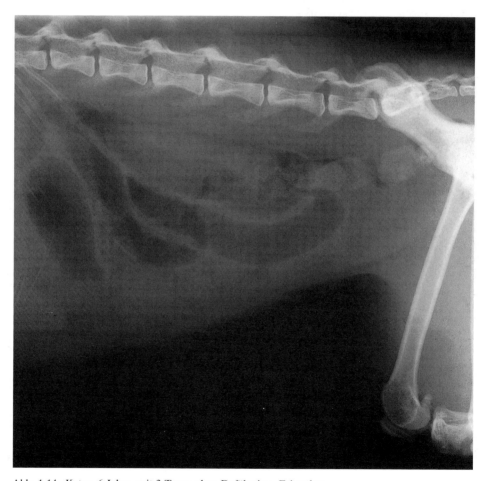

Abb. 1.14. Katze, 6 Jahre, seit 3 Tagen ohne Defäkation, Erbrechen.
a – Nativ: luftgefüllter, atonischer Darm, kastaniengroße weichteildichte Raumforderung im ventralen Abdomen.

men beinhalten Flüssigkeits- und Elektrolytersatz. Strangulation und Flexion sind durch rekonstruktive Bauchhöhlenchirurgie zu beheben. Ähnlich ist bei der Inkarzeration im Fall von Bauchbrüchen vorzugehen. Darmverlagerungen in die Brusthöhle bei Zwerchfellruptur gestatten abwartende Haltung des Therapeuten, sofern nicht stürmische Symptome eines Volvolus nodosos, wie zunehmender allgemeiner Verfall, Einsinken der Bulbi, Kreislaufschwäche, vorliegen (s. auch Kap. 4.).

1.5.7. Megakolon

Hierunter versteht man eine hochgradige abnorme Erweiterung des Kolons in seiner gesamten Länge oder auch nur eines Teils desselben.

Als *Ursachen* werden in Betracht gezogen:
- chronische Obstipation (s. dort),
- Erkrankungen des Rückenmarks,
- Hypothyreose,

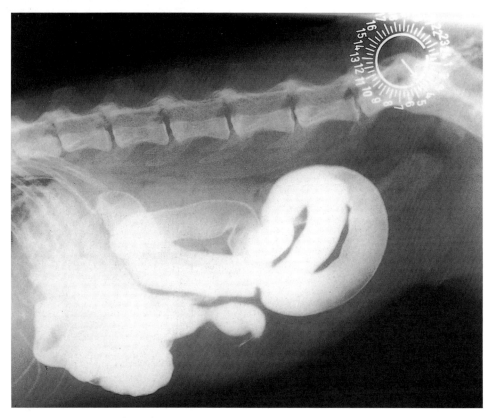

Abb. 1.14. b – Kontrast (4 Std.): Kontrastzeichnung atonischer Darmteile, kurzer konischer Kontrastierungsstreifen im Bereich der weichteildichten Raumforderung im ventralen Abdomen. Röntgenologische Diagnose: Darminvagination (Aufn.: HARTUNG, Berlin).

– angeborene (vererbbare?) Aplasien oder Hypoplasien intramuraler Ganglienzellen des Auerbachschen und Meissnerschen Plexus mit reaktivem extramuralen Parasympathikotonus und Spasmus distaler Anteile der Kolonwand, hieraus resultierend Überdehnung der Wand des proximalen Kolonanteils.

Das *klinische Bild* ist durch sistierenden Kotabsatz (Tage während), Appetitlosigkeit, Apathie, dann Erbrechen gekennzeichnet. Jungtiere zeigen Wachstumsstagnation.

Die *Diagnose* ergibt sich aus dem Vorbericht, dem klinischen Bild, vor allem aus dem Röntgenogramm. Der erweiterte Darmabschnitt stellt sich als überdimensionale zusammenhängende Koprostase dar.

Die *Therapie* ist kausal und symptomatisch zu gestalten. Mit Ausnahme der für die Obstipation (s. dort) maßgebenden Ursachen gelingt es selten, die Kausalität eindeutig zu ermitteln.

Nach Mißlingen der unter Obstipation genannten konservativen und (eingeschränkt) chirurgischen Maßnahmen wäre noch die Kolonraffung in Erwägung zu ziehen. Hierfür wird an der antimesenterialen Seite des Kolons auf eine Länge von ca. 20 cm und eine Breite von 5 cm ein elliptoider Streifen der Serosa und Muscularis von der Mucosa getrennt und exzidiert. Danach wird die Mucosa faltenartig in das Kolonlumen gestülpt. Darüber erfolgt die Nahtvereinigung (Lembert-Naht) der Wundränder in der Darmwand. Anschließend Bauchhöhlen- und Bauchdeckenverschluß, systemische Antibiose. Postoperativ Feuchtfutter in fraktionierten Dosen mit Paraffinölzusatz über mehrere Monate.

1.5.8. Colon irritabile

Hierunter wird eine funktionelle Dickdarmstörung verstanden, die mit schleimigem Durchfall einerseits und Obstipation andererseits einhergeht.

Ätiologisch werden – sofern auch bioptisch keine Befunde erhoben werden – psychische Streßfaktoren verdächtigt, denen die betreffenden erkrankten Tiere durch Besitzer- oder Milieuwechsel, durch Hinzukommen anderer Katzen oder anderer Haustiere ausgesetzt wurden.

Das *Krankheitsbild* tritt episodenhaft auf, Phasen völlig normaler Defäkation und physiologischer Kotbeschaffenheit wechseln mit solchen krankhafter Erscheinung. Dann besteht aufeinanderfolgender Drang zur Defäkation. Der Kot, zunächst physiologisch beschaffen, hat plötzlich sehr dünne Konsistenz, ist mit Schleim, mitunter auch mit Blut durchsetzt. Das Allgemeinbefinden scheint ungestört. Zu wieder anderen Zeiten sistiert die Defäkation, die Tiere werden lethargisch, der Bauch wirkt aufgetrieben.

Die *Diagnosefindung* kann problematisch sein, sofern der Vorbericht lückenhaft ist oder unzureichende Kommunikationsbereitschaft des Besitzers vorliegt. Sofern diagnostische Erhebungen, wie sie für die Kolitis notwendig sind, negativ ausfallen, auch eine Ernährungsumstellung erfolglos bleibt, kann per exclusionem an ursächlich „psychogene" Komponenten gedacht werden. Nach mitgeteilten Erfahrungen zu urteilen, erbringen Veränderungen der Lebensbedingungen des Tieres, evtl. auch ein Besitzerwechsel, schlagartiges Beheben der Symptomatik. Diese flammt wieder auf, sobald erneut Streßfaktoren wirken.

1.5.9. Proktitis und Periproktitis

Die Entzündung der Rektumschleimhaut **(Proktitis)** und die der Übergangsschleimhaut zur Haut **(Periproktitis)** erkranken bei der Katze selten selbständig (im Gegensatz zum Hund), sondern fast immer im Zusammenhang mit einer sehr chronisch verlaufenden Kolitis oder hartnäckiger, wiederholter Koprostase.
Das *klinische Bild* ist durch Tenesmus, unaufhörlichen Drang zum Putzen, Lecken und Benagen der Analregion, Unruhe, breitbeinigen Gang des Tieres gekennzeichnet.
Die *Behandlung* ist auf die Ursache auszurichten. Kühlende Kompressen mit rosa $KMnO_4$-Lösung und behutsames Einmassieren fetthaltiger Dermatika bringen Beruhigung in der sensibilisierten Region.

1.5.10. Analbeutelentzündung

Hin und wieder begegnen einem bei der Katze Erkrankungen der Analbeutel, die ein- oder auch beidseitig auftreten und sich durch entzündliche Rötung und vermehrte Wärme der Haut in der Perianalregion äußern. Schmerzhafter Druck – durch vermehrte Füllung oder Entzündung der Region – gab der Katze bereits Anlaß zu intensivem Putzen und Benagen dieses Bereiches, so daß sich der Zustand nicht selten durch partiellen Haarverlust, Ekzeme oder fistelnde Wunden präsentiert. Die Tiere sind unruhig, zeigen „Schwanzschlagen" und unaufhörlich mit dem Putzen der Zirkumanalregion beschäftigt.
Behandlung: Im hochentzündeten Zustand gelingt es selten, das mit entzündlichen Exsudaten untermischte Analbeutelsekret auszumassieren oder -drücken. Katzen mit gutem Besitzerkontakt tolerieren das täglich mehrmalige Auflegen von feuchtkalten Kompressen (getränkt mit rosa $KMnO_4$-Lösung) auf den entzündeten Bereich. In Kombination mit einer systemischen Antibiotika-Therapie kann es so gelingen, die akuten Entzündungserscheinungen zum Abklingen zu bringen. Erst danach wird es möglich, den Analbeutelinhalt herauszumassieren und mit feiner geknöpfter Kanüle eine Spülung des Analbeutels und Auffüllen mit antibiotischen Lösungen zu erzielen. Aufgebrochene oder aufgenagte Analbeutelprozesse heilen nach Entleerung und Reinigung unter mehrtägiger systemischer Antibiotikumtherapie komplikationslos ab. Nur selten wird die chirurgische Entfernung der Analbeutel (Vorgehen wie beim Hund, die Operation gestaltet sich jedoch etwas schwieriger) erforderlich.

1.5.11. Atresia ani

Fehlender Darmausgang wird hin und wieder als Mißbildung bei Katzenwelpen gesehen. Die Mißbildung kann nur den Anus betreffen, es wurden jedoch auch Fälle von fehlendem Rektum oder auch blinder Endigung des distalen Kolons gesehen.
Klinische Symptome in Gestalt zunehmender Umfangsvermehrung des Abdomens, begleitet von zunehmender Anorexie treten in den ersten Lebenstagen auf. Fehlende Analöffnung bietet eindeutigen diagnostischen Aufschluß.
Die *Prognose* ist infaust, wenn die Mißbildung das Rektum oder Kolon betrifft. Dies intra vitam festzustellen, fällt schwer. Deshalb sollte ein solches Tier eingeschläfert werden.

1.5.12. Prolapsus recti et ani

Sowohl die Analschleimhaut als auch das Rektum können vorfallen. Ursache sind entzündliche Prozesse des Dick- oder Enddarms (Kolitis, Proktitis, Periproktitis), Koprostase oder anhaltende entzündungs- oder endoparasitenbedingte Tenesmen, die schließlich Sphinkterschwäche erzeugen.

Der Vorfall der *Analschleimhaut* präsentiert sich durch einen sulzigen, blauroten, den Anus umwulstenden Ring, der des *Rektums* ist durch ein zylinderförmiges, zunächst hellrotes und leicht blutendes, später blaurotes oder blaugraues und zundriges Gebilde gekennzeichnet, das auf ein oder mehrere Zentimeter aus dem Anus herausgetreten ist (Abb. 1.15.). Die Tiere zeigen breitbeinigen Gang, sind unruhig und hegen Drang zum Belecken und Benagen des vorgefallenen Gewebes. Der Kotabsatz sistiert.

Therapie: Vorgefallene Analschleimhaut kann in Abhängigkeit vom Ausmaß des Vorfalls unter wiederholtem Auflegen feuchtkalter Kompressen, die mit physiologischer Kochsalzlösung getränkt werden, möglicherweise retrahieren. Anlegen einer kurzzeitig (unter Narkose) zu belassenden Tabaksbeutelnaht begünstigt die Einbeziehung des vorgefallenen Gewebes in die physiologischen Durchblutungsverhältnisse und den Abbau des Ödems. Dagegen muß der Rektumvorfall immer chirurgisch behandelt werden. Dies erfolgt auf dem Weg der Laparotomie von der Linea alba her. Durch Anziehen des Colon descendens von der Bauch-Becken-Höhle her kann es gelingen, das Rektum unter drückender Hilfe einer unsterilen Assistenz vom Anus aus vorsichtig in den Becken-Bauch-Raum zurückzuverlagern und mit Hilfe einiger seromuskulärer Situationshefte (atraumatisches resorptionsverzögertes Catgut 4/0) am Peritoneum des Inguinalbereiches des inneren schiefen Bauchmuskels zu fixieren (Kolopexie). Postoperativ sind über längere Zeit fraktionierte kleine Gaben leichtverdaulichen Futters, jeweils unter Zusatz einiger Tropfen Paraffinöl, zu verabreichen.

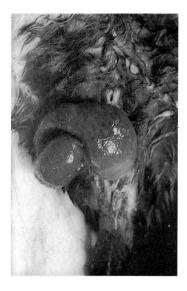

Abb. 1.15. Prolapsus recti (Aufn.: CHRISTOPH).

1.5.13. Tumoren des Darmes

Unter den Neoplasien rangieren bei der Katze die lymphatischen im Zusammenhang mit der Leukose an erster Stelle. Es handelt sich hierbei um *Lymphosarkome,* die außer in der Magenwand (s. Abb. 1.9.) im Darm und hier häufiger im Dünndarm als im Dickdarm vorkommen. Ihr starkes infiltratives Wachstum führt zur Zerstörung aller Schichten der Darmwand. Hieraus entstehen partielle Lumenerweiterungen, in die Gase aus umliegenden Darmabschnitten eindringen und dann im Röntgenogramm als weichteilumgrenzte, luftgefüllte Aussackungen (Kavernen) erkennbar werden (Abb. 1.16.).

Des weiteren kommen *Adenokarzinome* unter besonderer Bevorzugung ihres Sitzes im Ileum, mitunter auch in anderen Bereichen des Dünn- und Dickdarmes vor. Sie gehen von der Propria aus und tendieren bei Expansion sowohl in das Darmlumen als auch in die Muscularis. Wird die Serosa durchbrochen, kommt es in anliegenden Darmteilen oder anderen Organen zu Abklatschmetastasen; überhaupt besteht aufgrund des Zellcharakters hohe Metastasierungsneigung. Auch aus der glatten Muskulatur und dem Bindegewebe resultieren, allerdings recht selten, Neoplasien (Leiomyome, Fibrome, Sarkome). Neubildungen treten am Darmtrakt klinisch durch Motilitätsbehinderung, dann aber auch durch Lumeneinengung (Obturation) bis hin zur vollständigen Stenose mit Ileussymptomatik in Erscheinung.

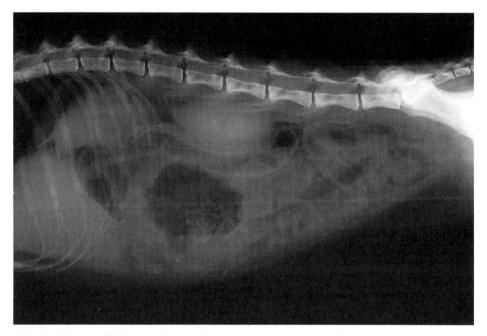

Abb. 1.16. Katze, 10 Jahre, seit längerer Zeit Inappetenz, zeitweilig Erbrechen, Verhärtung im Abdomen.
Röntgen: Unregelmäßig geformtes Aufhellungsgebiet im ventralen Abdomen, das von weichteildichtem Schatten umgeben ist. Perforation mit Austritt von Ingesta in die Bauchhöhle.
Röntgenologische Diagnose: Darmleukose mit Kavernenbildung und Perforation (Aufn.: HARTUNG, Berlin).

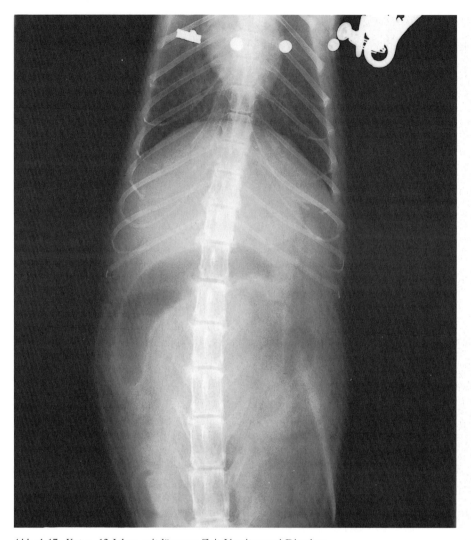

Abb. 1.17. Katze, 12 Jahre, seit längerer Zeit Vomitus und Diarrhoe.
a – Nativ: Aufgasung des Colon ascendens und C. transversum mit diffusen Verkalkungen am Übergang
zum Colon descendens.

Diagnostisch sind sie durch Palpation und durch Röntgen (nativ und Kontrast) erfaßbar
(Abb. 1.17.).
Die *Therapie* ist mit Ausnahme von leukotischen Neubildungen chirurgisch und besteht in
einer Radikalentfernung betroffener Darmteile (Darmresektion und Darmanastomose).

Literatur

BAAB, U.: Colonraffung beim idiopathischen Megacolon der Katze. Prakt. Tierarzt **10,** 880–881 (1991).
BRAUN, H.-G.: Bildbericht: Kaudal blind endendes Colon bei einer Katze. Kleintierpraxis **34,** 403 (1989).

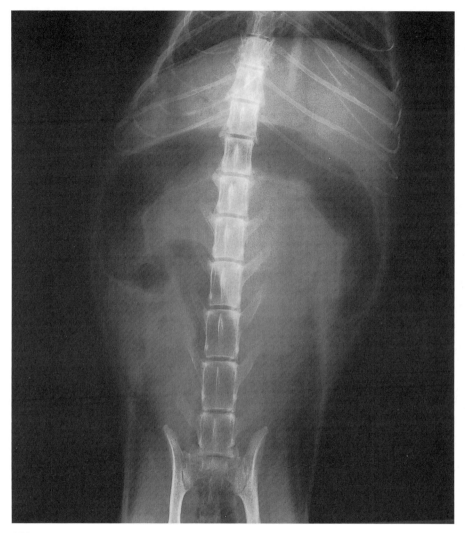

Abb. 1.17. b – Luftkontrast: breitflächiger Tumor im Colon transversum (Aufn.: HARTUNG, Berlin).

BURGER, I. H., ANDERSON, R. S., und D. W. HOLME: Einfluß verschiedener Ernährungsfaktoren auf die Wasserbilanz bei Hund und Katze. Arch. f. tierärztl. Fortbildung **5,** 127 (1979).

BURGISSER, H.: Ossifiziertes Epitheliom im Ileum einer Katze. Schweizer Arch. Tierhk. **102,** 559 (1960).

BURROWS, C. F.: Treatment of gastrointestinal disease in small animals. Part I. Modern Vet. Pract. 66, 93–97 (1985).

BURROWS, C. F.: Treatment of gastrointestinal disease in small animals. Part II. Modern Vet. Pract. 66, 181–185 (1985).

CAWLEY, A. J., und C. L. GENDREAU: Ösophagus-Achalasie bei einer Katze. Can. vet. J. **10,** 195 (1969).

CHRISTOPH, H.-J.: Klinik der Katzenkrankheiten. Fischer, Jena 1977.

CLIFFORD, D. H., SOIFER, F. K., und R. G. FREEMAN: Striktur und Dilatation des Ösophagus bei der Katze. J. Amer. Vet. Med. Assoc. **156**, 1007 (1970).

DAMMERS, C.: Untersuchungen über den Wasser-, Stickstoff- und Mineralstoffwechsel von Katzen beim Einsatz von Futtermitteln mit unterschiedlichem Wassergehalt. Vet.-med. Diss., Tierärztliche Hochschule Hannover (1980).

DIETZMANN, U.: Über das Vorkommen des kongenalen Megakolons (Hirschsprungsches Megakolon) bei der Katze. Mh. Vet.-Med. **23**, 349 (1968).

DIXON, R. T., und A. AIZSTRAUTS: Ein nasopharyngealer Tumor verbunden mit Ösophagusdilatation bei der Katze. Aust. Vet. J. **40**, 263 (1964).

EDWARDS, PATRICIA: Darmverschluß bei der Katze. Vet. Rec. **74**, 498 (1962).

FELLNER, F.: Durch den Mastdarm vorgefallene Blinddarminvagination bei Katzen. Kleintierpraxis **10**, 196 (1965).

FELTS, J. F., FOX, PH., and R. I. BURCK: Thread and sewing needles as gastrointestinal foreign bodies in the cat: a review of 64 cases. J. Amer. Vet. Med. Assoc. **184**, 56 (1984).

FERNANDES, F. H., HAWE, R. S., and W. F. LOEB: Primary Squamous Cell Carcinoma of the Esophagus in a Cat. Companion Animal Practice **1**, 16 (1987).

FIGGE, S.: Untersuchungen über Akzeptanz, Verträglichkeit und Verdaulichkeit von Eiweißfuttermitteln bei Katzen. Vet.-med. Diss., Tierärztliche Hochschule Hannover (1989).

FOX, J. G., CLAPS, M., and CELIA M. BEAUCAGE: Chronic diarrhea associated with *Campylobacter jejuni* infection in a cat. J. Am. Vet. Med. Assoc. **189**, 455 (1986).

GEHRING, H.: Chronische kallöse Magengeschwüre bei einer vierjährigen Angorakatze. Berl. Münch. tierärztl. Wschr. **73**, 164 (1963).

GOTHE, R., und D. BARUTZKI: Kokzidien-Infektionen der Katze – Diagnosestellung und Bewertungen. Kleintierpraxis **31**, 13 (1986).

GRESTI, A. DE, und L. LEONARDI: Akute Torsio ventriculi bei der Katze. Erste Beschreibung eines Falles. Clin. Vet. **91**, 205 (1968).

HATHAWAY, J. E.: Persistierender rechter Aortenbogen bei der Katze. J. Amer. Vet. Med. Assoc. **147**, 255 (1965).

HAYASHI, R., WATABE, Y., NAKAYAMA, H., and K. FUJIWARA: Enteritis due to feline infectious peritonitis virus. Jpn. J. Vet. Sci. **73**, 82 (1982).

HERBST, R., DANNER, K., und H. KRAUSS: Elektronenmikroskopische Diagnostik bei Enteritiden der Katze. Kleintierpraxis **32**, 343 (1987).

HERMANN, L. H.: Sublinguales Plattenepithelkarzinom bei einer Katze. J. Amer. Vet. med. Assoc. **28**, 1627 (1967).

HOFMEYER, C. F. B.: Eine Technik zur Wiederherstellung des gespaltenen Gaumens. J. S. Afr. Vet. Med. Assoc. **30**, 149 (1959).

HONOR, D. J., NICOLA, D. B., and J. J. TUREK: A neoplasm of globule leukocytes in a cat. Vet. Pathol. **23**, 292 (1986).

HORE, P., and M. MESSER: Studies of disaccharidase activities of the small intestine of the domestic cat and other carnivorous mammals. Comp. biochem. Physiol. **24**, 717 (1968).

JONES, B. R., JOHNSTONE, A. C., and W. S. HANCOCK: Tyzzers disease in kittens with familial primary hyperlipoproteinaemia. J. Small Anim. Pract. **26**, 411 (1985).

JONES, B. D. (Hrsg.): Canine and feline gastroenterology. Saunders Comp., Philadelphia 1986.

JOSHUA, J. O.: Analbeutelveränderungen bei der Katze. Mod. vet. Pract. **52**, 53 (1971).

KANE, E., MORRIS, J. G., and Q. R. ROGERS: Acceptability and digestibility by adult cats of diets made with sources and levels of fat. J. Anim. Science **53**, 1526 (1981).

KELLER, P.: Die Aktivität der Lipase (Triacylglycerin-Acylhydrolase; ec. 3.1.1.3.) in Säuger- und Vogelorganen. Schweiz. Arch. Tierheilk. **131**, 605 (1989).

KENDALL, P. T., HOLME, D. W., and P. M. SMITH: Comparative evaluation of the digestive and absorptive efficiency in dogs and cats fed variety of contrasting diet types. J. Small Anim. Pract. **23**, 577 (1982).

KIENZLE, E.: Aktivität kohlenhydratspaltender Enzyme bei der Katze in Abhängigkeit von Alter und

Fütterung. Internat. Sympos. Ernährung, Fehlernährung und Diätetik bei Hund und Katze, Hannover 1987.

KIENZLE, E.: Untersuchungen zum Intestinal- und Intermediärstoffwechsel von Kohlenhydraten bei der Hauskatze *(Felis catus)*. Habil.-Schrift, Hannover 1989.

KIENZLE, E., und J. KAMPHUES: Gesundheitsstörungen bei Katzenwelpen nach Einsatz ungeeigneter Milchaustauscher. Kleintierpraxis **36,** 264 (1991).

KOLB, E.: Taurinmangel bei der Katze. Prakt. Tierarzt **11,** 21 (1990).

KOVATCH, R. M., ZEBARTH, G., und F. FREDERECK: Natürliches Vorkommen der Tyzzer-Krankheit bei einer Katze. J. Amer. Vet. Med. Assoc. **162,** 136 (1973).

KRAFT, W.: „Typische" und „untypische" Formen des Eosinophilen Granuloms der Katze. Kleintierpraxis **30,** 141 (1985).

KRAFT, W.: Kleintierkrankheiten, Bd. 1: Innere Medizin. 2. Aufl. Ulmer, Stuttgart 1990.

KRAFT, W., und U. M. DÜRR: Katzenkrankheiten, Klinik und Therapie. Schaper, Alfeld 1991.

LOUPAL, G., und ELISABETH MAYRHOFER: Kavernenbildung bei Darmleukose der Katze. Kleintierpraxis **30,** 395 (1985).

LUTTER, F. X.: Fallbericht: Fremdkörper bei einer Katze. Kleintierpraxis **34,** 31 (1989).

McCUISTION, W. R.: Haarballen bei Katzen. Vet. Med. **55,** 58 (1960).

McGEACHIN, R. L., and J. R. AKIN: Amylase levels in the tissues and body fluids of the domestic cat *(Felis catus)*. Comp. biochem. Physiol. **63 B,** 437 (1979).

MORRIS, J. G., TRUDELL, J., and T. PENSOVIC: Carbohydrate digestion by domestic cat *(Felis catus)*. Br. J. Nutr. **37,** 365 (1977).

MÜLLER-SCHLÖSSER, R.: Nährstoffverdaulichkeit und Mineralienbilanz sowie Verhalten einiger Blutparameter nach Zufuhr unterschiedlicher Kohlenhydratmengen (Glucose, Saccharose, Lactose) mit dem Futter bei Katzen. Vet.-med. Diss., Tierärztliche Hochschule Hannover (1977).

NELSON, R. W.: Lymphocytic-plasmacytic colitis in the cat. J. Amer. Vet. Med. Assoc. **184,** 1135 (1984).

NIMMO, W. J.: Colitis due to *Bacillus piliformis* in two kittens. Vet. Pathol. **22,** 649 (1985).

OTT, R. L.: Verschluß des Ösophagus durch einen Fremdkörper bei einer Katze. J. Amer. Vet. Med. Assoc. **128,** 529 (1956).

PANTEL, M., und H. WISSDORF: Anatomische und klinische Aspekte zur Ranula bei der Katze. Kleintierpraxis **21,** 277 (1970).

PARRISIUS, R., PARRISIUS, A., und W. KRAFT: Infusionstherapie bei Hund und Katze. Tierärztl. Praxis **13,** 81 (1985).

PEARSON, H., GASKELL, C. J., GIBBS, CHRISTINE, und A. WATERMAN: Ösophagus-Dysfunktion bei der Katze. J. Small Anim. Pract. **15,** 487 (1974).

PEDERSEN, N. C., J. F. BOYLE, K. FLOYD, A. FUDGE, and J. BAKER: An enteric coronavirus infection of cats and its relationship to feline infectious peritonitis. Am. J. Vet. Res. **42,** 368 (1981).

POBISCH, R., und E. EISENMENGER: Ösophagusdilatation infolge Rechtsaorta und Abschnürung durch das Lig. arteriosum beim Hund. Wiener tierärztl. Mschr. **53,** 147 (1966).

PRESCOTT, , C. W.: Ein Fall von Tonsillitis bei einer Katze. Aust. vet. J. **44,** 331 (1968).

PRESCOTT, C. W.: Zu einigen Erkrankungen der Mundhöhle bei Katzen. Aust. vet. J. **47,** 41 (1971).

SCHNEIDER, H. W.: Therapieversuche bei Rectumsarkom einer Katze mittels Enteroanastomose. Kleintierpraxis **6,** 23 (1961).

SCHNEIDER, R.: Untersuchungen zur Akzeptanz, Verdaulichkeit und Verträglichkeit verschiedener schwerverdaulicher Futtermittel bei der Katze. Vet.-med. Diss., Tierärztliche Hochschule Hannover (1988).

SNODGRASS, D. R., ANGUS, K. W., and E. W. GRAY: An rotavirus from kittens. Vet. Rec. **103,** 222 (1979).

STROMBECK, D. R.: Pathophysiology of esophageal motility disorders in the dog and cat. Application to management and prognosis. Vet. Clinics of North Am. **8,** 229 (1978).

STROMBECK, D. R.: Diet and nutrition in the management of gastrointestinal problems. In: KIRK, R. W.: Current Vet. Ther. VII, Saunders, Philadelphia 1980.

TAMS, T. R.: Chronic feline inflammatory bowel disorders: Part I. Idiopathic inflammatory bowel disease. Comp. contin. Educ. Pract. Vet. **6,** 371 (1986).

TAMS, T. R.: Chronic feline inflammatory bowel discorders: Part II. Feline eosinophilic enteritis and lymphosarcoma. Com. contin. Educ. Pract. Vet. **6,** 464 (1986).

TEUNISSEN, G. H. B.: Erbrechen bei Hunden und Katzen. Tschr. Diergeneesk. **88,** 1665 (1963).

THEILEN, G. H.: Klinische Aspekte der Infektion mit dem felinen Leukosevirus bei der Katze. Tierärztl. Praxis **12,** 511 (1984).

THOMPSON, R. R.: Association of calicivirus infection with chronic gingivitis and pharyngitis in cats. J. small Anim. Pract. **25,** 207 (1984).

WANG, CH.-S., MARTINDALE, M. E., KING, M. M., and J. TANG: Bile salt-activated lipase on kitten growth rate. Am. J. Clin. Nutr. **49,** 457 (1989).

WEISS, H.-E., und F. BERTL: Therapie antibiotikaresistenter *E.-coli*-Enteritiden bei Hunden und Katzen durch oral applizierte Autovakzinen. Prakt. Tierarzt 72, 12 (1991).

WILDE, R. O. DE, and T. JANSEN: The use of different source of raw and heated starch in the ration of weaned kittens. Waltham Symposium, Queens College, Cambridge, Aug. 1985.

WILLARD, M. D., DALLEY, J. B., and A. L. TRAPP: Lymphocytic-plasmacytic enteritis in a cat. J. Amer. Vet. Med. Assoc. **186,** 181 (1985).

WILLIAMS, D. A.: Neue Tests zur Beurteilung von Pankreas- und Dünndarmfunktion. Comp. Small Anim. **9,** Nr. 12 (1987).

WILKINSON, G. T.: A rewiev of drug toxicity in the cat. J. Small Anim. Pract. **9,** 21 (1968).

ZENTEK, J.: Untersuchungen zum Mineralstoffhaushalt der Katze unter besonderer Berücksichtigung des Magnesiums. Vet.-med. Diss., Tierärztliche Hochschule Hannover (1987).

2. Hepatobiliäres System und exokrines Pankreas

(ILSE SCHWENDENWEIN und J. ANRATHER)

2.1. Erkrankungen des hepatobiliären Systems

(ILSE SCHWENDENWEIN)

2.1.1. Einleitung

Auf Grund der zentralen Rolle der Leber im Intermediärstoffwechsel sind Erkrankungen dieses Organsystems oft nicht primärer Natur, sondern häufig die Folge von Allgemeinerkrankungen. Bei der Katze kommen dabei besonders Infektionen mit dem felinen Leukosevirus (FeLV) und dem felinen infektiösen Peritonitisvirus (FIPV) in Betracht. Ausgesprochen hepatotrope Viren, wie sie vom Hund bekannt sind (Hepatitis contagiosa canis), fehlen jedoch. Im Zuge der Multimorbidität im Alter treten Lebererkrankungen dann gehäuft auf.

Der im Vergleich zu anderen Spezies geringe Gehalt an Glucuronyltransferase, der eine erhöhte Empfindlichkeit gegenüber bestimmten Arzneimitteln, wie z. B. Salicylaten, bedingt, sowie die Abhängigkeit von exogener Argininzufuhr auf Grund fehlender Synthesefähigkeit sind Besonderheiten im Leberstoffwechsel der Katze.

Bedingt durch die hohe Reservekapazität und Regenerationsfähigkeit der Leber, werden die Krankheitsprozesse erst sehr spät klinisch manifest. Die Symptomatik ist vielgestaltig und unspezifisch. Daher müssen neben einer sorgfältigen klinischen Untersuchung spezielle Verfahren wie Blut- und Harnuntersuchungen, Röntgen- oder Ultraschallverfahren sowie Biopsien zur Diagnostik herangezogen werden.

2.1.1.2. Anatomie und Histologie der Leber

Die Leber der Katze ist in sechs Lappen gegliedert. Der größte Leberlappen ist der Lobus sinister lateralis, der in der Regio xiphoidea über den Rippenbogen hinausragt. Der Lobus sinister medialis sowie die Lobi dexter medialis und lateralis, der Lobus quadratus mit dem Processus caudatus befinden sich innerhalb des Rippenbogens. Die Größe der Leber wird von der Größe der Hepatozyten bestimmt, diese wiederum von den trophischen Substanzen, welche die Pfortader zuführt. Bei der Katze bewirken zirrhotische Umbauvorgänge im Gegensatz zum Hund keine Organschrumpfung. Hepatomegalie kann durch Stauung, Hyperplasie des mononukleären Phagozytensystems, extramedulläre Hämatopoese oder infiltrative Prozesse bedingt sein.

Die Leberlappen setzen sich wiederum aus den sog. Leberläppchen zusammen. Diese sind etwa sechseckig und von Bindegewebssepten begrenzt. Im Zentrum des Läppchens befindet sich die Zentralvene, um die die Hepatozyten radiär in Muralien angeordnet sind. Zwischen den Leberzellreihen befindet sich ein kapilläres Netzwerk, die sog. Lebersinusoide. Diese sind von fenestrierten Endothelzellen ausgekleidet, die zum Teil zu Kupfferschen Sternzellen (Makrophagen des mononukleären Phagozytensystems, MPS) modifiziert sind. Jede Zellreihe verfügt über das eben beschriebene Blutufer, aber auch über ein Gallenufer, das von der Hepatozytenmembran begrenzt ist. Die Gallenkapillaren vereinigen sich zu den Gallengängen. An der Läppchenperipherie im Bindegewebe befinden sich in regelmäßigen Abständen die Lebertriaden (Glissonsche Trias), die aus Gallengang, Arterie und Vene bestehen. Die Blutversorgung erfolgt einerseits über die A.hepatica, andererseits über die V.portae, die Pfortader. Der Blutstrom fließt von der Läppchenperipherie in Richtung Zentralvene. Daher ist das Läppchenzentrum gegenüber hypoxischen Zuständen besonders anfällig. In der Läppchenperipherie finden hauptsächlich oxydative Vorgänge, im Zentrum anaerobe Stoffwechselschritte statt. Dementsprechend sind auch die Enzymmuster der Leberzellen je nach ihrer Lokalisation im Läppchen etwas unterschiedlich. Die Galle wird von den Hepatozyten am sog. Gallenufer sezerniert, in den konfluierenden Gallenkanälchen gesammelt und in der Gallenblase gespeichert. Der Gallenfluß verläuft dem Blutfluß entgegengesetzt, vom Läppchenzentrum in die Peripherie. Demnach ist die *funktionelle Einheit* der Leber der *Acinus,* der aus der zentralen Glissonschen Trias mit den dazugehörigen Segmenten der sechs umliegenden Leberläppchen besteht.

Eine *anatomische Besonderheit* bei der Katze stellt der gemeinsame Ausführungsgang von Pankreas und Gallenblase dar. Daher treten Erkrankungen des Pankreas häufig mit Erkrankungen des hepatobiliären Systems gemeinsam auf.

25% des Herzminutenvolumens gelangen in die Leber. Die Katzenleber verfügt über eine große Blutspeicherkapazität, so daß bei Hyperinfusion bis zu 20% des überschüssigen Volumens in der Leber gespeichert werden können.

Zahlreiche Stoffe (z. B. Gallensäuren), die von der Leber über die Galle in den Darm gelangen, werden dort resorbiert und über die Pfortader wieder der Leber zugeführt, dies wird als *enterohepatischer Kreislauf* bezeichnet.

2.1.1.2. Die Leber im Intermediärstoffwechsel

Im folgenden sollen die vielfältigen Funktionen der Leber im Stoffwechsel auszugsweise dargestellt werden.

Die **Harnstoffsynthese** zur Detoxifikation von Ammoniak, einem Endprodukt des Proteinmetabolismus, ist eine der Hauptaufgaben der Leber. Die für die Katze essentielle Aminosäure Arginin stellt einen wichtigen Bestandteil des Krebs-Henseleit-Zyklus dar.

Kohlehydratstoffwechsel: Im Zusammenspiel mit Insulin und Glucagon sorgt die Leber für die Homöostase des Blutglucosespiegels. Viele der über die Pfortader in die Leber gelangenden Nährstoffe werden dort in geeignete speicherbare Formen umgewandelt und entweder direkt in der Leber oder in anderen Organen gespeichert. Eine Hypoglykämie ist aber selbst bei schweren Lebererkrankungen äußerst selten, da sogar bei einer Reduktion des funktionsfähigen Lebergewebes auf 30% noch ein Aufrechterhalten des Blutzuckerspiegels infolge der Aktivität anderer Enzymsysteme (s. 1.1.2.) möglich ist.

Der äußerst komplexe **Lipidmetabolismus** ist ebenfalls von einer intakten Leberfunktion abhängig. Durch die Sekretion der Gallenflüssigkeit wird die Resorption von Lipiden aus der Nahrung ermöglicht, in der Leber selbst erfolgen ein Großteil des Cholesterolstoffwechsels sowie auch Energiegewinnung durch Oxydation von Fettsäuren. Allerdings liegen noch keine speziellen Daten über den Fettstoffwechsel der Katze vor, bei dem doch Unterschiede zum Hund zu erwarten sind (s. auch 1.1.2.).

Die Leber ist der primäre Ort der **Plasmaproteinsynthese** sowie auch für die Regulation und den Abbau von Proteinen anderer Herkunft zuständig. Einerseits werden Aminosäuren, die über die Pfortader aufgenommen werden, metabolisiert, andererseits Proteine aus den Speichern in der Peripherie zur Gluconeogenese herangezogen.

Beim gesunden Tier beträgt der Albuminanteil im Blutplasma zwischen 50 und 60%. Dadurch kommen 70–80% des onkotischen Druckes zustande. Der Ernährungszustand, der onkotische Druck der die Hepatozyten umspülenden Flüssigkeit sowie Hormone (Thyroxin, Cortisol) regulieren die Albuminsynthese; bei proteinarmer Ernährung und Hungerzuständen sinkt sie binnen 24 Stunden um 40–50%. Im Normalfall arbeiten die Leberzellen in der Proteinsynthese mit einem Drittel ihrer Leistungsfähigkeit, so daß die Reservekapazität sehr hoch ist. Ein Großteil der Serumglobuline mit Ausnahme der Immunglobuline werden ebenfalls in der Leber synthetisiert. Bei Lebererkrankungen ergibt das Elektrophoresemuster der Serumproteine ein diagnostisch besser verwertbares Bild als die Bestimmung des Serumproteingehaltes allein.

Da die Leber zwischen dem Gastrointestinaltrakt und dem übrigen Körper funktionell eingebunden ist, hat das mononukleäre Phagozytensystem sein größtes Kompartiment in der Leber, um eventuell über den Darm aufgenommene Antigene abzuwehren und die Exposition des übrigen Körpers zu verhindern. Ist im Krankheitsfall die Leistungsfähigkeit dieses Systems eingeschränkt, so bewirkt die vermehrte Antigenstimulation eine erhöhte Immunglobulinsynthese.

Hormonmetabolismus: Die Interaktionen zwischen Leber und Endokrinium sind sehr vielgestaltig, da die Leber einerseits Syntheseort, andererseits Ziel- und Ausscheidungsorgan vieler Hormone ist. Daher kann eine gestörte Leberfunktion erhebliche endokrinologische Störungen zur Folge haben. Die Stoffwechselvorgänge in der Leber werden vielfach hormonal gesteuert. Beispielsweise induzieren Glucocorticoide die Proteinsynthese vor allem von Fibrinogen und Albumin der Leber. Insulin wird in der Leber abgebaut. Bei Leberinsuffizienzen werden erhöhte Glucagonspiegel gefunden.

Vitaminhaushalt: Auch im Vitaminhaushalt spielt die Leber eine zentrale Rolle. Die Leber ist von ausreichender Vitamin-K-Zufuhr zur Synthese der Gerinnungsfaktoren abhängig. Bei verschiedenen Hepatopathien ist die Empfindlichkeit gegenüber einem exzessiven Vitamin-A-Überschuß erhöht.

2.1.2. Klinik

Hinweise auf eine Erkrankung des heptobiliären Systems sind aus der klinischen Untersuchung oft nur schwer zu erhalten. *Anamnestisch* bestehen bei der Katze oft Anorexie, Mattigkeit, Abmagerung, stumpfes, glanzloses Haarkleid, Speichelfluß, gelegentliches Erbrechen, manchmal auch Durchfall (Abb. 2.1.). Gelegentlich werden auch zentralnervale Erscheinungen im Sinne einer Demenz, die sich bis zum Koma steigern kann, beobachtet. Durch Hepatopathien bedingte zentralnervale Symptome werden als *Hepatoenzephalopathie*

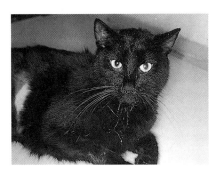

Abb. 2.1. Katze mit Hepatopathie. Speichelfluß, Abmagerung, struppiges, glanzloses Haarkleid.

bezeichnet. Bei der *klinischen Untersuchung* gibt das Symptom Ikterus den deutlichsten Hinweis auf das Vorliegen einer Hepatopathie, obwohl er auch durch Hämolyse bedingt sein kann. Bei schwerer Gelbsucht ist auch die äußere Haut gelb verfärbt, was an unpigmentierten Hautstellen besonders gut zu erkennen ist. Akute entzündliche Lebererkrankungen bewirken oft einen Anstieg der inneren Körpertemperatur. Bei Intoxikationen sind auch verwaschene Schleimhäute zu finden. Lage und Form des Organs können bei der Palpation des Abdomens beurteilt werden.

Wie eingangs schon erwähnt, kann auf Grund der Klinik meist nur eine *Verdachtsdiagnose* gestellt werden. Erst die chemische Blutuntersuchung, Leberfunktionsproben sowie bildgebende Verfahren können die Verdachtsdiagnose bestätigen. Mit diesen Methoden werden aber nur Funktionsstörungen bzw. Hinweise auf Leberzelluntergang erfaßt. Zur genauen Klassifizierung der zugrunde liegenden Hepatopathie ist eine Organbiopsie erforderlich.

2.1.3. Blutuntersuchung

Die **hämatologische Untersuchung** ergibt bei akut-entzündlichen Krankheitsbildern oft eine deutliche Leukozytose mit ausgeprägter Linksverschiebung. Gelegentlich tritt auch eine aregenerative normochrome normozytäre Anämie auf. Schistozyten („zerbrochene" Erythrozyten), sind im Blutausstrich leberkranker Tiere zu sehen. Pathologische hämatologische Befunde allein können nicht eindeutig einer Hepatopathie zugeordnet werden.

Bei hochgradiger Einschränkung der Syntheseleistung der Leber kommt es zu faktorenmangelbedingten Blutgerinnungsstörungen, die sich in verlängerten Gerinnungszeiten manifestieren. Lebererkrankungen können aber auch durch Aktivierung von Gewebsthromboplastin eine Verbrauchskoagulopathie induzieren, die neben verlängerten Gerinnungszeiten eine Thrombozytopenie hervorruft.

Wesentlich spezifischer als die hämatologische ist die **chemische Blutuntersuchung,** vor allem die Bestimmung der Aktivitäten sogenannter **Leberenzyme** und Konzentrationen bestimmter **Metabolite** im Blutserum oder Plasma. Die Enzymaktivitäten geben zwar keine Auskunft über den Funktionszustand der Leber, die Enzyme treten aber bei Zellschädigung vermehrt ins Blutplasma über. Wie vorhin erwähnt, ist das Enzymmuster der Leberzelle je nach Lokalisation im Acinus variabel, so daß bestimmte Enzymmuster Aufschluß über die Lokalisation der Zellschädigung geben. Die Konzentration verschiedener Metabolite, wie z. B. der Gallensäuren, gibt Auskunft über die Funktion der Leberzellen sowie die Perfusion des Organs. Die Laborbefunde müssen stets im Zusammenhang mit den klinischen Erscheinungen und in Verknüpfung der Parameter untereinander beurteilt werden.

Bei der Interpretation pathologischer Werte ist stets der Variationskoeffizient der Bestimmungsmethode, der bis zu 10% betragen kann, zu berücksichtigen.

- **Alaninamino-Transferase (ALT)** (früher auch SGPT)
Es ist das wichtigste der sog. Leberenzyme bei der Katze, kommt im Zytosol der Leberzelle vor und tritt bei Zellschädigung ins Plasma über. Das Enzym dürfte in den Zellen der Läppchenperipherie vermehrt vorkommen, so daß Noxen, die von der Pfortader her einwirken, einen besonders raschen und hohen Aktivitätsanstieg im Plasma zur Folge haben. Die Anstiege betragen oft ein Vielfaches der Normalaktivität.

- **Glutamat-Lactat-Dehydrogenase (GLDH)**
Sie ist ein mitochondriales Enzym, das vorwiegend bei Zellnekrosen freigesetzt wird. Ihre

Aktivität in den Zellen des zentrilobulären Bereichs ist höher als in denen der Peripherie. Oft kommt es bei kreislaufbedingter Leberkongestion zu einem solitären Anstieg der GLDH.

● **Aspartatamino-Transferase (AST)** (früher SGOT)
Sie weist nur eine geringe Leberspezifität auf, da sie auch in zahlreichen anderen Geweben (z. B. Skelettmuskel) vorkommt. Bei toxischen Einflüssen reagiert sie jedoch gleichsinnig wie die ALT.

● **Alkalische Phosphatase (AP)**
Bei der Katze ist die Halbwertszeit dieses Enzyms im Blutplasma mit 6 Stunden deutlich kürzer als beim Hund (72 Stunden), daher werden wesentlich geringere physiologische Aktivitäten gemessen. Die Aktivität der alkalischen Phosphatase ist in den Membranen der Gallengangsepithelien am höchsten, daher verursachen cholestatische Prozesse die höchsten Anstiege. Da bei der Katze nicht so viele Isoenzyme wie beim Hund im Plasma akkumulieren und keine Enzyminduktion durch Corticoide erfolgt, ist die Interpretation von AP-Anstiegen etwas einfacher und sicherer der Leber zuzuordnen.

● **Gammaglutamyltransferase (γ-GT)**
Die Bedeutung der γGT-Aktivität für die Leberdiagnostik bei der Katze ist umstritten. Die physiologischen Aktivitäten liegen im untersten Meßbereich der für die Humanmedizin konzipierten und verwendeten Testkits. Experimentelle Untersuchungen haben jedoch ergeben, daß auch die γGT bei cholestatischen Prozessen ansteigt. Als Screeningparameter ist sie jedoch der alkalischen Phosphatase unterlegen.

● **Lactat-Dehydrogenase (LDH)**
Anstiege der LDH kommen zwar häufig auch in Zusammenhang mit Lebererkrankungen vor, sind aber nicht spezifisch. Bemerkenswert ist, daß ältere Siamkatzen über eine höhere physiologische Aktivität zu verfügen scheinen.

● **Arginase**
Die Arginase ist ebenfalls ein leberspezifisches Enzym, das mit großen Aktivitätszunahmen gleichsinnig mit der ALT auf Hypoxien und Intoxikationen (z. B. chlorierte Kohlenwasserstoffe usw.) reagiert. Sistiert der schädliche Einfluß der Noxe, so kehrt die Aktivität nach 2–3 Tagen wieder in den Normalbereich zurück, während die Transaminasen noch länger erhöht bleiben.

● **Ornithin-Amino-Transferase (OCT)**
Sie ist wie die GLDH in den Mitochondrien lokalisiert, scheint aber in den Hepatozyten der Peripherie in höheren Aktivitäten vorhanden zu sein als die GLDH. Sie steigt daher bei Noxen an, die vorwiegend die Zellen der Läppchenperipherie schädigen. Sie wird aber in der Routinediagnostik nur selten verwendet, da die Bestimmung in Ermangelung kommerziell erhältlicher Testkits etwas aufwendig ist.

● **Metabolite**
Bilirubin ist ein Gallenfarbstoff, der das Endprodukt des Muskel- und Blutfarbstoffabbaus darstellt und in der Leber gebildet wird. Der Bilirubinspiegel im Blut ist das Nettoresultat aus Anflutung von Blutpigmenten, deren Aufnahme und Metabolisierung durch die Leberzelle sowie ihrer Ausscheidung über die Galle und der Rückresorption im enterohepatischen Kreislauf. 60–80% der anfallenden Pigmente stammen aus der Blutmauser. Das anfallende Häm wird vom Globin abgespalten, das Eisen mobilisiert, an Transferrin gebunden und reutilisiert. Das verbleibende Häm wird in den retikuloendothelialen Zellen des Knochen-

marks unter dem Einfluß der Hämoxygenase zu Biliverdin oxydiert. Die Biliverdinreduktase konvertiert Biliverdin zu Bilirubin I (indirektes Bilirubin, nicht wasserlöslich), das an Albumin gebunden ist und daher nicht glomerulär filtriert wird. An der Hepatozytenmembran dissoziiert Bilirubin von der Proteinbindung, wird in die Zelle eingeschleust und dort glucuronidiert. Es entsteht das wasserlösliche sog. direkte Bilirubin II, das über die Galle ausgeschieden wird. Auf Grund der guten Wasserlöslichkeit wird nur wenig Bilirubin rückresorbiert. Der Großteil geht als Sterkobilin mit dem Kot ab bzw. wird durch die Darmflora zu Urobilinogen, das wieder dem enterohepatischen Kreislauf unterliegt, metabolisiert. Urobilinogen sowie wasserlösliches Bilirubin können glomerulär filtriert werden und erscheinen im Harn.

Im Blutserum kann man nun zwischen prä- und posthepatischem Bilirubin unterscheiden, wobei das wasserlösliche *posthepatische* Produkt direkt ohne Zugabe von Coffein mit einem Diazofarbstoff reagiert, während das indirekte Bilirubin eine solche benötigt.

Prinzipiell werden Erhöhungen des *prähepatischen* Bilirubins akuten hämolytischen Krisen zugeschrieben, da es bei plötzlichem Erythrozytenzerfall zu einer Überlastung der Transportsysteme kommt. Untersuchungen haben gezeigt, daß solitäre Erhöhungen des prähepatischen Bilirubins nur ganz zu Beginn von hämolytischen Krisen zu beobachten sind. Sehr bald kommt es auch beim hämolytischen Ikterus zu einem Anstieg des posthepatischen Bilirubins.

Beim sog. hepatotoxischen Ikterus steigen sowohl das prä- als auch das posthepatische Bilirubin an. Durch Leberzellschädigung kommt es zu Imbalancen von Aufnahme und Abgabe des Bilirubins.

Der posthepatische oder Verschlußikterus ist durch einen extremen Anstieg des posthepatischen Bilirubins gekennzeichnet. Die Faeces sind oft grauweiß (acholisch) durch das Fehlen der Gallenfarbstoffe. Bei intrahepatischer Cholestase kann im Zuge von Probelaparotomien farblose fadenziehende Flüssigkeit, „weiße Galle", gefunden werden. Dabei handelt es sich um Sekrete des Gallenblasenepithels.

Anstiege von Bilirubin im Blut führen durch Farbstoffanlagerungen zur Gelbfärbung verschiedener Gewebe (**Ikterus**). Wasserlösliches Bilirubin lagert sich besonders an elastischen Fasern, unkonjugiertes im Fettgewebe an. Sobald der Serumbilirubinspiegel über 2 mg/dl ansteigt, wird die Gelbfärbung sichtbar. Bilirubinanstiege über den physiologischen Grenzwert, die klinisch noch nicht erkennbar sind, werden als *biochemischer Ikterus* bezeichnet.

Bilirubin kann auch im Harn mittels Teststreifen bestimmt werden. Bei der Katze ist auch ein geringer Grad von Bilirubinurie immer Ausdruck eines erhöhten Bilirubinspiegels im Blut, denn die Nierenschwelle der Katze für Bilirubin liegt 7–9mal höher als die des Hundes. Auch Urobilinogen kann im Harn nachgewiesen werden. Eine geringgradige Urobilinogenurie ist physiologisch. Bei Bilirubinämien kann sie erhöht sein. Bei vollständigem Gallengangsverschluß oder bei Fehlen der Synthese durch die Darmflora ist Urobilinogen im Harn nicht nachweisbar. Es gibt Hinweise dafür, daß Katzen in anorektischen Phasen ähnlich wie das Pferd zu einem Anstieg des prähepatischen Bilirubins neigen, da es auf Grund der Anorexie zu einer verminderten Glucuronidierung und Ausscheidung kommt. Genaue diesbezügliche Untersuchungen stehen jedoch noch aus. Bilirubin hat in höheren Konzentrationen einen hepatotoxischen Effekt.

Gallensäuren: Cholsäure und Chenodesoxycholsäure werden in der Leber aus Cholesterol synthetisiert, hauptsächlich an Taurin konjugiert und über die Galle als Emulgatoren zur Verbesserung der Fettresorption in den Darm ausgeschieden. Dort werden sie teilweise durch die Darmflora in die sog. sekundären Gallensäuren umgewandelt (dekonjugierte Formen und

Sulfatformen). Über den enterohepatischen Kreislauf gelangen sie, an Albumin und Lipoprotein gebunden, wieder in die Leber. Die Reabsorption ist so effizient, daß täglich nur 2–5% der sezernierten Gallensäuren über den Kot ausgeschieden werden. Während einer Mahlzeit rezirkuliert der Gallensäurepool zwei- bis fünfmal. Physiologischerweise sind nach einer zwölfstündigen Fastenperiode nur sehr geringe Mengen von Gallensäuren im Serum nachweisbar. Obwohl während der Mahlzeit die Sekretion zunimmt, bleibt die Reabsorptionsrate konstant, daher kommt es 2 Stunden postprandial zu einem geringgradigen physiologischen Anstieg der Gallensäurenkonzentration im Blut. Bei gestörter Leberfunktion ist diese deutlich erhöht.

Je nach Grundkrankheit gibt es verschiedene Reaktionsmuster der Gallensäurekonzentrationen bei Messungen der Nüchtern- und Postprandialwerte: Die Nüchternwerte können trotz gestörter Leberfunktion im Referenzbereich liegen, wenn die noch intakten Hepatozyten genügend Zeit hatten, den postprandialen Anstieg zu eliminieren. Durch die Limitierung der Eliminationszeit beim 2-Stunden-Postprandialwert können solche falsch-physiologischen Werte vermieden werden. Bei cholestatischen Prozessen dagegen ist bereits der Nüchternwert deutlich erhöht, während der postprandiale Anstieg nicht sonderlich dramatisch verläuft.

Zunächst wurden die Gallensäuren mittels Radioimmunoassay bestimmt, der für die Veterinärmedizin zu wenig spezifisch war, da die Gallensäuren beim Menschen an Glycin und nicht an Taurin konjugiert werden und dies für immunologischen Bestimmungsmethoden wichtig ist. In jüngerer Zeit steht ein vollenzymatischer Test zur Verfügung, der auch für die Katze geeignet ist. Die Bestimmung eines 12-Stunden-Fastenwertes und eines 2-Stunden-Postprandialwertes ist ein sensibler Test zur Überprüfung von Leberzellfunktion und Leberperfusion. Dadurch können auch die aufwendigen invasiven Funktionstests mit anorganischen Farbstoffen, wie Bromsulphalein oder Indocyanidgrün, ersetzt werden.

Selbst bei Leberversagen kommt es nie zu einer Erschöpfung der Gallensäurereserven. Bei gestörter Leberfunktion ist ein Anstieg der Postprandialwerte über 10 µmol/l verdächtig, über 20 µmol/l hochsignifikant.

Ammoniak: Die Messung des Blutammoniakgehaltes wird zur Diagnose hepatischer Enzephalopathien herangezogen, da es sich dabei um eines der wenigen meßbaren Substrate handelt, die beim Zustandekommen dieses Krankheitsbildes beteiligt sind. Die Ammoniakbestimmung ist technisch etwas aufwendig und kann durch viele schwer regulierbare Faktoren gestört werden. Die Messung muß binnen 30 Minuten nach Blutentnahme erfolgen, wobei Plasma von Zellbestandteilen sofort getrennt werden sollte. Die Erythrozyten weisen einen dreimal höheren Ammoniakgehalt als Plasma auf, daher muß die Trennung möglichst schonend erfolgen. Oft können Hyperammonämien erst im Zuge von Provokationstests diagnostiziert werden. Hierzu werden 100 mg/kg KM Ammoniumchlorid oral in einer Gelatinekapsel oder rektal mittels Klysma verabreicht und ein Nullwert entnommen. 20 und 40 min nach Applikation wird neuerlich eine Blutprobe gezogen. Physiologischerweise dürfte der Ammoniakgehalt kaum, maximal aber auf das Doppelte des Leerwertes ansteigen. Bei einer manifesten Leberinsuffizienz bzw. beim Vorliegen eines portosystemischen Shunts beträgt der Anstieg das Drei- bis Zehnfache. Um die technisch richtige Durchführung zu überprüfen, sollte an einem gesunden Kontrolltier der Test parallel durchgeführt werden.

Ammoniak entsteht hauptsächlich im Kolon durch bakteriellen Proteinabbau. Da die Katze endogen kein Arginin, das einen limitierenden Faktor im Harnstoffzyklus darstellt, synthetisieren kann, steigt der Blutammoniakgehalt bei anorektischen Katzen an. Auch Hämorrhagien im vorderen Darmtrakt können Anstiege des Blutammoniakgehaltes zur Folge haben.

2.1.7. Spezielle Erkrankungen der Leber

Die speziellen Lebererkrankungen teilt man in entzündliche und nichtentzündliche Erkrankungen ein.

2.1.7.1. Entzündliche Erkrankungen

Entzündliche Reaktionen sowie Nekrosen sind die primären Möglichkeiten des Lebergewebes, auf Noxen zu reagieren. Biochemisch ist damit ein Anstieg von ALT, GLDH, OCT und Arginase, weniger spezifisch mit AST verbunden. Der Anstieg der Enzymaktivitäten ist durch den Leberzelluntergang bedingt.
Bei den entzündlichen Erkrankungen werden wiederum solche mit infektiösem Agens und solche ohne infektiöse Ursachen unterschieden.

– Infektiöse entzündliche Erkrankungen der Leber

Die Leber ist auf Grund ihrer zentralen Rolle im Stoffwechsel häufig auch bei Allgemeininfektionen des Organismus betroffen. Infektionen mit dem Virus der felinen Leukose (FeLV) führen oft zur Ausbildung von Lebertumoren. Granulomatöse perivaskuläre Entzündungen, die vom Virus der Felinen infektiösen Peritonitis ausgelöst werden, können zu einem Leberversagen führen. Neben den hier erwähnten Viren kommen auch Bakterien, systemische Mykosen, Parasiten (Leberegel) sowie Protozoen (Toxoplasmen) als Ursachen infektiöser Hepatitiden in Frage.
Klinisch zeigen die Tiere in diesen Fällen unspezifische Symptome, wie Mattigkeit, Speichelfluß, Anorexie, Fieber, Abdominalschmerz, im Falle von Lymphosarkomen auch höckrige Organvergrößerung. Die Leberenzyme ALT, Arginase und GLDH sind meist erhöht. Befinden sich die Veränderungen um die Gallengänge, so kommt es zu Ikterus und Steigerung der AP- und γGT-Aktivitäten. Hämatologisch findet man häufig eine Neutrophilie mit Linksverschiebung.

– Entzündliche Lebererkrankungen ohne infektiöses Agens

• Cholangitis-Cholangiohepatitis-Syndrom (CCHS)
Hierbei handelt es sich um einen der häufigsten mittels Biopsie exakt diagnostizierten Krankheitsprozesse in der Katzenleber.
Auf Grund des histologischen Bildes können *drei Formen* unterschieden werden: die akuteitrige Cholangitis/Cholangiohepatitis, die chronisch-lymphozytäre CCH und die Gallengangszirrhose. Definitionsgemäß handelt es sich bei einer Cholangitis um eine entzündliche Veränderung der Gallengänge. Ist auch das umliegende Lebergewebe von Entzündungszellen infiltriert, handelt es sich um eine Cholangiohepatitis. Die Gallengangszirrhose scheint das Endstadium dieses chronisch-progressiv verlaufenden Kranheitsbildes zu sein. Inwieweit es sich bei den drei genannten Formen um verschiedene Stadien desselben pathologischen Prozesses handelt, ist zur Zeit noch nicht geklärt.

• Eitrige Cholangitis/Cholangiohepatitis
Sie ist das am seltensten beobachtete Bild dieses Formenkreises. Als *Ursache* kommen nach Meinung einiger Autoren aus dem Intestinaltrakt durch die Gallengänge aufsteigende Bakterien in Frage. Oft begünstigen andere Erkrankungen, wie Pankreatitiden, Cholezystiti-

den und Dünndarmentzündungen die Keimeinschwemmung. Es werden Katzen aller Altersstufen, Rassen und Geschlecht gleichermaßen betroffen.

Die *Klinik* verläuft auch hier unspezifisch und umfaßt Anorexie, Vomitus, Salivation, Mattigkeit, Fieber, Polydipsie, Polyurie und Ikterus. Häufig werden eine Leukozytose mit Linksverschiebung sowie Anstiege von AP, ALT, Gallensäuren und Bilirubin gefunden.

Auch hier kann die endgültige *Diagnose* nur mittels Biopsie gestellt werden. Das histologische Bild ist durch polymorphkernige Infiltration der Gallengänge und des umgebenden Lebergewebes gekennzeichnet. Eine bakteriologische Untersuchung des Lebergewebes kann eventuell Aufschlüsse über die Beteiligung von Mikroorganismen geben.

Therapie: Hier ist der Einsatz spezifischer Antibiotika, die eine hohe Konzentration in der Gallenflüssigkeit erreichen, indiziert. Dafür kommen vor allem Metronidazol und Ampicillin in Frage. Bei Erythromycin und Chloramphenicol ist Vorsicht geboten, da diese Präparate toxisch für das Lebergewebe sein können (s. auch Kap. 12.3.4.5.). Auch Aminoglykoside sind zur Unterdrückung des gramnegativen Spektrums geeignet. Die orale Antibiotikagabe sollte über 3–4 Wochen erfolgen.

Prognose: Kurzfristig ist eine Besserung zu erwarten, längerfristig gesehen ist die Prognose ungünstig, da es sich um einen chronisch-progredienten Prozeß handelt.

- **Chronisch-lymphozytäre Cholangitis / Cholangiohepatitis**

Sie ist die am häufigsten diagnostizierte Form des CCHS. Das Krankheitsbild ist in allen Altersgruppen von 6 Monaten bis 10 Jahren vertreten, die meisten Erkrankungen werden aber bei Tieren unter 4 Jahren gesehen. Möglicherweise sind Perserkatzen prädisponiert.

Klinik: Der Allgemeinzustand der Tiere ist nicht so sehr beeinträchtigt wie bei den suppurativen Prozessen. Mattigkeit, Vomitus, Anorexie und Speichelfluß treten weniger auffällig in Erscheinung. Die prominentesten Symptome bestehen in Hepatomegalie, Ikterus und gelegentlich Aszites. Fieber wird nur selten beobachtet. Die biochemische Blutuntersuchung ergibt einen Anstieg der Transaminasen, AP sowie der Gallensäuren. Auffallend ist die häufig auftretende Dysproteinämie im Sinne einer Hypalbuminämie und eines Anstiegs der Gammaglobuline. Der Anstieg der Gammaglobuline könnte Hinweis auf eine immunpathologische Genese sein.

Auch hier ist eine exakte *Diagnose* nur auf Grund einer Biopsie zu stellen. Das histologische Bild zeigt eine vorwiegend rundzellige (lymphozytäre) Infiltration der Gallengänge und des umliegenden Lebergewebes.

Therapie: Der Einsatz von Glucocorticoiden könnte sich positiv auswirken, da es sich wahrscheinlich um einen immunpathologischen Prozeß handelt.

Prognose: Sie ist vorsichtig zu stellen. Die längste beschriebene Überlebensdauer betrug 4 Jahre. Meist schreitet die Krankheit fort und mündet in eine Gallengangszirrhose.

- **Gallengangszirrhose**

Dabei handelt es sich vermutlich um das terminale Stadium der beiden vorhin genannten Krankheitsbilder.

Klinik: Die vorgestellten Tiere sind meist hochgradig abgemagert und ikterisch. Oft ist eine derbe Hepatomegalie zu tasten. Bilirubin, Gallensäuren, AP sowie γGT sind erhöht. Die Transaminasen können sich, sofern gerade kein akuter Lebergewebszerfall besteht, im Normalbereich befinden. Dysproteinämien werden ebenfalls gefunden.

Die *Diagnose* wird mittels Biopsie gestellt. Histologisch findet man Fibrose, Brückenbildung und von den Gallengängen ausgehende sklerosierende Veränderungen des Leberparenchyms.

● **Leberzirrhose**

Die Zirrhose wird als Endstadium jeder chronischen Entzündung angesehen, unabhängig vom auslösenden Agens. Als Auslöser kommen z. B. chronische Schwermetallbelastungen, Alkohol, Medikamente (Antiepileptika), chronische Hypoxien und immunologisch bedingte entzündliche Prozesse in Frage.

Die *Pathogenese* der Zirrhose umfaßt einerseits den Leberzelluntergang, andererseits Reparationsvorgänge im Sinne einer Fibrosierung sowie regenerativer Aussprossung von Hepatozyten. Durch die Umbauvorgänge kann die Durchblutung nicht mehr aufrechterhalten werden. Die daraus resultierende Minderversorgung der Hepatozyten hält den Leberzelluntergang und die damit verbundenen entzündlich zirrhotischen Prozesse in Gang. Bei den Umbauvorgängen können sich portocavale Anastomosen ausbilden, die eine Hepatoenzephalopathie zur Folge haben können.

Die *Klinik* präsentiert sich auch hier wiederum unspezifisch. Kennzeichnend ist ein chronisch-protrahierter Verlauf, der mit Abmagerung einhergeht. Die hohe Gallensäurekonzentration im Blut hat eine erhöhte Magensaftsekretion zur Folge, so daß es zu einer ulzerativen Gastritis mit häufigem Vomitus kommen kann. Im fortgeschrittenen Stadium entsteht auch ein Aszites. Palpatorisch ist eine derbe Organvergrößerung festzustellen.

Die *biochemische Blutuntersuchung* ergibt zumeist nur eine mäßige Erhöhung der Transaminasen in Abhängigkeit vom Ausmaß des aktuellen Leberzelluntergangs. Erhöhungen von AP und Bilirubin hängen von der Lokalisation der Umbauvorgänge ab. Veränderungen im Bereich der Gallengänge bewirken einen Anstieg dieser Parameter. Durch die Veränderung der Leberperfusion und Beeinträchtigung der Hepatozytenfunktion kommt es zu einem deutlichen Anstieg der Gallensäuren im Blut. Sind große Teile des Leberparenchyms zerstört, so kommt es zu Hypalbuminämien und Verminderung der Blutgerinnungsfaktoren, wodurch es zu Ödemen bzw. hämorrhagischen Diathesen kommen kann.

Auch im Falle einer Leberzirrhose muß die Diagnose mittels Biopsie gesichert werden. Hier hat sich die Biopsie unter Sicht als günstig erwiesen, da Blindbiopsien aus gesunden Bezirken diagnostisch nicht relevant sind.

2.1.7.2. Nichtentzündliche Erkrankungen

● **Angeborene Gefäßanomalien – portosystemischer Shunt**

Sie kommen bei Katzen wesentlich seltener vor als beim Hund. Unter portosystemischen Shunts versteht man abnorme Gefäßverbindungen zwischen Pfortader und Vena cava caudalis unter Umgehung der Leber. Je nach Lokalisation unterscheidet man intra- und extrahepatische Shunts.

Klinik: Im Vordergrund stehen zentralnervale Erscheinungen im Sinne einer Hepatoenzephalopathie, die sich in Ataxien, Apathie, Muskelzittern sowie Speichelfluß äußern. Auch diffuse zerebrale Symptome, wie Aggressivität, Drängen gegen die Wand, epileptiforme Anfälle usw. können vorkommen. Anamnestisch ist zu eruieren, inwieweit die Anfälle mit dem Zeitpunkt der Futteraufnahme zusammenhängen. Üblicherweise treten die Anfälle 1 Stunde nach Fütterung durch die erhöhte Anflutung von Ammoniak auf. Die zentralnervalen Erscheinungen sind nicht allein auf die erhöhten Ammoniakkonzentrationen zurückzuführen. Auch andere Stoffwechselprodukte, wie Methylmercaptan, kurzkettige Fettsäuren und Substanzen mit neurotransmitterähnlicher Wirkung, sind neurotoxisch wirksam.

Der vermehrte Speichelfluß der Jungkatze wird oft als Symptom einer Katzenschnupfeninfektion interpretiert. Wenn dann eine Antibiotikatherapie eingeleitet wird, können sich die

Symptome trotz Fehldiagnose kurzfristig bessern, da die ammoniakbildende Darmflora durch die Therapie dezimiert wurde. Sobald sich diese jedoch wieder erholt hat, kehren die Symptome wieder.

Diagnose: Bei der Blutuntersuchung finden sich AP und ALT nur selten erhöht. Die Harnstoffkonzentration im Serum kann auf Grund einer verminderten Synthesekapazität ebenso wie der Proteinspiegel in niedrigen Bereichen liegen. Der Nüchternblutspiegel von Ammoniak ist regelmäßig erhöht. Die Diagnose kann durch einen Ammoniaktoleranztest gesichert werden. Der postprandiale Gallensäureanstieg ist durch die Veränderungen der Leberperfusion ebenfalls erhöht. Als Folge der Minderversorgung der Hepatozyten mit trophischen Substanzen aus der Pfortader kommt es oft auch zu einer röntgenologisch nachweisbaren Hypoplasie der Leber. Auf Grund der veränderten Stoffwechselvorgänge in der Leber ist das Aminosäuremuster im Blut, der sog. *Hepatoenzenphalopathie-Index,* das ist das Verhältnis verzweigtkettiger zu aromatischen Aminosäuren, vermindert. Die endgültige Sicherung der Diagnose erfolgt mittels intraoperativer Portovenographie (Injektion von Kontrastmittel in eine Darmvene). Gelegentlich sind die Gefäßanomalien auch im Ultraschall darstellbar.

Therapie: chirurgische Korrektur des Shunts. Durch diätetische Maßnahmen, wie sie in den allgemeinen Therapievorschlägen am Schluß des Abschnittes beschrieben werden, ist nur eine kurzfristige Besserung zu erzielen.

● **Fettlebersyndrom – idiopathische Leberlipidose**

Es handelt sich um eine der häufigsten Lebererkrankungen bei Katzen, die auch sehr oft zum Leberversagen führt. Es wurde weder eine Alters- noch Geschlechts- oder Rassedisposition festgestellt. Der Großteil der betroffenen Tiere ist jedoch älter als 2 Jahre. Adipöse Tiere, die plötzlich die Nahrungsaufnahme einstellen, sind vermehrt betroffen.

Klinik: Typischerweise besteht eine verminderte Futteraufnahme über etwa 2–3 Wochen. Je länger sie anhält und ausgeprägter sie ist, umso schwerer ist der Krankheitsverlauf. Es werden Gewichtsverluste bis zu 50% beobachtet. Die Katzen sind matt, lethargisch und erbrechen. Gelegentlich werden Ptyalismus, Muskelschwund sowie Ikterus und eine verminderte Hautelastizität beobachtet.

Diagnose: Bei der hämatologischen Untersuchung findet man häufig eine milde aregenerative Anämie sowie Leukozytose mit Neutrophilie. AP und ALT sind ebenso wie die Gallensäuren regelmäßig erhöht, eventuell auch AST und γGT. Erhöhte Blutzucker- und Blutfettwerte sind gelegentlich zu finden. Hypalbuminämien sind selten. Erhöhte Bilirubinwerte sind ebenfalls zu beobachten. Häufig sind milde bis mittelschwere Koagulopathien präsent. Eine endgültige Diagnose kann nur mittels Biopsie gestellt werden. Bei Biopsiemethoden unter Sicht fällt die gelbe Verfärbung des Organs auf.

Pathogenese: Die gesunde Leber enthält etwa 3% Fett, das sich aus Cholesterol, Triglyceriden, Phospholipiden und Fettsäuren zusammensetzt. Im Zuge einer Leberverfettung kann der Fettgehalt auf 40–50% ansteigen. Dabei handelt es sich hauptsächlich um eine Anreicherung von Triglyceriden.

Für die Pathogenese der Fettleber werden verschiedene Mechanismen diskutiert, die aber noch nicht in allen Einzelheiten geklärt sind:

– Triglyceride können nur in Form von Lipoproteinen aus der Leberzelle ausgeschleust werden. Eine gestörte Synthese von Apolipoproteinen führt daher zu ihrer Anreicherung in der Leberzelle. Weiters verhindert ein durch Argininmangel bedingter Anstieg von Orotsäure (erhöhte Carbamylphosphatbildung auf Grund eines Ornithinmangels im Harnstoffzyklus, für den der Argininmangel verantwortlich ist) die Konvertierung von Triglyceriden zu transportierbaren Lipoproteinen. Da Arginin eine essentielle Aminosäure für die Katze darstellt, muß bei Hungerzuständen Arginin durch Muskelabbau gewonnen werden, da die Zufuhr mit der Nahrung fehlt. Dabei flutet Ammoniak in erhöhtem Maße an, der wiederum die Anorexie verstärkt, so daß ein Circulus vitiosus entsteht.

– Mangel an Carnitin, einem quaternären Amin, das für den Transport langkettiger Fettsäuren zur oxydativen Energiegewinnung ins Mitochondrion verantwortlich ist, könnte ebenfalls zu einer Kumulation von Fett in der Leberzelle führen.

– Hohe Anteile leichtverdaulicher Kohlenhydrate, die in der Leber zu Fett umgewandelt werden, können einen relativen Mangel an essentiellen Aminosäuren nach sich ziehen, der die oben beschriebenen Mechanismen in Gang bringt.

– Subklinischer Diabetes mellitus adipöser Tiere wird als weiterer prädisponierender Faktor diskutiert. Arzneimitteltoxikosen sowie Endotoxämien sollen ebenfalls Fettlebersyndrome auslösen können.

– Regelmäßig sind Futterumstellungen oder Stressoren, die eine längerdauernde verminderte Futteraufnahme oder Futterverweigerung zur Folge haben, an der Entstehung des Fettlebersyndroms beteiligt.

Therapie: Am wichtigsten ist die Energieversorgung durch Zwangsernährung, die den entgleisten Stoffwechsel wieder ins Gleichgewicht bringt. Die konsequente Zwangsfütterung kann die Überlebensrate von 5–10% auf 50–60% erhöhen. Der tägliche Energiebedarf beträgt 80–100 kcal/kg KM/Tag. Die Zwangsernährung kann z. B. mit HN 25 in einer Dosierung von (4–6 ml/kg KM) pro Mahlzeit 6–8mal täglich mittels Nasenschlundsonde, besser aber noch mit einer kommerziell erhältlichen Sondennahrung für Katzen erfolgen (Abb. 2.2.). Benzodiazepine bewährten sich zur Appetitanregung. Auch die orale Zufuhr von Arginin, Ornithin und Apfelsäure hat sich als günstig erwiesen. Sobald die Tiere wieder spontan fressen, ist die *Prognose* günstig. Eine Therapiedauer von 8 Wochen ist oft nötig. Auch die veränderten Blutwerte brauchen längere Zeit, bis sie sich normalisieren. Die Fettleber ist aber komplett reversibel.

● **Amyloidose**

Unter Amyloidose versteht man die Ablagerung von niedermolekularen Untereinheiten verschiedener Proteine, von denen die meisten aus dem Plasma stammen. *Sekundäre* Amyloidosen treten bei genetisch prädisponierten Individuen, bedingt durch chronische Entzündungsreize, auf. Gestörte Clearance von Akutphasenproteinen führt zur Bildung und Ablagerung von Amyloid in inneren Organen, wodurch in diesen Funktionsstörungen hervorgerufen werden.

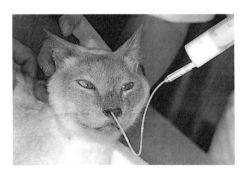

Abb. 2.2. Zwangsernährung mit Nasenschlundsonde beim Fettlebersyndrom.

Manche Amyloidfibrillen haben dieselbe Aminosäuresequenz wie die leichten Ketten des IgG. Man vermutet daher, daß es sich bei Amyloid um ein extrazellulär verbleibendes Abbauprodukt von Immunglobulinen handelt. Amyloid lagert sich im Disséschen Raum entlang der Hepatozyten an. Dadurch kommt es zu einer Verminderung der sinusoidalen Blutversorgung. Hypoxie und Zelluntergang sind die Folgen, die bis zum Tod durch Leberversagen führen können.

Bei sog. *primären* Amyloidosen läßt sich kein Zusammenhang mit inflammatorischen Stimuli herstellen. Sie sind ebenfalls genetisch bedingt. Primäre Amyloidosen sind selten.

Die *klinische Symptomatik* der Amyloidose ist unspezifisch und besteht in einer tastbaren Organvergrößerung mit abgestumpften Rändern. Eine *Diagnose* kann nur mittels Biopsie gestellt werden, wobei Amyloidfibrillen bei Katzen mit Kongorot anscheinend nur schlecht anfärbbar sind.

Therapie: Die Therapie hat sich gegen die inflammatorische Grundkrankheit, die oft nur schwer zu lokalisieren ist, zu richten. Die *Prognose* ist ungünstig, da es sich um einen fortschreitenden Prozeß handelt.

2.1.7.3. Cholelithiasis

Gallenkonkremente sind bei Katzen selten. Bei posthepatischem Ikterus sind sie differentialdiagnostisch zu berücksichtigen. Ihre Entstehung ist nicht restlos geklärt. Veränderungen in der Zusammensetzung der Gallenflüssigkeit, der Cholangitis-Cholangiohepatitis-Komplex, Infektionen und Cholestasis dürften eine Rolle spielen.

Klinik: Bei vollständigem Fehlen klinischer Erscheinungen kann die Diagnose ein Zufallsbefund sein. Treten Entzündungen und Infektionen hinzu, so werden entsprechende klinische Erscheinungen hervorgerufen. Cholestase und Verschlußikterus können ebenfalls auftreten. In schweren Fällen kann die Arrosion der Gallengänge zur Peritonitis führen.

Die *Diagnose* wird am besten mittels Ultraschalluntersuchung gestellt, bei der Veränderungen der Viskosität der Gallenflüssigkeit sowie Gallenkonkremente gut darstellbar sind.

Therapie: Bei asymptomatischen Gallenkonkrementen ist keine Therapie erforderlich, ansonsten hat eine chirurgische Entfernung zu erfolgen. Hat eine bakterielle Sekundärinfektion stattgefunden, so ist diese nach der Operation durch eine entsprechende Therapie zu bekämpfen.

2.1.7.4. Lebertumoren

• Primäre Tumoren

Primäre Tumoren des hepatobiliären Systems, die sich aus dessen epithelialen bzw. mesenchymalen Strukturen entwickeln, sind bei der Katze selten. Die Prävalenz wird in der Literatur mit 0,6–1,3% angegeben. Am häufigsten werden bei alten Tieren epitheliale Tumoren, wie hepatozelluläre Adenokarzinome und cholangiohepatozelluläre Karzinome, festgestellt.

Ätiologie: Ursächlich kommen in erster Linie kanzerogene Substanzen, wie Aflatoxine, Nitrosamine, *Senecio*-Alkaloide, chlorierte Kohlenwasserstoffe und ähnliches in Frage.

Das *klinische Bild* ist unspezifisch und ähnelt im wesentlichen dem anderer Hepatopathien. Anorexie, Mattigkeit und Gewichtsverlust sowie Vomitus sind die Hauptsymptome. Wesentlich seltener treten Aszites, Gelbsucht und Dyspnoe auf. Die Symptomatik wird entscheidend von der Größe und Lokalisation des Tumors bzw. von den sich daraus ergebenden mechanischen Behinderungen beeinflußt.

Bei der Blutuntersuchung findet man bei Zelluntergang einen Anstieg der Leberenzyme, in Abhängigkeit von der Lokalisation und dem damit verbundenen Gallenstau kann Bilirubin erhöht sein. Bildgebende Verfahren, vor allem die Ultraschalldiagnostik mit darauffolgender Biopsie, sichern die Diagnose.

Unifokale Lebertumoren sind zumeist primär hepatogener Natur, während multifokale Tumoren zumeist Metastasen anderer Primärtumoren, wie z. B. Pankreaskarzinome, sind.

Die *Therapie* besteht in der chirurgischen Entfernung des Tumors. Die *Prognose* ist bei massiven Organschäden entsprechend schlecht. Gallengangskarzinome zeigen eine extreme Tendenz zur Metastasierung und sind daher therapeutisch und prognostisch als aussichtslos zu beurteilen. Mesenchymale Tumoren, wie Hämangiosarkome, Fibrosarkome, Leiomyosarkome und Mesenchymome, sind weit seltener als epitheliale Tumoren. Die klinischen Erscheinungen sind mit den oben angeführten identisch. Die Prognose ist auch hier schlecht.

● **Sekundäre Tumoren**

Darunter versteht man die in der Leber befindlichen Metastasen anderer Gewebe. Die Leber funktioniert ja sozusagen als Filter zwischen dem Darm und der Blutbahn und ist daher für Metastasierung aus den entsprechenden Organen besonders anfällig. Es metastasieren drei Organsysteme in die Leber: hämatopoetische Gewebe, Pankreasepithel und mesenchymale Gewebe (z. B. Hämangiosarkome). Die klinische Symptomatik wird hauptsächlich dem Primärtumor zuzuordnen sein, da ⅔ der Leber geschädigt sein müssen, um eine „hepatische" Symptomatik hervorzurufen. Am häufigsten treten Lymphosarkome auf Grund von FeLV-Infektionen auf.

2.1.8. Allgemeine Therapierichtlinien

Das Ziel einer jeden Therapie sollte die Elimination der Ursache sein *(ätiotrope Therapie)*. Dies ist aber nach derzeitigem Wissensstand meist nicht möglich. Gerade im veterinärmedizinischen Bereich liegen nur wenige kontrollierte Daten bzgl. spontan auftretender Hepatopathien vor. Die meisten Informationen sind Nebenprodukte experimenteller Untersuchungen. Es verbleibt damit hauptsächlich die *symptomatische Therapie*, die sich auf eine Linderung der klinischen Erscheinungen beschränkt und die Leberzellregeneration unterstützen soll.

Eine wichtige Allgemeinmaßnahme besteht in der *Ruhigstellung* (Käfigruhe) des Patienten, die eine Verbesserung der Leberdurchblutung und eine Verminderung des Kapselschmerzes zur Folge hat.

Diätetische Maßnahmen haben vor allem bei Tieren mit subakutem bis chronischem Krankheitsverlauf, der noch nicht stark fortgeschritten ist, den besten Effekt. Wie schon beim Fettlebersyndrom erwähnt, ist eine ausreichende Zwangsernährung, die den Bedarf an Energie und essentiellen Nährstoffen deckt, vor allem bei schwerkranken Tieren von vitaler Bedeutung. Proteinrestriktion und die Verfütterung hochwertiger Eiweißstoffe zur Minimierung der Stickstoffbelastung sind die wichtigsten Maßnahmen zur Entlastung der Leber und zum Schutz der übrigen Organe vor den toxischen Einflüssen einer Ammoniakbelastung. Die Fütterung sollte über den Tag verteilt in kleinen Portionen erfolgen, um einen heftigen Blutammoniakanstieg zu verhindern. Außerdem können schwerkranke Tiere normalgroße Portionen viel zu schlecht umsetzen. Bei der Katze müssen 30% des täglichen Energiebedarfs mit Protein gedeckt werden.

Als qualitativ hochwertige und leicht verfügbare, auch billige Eiweißquelle empfiehlt sich Hüttenkäse (Cottage-cheese), der ein günstiges Verhältnis von verzweigtkettigen und aromatischen Aminosäuren aufweist und daher nur eine geringe Ammoniakbildung zur Folge hat. Er ist auch frei von Konservierungsstoffen, die zu lebertoxischen Substanzen metabolisiert werden könnten. Solche rückstandsfreien Produkte vermindern auch die endogene Stickstoffanflutung durch Epithelabschilferung im Darm. In schweren Fällen verhindern Infusionen von verzweigtkettigen Aminosäuren ein Fortschreiten des Muskelabbaus; sie vermindern die Konzentration der toxisch metabolisierbaren zyklischen Aminosäuren im Blut. Schwere Hypalbuminämien sind in die Berechnungen des Proteinbedarfs einzubeziehen.

Lactulose, ein semisynthetisches Disaccharid, das von der Dünndarmflora nicht abbaubar ist, und erst von den Kolonbakterien zu Lactat und Ameisensäure hydrolysiert wird, kann sowohl oral als auch in Form eines Klysmas zum Ansäuern der Ingesta verwendet werden, so daß der im Darm entstehende Ammoniak als schlecht diffusibles Ammoniumion vorliegt. Der Effekt ist besonders gut bei einem pH-Wert <5 im Kolon. Beim akuten Leberkoma können Lactuloseklysmen in Dosierungen von 20–30 ml/kg in einer Mischung von 30% Lactulose und 70% Wasser verabreicht werden. Die Spülflüssigkeit wird nach 30 Minuten wieder aus dem Darm entfernt; ihr pH-Wert sollte <6 sein.

Leichtverdauliche Kohlenhydrate sind als Hauptenergiequelle einzusetzen. Dazu eignet sich gekochter weißer Reis. Ein hoher Kohlenhydratanteil in der Nahrung steht auch in Konkurrenz zur bakteriellen Proteolyse, so daß zusätzlich eine Verminderung der Ammoniakanflutung erwartet werden kann. Eine orale Verabreichung von Lactulose (2,5–5 ml/Tier/3× täglich) wirkt sich ebenfalls in diesem Sinne aus. Der **Fettgehalt** sollte etwa 6% in der Trockenmasse betragen, das Fett sollte reich an essentiellen Fettsäuren sein und einen entsprechenden Gehalt an fettlöslichen Vitaminen aufweisen. Der Gehalt an kurzkettigen Fettsäuren sollte gering sein, da diese die Gallensäureproduktion vermindern und so durch eine verminderte Fettresorption zur Steatorrhoe führen.

Eine Supplementierung mit **Vitaminen** ist sehr wichtig, da sich oft Vitamindefizienzen entwickeln. B-Vitamine, v. a. auch B_{12}, ferner Vitamin A, E, Nicotinsäure, Pantothensäure aber auch Spurenelemente wie Zink und Cobalt sind zuzuführen. Der Bedarf an Vitamin B_6 und B_{12} der Katze ist 8mal so groß wie der des Hundes. Vitamin C sollte in einer Dosierung von 25 mg/kg/die als Antioxydans zugeführt werden. Vom Menschen ist bekannt, daß Zinksupplementierung bei Zirrhosepatienten den Hirnstatus verbessert; offensichtlich spielt Zink eine Rolle im Harnstoffzyklus (Blutharnstoffwerte steigen nach Zinkgabe an). Lipotrope Substanzen wie Methionin sollten vermieden werden, da dessen Abbauprodukte Enzephalopathien begünstigen können. Günstig wirkt sich die Gabe von Arginin aus.

Oft kann eine wirksame **Appetitanregung** durch Benzodiazepine (Oxazepam ist am wirksamsten) die Zwangsfütterung erleichtern bzw. entfallen lassen. Die Dosierung beträgt zwischen 0,1 und 1 mg/kg KM.

Der Einsatz von **Antibiotika** ist einerseits zur Ausschaltung bakterieller Infektionen des Lebergewebes indiziert, andererseits zur Dezimierung der ammoniaksynthetisierenden Darmflora. Der Metabolismus und die Lebertoxizität müssen bei der Auswahl der Antibiotika berücksichtigt werden. Neomycinsulfat ist das Mittel der Wahl zur Reduzierung der bakteriellen Desaminierung von Aminosäuren; es senkt die Bildung neurotoxischer Substanzen durch Dezimierung der entsprechenden Darmflora. Der Wirkstoff wird oral in einer Dosierung von 20 mg/kg KM 3–4mal täglich verabreicht. Eine Nephrotoxizität ist jedoch zu berücksichtigen.

Metronidazol in einer Dosierung von 10–30 mg/kg KM 2× täglich ist gleicheffektiv.

Penicilline und Ampicillin bieten sich wegen der hohen Gewebsspiegel in der Leber und ihrer vorwiegend renalen Ausscheidung an. Chloramphenicol wird zwar biliär ausgeschieden, hemmt aber einige Enzymsysteme und ist daher weniger geeignet. Lincomycin, Erythromycin und Tetracycline sind auf Grund toxischer Eigenschaften nicht geeignet.

Ketamine können zur *Analgesie,* beispielsweise bei der Biopsie, gut eingesetzt werden. Lebertoxische Effekte durch Halothan wurden beim Tier weniger häufig beobachtet als beim Menschen. Wichtig ist es, bei Narkosen ein Sauerstoffdefizit zu vermeiden.

Glucocorticoide: Die Indikation für den Einsatz von Glucocorticoiden ist umstritten, wäre aber im Falle einer immunologisch bedingten rundzelligen Cholangitis/Cholangiohepatitis gegeben. Die appetitanregende Wirkung wäre ebenfalls erwünscht. Das Mittel der Wahl ist das kurzwirksame Prednisolon in der Dosierung von 0,5–1,0 mg/kg KM in der Erhaltungsdosis, eventuell auf jeden zweiten Tag reduziert.

Arzneimittel gegen Leberfibrose: Colchicin, ein antimitotisch wirksames Alkaloid der Herbstzeitlose, verhindert die Spindelbildung in der Mitose und die Kollageneinlagerung in Fibroblasten bei gleichzeitiger Stimulation der Kollagenase-Aktivität. Es liegen jedoch noch keine Daten über den Einsatz dieses Wirkstoffes bei Katzen vor. Bei Ratten hat sich D-Penicillamin gegen Leberfibrosen bewährt.

Zur Therapie einer **metabolischen Azidose** ist im Falle eines Leberschadens Ringer-Lactat ungeeignet, da Lactat bei schweren Leberfunktionsstörungen in diesem Organ nicht mehr zu Hydrogencarbonat metabolisiert werden kann. Es empfiehlt sich 0,45%ige NaCl-Lösung mit 2,5% Glucose im Verhältnis 1:1, angereichert mit 20 mval/l KCl.

Ödeme und Aszites können mit **Na-restriktiver Diät** sowie **Diuretika** gebessert werden. Furosemid ist beim zirrhotischen Patienten auf Grund der hohen Aldosteronspiegel oft nicht gut wirksam. Besser geeignet sind Aldosteronantagonisten wie Spironolacton oder Triamteren.

Die Malabsorption kann durch die orale Verabreichung von Gallensalzen verbessert werden. Es steigt aber damit das Risiko einer Hepatoenzephalopathie durch erhöhte Resorptionsraten kurzkettiger Fettsäuren.

Klinisch manifeste **Blutungsübel** sind selten; wenn sie auftreten, sind sie hauptsächlich durch Prothrombinmangel bedingt, der mit der parenteralen Verabreichung von **Vitamin K$_1$** (Phytomenadion) in der Dosierung von 1 mg/kg/KM pro Tag behoben werden kann.

Eine disseminierte intravaskuläre Gerinnung, die zur Verbrauchskoagulopathie und zu damit verbundenen Blutungen in den Darm führt, muß mit Heparin in einer Dosierung von 100 U/kg KM im Abstand von 8 Stunden bekämpft werden. Darmblutungen sind im Falle von Leberversagen besonders gefährlich, da sie eine schwere Ammoniakbelastung für den Organismus nach sich ziehen.

Cimetidin in einer Dosierung von 5 mg/kg KM alle 8 Stunden wirkt ebenfalls günstig gegen Magenulcera und damit verbundene Blutungen. Das Zytoprotektivum Sucralfat kann in einer Dosierung von 300 mg/kg KM alle 6 Stunden mit gutem Erfolg verwendet werden.

Literatur

BERGER, B., et al. (1986): Congenital feline portosystemic shunts. JAVMA **188**, 517.
CENTER, S. A., et al. (1985): Evaluation of serum bile acid concentrations for the diagnosis of portosystemic venous anomalies in the dog and cat. JAVMA **186**, 1090.
CENTER, S. A., et al. (1986): Diagnostic value of serum γ-glutamyl transferase and alkaline phosphatase activities in hepatobiliary disease in the cat. JAVMA **188**, 507.

CENTER, S. A., et al. (1983): Comparison of sulfobromphthalein and indocyanine green clearances in the cat. Am. J. Vet. Res. **44**, 727.

CENTER, S. A., et al. (1986): Bile acid concentrations in the diagnosis of hepatobiliary disease in the cat. JAVMA **189**, 891.

CENTER, S. A., et al. (1983): Hematologic and biochemical abnormalities associated with induced extrahepatic bile duct obstruction in the cat. Am. J. Vet. Res. **44**, 1822.

CENTER, S. A. (1989): Serum bile acid concentrations for hepatobiliary function testing in cats. In: Current Veterinary Therapy X Small Animal Practice (Ed.: R. W. KIRK). W. B. Saunders, Philadelphia, p. 873.

CORNELIUS, L. M., et al. (1985): Idiopathic hepatic lipidosis in cats. Modern Vet. Pract. 66, 377.

CORNELIUS, L. M., et al. (1989): Feline Hepatic Lipidosis. In: Current Veterinary Therapy X Small Animal Practice (Ed.: R. W. KIRK). W. B. Saunders, Philadelphia, p. 869.

CORNELIUS, C. E. (1989): Liver Function. In: Clinical Biochemistry of Domestic Animals. 4th Ed. (Ed.: J. J. KANEKO). Academic Press, N. Y.

EVERETT, R. M., et al. (1977): Alkaline Phosphatase, Leucine Aminopeptidase, and Alanine Aminotransferase Activities with Obstructive and Toxic Hepatic Disease in Cats. Am. J. Vet. Res. **38**, 963.

GREVEL, V., et al. (1987): Der angeborene Portosystemische Shunt bei Hund und Katze. Tierärztl. Prax. **15**, 77.

HIRSCH, V. M., et al. (1983): Suppurative Cholangitis in cats. J. Amer. Vet. Med. Assoc. **182**, 1223.

HITT, M. E., et al. (1987): The feline liver: Identifiying and treating its diseases. Veterinary Medicine **82**, 139.

JONES, B. D., et al. (1985): Hepatic Biopsy. J. Small Anim. Pract. **15**, 39.

KRAFT, W. (1987): Diagnostik von Leberkrankheiten bei Hund, Katze und Pferd. Tierärztl. Prax. **15**, 343.

KRAMER, J. W. (1989): Clinical Enzymology. In: Clinical Biochemistry of Domestic Animals. 4th Ed. (Ed.: J. J. KANEKO). Academic Press, N. Y., p. 338.

LEES, G. E., et al. (1984): Clinical Implications of Feline Bilirubinuria. JAAHA **20**, 765.

MEYER, D. J. (1983): Serum Gamma-Glutamyltransferase as a Liver Test in Cats with Toxic and Obstructive Hepatic Disease. JAAHA **19**, 1023.

NILKUMHANG, P., et al. (1979): Plasma and tissue enzyme activities in the cat. J. Small Anim. Pract. **20**, 169.

SCAVELLI, Th. D., et al. (1986): Portosystemic shunts in cats: Seven cases (1976–1984). JAVMA **189**, 317.

SPANO, J. S., et al. (1983): Serum γ-glutamyl transpeptidase activity in healthy cats and cats with induced hepatic disease. Amer. J. Vet. Res. **44**, 2049.

TWEDT, D. C. (1985): Cirrhosis: A Consequence of Chronic Liver Disease. J. Small Anim. Pract. **15**, 151.

WRIGLEY, R. H. (1985): Radiographic and Ultrasonographic Diagnosis of Liver Diseases in Dogs and Cats. J. Small Anim. Pract. **15**, 21.

ZAWIE, D. A., et al. (1984): Feline Hepatic Disease. J. Small Anim. Pract. **14**, 1201.

ZAWIE, D. A., and SHAHEE, E. (1989): Diseases of the Liver. In: The Cat. Diseases and Clinical Management (Ed.: R. G. SHERDING). Churchill Livingstone, Edinburgh.

2.2. Erkrankungen des exokrinen Pankreas

(J. ANRATHER)

2.2.1. Anatomie

Das Pankreas besteht aus einem langen, rechten Schenkel, der dem Duodenum descendens angelagert ist, einem kurzen, linken Schenkel, der sich im tiefen Blatt des Großen Netzes befindet, und einem kleinen Mittelstück. Das Organ entwickelt sich aus einer dorsalen und einer ventralen Anlage, wobei aus der ventralen Anlage der Hauptteil des rechten Schenkels mit vorwiegend polypeptid-produzierenden Zellen hervorgeht, während die dorsale Anlage den Hauptteil des linken Schenkels mit vorwiegend glucagon-sezernierenden Zellen bildet. Beide Anlagen besitzen einen Ausführungsgang, der in das Duodenum mündet; dabei besitzen 80% der Katzen nur den Ausführungsgang der ventralen Anlage (Ductus pancreaticus), der gemeinsam mit dem Ductus choledochus an der Papilla duodeni major mündet. Bei 20% der Katzen obliteriert der Ausführungsgang der dorsalen Anlage (Ductus pancreaticus accessorius) nicht.

Das Organ ist in Läppchen gegliedert. Der Hauptteil der Zellen produziert Verdauungsenzyme und speichert sie in den Zymogengranula (acinäre Zellen); der andere Teil bildet das Ausführungsgang-system. Von diesen Zellen produzieren jene aus den Anfangsabschnitten (sog. zentroacinäre Zellen) den Großteil der Flüssigkeit und des Hydrogencarbonats.

2.2.2. Physiologie

Die Hauptaufgabe des exokrinen Pankreas liegt in der Sekretion von Verdauungsenzymen. Eine Reihe von Verdauungsenzymen wird in ihrer inaktiven Form sezerniert, wobei diese Vorstufen mit dem Präfix „pro-" oder dem Suffix „-ogen" bezeichnet werden (Tabelle 2.1.).

Die vorherrschenden Anionen im Pankreassaft sind Hydrogencarbonat und Chlorid. Cl^- wird hauptsächlich vom intralobulären, HCO_3^- vom extralobulären Gangsystem gebildet. Das aus dem Blut in die Zellen diffundierende CO_2 wird durch die Carboanhydrase zu HCO_3^- und H^+ konvertiert. Das entstandene HCO_3^- wird aktiv sezerniert, H^+ wird zur Aufrecht-erhaltung des neutralen pH-Wertes gegen Na^+ des Blutes ausgetauscht. Durch den osmotischen Zug der sezernierten Ionen gelangt H_2O in das Ganglumen.

Die HCO_3^- Konzentration ist dabei vom Bluthydrogencarbonat und vom CO_2-Partialdruck abhängig. Der Gehalt an Na^+ und K^+ entspricht dem des Blutes. Um die Selbstverdauung zu verhindern, wird bereits bei der intrazellulären Synthese das entstehende Enzym vom Zytoplasma abgeschirmt. Die am rauhen endoplasmatischen Retikulum (rER) synthetisier-ten Enzyme gelangen über den Golgi-Apparat in die Zymogengranula, in denen die inaktiven Enzyme vor der Sekretion gespeichert werden.

Tabelle 2.1. Pankreasenzyme

1. Enzyme in inaktiver Form:	*I. Endopeptidasen*	*aktivierte Form*
	Trypsinogen	Trypsin
	Chymotrypsinogen	Chymotrypsin
	Proelastase	Elastase
	II. Exopeptidasen	
	Procarboxypeptidasen	Carboxypeptidasen
	III. Prophospholipase A2	Phospholipase A2
2. Enzyme in aktiver Form:	α-Amylase	
	Lipase	
3. Coenzyme:	Procolipase	Colipase
4. Inhibitoren:	pankreas secretory trypsin inhibitor	

Proteolytische und phospholipolytische Enzyme werden in inaktiver Form sezerniert. Die Aktivierung der Verdauungsenzyme erfolgt erst im Darmlumen durch die von Enterozyten der Duodenalmukosa sezernierte Enteropeptidase, die Aminosäuren vom aminoterminalen Ende der Polypeptidkette abspaltet und dadurch die Enzyme in ihre aktive Form überführt. Sobald Trypsinogen in Trypsin übergeführt wird, übernimmt Trypsin die Umwandlung der weiteren Zymogene. Ein weiterer Faktor, der die Autolyse des Pankreas verhindert, sind die spezifischen und unspezifischen Proteasehemmer. Dabei wird vom Pankreas selbst ein trypsinspezifischer Inhibitor (pankreas secretory trypsin inhibitor) gebildet, während die unspezifischen Proteasehemmer wie α_1-Antitrypsin und α_2-Makroglobulin, die ein weites Spektrum an Proteasen inaktivieren können, aus dem Plasma stammen.

Gewisse Mengen an α-Amylase und Lipase sowie an inaktiven Vorstufen der Proteasen sind physiologischerweise im Plasma vorhanden, wobei die im Serum vorkommende α-Amylase nicht von der Bauchspeicheldrüse, sondern von der Leber stammen dürfte, was durch experimentelle Studien an pankreatektomierten Hunden bewiesen werden konnte. Über die *Regulation der Pankreassekretion* bei der Katze ist wenig bekannt, doch dürfte in Analogie zum Hund auch bei der Katze zwischen einer basalen und einer postprandialen Sekretion zu unterscheiden sein, wobei die basale Sekretion etwa 10% der postprandialen Maximalsekretion betragen dürfte. Dabei ist die Initialphase reich an Enzymen, die zweite Phase reich an Hydrogencarbonat. Die Pankreassekretion wird in der Hauptsache über die Hormone Sekretin und Cholecystokinin reguliert. Sekretin, das beim intraluminalen Anstieg von H^+-Ionen von der Mukosa des vorderen Dünndarms freigesetzt wird, stimuliert die zentroacinären Zellen, deren sezerniertes Hydrogencarbonat die vom Magen in den Dünndarm gelangte Salzsäure neutralisiert. Cholecystokinin wird unter Einfluß von proteolytischen Fragmenten ebenfalls von der Darmmukosa gebildet, wirkt aber vor allem auf die acinären Zellen und bewirkt somit eine Freisetzung von Verdauungsenzymen.

2.2.3. Pankreatitis

2.2.3.1. Einleitung

Bei der Katze sind Pankreatitiden selten, wobei die chronische interstitielle Pankreatitis, die meist mild verläuft, die häufigste Form darstellt. Meist werden Pankreatitiden erst post mortem diagnostiziert.

2.2.3.2. Pathophysiologie

Die Pankreatitis entsteht durch Aktivierung der Enzyme innerhalb der Bauchspeicheldrüse mit nachfolgender Selbstverdauung. Die Aktivierung der Proteasen dürfte dabei bereits intrazellulär erfolgen, wobei es durch Störungen des intrazellulären Transports zu Fusion von Lysosomen und Zymogengranula kommt. Lysosomale Proteasen wie Cathepsin B können Trypsinogen aktivieren, während zelluläre Trypsin-Inhibitoren beim niedrigen lysosomalen pH unwirksam bleiben. Die in weiterer Folge entstehenden freien Radikale scheinen über die direkte Schädigung der Zellmembran und der umliegenden Kapillarendothelien ein wichtiger Faktor bei der Entstehung des Pankreasödems zu sein. Durch die Freisetzung von Trypsin werden auch andere Enzyme wie Proelastase und Prophospholipase aktiviert, was zu einer Potenzierung der Gewebsschäden führt. Zusätzlich zur direkten Gewebsschädigung aktivieren die in das Blut gelangten freien Proteasen über das Kininsystem die Blutgerinnung, die Fibrinolyse sowie die Komplementkaskade und führen so zur disseminierten intravasalen Gerinnung (Verbrauchskoagulopathie) und zum Schock.

Plasmatische Protease-Inhibitoren, vor allem das α_2-Makroglobulin, tragen entscheidend dazu bei, den Schaden durch die in den Blutkreislauf gelangten Verdauungsenzyme gering zu halten. Durch die irreversible Bindung der Proteasen an α_2-Makroglobulin kommt es zu einer Konformationsänderung, welche die schnelle Beseitigung der Komplexe durch das mononukleäre Phagozytensystem (MPS) erlaubt. α_1-Antitrypsin spielt wegen der nur reversiblen Proteasenbindung in diesem Zusammenhang eine untergeordnete Rolle.

2.2.3.3. Ätiologie

Über die Ätiologie der Pankreatitis bei der Katze ist wenig bekannt. Häufig wird eine interstitielle Pankreatitis zusammen mit **Erkrankungen des Gallengangssystems** (Cholangitis und Cholangiohepatitis) beobachtet. Es wird vermutet, daß über die gemeinsame Darmmündung aufsteigende bakterielle Infektionen sowohl den Ductus choledochus als auch den Ductus pancreaticus betreffen können, wodurch einerseits eine Cholangitis, andererseits eine Pankreatitis initiiert werden kann. Daneben wird im Zusammenhang mit einer Cholangitis der retrograde Lymphfluß von der Leber zum Pankreas diskutiert, über den Gallensalze in die Bauchspeicheldrüse gelangen und eine Pankreatitis auslösen können.

Systemische **Toxoplasmose** verursacht häufig eine interstitielle Pankreatitis, die allerdings selten klinisch manifest wird. Leber- *(Amphimerus pseudofelineus)* und Pankreastrematoden *(Eurytrema procyonis)* sind in unseren Breitengraden als Ursache auszuschließen, müssen aber bei Tieren aus subtropischen und tropischen Gebieten in der Diagnosestellung berücksichtigt werden. Mehrere Fälle von **traumatischer akuter Pankreatitis** wurden beschrieben, die in der Symptomatik der hämorrhagischen Pankreatitis des Hundes gleicht und in der Regel tödlich verläuft. Nierenversagen mit nachfolgender **Urämie** wurde zwar zusammen mit einer akuten Pankreatitis beobachtet, scheint aber eher Folge einer akuten Pankreatitis als deren Ursache zu sein. Urämische Pankreatitiden können in der Endphase von Nierenerkrankungen auftreten, dürften aber nicht häufig sein (1 Fall an der I. Med. Univ.-Klinik Wien im Zeitraum von 1987–1990).

Diätetische Faktoren, Hyperlipoproteinämie und Verabreichung von Glucocorticoiden scheinen bei der Katze im Gegensatz zum Hund für die Pankreatitis keine ätiologische Bedeutung zu haben.

2.2.3.4. Klinik und Diagnose

Die Krankheit kann in Fällen mit unspezifischen gastrointestinalen Symptomen vermutet werden. Es gibt keine Hinweise auf eine Abhängigkeit von Rasse, Geschlecht oder Alter. Die chronische Form scheint häufiger bei älteren Tieren aufzutreten. Die Tiere werden oft mit den Vorberichtsangaben Inappetenz und Mattigkeit vorgestellt. Erbrechen und Durchfall werden nur bei einem Teil der Patienten beobachtet. Polydipsie und Polyurie sind vorhanden, wenn gleichzeitig ein Diabetes mellitus vorliegt, der durch die fortschreitende Fibrosierung des Organs und der damit verbundenen Abnahme an funktionsfähigen Inselzellen bedingt ist. Die *klinische Untersuchung* ergibt keine eindeutigen Symptome. Die Tiere sind oft geringgradig exsikkotisch und haben im allgemeinen kein Fieber. Ikterus wird bei einer gleichzeitigen Gallenabflußstörung beobachtet. Bei einer akuten Pankreatitis ist die Bauchdeckenspannung erhöht und die Palpation des Abdomens schmerzhaft; das Organ ist mitunter als derbes, schmerzhaftes Gebilde im kranialen Abdomen tastbar. Eine exsudative Peritonitis tritt nur bei einer akut nekrotisierenden Pankreatitis auf. Ein Fall von systemischer Lipodystrophie im Zuge einer Pankreatitis wurde beschrieben, bei der die Katze multiple derbe Umfangsvermehrungen im Bereich des ventralen Abdomens und der Hinterextremitäten aufwies, in deren Bereich die Epidermis nekrotisch war und sich eine milchig-ölige Flüssigkeit abpressen ließ; die Umfangsvermehrungen stellten sich pathohistologisch als Fettgewebsnekrosen heraus.

Die **hämatologische Untersuchung** zeigt eine Leukozytose mit Neutrophilie (15 000–50 000 Leukozyten/μl, davon 70–95% segmentkernige neutrophile Granulozyten), während das rote Blutbild in der Regel nicht verändert ist. Die **blutchemische Analyse** zeigt häufig eine Hyperglykämie, die bei der akuten Pankreatitis als Streßhyperglykämie zu interpretieren sein dürfte, während sie bei der chronisch verlaufenden Form Ausdruck für den mit der Organfibrosierung einhergehenden Untergang der Langerhansschen Inseln ist. Nicht selten wird bei der Sektion von an Diabetes mellitus erkrankten Katzen eine chronische interstitielle Pankreatitis festgestellt. Die Transaminasen können erhöht sein, dürften aber Ausdruck einer begleitenden Leberschädigung sein und sind nicht spezifisch. Die Bestimmung der **Lipase-Aktivität** im Serum hat bezüglich akuter Pankreatitiden bei der Katze die größte diagnostische Relevanz, denn ihre Aktivität steigt nach einer experimentell ausgelösten Pankreatitis innerhalb von 12 bis 24 Stunden auf das Sechsfache des physiologischen Wertes und bleibt innerhalb der ersten Woche über dem doppelten Ausgangswert erhöht. Gleichzeitig sinkt die Aktivität der **α-Amylase** signifikant auf 60–80% des Ausgangswertes ab, ein Faktum, das bei klinischen Fällen nicht regelmäßig anzutreffen ist. Häufig werden eine Hyperlipämie und Hypercholesterolämie als Ausdruck des verstärkten Fettabbaus infolge der Hyperlipasämie gefunden. Elektrolytverschiebungen sind Folge des Erbrechens und/ oder des Durchfalls und bei gleichzeitigem Diabetes mellitus diesem Krankheitskomplex zuzuordnen.

Die **Röntgenaufnahme** stellt bei der Pankreatitis ein zusätzliches diagnostisches Mittel dar. Im latero-lateralen Strahlengang projiziert sich in das kranioventrale Abdomen ein Weichteilschatten, wodurch die anliegenden Organe nach dorsal verdrängt sind. Das Duodenum ist nach dorsal gehoben, relativ unbeweglich und zeigt spastische Peristaltik.

2.2.3.5. Therapie

Die Therapie der akuten Pankreatitis umfaßt neben der sofortigen Einstellung der Fütterung den Flüssigkeitsersatz, wobei zur Erhaltung des Extrazellulärvolumens, Verluste durch Erbrechen, Durchfall oder Polyurie nicht einberechnet, 50 ml/kg KM über 24 Stunden intravenös substituiert werden müssen. Dabei empfiehlt sich der Einsatz von isotonen Vollelektrolylösungen (z. B. Ringer-Lactat). Hydrogencarbonatlösungen sollten nur nach Bestimmung des Basendefizits zum Ausgleich der metabolischen Azidose verwendet werden. Zur Hemmung der gastrischen HCl-Sekretion und der durch sie bewirkten Pankreasstimulation werden H_2-Blocker wie Cimetidin in einer Dosierung von 2,5–5,0 mg/kg KM eingesetzt. Um die systemische Wirkung der Pankreasenzyme zu minimieren, können Proteasehemmer wie Aprotinin (Trasylol®) in einer Dosierung von 5000 KIE/kg KM verwendet werden. Eine prophylaktische Gabe von Antibiotika erscheint wegen der möglichen bakteriellen Beteiligung sinnvoll. Der Einsatz von Glucocorticoiden ist umstritten.

Bei der chronisch-interstitiellen Pankreatitis ist nur eine symptomatische Therapie möglich;

sie richtet sich nach dem klinischen Bild; bei begleitenden Cholangiopathien sollte eine bakterielle Genese angenommen und entsprechend therapiert werden.

2.2.4. Exokrine Pankreasinsuffizienz

Die exokrine Pankreasinsuffizienz wurde bei der Katze nur selten diagnostiziert. Als Ursache liegt im Gegensatz zum Hund, wo die nichtentzündliche Atrophie der acinären Zellen als auslösender Faktor angesehen wird, meist eine chronische Pankreatitis zugrunde; nachdem das Pankreas der Katze anscheinend große sekretorische Reserven besitzt, wird die Erkrankung auch bei weitgehender Fibrosierung des Organs nur selten manifest.

Klinisch zeigen Tiere mit exokriner Pankreasinsuffizienz Polyphagie bei gleichzeitigem Gewichtsverlust und setzen in der Regel massigen, z. T. fettigen Kot ab (Steatorrhoe).

Die *Diagnose* wird meist über den Nachweis von Fett (Sudan-III-Färbung), Stärke (Jodfärbung) und proteolytischer Aktivität (Filmtest) im Kot geführt. Nachdem es nur sehr wenige Daten über Kotanalysen bei gesunden Katzen gibt und der Filmtest an sich mit großer Ungenauigkeit behaftet ist, ist bei der Interpretation der Ergebnisse Vorsicht angebracht, zumal andere Erkrankungen des Verdauungsapparates, die zu Verdickungen der Darmwand (alimentäre Form der Leukose, chronische Darmentzündungen) und somit zu Sekretions- und Resorptionsstörungen führen, ähnliche Symptome bedingen können. Um die proteolytische Aktivität des Kotes zu messen, empfiehlt sich die Verwendung einer radialen Diffusion auf einer Agaroseplatte, zu der Calciumparacaseinat als Substrat zugesetzt wird; dabei ist die Menge des verdauten Caseins proportional zur proteolytischen Aktivität im Kot. Eine andere Möglichkeit der Diagnosestellung besteht in der Beurteilung der Chymotrypsinaktivität in vivo über den Abbau von Bentiromid (N-Benzoyl-L-Tyrosyl-P-Aminobezoesäure, BT-PABA) zu freier Paraaminobezoesäure, die über den Darm resorbiert und schließlich über die Niere ausgeschieden wird. Bei gesunden Katzen wird die höchste Plasmakonzentration 60 bis 120 min nach oraler Gabe von 50 mg BT-PABA pro kg Körpermasse erreicht und beträgt $7{,}5 \pm 3{,}2$ µg/ml.

Differentialdiagnostisch sind chronische Darmerkrankungen (alimentäre Form der Leukose) und die Hyperthyreose in Betracht zu ziehen. Deshalb sollte bei allen Katzen, bei denen eine exokrine Pankreasinsuffizienz vermutet wird, eine Hyperthyreose über Bestimmung des Thyroxinspiegels im Serum ausgeschlossen werden.

Die *Therapie* besteht in der Substitution der fehlenden Enzyme zusammen mit jeder Mahlzeit. Um die Steatorrhoe zu vermindern, ist auf einen reduzierten Fettanteil im Futter zu achten.

2.2.5. Pankreastumoren

Maligne Neoplasmen des exokrinen Pankreas machen 1,1 bis 1,8% aller Tumoren bei der Katze aus. Am häufigsten wird das Adenokarzinom beobachtet. Die Malignität ist meist hoch, und zum Zeitpunkt der Diagnosestellung muß mit einer Metastasierung in Gekröselymphknoten, Leber, Duodenum oder in die Bauchhöhle gerechnet werden. Die klinischen *Symptome* sind unspezifisch und können denen der akuten Pankreatitis gleichen. Eine definitive *Diagnose* kann in der Regel nur durch eine Probelaparotomie mit Biopsie gestellt werden. Wegen der frühzeitigen Metastasierung ist die *Prognose* ungünstig.

Literatur

Brobst, D. F. (1989): Pancreatic function. In: Kaneko, J. J. (Ed.): Clinical Biochemistry of Domestic Animals. 4th Ed., Academic Press, San Diego, p. 398.

Garvey, M. S., and Zawie, D. A. (1984): Feline pancreatic disease. Vet. Clin. North Am., Small Anim. Pract. **14,** 1231.

Grumbein, S. L. (1981): Chronic pancreatitis in a cat. Feline practice **11** (6), 23.

Kelly, D. F., Bagott, D. G., and Gaskell, C. J. (1975): Jaundice in the cat associated with inflammation of the biliary tract and pancreas. J. Small Anim. Pract. **16,** 163.

Kitchell, B. E., Strombeck, D. R., Cullin, J., and Harrold, D. (1986): Clinical and pathologic changes in experimentally induced acute pancreatitis in cats. Am. J. Vet. Res. **47,** 1170.

Noxon, J. O. (1981): Fever of unknown origin in a cat. Feline practice **11** (4), 8.

Priester, W. A. (1974): Data from eleven United States and Canadian colleges of veterinary medicine on pancreatic carcinoma in domestic animals. Cancer res. **34,** 1372.

Ryan, C. P., and Howard, E. B. (1981): Systemic lipodystrophy associated with pancreatitis in a cat. Feline practice **11** (6), 31.

Suter, P. F., and Olsen, S. E. (1969): Traumatic hemorrhagic pancreatitis in the cat. A report with emphasis on radiologic diagnosis. J. Am. Vet. Radiol. Soc. **10,** 4.

Westermarck, E., and Sandholm, M. (1980): Faecal hydrolase activity as determined by radial enzyme diffusion: A new method for detecting pancreatic dysfunction in the dog. Res. Vet. Sci. **28,** 341.

Williams, D. A. (1989): Exocrine pancreatic disease. In: Ettinger, S. J. (Ed.): Textbook of Veterinary Internal Medicine. 3rd Ed. W. B. Saunders, Philadelphia, p. 1528.

3. Blut und blutbildende Organe

(W. Wirth)

3.1. Hämatopoese

Die *Entwicklung der Blutzellen* erfolgt bei der Katze in den ersten 30 Tagen der Embryonalzeit hauptsächlich im *Dottersack*, aber auch an verschiedenen anderen Stellen der Embryonalanlage. Vom 30. bis 45. Tag fällt der *Leber* die Aufgabe der Hämatopoese zu. Anschließend wird die Blutbildung vom Knochenmark übernommen. Bis zur Geburt geht dann die Hämatopoese – nach Untersuchungen an anderen Tieren – in der Leber zurück, und das Knochenmark tritt an ihre Stelle, so daß die Blutbildung bei der neugeborenen Katze dann ausschließlich im *Knochenmark* stattfindet. Auch die *Milz* ist während der Fetalzeit an der Blutbildung beteiligt, spielt aber insgesamt gesehen nur eine untergeordnete Rolle.

Bei der erwachsenen Katze findet die Hämatopoese in den kurzen, platten Knochen von Schädel, Schulterblatt, Brustbein, Wirbel, Rippen und Becken statt. Auskunft über die Funktionstüchtigkeit des Knochenmarks kann durch Biopsien im Bereich des Darmbeinkammes oder des proximalen Femurs erhalten werden.

3.2. Hämogramm

Das Hämogramm oder der Blutstatus gibt Auskunft über die Funktion der blutbildenden Organe. Bei vielen Erkrankungen werden auch die hämatopoetischen Organe in Mitleidenschaft gezogen, so daß über ein ausführliches Blutbild Hinweise zur Schwere der Erkrankung und damit auch zur Prognose erhalten werden können. Durch wiederholte Blutbildkontrolle können aus den sich ergebenden Änderungen der Verlauf einer Erkrankung sowie der Einfluß der Therapie auf die Störungen abgelesen werden.

Zur Erstellung eines Hämogramms gehören:
– Hämatokritwert,
– Zahl der Erythrozyten,
– Zahl der Retikulozyten,
– Zahl der Thrombozyten,
– Zahl der Leukozyten,
– Differentialblutbild.

3.2.1. Blutentnahme und Ermittlung der Werte

Das Blutbild ist neben der klinischen Untersuchung des Tieres ein *unentbehrlicher Faktor für die Diagnostik*. Um einwandfreie, interpretierbare Ergebnisse zu erhalten, muß die Blutentnahme bei der Katze ohne Anwendung von Zwangsmaßnahmen erfolgen. Bei *Erregung* der

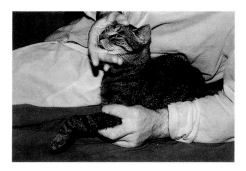

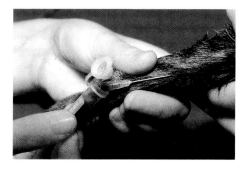

Abb. 3.1. (a, b). Blutentnahme bei der Katze aus der mäßig gestauten V. cephalica antebrachii.

Tiere kommt es zu signifikanten Veränderungen der Werte: Die Erythrozytenzahl steigt an, der Hämoglobingehalt nimmt zu, ebenso der Hämatokritwert und die Leukozytenzahl, weiterhin werden eine Lymphozytose und eine Abnahme der eosinophilen Granulozyten beobachtet.

Zur *Blutentnahme* bei der Katze ist die V. cephalica antebrachii gut geeignet. Das Tier wird auf den Untersuchungstisch gesetzt, dabei gestreichelt, ihm freundlich zugesprochen und an unnötigen Bewegungsaktionen so gehindert, daß die Vene mäßig gestaut und schließlich punktiert werden kann (Abb. 3.1.).

In einem mit Natrium- oder Kalium-EDTA als Antikoagulans beschickten Röhrchen wird das Blut aufgefangen. Dabei ist darauf zu achten, daß das Verhältnis Antikoagulans zu Blut von 1–2 mg/ml eingehalten wird. Höhere Zusätze haben Zellschrumpfung und Senkung des Hämatokritwertes zur Folge. Mit Ausnahme der Bestimmung der Retikulozytenzahl, die mittels Vitalfärbung mit Brillantkresylblau im Ausstrich zu ermitteln ist, können die übrigen *Zellzahlen* mit automatischen Zählgeräten elektronisch gemessen werden. Ebenso ist es aber auch möglich, die Werte – mit individuell bedingt größerer Fehlerquote – in bislang herkömmlicher Weise zu ermitteln. So können der Mikrohämatokritwert in Kapillaren durch Zentrifugation bestimmt, die Hämoglobinkonzentration fotometrisch als Cyanmethämoglobin gemessen und die Erythrozyten-, Thrombozyten- und Leukozytenzahlen mittels Pipetten, Zählkammer und Mikroskop bestimmt werden.

Für die Beurteilung des *Differentialblutbildes* ist ein Ausstrich anzufertigen, der nach PAPPENHEIM gefärbt wird und mit Ölimmersion mikroskopisch auszuwerten ist. Über die hämatologischen Werte der Katze informiert Tabelle 3.1.

Tabelle 3.1. Hämatologische Werte der erwachsenen Katze

Hämatokrit	25–45 Vol.-%
Hämoglobin	8–15 g/dl
Erythrozyten	$5–10 \times 10^6/\mu l$
Retikulozyten	0,2–1,6%
Mittleres Korpuskuläres Volumen (MCV)	40–60 μm^3
Mittlerer Korpuskulärer Hämoglobingehalt (MCH)	13–17 pg
Mittlere Korpuskuläre Hämoglobinkonzentration (MCHC)	31–35%
Thrombozyten	$30–70 \times 10^4/\mu l$
Leukozyten	$6–11 \times 10^3/\mu l$
Granulozyten, neutrophil	
segmentkernig	35–77%
stabkernig	0– 4%
Granulozyten, eosinophil	0– 4%
basophil	0– 1%
Lymphozyten	20–55%
Monozyten	0– 5%

3.2.2. Rotes Blutbild

Beim Durchmustern eines Blutausstriches sind Größe, Gestalt und Anfärbbarkeit der Erythrozyten sowie die verschiedenen Zellen des weißen Blutbildes zu beurteilen. Besondere Aufmerksamkeit ist den morphologischen Abweichungen zu schenken, auf Blutparasiten zu achten.

Im letzten Drittel der *Trächtigkeit* nimmt bei der Katze der Hämatokritwert ab, die Zahl der Retikulozyten dagegen zu. In den ersten Tagen nach der Geburt kehren die Erythrozytenwerte zum Normalen zurück.

Bei der *Geburt* der Kätzchen sind deren Erythrozyten größer als bei erwachsenen Tieren, die Anzahl der Erythrozyten aber geringer, so daß Hämatokritwert und Hämoglobinkonzentration den Werten der Erwachsenen entsprechen. In den folgenden 4 bis 5 Lebenswochen werden die makrozytären Erythrozyten ersetzt, dabei bleibt die *Erythrozytenzahl* konstant oder nimmt geringfügig ab. Hämatokritwert und Hämoglobinkonzentration fallen auf etwa zwei Drittel des Erwachsenenwertes ab. Anschließend steigen die Werte langsam wieder an, um bei Erreichen der Pubertät mit den Werten der erwachsenen Tiere übereinzustimmen.

Der *Erythrozytendurchmesser* beträgt bei 1 bis 6 Monate alten Katzen 5,7–6,3 μm, im Durchschnitt 6,0 μm; beim erwachsenen Tier liegen die Werte zwischen 5,5–6,3 μm mit einem Durchschnitt von 5,8 μm.

Die roten Blutkörperchen stellen sich im Ausstrich als runde Scheiben ohne zentrale Aufhellung dar. Eine leichte Anisozytose gilt bei gesunden Katzen als normaler Befund (Abb. 3.2.). Sie wird jedoch ausgeprägter bei anämischen Katzen. Dann kann in Abhängigkeit vom Grad der Anämie auch eine *Polychromasie* auftreten, wobei die Zahl der polychromatischen Zellen mit der Retikulozytenzahl korrespondiert. *Retikulozyten* sind jugendliche Erythrozyten, die nach Entkernung der Normoblasten im peripheren Blut erscheinen. Ihre Zahl wird in Prozent der Erythrozytenzahl angegeben. In den Retikulozyten wird nach Supravitalfärbung mit Brillantkresylblau im Zellinnern ein feines Netzgerüst, die Substantia reticulogranulofilamentosa, sichtbar (Abb. 3.3.). Sie stellt ein Kunstprodukt dar, das erst durch die Einwirkung von Farbstoff entsteht. Dabei kommt es zu einer Konglomeration bzw. Ausfällung von Ribonukleoproteinen.

Bei der Katze können drei Typen von Retikulozyten differenziert werden. *Typ I* ist gekennzeichnet nach Vitalfärbung durch eine schwach blau gefärbte feine Punktierung im Zytoplasma; *Typ II* enthält deutlich dunkel gefärbte Körnchen im Zelleib, und im *Typ III* ist ein kräftig dunkelgefärbtes Netzwerk festzustellen. Bei der gesunden Katze werden normaler-

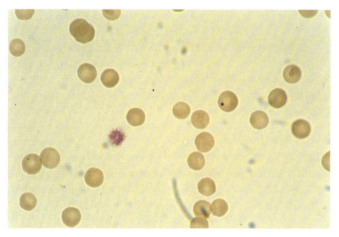

Abb. 3.2. Erythrozyten im Ausstrich.

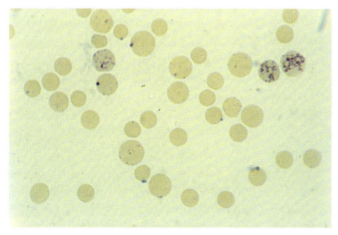

Abb. 3.3. Retikulozyten, supravital gefärbt mit Brillantkresylblau zur Darstellung der Substantia reticulogranulofilamentosa. Einige Erythrozyten enthalten Heinz-Innenkörper.

weise 0,2 bis 1,6% Retikulozyten im peripheren Blut gefunden. Bei starken Blutverlusten treten ab dem 2. Tag Retikulozyten vom Typ II und III auf mit einer Reifungszeit von 12 Stunden. Die Retikulozytenzahl erreicht ihren Höhepunkt um den 4. bis 6. Tag. Retikulozyten vom Typ I sind erst 4 Tage nach dem Blutverlust nachzuweisen, ihre größte Zahl ist um den 10. bis 12. Tag erreicht. Das Auftreten von Retikulozyten ist mit einem Anstieg des Erythropoetinwertes verbunden. Retikulozyten im peripheren Blut geben Auskunft über die Reaktionsfähigkeit des roten Knochenmarkes (Abb. 3.4.).

Die *Lebensdauer der Erythrozyten* beträgt bei der Katze 66 bis 79 Tage (KANEKO 1966). Das Blutvolumen macht bei der Katze 65 ml/kg Körpergewicht aus.

Alternde Erythrozyten werden von Phagozyten in den verschiedenen Organen – Leber, Milz und Knochenmark – abgebaut.

Erythrozyten lagern sich bei der Katze zusammen und bilden Geldrollen. Diese Erscheinung der Zusammenlagerung – im Blutausstrich sichtbar – beeinflußt die Aussage der Blutkörperchensenkungsreaktion. Eine beschleunigte Senkung wird hierdurch provoziert. Daher ist bei der Katze die Bestimmung der Blutsenkung nur von bedingtem Wert.

Mit der Supravitalfärbung mit Brillantkresylblau stellen sich in den Erythrozyten *Heinz-Innenkörper* als blau gefärbte Gebilde (s. Abb. 3.3.) von 1–3 μm Durchmesser dar. Sie sollen bei Katzen ein normaler Befund sein. Es handelt sich hierbei um denaturiertes Hämoglobin, das mit dieser Spezialfärbung dargestellt werden kann. Wie bei gesunden Katzen wird es aber auch bei Katzen mit einer Anämie beobachtet.

Howell-Jolly-Körper stellen Kernreste dar, die mit der Pappenheim-Färbung als runde, dunkle Einschlüsse in den Erythrozyten nachweisbar sind. Bei gesunden Katzen werden Howell-Jolly-Körper in weniger als 1% der Erythrozyten gefunden. Bei anämischen Katzen nimmt ihre Zahl als Reaktion auf den Reiz zu (s. Abb. 3.12.).

In den Erythrozyten lassen sich mit der Pappenheim-Färbung im Zytoplasma gelegentlich zahlreiche feine blaue Punkte nachweisen. Es handelt sich hierbei um die *basophile Tüpfelung,* wie sie bei Schwermetallvergiftungen zu beobachten ist. Eine basophile Tüpfelung ist aber auch bei Anämien zu erwarten.

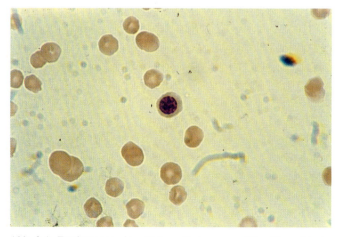

Abb. 3.4. Erythrozyten einer Katze mit einem oxyphilen Normoblasten.

3.2.3. Weißes Blutbild

Von den weißen Blutzellen sind im peripheren Blut die *neutrophilen Granulozyten* stark vertreten. Sie entstammen dem Knochenmark, wo sie zusammen mit den eosinophilen und basophilen Granulozyten eine gemeinsame Vorläuferzelle mit den Monozyten haben. Während die Monozyten sich aus dem Monoblasten im Knochenmark entwickeln, stellt der *Myeloblast* die differenzierte Ausgangszelle für die neutrophilen Granulozyten dar. Über den Promyelozyten entwickeln sich durch weitere Zellteilungen die Myelozyten, in denen mit fortschreitender Entwicklung auch die spezifischen Granula auftreten. Neutrophile Myelozyten sind im Knochenmark zusammen mit Metamyelozyten, stabkernigen und segmentkernigen Granulozyten in den Reifungs- und Vorratspools in großer Zahl enthalten. Erfolgte die Entwicklung bis zum Myelozyten durch Zellteilung, so schließt sich dann allein eine weitere Kernreifung an. Der Zellkern ändert sich durch Einbuchtung, so daß der Metamyelozyt oder Jugendliche und später der stabkernige neutrophile Granulozyt daraus entstehen. Weitere Einschnürungen des Kernes führen schließlich zur Segmentierung, die je nach Alter der Zelle unterschiedlich weit fortgeschritten ist. Am Ende steht die Karyorrhexis.

Mit fortschreitender Reifung und Zellteilung werden die zunächst gut erkennbaren Granula im Zytoplasma in den neutrophilen Myelozyten immer undeutlicher. Dagegen wird die Granulation in den spezifischen Zellen, wie den eosinophilen und basophilen Myelozyten, deutlich ausgeprägter.

Mit der Weiterentwicklung der Zellen zum Metamyelozyten, stabkernigen und segmentkernigen neutrophilen Granulozyten verlieren sie an Größe, das Kernchromatin wird klumpiger, das Zytoplasma sieht schwach grau-blau aus, und die Granula sind kaum noch sichtbar (Abb. 3.5. und 3.6.).

Die im Knochenmark herangereiften Zellen werden bei Bedarf in den peripheren Kreislauf entlassen. Hier überwiegen die segmentkernigen neutrophilen Granulozyten, stabkernige und jugendliche Granulozyten sind dagegen selten.

Für die Diagnostik wichtig ist die Abgrenzung der stabkernigen von den segmentkernigen neutrophilen Granulozyten, da sich aus den stabkernigen Granulozyten durch fortschrei-

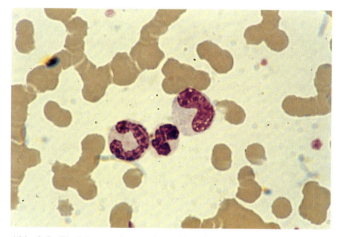

Abb. 3.5. Ein Metamyelozyt, ein stabkerniger und ein segmentkerniger neutrophiler Granulozyt.

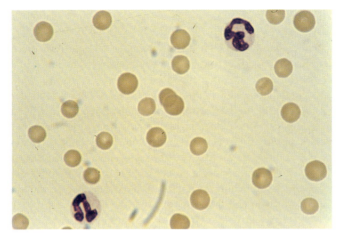

Abb. 3.6. Ein stabkerniger und ein segmentierter neutrophiler Granulozyt.

tende Einschnürung des Zellkernes die segmentkernigen Granulozyten entwickeln. Als *stabkernige neutrophile Granulozyten* sind die Zellen zu bezeichnen, bei denen die Kernbrücke zwischen zwei Kernsegmenten noch mehr als ein Drittel der breitesten Stelle des Kernbandes beträgt. Das vermehrte Auftreten von stabkernigen Granulozyten in der Peripherie deutet auf einen erhöhten Bedarf hin, auf den das Knochenmark mit einer erhöhten Freisetzung von Zellen aus den Vorrats- und Reservepools reagiert.

Im Zytoplasma der neutrophilen Granulozyten der Katze lassen sich ultrastrukturell zwei Arten von Granula, große und kleine, nachweisen, die mit verschiedenen Enzymen u. a. zum Abtöten und Verdauen von Mikroorganismen ausgestattet sind.

Bei vielen Infektionskrankheiten und auch anderen Störungen wird die Granulozytopoese während der Reifung der Granulozyten beeinträchtigt. Im Blut erscheinen daraufhin *abnormale Zellen* mit toxischen Veränderungen. Die leichteste Form besteht im Auftreten von *Doehle-Körpern*, kleinen, winkligen, bläulichen Körpern im Zytoplasma der neutrophilen Granulozyten. Sie stellen während der Reifung zusammengelagertes endoplasmatisches Retikulum dar. Eine andere, schwerere Form der toxischen Veränderung ist das Auftreten eines *basophilen Netzwerkes* im schaumigen Zytoplasma der Neutrophilen. Die betroffenen Zellen sind zumeist vergrößert. Eine weitere toxische Veränderung ist das intensive Anfärben von zytoplasmatischen Granula. Der Nachweis von toxischen Veränderungen sollte als Hinweis auf eine systemische Krankheit gewertet werden. Monozyten sind die größten Zellen im peripheren Blut (Abb. 3.7.). Ihre Stammzelle im Knochenmark ist der *Monoblast*, aus dem sich durch Teilung der Promonozyt und schließlich der Monozyt entwickeln. Ein Reifungs- oder Reservespeicher wie für die Granulozytopoese ist für die Monozyten nicht vorhanden.

Im Ausstrich fallen die Monozyten neben ihrer Größe durch ihre unregelmäßige Gestalt auf. Das Zytoplasma sieht bei Anwendung der Pappenheim-Färbung graublau aus; der Zellkern kann rund sein, oft ist er aber gelappt oder unregelmäßig gestaltet. Im Zytoplasma können Vakuolen enthalten sein und azurophile Granula vorkommen. Monozyten wandern am Ort des Bedarfs aus der Blutbahn aus und werden zu Makrophagen, die verbrauchte Zellen und Mikroorganismen aufnehmen. Zugleich vermitteln sie im Rahmen der Immunreaktion antigene Informationen weiter.

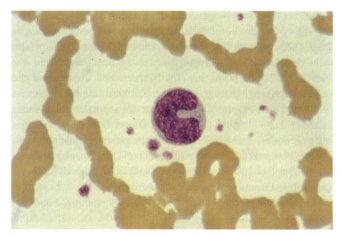

Abb. 3.7. Monozyt.

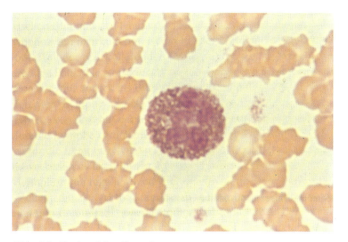

Abb. 3.8. Eosinophiler Granulozyt.

Eosinophile Granulozyten werden ebenfalls im Knochenmark gebildet und sind an ihrer spezifischen roten Granulation von den übrigen Granulozyten zu unterscheiden. Bei der Beurteilung im peripheren Blut tritt die Zellkernform zurück. Ultrastrukturell lassen sich bei der Katze auch hier *zwei Granulatypen* unterscheiden. Es gibt große eiweißreiche Granula und kleine Granula mit verschiedenen Enzymen. Eosinophile Granulozyten erscheinen, um Überempfindlichkeitsreaktionen zu dämpfen und parasitäre Infektionen zu unterdrücken (Abb. 3.8.).

Basophile Granulozyten haben ebenfalls im Knochenmark ihre Vorläuferzellen. Im Zytoplasma dieser Zellen entwickelt sich dann die spezifische Granulation, die – wenn die Zellen im peripheren Blut auftreten – dunkelblau gefärbt aussieht. Der Zellkern wird überlagert und tritt zurück. Ultrastrukturell können auch bei den basophilen Granulozyten *große* und *kleine Granula* im Zytoplasma unterschieden werden. Die Basophilen sind den Gewebsmastzellen sehr ähnlich, enthalten doch beide Histamin und eine heparinähnliche Substanz.

gegen Immunglobulin, so kommt es innerhalb weniger Minuten zu einer Konzentration dieser Immunglobuline und Wanderung zum Zellpol hin. Anschließend verschwinden die Immunglobuline von der Oberflächenmembran durch Endozytose, bis neue Immunglobuline nachsynthetisiert worden sind. Die Oberflächenimmunglobuline werden von den B-Lymphozyten nur im geringem Umfang an die Umgebung abgegeben.

Die Antikörper der Körperflüssigkeit werden von den Plasmazellen synthetisiert und sezerniert. *Plasmazellen* sind die letzte Differenzierungsstufe von B-Lymphozyten. Sie kommen in Lymphknoten und in kleiner Zahl im Knochenmark vor, sind jedoch kaum im Blut der Katze zu finden.

Thrombozyten entstehen aus dem Zytoplasma der Megakaryozyten. Sie haben eine eigene auf den Megakaryoblasten zurückgehende Zellreihe, die sich aus dem Stammzellpool des Knochenmarks differenziert und entwickelt. Bei der Reifung des Megakaryoblasten zum Megakaryozyten erfolgt allein eine Kern-, jedoch keine Zytoplasmateilung. Es entstehen Knochenmarkriesenzellen, an deren Peripherie sich die Thrombozyten bilden, abschnüren und aus dem Knochenmark in das Blut gelangen.

Zur Ermittlung der *Thrombozytenzahl* sind bei der Blutentnahme jede Erregung des Tieres und Gewebstraumatisierung zu vermeiden. Ebenso darf das entnommene Blut nicht gekühlt werden, da hierdurch die Zusammenballung der Thrombozyten herbeigeführt wird. Die Zahl der Thrombozyten kann im Ausstrich bestimmt werden, aber ebenso auch mit Blutmischpipette, Zählkammer und Mikroskop.

3.3. Störungen der Hämatopoese

3.3.1. Veränderungen des roten Blutbildes

Anämien sind gekennzeichnet durch eine verminderte Erythrozytenzahl, herabgesetzten Hämatokritwert, und auch die Hämoglobinkonzentration ist erniedrigt. Als *klinische Symptome* werden Blässe der Haut an unpigmentierten Körperstellen, an Nase, Ohren, Pfoten, aber auch an der Mundschleimhaut beobachtet. Eine herabgesetzte Erythrozytenzahl hat eine verminderte Sauerstoffversorgung der Gewebe zur Folge. Die Tiere werden teilnahmslos, ihre Bewegungsaktivität läßt nach, und auch Anorexie stellt sich ein. Ebenfalls als Folge der herabgesetzten Sauerstoffversorgung nehmen Herz- und Pulsfrequenz zu, um die Unterversorgung zu kompensieren. Die verminderte Blutviskosität läßt Herzgeräusche entstehen. Entwickelt sich die Anämie allmählich, können sich die Tiere der nachlassenden Sauerstoffversorgung so anpassen, daß die Besitzer erst im fortgeschrittenen Stadium auf die dann schon hochgradigen Störungen aufmerksam werden. Die Tiere sind dann unruhig, zeigen Dyspnoe und liegen auch auf der Seite. Eine zuerst erhöhte Körpertemperatur normalisiert sich wieder, um dann aber weiter subfebril zu werden, wenn es zum Ende geht.

Zur *Diagnostik* einer Anämie gehört das Blutbild. Zu ermitteln sind der Hämatokritwert, die Erythrozytenzahl und die Hämoglobinkonzentration. Mit ihrer Hilfe sind das mittlere korpuskuläre Erythrozytenvolumen (MCV) und die mittlere Hämoglobinkonzentration der Erythrozyten zu errechnen. Zusätzlich sollten die Leukozytenzahl bestimmt und ein Differentialblutbild angefertigt werden. Im Hinblick auf eine bestehende Anämie sind im Ausstrich besonders die Erythrozyten auf Größe, Form und Anfärbbarkeit zu beurteilen. Ist ein vollständiges Blutbild nicht zu erstellen, kann ein guter Blutausstrich – angefertigt aus dem Blut einer Ohrrandvene – genauso hilfreich für die Diagnostik sein.

Auskunft über die Reaktion des Knochenmarks geben die Retikulozyten. Bei akuten Blutverlusten sind sowohl Retikulozyten vom Typ II mit körnchenförmigen Einschlüssen (normal 0,2 bis 2,2%) als auch Typ-III-Retikulozyten mit einem Netzwerk im Zytoplasma (normal 0,2 bis 1,0%) in erhöhter Zahl im Blutausstrich nachweisbar. Erst 4 Tage später treten Retikulozyten vom Typ I (normal 0,4 bis 4,2%) auf. Die unterschiedlichen Retikulozytentypen und deren Auftreten erlauben Rückschlüsse auf die Dauer der Blutung. Mit den Retikulozyten können bei akuten Blutverlusten auch kernhaltige Erythrozyten (Normoblasten) im peripheren Blut auftreten. Ihr Erscheinen ist als ungünstiges Zeichen für die Knochenmarkfunktion zu werten.

Eine Anämie stellt sich ein, wenn die Nachbildung der roten Blutkörperchen mit deren Abbau nicht mehr aufeinander abgestimmt ist. Eine Auflösung der Erythrozyten kann sich intravasal, aber auch extravasal abspielen. Wenn sich Erythrozyten innerhalb des Gefäßsystems auflösen, wird Hämoglobin frei. An einer Verfärbung des Serums kann die Hämolyse festgestellt werden. Über die Nieren ausgeschieden, führt es zur Hämoglobinurie.

Freigesetztes Hämoglobin wird in Bilirubin umgewandelt, der Leber zur Veresterung zu hepatischem Bilirubin zugeführt und schließlich weiter in den Darmkanal abgegeben. Wird der Leber mehr Bilirubin angeboten, als sie verestern kann, stellt sich ein hämolytischer Ikterus ein. Das in den Darmkanal ausgeschiedene hepatische Bilirubin wird dort zum Urobilinogen umgewandelt, zurückresorbiert in den Kreislauf und den Nieren angeboten. Urobilinogen ist dann im Harn nachzuweisen.

Die meisten hämolytischen Anämien der Katze sind extravasale Hämolysen, die Erythrozyten werden in der Milz aus dem Kreislauf genommen. Eine Hämoglobinurie fehlt dann. Das frei werdende Hämoglobin fällt aber ebenso an und wird nach Umwandlung zu Bilirubin der Leber zugeführt und als verestertes Bilirubin in den Darmkanal ausgeschieden, wenn die Leber Schritt halten kann.

Auf drei pathogenetisch unterschiedlichen Wegen können sich Anämien entwickeln:
1. durch Blutverlust nach außen oder innen,
2. durch vermehrten Untergang von Erythrozyten,
3. durch Hemmung der Bildung/Freigabe von Erythrozyten.

3.3.1.1. Blutungsanämie

Bei *akuten Blutungen* durch Verletzungen, bei Operationen steht die Schocksymptomatik im Vordergrund, weniger die zu erwartende Anämie. Deutliche *Symptome* einer Anämie sind erst zu erwarten, wenn mehr als 20% des zirkulierenden Blutvolumens verlorengegangen sind. Schleimhautfarbe, Kapillarfüllungszeit, Pulsfrequenz und Pulsstärke sind zu überwachen. Zunehmende Pulsfrequenz bei abnehmender Pulsstärke sind Anzeichen für einen anhaltenden Blutverlust oder Schock. Auch bei starken Blutungen kann der Hämatokritwert bis zu 10 Stunden noch im Normalbereich bleiben. Die bei einem Blutverlust verminderte Blutmenge wird zunächst aus den Blutspeichern ersetzt, dann kommt es aber als Folge der gleichzeitigen Abnahme von Blutzellen und Plasma zur Oligämie, wobei der Hämatokritwert noch im Normbereich bleibt. Zwei bis vier Stunden nach Eintreten der Blutung kommt es zum Einstrom von Interstitialflüssigkeit in das Gefäßsystem. Zwei Hämatokritwertbestimmungen im Abstand mehrerer Stunden zeigen – bei einem Abfall der Werte – den Flüssigkeitseinstrom aus dem Interstitialraum an. Die Zahl der Blutzellen nimmt ab, das Plasmavolumen zu.

Die sich einstellende Anämie ist anfangs normochrom und normozytär, die Zahl der Retikulozyten steigt an den folgenden Tagen an. Die Erythrozyten werden makrozytär, polychromatisch. Der Hämatokritwert steigt dann wieder an. Dabei ändert sich die Zahl der Blutplättchen kaum. Durch die allgemeine Stimulation des Knochenmarks durch die Blutung kommt es auch zu einer reaktiven Leukozytose.

Bei *Blutungen in Körperhöhlen* kann davon ausgegangen werden, daß 80 bis 90% des ausgetretenen Blutes wieder resorbiert werden, wenn das Tier die auslösende Ursache überlebt.

Länger anhaltende Blutverluste aus dem Magen-Darm-Kanal bei Hakenwurmbefall, Schleim-hautulzera oder Darmtumoren, bei hämorrhagischen Entzündungen der Harnblase, Sicker-blutungen und auch bei Gerinnungsstörungen, ausgelöst durch Dicumarolaufnahme, haben eine Anämie zur Folge. Sie ist gekennzeichnet durch eine erhöhte Retikulozytenzahl und Polychromasie. Im Differentialblutbild sind Normoblasten zu finden, die Erythrozyten werden mikrozytär und hypochrom. Eisenmangel kann damit verbunden sein. Eisen ist für die Hämoglobinsynthese wichtig und hat damit Einfluß auf die Reifung der Erythrozyten. Bei Eisenmangel ist die Reifung herabgesetzt. Die Hämoglobinkonzentration und die mittlere Hb-Konzentration des einzelnen Erythrozyten (MCHC) sind ebenfalls erniedrigt. Oral verabreichtes Eisen wird bei bestehendem Eisenmangel aus dem Darm resorbiert und führt rasch zum Ausgleich des Verlustes.

3.3.1.2. Hämolytische Anämie

Durch *Blutparasiten (Haemobartonella felis)* kann eine hämolytische Anämie verursacht werden. Im nach PAPPENHEIM gefärbten Blutausstrich sind Hämobartonellen dunkelviolett gefärbte, bis 1 μm große, punkt- bis stäbchenförmige Gebilde, die einzeln, in Paaren oder Gruppen auf der Oberfläche der Erythrozyten liegen (Abb. 3.12.). Sie werden auch als *Eperythrozoon felis* bezeichnet und verursachen eine makrozytäre hämolytische Anämie mit niedrigem Hämatokritwert, niedriger Erythrozytenzahl und verminderter Hämoglobinkon-zentration. Die *klinischen Symptome* entsprechen den bei Anämien erhobenen Befunden. In

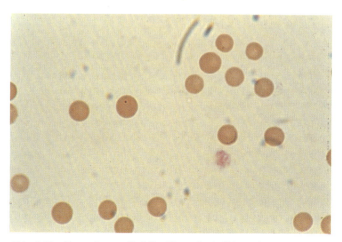

Abb. 3.12. *Haemobartonella felis* – Kette dunkelblau gefärbter Punkte in einem Erythrozyten. Einzelne dunkelblaue Punkte in den Erythrozyten sind Howell-Jolly-Körper.

schweren Fällen können auch die Schleimhäute ikterisch verfärbt sein. Eine mäßige bis starke Milzvergrößerung kann bestehen, Hämoglobinurie dagegen tritt selten auf. Im Ausstrich kann kurz nach dem Erscheinen der Parasiten im Blut eine Erythrophagozytose durch mononukleäre Zellen, seltener durch neutrophile Granulozyten beobachtet werden. Latente Hämobartonelleninfektionen kommen bei Immunsuppression durch andere Infektionserreger, z. B. felines Leukämievirus, zum Ausbruch.

Als *Therapeutikum* sind Oxytetracycline in einer Dosierung von 20 mg/kg 3mal täglich über 14 Tage einzusetzen.

Bei Katzen mit hämolytischer Anämie fällt der *direkte Coombs-Test* zum Nachweis von Antikörpern auf der Erythrozytenmembran häufig positiv aus. Werden diese Tiere auf eine *Infektion* mit dem felinen Leukämievirus überprüft, kann der Leukosetest positiv ausfallen. Auch Infektionen mit Hämobartonellen konnten bei Coombs-positiven Katzen nachgewiesen werden. Durch das feline Leukämievirus soll die Erythrozytenmembran so verändert werden, daß es zur Zerstörung der Membran kommt. Auch bei Entzündungsprozessen und Neubildungen kann der direkte Antiglobulintest positiv ausfallen. Daher sollte der Coombs-Test besonders bei anämischen Katzen bei positivem Ausfall sehr vorsichtig interpretiert werden.

Hämolytische Anämien können bei der Katze auch durch *Arzneimittel* verursacht werden. Im Blutausstrich dieser Tiere sind dann Heinz-Innenkörper zu finden, die denaturiertes Hämoglobin darstellen. Zu diesen Stoffen gehören: Phenazopyridin, enthalten in Harnwegsantiseptika, allein oder in Kombination (Pyridium®, Uro-Binotal®). Auch Azetaminophen als Paracetamol® oder die Anwendung von Methylenblau führen bei der Katze zur Anämie.

3.3.1.3. Hypoplastische Anämie

Anämien können sich auch als Folge einer herabgesetzten Knochenmarkfunktion einstellen. Dabei können die Erythrozyten (Erythrozytopoese) allein oder alle im Knochenmark nachzubildenden Zellen betroffen sein: die rote Reihe, die myeloische Reihe und die Reihe der Megakaryozyten.

Auslösende *Ursache* für eine Hemmung der Knochenmarkaktivität sind Schwermetalle wie Blei und Quecksilber, auch Lösungsmittel wie Benzol, oder auch Arzneimittel wie Phenylbutazon, Chloramphenicol und Zytostatika können hieran beteiligt sein. Chloramphenicol beeinflußt dosisabhängig und reversibel die Hämsynthese. Bei länger anhaltender Chloramphenicoltherapie wird die Erythropoese gestört. Erhält ein Tier 50 mg/kg Chloramphenicol je Tag über einen Zeitraum von 14 Tagen, können in den roten und weißen Vorläuferzellen im Knochenmark Vakuolenbildungen beobachtet werden.

Chronisches Nierenversagen ist oftmals von einer Anämie begleitet. Das in den Nieren in inaktiver Form gebildete Erythropoetin wird in der Leber aktiviert und nimmt dann Einfluß auf die Erythropoese. Bei Nierenversagen muß mit einem Erythropoetinmangel gerechnet werden, wenn eine Anämie besteht. Bei Katzen soll jedoch extrarenal eine nennenswerte Erythropoetinsekretion in den Carotiskörperchen stattfinden, so daß Anämien im Zusammenhang mit Urämien bei Katzen selten sind.

3.3.1.4. Maßnahmen zur Behandlung von Anämien

Nach Feststellung der Ursachen, die für die bestehende Anämie verantwortlich zu machen sind, müssen diese abgestellt werden durch chirurgische Hämostase, Einsatz von Antiparasitaria, Behebung bestehender Gerinnungsstörungen. Eine erste Maßnahme der Therapie kann die *Bluttransfusion* sein, wenn der Hämatokritwert sehr schnell unter 20 Vol.-% abgesunken ist. Besteht der Verdacht, daß eine Störung in der Nachbildung von Erythrozyten durch einen Erythropoetinmangel bedingt ist, können Anabolika oder Androgene versucht werden. *Androgene* sollen die Erythropoetinsynthese stimulieren, mit Anabolika (Nandrolone, Deca-Durabolin® 5 mg i. m. 14tägig) kann das Knochenmark aktiviert werden. Bei anämischen, FeLV-positiven Katzen mit gestörter Erythropoese sind zum Teil hohe Erythropoetinspiegel ermittelt worden, so daß der Einsatz von Androgenen bei diesen Tieren nicht sinnvoll erscheint.

Corticosteroide werden bei anämischen Katzen eingesetzt, um die Lebensdauer der Erythrozyten einerseits zu verlängern, andererseits ihren Abbau in der Milz hinauszuzögern. Vorsicht ist geboten bei der Gabe von Corticosteroiden an FeLV-positive Katzen, da die durch das Virus bedingte Immunsuppression hierdurch noch verstärkt wird.

Anämische Katzen mit Fieber sind mit Antibiotika zu versorgen. Da Chloramphenicol die Erythropoese beeinträchtigt, sollte es auch in üblicher Dosierung (50 mg/kg 2mal täglich) vermieden werden.

3.3.1.5. Ausgleich von Blutverlusten

Sinkt der Hämatokritwert bei akuten Blutverlusten unter 20 Vol.-% ab, wird eine *Bluttransfusion* erforderlich. Sie ist auch bei Katzen möglich, die Blutgruppen sind dabei zu beachten.

Drei *Blutgruppen* sind bei der Katze bekannt. Sie werden als Gruppe A mit keinen Isoantikörpern gegen Gruppe B und mit Gruppe B mit Isoantikörpern gegen Gruppe A bezeichnet. Ein geringer Prozentsatz von weniger als 1% der Katzen sollen der Blutgruppe AB angehören. Über Transfusionszwischenfälle mit schockähnlichen Symptomen wird berichtet, wenn Katzen der Gruppe B Blut von Tieren der Gruppe A erhielten. Mit spezifischen *Testseren* können die Blutgruppenzugehörigkeit festgestellt und Zwischenfälle vermieden werden. Stehen diese Testseren nicht zur Verfügung, ist die *Kreuzprobe* anzuwenden. Beim Major-Test wird Empfängerserum mit Spendererythrozyten getestet, ob eine Agglutination eintritt. Der Minor-Test sieht das Testen von Empfängererythrozyten gegen Spenderserum vor. Für die Untersuchungen wird eine 4%ige Erythrozytensuspension in frischem autologem Serum verwendet. 2 Tropfen Serum mit 2 Tropfen Erythrozytensuspension 15 Minuten inkubieren, zentrifugieren und dann das Ergebnis ablesen. Kontrollproben in eigenem Serum und physiologischer Kochsalzlösung sind mitzuführen.

Transfundierte Erythrozyten haben eine Überlebenszeit von etwa 30 Tagen. Bei häufigen Transfusionen muß mit einer *Sensibilisierung* der Empfänger gerechnet werden, so daß sich die Überlebenszeit der Erythrozyten verkürzt und dementsprechend häufiger transfundiert werden muß. Bei zu schnellem Transfundieren kann es zum Erbrechen der Tiere kommen. In diesen Fällen ist die Infusionsgeschwindigkeit herabzusetzen.

Um Blut von Katzen für Transfusionen zu gewinnen, sollten große, gesunde Tiere hierfür ausgewählt werden. Aus der Jugularvene des sedierten Tieres können 50 bis 70 ml Blut entnommen werden. Das Blut ist sofort mit einem ACD-Stabilisator zu vermischen. Dabei ist darauf zu achten, daß die Entnahme steril erfolgt und das Verhältnis Stabilisator zur Blutmenge 1:9 nicht überschreitet. Wird die *Konserve* nicht sofort benötigt, ist sie im Kühlschrank bis zu 30 Tagen haltbar. Vor einer Verwendung der Konserve zur Transfusion muß sie auf Zimmertemperatur angewärmt und das Plasma mit den Zellen durch vorsichtige

Drehbewegungen der Konservenflasche miteinander vermischt werden. Über einen Transfusionsschlauch mit dazwischengeschaltetem Filter, das Koagula und Kristalle zurückhalten soll, wird das Konservenblut der anämischen Katze langsam in die Vene infundiert. Ebenso ist es auch möglich, das Spenderblut in einer Spritze zu entnehmen, die entsprechend mit ACD-Stabilisator oder auch Heparin (100 E/ml Blut) präpariert ist. Die Übertragung erfolgt dann unmittelbar nach der Entnahme langsam i. v. auf das Empfängertier.

3.3.2. Blutgerinnungsstörungen

Blutungen als Folge von Gerinnungsstörungen werden entweder durch Thrombozytopenien oder Störungen im Bereich der Extrinsic- oder Intrinsic-Systeme der Blutgerinnung verursacht. Thrombozyten haben die Aufgabe, sich bei Gefäßverletzungen zusammenzuballen und damit die Grundlage für weitere Fibrinablagerungen zu schaffen. Zugleich wird das Gerinnungssystem aktiviert. Nimmt die Zahl der Thrombozyten ab, oder wird ihre Funktion beeinträchtigt, können Petechien, Ekchymosen, auch Schleimhautblutungen in Nase, Mundhöhle und Verdauungskanal auftreten.

3.3.2.1. Thrombozytopenie

Eine der häufigsten Gerinnungsstörungen ist die Thrombozytopenie, die
1. durch verminderte Bildung von Thrombozyten infolge von Infektionen, Medikamenten, auch Röntgenstrahlen zustande kommt,
2. durch schnelleren Abbau der Thrombozyten bei immunologischen Störungen oder disseminierter intravasaler Gerinnung verursacht wird (im Knochenmark ist eine normale bis erhöhte Anzahl von Megakaryozyten zu finden),
3. durch abnorme Verteilung oder Abbau von Thrombozyten in der Milz bei Hypersplenie entsteht.

Eine verminderte Thrombozytenproduktion wird bei der Katze bei aplastischer Anämie infolge einer FeLV-Infektion beobachtet, ebenso bei leukämischer Myelophthisis. Ist die Anzahl der Thrombozyten bis auf 50–75 000/µl abgesunken, muß mit Blutungen gerechnet werden.

Chemotherapeutika, welche die Knochenmarkfunktion beeinträchtigen, wie Chloramphenicol, Phenylbutazon, verursachen eine Leukopenie vor einer Thrombozytopenie, da die Blutplättchen mit 8 bis 9 Tagen eine längere Lebensdauer als die Granulozyten haben.

Immunreaktionsbedingte Thrombozytopenie, bei der die Plättchen durch Antithrombozyten-Antikörper zerstört werden, zeichnet sich oft durch große Plättchen aus, die in ihrer Funktion wirksamer als normale Thrombozyten sind (Abb. 3.13.). Die Plättchenzahl kann dann bis auf 10 000/µl abfallen, bevor es zu Blutungen kommt. Mit spezifischen Tests können die Antiplättchen-Antikörper nachgewiesen werden: mit dem Thrombozytenfaktor-3-Freisetzungstest und einem Immunfluoreszenztest, der die auf den Megakaryozyten im Knochenmark befindlichen Antithrombozyten-Antikörper erfaßt. Bei Katzen sind durch Immunreaktionen bedingte Thrombozytopenien nur selten beobachtet worden.

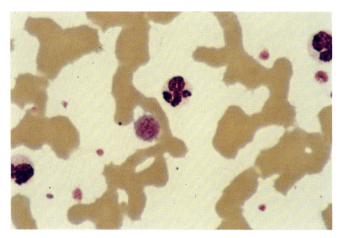

Abb. 3.13. Ein großer Thrombozyt sowie mehrere normale Thrombozyten.

3.3.2.2. Koagulopathien

Erworbene Gerinnungsstörungen werden durch die Aufnahme von in Rodentiziden enthaltenen *Cumarinverbindungen* ausgelöst. Die in Ködern ausgelegten Gifte werden von den in der Futteraufnahme wählerischen Katzen seltener aufgenommen als von Hunden. Cumarinderivate sind Vitamin-K-Antagonisten. Sie nehmen Einfluß auf die an der Prothrombinsynthese beteiligten Gerinnungsfaktoren II, VII, IX und X.

Krankheitsverlauf: Da erst nach Verbrauch des vorhandenen Prothrombins die Cumarinwirkung deutlich wird, treten Blutungen verzögert auf, oft erst Stunden nach der Giftaufnahme. Blutungsneigung mit Hämatombildung, subkutane Blutungen, auch Blutungen in Körperhöhlen (Hämatothorax, Hämaskos) stellen sich ein. Die Schleimhäute werden blaß, Herz und Puls schwach und frequent. Zur *Diagnosesicherung* werden die Prothrombinzeit oder der Quick-Test kontrolliert, die die Cumarinvergiftung durch eine verlängerte Gerinnungszeit anzeigen.

Therapie: Bei ausgeprägter Anämie und niedrigem Hämatokritwert (20 Vol.-%) ist eine Bluttransfusion angezeigt. Sie wird unterstützt durch die Gabe von Vitamin K, (Konakion®️ 5 mg i. v., i. m., s. c. 2mal täglich) über einen längeren Zeitraum unter Blutbildkontrolle, da nicht bekannt ist, wieviel vom Cumarin aufgenommen wurde und wann es vollständig verbraucht ist. Zu frühes Absetzen der Vitamin-K-Therapie führt zu erneuten Blutungen.

Bei schweren *Lebererkrankungen* ist mit Blutungsneigung zu rechnen. Die Faktoren II, VII, IX und X werden in der Leber gebildet. Mit der Einschränkung ihrer Produktion ist bei schweren Lebererkrankungen zu rechnen. Da die genannten Faktoren nur eine kurze Halbwertszeit haben, kommt es bald zu einem Mangel an gerinnungsaktiven Substanzen. Die Gerinnungstests zeigen das gleiche Ergebnis wie bei Vergiftungen mit Stoffen aus der Dicumarolgruppe. Kontrolle der Leberfunktion durch Überprüfen der Leberenzyme hilft die Diagnose sichern.

3.3.2.3. Disseminierte intravasale Gerinnung (Verbrauchskoagulopathie)

Es handelt sich hierbei um keine selbständige Erkrankung sondern um die Folge schwerer Blutgerinnungsstörungen, die bei verschiedenen Krankheiten auftreten können. Dabei stellen sich durch Aktivierung der Gerinnung und/oder Fibrinolyse Veränderungen ein, wie:
– Verbrauch von Gerinnungsfaktoren und Thrombozyten,
– Bildung antihämostatisch wirkender Fibrinogen- und Fibrinspaltprodukte,
– Bildung von Mikrothromben in einzelnen oder mehreren Organen,
– Auftreten von Fragmentozyten (mechanisch, durch Fibrinfäden veränderte Erythrozyten) im Gefäßsystem mit Hämolyse und teilweiser Verlegung der Endstrombahn.

Mit einer disseminierten intravasalen Gerinnung ist zu rechnen bei malignen Tumoren, Schock, Sepsis, schweren Verletzungen, Panleukopenie. Zuerst kommt es zu einer Hyperkoagulabilität mit Bildung von Mikrothromben in Organen und damit zur Organschädigung. Der vermehrte Verbrauch gerinnungsaktiver Substanzen führt schließlich zu einem Mangel an diesen Stoffen, so daß sich schwer stillbare Blutungen (hämorrhagische Diathese) einstellen.

Als *klinische Symptome* stehen spontane Blutungen im Vordergrund, gefolgt von entsprechenden – durch die Mikrothrombosierung verursachten – Organveränderungen der auslösenden Krankheit. Stellen sich diese Gerinnungsstörungen allmählich ein, so fallen neben Anorexie, Lethargie und Abmagerung Petechien und Spontanblutungen auf. Im Blutbild findet sich eine normale Thrombozytenzahl, bei leichter Anämie lassen sich einzelne Fragmentozyten nachweisen, die Gerinnungsfaktoren sind unverändert. Kommt es jedoch bei akuten oder chronischen Erkrankungen zu einer plötzlichen Verschlechterung des Zustandes und treten spontan Blutungen auf, so liegt eine akute disseminierte Gerinnungsstörung vor. Die Gerinnungsfaktoren sind gestört, und es lassen sich vermehrt Fibrinspaltprodukte nachweisen.

In der *Therapie* ist die auslösende Grundkrankheit zu bekämpfen. Störungen im Elektrolyt- und Säure-Basen-Haushalt sind durch entsprechende Infusionen auszugleichen sowie durch Transfusion von Frischblut die Gerinnungsfaktoren zu ersetzen. Als Antikoagulans ist Heparin (100 E/kg) zu empfehlen, wobei die Behandlung bis zur Besserung alle 90 Minuten zu wiederholen ist. Bei mildem Verlauf oder frühzeitigem Erkennen der Störung kann auch Acetylsalicylsäure (Aspirin® – Vorsicht bei der Katze!) eingesetzt werden (100 mg alle 3 Tage). Aspirin hilft die Plättchenaggregation verhindern.

3.3.2.4. Erbliche Gerinnungsstörungen

Über erbliche Gerinnungsstörungen bei der Katze wird nur vereinzelt berichtet. Bei drei Katzen mit postoperativ aufgetretenen Blutungen ist ein ausgeprägter *Faktor-VIII-Mangel (Hämophilie A)* aufgedeckt worden. Die untersuchten Tiere waren nicht miteinander verwandt. Auch konnten bei ihnen keine spontanen Blutungen, wie sonst bei Faktor-VIII-Mangel, beobachtet werden. Das Von-Willebrand-Syndrom wurde bei Katzen bislang noch nicht beschrieben. Über einen *Faktor-IX-Mangel (Hämophilie B)* ist von drei englischen Kurzhaarkatzen berichtet worden. Auch dieser Faktor ist wie der Hämophiliefaktor A an das X-Chromosom gebunden. Die *klinischen Befunde* sind gleich. Faktor IX ist im Plasma stabil mit einer Halbwertzeit von 12 bis 24 Stunden; Faktor VIII ist nicht stabil. Beide Störungen können über die Faktorenanalyse diagnostiziert werden.

Als erbliche Gerinnungsstörung kann bei Katzen ein *Faktor-XII-Mangel* beobachtet werden. Der das Intrinsic-System prüfende PTT-Wert weicht von der Norm ab. Zur Differenzierung sollten nicht nur die Faktoren VIII und IX geprüft werden, sondern auch der Faktor XII. Bei Faktor-XII-Mangel werden keine abnormen Blutungen festgestellt.

3.3.3. Veränderungen des weißen Blutbildes

Bei der Auswertung des weißen Blutbildes sind bei der Katze vorausgegangene Aufregungen, Furcht und starke Muskeltätigkeit zu berücksichtigen. *Gesunde Tiere* reagieren mit einem Anstieg der Leukozytenzahl, wobei neutrophile Granulozyten wie Lymphozyten gleichstark erhöht sind. Diese Veränderungen können vermieden werden, wenn es gelingt, mit den Tieren bei der Untersuchung und Blutentnahme so ruhig wie möglich umzugehen.

Mit einer *Leukozytose* ist auch unter dem Einfluß von Corticosteroiden zu rechnen, z. B. bei Streß und Schmerz. Die Leukozytose tritt 4 bis 6 Stunden später auf, normalisiert sich dann wieder in den folgenden 24 Stunden, wenn keine Wiederholungssituation auftritt. Die Leukozytose wird begleitet von einer Neutrophilie, Monozytose bei gleichzeitiger Lympho- und Eosinopenie. An der Normalisierung der Lymphozyten- und Eosinophilenwerte kann die beginnende Genesung abgelesen werden.

Erkrankungen mit nur geringer Beteiligung von Neutrophilen am entzündlichen Exsudat, wie z. B. bei hämorrhagischer Zystitis, Dermatitis seborrhoica, katarrhalischer und hämorrhagischer Enteritis und Tracheobronchitis, sind gekennzeichnet durch eine normale Anzahl neutrophiler Granulozyten im Blutausstrich. Bei purulenten Erkrankungen nimmt die Zahl der Leukozyten zu, aus dem Knochenmark werden vermehrt segmentierte neutrophile Granulozyten freigesetzt. Bei starken Anforderungen an das Mark erscheinen im peripheren Blut auch stabkernige Neutrophile, die dann im Ausstrich in größerer Zahl zu finden sind. Es kommt zur *Kernlinksverschiebung*. Die Zahl der Leukozyten kann auf 18 bis 30 000/µl ansteigen, im Extremfall auch bis auf 50 bis 70 000/µl.

Bei akuten bakteriellen Infektionen mit ausgeprägter Sepsis kann es zur Überforderung des Knochenmarks kommen; eine *Neutropenie* stellt sich ein. Im Knochenmark sind nur frühe Stadien der Vorläuferzellen der Granulozyten zu finden. Diese Erscheinungen können bei Katzen mit akuten eitrigen Prozessen in Brusthöhle, Lunge, Bauchhöhle und Uterus beobachtet werden.

Eine Verminderung der Leukozytenzahl mit *Neutropenie und Lymphopenie* wird bei durch Viren verursachten Infektionskrankheiten, wie Panleukopenie, feliner infektiöser Peritonitis, feliner Leukämie, beobachtet. Sie ist am ausgeprägtesten bei der durch das feline Parvovirus hervorgerufenen Panleukopenie. Etwa 4 Tage nach der Infektion tritt die *Leukopenie* auf. Im Knochenmark kommt es zu einer Beeinträchtigung der sich schnell teilenden Vorläuferzellen der neutrophilen Granulozyten. Drei bis fünf Tage nach der Infektion, die Zeit, die für die Heranreifung der segmentierten Granulozyten erforderlich ist, wird die Neutropenie deutlich. Bei Katzen, welche die Infektion überleben, stellt sich dann im Knochenmark die Nachbildung der Granulozyten wieder ein. Die Neutropenie wird dann zur Neutrophilie. Bleibt die Lymphopenie dagegen über längere Zeit bestehen, muß sie als ungünstiges Zeichen gewertet werden.

Wird bei Virusinfektionen die *Granulozytopoese* beeinträchtigt, muß auch damit gerechnet werden, daß die Erythropoese und Plättchenbildung in Mitleidenschaft gezogen werden. Eine Leukopenie kann auch durch Medikamente ausgelöst werden, wie Phenylbutazon, Prothiouracil, Cyclophosphamide. Ebenso führt der Einsatz von Corticosteroiden zur Lympho- und Eosinopenie.

Eosinophilie wird bei Tieren mit Parasitenbefall beobachtet. Dabei soll das Ergebnis eindeutiger ausfallen, wenn es bereits zu Gewebsreaktionen gekommen ist. Eosinophilie tritt auch bei allergischen Reaktionen auf und wird beim eosinophilen Granulomkomplex, bei der eosinophilen Gastroenteritis und der eosinophilen Pneumonitis beobachtet.

3.4. Tumoren des hämatopoetischen Systems

Die hämatopoetischen Organe – Knochenmark, lymphatische Einrichtungen von Geweben und Organen, Lymphknoten, Leber, Milz – bestehen aus proliferierenden Geweben, die tumorösen Störungen unterliegen können. Alle dort sich entwickelnden Zellreihen mit deren Vorläuferzellen sind hiervon betroffen. Entsprechend sind tumoröse Veränderungen der lymphatischen Organe und solche, die vom Knochenmark ausgehen, zu unterscheiden:

– **Lymphatische Tumoren**
  - Lymphosarkom
    Mediastinallymphosarkom
    Alimentäre Form des Lymphosarkoms
    Multizentrische Form des Lymphosarkoms
  - Lymphatische Leukämie
    Akute lymphoblastische Leukämie
    Chronische lymphozytäre Leukämie
  - Thymom
  - Plasmazellenleukämie
– **Tumoren des Knochenmarks**
  - Myeloisch-granulozytäre (neutrophile) Leukämie
  - Eosinophile Leukämie
  - Basophile Leukämie
  - Monozyten-Monoblasten-Leukämie
  - Undifferenzierte Leukämie (Retikuloendotheliose)
  - Erythromyelose
  - Erythroleukämie
  - Megakaryozytenleukämie
  - Myelofibrose
  - Polycythaemia vera rubra
– **Mastzellenleukose**

Von den lymphatischen Organen ausgehende Neubildungen haben mit 30 bis 45% den größten Anteil an den bei Katzen beobachteten Tumoren. Maligne Tumorbildungen sind bei Katzen häufig und treten in vielgestaltiger Form auf. Dabei handelt es sich zu 90% um *lymphoproliferative Tumoren*, aber auch die Zellreihen des roten, des granulozytären Systems wie auch nicht-hämatopoetische Zellreihen können betroffen sein. Eine besondere ätiologische Rolle fällt dabei dem felinen Leukämievirus (FeLV) zu. Als Spätfolge einer Infektion kann es bei Katzen, die nicht das an die Zellmembran assoziierte FOCMA (feline oncornavirus cell membrane antigen) entwickelt haben, zur Tumorbildung kommen, wobei – häufig durch Streß ausgelöst – ein in der Phase der Virämie induzierter Zellklon plötzlich beginnt, sich ungehemmt zu vermehren und schließlich tumoröse Veränderungen herbeizuführen. Lymphoproliferative Tumorbildungen können jedoch auch unabhängig von einer FeLV-Infektion entstehen. Da aber bei Katzen mit Veränderungen an den lymphatischen Organen der FeLV-Test zu 70% positiv ausfällt, ist eine Unterscheidung zwischen Tumorbildung infolge einer Retrovirusinfektion und einer Tumorbildung aus anderen Gründen schwierig. Bei Katzen mit myeloproliferativen Störungen fällt der FeLV-Test zu 100% positiv aus.

Bei der Entwicklung des Lymphozyten aus seinen Vorläuferzellen über den Lymphoblasten zur reifen lymphatischen Zelle können in jedem Differenzierungsabschnitt Störungen auftre-

und führen zu multiplen DNA-Veränderungen. Hierdurch wird die Nukleinsäure-Reduplikation und damit die Zellteilung beeinträchtigt.

Mitosehemmstoffe sind *Vinca-Alkaloide* (Vincristin®), sie hemmen die Zellteilung in der Metaphase. Durch Bindung der Substanzen an Tubulin unterbleibt die Ausbildung der Kernspindel. Vinca-Alkaloide hemmen darüber hinaus die DNA- und RNA-Synthese. Als dritte Komponente werden Glucocorticosteroide angewendet, welche die Tätigkeit des lymphatischen Gewebes herabsetzen. Zugleich kommt es zu einer Immunsuppression. Diese Stoffe rufen in Abhängigkeit von der Dosierung mehr oder weniger starke Nebenwirkungen hervor, die bei der Katze nicht so ausgeprägt wie beim Menschen auftreten. Entsprechend schonend muß die Therapie eingeleitet werden, um die in den Tumorzellen hervorzurufenden Veränderungen allmählich herbeizuführen und damit einen Stillstand oder Rückgang des Zellwachstums zu erzielen. Die Wirkung der genannten Chemotherapeutika ist dabei nicht allein auf die Tumorzellen gerichtet. Leukopenie und Thrombozytopenie können sich ebenso unter der Behandlung einstellen. Daher sind ständige *Blutbildkontrollen* erforderlich. Die Stoffe sind individuell zu dosieren und müssen u. U. auch lebenslang verabreicht werden. In vielen Fällen wird ein Stillstand oder Rückgang der Veränderungen und damit eine Besserung des Zustandes erreicht. Bleibt dieser Zustand der Remission länger als 5 bis 6 Monate erhalten, und besteht er auch noch nach 1 bis 2 Jahren, so kann von einer Heilung ausgegangen werden. In den meisten Fällen wird man sich mit einem Stillstand oder einem mehr oder weniger deutlichen Rückgang der tumorösen Veränderungen zufrieden geben müssen.

3.4.1.2. Lymphatische Leukämie

Hiermit wird eine maligne Proliferation lymphatischer Zellen bezeichnet, die im Knochenmark ihren Ursprung hat. Diese Zellen lassen sich dann im peripheren Blut nachweisen, können aber auch fehlen. Nach dem biologischen Verhalten dieser Zellen und auf Grund zytologischer Merkmale werden unterschieden: die *akute lymphoblastische Leukämie* und die *chronische lymphozytäre Leukämie*. Von den bei Katzen beobachteten, von den lymphatischen Organen ausgehenden Neubildungen sind Leukämien mit 7 bis 30% beteiligt. Sie sind diagnostisch vom Lymphosarkom abzugrenzen, da das Lymphosarkom eine deutlich bessere Prognose hat als die akuten lymphoblastischen Leukämien.

Die **akute lymphoblastische Leukämie** ist gekennzeichnet durch einen stürmischen Verlauf. Unreife Zellen der lymphatischen Reihe bis zu den Vorläuferzellen beherrschen das Bild in Knochenmark, Leber, Milz und auch anderen Organen. Blastenzellen sind größer als die normalen Lymphozyten, haben einen runden bis leicht eingedellten, exzentrisch liegenden Zellkern mit einem Nukleolus bis mehreren Nukleoli.

Klinische Symptome sind wenig spezifisch. Mattigkeit, Anorexie, Vomitus, Diarrhoe, Gewichtsverlust, Fieber und Dyspnoe sind bei den betroffenen Tieren in unterschiedlichem Ausmaß festzustellen. Gelegentlich werden auch neurologische Symptome beobachtet, wenn es zu einer Lymphozyteninfiltration des ZNS gekommen ist.

Diagnose: Im Blutbild dieser Katzen kann die Zahl der Leukozyten vom Normbereich bis zur extremen Leukozytose mit mehr als 100 000 Zellen/µl reichen. Dabei beherrschen Lymphoblasten das Bild. Die Zahl der neutrophilen Granulozyten dagegen ist herabgesetzt wie auch die Zahl der Erythrozyten und der Blutplättchen. Blasse Schleimhäute deuten auf eine mehr oder weniger ausgeprägte Anämie hin. Splenomegalie und Hepatomegalie sind weitere auffällige Symptome. Lymphknotenschwellungen sind nur mäßig. Zur Sicherung der Diagnose ist das Knochenmark durch Punktion zu untersuchen. Die Zahl der lymphatischen Blasten im Verhältnis zur Gesamtzahl kernhaltiger Zellen ist zu beurteilen. Eine lymphoblastische Leukämie wird bestätigt durch mehr als 30% Blasten im Knochenmarkaspirat.

Die **chronische lymphozytäre Leukämie** nimmt dagegen einen mehr schleichenden Krankheitsverlauf mit unspezifischen Symptomen. Auffällig werden über längere Zeit bestehende Störungen am Verdauungskanal.

Klinische Symptome sind Mattigkeit, Anorexie, Vomitus und Diarrhoe. Ebenso werden Spleno- und Hepatomegalie beobachtet, auch mit Ikterus verbunden.

Diagnose: Neben den genannten Symptomen geben das Blutbild, Knochenmark- und Gewebebioptate hinweisende Auskunft. Es besteht eine ausgeprägte Lymphozytose. Kleine, ausgereifte Lymphozyten beherrschen in großer Zahl das Blutbild, sind aber ebenso in Knochenmark und Organen nachzuweisen, die von ihnen infiltriert wurden.

Therapie: Während Katzen mit akuter lymphoblastischer Leukämie auf therapeutische Maßnahmen nur wenig reagieren, sind bei Tieren mit chronischer lymphozytärer Leukämie – bei entsprechender Geduld – durchaus Erfolge mit Zytostatika und Corticosteroiden zu erzielen. Anwendung finden bei akuter lymphoblastischer Leukämie Cyclophosphamide in Verbindung mit Corticosteroiden wie beim Lymphosarkom. Chlorambucil (Leukeran) im zweitägigen Abstand, begleitet von zweitägigen Corticosteroidgaben (oral), wird im Fall einer chronischen lymphozytären Leukämie eingesetzt. Alternativ kann auch Melphalan (Alkeran) angewendet werden. Bei Behandlungen mit Zytostatika sind eine wiederholte Blutbildkontrolle und Überprüfung des Knochenmarks unbedingt erforderlich. Dabei ist zu beachten, daß sich der Erfolg der Behandlung der chronischen lymphozytären Leukämie mit Rückgang der Lymphozytenzahl erst nach Monaten einstellen kann.

3.4.1.3. Thymom

Der Thymus ist ein lymphoepitheliales Organ, bestehend aus epithelialen wie lymphatischen Anteilen und liegt bei der heranwachsenden Katze zweilappig ventral im präkardialen Mediastinum dem Brustbein auf. Während der Entwicklung wandern in das ursprünglich epitheliale Organ lymphoide Zellen aus dem Knochenmark ein. Damit transformiert sich der Thymus zum lymphoepithelialen Organ. Er zeigt eine Läppchengliederung. Einem strangförmig zusammenhängenden verästelten Mark sitzt schalenförmig die Rinde auf. Das zentrale Mark mit gefäßführendem Bindegewebe übernimmt die Versorgung der Läppchen und Stränge, die äußere Markzone besteht aus retikulärem Bindegewebe, in das spärlich Lymphozyten und Makrophagen eingelagert sind. In der Rinde sind in ein grobmaschiges retikuläres Bindegewebe massenhaft Lymphozyten eingelagert, die hier zu immunkompetenten T-Lymphozyten differenzieren. Von hier erfolgt auch die Besiedlung der übrigen lymphatischen Gewebe wie Milz, Lymphknoten, Tonsillen und die bronchus- und darmassoziierten Gewebe. Mit Eintritt der Geschlechtsreife findet eine allmähliche Rückbildung des Thymus statt. Die Lymphozytenbesiedlung nimmt deutlich ab, das Thymusgewebe wird durch Binde- und Fettgewebe ersetzt. Beim erwachsenen Tier finden sich in diesem Thymusfettkörper nur noch einzelne aktive Parenchymbezirke.

Entsprechend der physiologischen Lage finden sich bei Bildung eines Thymoms Geschwulstmassen im Bereich des präkardialen Mediastinums. Nach dem vorherrschenden Zelltyp können Thymome mit vorwiegend epithelialem Gewebe von solchen mit überwiegend lymphatischem Gewebe unterschieden werden. Thymome sind bei Katzen selten, kommen aber im Gegensatz zum mediastinalen Lymphosarkom vorwiegend bei älteren Katzen

(6 Jahre und älter) vor, wobei diese Tiere zumeist eine FeLV-negative Reaktion zeigen. *Klinische Symptome* sind Mattigkeit, Husten und Dyspnoe.

Diagnose: Röntgenologisch lassen sich im vorderen Mediastinalbereich gewebeschattenge-bende Massen nachweisen, ebenso Zysten und Kavernen. Auch ein Pleuraerguß kann bestehen. Zytologisch lassen sich kleine Lymphozyten, Thymusepithelzellen, Mastzellen und Melanozyten nachweisen, selten Tumorzellen.

Differentialdiagnostisch ist ein Thymom vom Mediastinallymphosarkom nur mikroskopisch zu unterscheiden.

Therapie: Überwiegend handelt es sich um gutartige Geschwülste, die durch chirurgische Intervention entfernt werden können. Bei den selten vorkommenden malignen Geschwülsten ist mit Metastasen zu rechnen. Chemotherapeutisch kann Chlorambucil in zweitägigem Abstand kombiniert mit Corticosteroiden, eingesetzt werden (Blutbildkontrolle!).

3.4.1.4. Plasmazellenleukämie

Dieser Krankheit liegt eine tumoröse Veränderung enddifferenzierter B-Lymphozyten – auch als Plasmazellen bezeichnet – zu Grunde. Sind einzelne Organe betroffen, handelt es sich um ein **Plasmozytom,** das bei Katzen sehr selten beobachtet wird. Häufiger dagegen sind **Myelome,** die Veränderungen im Knochenmark bezeichnen. Die tumorös veränderten Zellen behalten dabei die Fähigkeit zur Synthese von Immunglobulinen. Erhöhte Serumprot-einkonzentrationen sind die Folge, verursacht durch ein monoklonales γ-Globulin. Ablage-rungen von Immunglobulinen in den Basalmembranen der Glomerula der Nieren können sich einstellen mit daraus resultierender Albuminurie und anschließender Hypalbuminämie. Sie kann ebenso fehlen bei gleichzeitiger Hyperproteinämie.

Klinische Symptome sind wenig spezifisch. Blasse Schleimhäute, Mattigkeit, Depression, Anorexie, fieberhafte Körpertemperatur und Anfälligkeit für Infektionskrankheiten sind zu beobachten.

Diagnose: Plasmazellen treten im peripheren Blut nur äußerst selten auf. In Organ- und Knochenmarkpunktaten können sich maligne Plasmazellen nur wenig von normalen Zellen unterscheiden, sie können aber auch vielgestaltig sein. Knochenmarkinfiltrationen haben eine Depression der Erythrozyto-, der Granulozyto- und der Thrombozytopoese zur Folge. Im peripheren Blut läßt sich dann eine Erythrozyto-, Granulozyto- und Thrombozytopenie beobachten. Weitere Befunde sind Hepato- und Splenomegalie. Röntgenologisch nachweis-bare Skelettveränderungen mit Spontanfrakturen, wie beim Hund zu beobachten, lassen sich bei der Katze nicht erheben.

Therapie: Es wird eine Kombination von Corticosteroiden mit Zytostatika (Melphalan) empfohlen. Einleitend sind beide Stoffe täglich über 10 Tage zu verabreichen, nachfolgend weiter jeden 2. Tag.

3.4.2. Tumoren des Knochenmarks

Etwa 10% aller Neubildungen des hämatopoetischen Systems der Katze entfallen auf vom Knochenmark ausgehende Tumoren. Alle Zellinien können hiervon betroffen sein. Da die meisten Neubildungen in erster Linie das Knochenmark beeinträchtigen, werden sie als wahre Leukämien bezeichnet. Die tumorös entarteten Zellinien zeigen im peripheren Blut wie im Knochenmark morphologisch unterschiedliche Zellbilder, dennoch ist es oftmals schwierig, sie entsprechend zuzuordnen. Zumeist wird auch nicht nur eine Zellinie in Mitleidenschaft gezogen, so daß die Bezeichnung *myeloproliferative Störung* gerechtfertigt erscheint.

Nach morphologischen und zytochemischen Merkmalen lassen sich die folgenden Formen der Leukämie unterscheiden.

Myeloisch-granulozytäre Leukämie bezeichnet die tumoröse Proliferation in der myeloischen Zellreihe im Knochenmark. Bei jungen Katzen mit hochakutem Krankheitsverlauf sind im Gegensatz zum Hund besonders die Zellen vom Typ Myeloblast im Knochenmark betroffen.

Klinische Symptome: Mattigkeit, Depression, Anorexie, Vomitus und Diarrhoe. Hepato- und Splenomegalie sind zu beobachten, aber auch andere Organe können in das Krankheitsgeschehen einbezogen sein.

Diagnose: Hinweisend sind Blutbildveränderungen, wie deutlich ausgeprägte normozytäre bis makrozytäre normochrome Anämie mit sehr niedrigem Hämatokritwert, Auftreten von kernhaltigen Erythrozyten bei gleichzeitiger Thrombozytopenie und Neutropenie. Die Leukozytenzahl kann von einer Leukopenie bis zur starken Leukozytose reichen. Im letzteren Fall beherrschen Myeloblasten das Bild. Myeloblasten sind gekennzeichnet durch ein hohes Kern-Plasma-Verhältnis, feines Chromatin und deutliche Nukleoli. Im Zytoplasma sind bisweilen Granula zu finden als Hinweis auf eine Entwicklung zum Promyelozyten.

Die Erkrankung führt innerhalb von 4 bis 8 Wochen zum Tod.

Therapie: Die Anwendung von Corticosteroiden und Zytostatika zeigt nur bedingten Erfolg.

Eosinophile Leukämie kommt bei der Katze selten vor. Wenn sie als maligne myeloproliferative Störung auftritt, ist im peripheren Blut und auch im Knochenmark bei ausgeprägter Leukozytose der Prozentsatz der eosinophilen Granulozyten sehr hoch zu erwarten.

Diagnose: Eosinophilie bis zu 80%. Auch jugendliche und stabkernige Eosinophile sind als Hinweis für die Unreife der Zellen zu werten. Ausgeprägte Eosinophilie kann auch als Ausdruck einer übersteigerten Immunantwort gewertet werden. Bei therapeutischem Einsatz von Glucocorticosteroiden ist mit einer Abnahme der Eosinophilenzahl zu rechnen, wenn es sich um eine Immunreaktion handelt. Bei myeloproliferativen Störungen ist nur mit einer schwachen Reaktion zu rechnen.

Basophile Leukämie ist ebenfalls eine seltene Erkrankung der Katze. Nur wenige Fälle sind beschrieben.

Klinische Symptome sind blaßgelbe Schleimhäute, vergrößerte Lymphknoten und Hepatomegalie.

Diagnose: Bei niedrigem Hämatokritwert und geringer Leukozytenzahl überwiegen leukämische Zellen: Myelozyten und Metamyelozyten mit feinen basophilen Granula. Toluidinblaufärbung zum Nachweis von Metachromasie. In Knochenmark, Leber und Lymphknoten ist mit den gleichen Zellen mit basophilen Granula zu rechnen. Die basophile Leukämie ist abzugrenzen gegen die Mastzell-Leukämie auf Grund der Zellmorphologie und Färbeeigenschaften.

Monozyten-Monoblasten-Leukämie ist eine bei Katzen selten beobachtete tumoröse Störung in der Entwicklungsreihe der Monozyten. Bei anämischen Katzen wird eine normale bis stark erhöhte Leukozytenzahl gefunden mit überwiegend Monozyten oder deren Vorläuferzellen.

Klinische Symptome sind Mattigkeit, Anorexie, Fieber. Herz, Nieren und Zentralnervensystem sind in das Krankheitsgeschehen einbezogen.

Diagnose: Im Blut und Knochenmark dieser Tiere sind reife und unreife Monozyten von 15 bis 25 µm Durchmesser zu finden. Bei erhöhtem Kern-Plasma-Verhältnis hat der Kern eine ovale bis nierenförmige Gestalt mit feiner bis grober Chromatinstruktur. Nukleoli können vorhanden sein und ebenso Mitosefiguren. Das Zytoplasma ist lichtblau bis grau gefärbt und enthält gelegentlich azurophile Granula. Auch Vakuolen können auftreten.

Undifferenzierte Leukämie, auch als **Retikuloendotheliose** bezeichnet, ist durch eine abnorme Vermehrung wenig differenzierter Zellen gekennzeichnet, die sowohl im Knochenmark als auch in den übrigen hämatopoetischen Organen auftreten. Sie lassen sich keiner der hämatopoetischen Zellreihen zuordnen. Die Meinungen zur Funktion dieser Zellen reichen von fehlendem Hinweis auf eine spezifische Differenzierung bis zur Annahme, daß es sich um pluripotente Zellen handelt, aus denen sich noch alle Zellreihen entwickeln können. Bei diesen Zellen sind jedoch keinerlei Anzeichen für Ansätze zur Reifung zu beobachten.

Klinische Symptome sind Lustlosigkeit, Anorexie, Gewichtsverlust, Blässe, Fieber, Splenomegalie bei gleichzeitiger Anämie.

Diagnose: Im Blutbild sind Normoblasten sowie eine ausgeprägte Leukozytose festzustellen. Letztere wird durch die undifferenzierten weißen Zellen bedingt, die auch im Knochenmark nachzuweisen sind. Diese abnormen Zellen sind 12 bis 16 bis 20 µm groß, rund bis oval, mit großem, fast die ganze Zelle einnehmendem Kern und Nukleolus; feinmaschiges Chromatin und einige azurophile Granula im blauen Zytoplasma sind weitere Charakteristika dieser Zellen. Zuweilen bildet das Zytoplasma auch pseudopodienähnlich Fortsätze.

Therapie: Eine Behandlung dieser myeloproliferativen Störungen ist sehr unbefriedigend. Der Einsatz von Zytostatika und Glucocorticosteroiden sollte unter gleichzeitiger Blutbildkontrolle versucht werden.

Als **Erythromyelose** bezeichnet man eine maligne Zellproliferation früher Vorläuferzellen der Erythrozyten im Knochenmark. Die Zellen sind auch im peripheren Blut in unterschiedlicher Zahl anzutreffen. Es erkranken zumeist junge erwachsene Katzen.

Klinische Symptome entsprechen den bei myeloproliferativen Störungen beobachteten: Inappetenz, Gewichtsverlust, Blässe, Fieber, Splenomegalie.

Diagnose: Betroffene Tiere sind stark anämisch. Es besteht eine normo- bis makrozytäre normochrome – nicht regenerative – Anämie. Massenhaft kernhaltige Erythrozyten beherrschen das Bild, Retikulozyten jedoch fehlen, auch die Thrombozytenzahl ist stark vermindert.

Erythroleukämie. Werden neben abnormen Zellen der roten Reihe auch noch unreife Zellen aus der myeloischen Reihe aufgefunden, handelt es sich um eine Erythroleukämie. Beide Erkrankungen, die Erythromyelose und die Erythroleukämie, sind nicht eindeutig voneinander zu differenzieren. Beiden Störungen ist eine abnorme Reifung der Erythrozyten gemeinsam, wobei Kern- und Zytoplasmareifung nicht parallel zueinander verlaufen. Der Unterschied zur Erythromyelose besteht darin, daß neben Vorläuferzellen aus der roten Reihe hier auch unreife Zellen aus der myeloischen Reihe auftreten, und zwar im Kreislauf wie im Knochenmark.

Megakaryozytenleukämie ist gekennzeichnet durch eine starke Proliferation von Megakaryozyten, die zu einer Thrombozythämie führt.

Klinische Symptome entsprechen den bei der Erythromyelose und Erythroleukämie erhobenen Befunden.

Diagnose: Im peripheren Blut treten große, z. T. bizarr geformte Plättchen auf, auch sind Fragmente von Megakaryozyten zu finden. Die Plättchenzahl steigt auf über 1 Million pro Mikroliter. Im Knochenmark sind reichlich reife wie auch unreife Megakaryozyten zu finden.

Da Endothelzellen und Megakaryozyten allein und keine anderen hämatopoetischen Zellen den Faktor VIII synthetisieren können, gelingt die Identifizierung der malignen Zellpopulation über den Nachweis des Faktors VIII in diesen Zellen.

Myelofibrose. Das Endstadium myeloproliferativer Störungen ist oft die Myelofibrose. Fibroblastenproliferation führt zur intramedullären Fibrose und damit zur Verdrängung hämatopoetischer Stammzellen. Die normale Hämatopoese ist gestört. Seltener dagegen kommt es zur Osteosklerose mit Kortikalisverdickung und Einengung des Markraumes der langen Röhrenknochen. Als Folge des Elastizitätsverlustes der Knochen besteht Frakturgefahr.

Die *klinischen Symptome* entsprechen den bei myeloproliferativen Störungen beobachteten Befunden.

Diagnose: aplastische Anämie. Knochenmark zur weiteren Diagnostik ist durch Aspiration nur schwer zu gewinnen, es werden Biopsieproben erforderlich.

Polycythaemia vera rubra. Diese Erkrankung wird bei Katzen selten beobachtet. Maligne Störungen der Erythropoese mit autonomer Proliferation roter Vorläuferzellen ohne Kontrolle durch Erythropoetin verursachen das Krankheitsbild. Die proliferierenden Zellen teilen sich – nur wesentlich schneller – als normale rote Zellen. Der Hämatokritwert steigt bei diesen Tieren deutlich an, die im peripheren Blut befindlichen Erythrozyten haben dabei normales Aussehen. Dennoch wird diese Störung als maligne Proliferation eingestuft, da die Zellteilung nicht mehr kontrolliert erfolgt.

Klinische Symptome sind Anorexie, Vomitus, tief rot gefärbte Schleimhäute.

Diagnose: Hoher Hämatokritwert und große Erythrozytenzahl mit hoher Hämoglobinkonzentration sind hinweisende Befunde.

Therapie: Aderlaß bei gleichzeitiger Infusion von Elektrolytlösungen zur Senkung des Hämatokritwertes werden empfohlen. Eine Einschränkung der Zellproliferation kann mit dem Zytostatikum Hydroxycarbamid unter Blutbildkontrolle versucht werden.

3.4.3. Mastzellenleukose

Mastzellen leiten sich vom Bindegewebe ab. Sie sind bei gesunden Katzen in der Haut, im Darm und im mononukleären phagozytären System zahlreich anzutreffen. Durch Mastzellen hervorgerufene tumoröse Veränderungen sind bei Katzen selten. Neubildungen können aber in der Haut und in den Abdominalorganen beobachtet werden. Entsprechend wird eine kutane von einer viszeralen Mastzellenleukose unterschieden. In diese Störungen können auch die hämatopoetischen Organe einbezogen sein.

Klinische Symptome: Diffus bis umschriebene Umfangsvermehrungen im Kopf-Nackenbereich kennzeichnen die Mastzellenleukose der Haut. Umfangsvermehrungen des Abdomens, bedingt durch in der Bauchhöhle palpable Massen, zeigen die viszerale Mastzellenleukose an. Tumoröse Veränderungen betreffen hierbei den Dünndarm. Entsprechend sind gastrointestinale Befunde wie Anorexie, Vomitus und Diarrhoe zu beobachten. Auch Leber und Milz können einbezogen sein; Hepato- und Splenomegalie lassen sich nachweisen.

Diagnose: Nadelbioptate oder Abklatschpräparate sind von Tumoren, Lymphknoten und Knochenmark auf Mastzellen zu untersuchen. Dabei können sie mit basophilen Granulozyten verwechselt werden. Mastzellen sind aber größer, besonders wenn es sich um unreife Zellen handelt. Sie haben einen runden bis ovalen Zellkern mit zahlreichen größeren Granula im Zytoplasma.

Therapie: Solitäre Tumoren haben eine gute Prognose, wenn sie sich chirurgisch entfernen lassen. Bei Splenomegalie ist Milzexstirpation angezeigt. Zusätzlich sind Corticosteroide einzusetzen.

Literatur

BEGEMANN, H., und RASTETTER, J. (1986): Klinische Hämatologie. Georg Thieme, Stuttgart–New York.

ETTINGER, ST. J. (1983): Textboock of Veterinary Medicine – Diseases of the Dog and Cat. W. B. Saunders Comp., Philadelphia–London–Toronto.

HAWKEY, C. M., und DENNET, T. B. (1990): Farbatlas der Hämatologie. Schlütersche Verlagsanstalt und Druckerei, Hannover.

JAIN, N. C. (1986): Schalm's Veterinary Hematology. Lea and Febiger, Philadelphia.

KANEKO, J. J. (1980): Clinical Biochemistry of Domestic Animals. Academic Press, New York.

KELLER, P., und FREUDIGER, U. (1983): Atlas der Hämatologie. Paul Parey, Berlin–Hamburg.

4. Herz-Kreislauf-System

(ANDREA TIPOLD und ILSE SCHWENDENWEIN)

4.1. Einleitung

Die Frequenz von Erkrankungen des Herzens und des Kreislaufs liegt bei der Katze weit unter der des Hundes. Die domestizierte Katze scheint durch die Haltungsform und *verhaltensphysiologische Eigenschaften*, wie z. B. sehr ausgeprägte Schlafphasen, Herzerkrankungen im Anfangsstadium gut kompensieren zu können. Der Krankheitsprozeß ist meist weit fortgeschritten, bis der Besitzer den veränderten Gesundheitszustand seiner Katze erkennt und den Tierarzt aufsucht. Die ersten Symptome sind meistens Mattigkeit, Appetitlosigkeit, gefolgt von Dyspnoe, die durch ein Lungenödem oder einen Hydrothorax bedingt ist. Im Gegensatz zu einigen anderen Tierarten wird Husten selten als erstes Anzeichen einer Herzerkrankung festgestellt. Selten auch werden die klinischen Symptome einer Thromboembolie als erste Anzeichen einer Herzerkrankung gesehen.

An der I. Medizinischen Klinik in Wien werden jährlich ca. 3000 Katzen ambulant behandelt. Dabei werden bei 3 bis 4% der Patienten Herzerkrankungen klinisch diagnostiziert (Jahre 1986–1988). Auch im Sektionsgut der Pathologie der Veterinärmedizinischen Universität Wien wird dieser Prozentsatz an Herzerkrankungen angegeben.

HÄNICHEN (1986) gab bei einem 12 Jahre umfassenden Sektionsgut des Institutes für Tierpathologie der Universität München den Anteil von Herzerkrankungen bei Katzen mit 4,7% an. Auf Kardiomyopathien entfielen 3,6%, was einem Anteil von 86% aller Herzerkrankungen bei Katzen entspricht. In den USA (New York) wurde von FOX (1988) ein höherer Prozentsatz von Herzerkrankungen (8,5%), die bei Sektionen nachgewiesen wurden, angegeben. BOND und FOX (1984) meinten, daß durch die verbesserte Diagnostik der klinisch diagnostizierte Anteil an Herzerkrankungen sogar auf 12 bis 15% ansteigen wird.

4.2. Klinische Untersuchung

Die Untersuchung des Kreislaufapparates darf sich auch bei der Katze nicht nur auf das Herz und die makroskopisch durch Adspektion oder Palpation zu erfassenden peripheren Gefäße erstrecken. Störungen des Kreislaufsystems können sich in nahezu allen Organen auswirken. Umgekehrt können andere Organkrankheiten (z. B. Hyperthyreoidismus, Elektrolytimbalancen) das Herz beeinträchtigen. Es ist bei jeder vermuteten Herz-Kreislauf-Erkrankung ein vollständiger Untersuchungsgang durchzuführen. Bei jeder Organuntersuchung oder Untersuchung eines Körperteils muß auch immer beachtet werden, daß eine Störung dieser Organfunktion auch durch eine Kreislaufschädigung bedingt sein könnte.

Nach Aufnahme des *Signalement* (angeborene Herzerkrankungen sind bei jungen Tieren wahrscheinlicher) sollte die **Anamnese** ausführlich erhoben werden. Neben der Ursache der Vorstellung beim Tierarzt sind der Erkrankungsbeginn, die Dauer und der Verlauf der

Erkrankung (akut, chronisch, rezidivierend, progredient) von Bedeutung. Weiters sind Fragen nach dem Appetit, rascher Ermüdbarkeit, schlechtem Wachstum, Schweratmigkeit, Husten, Umweltbedingungen (Wohnungskatze oder freilaufendes Tier), nach vorhergehenden Krankheiten, Vorbehandlung und Ansprechen auf allfällige Therapien usw. zu stellen.

Die klinische Untersuchung beginnt mit der Beobachtung des Tieres, was schon bei der Erhebung der Anamnese durchgeführt werden kann. Bei der Beurteilung des **Allgemeinverhaltens** und der **Körperhaltung** wird auf vermehrte Müdigkeit und Abgeschlagenheit, Unruhe, Erstickungsangst usw. geachtet.

Die Ermittlung des **Ernährungszustandes** erfolgt durch Adspektion und Palpation. In unserem Patientengut neigen dicke, in der Wohnung gehaltene Katzen häufiger zu Kardiomyopathien als freilaufende Tiere; Jungtiere mit angeborenen Herzfehlern bleiben häufig im Wachstum zurück.

Die **Hautelastizität** kann bei Kreislaufstörungen durch eine verminderte Flüssigkeitszufuhr zum Gewebe vermindert sein.

Die **Hauttemperatur** ist häufig bei Kreislaufschwächen allgemein erniedrigt bzw. es kann eine lokale Verminderung infolge einer Ischämie (Thromboembolie) diagnostiziert werden. Bei starker Beeinträchtigung des Herz-Kreislauf-Systems ist die **innere Körpertemperatur** ebenfalls erniedrigt.

Die **Schleimhäute**, die bei physiologischer Durchblutung und physiologischem Erythrozyten- und Hämoglobingehalt eine blaßrosa Färbung aufweisen, können als Folge einer Minderdurchblutung anämisch werden (pseudoanämische Blässe). Eine meist nur geringgradige Zyanose, bedingt durch einen verminderten Sauerstoffgehalt des Blutes, kann vorkommen.

Bei Auftreten eines Lungenödems ist besonders im Endstadium ein serös-rötlicher bzw. schaumiger **Ausfluß** aus Nase und Mund zu beobachten.

Ein Venenpuls sowie überhaupt **Stauungen der venösen Gefäße** im Bereich der Hautoberfläche sind bei der Katze selten zu beobachten. Bei einer Rechtsherzinsuffizienz kann infolge einer Erhöhung des zentralvenösen Druckes die Vena jugularis gestaut sein. Dieses Phänomen ist bei Anhebung des Kopfes zu sehen (evtl. Haare anfeuchten oder scheiteln).

Der **Puls** wird bei der Katze an der Arteria femoralis an der Innenseite des Oberschenkels im Schenkelkanal beidseitig gefühlt, und die Gefäße der beiden Extremitäten werden miteinander verglichen. Beurteilt werden Frequenz, Qualität (Kraft und Form der Pulswelle), Rhythmus, Gleichmäßigkeit sowie Füllung und Spannung des Gefäßes. Die physiologische *Pulsfrequenz* beträgt 108–132/min, bei Aufregung während der Untersuchung bis 200/min. Die physiologische Kraft bzw. *Qualität der Pulswelle* wird als kräftig bezeichnet, Verminderungen werden in mittelkräftig, schwach und unfühlbar unterteilt. Die Pulswellen sind meist regelmäßig, auf *Rhythmusstörungen* ist zu achten. Ein ungleichmäßiger Puls wird wegen der Kleinheit des Gefäßes nur in ausgeprägten Fällen erkannt. Die Arteria femoralis ist bei guter Füllung etwa strohhalmdick. Eine Verminderung der Füllung ist ebenso wie die der *Spannung der Gefäßwand* erst in ausgeprägten Fällen erkennbar. Katzen mit thromboembolischem Verschluß der Aorta oder ihrer Aufzweigung haben oft einen unfühlbaren Puls und deutlich kühlere Extremitäten bzw. es ist nur eine Extremität davon betroffen.

Bei der Beurteilung der **Atmung** wird in den meisten Fällen einer Herzerkrankung eine *Dyspnoe* festgestellt (Abb. 4.1.). Bei Linksherzversagen kommt es zu Blutansammlung in der linken Vorkammer bzw. der Lungenvene und damit zu einer Blutstauung und Blutdruckerhöhung in der Lunge, die zum Lungenödem führen: *Stauungslunge*. Folgen davon sind Atembeschwerden, besonders bei Anstrengung, und Bewegungsunlust, sowie infolge des ungenügen-

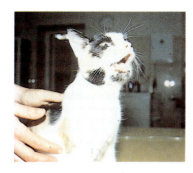

Abb. 4.1. Dyspnoe infolge kardialer Insuffizienz.

den Gasaustausches in der Lunge Zyanose. In einigen Fällen tritt Husten auf (evtl. mit Auswürgen von wenig weißem Schaum), und man hört bei der Auskultation kleinblasige, feuchte Rasselgeräusche. Hält der Stauungszustand an, so kann es zum Hydrothorax und Hydroperikard kommen. Durch den Druck der Flüssigkeit in den Pleurahöhlen auf die Lunge wird die Atmung weiter erschwert, es kommt zur Atmung mit offenem Mund und verstärkter Zyanose. Die Katze nimmt gern eine sitzende Stellung mit aufgerichtetem Thorax ein (*Orthopnoe*; s. Abb. 4.1.).

Mit Hilfe der **Perkussion** des Thorax können beim möglichst stehenden oder in Brust-Bauch-Lage gelagertem Tier massive Pleuraergüsse ventral als Dämpfung nachgewiesen werden. Die Perkussion der Herzdämpfung selbst bringt bei der Katze keine verwertbaren Ergebnisse.

Zur **Palpation der Herzgegend** legt der Untersucher die Hände beidseits an den Thorax an. Man prüft die Intensität und Häufigkeit des Herzstoßes, gleichzeitig die Thoraxform und versucht eventuell, bei nicht zu stark ausgeprägter Dyspnoe, durch Druck Schmerz auszulösen. Der *Herzstoß* ist beidseitig, meist links etwas stärker als rechts fühlbar. Bei sehr kleinen Katzen, Herzvergrößerungen oder -verlagerungen kann er auf beiden Seiten gleich stark oder sogar rechts stärker als links fühlbar sein. Eine Verstärkung des Herzstoßes findet man auch bei Herzvergrößerung, bei besonders mageren Katzen und bei frequenter Herztätigkeit, also während der Erregung, im Fieber usw. Eine Abschwächung oder ein Unfühlbarwerden tritt auf, wenn der Abstand zwischen palpierender Handfläche und der sich kontrahierenden Herzmuskulatur größer wird, also bei Verdickung der Brustwand (adipöse Tiere), Schwartenbildung und Flüssigkeitsergüssen in die Pleurahöhle oder in den Herzbeutel. Außerdem kann man gelegentlich die Herzfrequenz und eventuelle Rhythmusänderungen der Herzaktion bzw. *„fühlbare" Herzgeräusche* feststellen. Schmerzhaft kann die Palpation vor allem bei Erkrankungen der Thoraxwand, Rippenbrüchen usw., seltener bei Entzündungen des Herzbeutels sein.

Wesentliche Ergebnisse für die Erkennung von Herzkrankheiten werden durch die **Auskultation von Lunge und Herz** erzielt, die mittels Phonendoskop durchgeführt wird. Im Bereich der **Lunge** wird auf eine Änderung des verschärft vesikulären *Atmungsgeräusches* und eventuell auftretende feuchte Rasselgeräusche (Lungenödem) bzw. auf ein abgeschwächt vesikuläres Atmen geachtet (oberflächliche Atmung, Pleuraerguß usw.). Die Auskultation der Lunge kann durch „Schnurren" der Katze unmöglich gemacht werden (Bronchophonie). Oft hilft ein leichter Druck auf den Kehlkopf, um das „Schnurren" zu unterbinden.

Das **Herz** wird zunächst links und dann rechts im Bereich des Herzspitzenstoßes (Mitralklappen- bzw. Trikuspidalklappenbereich) auskultiert, und das Fehlen bzw. Vorhandensein von

Herzgeräuschen, Rhythmusstörungen und abnorme Betonungen werden beurteilt. Dann wird links das Phonendoskop leicht nach kranial und dorsal gerückt, um den Bereich der Aorten- und Pulmonalklappe erreichen zu können (evtl. die Vorderextremität leicht nach vorn ziehen und abduzieren). Die *Herztöne* entstehen durch plötzliche Verlangsamung und Beschleunigung des Blutstromes und die dadurch bedingten Schwingungen des gesamten Herzens bei Systole und Diastole. *Herzgeräusche* werden durch Wirbelbildungen im Blutstrom infolge von Klappenfehlern (Stenosen und Insuffizienzen) und Septumdefekten (organische Herzgeräusche) oder infolge Steigerung der Strömungsgeschwindigkeit bzw. Verminderung der Viskosität des Blutes (anorganische Herzgeräusche bei Anämien) erzeugt. Weiters werden das zeitliche Auftreten des Geräusches (systolisch oder/und diastolisch), der Klangcharakter, die Lautstärke, das Punctum maximum und ob das Geräusch konstant oder inkonstant auftritt, beurteilt. Die *Puncta maxima* sind oft schwierig festzustellen. Selbst bei größeren Tieren kann man meist nur feststellen, daß ein Herzgeräusch links oder rechts deutlicher ist oder sich im Bereich der Herzbasis (Pulmonal- und Aortenklappenbereich) oder Herzspitze (Mitralklappe) befindet. Bei abnormaler Herzfrequenz oder Rhythmusstörungen, bei unterschiedlichen Abständen zwischen den Herzaktionen sollte ein Elektrokardiogramm durchgeführt werden.

Abschließend wird das **Abdomen** untersucht und vor allem auf die Größe der *Leber* (Stauungsleber) und vermehrte *Flüssigkeit im Bauchraum* (Aszites) geachtet. Kardial bedingter Aszites ist bei der Katze selten so stark ausgeprägt wie beim Hund.

4.3. Spezielle Untersuchungen

4.3.1. Röntgenuntersuchung

Die Röntgenuntersuchung des Thorax ist ein bedeutender Teil der Diagnostik von Herz-Kreislauf-Erkrankungen. Größen-, Form- und Lageveränderungen des Herzens sowie andere krankhafte Prozesse im Thoraxbereich, wie Stauungslunge, Pleuraergüsse usw., können beurteilt werden (s. auch Kap. 7. im Band 1 der „Krankheiten der Katze").

Die Aufnahmen sollten immer in zwei Ebenen, dorsoventral und latero-lateral, angefertigt werden. Bei den meisten Katzen sind Röntgenaufnahmen im nichtsedierten Zustand möglich. Bei großer Unruhe durch Atemnot kann leichte Sedierung vorteilhaft sein (Diazepam). Die *seitliche Aufnahme* wird meist im Liegen in linker Seitenlage mit vorgezogenen Vorderextremitäten durchgeführt. Der Zentralstrahl liegt zwischen 4. und 6. Rippe. Bei Seitenwechsel ändert sich der Herzschatten. Dies sollte bei Verlaufsuntersuchungen beachtet werden, oder die Röntgenuntersuchung wird in beiden Seitenlagen vorgenommen. Manchmal ist die Aufnahme des stehenden oder sitzenden Tieres wertvoll (Pleuraergüsse). Bei *dorsoventralem Strahlengang* ist ebenfalls auf exakte Lagerung zu achten. Die Katze liegt in Brust-Bauch-Lage mit vorgezogenen Vorder- und nach hinten gestreckten Hinterextremitäten. Der Zentralstrahl liegt in der Medianlinie hinter den zu palpierenden Enden der Schulterblattknorpel. Die Aufnahmen sollten am Ende der Inspiration erfolgen, was bei hoher Atmungsfrequenz oft schwierig ist. Die luftgefüllte Lunge ergibt einen guten Hintergrund und Kontrast gegenüber dem Herzschatten. Um eine Unschärfe durch Atmungsbewegungen möglichst zu vermeiden, sind die Belichtungszeiten je nach Ausstattung des Gerätes so klein wie möglich zu halten (0,02–0,04 s).

Im *latero-lateralen Strahlengang* liegt der *Herzschatten* bei gesunden Tieren etwa zwischen 4. und 6. Rippe, die Herzspitze berührt das Sternum kranial des Zwerchfelles an nur 1–2 Sternalsegmenten. Herzvergrößerungen führen zu Erweiterung, Verlängerung, Lage- oder Formveränderung des Herzens. Bei krankhaften Zuständen im Thorax, die durch die hämodynamischen Folgen einer Herzschwäche bedingt sind, wie Lungenödem und vor allem Pleuraerguß, ist es oft schwierig, die Herzform zu bestimmen. Die dorsoventrale Aufnahme ist günstig zur Erkennung einer Verlängerung und Erweiterung des Herzens. Ein sehr „breiter" Herzschatten spricht für eine Vergrößerung der linken Vorkammer oder rechten Vor- und Hauptkammer. In dorsoventraler Aufnahmetechnik ist bei Rechtsherzvergrößerung die rechte Herzkontur „runder" und der Abstand zwischen Herz- und rechter Thoraxwand vermindert. Ein „längerer" Herzschatten läßt auf eine Vergrößerung der linken Hauptkammer schließen. In der latero-lateralen Aufnahme ist bei Linksherzvergrößerung der Bereich zwischen Herzspitze und -basis erweitert. Bei einer Hypertrophie der linken Kammer bleibt die Herzspitze meist unverändert, während sie bei deren Dilatation abgerundet erscheint (Abb. 4.2.–4.5.).

Eine Darstellung des Herzens nach *intravasaler Kontrastmittelgabe* erleichtert oft die Beurteilung der Herzstrukturen. Die am einfachsten durchzuführende Kontrastmitteldarstellung ist eine nichtselektive Angiographie, wobei ein Kontrastmittel (nicht-ionogen, wie Iopamidol oder Iohexol 755 mg/ml in einer Dosierung von 0,75–2 ml/kg KM) in eine periphere (Vena cephalica antebrachii) oder zentrale Vene injiziert wird. Sie bringt durch die starke Kontrastmittelverdünnung nicht so gute Resultate wie selektive Angiographien über einen Herzkatheter, ist aber viel ungefährlicher. Die Resultate mit einer nichtselektiven Angiographie sind oft inkonstant. Hypertrophe und dilatative Kardiomyopathien lassen sich meist gut unterscheiden, manchmal sind auch Fülldefekte durch hochgradig vergrößerte Papillarmuskeln darstellbar. Sehr gut läßt sich ein Verschluß der Aorta oder ihrer Aufzweigungen durch einen plötzlichen Kontrastmittelstop darstellen.

4.3.2. Echokardiographie

Durch Einführung der Echokardiographie (Ultraschalluntersuchung) in die Beurteilung von Herzerkrankungen bei der Katze wurden die Diagnose- und Prognosestellung deutlich verbessert. Diese nichtinvasive Technik belastet den Patienten kaum (Ausnahme hochgradige Dyspnoe – hier sollte eine zu lange Manipulation unterlassen werden und die Untersuchung erst bei Stabilisierung des Patienten fortgesetzt werden) und hat eine hohe Aussagekraft.

Als Ultraschall werden hochfrequente mechanische Schwingungen von mehr als 20 000 Hz bezeichnet. In der Ultraschalldiagnostik kommt der Frequenzbereich 1–10 MHz zur Anwendung. Die durch den Schallkopf aufgenommenen *Echos* werden nach elektronischer Verarbeitung entweder im A-Mode-, B-Mode- oder M-Mode-Verfahren auf einem Bildschirm abgebildet. In der Echokardiographie werden Real-time-Scanner (B-Mode) verwendet, die ein *zweidimensionales Querschnittsbild* des Herzens liefern. Wird ein vertikaler Schnitt durch dieses Bild an einer Stelle gelegt und dieser am Bildschirm von links nach rechts geführt, kann das Gewebe in Bewegung beurteilt werden. Dieses M-Mode-Verfahren ist in der Echokardiographie vor allem beim sehr kleinen Herz der Katze hervorragend geeignet, die Bewegung und die Herzdimensionen zu beurteilen. Für die Echokardiographie der Katze werden Sector-Scanner (ein piezoelektrischer Kristall führt eine mechanische Rotationsbewegung

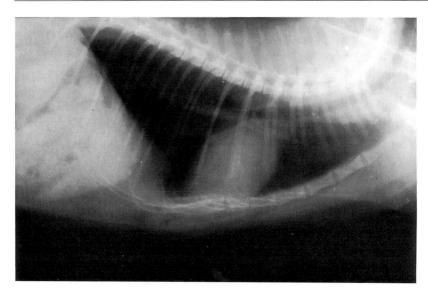

Abb. 4.2. Katze, Thorax, latero-lateraler Strahlengang: physiologische Herzform.

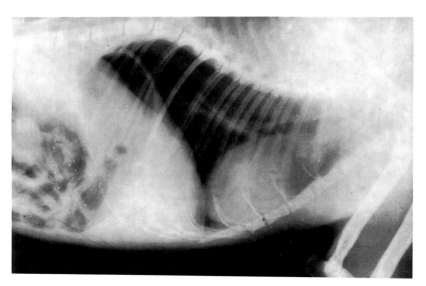

Abb. 4.3. Katze, Thorax, latero-lateraler Strahlengang: Vergrößerung der rechten Hauptkammer und der rechten Vorkammer.

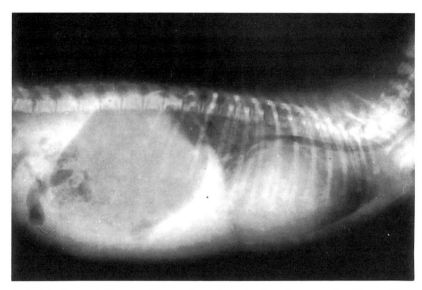

Abb. 4.4. Katze, 5 Monate, Thorax, latero-lateraler Strahlengang: Kugelform (Hypertrophie) des Herzens bei interventrikulärem Septumdefekt.

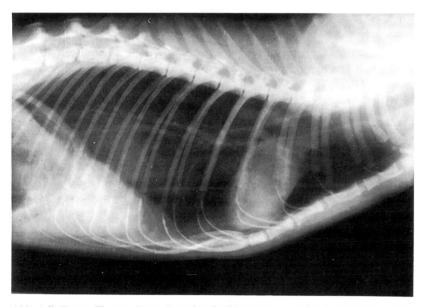

Abb. 4.5. Katze, Thorax, latero-lateraler Strahlengang: schmaler Herzschatten, Kollapsherz nach Thoraxtrauma.

Abb. 4.2.–4.5. Das Bildmaterial stammt von Dr. E. KÖPPEL (Universitätsklinik für Röntgenologie der Veterinärmedizinischen Universität Wien, Vorstand: O. Univ.-Prof. Dr. ELISABETH MAYRHOFER).

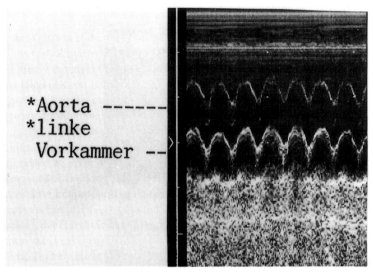

*Aorta ------
*linke
Vorkammer --

Abb. 4.6. c) M-Mode-Echokardiogramm derselben Katze (Aorta, linke Vorkammer).

4.3.3. Elektrokardiographie

Das Elektrokardiogramm stellt eine wichtige Hilfsuntersuchung zur Abklärung von Herz-Kreislauf-Erkrankungen dar.

● **Prinzip**
Die im Zuge der Erregungsbildung und Erregungsleitung am Herzen entstehenden Potentiale werden mit Hilfe von Elektroden mit einem nach dem Prinzip eines Galvanometers funktionierenden Elektrokardiographen von der Körperoberfläche abgeleitet und entlang der Zeitachse aufgezeichnet. Die dabei registrierten Kurven sind bestimmten *Phasen der Erregungsbildung und -leitung* zuzuordnen. Weichen sie von der physiologischen Konfiguration und Amplitude ab, so kann man wertvolle Hinweise auf Art und Auswirkung dieser Störungen gewinnen.

● **Aussagekraft**
Mit Hilfe eines Elektrokardiogramms können Erregungsbildungs- und -leitungsstörungen, Vergrößerungen und Verlagerungen des Herzens sowie Störungen der elektrischen Vorgänge am Herzen, die durch metabolische Entgleisung im Säure-Basen- bzw. Elektrolyt-Haushalt bedingt sind, abgeklärt werden. Es kann jedoch kein direkter Hinweis auf mechanische Funktionsstörungen des Herzens erhalten werden (z. B. Klappenfehler, verminderte Kontraktilität).

● **Aufnahmetechnik**
Das Tier wird üblicherweise in rechter Seitenlage auf einer nichtleitenden Unterlage fixiert (Abb. 4.7.). Die Extremitäten sollen einen rechten Winkel mit der Wirbelsäule einschließen und einander nicht berühren. Bei sehr widersetzlichen Tieren bzw. Tieren mit schwerer Atemnot kann das EKG auch im Stehen oder in Brust-Bauch-Lage angefertigt werden. Dies sollte jedoch im Protokoll vermerkt sein. Die *Elektroden* werden mit Hilfe von Krokodilklem-

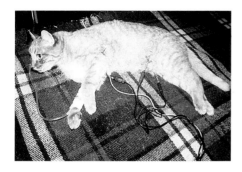

Abb. 4.7. Anbringen der Elektroden zur Aufzeichnung eines Elektrokardiogramms (Katze in rechter Seitenlage).

men an der mit Alkohol oder speziellen Elektrodengelen angefeuchteten Haut über den Olecrana bzw. den Tuberositates tibiae befestigt. Die verschiedenen Elektroden sind farbig gekennzeichnet und werden wie folgt angelegt: vorn rechts – rot, vorn links – gelb, hinten links – grün, hinten rechts – schwarz. Das Gerät wird mit Hilfe der Eichtaste so eingestellt, daß der Ausschlag von 1 Millivolt 1 cm entspricht. Die *Schreibgeschwindigkeit* beträgt üblicherweise 50 mm/s. Meist werden die 3 bipolaren Extremitätenableitungen nach EINTHOVEN sowie die unipolaren Extremitätenableitungen nach GOLDBERGER routinemäßig aufgezeichnet. Für spezielle Fragestellungen können auch noch Brustwandableitungen angefertigt werden, deren Standardisierung jedoch in der Veterinärmedizin durch die vielfältigen anatomischen Unterschiede der Brustkorbkonfiguration schwierig ist. Von jeder *Ableitung* sollten mindestens 30 cm geschrieben werden. Positive Ausschläge entstehen, wenn sich der elektrische Dipol der ableitenden Elektrode zuwendet, negative, wenn er entgegengesetzt gerichtet ist. Daraus ergibt sich, daß die Höhe der Zacken von der Größe des Vektors (elektrischer Dipol), seiner Richtung und seinem Winkel zur ableitenden Elektrode abhängig ist. Nach EINTHOVEN werden die entstehenden Ausschläge mit P, Q, R, S und T bezeichnet.

Das Elektrokardiogramm beginnt mit einer kleinen, positiven *P-Zacke*, die der *Vorkammerdepolarisation* entspricht (Elektroatriogramm). Während der sog. *Überleitungszeit*, d. h. der Ausbreitung der Erregung über AV-Knoten ins Hissche Bündel, entstehen keine von der Oberfläche ableitbaren Potentialschwankungen; das EKG kehrt also wieder auf die Null-Linie zurück. Es folgen eine kleine, negative, die sog. *Q-Zacke*, die positive *R-Zacke* und die wiederum negative *S-Zacke*; diese drei werden als *QRS-Komplex* bezeichnet und entsprechen

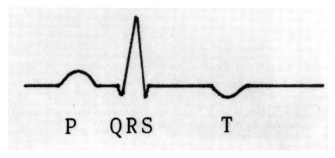

Abb. 4.8. Schematische Darstellung eines Elektrokardiogramms.

4.3.5. Laboruntersuchungen

Zur Abklärung von kardialen Insuffizienzen sollten stets ein komplettes Blutbild sowie eine vollständige biochemische Untersuchung des Blutserums erfolgen, um bestehende, als Ursache in Frage kommende Grundkrankheiten sicher erkennen und bekämpfen zu können bzw. um bereits durch die kardiale Insuffizienz bedingte Organschäden zu verifizieren und zu evaluieren. Beim *roten Blutbild* wird des öfteren eine Erhöhung der Erythrozytenzahl bzw. des Hämatokritwertes festgestellt, die einerseits durch Dehydratation infolge Verschiebung der Flüssigkeitskompartimente (Ödembildung), andererseits durch eine erhöhte Erythropoese, die durch chronischen Sauerstoffmangel verursacht sein kann (Polyzythämie), zustande kommt. Schwere Anämien können zur Veränderung der Pulsqualität sowie zur Ausbildung sogenannter anorganischer Herzgeräusche (Nonnengeräusche) führen.

Bei der *biochemischen Blutuntersuchung* wird häufig eine Azotämie (Anreicherung von harnpflichtigen Substanzen wie Harnstoff und Kreatinin), die durch ein Absinken des renalen Filtrationsdrucks hervorgerufen wird, festgestellt.

Bei Katzen wird auch häufig eine sog. *Streßhyperglykämie* beobachtet. Kreatinkinase (CK), Lactatdehydrogenase (LDH), Alaninaminotransferase (ALT) sowie Aspartataminotransferase (AST) können als Ausdruck einer akuten Herzmuskelschädigung bzw. einer Schädigung der Muskulatur durch Krämpfe bzw. Minderdurchblutung erhöht sein. Sinnvoll wäre eine *Isoenzymbestimmung*, wie sie beim Menschen zur Diagnose von Herzinfarkten herangezogen wird. Einschlägige Untersuchungen bei Katzen stehen diesbezüglich noch aus. *Leberenzyme* können aufgrund von Stauungserscheinungen erhöht sein (im besonderen die Glutamatdehydrogenase, GLDH). Besonderes Augenmerk ist auf die Bestimmung von Natrium, Chlor, Calcium und Kalium zu legen, da *Elektrolytimbalancen* Ursachen für Herzrhythmusstörungen sein können. Auch zur Überwachung von Diuretikatherapien sind diese Parameter sinnvoll. Eine *Blutgasanalyse* zur Überwachung des Säure-Basen-Haushaltes sowie der O_2-Versorgung ist ebenfalls erstrebenswert. *Schilddrüsenhormonbestimmungen* sowie Triglycerid- und Cholesterolgehalt im Blut sollten zur Abklärung von Thyreopathien, die gerade bei der Katze mit Herzmuskelerkrankungen assoziiert sein können, durchgeführt werden. Eine Untersuchung bezüglich feliner Leukose darf nicht fehlen, ebenso eine *serologische Untersuchung* bezüglich FIP-Antikörper, vor allem wenn verdächtige Flüssigkeitsergüsse in Körperhöhlen bestehen. In Endemiegebieten sollten serologische Untersuchungen bezüglich Herzwurminfektionen das Laborprofil ergänzen.

4.3.6. Thoraxpunktion

Die Gewinnung von *Pleuraflüssigkeit* mittels Thorakozentese ist nicht nur ein diagnostischer Eingriff, sondern hat beim Ablassen größerer Flüssigkeitsmengen aus dem Brustkorb in Notfällen auch einen ausgezeichneten therapeutischen Effekt (Druckentlastung). Die Brustwand wird hierzu rechts im 7. bis 8. Interkostalraum chirurgisch vorbereitet und die Punktion mit Hilfe einer kleinlumigen Butterflykanüle mit armierter Spritze vorgenommen. Die Haut sollte über der Einstichstelle etwas verzogen werden, um nach dem Herausziehen der Nadel einen dichten Verschluß zu gewährleisten. Wichtig ist, daß die Nadel unter negativem Druck wieder herausgezogen wird, so daß kein Pneumothorax entstehen kann. Es ist auch darauf zu achten, daß beim Einstich, der tangential geführt wird, die kaudal entlang der Rippen laufenden Gefäße und Nerven nicht verletzt werden. Die Punktionsstelle ist so zu wählen, daß die Nadel im röntgenologisch oder perkutorisch festgestellten Flüssigkeitsniveau eintaucht. Das Punktat wird biochemisch und zytologisch, gegebenenfalls auch bakteriologisch und serologisch (FIP-Titer) untersucht. Durch kardiale Insuffizienzen entstandene Pleuraergüsse weisen zumeist einen niedrigen *Eiweißgehalt* (< 3 g/dl) und eine geringe Zellzahl auf – es handelt sich um Transsudate. Demgegenüber stehen entzündliche Produkte (Exsudate), chylöse Flüssigkeit oder Blut.

Mit Hilfe der *zytologischen Beurteilung* können Hinweise auf Tumorgeschehen bzw. die Art der Entzündung gewonnen werden.

4.4. Pathophysiologie der Herzkrankheiten

Die Aufgabe des Herzens besteht im Weitertransport des Blutes zur Versorgung der Peripherie. Jede Erkrankung des Herzens führt zu sog. *kardialen Insuffizienzen*. Das Herz ist nicht mehr in der Lage, die Peripherie ausreichend mit Sauerstoff zu versorgen. Da das Herz wie viele Organe über effektive Kompensationsmechanismen verfügt, können relative Insuffizienzen, die also nur bei Belastung manifest werden, lange Zeit unerkannt bleiben. Gerade bei Katzen scheint dies häufig der Fall zu sein, da Leistungsminderungen, die sich in verminderter Aktivität äußern, vom Tierbesitzer meist nicht bemerkt werden (Leistungsdepressionen bei Hunden werden bei der gewohnten Runde um den Häuserblock viel eher bemerkt!). Der Katzenbesitzer sieht meist erst die absolute Herzinsuffizienz, die auch schon im Stande der Ruhe bzw. nur bei geringfügiger Belastung zu schwereren klinischen Erscheinungen führt.

Der Pathomechanismus umfaßt sog. Rückwärts- und Vorwärtsversagen. Unter *Vorwärtsversagen* versteht man ein Absinken des Herzminutenvolumens, so daß das Gewebe nicht mehr ausreichend durchblutet wird und eine Zentralisation des Kreislaufs zur Kompensation stattfindet. Durch Verengung des Kapillarbettes bleibt der Blutdruck in den lebenswichtigen Organen erhalten. Das Vorwärtsversagen ist im wesentlichen durch eine verminderte Kontraktionskraft des Herzmuskels bedingt. Das Absinken des Perfusionsdruckes in der Niere bewirkt eine Natrium- und Wasserretention, um das scheinbar fehlende Volumen auszugleichen. Durch Aktivierung des Renin-Angiotensin-Mechanismus kommt es zu einer zusätzlichen Verengung des Kapillarbettes und damit zu einer Erhöhung des peripheren Strömungswiderstandes, der sog. Nachlast. Labordiagnostisch läßt sich ein Vorwärtsversagen durch eine Blutgasanalyse verifizieren, wobei die Differenz zwischen arterieller und venöser Sauerstoffspannung zunimmt. Sinkt der venöse Sauerstoffpartialdruck unter 30 mm Hg ab, so kommt es zur Umschaltung des Zellstoffwechsels auf anaerobe Vorgänge. Eine Laktazidose ist die Folge. Durch die belastbaren Kompensationsmechanismen der vasomotorischen Feinregulation werden die Auswirkungen des Vorwärtsversagens meist erst nach denen des konkordanten Rückwärtsversagens manifest.

Beim *Rückwärtsversagen* stellen sich die klinischen Erscheinungen hauptsächlich durch das Unvermögen des Herzens, genügend Blut aus der Peripherie anzusaugen bzw. weiterzufördern. Es kommt zu Stauungserscheinungen in den vorgeschalteten venösen Gebieten, der zentrale Venendruck steigt an, es kommt zur Ödembildung sowie zu Transsudatergüssen.

Kardiale Insuffizienzen können nach ihrem zeitlichen Verlauf auch in akute und chronische Formen unterteilt werden.

Ist eine Herzhälfte vermehrt betroffen, so spricht man von einem Rechtsherz- bzw. Links-

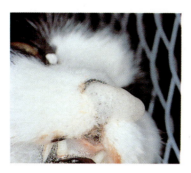

Abb. 4.13. Lungenödem – Austritt von schaumiger Flüssigkeit aus der Nase.

herzversagen. Beim sogenannten *Rechtsherzversagen* stehen Stauungserscheinungen im Großen Kreislauf wie Aszites und Hepatomegalie im Vordergrund. Beim *Linksherzversagen* sind eher Lungenödem und Dyspnoe festzustellen (Abb. 4.13.). Die Übergänge zwischen den verschiedenen Formen sind fließend.

Die New York Heart Association schlägt eine Unterteilung in vier funktionelle Klassen vor, die sich vor allem im Hinblick auf die Aggressivität der notwendigen Therapie zum Verständnis gut bewährt hat:

I.   Es wird zwar das Vorliegen einer Herzkrankheit diagnostiziert (z. B. Klappenfibrose), es treten jedoch keine klinischen Symptome auf. Es ist daher keine Therapie notwendig.

II. Eine bestehende Herzkrankheit führt zu einer geringgradigen Leistungsminderung. Es liegen noch keine manifesten Stauungserscheinungen vor. Im Röntgenbild erscheinen die Lungenvenen etwas verbreitert. Die Therapie besteht in Schonung und niedrigdosiertem Diuretikaeinsatz.

III. Es ist bereits eine deutliche Ruheinsuffizienz bemerkbar, die Stauungserscheinungen sind röntgenologisch und klinisch bereits deutlich ausgebildet. Es müssen Diuretika und eine Salzrestriktion erfolgen. Bei verminderter Pulskraft sollten auch schon positiv inotrope Substanzen eingesetzt werden. Auch der Einsatz von Vasodilatatoren zur Schonung des Herzmuskels ist in Erwägung zu ziehen.

IV. Es liegt bereits eine hochgradige Ruheinsuffizienz vor. Es kommt zu einem deutlichen Absinken des venösen Sauerstoffpartialdruckes (< 30 mm Hg). Es bestehen massive Dyspnoe- und Stauungserscheinungen. Es hat eine aggressive Therapie mit dem Einsatz von positiv inotropen Substanzen, Diuretika und O_2-Supplementierung zu erfolgen.

4.5. Erkrankungen des Herzens

4.5.1. Kardiomyopathien

Kardiomyopathien stellen den Großteil der bei Katzen auftretenden Herzerkrankungen dar. Es handelt sich dabei um funktionelle bzw. strukturelle Störungen des Herzmuskels (Myokard). Unter sog. *primären* Kardiomyopathien versteht man jene Krankheitsformen, deren Entstehen sich nicht durch andere erkennbare strukturelle oder funktionelle Veränderungen erklären läßt (z. B. Klappenfibrosen). Demgegenüber sind bei den sog. *sekundären* Kardiomyopathien die Ursachen, die zur Herzmuskelfunktionsstörung geführt haben, sehr wohl bekannt (z. B. Taurinmangel).

Wesentlich weiter verbreitet ist die Einteilung nach *morphologischen Kriterien* in hypertrophe, restriktive und dilatative Formen bzw. nach ihren funktionellen Konsequenzen: in systolische und diastolische Dysfunktionen.

Zur *Diagnose* sind eine umfangreiche Anamnese, ein gründlicher klinischer Untersuchungsgang, ein Elektrokardiogramm, Thoraxröntgen und eine echokardiographische Untersuchung notwendig. Letztere könnte durch eine nichtselektive Angiographie zumindest teilweise ersetzt werden.

4.5.1.1. Dilatative oder kongestive Kardiomyopathie

Diese Form der Kardiomyopathie ist durch eine *massive Herzvergrößerung*, die mit einer hochgradigen Erweiterung der Herzkammern einhergeht, gekennzeichnet. Die Kammerwände sind abnorm dünn. Dadurch kommt es zu einem Nachlassen der Kontraktilität, wodurch es zu einem Vorwärtsversagen kommt. Zunächst kann die verminderte Herzkraft durch Erhöhung der Herzfrequenz das Herzminutenvolumen aufrechterhalten. Schwere Herzerweiterungen führen zu Klappenschlußanomalien und die daraus resultierenden Regurgitationen verstärken die hämodynamischen Konsequenzen. Das *Vorwärtsversagen* führt zu einem verminderten Perfusionsdruck in der Niere, wodurch es zu einer Natrium- und Wasserretention kommt und das Renin-Angiotensin-System aktiviert wird. Die Flüssigkeitsretention führt zu einer zusätzlichen Volumenüberlastung des Herzens.

Betroffen sind vor allem Tiere im *mittleren Lebensalter*. Orientalische Kurzhaarrassekatzen, wie Siamesen, Abessinier und Burmesen scheinen genetisch *prädisponiert* zu sein.

Die klinischen Erscheinungen sind sehr breit gefächert und können nicht eindeutig der dilatativen Form zugeordnet werden.

Die *Symptomatik* besteht in Anorexie, Mattigkeit, Leistungsminderung, Dehydratation, Hypothermie; bei schwerem Verlauf treten Rasselgeräusche in der Lunge auf. Herzstoß und Puls sind schwach fühlbar. Gelegentlich ist bei der Auskultation des Herzens ein dritter Herzton zu hören (S3-Galopp). Gelegentlich sind Hepatomegalie und Flüssigkeitsergüsse in Pleura und Abdomen festzustellen.

Im EKG ist bei einem großen Teil der Patienten lediglich eine Erhöhung und Verbreiterung des QRS-Komplexes im Sinne einer Herzvergrößerung nachweisbar. Gelegentlich werden auch ventrikuläre Extrasystolien beobachtet.

Die *endgültige Diagnose* wird mit Hilfe der Sonographie oder der nichtselektiven Angiographie gestellt, wobei die Vergrößerung des Kammerlumens und die dünnen Kammerwände das kennzeichnende Merkmal darstellen. Bei der *Therapie* kommen neben flankierenden Maßnahmen wie Käfigruhe, natriumrestriktive Diät, Diuretika, Sauerstoffinsufflation bei akuten Verschlechterungen positiv inotrope Substanzen zum Einsatz, welche die Kontraktionskraft des Herzmuskels zumindest teilweise wiederherstellen.

4.5.1.2. Hypertrophe Kardiomyopathie

Diese Form ist gekennzeichnet durch Zunahme der Muskelmasse auf Kosten des Ventrikelvolumens. Durch *Verminderung des enddiastolischen Füllvolumens* kommt es hauptsächlich zu einer Funktionsstörung in der Diastole. Die Kontraktionskraft ist zumeist erhalten, wenn nicht sogar gesteigert. *Differentialdiagnostisch* sind funktionelle Hypertrophien, die durch

Erhöhung der Nachlast hervorgerufen werden, abzugrenzen. Die *klinischen Befunde* ähneln der dilatativen Kardiomyopathie, lediglich Herzstoß- und Pulsqualität sind kräftiger. Im Röntgenbild ist die Herzvergrößerung nicht so fulminant. Erst Angiographie bzw. Ultraschalluntersuchung lassen die pathognomone Einengung des Kammerlumens erkennen. Gelegentlich ist ein vierter Herzton hörbar (S4-Galopp). Das Auftreten von Lungenödemen ist bei dieser Form wesentlich häufiger als bei der dilatativen. Im EKG finden sich Anzeichen einer Herzvergrößerung.

Es sind hauptsächlich Katzen der *mittleren Altersgruppe* betroffen. Perserkatzen scheinen eine rassische *Prädisposition* zu besitzen.

4.5.1.3. Restriktive Kardiomyopathie

Bei diesem Krankheitsbild – es ist das seltenste – steht ebenfalls eine diastolische Dysfunktion im Vordergrund. Hier wird die ordnungsgemäße Ventrikelfüllung durch *verminderte Elastizität der Ventrikel* verhindert. Es kann sich dabei um Fibrosierungen usw. handeln. Bei selektiver Angiographie ist die unregelmäßige Begrenzung des Kammerlumens der pathognomone Hinweis. Die *Therapie* für die beiden letztgenannten Formen, die funktionell identische Auswirkungen haben, kann gemeinsam besprochen werden: Es werden hauptsächlich Diuretika zur Ausschwemmung der Ödeme eingesetzt. Zu einer eventuellen notwendigen Herzfrequenzsenkung werden Betablocker verwendet. Die Anwendung von Calciumantagonisten, wie Verapamil, könnte vorteilhaft sein, da sie die Rigidität des Herzmuskels herabsetzen. Einschlägige Studien bei der Katze fehlen jedoch noch. Im allgemeinen kann auf den Einsatz von positiv inotropen Substanzen verzichtet werden.

4.5.1.4. Thromboembolien

Thromboembolien sind häufig Komplikationen von Kardiomyopathien. Unter *Thrombose* versteht man eine *Gerinnselbildung im Herzen.* Der *Embolus* ist ein ausgeschwemmter Thrombus, der durch Obliteration einen Gefäßverschluß verursacht. Folgende drei Faktoren sind für die *Thrombenbildung* entscheidend: lokale Gefäß- bzw. Endokardschädigungen (Rauhigkeiten, an denen die Thrombozyten aggregieren können), Verlangsamung des Blutstromes sowie Hyperkoagulabilität des Plasmas. Die Thrombozyten der Katze gelten als besonders aggregationsfreudig. Dies könnte eine Ursache sein, warum Thromboembolien gerade bei Katzen so häufig beobachtet werden. Je nach Lokalisation des Gefäßverschlusses kommt es zu verschiedenen *Symptomen*, die jedoch alle durch die Ischämie bedingt sind. Bei plötzlichem Totalverschluß der Nierenarterien oder von Mesenterialgefäßen kann es auch zu perakuten Todesfällen kommen. Am häufigsten werden Extremitäten betroffen (unfühlbarer Puls, kühle Extremitäten, häufig deutliche Schmerzäußerungen, plötzliche Nachhandparese; Abb. 4.14. und 4.15.). Die *Diagnose* erfolgt mittels nichtselektiver Angiographie. In den meisten Fällen wird eine Erhöhung der Enzyme CK, LDH, AST beobachtet. Neben der *Therapie* der Herzinsuffizienz werden fibrinolytisch wirkende Medikamente (Na-Heparin 200 IE/kg i.v., gefolgt von 200 IE/kg s.c. alle 8 Std. während einer Behandlungsdauer von 48–72 Std.; Aspirin 20–25 mg/kg 2× wöchentlich; evtl. Streptokinase 10 000 IE/Katze/Std. im Dauertropf, wobei ein positiver Effekt bei der Katze nicht bewiesen ist, oder in jüngster Zeit eingesetzte Gewebsplasminogenaktivatoren 1 mg/kg/Std. i.v.), eine Infusionstherapie, Wärmeapplikation bei Hypothermie und evtl. Sedativa (Acepromazin 0,1 mg/kg s.c. bewirkt eine zusätzliche periphere Vasodilatation) eingesetzt. Eine chirurgische Intervention ist

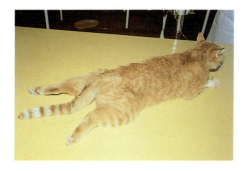

Abb. 4.14. Nachhandparese bei einer Katze mit Aortenthrombose.

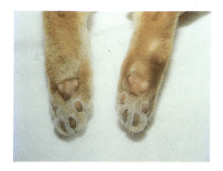

Abb. 4.15. Zyanose der Zehenballen der Katze wie in Abb. 4.14.

wegen der bestehenden Herzschwäche nicht indiziert. Die *Prognose* ist sehr vorsichtig zu stellen, da nach Genesung häufig Rezidive beobachtet werden.

4.5.2. Angeborene Herzfehler

Angeborene Herzfehler sind sicherlich die häufigste Ursache für Herzerkrankungen bei Katzenwelpen, bleiben aber oft klinisch unerkannt. Bei Sektionen wurden am häufigsten der interventrikuläre Septumdefekt bzw. der persistierende Ductus arteriosus festgestellt. Angeborene Herzkrankheiten kommen überwiegend bei männlichen Katzen vor, und Siamkatzen sind im Verhältnis zu anderen Rassen überrepräsentiert.
Die *Diagnose* wird aufgrund der klinischen Erscheinungen, des Elektrokardio- und Phonokardiogrammes, des Röntgenbildes mit Kontrastdarstellung und der Echokardiographie gestellt.
Klinische Erscheinungen treten in der Regel sehr frühzeitig auf. Schwer erkrankte Welpen sterben bei der Geburt oder bald danach. Die überlebenden Tiere äußern vor allem bei kombinierten Herzfehlern Mattigkeit, Vermeiden von Bewegungen, Schwäche, Atemnot und weisen entsprechend der Shunt-Entwicklung bei vermehrter körperlicher Tätigkeit oder dauernd Zyanose auf. Auch wenn diese Symptome nicht so ausgeprägt sind, entwickeln sich die Tiere meist langsamer und bleiben vielfach ausgesprochene *Kümmerer*. Umgekehrt können derartige Herzfehler jahrelang unentdeckt bleiben, wenn es zu keiner Umdrehung des Shunts bzw. nicht zum Auftreten von Herzgeräuschen kommt oder wenn es sich um einen Herzfehler ohne Shunt handelt, der bei der Katze oft gut kompensiert wird.

4.5.2.1. Interventrikulärer Septumdefekt

Das Ventrikelseptum, das linke und rechte Herzkammer teilt, kann unterschiedlich große Defekte aufweisen, die meist unterhalb der Aortenklappe und einem Segel der Trikuspidalklappe liegen. Dieser Defekt ist oft Bestandteil von *komplexen Mißbildungen*, wie der Fallotschen Tetralogie, oder kommt gemeinsam mit Mißbildungen des Septum interatriale oder der Atrioventrikularklappen vor.

Vorbericht und klinische Erscheinungen eines Septumdefektes sind nicht charakteristisch. Der *Verlauf* reicht von einer klinisch inapparenten Form bis zur Herzinsuffizienz durch ein zu großes Links-Rechts-Shuntvolumen. Dominierend bei der klinischen Untersuchung ist ein lautes holosystolisches Herzgeräusch, das am besten rechts nahe dem kranialen Sternumbereich zu hören ist. Bei erhöhtem Blutausstoß aus dem rechten Ventrikel kann ein Geräusch auch links im Pulmonalklappenbereich vernehmbar sein. Im Nativröntgen werden je nach Größe des Defektes eine verstärkte Gefäßzeichnung in der Lunge, eine Vergrößerung des linken Vorhofes und unterschiedliche Grade einer Rechts- und Linkskammervergrößerung diagnostiziert. Das EKG ist unauffällig, bestenfalls werden Anzeichen einer Kammerhypertrophie oder geringgradige Überleitungsstörungen gefunden. Der Shunt kann mit Hilfe der Echokardiographie und einer Angiographie (Herzkatheter) dargestellt werden.

Kleine Septumdefekte werden gut toleriert, es ist keine *Therapie* nötig und die Prognose ist eher günstig (Vorkommen eines spontanen Verschlusses durch Kammerhypertrophie). Bei größeren Defekten ist eine chirurgische Intervention möglich (Pulmonalbandage); bereits entwickelte Anzeichen einer Herzinsuffizienz werden medikamentös behandelt (s. 4.6.).

4.5.2.2. Defekt des Septum interatriale

Diese Mißbildung kommt seltener vor und ist oft eine Komplikation anderer Mißbildungsformen. Ein isolierter Defekt führt zu einer Überladung der rechten Vor- und Hauptkammer und damit zu einer Rechtsherzinsuffizienz mit sekundären Veränderungen im EKG, Echokardiogramm und Röntgenbild. Ein leises systolisches und diastolisches Herzgeräusch im Trikuspidal- und Pulmonalklappenbereich ist hörbar. Ein chirurgischer Verschluß des Defektes ist möglich.

4.5.2.3. Persistierender Ductus arteriosus

Der Ductus arteriosus ist ein Gefäß, das beim Fetus die Arteria pulmonalis mit der Aorta verbindet und sich normalerweise innerhalb der ersten 2 bis 3 Lebenstage verschließt. Ein Persistieren kommt bei der Katze seltener vor als beim Hund, ein *Links-Rechts-Shunt* entsteht. Folgen sind eine Stauungslunge und Linksherzinsuffizienz. Der Beginn der ersten *klinischen Erscheinungen* variiert von 1 Monat bis zu 5 Jahren. Ein lautes Maschinengeräusch, das sowohl systolisch als auch diastolisch auftritt, ist hörbar. Neben meist deutlich ausgeprägter Dyspnoe wird ein hüpfender Puls festgestellt. Die Linksherzvergrößerung kann im Röntgenbild, EKG und mit Hilfe der Echokardiographie nachgewiesen werden. Im Röntgenbild ist meist eine deutliche Stauungslunge sichtbar. Wenn keine weiteren Herzmißbildungen vorhanden sind und die Angiographie einen Links-Rechts-Shunt bestätigt, wird der Ductus arteriosus chirurgisch ligiert. Die *Operation* sollte möglichst früh geschehen, um eine Linksherzinsuffizienz zu vermeiden.

4.5.2.4. Fallotsche Tetralogie

Diese Mißbildung ist eine *Kombination* einer Pulmonalstenose (mit hyperplastischer Pulmonalarterie), eines subaortalen Kammerseptumdefektes, einer Rechtsstellung des Aortenostiums (reitende Aorta) und einer Hypertrophie des rechten Ventrikels. Die erkrankten Tiere neigen bei Erregung zu Zyanose und anfallsweiser Dyspnoe, die aber auch ohne Zusammenhang mit Belastungen auftreten kann. Unter Umständen können die Kreislaufstörungen so hochgradig werden, daß schon bei geringsten Bewegungen oder selbst bei Futteraufnahme Synkopen auftreten mit Opisthotonus, Extremitätenkrämpfen, Pupillenerweiterung usw. Bei der Auskultation hört man (nicht immer) ein helles systolisches Geräusch als Ausdruck der Pulmonalstenose und ein raueres holosystolisches Geräusch als Folge des Ventrikeldefektes (sofern der Shunt aktiv ist). Neben plötzlichen Todesfällen können Folgen der Herzschwäche und eine sekundäre Polyzythämie als Folge der dauernden Hypoxämie auftreten. Im EKG wird häufig eine Rechtsherzhypertrophie bemerkt, nicht immer eine Verlagerung der Herzachse nach rechts. Die *Diagnose* wird durch Angiographie und Kontrastechokardiographie (Injektion einer isotonen Kochsalzlösung mit kleinsten Luftblasen) gesichert. Eine chirurgische *Therapie* ist möglich.

4.5.2.5. Seltenere Herzfehler

Dazu zählen die Pulmonalstenose, Aortenstenose, Dysplasie der Mitral- und Trikuspidalklappen, persistierender rechter Aortenbogen und die endokardiale Fibroelastose.

4.5.3. Myokarditis

Eine Entzündung des Herzmuskels wird durch Infektion, Ischämie, Nekrose, Trauma und Toxikose verursacht. Diese *Ursachen* werden bei der Katze selten gefunden, häufiger ist eine idiopathische, nichteitrige Endomyokarditis. Eine Myokarditis sollte bei der Differentialdiagnose von Arrhythmien unbekannter Ursache, einer akuten dilatativen Kardiomyopathie und einer Aortenthrombose berücksichtigt werden. Ohne Biopsie ist die endgültige *Diagnosestellung* wohl dem Pathologen vorbehalten.

4.5.4. Erkrankungen des Perikards

Das viszerale Perikard ist eine seröse Membran, welche vom parietalen Perikard – einem bindegewebigen Sack – durch eine kleine Flüssigkeitsmenge getrennt wird. Der Herzbeutel verhindert eine plötzliche Erweiterung der Herzkammern während Belastung und Hypervolämie. Das Perikard trennt das Herz anatomisch gegen die umgebenden Strukturen ab, vermindert Reibungen, hält das Herz in seiner anatomischen Position und wirkt wahrscheinlich hemmend auf die Entwicklung von Infekten, welche sich von den Lungen und Pleurahöhlen aus auf das Herz ausbreiten. Trotzdem führt ein Fehlen des Perikards kaum zu einer klinisch faßbaren Erkrankung, während ein pathologischer Prozeß desselben tödlich verlaufen kann.

Erkrankungen des Herzbeutels kommen bei der Katze selten vor und können in erworbene und angeborene Ursachen eingeteilt werden. Bei den *erworbenen Ursachen* stehen virusbedingte (FIP) und bakterielle Infektionen, Tumorbildung, Kardiomyopathie und Blutungen (Hämoperikard nach Traumen) im Vordergrund.

Die *klinischen Erscheinungen* sind durch den folgenden Herzbeutelerguß bedingt, der in ausgeprägten Fällen zur Herztamponade führt. Erscheinungen der infektiösen Primärkrankheit, wie Fieber, Inappetenz, Mattigkeit und Schwäche, perikardiale Reibegeräusche, die mit der Vermehrung des Flüssigkeitsgehaltes im Perikardialraum leiser oder inkonstant werden, können diagnostiziert werden. Der Herzstoß wird undeutlich oder unfühlbar, die Herztöne werden leise. Sekundär kann als Folge der mangelnden Ausdehnungsfähigkeit und verminderten diastolischen Füllung des Herzens eine kardiale Insuffizienz (vor allem Rechtsherzinsuffizienz) auftreten, mit schwachem Puls, Venen- und Leberstauung, Pleuraerguß, evtl. Aszites.

Wenn diese klinisch erfaßbaren Symptome mit EKG-Veränderungen, wie Niedervoltage und Verlängerung der ST-Strecke, und einem vergrößerten und kugelförmigen Herzschatten im Röntgenbild einhergehen, sollte eine Herzbeutelerkrankung vermutet werden. Eine Abklärung erfolgt mit Hilfe der *Echokardiographie*, mit der neben dem Perikarderguß auch eventuelle Ursachen wie Neoplasmen oder Kardiomyopathien nachgewiesen werden können. Zwischen viszeralem und parietalem Perikard ist eine mehr oder weniger breite echofreie Zone sichtbar, die dem Flüssigkeitsgehalt entspricht. Eine Differenzierung kann durch eine Punktion des Herzbeutels erfolgen. Diese ist jedoch schwierig und kann zu Komplikationen führen. Sie wird mit einer feinen Nadel in Höhe des 6. Interkostalraumes meistens von der rechten Seite her durchgeführt, um das Punktat anschließend bakteriologisch sowie zytologisch untersuchen zu können.

Die *Behandlung* erfolgt je nach Grundkrankheit. Bei bakteriellen Infektionen ist eine intensive Antibiotikatherapie – am besten nach Antibiogramm – mindestens über zwei Wochen angezeigt. Bewährt hat sich die Applikation von Ampicillin. Eine idiopathische, nichteitrige Perikarditis wird unter Antibiotikaschutz mit Corticosteroiden (2,5 mg/Tag Prednisolon bzw. Methylprednisolon) über 2–4 Wochen behandelt. In seltenen Fällen wird eine chirurgische Intervention nötig sein (Perikardektomie; Entfernung von Neoplasmen).

Folgende *angeborene Anomalien* wurden beschrieben: inkomplette Ausbildung des Perikards, die keine klinischen Symptome verursacht, und peritoneo-perikardiale Zwerchfellhernie, die eine Kommunikation zwischen Perikard und Bauchhöhle bewirkt. Klinische Erscheinungen treten erst bei Übertritt von Organen des Abdomens in den Perikardialraum auf. Die *Diagnose* erfolgt mit Hilfe des Röntgens.

4.5.5. Herzveränderungen bei Hyperthyreose

Veränderungen des Herz-Kreislauf-Systems, wie Tachykardie, Herzgeräusche, Arrhythmien und Herzvergrößerungen, sind häufig Begleitsymptome einer Hyperthyreose, die mit folgenden klinischen Befunden einhergehen kann: Gewichtsverlust, Inappetenz oder Polyphagie, Polyurie, Polydipsie, Erbrechen, Durchfall und Hyperaktivität. Im EKG wird neben einer Sinus-Tachykardie häufig eine vergrößerte R-Zacke bemerkt. Arrhythmien werden seltener beschrieben. Mit Hilfe der Echokardiographie können in einer großen Anzahl der Fälle eine Erweiterung des linken Vorhofes, eine Hypertrophie der linken Kammer und eine Hyperkinesie dargestellt werden. An unserer Klinik werden Hyperthyreosen bei der Katze selten diagnostiziert, im Gegensatz zur nordamerikanischen Literatur. Trotzdem sollte *differentialdiagnostisch* bei Katzen mit einer Kardiomyopathie und beschriebenen weiteren klinischen

Symptomen eine Schilddrüsenüberfunktion ausgeschlossen werden. Nach deren *Behandlung* (s. Kap. 12 im Band 1) kann es zur Besserung oder Ausheilung der Herzschwäche kommen, wenn noch keine irreversiblen Strukturschäden des Herzmuskels aufgetreten sind.

4.5.6. Endokarditis

Eine bakterielle Endokarditis wird bei der Katze selten nachgewiesen. *Klinische Symptome* sind nicht sehr charakteristisch. *Differentialdiagnostisch* ist diese Krankheit in Betracht zu ziehen, wenn neben einem Herzgeräusch (eine Herzschwäche tritt erst zu einem fortgeschrittenen Zeitpunkt der Erkrankung auf) Fieber, Leukozytose, evtl. Anämie, Arrhythmien, Embolien und evtl. eine Hepatosplenomegalie auftreten. Prädisponierende Faktoren sind immunsuppressive Therapie, Venenkatheter, lokale oder allgemeine Infektionen z. B. der Mundhöhle oder der Haut usw. Bei Bakteriämie kann die Diagnose mit Hilfe einer positiven Blutkultur gestellt werden. *Therapeutisch* werden Antibiotika nach Antibiogramm oder Breitspektrumantibiotika in hoher Dosierung mindestens über 2–3 Wochen oder länger eingesetzt. Die *Prognose* ist mit Vorsicht zu stellen und wird ungünstig, wenn Embolien aufgetreten sind.

4.5.7. Herzklappenfehler (Vitien)

Neben angeborenen Veränderungen sind Kardiomyopathien, Endokarditiden, selten degenerative Veränderungen Ursachen, die zu Verengungen (Stenosen) der offenen oder Lecks (Insuffizienzen) der geschlossenen Klappen führen. Am häufigsten treten neben einer Mitralklappeninsuffizienz Aorten- oder Pulmonalstenosen auf. Herzgeräusche sind die bedeutendsten *klinischen Symptome*. Die Puncta maxima sind oft schwierig festzustellen. Eine Mitralinsuffizienz erzeugt ein holosystolisches Geräusch, das links im Bereich der Herzspitze am besten hörbar ist. Sind infolge einer beidseitigen Herzdilatation beide Atrioventrikularklappen insuffizient, ist das systolische Herzgeräusch beiderseits hörbar. Das Punctum maximum eines systolischen Herzgeräusches, das durch eine Pulmonal- oder Aortenklappenstenose bedingt ist, ist links im Bereich der Herzbasis gelegen. Nach unterschiedlich andauernder Kompensation eines Vitiums kann es zu Dekompensation und damit zu einer Herzschwäche kommen. Eine *Therapie* wird erst beim Auftreten von klinischen Erscheinungen durchgeführt (s. 4.6.).

4.5.8. Herzfilariose

In Endemiegebieten wird die Infektion mit *Dirofilaria immitis* bei der Katze zu einem geringeren Prozentsatz festgestellt als beim Hund. In unseren Breiten ist mit einer Erkrankung bei Importtieren aus dem amerikanischen, süd- und südosteuropäischen Raum nur in Einzelfällen zu rechnen. *Klinische Symptome* sind vor allem Husten und Dyspnoe, die anfallsartig auftreten, eine Rechtsherzinsuffizienz kann entstehen. Uncharakteristische Begleitsymptome sind Erbrechen, Inappetenz, Mattigkeit und Gewichtsverlust. Neben einer Eosinophilie und Hyperglobulinämie im Blut können auch neurologische Symptome auftreten (aberrante Stadien im Gehirn).
Diagnose: serologisch, Mikrofilarien im Blut, evtl. Ultraschall, nichtselektive Angiographie.

4.5.9. Frequenz- und Rhythmusstörungen

Das gesunde Herz schlägt im sog. *Sinusrhythmus*, d. h., die im Sinusknoten befindlichen Schrittmacherzellen erreichen zuerst das Schwellenpotential und leiten die Erregung über die Vorkammern zum Atrioventrikularknoten, wo die Impulswelle verlangsamt wird, damit ein zeitlicher Abstand zwischen Vorkammererregung und Kammererregung und somit auch ein Abstand zwischen den mechanischen Kontraktionen gewährleistet bleibt. Von dort gelangt die Erregung über das Hissche Bündel zu den subendokardial gelegenen Purkinjefasern und depolarisiert die Ventrikelwand. Die Vorkammererregung ist im EKG als P-Zacke sichtbar, die Depolarisation der Ventrikel scheint als QRS-Komplex auf. Die darauf folgende Repolarisation wird als T-Zacke aufgezeichnet.

Jede Abweichung von Entstehungsfrequenz und Ausbreitungsweg der Erregung wird als *Arrhythmie* bezeichnet. Der gesunde Herzmuskel neigt kaum zu Arrhythmien. Erst im Zuge von Schädigungen der Herzmuskelzellen kommt es zum Absinken des Ruhepotentials der Purkinjefasern, der Verlangsamung der Erregungsleitungsgeschwindigkeit sowie zur Verkürzung der Plateaus der Aktionspotentiale, wodurch die Entstehung von Tachyarrhythmien und Flatterwellen begünstigt wird. Zur Diagnose von Herzrhythmusstörungen sind ein genauer klinischer Untersuchungsgang sowie die Anfertigung eines EKGs notwendig. Sofern eine geringgradige Arrhythmie das Wohlbefinden des Patienten nicht negativ beeinflußt, kann auf eine Therapie sogar verzichtet werden.

Die *Ursachen* für Arrhythmien sind vielfältig und oft nicht eindeutig abklärbar. Prinzipiell kann aber zwischen kardialen und extrakardialen Ursachen unterschieden werden. Zu den *kardialen Ursachen* zählen Myokarditiden, Klappenfehler, Ischämien, Kardiomyopathien, angeborene Herzfehler, Tumoren des Herzens, Fibrosierungen des Herzmuskels u. a. m. Störungen des Säure-Basen-Haushaltes, Elektrolytimbalancen (die wichtigste ist die Hyperkaliämie), Störungen des autonomen Nervensystems, Hypoxien, Arzneimittelintoxikationen sind *extrakardiale Ursachen* für Herzrhythmusstörungen. Zu einer effizienten *Therapie* gehören selbstverständlich die Abklärung und Bekämpfung eines eventuell vorliegenden Grundleidens der vorhin beschriebenen Ursachen.

4.5.9.1. Bradyarrhythmie

Bradyarrhythmien sind Rhythmusstörungen, die durch eine erniedrigte Herzschlagfrequenz gekennzeichnet sind. Erniedrigte Herzschlagfrequenz zieht eine *Verringerung des Herzminutenvolumens* nach sich. Die *Symptome* der Bradykardie reichen von Mattigkeit, Schwächezustand, Hypotension bis zum Herzversagen. Je nach Konfiguration im EKG unterscheidet man zwischen Sinusbradykardie, Herzblock und Vorkammerstillstand. Bei der *Sinusbradykardie* gehen die Erregungsbildung und -ausbreitung regulär vom Sinusknoten aus. Beim *Herzblock* 1. Grades ist die Überleitungszeit, das PQ-Intervall deutlich verlängert. Beim Block 2. Grades zieht nicht jede Vorkammerdepolarisation eine Kammerdepolarisation nach sich, beim Block 3. Grades werden Vorkammer und Kammer völlig dissoziiert erregt. Beim *Vorkammerstillstand* fehlen die P-Zacken zur Gänze, und die Kammer wird durch einen Ersatzrhythmus depolarisiert. Als *Ursachen* für alle Formen der Bradyarrhythmien kommen bei Katzen dilatative Kardiomyopathien und Hyperkaliämien, diese vor allem im Zuge von Urethraobstruktionen in Frage. Bradykardien, die durch Elektrolytverschiebungen hervorgerufen werden, sind reversibel und klingen nach Behebung der zugrunde liegenden Ursache ab. Schwieriger ist die *Therapie* von Bradyarrhythmien, die durch dilatative Kardiomyopathien hervorgerufen werden – sie sind nur bedingt reversibel, wenn es etwa gelingt, die Kardiomyopathie mit Taurinsupplementierung zu beheben.

Generell kann mit Hilfe von Sympathikomimetika oder Parasympathikolytika versucht werden, die Herzfrequenz zu steigern. Eine dauernde Behebung ist auf medikamentöser Basis zur Zeit nicht möglich, da keine geeigneten Pharmaka zur Verfügung stehen. Die Methode der Wahl stellt die Implantation eines Schrittmachers dar, ist aber in Europa noch weitgehend unerprobt.

4.5.9.2. Tachyarrhythmie

● **Vorkammerarrhythmien**

Elektrische Hyperaktivität des Vorhofs zieht keine hämodynamischen Konsequenzen nach sich, solange nicht die Hauptkammer mit motorischen Hyperaktivitäten irritiert reagiert. Vorhofarrhythmien sind eine häufige Komplikation bestehender Herzkrankheiten und können daher schwere Folgen haben. Bei Tachyarrhythmien, die im Vorhof allein entstanden sind, unterscheidet man zwischen Sinustachykardie, Vorkammerextrasystolie, paroxysmaler ventrikulärer Tachykardie und Vorkammerflattern.

● *Sinustachykardie*

Sie ist eine physiologische Reaktion auf Schmerz, psychischen Streß sowie eine Kompensation zur Aufrechterhaltung des Herzminutenvolumens. Bei Katzen spricht man von einer Sinustachykardie, wenn das EKG normale Konfiguration aufweist, jedoch der Sinusrhythmus beschleunigt ist – konstant über 240 beträgt. Die atrioventrikuläre Überleitung steht im Verhältnis 1:1, d.h., auf jede P-Zacke folgt ein QRS-Komplex.

● *Vorkammerextrasystolie*

Erregungsbildungszentren im Vorhof außerhalb des Sinusknotens lösen einen Impuls aus. Es entsteht im EKG eine deformierte P-Zacke, die als P' bezeichnet wird. Sofern dieser Impuls übergeleitet wird, induziert er einen normal konfigurierten QRS-Komplex, da die Erregung in der Hauptkammer ihren regulären Ausbreitungsweg nimmt.

● *Vorkammertachykardie und Vorkammerflattern*

Unter Vorkammertachykardien versteht man eine irreguläre Vorkammertätigkeit, die durch einen ektopischen Schrittmacher im Vorhof hervorgerufen wird oder durch rückläufige Erregung, sog. „re-entry", aus der Hauptkammer generiert wird. Die Tachykardie kann anfallsweise auftreten. Sie wird dann als *paroxysmal* bezeichnet. Ist die Frequenz zu hoch, so kann es zu einem Block zwischen Vorkammer- und Kammererregung kommen. Bei einer Frequenz der Vorhöfe von über 400/min spricht man von *Vorkammerflattern*. Dies ist eine durch Kreiserregung entstehende Irritation der Vorkammererregung. Zur Therapie von Vorkammerarrhythmien werden vorwiegend Digoxin und/oder Propranolol eingesetzt. Bei der Verwendung von Propranolol muß sein negativ inotroper Effekt berücksichtigt werden. Calciumantagonisten, wie Verapamil, können ebenfalls die Überleitung im AV-Knoten dämpfen und sind daher ebenfalls zur Bekämpfung von Vorkammerarrhythmien geeignet. Ein geeignetes Therapieschema für die Katze ist noch zuwenig erprobt.

Paroxysmale Tachykardien können durch vagale Stimulation wie Bulbusdruck und/oder Massage des Sinus caroticus (an der Brustapertur) behoben werden.

● *Vorkammerflimmern*

Es ist bei der Katze selten und meist Folge einer hypertrophen Kardiomyopathie. Flimmer-wellen (f-Wellen) ersetzen die P-Zacken. Die Schlagfrequenz der Hauptkammer ist deutlich erhöht und unregelmäßig.

● **Ventrikuläre Arrhythmien**

Sie gehen von der Hauptkammer aus und weisen im EKG eine vom QRS-Komplex abwei-chende Konfiguration auf. Treten sie vor einem erwarteten Sinusimpuls auf, so werden sie als *ventrikuläre Extrasystolen* bezeichnet. Weisen sie jeweils dieselbe vom normalen QRS-Komplex abweichende Konfiguration auf, so bezeichnet man sie als *unifokal,* d. h., sie gehen immer vom selben ektopischen Erregungsbildungszentrum aus. Sind sie unterschiedlich geformt, so werden sie als *multifokal* bezeichnet, da sie von mehreren ektopischen Zentren verursacht werden. Unter ventrikulärer Tachykardie versteht man eine rasche Abfolge von ventrikulären Extrasystolen. Sie können persistierend oder paroxysmal auftreten. Kammer-extrasystolien können zu schwerer Hypertension und Stauungserscheinungen führen. Diese Kammerextrasystolien können in Kammerflattern bzw. Kammerflimmern übergehen, die eine lebensbedrohliche Notfallsituation darstellen. Die *Therapie* der Wahl stellt in diesen Fällen eine Elektrokonversion dar.

Wichtig ist die *Differenzierung* zwischen Extrasystolie und Ersatzrhythmus, der bei schweren Überleitungsstörungen einen Kompensationseffekt hervorruft und oft mit niedriger Herz-schlagfrequenz einhergeht.

4.6. Therapie

Therapie von Herzkrankheiten umfaßt sog. allgemeine oder flankierende Maßnahmen sowie spezielle Pharmakotherapie. Unter *allgemeinen Maßnahmen* versteht man Käfigruhe, O_2-Insufflation bzw. Verbringen des Patienten in ein Sauerstoffzelt, natriumrestriktive Diäten bzw. das mehrmalige tägliche Füttern in kleinen Portionen sowie bei adipösen Patienten die Gewichtsreduktion.

Auch eine Sedierung, die durch Sauerstoffmangel bedingte Angstzustände des Tieres behebt, kann sich günstig auswirken. Weiters ist unter allgemeinen Maßnahmen auch die Bekämp-fung von eventuell vorliegenden Grundkrankheiten, wie z. B. Urethraobstruktionen, die zur Hyperkaliämie und somit zu Herzrhythmusstörungen führen, zu verstehen.

Prinzipiell unterscheidet man vier verschiedene Gruppen von Pharmaka, die man zur Therapie von kardialen Insuffizienzen verwendet:
- positiv inotrope Substanzen,
- Diuretika,
- Vasodilatatoren,
- Antiarrhythmika.

● **Positiv inotrope Substanzen**

Die wichtigste Gruppe innerhalb der positiv inotropen Substanzen stellen die **Digitalisglyko-side** dar. Bei Katzen wird vorwiegend Digoxin eingesetzt. Die Dosierung liegt zwischen 0,005 mg/kg und 0,015 mg/kg KM intravenös oder oral. Bei oraler Anwendung sind Tablet-ten vorzuziehen, da Elixiere schlecht toleriert werden. Sollte bei sehr leichten Katzen auch mit dieser Dosierung eine kumulative Intoxikation beobachtet werden, so kann diese Dosis auch an jedem 2. Tag verabrcicht werden. Digitoxin hat sich wegen der Gefahr der Kumulation bei Katzen nicht bewährt.

Die Indikationen für einen Einsatz von Digitalis sind neben einer erwünscht positiv inotropen Wirkung supraventrikuläre Tachyarrhythmien (negativ bathmo- und dromotrope Wirkung der Digitalisglykoside). Hypokaliämie und Hypoxie erhöhen die Sensibilität des Herzmuskels bezüglich Überdosierung von Digitalis. Nebenwirkungen können in Lethargie und gastrointestinalen Symptomen wie Anorexie, Durchfall und Erbrechen sowie ST-Segmentsenkung und Entstehung von Extrasystolien bestehen bzw. es kommen auch Sinusbradykardien und Blöcke vor.

Bei hypertrophen Kardiomyopathien sollte auf den Einsatz von Digitalisglykosiden verzichtet werden.

Sympathikomimetika. Sympathikomimetika, z. B. Isoproterenol, Adrenalin und Noradrenalin, steigern zwar die Kontraktilität des Herzmuskels, haben aber durch ihre periphere vasoaktive Wirkung unerwünschte Nebeneffekte. Ihre ebenfalls kurze Halbwertszeit bei intravenöser Infusion limitiert ihren Einsatz in der klinischen Therapie.

Dopamin. Dopamin ist eine Vorstufe von Noradrenalin. Neben der Stimulation der kardialen β_1-Rezeptoren werden auch die peripheren dopaminergen Rezeptoren stimuliert, die besonders in der Niere und dem mesenterialen Kapillarbett lokalisiert sind und dort eine Gefäßerweiterung hervorrufen. Damit kann die Nierenfunktion wieder angeregt werden. Die Dosierung beträgt 1–10 µg/kg KM/min und wird im Dauertropf verabreicht. Es kann mit einer initialen Dosierung von 2 µg/kg KM/min begonnen und die Dosis gesteigert werden, bis man den optimalen erwünschten klinischen Effekt erreicht hat.

Dobutamin ist ein synthetisches Catecholamin. Dobutamin erhöht ebenfalls die Kontraktilität des Herzmuskels, der periphere systemische Blutdruck bleibt jedoch weitgehend unbeeinflußt. Weiters ist Dobutamin weniger arrhythmogen als die meisten anderen Sympathikomimetika und produziert einen nur geringgradigen Anstieg der Herzfrequenz. Die Dosierung von Dobutamin beträgt bei Katzen 5–15 µg/kg KM/min. Sein positiv inotroper Effekt ist dosisabhängig.

● **Diuretika**

Sie werden zum Ausschwemmen von Ödemen und zur Reduktion des zirkulierenden Blutvolumens eingesetzt – insbesondere, um dem durch renale Minderdurchblutung ausgelösten Renin-Angiotensin-Aktivierungsmechanismus mit konsekutiver Flüssigkeitsretention entgegenzuwirken. Am potentesten sind für diesen Zweck sog. Schleifendiuretika, wie das **Furosemid**. Es zeichnet sich durch eine rasche und hohe Wirksamkeit aus. Die parenterale bzw. orale Dosierung bei der Katze beträgt 0,5–2 mg/kg KM. In schweren Fällen kann die Gabe alle 4 bis 6 Stunden wiederholt werden. Bei Langzeitanwendung ist der Elektrolythaushalt zu überwachen, insbesondere eine Kaliumausschwemmung zu verhindern.

Thiazide haben sich bei der Bekämpfung von Herzkrankheiten vor allem in akuten Fällen nicht sehr gut bewährt, da sie bei geringem Perfusionsdruck in der Niere nicht sehr wirksam sind. Kommen sie doch zum Einsatz, so werden sie in einer Dosierung von 1–2 mg/kg KM verabreicht. Kaliumsparende Diuretika, wie **Spironolacton**, ein kompetitiver Aldosteronantagonist, sind nur dann wirksam, wenn ein ausreichend hoher Aldosteronspiegel im Blut besteht. Einschlägige Untersuchungen bei Katzen stehen diesbezüglich noch aus.

● **Vasodilatatoren**

Sie beeinflussen die glatte Muskulatur der Gefäßwände. Je nach Hauptwirkungsort unterscheidet man venöse und arterielle bzw. arteriovenöse Vasodilatatoren. Gefäßerweiternde

Substanzen werden bei Herzkrankheiten einerseits zur Herabsetzung des peripheren Gefäß-widerstands durch Weitstellen der Arteriolen und damit zur Entlastung des Herzmuskels, andererseits zur Verteilung des Blutvolumens im venösen Kapillarbett zur Verringerung der Vorlast gegeben.

Hydralazin ist ein vorwiegend arterieller Gefäßerweiterer, der vor allem in den lebenswichti-gen Organen wie Gehirn, Niere und Herzkranzgefäßen wirksam ist. Die Dosierung für Katzen beträgt 2,5 mg/kg KM oral 1- bis 2× täglich. Hydralazin kann bei niedrigen Catechol-aminspiegeln reflektorisch Tachykardien auslösen, die gegebenenfalls mit Digitalis oder Betablockern gegenzusteuern sind.

Captopril hemmt die Wirkung des Angiotensin-Converting-Enzyms. Dadurch wird die Angiotensinwirkung, die in einer, wie der Name schon sagt, Gefäßkontraktion besteht, verhindert. Die Dosis beträgt 0,5–1,5 mg/kg KM oral 2- bis 3× täglich. Als Nebenwirkungen können Anorexie sowie Erbrechen auftreten.

Nitrate, wie Nitroglyzerin, werden vorwiegend im venösen Kapillarbett wirksam. Damit wird das enddiastolische Füllungsvolumen und der damit verbundene Wandstreß vermindert – ebenso wie der intrapulmonale Druck. Genaue pharmakologische Studien fehlen jedoch noch bei der Katze.

- **Antiarrhythmika**

Als Antiarrhythmika werden neben Digitalisglykosiden bei Katzen hauptsächlich Betablok-ker eingesetzt.

Propranolol. Dieser Betablocker wird als sicheres und wirkungsvolles Medikament bei Arrhythmien der Katze eingesetzt, wie ventrikuläre Arrhythmien, Vorkammerflimmern und andere supraventrikuläre Tachyarrhythmien. Eine Kombination mit Digitalis verstärkt diese Wirkung. Propranolol eignet sich auch hervorragend zur Herzfrequenzsenkung bei hypertro-phen Kardiomyopathien.

Dosierung: 0,2–1 mg/kg KM bzw. 2,5–5,0 mg / Katze 1- bis 2× täglich oral. Eine intravenöse Applikation muß vorsichtig und streng nach Wirkung vorgenommen werden (Bolusinjektio-nen von 0,05 mg bis Wirkungseintritt).

Kontraindikationen: Bradykardie, Lungenödem.

Lidocain und Phenytoin sind für die Katze nur mit allergrößter Vorsicht und strenger Indikation zu empfehlen, da nach deren Applikation bei ungeeigneter Dosierung Todesfälle beschrieben wurden. Lidocain wird von einigen Autoren erfolgreich in langsamer intravenö-ser Infusion bei ventrikulärer Tachykardie angewendet (0,25–1,0 mg/kg KM über 5 min). Zusätzlich wurde Diazepam appliziert (0,5–1,0 mg/kg KM i.v.), um die Krampfneigung, die manche Katzen bei intravenöser Lidocaingabe zeigen, zu mindern.

Digoxin. Dieses Glykosid ist in der angegebenen Dosierung bei Vorhoftachykardie, Vorhof-flimmern und -flattern wirksam.

Isoproterenol kann bei Sinusbradykardie und komplettem AV-Block eingesetzt werden. Dosierung: 0,4–0,5 mg in 250 ml 5%iger Glucoselösung unverdünnt zur langsamen intrave-nösen Infusion bis zum Wirkungseintritt.

Atropinsulfat. Einsatzmöglichkeiten sind Sinusbradykardie und AV-Block. Atropin ist nicht zur Dauertherapie geeignet.

Dosierung: 0,02–0,04 mg/kg KM alle 4–6 Std. s.c., i.m., i.v.

Calciumchlorid. Bei Herzstillstand kann eine intravenöse oder intrakardiale Applikation von Calciumchlorid in einer Dosierung von 0,05–0,10 ml einer 10%igen Lösung / kg KM versucht werden.

Adrenalinhydrochlorid wird ebenfalls bei Herzstillstand angewendet.

Dosierung: 6–10 µg/kg KM intrakardial oder 0,05–0,1 mg in einer Verdünnung von 1:10000 i.v.

Literatur

BARTSCH, W., MÜLLER-BECKMANN, B., SPONER, G., und STREIN, K. (1985): Pharmakologie der Therapie von Herz- und Kreislauferkrankungen. Prakt. Tzt. **66**, 643.

BONAGURA, J. D., and HERRING, D. S. (1985): Echocardiography. Congenital Heart Disease. Vet. Clinics of North America Small Animal Pract. **15**, 1195.

BONAGURA, J. D. (1989): Cardiovascular Diseases. In: SHERDING, R. G.: The Cat. Diseases and Management. Bd. 1, Churchill Livingstone.

BOND, B. R., and FOX, P. R. (1984): Advances in Feline Cardiomyopathy. Vet. Clinics of North America Small Animal Pract. **14**, 1021.

BOND, B. R., FOX, P. R., PETERSON, M. E., and SKAVARIL, R. V. (1988): Echocardiographic findings in 103 cats with hyperthyroidism. JAVMA **192**, 1546.

DARKE, P. G. G. (1985): Myocardial disease in small animals. Br. vet. J. **141**, 342.

FOX, PH. R. (1988): Tijdschr. Diergeneeskd. **113**, Suppl. 1, 21.

FOX, PH. R. (1988): Canine and Feline Cardiology. Churchill Livingstone, New York.

GRUFFYDD-JONES, T. J., and WOTTON, P. R. (1986): Cardiomyopathy and thromboembolism in cats. The Vet. Annual **26**, 348.

HÄNICHEN, T. (1986): Kardiomyopathie bei Hund und Katze. Tierärztl. Umschau **41**, 467.

HARPSTER, N. K. (1987): The Cardiovascular System. In: HOLZWORTH, J.: Diseases of the Cat. Medicine and Surgery. Vol. 1. W. B. Saunders Company, Philadelphia.

JACOBS, G., HUTSON, C., DOUGHERTY, J., and KIRMAYER, A. (1986): Congestive heart failure associated with hyperthyroidism in cats. JAVMA **188**, 52.

JAKSCH, W. (1977): Blutkreislauforgane. In: CHRISTOPH, H.-J.: Klinik der Katzenkrankheiten. Gustav Fischer Verlag, Jena.

LOMBARD, C. W. (1985): Klinische Echokardiographie bei Hund und Katze. Berl. Münch. Tierärztl. Wschr. **99**, 293.

MOISE, N. S., DIETZE, A. E., MEZZA, L. E., STRICKLAND, D., ERB, H. N., and EDWARDS, N. J. (1986): Echocardiography, electrocardiography, and radiography of cats with dilatation cardiomyopathy, hypertrophic cardiomyopathy, and hyperthyroidism. Am. J. Vet. Res. **47**, 1476.

MOISE, N. S., and DIETZE, A. E. (1986): Echocardiographic, electrocardiographic, and radiographic detection of cardiomegaly in hyperthyroid cats. Am. J. Vet. Res. **47**, 1487.

PION, P. D. (1988): Feline Aortic Thromboemboli and the Potential Utility of Thrombolytic Therapy with Tissue Plasminogen Activator. Vet. Clinics of North America Small Animal Pract. **18**, 79.

RYAN, J. A. (1989): Taurine Deficiency in Cats. Comp. Animal Pract. **19**, 28.

TILLEY, L. P., and OWENS, J. M. (1985): Manual of Small Animal Cardiology. Churchill Livingstone, New York.

TILLEY, L. P. (1989): EKG bei Hund und Katze: Grundlagen, Auswertung und Therapie. Schlütersche Verlagsanstalt und Druckerei, Hannover.

5. Respirationsapparat

(K. Kutschmann)

5.1. Untersuchung

Die *allgemeine klinische Untersuchung* beginnt mit der Ermittlung von Temperatur, Puls und Atmungsfrequenz der erkrankten Tiere. Darüber hinaus ist der Atemtyp – abdominal, kostal oder kostoabdominal – festzustellen.

Bei der Erhebung der *Anamnese* sind Alter, Rasse, Geschlecht der Katze sowie die Fütterungs- und Haltungsbedingungen zu berücksichtigen. Darüber hinaus ist der Immunstatus der vorgestellten Tiere zu bestimmen. Neben den Impfungen sind vor allem die Ergebnisse durchgeführter Untersuchungen auf FeLV, FIP und FIV bedeutungsvoll. Die vom Tierbesitzer geschilderten Symptome sind oft wenig spezifisch. Als Kardinalsymptome für Erkrankungen des Respirationsapparates sind Husten, Dyspnoe, abnorme Sekretion aus den Nasenöffnungen, geräuschvolle Atmung und Niesen anzusehen. Es ist wichtig zu ermitteln, ob die beobachteten klinischen Symptome, z. B. Husten oder Dyspnoe, sich plötzlich oder über einen längeren Zeitraum entwickelt haben.

Die **Auskultation** mit dem Phonendoskop ergibt beim klinisch gesunden Tier bronchiale, vesikuläre oder bronchovesikuläre Geräusche. Die Auskultation der Lunge erfordert eine tiefe, kontrollierte Atmung des Tieres. Sie ist selten gegeben. Aus diesem Grunde ist die Auskultation bei unkooperativen Tieren nicht ganz einfach, mitunter unmöglich. Die Atemgeräusche sind immer verbunden mit Luftbewegungen im Bronchialbaum. Sie entstehen, wenn sich die Luft in Bronchien, die größer als 1–2 mm im Durchmesser sind, bewegt. Die normalen *Atemgeräusche* sind am deutlichsten zu Beginn bis hin zur Mitte der Inspiration vernehmbar. Im ganzen sind sie bei der Katze wegen ihrer guten Resonanz durch die Thoraxwand lauter und besser zu hören als z. B. beim Hund.

Bei obstruktiven Luftwegserkrankungen sind infolge der verengten Luftwege und der dadurch bedingten größeren Fließgeschwindigkeit und Turbulenzen der Luft in den engen Bronchien lautere Atemgeräusche auskultierbar. Da sich Länge und Durchmesser der Bronchien während der Exspiration verringern, sind unter den Bedingungen der obstruktiven Atemwegserkrankungen der Katze die exspiratorischen Atemgeräusche lauter vernehmbar als die inspiratorischen.

Rasselgeräusche entstehen durch Flüssigkeitsansammlungen in den Bronchien. In Abhängigkeit von ihrer Konsistenz, dünnflüssig oder fibrinös, hört man trockene Rasselgeräusche oder ein Knistern.

Reibegeräusche werden beim Aufeinandertreffen von Pleurablättern, die durch Auflagerungen eine rauhe Oberfläche bekommen haben, erzeugt. *Plätschergeräusche* sind in der Pleurahöhle an der Oberfläche der Flüssigkeitsansammlungen zu hören. Eine *„stille Lunge"*, d. h. Fehlen jeglicher Atemgeräusche, ist beim Pneumothorax zu erwarten. Da die zusammengefallene Lunge nicht der Thoraxwand anliegt, können keine Atemgeräusche entstehen und weitergeleitet werden. Auch bei Pleuraergüssen und Brustwandverdickungen sowie völliger Luftwegsobstruktion und Lungenemphysem sind keine Atemgeräusche zu hören.

Die **Perkussion** wird bei der Katze als Finger-Finger-Perkussion durchgeführt. Bei jungen, kleinen Tieren erzeugt man einen typischen tympanitischen Klopfschall, bei größeren gut genährten Tieren ist er mehr dumpf. Bei Pleuraergüssen kann durch die Perkussion am stehenden Tier die Dämpfungslinie, d.h. die Höhe des Flüssigkeitsspiegels in der Pleurahöhle, ermittelt werden. Auch bei Gewebeverdichtungen, z.B. Neubildungen, wird der Perkussionsschall gedämpft. Ein Pneumothorax ergibt dagegen einen hellen, tympanitischen Klopfschall. Im ganzen gesehen ist die Perkussion nur bei umfangreicheren Veränderungen ergiebig.

Die **Palpation** des Katzenthorax erfolgt bimanuell an beiden Thoraxhälften. Auf diese Weise können Atmungsbewegungen und Veränderungen an der knöchernen Grundlage des Thorax, wie z.B. Rippenfrakturen oder Brustbeinverbiegungen, festgestellt werden.

Veränderte Atemgeräusche: Erkrankungen der oberen Luftwege oder des Larynx können *Heiserkeit* oder Veränderungen der Stimme verursachen. Aber auch periphere oder zentrale neurologische Prozesse führen zur Dysfunktion des Kehlkopfes. Weiterhin können Neoplasien sowie lokale entzündliche Prozesse für derartige Stimmveränderungen verantwortlich sein. Auch eine Tollwuterkrankung der Katze kann zu Veränderungen der Stimme führen.

Schnaufen entsteht infolge forcierter Atmung durch verengte Luftwege. Verursacht wird dieses Atemgeräusch durch eine Obstruktion oberer oder unterer Luftwege in Ruhe oder bei Anstrengung. Inspiratorisches Schnaufen mit Stridor, d.h. mit pfeifendem Atemgeräusch, kommt bei der Einengung extrathorakaler Luftwege, z.B. des Larynx oder der Trachea vor. Intrathorakale Obstruktionen äußern sich dagegen vor allem in exspiratorischen Geräuschen.

Das *Schnurren* der Katze entsteht durch Schwingungen von Larynx und Diaphragma. Im allgemeinen ist das Schnurren ein Zeichen von Wohlbefinden des Tieres. Die Stimmbänder können bei Exspiration willkürlich in Schwingungen versetzt werden. Andererseits schnurren auch aufgeregte und nervöse Katzen. Hierdurch wird u.U. die Auskultation erschwert oder unmöglich gemacht. Durch leichten Druck auf den Larynx kann das bei der Auskultation störende Geräusch unterbunden werden.

Husten ist einer der wichtigsten Schutzreflexe des Respirationsapparates. Es muß deshalb betont werden, daß dieser Schutzreflex nur dann therapeutisch beeinflußt werden sollte, wenn er exzessive Formen annimmt und durch Dauer, Häufigkeit und Schwere der Hustenanfälle das Allgemeinbefinden des Tieres belastet. Er stellt den Spezialfall der forcierten Exspiration dar. Die Aufgabe des Hustens ist es, reizende Gase, Staub, Rauch, überschüssigen Schleim, Zelltrümmer, Eiter u.ä. aus dem Respirationstrakt zu entfernen. Demzufolge stellt der Husten lediglich ein klinisches *Leitsymptom* für pathologische Prozesse dar, dessen Ursache zu ermitteln ist. So verursachen Tracheobronchialerkrankungen gewöhnlich einen trockenen, bronchialen Typ des Hustens, systemische Erkrankungen der Lunge, wie z.B. Pneumonien, dagegen meist einen feuchten, produktiven. Mitunter wird das Auswerfen von vermeintlichem Mageninhalt als Folge einer Hustenepisode beschrieben oder auch von Besitzern als Erbrechen fehlgedeutet. Richtig ist, daß bei heftigen Hustenanfällen das Sekret der großen Bronchien durch den Larynx in den Pharynx transportiert und abgeschluckt oder auch ausgehustet wird. Zur Behandlung exzessiver Hustenanfälle können Bromhexin (Bisolvon®) 0,5 mg/kg i.m. oder 1,0 mg/kg oral als Bronchosekretolytikum sowie als Antitussivum Codein 0,25–4,0 mg/kg oral eingesetzt werden.

Unter *Hecheln* versteht man das schnelle, flache Atmen, bei dem viel schneller als bei der normalen Atmung Luft im anatomischen Totraum hin- und herbewegt wird. Bei dieser forcierten Atmung, die vor allem bei sehr aufgeregten, hochsensiblen Individuen aufzutreten pflegt, wird die Luft nicht in Form eines Zylinders mit gerader Vorderfläche in den Atemwegen bewegt. Vielmehr nimmt sie infolge ihres Strömungsprofils eine kegelförmige Gestalt an. Es gelangt deshalb auch dann noch ein Teil der Inspirationsluft bis in die Alveolen, wenn das Atemvolumen der hechelnden Katze 60% des Totraumvolumens beträgt. Beim Hecheln wird die alveoläre Ventilation *nicht* unterbrochen. Es kommt beim Hecheln der Katze zu einer vermehrten Wärmeabgabe, nicht aber zu einer alveolären Hyperventilation. Diese ist gekennzeichnet durch Veränderungen der Respirationsrate und des Charakters der Atmung.

Die *Dyspnoe* ist die erschwerte Atmung. Es kann eine exspiratorische oder inspiratorische Dyspnoe auftreten. Dyspnoische Katzen nehmen eine typische Stellung ein. Sie kauern auf dem Sternum mit gebeugten, abduzierten Ellenbogengelenken. Die Dyspnoe ist oft mit einer Hyperpnoe (gesteigerte Atmungtätigkeit durch Vertiefung der Atemzüge) und/oder Tachypnoe (beschleunigte Atmung durch Erhöhung der Atemfrequenzen) verbunden. Die erkrankten Tiere bewegen sich wenig und vermeiden Anstrengungen.

Inspiratorische Dyspnoe wird am häufigsten in den Fällen gesehen, in denen eine Erweiterung der Lungen bei der Einatmung behindert ist. Das trifft in erster Linie Erkrankungen der Pleurahöhle sowie Lungenerkrankungen, die mit einer starken Infiltration des Lungengewebes einhergehen, wie z. B. bei Pneumonie oder Neubildungen im Lungengewebe.

Exspiratorische Dyspnoe tritt auf, wenn die an sich passive Ausatmung erschwert ist. Am häufigsten ist die exspiratorische Dyspnoe eine Folge chronisch-obstruktiver Lungenerkrankungen, aber auch bei Bronchitis, bei Bronchiektasien, Lungenödem und beim Bronchialasthma zu beobachten. Doch auch eine Vielzahl extrapulmonaler krankhafter Prozesse, wie Schmerzen, Anämie, Fieber, Ascites abdominalis, Sepsis, erzeugen sie. Primäre Lungen- oder Pleuraaffektionen haben ebenfalls erschwerte Atmung zur Folge. *Cave:* Bei der klinischen Untersuchung und Behandlung dyspnoischer Katzen muß sehr vorsichtig manipuliert werden!

Dyspnoe wird auch nerval erzeugt, und zwar *reflektorisch* durch Reizen der in der Schleimhaut der Respirationswege sehr zahlreich und verzweigt vorhandenen Nervenendigungen. In Frage kommen hierfür vor allem mechanische oder chemische Noxen.

Die reflektorisch ausgelöste Reaktion ist abhängig von der Lokalisation der Reizeinwirkung. Mechanische Reize, z. B. Fremdkörper oder Staubteilchen, wirken hauptsächlich auf die Rezeptoren der Trachea und der großen Bronchien. Die *Hauptcarina*, d. h. der Vorsprung an der Aufteilung der Luftröhre, der die oberen Enden der beiden Hauptbronchien trennt, ist besonders reich mit diesen Rezeptoren versehen. Sie sprechen sehr schnell auf eine Reizung an und lösen als erstes eine Exspiration aus. Andere und weitere Rezeptoren für mechanische Reize liegen tiefer. Durch sie verursachte primäre reflektorische Reaktion ist Inspiration mit nachfolgender explosionsartiger Exspiration.

Die sekundäre Reaktion der Luftwege auf eine Reizung ist die Bronchokonstriktion. Bei der Katze kann eine Konstriktion von Trachea und der großen Bronchien schon durch Reize ausgelöst werden, die zu schwach sind, um einen Husten zu verursachen. Da sowohl die sensiblen Fasern der Hustenrezeptoren als auch die motorischen Fasern im Vagus verlaufen, ist bei Manipulationen im Respirationsapparat unbedingt eine ausreichende Vagolyse mit 0,05–0,1 mg/kg KM Atropin erforderlich.

Die **endoskopische Untersuchung** des Respirationsapparates erfolgt durch
– Rhinoskopie,

– Laryngoskopie,
– Bronchoskopie.

Rhinoskopie: Für die Untersuchung der Nasenhöhle der Katze ist eine tiefe Allgemeinanästhesie nach vagolytischer Prämedikation erforderlich. Es empfiehlt sich darüber hinaus, eine Oberflächenanästhesie der Schleimhaut, z. B. mit Tetracainhydrochlorid (Exotancain®) durchzuführen. Zuerst wird der Nasopharynx untersucht, d. h., es wird eine *posteriore Rhinoskopie* durchgeführt. Um die Untersuchung zu ermöglichen, muß der weiche Gaumen mit einem stumpfen Wundhaken nach kranial vorgezogen werden. Mit einem Dentalspiegel und einem Trommelfellendoskop können dann ein Teil des Nasopharynx und die Choanen inspiziert werden. Bessere diagnostische Möglichkeiten ergeben sich durch die Anwendung flexibler fiberoptischer Endoskope.

Die *anteriore Rhinoskopie* der Katze ist durch die sehr kleinen Nasenöffnungen und die gut entwickelten Conchae nasales limitiert. Eine vollständige Untersuchung der Nasenhöhlen ist nicht möglich. Es kann nur der rostrale Anteil zu einem Viertel bis zu einem Drittel untersucht werden. Je geringer der Querschnitt der verwendeten Endoskope ist, um so tiefer kann das Gerät in die Nasenhöhle vorgeschoben werden. Wegen ihres größeren Querschnitts sind deshalb starre Geräte, wie z. B. Arthroskope oder Zystoskope, den flexiblen Geräten unterlegen.

Bei der Untersuchung der Nasenhöhle muß sehr vorsichtig manipuliert werden, um Epistaxis, die häufigste Komplikation, zu vermeiden. Es wird auf die Farbe der Schleimhaut, die Menge und Beschaffenheit des Sekrets, Veränderungen der Form der Conchae nasales, die Anwesenheit veränderten Gewebes oder vorhandene Fremdkörper zu achten sein. Ist das Ergebnis der Rhinoskopie an sich nicht eindeutig, sollte mittels Bürstenkatheters und / oder Biopsiezangen Material für die zytologische und histologische Untersuchung gewonnen werden.

Die **Laryngoskopie** ist bei Erkrankungen des Larynx durch keine andere Untersuchungsmethode zu ersetzen. Zur Untersuchung eignet sich ein für die Intubation verwendbares Laryngoskop. Es sind die Form, Farbe und Beweglichkeit des Larynx zu beurteilen. Um die Larynxfunktion einschätzen zu können, ist es wichtig, die Laryngoskopie nur in geringer Narkosetiefe, evtl. nur in tiefer Sedation durchzuführen, da der Schluckreflex erhalten bleiben muß. Bei alleiniger Anwendung von Ketamin für die Narkose bleiben alle Schutzreflexe erhalten. Störend sind allerdings durch Ketamin induzierte Zuckungen und Streckkrämpfe des Tieres.

Die **Tracheobronchoskopie** ist indiziert bei chronisch persistierendem Husten, Hämoptysen, Verdacht einer Fremdkörperaspiration, obturierenden Sekretansammlungen in den Bronchien sowie Lungenparenchymerkrankungen unbekannter Genese mit bronchialer Beteiligung. Für die Durchführung der Tracheobronchoskopie eignen sich sowohl starre Systeme als auch flexible fiberoptische Bronchoskope. Die starren Bronchoskope sind *nach eigenen Erfahrungen* vorzuziehen, da sie preiswerter sind und zur Tracheobronchoskopie der Katze ohnehin eine tiefe Allgemeinanästhesie erforderlich ist. Dem geringeren Querschnitt der Bronchien der Katze begegnet man durch Wahl eines für Kinder angebotenen Tubussatzes.

Für die Durchführung der Tracheobronchoskopie ist erforderlich, daß die Katzen nach vagolytischer Prämedikation mit Atropin 0,05–0,1 mg/kg s.c. in ausreichende Allgemeinanästhesie, z. B. durch 2 mg/kg KM Xylazin und 20 mg/kg KM Ketamin i.m., gebracht werden. Darüber hinaus ist eine Oberflächenanästhesie der Schleimhaut des Larynx erforderlich, da Katzen auf die mechanische Reizung des Kehlkopfes mit der Entwicklung eines schweren Kehlkopfödems oder eines Laryngospasmus reagieren können. Es werden dann die Trachea,

beseitigen. Oft entwickeln sich infolge der Reizungen durch den Ausfluß und das Ablecken in der Umgebung der Nasenöffnungen Entzündungen und Geschwüre. Häufig ist eine Rhinitis auch mit einer Konjunktivitis verbunden, oder es kommt durch eine Verlegung der Tränennasenkanäle zu vermehrtem Tränenfluß.

Die *chronische Rhinitis* entwickelt sich in den meisten Fällen aus dem akuten Nasenkatarrh. In anderen Fällen fehlen die zu Beginn der Erkrankung akuten klinischen Symptome, und die Krankheit ist von Beginn an schleichend. Das ist insbesondere bei Tumoren in der Nasenhöhle und bei Pilzinfektionen der Nasenhöhlenschleimhaut der Fall. Die chronische Rhinitis ist in vielen Fällen auch eine Folge persistierender oder rezidivierender Virusinfektionen der oberen Luftwege. Erkrankungen der Zähne und der Zahnwurzeln können über die Infektion der Nasenhöhle ebenfalls zu einer chronischen Rhinitis führen (Abb. 5.2.).

Klinisch ist die chronische Rhinitis durch dickflüssigen, schleimig-eitrigen Nasenausfluß gekennzeichnet. Das Sekret wird durch mitunter anfallsartige Niesanfälle herausgeschleudert. Infolge von Geschwüren der Nasenschleimhaut kann es blutig sein, oder es erscheinen infolge heftiger Niesepisoden Sickerblutungen aus den Nasenöffnungen. Die regionären Lymphknoten sind geschwollen und schmerzhaft.

In beiden Fällen ist das Allgemeinbefinden der betroffenen Tiere nur wenig gestört. Bei kompliziertem Verlauf, d. h. bei schweren Allgemeininfektionen oder einer Beteiligung der Nasennebenhöhlen, tritt jedoch eine erhebliche Störung des Allgemeinbefindens mit völliger Verweigerung der Futter- und Flüssigkeitsaufnahme ein.

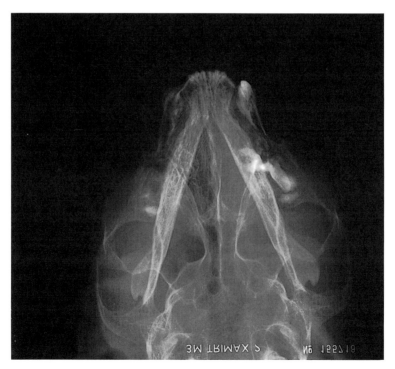

Abb. 5.2. Kater, 13 Jahre, schnorchelnde Atmung, Dyspnoe. Rö.: Verdichtung der linken Nasenhöhle. Verdachtsdiagnose: Infektion? Tumor? Chronische Rhinitis? Beachte die lockere Knochenstruktur: altersbedingt (Aufn.: Hartung, Berlin).

Die *Diagnose* ist leicht auf Grund des klinischen Bildes zu stellen. *Differentialdiagnostisch* ist der Virusnachweis beim Katzenschnupfenkomplex unter Praxisverhältnissen nicht zu führen. Allerdings sollte insbesondere bei chronischen Rhinitiden ein Erregernachweis mit Resistogramm veranlaßt werden. Auch Pilze sollten als Erreger ausgeschlossen werden. Während Fremdkörper rhinoskopisch nachgewiesen werden können, sind tumoröse Veränderungen eher röntgenologisch zu erkennen, da sie meist im hinteren Teil der Nasenhöhle sind.

Die akute Rhinitis ist *prognostisch* günstig einzuschätzen. Nach Beseitigung der Ursachen heilt sie meist gut ab. Chronische Rhinitiden, bei denen es nicht gelingt, die Ursachen zu beseitigen, sind prognostisch vorsichtig zu beurteilen. Sie müssen oft sehr lange kosten- und zeitaufwendig behandelt werden.

Die *Therapie* der erkrankten Tiere umfaßt einen Komplex pflegerischer, symptomatischer und kausaler Maßnahmen. So sind die Verklebungen und Verkrustungen der Nasenöffnungen durch feuchte Umschläge aufzulösen und zu entfernen, um die Nasenatmung wieder zu ermöglichen. Die geschwollenen Schleimhäute der Nasenhöhle können danach mit ephedrinhaltigen Tropfen, z. B. Rhinex „S"® oder Nasivin®, zum Abschwellen gebracht werden.

Es ist für eine ausreichende Flüssigkeitsversorgung zu sorgen. Die Zufuhr von Wasser hat insbesondere für die Sekretolyse enorme Bedeutung. Da eine orale Zufuhr der notwendigen Flüssigkeitsmenge meist nicht möglich ist, kann eine parenterale Versorgung erforderlich sein. Es sind 40–60 ml/kg KM einer Vollelektrolytlösung per Dauertropf i. v. zu infundieren. Die Katze ist während der Infusion klinisch zu überwachen. Treten Unruheerscheinungen, Tachypnoe oder Vomitus auf, so ist die Infusion abzubrechen.

Die sekundäre Besiedlung der Schleimhäute ist mit geeigneten, am besten durch ein Antibiogramm ermittelten Chemotherapeutika zu behandeln.

Da die Anfertigung eines Resistograms eine gewisse Zeit in Anspruch nimmt, sollten sogleich Chloramphenicol (30 mg/kg KM s. c. oder oral aller 12 Stunden) oder Ampicillin (20 mg/kg KM s. c. oder 50 mg/kg KM, jeweils aller 6 Stunden) eingesetzt werden. Bei oraler Gabe von Ampicillin muß die Dosis auf 3mal täglich 50 mg/kg KM erhöht werden. Auch die Verwendung von Glucocorticoiden kann in Verbindung mit der Gabe von Antibiotika eine Besserung des Zustandes bewirken. Es sind 1–2 mg/kg KM Prednisolon (wegen des circadianen Rhythmus jeden 2. Abend) oder 0,05–0,1 mg/kg KM Dexamethason (ebenfalls jeden 2. Abend), am besten parenteral, zu verabreichen. Bei Virusschnupfen dürfen aber keine Glucocorticoide verabreicht werden, da es unter der Einwirkung dieser Pharmaka zur Viruspersistenz kommen kann.

Chronische Rhinitiden erfordern oft eine langandauernde Therapie und sind trotz aller Bemühungen häufig nur wenig zu beeinflussen. Eine Aerosoltherapie, z. B. mit Kamillan®, und die Anwendung von Rotlicht und Mikrowellenbestrahlungen können den Zustand bessern.

5.2.2. Sinusitis

Die Entzündungen der Nebenhöhlen des Kopfes werden als *Sinusitis maxillaris* (Entzündung der Kieferhöhle) oder *Sinusitis frontalis* (Entzündung der Stirnhöhle) bezeichnet. Ihr Verlauf kann akut oder chronisch sein.

Die *akute* Entzündung der Nebenhöhlen des Kopfes entwickelt sich vor allem infolge von Virusinfekten der oberen Luftwege. Als Sinusitis frontalis oder Sinusitis maxillaris catarrhalis acuta ist dieses Stadium der Erkrankung an sich schwer zu diagnostizieren. Durch sekundäre bakterielle Infektionen kommt es in 80–90% der Calicivirus- oder Herpesvirusinfektionen zu einer chronischen Entzündung der Nebenhöhlen des Kopfes. Erst dann werden die *klinischen Symptome* relevant. Es zeigt sich eine erhöhte Schmerzempfindlichkeit, teilweise eine Hyperästhesie im Bereich der Stirnhöhle. Infolge der chronisch entzündeten, geschwollenen Schleimhaut ist die Nasenatmung behindert, die erkrankten Katzen atmen unphysiologisch durch den Mund. Die entzündliche Schleimhautschwellung be- oder verhindert den Exsudat- abfluß aus der Stirnhöhle; es entwickelt sich ein Empyem, das in schweren und langdauernden Fällen Drucknekrosen des Stirnhöhlenknochens erzeugt. Die klinische Symptomatik ist ferner durch purulente Rhinitis, Konjunktivitis und Nickhautvorfall gekennzeichnet. Der schleimig-eitrige Nasenausfluß kann über Monate oder sogar Jahre bestehen bleiben und ist durch starke Rezidivneigung jeweils nach Absetzen der systemischen Chemotherapie ge- kennzeichnet.

Die *Diagnose* ist durch den Vorbericht – eine überstandene Infektion der oberen Luftwege – sowie die klinischen Symptome zu stellen. Durch eine Röntgenaufnahme ist die flüssigkeits- gefüllte Stirnhöhle darstellbar und die Diagnose zu sichern (Abb. 5.3.).

Differentialdiagnostisch sind Neoplasmen, Fremdkörper sowie Blutungen infolge traumati- scher Insulte abzuklären. Die *Prognose* ist infolge der schlechten Blutversorgung in diesem Gebiet und wegen der ungünstigen Abflußverhältnisse sehr vorsichtig zu stellen. Auch bei chirurgischem Vorgehen ist die Erfolgsrate behutsam zu beurteilen.

Therapie: Zur *konservativen* Behandlung ist Ampicillin 30 mg/kg KM s.c. oder 50 mg/kg KM oral dreimal täglich über mindestens 3 Wochen Mittel der Wahl. Bei ausschließlich konserva- tiver Therapie ist allerdings immer mit Rezidiven zu rechnen. Bessere Resultate erzielt man durch eine chirurgische Intervention.

Die *chirurgische* Behandlung der chronischen Rhinosinusitis hat eine Eröffnung der Frontal- sinus und die chirurgische Entfernung der chronisch entzündeten Schleimhaut durch Küret- tage und Lavage zum Ziel. Da aber außer dem Frontalsinus oft auch das Epithel der Nasenschleimhaut, die Turbinalknochen der Nasenhöhle und das Mittelohr betroffen sind, muß dieses chirurgische Vorgehen allein nicht erfolgversprechend sein.

5.2.3. Mykotische Rhinosinusitis

Die mykotische Rhinosinusitis wird durch den Pilz *Cryptococcus neoformans* verursacht. Oft sind außer der Nasenhöhle die Lungen und das Nervensystem in den Krankheitsprozeß einbezogen, denn die Cryptococcose ist die häufigste systemische Mykose der Katze. Der *Krankheitsverlauf* ist meist subakut bis chronisch. Da der Erreger in der Natur sehr häufig vorkommt, wird vermutet, daß das Angehen der Infektion durch immunsuppressive Vor- gänge, wie z. B. Infektionen mit FIV oder FeLV, begünstigt wird. Die *klinischen Symptome* äußern sich in erster Linie durch chronisch mukopurulenten, rosa-rötlichen, blutuntermisch- ten Nasenausfluß. Er kann ein- oder beiderseitig auftreten. Röntgenologisch ist mitunter bei längerem Krankheitsverlauf eine Zerstörung der Nasenmuscheln feststellbar. Manchmal sind auch an der Haut Veränderungen in Form von festen Papeln und Knötchen vorhanden, die teilweise konfluieren und ulzerieren können.

Die *Diagnose* wird durch die histologische Untersuchung von Ausstrichen des Nasenausflus- ses oder Probeexzisionen gesichert.

Zur *Behandlung* der Cryptococcose der Katze ist Amphotericin B in einer Dosierung von 0,25–0,5 mg/kg KM i.v. geeignet. Die intravenöse Injektion von Amphotericin B muß sehr

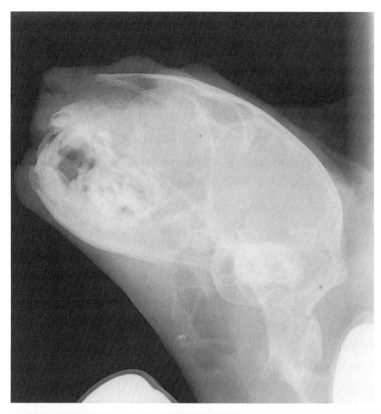

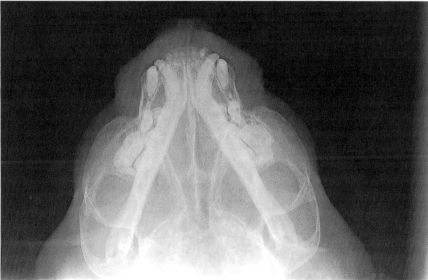

Abb. 5.3. Katze, 9 Jahre, seit 3 Wochen ständiges Niesen. Rö.: a) ventrodorsal: homogene Verschattung der rechten Kiefer- und Nasenhöhle, b) lateral: weichteildichte Verschattung der Stirnhöhle (Aufn.: HARTUNG, Berlin).

langsam in 3–5 Minuten erfolgen. Besser ist die Applikation von Amphotericin B durch eine Infusion mit 5%iger Glucoselösung. Die Konzentration soll 0,1 mg Amphotericin B pro 1 ml 5%iger Glucoselösung betragen. Diese Infusionsbehandlung ist 2–3mal pro Woche durchzuführen. Wegen der Nephro- und Hepatoxizität sind Nieren- und Leberfunktion während des Therapiezeitraumes zu überwachen. Günstige Behandlungsergebnisse erzielt man durch den Einsatz von Ketoconazol. Es werden 10–20–30 mg/kg/KM, aufgeteilt in 3 Tagesdosen, mit dem Futter verabreicht. Da bei den hohen Dosen mit Inappetenz und Leberschäden zu rechnen ist, sollte vorsichtig und in Abhängigkeit der individuellen Toleranz dosiert werden. Die Behandlung ist über längere Zeit erforderlich (ca. 1–2 Wochen über die klinische Gesundung hinaus).

5.2.4. Neubildungen

Gewebezubildungen in Gestalt von *Granulationsgewebshyperplasien* können sich im Zusammenhang mit chronisch entzündlichen Vorgängen in der Schleimhaut der Turbinalia oder des Nasopharynx entwickeln. Im Vordergrund des *klinischen Bildes* stehen zunächst Symptome

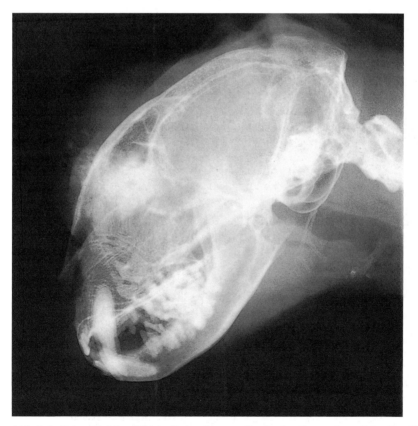

Abb. 5.4. Katze, 11 Jahre, Weichteilschwellung am Kopf, schnell gewachsen. Rö.: a) und b) Tumor im Bereich der Schädelknochen (Aufn.: HARTUNG, Berlin).

einer chronischen Rhinitis. Erst, wenn polypöse Gebilde in den Nasenöffnungen erscheinen oder infolge ihrer Raumeinengung zu auffallenden obstruktiven Behinderungen der Atmung führen oder wiederkehrende hellrote (ein- oder beiderseitige) Blutungen auftreten, kann die klinische Diagnose eingeengt werden. *Differentialdiagnostisch* sind Malignome und Fremdkörper in Betracht zu ziehen. Die *diagnostische Absicherung* erfolgt mit Hilfe der histologischen Bioptatuntersuchung.

Die *Therapie* beinhaltet neben der Kausalbehandlung der Grundkrankheit die Abtragung bzw. Exstirpation der Polypen. Mitunter kann durch Abdrehen der aus der Nasenöffnung tretenden Zubildungen klinische Besserung der Atmungsbehinderung erreicht werden. Ähnliches Vorgehen ist auch vom Pharynx her unter Wegdrücken des Gaumensegels möglich. Gegebenenfalls wird Rhinotomie erforderlich (s. dort).

Maligne Neubildungen der Nasen und Nasennebenhöhlen kommen bei der Katze relativ selten, meistens erst im hohen Alter (10 Jahre) vor, wobei die Siamesin disponiert zu sein scheint. Neoplasien epithelialen Ursprungs sind Plattenepithelkarzinome oder Adenokarzinome; unter den mesenchymalen sind es Lymphosarkome (im Zusammenhang mit Leukose), Myxo- Fibro- oder Osteosarkome. Letztere neigen zur Ausbreitung in die benachbarten knöchernen Anteile der entsprechenden Bereiche und führen hier neben expansiver Ausbreitung in die Lumina der entsprechenden Hohlräume (Sinus) auch zur Auftreibung des Knochens nach außen (Abb. 5.4.). In diesem Fall gestaltet sich die Symptomatik eindeutig und führt relativ rasch zur ätiologischen Diagnose. Dagegen sind die *klinischen Anzeichen* bei

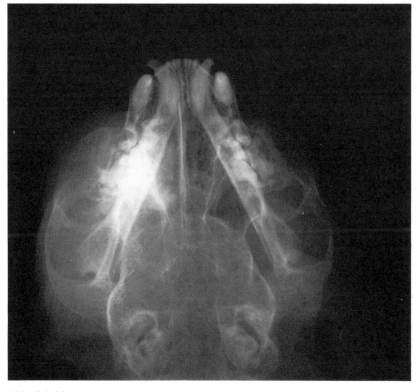

Abb. 5.4. b)

alleiniger Ausbreitung des neoplastischen Prozesses nach innen durch einseitigen Nasenausfluß, Niesen und Epistaxis gekennzeichnet und damit wenig charakteristisch. Der Verlauf kann stürmisch sein, mitunter baut sich der Tumor sehr langsam auf, worunter die Diagnosefindung leidet.

Die *Diagnose* erfolgt durch Röntgenuntersuchung und Rhinoskopie und sollte durch eine histologische Untersuchung einer Gewebeprobe gesichert werden.

Die *Behandlung* von Tumoren der Nasenhöhle sollte radikalchirurgisch sein. Durch Kryotherapie und Radiotherapie können die Behandlungserfolge, die durch rein chirurgisches Vorgehen meist nicht zu Langzeiterfolgen führen, verbessert werden. Die *Prognose* ist vorsichtig zu stellen.

Technik der Rhinotomie: Allgemeinanästhesie, Fixation des Tieres in Bauchlage und mit vorgestrecktem und auf dem Unterkiefer liegenden Kopf. Großzügige Rasur des Nasen-, Oberkiefer- und Stirnbeinbereiches (Abb. 5.5., A). Hautschnitt entlang der Medianlinie des Nasenrückens, beginnend in Höhe der gedachten Verbindungslinie zwischen beiden Jochbögen bis hin zum Nasenknorpel. Von der Schnittlinie her beiderseitige Lockerung der Haut von der Subkutis und Seitwärtsverlagerung derselben. Durchtrennen des Periostes in der Medianlinie, Lösen vom Knochen des Nasenbeines und Seitwärtsverlagerung (Abb. 5.5., B). Mit einer oszillierenden Säge wird eine langgezogene rechteckige Öffnung in die Nasenhöhlen gesägt. Die Knochenplättchen werden abgehoben (Abb. 5.5., C). Nachträgliches Abrunden der aboralen Wund- und Knochenöffnung durch Exzision von Haut, Unterhaut, Periost und Knochen in Größe eines annähernd kreisrunden Exstirpats von 1–2 cm Durchmesser (Abb. 5.5., D). Nach Beenden der chirurgischen Zielstellung (z. B. Exstirpation einer Gewebezubildung) in den Nasenhöhlen sorgfältige Blutstillung durch Tamponade, deren Ende über die Nasenöffnung nach außen geführt und mittels Nahtsicherung an der Haut fixiert wird. Wundverschluß der rechteckigen langgezogenen Öffnung durch Knopfnaht des Periostes und der Haut. Offenlassen der kreisrunden Öffnung der Nasenhöhlen (Abb. 5.5., E), lediglich Abdecken mit steriler Vaseline. Spontanheilung per granulationem nach Abschluß der Exsudation abwarten.

5.2.5. Nasenbluten

Nasenbluten (Epistaxis) ist eine häufige Folge stumpfer Kopftraumen, wie sie bei der Katze im Zusammenhang mit Anprall oder Sturz aus großer Höhe vorkommen. Nicht selten auch ist das Nasenbluten eine Folge komplizierter, chronischer Nasenkatarrhe bei ulzerierender Nasenschleimhaut. Auch Gerinnungsstörungen infolge von Intoxikationen oder Verbrauchskoagulopathien haben Epistaxis zur Folge. Weiterhin können Fremdkörper und Tumoren in der Nasenhöhle zum Nasenbluten führen. Die Blutung kann ein- oder beidseitig auftreten. Einseitiger Nasenfluß ist meist auf einen vorliegenden Fremdkörper oder eine Neoplasie zurückzuführen.

Die *Diagnose* ist auf Grund des Vorberichtes und des klinischen Bildes zu stellen. Wichtig ist die Ermittlung der Ursache. Kann diese, vor allem bei Rezidiven, nicht ermittelt werden, so muß mit Hilfe der Röntgenuntersuchung, der Rhinoskopie und eines Gerinnungsstatus die Diagnose gesichert werden.

Die *Behandlung* ist kausal auszurichten, Fremdkörper müssen aufgefunden und entfernt werden, Tumoren sind zu exstirpieren. Unfallverursachten Blutungen begegnet man durch Ruhigstellung des Tieres und Auflegen kalter Kompressen. Bei Gerinnungsstörungen ist

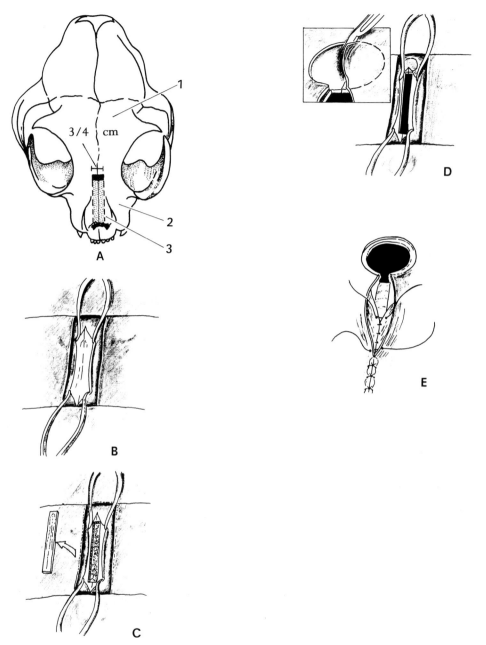

Abb. 5.5. Rhinotomie. A – Operationssitus von dorsal. 1 – Os frontale, 2 – Os maxillare, 3 – Os nasale mit Operationsbereich (gestrichelt, 7,5 mm breit). B – Seitwärtsverlagerung der von der Unterlage mobilisierten Haut und des Periosts. C – Abheben der aus dem Gewebeverband mobilisierten Knochenplättchen. D – „Abrunden" der rechteckigen Eingangsöffnung durch Entfernen eines annähernd kreisrunden Gewebebereiches (Haut, Unterhaut, Periost, Knochen) von 1–2 cm Durchmesser. E – Wundverschluß durch Knopfnaht von Periost und Haut. Offenlassen der kreisrunden Nasenhöhlenöffnung.

neben der Ermittlung und Therapie der Grundkrankheit der Einsatz von Vitamin K_1 angezeigt. Initial werden 5–10 mg/kg KM i.v. oder s.c. verabreicht. Die Medikation wird oral oder parenteral mindestens 5, besser 10 Tage in einer Dosierung von 1 mg/kg KM fortgeführt, um der häufig zu beobachtenden Neigung zu erneuter Blutung zu begegnen.

Durch eine Sedierung der betroffenen Tiere kann das häufige Niesen, das nicht selten zu erneuten Blutungen führt, reduziert werden.

5.2.6. Verletzungen

Verletzungen des Cavum nasi sind Folge fast ausschließlich von außen auftreffender und das Nasenbein frakturierender traumatischer Insulte (Aufprall, Anprall, Biß, Schuß). Sekundärinfektionen münden nicht selten in eine chronische Rhinosinusitis.

Zur *Behandlung* ist es erforderlich, die zerstörten Knochen- und Knorpelstrukturen zu entfernen. Systemische antibiotische Therapie und eine topische Behandlung mit schleimhautabschwellenden Medikamenten, wie sie bei der Rhinitis notwendig sind, müssen sich anschließen.

5.2.7. Fremdkörper

Fremdkörper im Nasengang sind meist pflanzlicher Natur, z. B. die Ähren und Grannen von Gräsern und Getreide. Die betroffenen Tiere zeigen plötzlich einsetzendes, sehr heftiges und langdauerndes Niesen. Oft wird auch Blut ausgeniest. Bei chronischem Verlauf entwickelt sich eine meist einseitige purulente Rhinosinusitis. Das plötzliche Auftreten der akuten und intensiven klinischen Symptome ist typisch für vorkommende Fremdkörper.

Therapie: Die Entfernung des Fremdkörpers sollte möglichst bald unter endoskopischer Kontrolle mit einer Pinzette oder Zange erfolgen. Leider gelingt dies nicht immer. Dann kann nur abgewartet werden, möglicherweise geht der Fremdkörper mit Sekret nach außen ab. Häufig gelangt der Fremdkörper über die Choanen in den Pharynx und wird abgeschluckt.

5.3. Krankheiten des Kehlkopfes

Erkrankungen des Kehlkopfes sind allgemein durch folgende Symptome charakterisiert:
– rauher, trockener Husten;
– Stridor, d. h. inspiratorisches oder exspiratorisches Schnaufen, mitunter nur während der Bewegung, manchmal aber auch ständig während der normalen Atmung;
– Dyspnoe mit anfallsfreien Intervallen; sie ist als Komplikation vor allem der chronischen Laryngitis anzusehen;
– Schluckbeschwerden, die meist Ausbreitung der Krankheit auf den Pharynx anzeigen.
Für die klinische *Diagnostik* sind neben der sorgfältigen klinischen Untersuchung des Respirations- und Herz-Kreislauf-Systems die Röntgenuntersuchung und die Laryngoskopie erforderlich.

5.3.1. Mißbildungen

Mißbildungen können alle Teile des Kehlkopfes betreffen, meist liegen mehrere Fehlbildungen vor, d. h., es fehlen einer oder mehrere Kehlkopfknorpel. Als klinisches Zeichen sind Dyspnoe und Stridor festzustellen. Die Diagnose ist durch Laryngoskopie zu sichern. Geringe Veränderungen können sich nach dem Eintritt der Geschlechtsreife spontan zurückbilden. Bei schweren Fällen mit hochgradiger Fehlbildung ist wegen der Aussichtslosigkeit das Einschläfern zu empfehlen.

5.3.2. Laryngitis

Die Laryngitis ist eine akute oder chronische Entzündung des Kehlkopfes. Als *Ursache* kommt meistens eine Virusinfektion, z. B. mit Caliciviren, in Betracht. Fremdkörper, das Aspirieren von saurem Mageninhalt und ständiges Miauen führen ebenfalls zu einer Entzündung des Kehlkopfes. Auch die Inhalation reizender Gase kann eine Laryngitis verursachen.

Klinisch ist die *akute* Laryngitis durch rauhen, trockenen Husten und eine heisere Stimme gekennzeichnet. Husten die Katzen nicht spontan, kann eine Kehlkopfpalpation Husten provozieren und damit pathognomonisch sein.

Die *Diagnose* wird anhand des klinischen Bildes und durch Adspektion, u. U. unter Zuhilfenahme des Laryngoskops, gestellt. Die Schleimhaut des Kehlkopfes ist gerötet, leicht bis mittelgradig geschwollen und mit glasigem Schleim bedeckt. In fortgeschrittenen Fällen ist der Schleim mukopurulent. Die Stimmbänder sind gerötet und geschwollen. Der Kehldeckel, die Epiglottis, ist in das Krankheitsgeschehen einbezogen. *Differentialdiagnostisch* sind alle Entzündungen der oberen Luftwege, der Trachea und Bronchien, Fremdkörper in den Atmungsorganen, das Glottisödem und die Tollwutinfektion (veränderte Stimme) auszuschließen.

Die *Prognose* ist bei der Laryngitis gut. Seltene Komplikationen der Laryngitis sind Ödeme oder Laryngospasmen. Sie entstehen bei der Katze übrigens nicht so selten anläßlich instrumenteller Manipulationen (Laryngoskopie, Sonden, Tuben). Die *Behandlung* besteht in der Verordnung strenger Ruhe und der Anwendung von Expektorantien. Besteht kein Fieber, erübrigen sich Antibiotika. Corticosteroide, Prednisolon 1–2 mg/kg KM oder Dexamethason 0,1–0,25 mg/kg KM, sind bei nichtinfektiöser Genese der Laryngitis angezeigt.

Chronische Kehlkopfentzündungen sind bei Katzen selten. Die chronische Entzündung ist durch kurzen, rauhen, trockenen Husten gekennzeichnet. Bei der Laryngoskopie wird eine rote und verdickte Schleimhaut festgestellt. Die chronische Entzündung führt zu einer Verdickung des Kehlkopfknorpels, mitunter bis zur entzündlichen Ossifikation. Der Larynx fühlt sich steinhart an. Die *Behandlung* besteht in der Verordnung von Rotlicht sowie Applikation von Antibiotika und Corticosteroiden.

5.3.3. Kehlkopf- und Glottisödem

Das Kehlkopf- und Glottisödem ist nicht selten durch extrem starke Flüssigkeitsansammlung in der Submukosa, insbesondere des Kehldeckels und seiner Umgebung, gekennzeichnet. Meist ist dies Folge mechanischer Irritation, z. B. unsanfter Manipulation bei Endoskopie oder Intubation. Mitunter liegt auch eine allergische Genese vor.

Die klinische *Symptomatik* wirkt beängstigend durch die sich rasch entfaltenden Zustände akuten inspiratorischen und exspiratorischen Stridors und Atemnot. Die Tiere sitzen mit vorgestrecktem Kopf und Hals und atmen angestrengt mit weit geöffneter Mundspalte. Die Schleimhäute sind zyanotisch. Jegliche Manipulation am Tier kann in dieser Situation den Zustand weiterhin verschlechtern und die Lebensgefahr steigern. Deshalb ist sehr vorsichtig und behutsam zunächst eine Sedation einzuleiten. Zur medikamentösen Behandlung sind Corticosteroide essentiell, die möglichst i.v. in einer Dosierung von 2–5 mg/kg KM (Prednisolon) verabreicht werden. Unter allen Umständen sind Vorkehrungen für sofort mögliche Tracheotomie oder Intubation zu schaffen; man sollte die Tracheotomie durchführen, wenn durch die konservative Therapie kein Rückgang des Ödems erreicht werden kann.

5.3.4. Tumoren

Tumoren des Larynx sind selten und meist bösartig. Es handelt sich oft um Plattenepithelkarzinome oder Lymphosarkome. Sie entwickeln sich meist sehr schnell. *Klinisch* sind Dyspnoe, vor allem inspiratorisch auftretende Stenosegeräusche, Zyanose und Husten festzustellen. Auffallend ist der üble, oft süßliche Mundgeruch durch zerfallenes Tumorgewebe.
Die *Diagnose* ist durch die Laryngoskopie zu sichern. *Differentialdiagnose:* chronische Laryngitis, Fremdkörper in den oberen Luftwegen, chronische Tracheobronchitis. Die *Prognose* ist schlecht.
Behandlung: Eine chirurgische Intervention kann lediglich im Anfangsstadium erfolgversprechend sein, vor allem, wenn die Neubildung vom Stimmband ausgeht. Nach Anlegen eines Tracheostoma und endotrachealer Intubation ist der Zugang zum Kehlkopf durch die Mitte des Schildknorpels möglich. Es kann dann versucht werden, den Tumor zu exzidieren oder mittels Kryotherapie zu entfernen. Als Palliativoperation kommt außerdem das Anlegen eines permanenten Tracheostoma in Betracht.

5.3.5. Fremdkörper

Fremdkörper im Larynx sind vor allem bei jungen Tieren nicht selten. Vorzugsweise handelt es sich um Nähnadeln mit oder ohne Faden, Gräten, Knochensplitter u. ä. (Abb. 5.6.).
Die *klinischen Symptome* bestehen in plötzlich auftretendem heftigem Husten und Würgen. Es entstehen Stenosegeräusche. Die betroffenen Tiere machen mit den Vorderextremitäten Abwehrbewegungen in Richtung des Kopfes und Halses.
Die *Diagnose* wird durch die Laryngoskopie und die Röntgenuntersuchung gestellt. Bei der Laryngoskopie sind die Tiere zu sedieren oder zu anästhesieren. *Differentialdiagnostisch* sind eine akute Laryngitis, akute Infekte der oberen Luftwege sowie eine Ösophagusobstruktion auszuschließen. Die Behandlung besteht in der Entfernung des Fremdkörpers.

5.3.6. Abszesse

Abszesse im Larynx werden selten beobachtet. Als Ursache kommen vor allem penetrierende Fremdkörper, wie Nadeln, Knochensplitter oder Gräten, in Betracht. Die klinischen *Symptome* ähneln einer Larynxobstruktion und hängen von der Größe des Abszesses ab. Meist

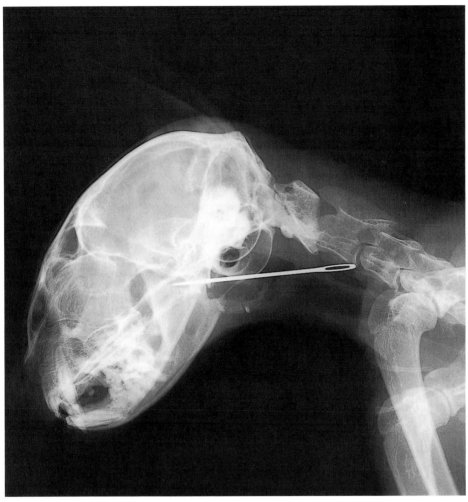

Abb. 5.6. Im Kehlkopf aufgestellte Stopfnadel mit oralwärts gerichteter Spitze (Aufn.: Kleintierklinik der Universität Leipzig).

entwickeln sich die Symptome langsam über mehrere Tage bis Wochen und führen infolge ungenügender Futteraufnahme zur Abmagerung.

Die *Behandlung* besteht in der Öffnung des Abszesses in Allgemeinanästhesie. Dabei ist darauf zu achten, daß der Abszeßinhalt nicht aspiriert wird. Eine systemische Antibiotikatherapie ist angezeigt.

5.3.7. Kehlkopftraumen

Traumatische Insulte des Kehlkopfes entstehen durch Unfälle, Beißereien oder infolge von Schlägen. Sie können zu lebensbedrohlichen Zuständen führen, wenn Blutungen oder Ödem die Atmung beeinträchtigen. Über mehrere Stunden hinweg entwickelt sich ein Teufelskreis, der aus Laryngealödem, behinderter Ventilation, allgemeiner Schwäche und schwerer Hypoxämie und zur Krise führt. Die Katzen sollten nach Atropinapplikation (0,05 mg/kg KM) mit Ketamin und Xylazin anästhesiert und intubiert werden. Sodann sind Blut und Sekrete durch Absaugen aus dem Kehlkopf, der Trachea und den Hauptbronchien zu entfernen. 10–20 mg/kg KM Prednisolon i.v. sollen die Ausbildung eines Larynx- und Glottisödems verhindern. Mitunter ist eine Tracheotomie erforderlich, um die Ventilation zu gewährleisten.

5.3.8. Kehlkopflähmung

Die *Larynxparalyse*, Kehlkopflähmung, ist bei der Katze selten. Sie entsteht infolge einer Funktionsstörung des Aryknorpels und der Stimmfalte. Die Ursache für diese Dysfunktion ist Störung der nervalen Erregungsübertragung vom Zentralnervensystem zum Kehlkopf.
Die häufigsten Larynxparalysen sind eine Folge von Schädigungen des Vagus oder des N. recurrens. Die Ursachen dieser Schäden können kongenitale Mißbildungen, Traumen, Neoplasmen oder raumfordernde Prozesse im Mediastinum sein. Am häufigsten sind sie idiopathischen Ursprungs.
Die *klinischen Anzeichen* äußern sich als Folge der Luftwegsobstruktion: Husten, Würgen, Keuchen, inspiratorischer Stridor und Stimmveränderungen.
Die *Diagnose* ist durch die klinischen Symptome und durch die direkte Laryngoskopie zu stellen. Die Stimmfalte wird während der Inspiration *nicht* zurückgezogen. Demzufolge bleibt die Stimmritze während des gesamten Respirationsvorganges eingeengt.
Behandlung: Die einseitige Resektion der vorgefallenen Stimmfalte ist die Therapie der Wahl. Nach Anlegen eines Tracheostoma (s. S. 177) werden die vorgefallenen Teile des Kehlkopfes mit der Schere abgesetzt. Das Tracheostoma sollte einige Tage bestehenbleiben, denn als Folge der Operation können sich atmungsbehindernde Blutungen und Ödeme einstellen. Als Folge einer Narbenretraktion kann sich unter ungünstigen Bedingungen eine Larynxstenose entwickeln.

5.4. Krankheiten der Trachea und der Bronchien
5.4.1. Tracheale Fremdkörper

Fremdkörper kommen in der Trachea und den großen Bronchien der Katze seltener als beim Hund vor. Als *klinische Anzeichen* sind in erster Linie akut auftretende Dyspnoe sowie Würgen und Husten zu beobachten. Die Tiere haben anfänglich kein Fieber. Kleinere Fremdkörper können spontan ausgehustet werden. Mitunter können sich infolge der mechanischen Irritationen Laryngospasmus oder -ödem entwickeln, die den spontanen Abgang des Fremdkörpers verhindern. Im allgemeinen sind die Fremdkörper in der Nähe der Bifurkation der Trachea lokalisiert. Pflanzliche Teile verharren, von zähem Schleim eingehüllt, vorzugsweise an der Wand der Trachea.
Die Röntgenuntersuchung des Thorax ergibt bei schattengebenden Fremdkörpern wichtige *diagnostische Hinweise*. Bei röntgennegativem Fremdmaterial ist in Verbindung mit der Röntgenuntersuchung die Bronchoskopie zur Diagnose erforderlich. Wird der Fremdkörper

nicht entfernt, kommt es zur Ausbildung einer eitrigen Tracheobronchitis, die zum Tod des Tieres führen kann. *Therapie:* Lockerung und Abgang des Fremdkörpers können durch vorsichtiges Schütteln der an den Hinterbeinen gehaltenen anästhesierten Katze versucht werden. Das Mittel der Wahl bleibt aber die Entfernung des Fremdkörpers mittels geeigneter Zangen unter endoskopischer Kontrolle. Hierbei ist, wegen der Einengung der Trachea durch das Bronchoskop, der ausreichenden Sauerstoffversorgung der Katze besondere Beachtung zu schenken. Es empfiehlt sich deshalb, eine Beatmungsbronchoskopie mit O_2 durchzuführen.

Bei der erforderlichen Allgemeinanästhesie ist eine vagolytische Prämedikation unbedingt notwendig. Die Entfernung der Fremdkörper mit einer Zange geeigneter Länge und Größe muß sehr vorsichtig geschehen. Bei groben Manipulationen können Verletzungen der Trachea und Bronchien, zudem Glottisödem entstehen.

Als alternative Behandlungsmethode zur endoskopischen Entfernung bleibt nur die Tracheo- bzw. Bronchotomie nach Thorakotomie.

5.4.2. Trachealruptur

Trachealrupturen können in erster Linie als Folge von Traumen oder unvorsichtig ausgeführten endotrachealen Intubationen entstehen. Oft sind stumpfe Schläge, die seitlich auf die Thoraxwand einwirken und bei geschlossener Glottis und gefüllter Lunge zu einer starken Überdehnung des kranialen Thorax führen, die Ursache. Hierdurch kann es zu einem partiellen Riß oder zu einer totalen Ruptur der Trachea, meist in der Nähe der Bifurcatio tracheae, kommen. Die *klinischen Erscheinungen* zeigen sich in einer nach einem traumatischen Insult plötzlich auftretenden hochgradigen inspiratorischen Dyspnoe und Zyanose mit Tachykardie. Nach Futteraufnahme verstärkt sich die Atemnot. Da die Trachea größtenteils fest im umliegenden Gewebe oder im Mediastinum eingebettet ist, können die Tiere die Ruptur überleben, wenn keine anderen lebensbedrohlichen Verletzungen vorliegen.

Infolge der Durchtrennung der Trachea kommt es neben der akuten Obstruktion der luftzuführenden Wege durch Blutkoagula und Zelldetritus, insbesondere beim Fortbestehen der Ruptur durch Bildung von Granulations-, später Narbengewebe in das Lumen der Trachea hinein, zu einer sich verstärkenden Dyspnoe. Dieser Zustand kann sich bis zu einem narbigen Tracheaverschluß steigern und damit zum Ersticken des Tieres führen.

Die *Diagnose* ist auf Grund des Vorberichtes und des Ergebnisses der klinischen Untersuchung, einschließlich der Bronchoskopie und des Röntgenbildes, zu stellen.

Differentialdiagnose: felines Bronchialasthma, Fremdkörper in der Trachea oder den großen Bronchien, traumatisch bedingte Flüssigkeitsergüsse in die Pleurahöhle. Die *Prognose* ist vorsichtig zu stellen. Zur *Behandlung* ist eine End-zu-End-Anastomose nach Resektion der meist narbig veränderten Rupturenden erforderlich.

Bei der Naht der Tracheaanastomose ist darauf zu achten, daß die Knoten und Fadenenden der Knopfnähte nicht in das Trachealumen ragen, da sie unter diesen Umständen Reizungen verursachen. Es ist nicht nur das Lig. annulare der Tracheaspangen am „Stoß" zu nähen, sondern zur Entspannung müssen die benachbarten Trachealringe durch Naht miteinander verbunden werden (Abb. 5.7.).

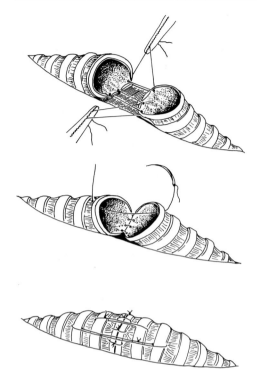

Abb. 5.7. Nahttechnik der Trachealruptur. Fadenführung jeweils von innen nach außen mit außen liegendem Knoten und zusätzliche Einbeziehung benachbarter Knorpelringe in die Nahtfixation (gezeichnet nach MOISE und DIETZE: Bronchopulmonary Diseases. In Sherding, R. G.: The Cat. Churchill Livingstone, New York, Edinburgh, London, Melbourne 1989).

5.4.3. Trachealkollaps

Unter Trachealkollaps versteht man das exspiratorische Einstülpen der Pars membranacea des nach dorsal offenen Knorpelringes. Dieses Leiden ist bei der Katze allerdings sehr selten.

Klinisch ist diese Erkrankung durch anfallsartigen, vor allem nach körperlicher Anstrengung auftretenden inspiratorischen Stridor gekennzeichnet. Infolge der Gewebeeinstülpung entsteht ein heftiger Hustenreiz.

Die *Diagnose* ist durch die Röntgenuntersuchung zu stellen. Bei nach dorsal abgebogenem Hals erscheint das Lumen der Trachea im Mittelteil deutlich eingeengt. Die Bronchoskopie sichert den röntgenologisch erhobenen Verdacht.

Differentialdiagnostisch kommen Tracheitis, ferner Neubildungen und Fremdkörper in der Trachea in Betracht. Die konservative *Therapie* besteht in der Ruhigstellung des betreffenden Tieres sowie der Anwendung von Corticosteroiden, z. B. Prednisolon 1–2 mg/kg KM jeden 2. Abend, und Bronchodilatatoren, z. B. Theophyllin 8–10 mg/kg.

Die chirurgische Behandlung besteht in der Raffung der erschlafften Pars membranacea.

Die *Prognose* sollte vorsichtig gestellt werden.

5.4.4. Tracheitis und Tracheobronchitis

Es erkrankt die Schleimhaut der Luftröhre entzündlich und – da ein enger anatomischer, geweblicher, physiologischer und funktioneller Zusammenhang zur Schleimhaut der Bronchien besteht – werden nur wenige Noxen allein an der Schleimhaut der Trachea wirksam. Zu ihnen gehören mechanische Insulte, gegenüber denen sich das Flimmerepithel der Trachea außerordentlich empfindlich erweist. Hieraus resultiert, daß Manipulationen im Zusammenhang mit der Intubation, der über längere Zeit liegende Intubationskatheter selbst, außerdem die versehentlich eingeführte Magensonde zu Läsionen und druckbedingten Veränderungen führen, die eine reaktive Tracheitis zur Folge haben. Darüber hinaus kommen Einwirkungen, wie die Inhalation von reizenden Gasen, Aspiration von Mageninhalt oder auch einmal Fremdkörper, z. B. eingeatmete Fischgräten, für die Entstehung von umschriebenen oder auch ausgedehnten Entzündungen in Betracht. Schließlich sind Bakterien- und Virusinfektionen mit besonderer Affinität zum Respirationsapparat (z. B. Erreger des Katzenschnupfenkomplexes, Mykoplasmen) zu nennen. Doch diese rufen außerdem in der Schleimhaut des Larynx und der Bronchien Reaktionen hervor und erzeugen somit eine Laryngotracheobronchitis. Chronische Entzündungsprozesse des Larynx und/oder der Bronchien unterhalten Entzündungsprozesse in der Trachea, die ihrerseits mit proliferativen Gewebereaktionen einhergehen und zur chronisch-polypösen Tracheitis führen. Die in das Tracheallumen hineinragende Gewebezubildung engt damit den Luftstrom ein und bietet mit ihrer vergrößerten Oberfläche zusätzliche Haftmöglichkeiten für exogene Noxen, Exsudate, Bakterien und Viren, woraus ein Circulus vitiosus erwächst.

Klinisch äußert sich die Tracheitis durch den trockenen, spontanen Husten, der schon durch geringen Druck auf den thorakalen Teil der Trachea und den Kehlkopf auslösbar ist. Auskultatorisch ist ein verschärftes bronchiales Atemgeräusch über der Trachea festzustellen. Liegen der Tracheitis raumfordernde Prozesse zugrunde, tritt Dyspnoe auf.

Die **Bronchitis** ist eine obstruktive Erkrankung der Lunge. Sie ist charakterisiert durch Luftwegsobstruktion und erhöhten Atemwegswiderstand unterschiedlicher Ätiologie. Bei der sich ausbildenden Dyspnoe handelt es sich um eine exspiratorische Dyspnoe. Die entzündlichen Veränderungen führen zu einer reaktiven Schleimhautschwellung und einer entzündlichen submukösen Hyperämie. Durch die Bronchialdrüsen wird vermehrt Schleim produziert, und aus den Gefäßen tritt Exsudat aus. Diese akut-entzündlichen Reaktionen haben eine Luftwegseinengung zur Folge. Bei den Luftwegen geringeren Durchmesser – Bronchien mit einem Querschnitt von 2–3 mm – können Schleimpfröpfe zu einem Verschluß dieser Atemwege führen. Die Exspektoration des vermehrt gebildeten Schleimes kann prinzipiell durch zwei Mechanismen geschehen: durch den Husten und die mukoziliare Clearance. Das System der *mukoziliaren Clearance* ist ein komplexer Abwehrmechanismus, bestehend aus:

- mechanischem, oral gerichtetem Schleimtransport durch aktive Zilientätigkeit;
- antigenspezifischer Eigenschaft des Bronchialschleimes, z. B. durch den Gehalt an IgA, IgD, IgE, IgG und IgM;
- Tätigkeit der pulmonalen Makrophagen;
- gezielter Bronchokonstriktion.

Die chronische Reizung der Bronchien ist klinisch durch einen ständigen Hustenreiz charakterisiert. Vielfach ist die bakterielle Besiedlung des Bronchialbaumes abgeklungen. Als Folge des langanhaltenden entzündlichen Reizes hat sich eine Hypertrophie der Bronchialschleimhaut und der glatten Muskulatur der Bronchi und Bronchioli herausgebildet. In anderen

Fällen hat sich ein Gleichgewicht zwischen körpereigenen Abwehrmechanismen und Erreger entwickelt. Das System der mukoziliaren Clearance ist gestört, und es kommt zur Sekretverhaltung.

Das klinische Symptom der Tracheobronchitis ist der Husten. Er ist trocken und rauh, tritt anfallsartig auf und ist schmerzhaft. Die Schleimhäute des oberen Respirationstraktes sind meist in den Krankheitsprozeß einbezogen, sie imponieren durch starke Rötung im Kehlkopf und Pharynx.

Im Verlauf der Krankheit wird der Husten produktiv. Es wird seröses, später schleimig-eitriges Exsudat ausgehustet, das die erkrankten Katzen aber oft abschlucken. Nicht selten erbrechen die Tiere nach einem Hustenanfall, und dieses Erbrechen wird mitunter vom Besitzer als vermeintliches Symptom einer Erkrankung des Magen-Darm-Traktes fehlgedeutet. In diesem Stadium der Erkrankung ist der Husten weniger schmerzhaft und anstrengend. Parallel zu diesen Erscheinungen entwickeln sich eine meist mukopurulente Konjunktivitis und Rhinitis. Fieber ist meist nicht festzustellen. Das Allgemeinbefinden ist nur gering gestört, und labordiagnostisch sind wenig auffallende Befunde zu erheben.

Diagnose: Bei der Auskultation werden zu Beginn der Erkrankung vesikuläre Atemgeräusche hörbar. Bei fortdauernder Bronchitis vernimmt man mäßige bronchiale Atemgeräusche, mitunter bei Sekretverhaltung auch Rasselgeräusche. Bronchoskopisch sieht man eine vermehrte Schleimansammlung, meist handelt es sich um glasig-milchiges Sekret sowie eine gerötete Schleimhaut. Röntgenologisch ist nur bei der mit erheblicher Sekretansammlung einhergehenden Bronchitis purulenta ein deutlich gekennzeichneter Bronchialbaum zu erkennen.

Differentialdiagnostisch sind Pneumonie, Asthma bronchiale, akute und chronische Bronchialfremdkörper, Lungentumoren sowie Herzinsuffizienz auszuschließen.

Die *Prognose* der *akuten* Bronchitis hängt im wesentlichen von dem vorliegenden Grundleiden sowie einem rechtzeitigen Therapiebeginn ab. Sie ist meist günstig.

Entscheidend für den Erfolg der *therapeutischen Maßnahmen* ist die ätiologische Diagnose. Da in vielen Fällen bakterielle Infektionen bei der Genese der Erkrankung eine Rolle spielen, ist die Anwendung von Breitbandantibiotika gerechtfertigt. Es werden Ampicillin 3mal täglich 20–50 mg/kg, Chloramphenicol 30–50 mg/kg, Kanamycin 15–25 mg/kg oder Trimethoprim-Sulfonamid-Kombination 15 mg/kg 1–2mal täglich oral oder s.c. zu verabreichen sein.

Zur Erweiterung der Bronchien, vor allem der spastisch verengten kleineren Luftwege, wird Aminophyllin 3mal täglich 6–10 mg/kg oder Ephedrin 2–5 mg/kg oral, s.c. oder i.v. appliziert. Als Bronchosekretolytikum ist Bromhexin® empfehlenswert. Es werden 3mal täglich 0,5 mg i.m. oder 1,0 mg/kg oral gegeben.

Dem erkrankten Tier sollte man besondere Hinwendung zollen. Insbesondere ist auf die Aufnahme eines gehaltvollen Futters Wert zu legen, einschließlich der Flüssigkeitsaufnahme.

Die *chronische Tracheobronchitis* entwickelt sich in der Regel aus der akuten Entzündung. Übergänge sind fließend. Im Vordergrund der klinischen Erscheinungen stehen der trockene bis mäßig feuchte Husten und Dyspnoe. Die erkrankten Katzen haben gutes oder nur wenig gestörtes Allgemeinbefinden. Sie sind allerdings weniger bewegungsfreudig, ermüden schneller und werden bei körperlicher Belastung dyspnoisch und zyanotisch. Bei längerer Krankheitsdauer werden die Symptome heftiger. Bei der Auskultation sind bei beschleunigter Atmung Stenosegeräusche (Rasseln, Schnarren) zu hören. Röntgenologisch ist eine bronchiale Lungenzeichnung zu erkennen, d. h., die durch Schleimansammlung und zellige

Infiltration verdickten Wände der Bronchien sind gegen das aufgehellte Lungengewebe abgehoben.

Die *Diagnose* „chronische Tracheobronchitis" wird auf Grund des Vorberichtes – es kommt vor allem auf die Chronizität der bestehenden Symptome an – sowie der klinischen Befunde gestellt. Hohen diagnostischen Wert hat die Untersuchung des Bronchialschleimes. Es werden vor allem neutrophile und eosinophile Granulozyten nachzuweisen sein.

Die *Behandlung* der chronischen Bronchitis sieht in erster Linie die Anwendung von Corticosteroiden, Bronchodilatatoren und Antibiotika vor. Darüber hinaus kommt es darauf an, das Bronchialexsudat, den zähen Bronchialschleim, fließfähiger zu machen und dadurch den Abtransport zu ermöglichen. Die durch den chronischen Entzündungsprozeß veränderte Bronchialschleimhaut ist für rezidivierende Infektionen empfänglich, das Tier muß deshalb antibiotisch abgeschirmt werden.

Prinzipiell wird die gleiche Medikation wie bei der Behandlung der akuten Bronchitis verwendet. Aufgrund der Chronizität des Prozesses hat sie sich allerdings weitaus langzeitiger (über mehrere Wochen) zu gestalten. Außerdem sind auch hier sehr sorgfältig alle Pflege-maßnahmen zu betreiben, um die allgemeine Widerstandsfähigkeit des Tieres zu unterstüt-zen.

Gute therapeutische Erfolge zur Erleichterung des Exsudatflusses können durch die Aerosol-therapie erzielt werden. Voraussetzung ist, daß die Teilchengröße des Aerosols 5 μm nicht übersteigt, da größere Partikel nicht bis in die Alveolen gelangen. Im Narkosekasten wird den Tieren ein verdampftes Luft-Gas-Gemisch, u. U. mit Zusätzen wie Bronchospasmolytika (Bromhexin®, N-Acetylcystein), Antibiotika oder Corticosteroiden, verabreicht.

5.4.5. Tracheotomie

Die Tracheotomie ist die operative Eröffnung der Luftröhre, um bei Erstickungsgefahr infolge eines Verschlusses der oberen Luftwege die Ventilation zu sichern.

Das Operationsgebiet befindet sich auf der ventralen Halsseite und sollte vom Larynx bis zum Sternum für einen chirurgischen Eingriff vorbereitet sein. Der Hautschnitt wird in der Medianebene unterhalb des Kehlkopfes begonnen und sollte ca. 4–6 cm nach kaudal geführt werden. Das subkutane Gewebe wird, wie auch die Mm. sternohyoidei, stumpf durchtrennt. Darunter stellt sich die Trachea dar. Der N. recurrens ist zu sehen. Die Tracheotomie wird dann mit einem Skalpell zwischen zwei Trachealringen durchgeführt (Abb. 5.8.). Die durch-trennte bindegewebige Verbindung der Trachealringe – Lig. annulare – sollte ca. zu ⅓ durchtrennt werden. Dann wird der Tracheotubus eingesetzt und durch ein Band um den Hals oder durch Annähen an die Haut gesichert.

Für den Erfolg der Tracheotomie ist die Pflege des Verweiltubus von großer Bedeutung. Tiere mit einem Tracheostoma oder Verweiltuben erfordern eine Rund-um-die-Uhr-Versor-gung. Alle 2–3 Stunden sind Tracheaspülungen und das Absaugen von Sekreten erforder-lich.

Der Tubus soll, sobald es der klinische Zustand zuläßt, wieder entfernt werden. Die Inzisionswunde wird durch eine Knopfnaht verschlossen, man kann aber auch die Heilung per granulationem abwarten. Im Notfall wird anstelle der Tracheotomie mit einer kurzen, weitlumigen Kanüle kaudal des Larynx in die Trachea eingestochen, um so die Luftzufuhr zu ermöglichen.

Beim Anlegen eines *Tracheostoma* wird zunächst wie bei der Tracheotomie vorgegangen, lediglich der Haut- und Unterhautschnitt wird etwas länger ausgeführt. Die Trachea wird aus dem umliegenden Gewebe mobilisiert, anschließend werden die durchtrennten Anteile der Mm. sternohyaloidei durch Naht dorsal der Trachea vereinigt. Sodann wird aus 2–3 Trachealringen annähernd ein Drittel oder die Hälfte des Gewebeumfanges durchtrennt und entfernt (Abb. 5.9., A), und die verbleibende Trachealschleimhaut findet mit der Haut Nahtvereinigung (Abb. 5.9., B).

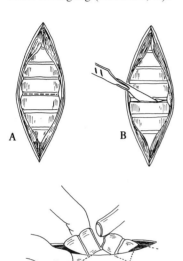

Abb. 5.8. Tracheotomie. A – Situation der freigelegten Trachea. B – Durchtrennen des Lig. annulare auf ⅓ seiner Zirkumferenz. C – Einführen des Trachealtubus (gezeichnet nach R. V. Morgan: Manual der Kleintiernotfälle; Enke, Stuttgart 1989).

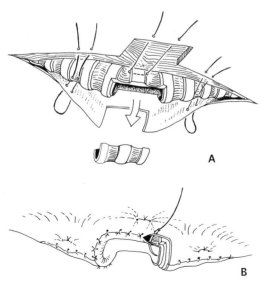

Abb. 5.9. Tracheostoma. A – Nahtvereinigung der zuvor durchtrennten Mm. sternohyoidei, damit Ventralverlagerung der Trachea, Heraustrennen des halben Umfanges von 2–3 Knorpelringen. B – Nahtvereinigung der Trachelschleimhaut mit der Halshaut (gezeichnet nach R. V. Morgan: Manual der Kleintiernotfälle; Enke, Stuttgart 1989).

Eine andere Technik besteht darin, daß die inzidierten Knorpelringe mit ihrer Basis im Gewebeverband der Trachea verbleiben, indem eine H-förmige Schnittführung erfolgt. Die Knorpelspangen werden lediglich umgelegt und können auf diese Weise später durch Naht wieder in den Gewebeverband der Trachea eingefügt werden. Das Tracheostoma muß ausreichend groß angelegt werden, da durch die Narbenretraktion die Öffnung sich erheblich (etwa um die Hälfte) verkleinert.

5.5. Krankheiten der unteren Luftwege

5.5.1. Pneumonie

Die Pneumonie ist die Entzündung des Lungengewebes. Von einer *alveolären* Pneumonie spricht man, wenn die Krankheitserscheinungen im wesentlichen in den kleinen Bronchien und den Alveolen lokalisiert sind. Eine *interstitielle* Pneumonie liegt vor, wenn sich die entzündlichen Veränderungen am Stützgerüst der Lunge, das bei der Katze auf ein Minimum reduziert ist und sich im wesentlichen auf den Verlauf der von der Pleura visceralis aus gegen den Lappenkern zu verlaufenden Venen, Bronchien, Arterien beschränkt, abspielen. Als *Pneumonitis* wird eine Entzündung des Lungengewebes angesehen, bei der es zu einer Zellproliferation und -infiltration, ausgehend von den Alveolarsepten, kommt, ohne daß eine Exsudation in die Alveolen stattfindet. Die Bronchitis und Bronchiolitis sind bei endobronchialer Ausbreitung die entzündliche Initialveränderung für die *Bronchopneumonie.*
Ätiologisch wird die Pneumonie als sog. infektiöse Faktorenkrankheit eingeordnet. Auf Grund der muköziliaren Clearance und der Funktion der Alveolarmakrophagen hat die Lunge beträchtliche bakterizide Fähigkeiten. Es müssen resistenzmindernde Umstände hinzutreten, damit eine Infektion haften kann.
Die Basisinfektionen werden im allgemeinen durch verschiedene Virusarten, z. B. Herpes- oder Caliciviren, gesetzt. Auch *Chlamydia psittaci,* var. *felis,* kommt als primäres infektiöses Agens in Betracht. Der Krankheitsverlauf wird allerdings durch bakterielle Sekundärinfektionen oder virale Mischinfektionen bestimmt. Bakterielle Sekundärkeime können sein: *Staphylococcus, Streptococcus, Bordetella, Haemophilus, Proteus, Pseudomonas, E. coli* und *Klebsiella.* Auch Pilze, wie *Cryptococcus neoformans* und *Blastomyces dermatitidis,* spielen als Pneumonieerreger eine gewisse Rolle. Parasiten, z. B. *Capillaria aerophila, Aerostrongulus obstrusus* oder wandernde Parasitenstadien von *Toxocara cati,* können ebenfalls pneumonische Veränderungen verursachen.
Als begünstigende Faktoren sind Erkältungen, Crowding, Milieuwechsel sowie zu einer Immunsuppression führende endogene oder exogene Umstände zu nennen. Insbesondere FIP-, FIV- und FeLV-Infektionen begünstigen die Entstehung einer Pneumonie. Oft sind mehr als eine Ursache für die Entstehung der Lungenentzündung verantwortlich. Die Krankheitserreger können die Lunge aerogen oder hämatogen erreichen.
Pathogenese: Die Initialveränderung für die Pneumonie ist die *Bronchitis* oder *Bronchiolitis.* Ausgehend von diesem Prozeß, kann sich das Krankheitsgeschehen auf zwei verschiedenen Wegen weiterentwickeln: Entweder es erfolgt die *endobronchiale* Ausbreitung über die kleinen Atemwege, die terminalen Bronchien bis in die Alveolen oder der pathologische Prozeß dringt durch die Wände der Bronchioli hindurch in das interstitielle Gewebe ein. Dann handelt es sich um die *peribronchiale* Ausbreitung. Am häufigsten ist der endobron-

chiale Weg. Bei dieser Form der Entzündung entwickelt sich der Prozeß von den Bronchioli respiratorii über die diese versorgenden Azini zu den einzelnen Alveolen. In den Alveolen kommt es durch seröse Exsudation aus den Kapillaren, Einwanderung von Leukozyten und Alveolarmakrophagen zur Ausbildung eines entzündlichen Exsudates. Durch die Kohnschen Poren (Verbindungen zwischen den einzelnen Alveolen) breitet sich der Entzündungsprozeß innerhalb des Läppchens aus.

Der lobäre Charakter der Entzündung entwickelt sich durch die Aspiration des Exsudates. In Abhängigkeit von dem Charakter des Exsudates kann es sich um eine seröse, katarrhalische, fibrinöse, purulente, gangränöse oder abszedierende Pneumonie handeln. Das entzündliche Exsudat füllt in der Folge die Alveolen aus und behindert so den Gasaustausch. Es sind vor allem die Spitzen-, Anhangs- und Mittellappen betroffen.

Bei der peribronchialen Ausbreitung greift die Entzündung durch die Bronchialwand oder lymphogen auf das peribronchiale Gewebe, mitunter auch auf die angrenzenden Alveolen, über. Es entstehen mantelartige, peribronchiale Verdichtungen. In den meisten Fällen kommt es nicht zu einem Übergreifen der Entzündung auf die peribronchialen Lymphgefäße, so daß diese Form der Ausbreitung der Bronchopneumonie keine große Bedeutung hat.

Bei der *interstitiellen Pneumonie* spielen sich die entzündlichen Veränderungen im gering entwickelten Zwischengewebe ab. Das betroffene Interstitium umfaßt das peribronchiale Gewebe, das interlobuläre Gewebe der Segmente und Läppchen sowie das intralobuläre Stützgewebe der Alveolar- und Azinisepten. Diese Form der Lungenentzündung entsteht vor allem infolge von Virusinfektionen. Das Virus gelangt sowohl hämatogen als auch aerogen über die Bronchioli und Lymphbahnen in das Interstitium. Es greift in der Lunge die einzelnen Zellen an und zerstört bei seiner Vermehrung den Zellkern und die Zellplasmabestandteile. Die Folge können Einschlußkörperbildung oder primäre Zellnekrosen sein. Durch bakterielle Sekundärinfektionen wird der Entzündungsprozeß fortgeführt und kompliziert. Zellige Infiltration erbringt Peribronchitis bzw. Peribronchiolitis und im Bereich der Alveolen Verdickung der Alveolarwände.

Die *Symptome* der bakteriellen Pneumonie sind vielfach ähnlich den Erscheinungen der akuten Bronchitis. Typische Krankheitsanzeichen sind Fieber, Apathie, Inappetenz und produktiver Husten. Schwer erkrankte Tiere haben Dyspnoe mit beschleunigter flacher Atmung. In besonders schweren Fällen tritt eine Orthopnoe mit Zyanose auf.

Diagnose: Auskultatorisch ist ein Knistern im Bereich des Zwerchfell-Lappens der Lunge festzustellen. Rasselgeräusche sind zu hören, wenn sich Sekret angesammelt und zu einer Einengung der Luftwege geführt hat. Ist ein Teil der Lunge mit Exsudat gefüllt oder der Bronchus verstopft, können auskultatorisch keine Geräusche ermittelt werden. In wenigen schweren Fällen ist nur ein bronchiales Atemgeräusch zu hören.

Routinemäßig sollte bei allen Pneumonien ein weißes Blutbild angefertigt sowie eine Harnuntersuchung durchgeführt werden. Bei bakteriellen Pneumonien ist eine Erhöhung der Zahl der Leukozyten mit Linksverschiebung festzustellen. Die Leukozytenzahl kann von leicht erhöhten Werten bis 35 000–40 000/mm^3 variieren. Die arteriellen Blutgase korrelieren mit dem Grad der Erkrankung und können für die Einschätzung der therapeutischen Bemühungen verwendet werden. Eine Abnahme des PO_2 ist eine direkte Folge der Ventilation-Perfusionsstörung. Den Veränderungen des partiellen O_2-Druckes folgen gewöhnlich geringe Abnahme des Blut-pH und Erhöhung des $PaCO_2$.

Obwohl bekannt ist, daß die bakteriellen Pneumonien in den meisten Fällen durch gramnegative Erreger verursacht werden, sollte immer eine Erregerisolierung mit einem Resistenztest der isolierten Bakterien versucht werden. Die Erreger können durch transtracheale Aspiration, durch Absaugen während der Bronchoskopie oder durch einen Abstrich aus dem Kehlkopf beim leicht anästhesierten Tier genommen werden. Sind Proben genommen, sind außer dem Resistenztest und der Kultur ein Ausstrich mit einer Gram-Färbung und eine zytologische Untersuchung durchzuführen.

Bei der Diagnostik von Lungenerkrankungen ist planmäßig vorzugehen. Zuerst sind die typischen klinischen Symptome diagnostisch verwertbar: Husten, Tachypnoe, Hämoptysen, Fieber und Dyspnoe. Bessert sich der klinische Zustand der Tiere nach eingeleiteter symptomatischer Behandlung nach 10–14 Tagen nicht, muß das diagnostische Spektrum erweitert werden. Dann sind eine Röntgenuntersuchung des Thorax (Abb. 5.10. und 5.11.), komplettes Blutbild sowie Gewinnung von Trachealsekret für die bronchialzytologische und bakteriologische Untersuchung erforderlich. Zur Beurteilung der Schwere der Respirationsstörung sind auch die Ermittlungen des Säure-Basen-Status und der Blutgase erforderlich.

Ist selbst mit diesem diagnostischen Aufwand keine Diagnose zu sichern, so sind, soweit möglich, die Bronchoskopie, die selektive bronchoalveoläre Lavage, die transbronchiale oder die transthorakale Lungenbiopsie oder die diagnostische Thorakotomie angezeigt.

Die *Prognose* hängt von verschiedenen Faktoren ab. Bei sekundären bakteriellen Pneumonien sind als erstes die primären Ursachen zu ermitteln und abzustellen, bevor die Prognose zu stellen ist. Weiterhin sind die Dauer der Erkrankung und der Grad der anatomischen Veränderungen, z.B. die Ausbildung von Bronchiektasen, Atelektasen, zu ermitteln und

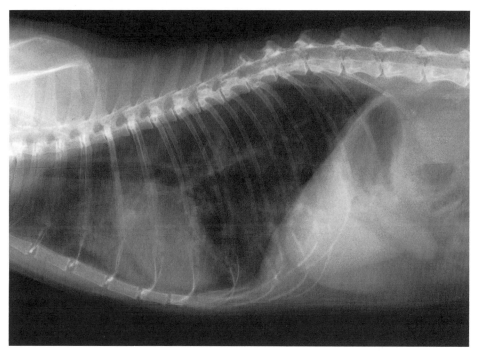

Abb. 5.10. Katze, 10 Jahre, seit 2 Monaten Apathie, zunehmende Inappetenz, Dyspnoe, Hecheln. Rö.: herdförmige Bronchopneumonie, insbesondere im linken vorderen Lappen (Aufn.: HARTUNG, Berlin).

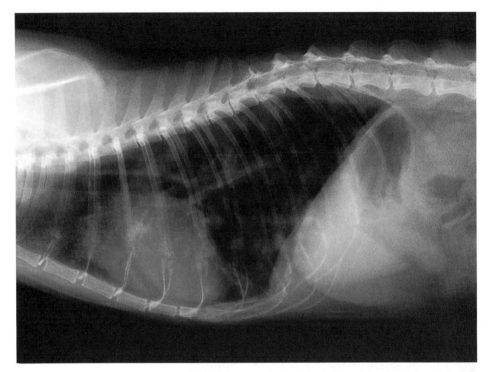

Abb. 5.11. Patient wie in Abb. 5.10. a, b: Luftbronchogramm. Beachte vorderen Lungenlappen links mit alveolärer Zeichnung. Pathologischer Befund: eitrige, herdförmige Pneumonie (Aufn.: HARTUNG, Berlin).

abzuschätzen. Nach der Ansicht einiger Autoren ist die Erhöhung des $PaCO_2$ oft ein prognostisch ungünstiges Zeichen.

Therapie: Die kausale Therapie beinhaltet eine resistogrammgestützte Breitbandantibiose. Besonders geeignet sind Ampicillin (50–100 mg/kg, auf 4mal tägl.) Chloramphenicol (50 mg/kg auf 4mal tägl.), Cephalosporin (100 mg/kg auf 3mal tägl.) Von großer Bedeutung ist eine ausreichende Flüssigkeitsversorgung – oral oder parenteral – der erkrankten Tiere, da das Tracheobronchialsekret über 85% Wasser enthält. Eine Dehydratation führt zu einer Schleimeindickung und demzufolge zu einer Schleimretention.

Von großem Wert für die Verbesserung der bronchialen Sekretion ist die Aerosoltherapie. Am besten scheint sich sterile, physiologische Kochsalzlösung in einer Teilchengröße um 5 µm zu eignen. Die Tiere sollten in einem geschlossenen Behälter für 30–45 Minuten 3–4mal täglich „benebelt" werden.

5.5.2. Felines Bronchialasthma

Hierbei handelt es sich um das Syndrom einer reversiblen Atemwegsobstruktion, hervorgerufen durch Hypersensibilitätsreaktionen. Die *Allergie* stellt eine der wichtigsten ätiologischen Faktoren der asthmatischen Erkrankung dar. Hierfür sind neben genetischer Disposition der

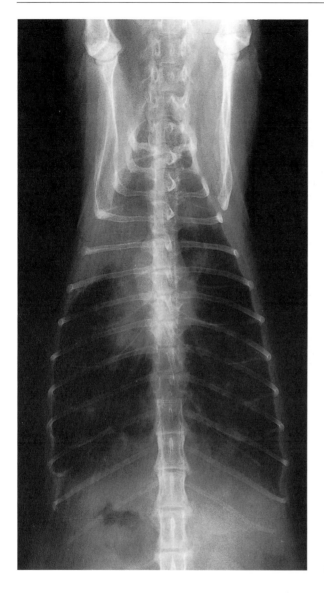

Abb. 5.11. b)

Kontakt mit bestimmten Allergenen, am häufigsten sind es Inhalationsallergene (Pollen, Milben, Schimmelpilze und deren Sporen), maßgebend. Mitunter ist die Ätiologie auch unbekannt. Vermutlich existieren viele weitere Faktoren, die das klinische Geschehen auslösen. Dasselbe ist durch Luftwegsverengung, hervorgerufen durch Bronchokonstriktion, übermäßige Schleimproduktion und Zelltod, gekennzeichnet. Die Krankheit entwickelt sich vorwiegend bei jüngeren Katzen im Alter von 1–3 Jahren. Frühjahrs- und Herbstsaisonhäufigkeit lassen auf die Wirksamkeit allergener Einflüsse schließen. Bisweilen begünstigt eine gleichzeitige Atemwegsinfektion den Asthmaanfall. Inwieweit Streß oder andere Belastungssituationen krankheitsauslösend oder -begünstigend sind, ist unsicher.

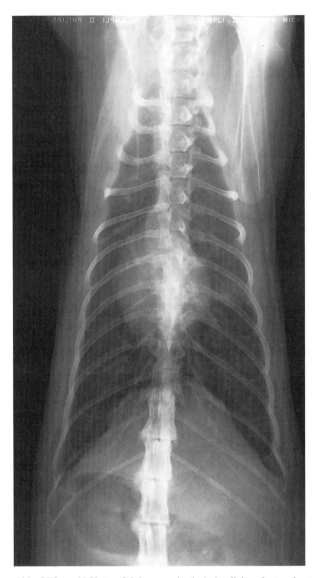

Abb. 5.12. a, b) Katze, 3 Jahre, wechselnd plötzlich auftretende starke Dyspnoe, auf Cortison schnelle Besserung. Rö.: interstitielle Lungenzeichnung. Beachte die tiefe Inspiration (= Atemnot) (Aufn.: HARTUNG, Berlin).

Der Unterschied des Asthmas zu anderen Überempfindlichkeitsreaktionen der Lunge, z. B. der allergischen Alveolitis, ist darin zu sehen, daß sich beim Asthma die Veränderungen auf die Bronchien beziehen und nicht auf das Parenchym der Lunge.
Die *Pathogenese* des Bronchialasthmas beruht auf immunologischen und neurologischen Reaktionen. Der immunpathologische Mechanismus der Entstehung des allergischen felinen Bronchialasthmas hängt von der Produktion und der Anwesenheit spezifischer Immunglobuline des Typs IgE ab. Bei disponierten Tieren löst ein Allergenkontakt die Bildung von IgE

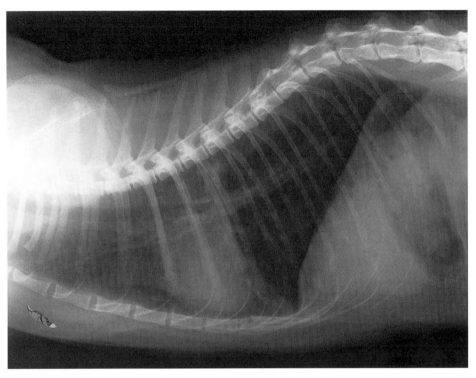

Abb. 5.12. b)

aus. Das (meist inhalierte) Allergen wird von den Zellen des lymphatischen Apparates abgefangen und aktiviert die T-Lymphozyten. Über die T-Lymphozyten sowie andere Zytokine erfolgt eine Stimulation der B-Lymphozyten zur Synthese von IgE. Dieser Entwick-lungsprozeß ist die Sensibilisierung. Das IgE kann sich in gelöster Form im Serum befinden oder an Granulozyten und Mastzellen gebunden sein. Der Bindung der IgE an der Oberfläche der Mastzellen folgt die Allergie, in diesem Falle das Asthma. Bei wiederholtem Allergen-kontakt führt die Bindung der IgE-Moleküle an die Mastozyten zu einer Aktivierung dieser Zellen. Es werden Histamin, Neurotransmitter, Prostaglandine und Leukotriene freigesetzt. Durch diese Transmitter werden die klinischen Erscheinungen ausgelöst. Es kommt zu einer eosinophilen Infiltration und einer Kontraktion der glatten Zellen der Bronchien, einer Sekretion von zähem Bronchialschleim, einer erhöhten Kapillarpermeabilität und einer Zunahme der Granulozyten. Folge ist eine meist reversible Atemwegsobstruktion infolge von Bronchokonstriktion, Störung der mukoziliaren Funktion, Schleimpfropfen, Schleimhaut-ödem und Zelluntergang. Die besonders hohe Anzahl von Schleimdrüsen im Bronchialbaum der Katze trägt sehr zur Ausbildung dieses Krankheitsbildes bei.
Die neurologische Ursache für das Asthma wird in einer cholinergischen oder Beta-adrener-gen Imbalance gesehen.
Nach dieser Theorie der Asthmaentstehung sind Streß, Infektionen, körperliche Belastung oder Luftverunreinigung begünstigende ätiologische Faktoren.

Anamnestisch wird meist nur ein anfallsweise auftretender Husten zu ermitteln sein. Zwischen den Anfällen sind die Katzen klinisch unauffällig. Mitunter können eine leichte Tachypnoe und eine geringe keuchende Atmung beobachtet werden.

Die *klinischen Anzeichen* im Asthmaanfall sind das plötzliche Einsetzen von Husten, Würgen, Schnaufen sowie eine leichte Tachypnoe und Zyanose. In schweren Fällen können eine schwere Dyspnoe und Zyanose, angestrengte keuchende Atmung mit offenem Mund, Luftschnappen und ängstliches Verhalten auftreten. In diesen schweren Fällen ist eine sofort einsetzende Not- und Intensivbehandlung erforderlich. Röntgenologisch fallen eine deutliche Abflachung der Zwerchfellkuppel sowie eine Hyperinflation (Abb. 5.12.) auf. *Differentialdiagnostisch* kommen Herzinsuffizienz, Zwerchfellhernie, Lungenödem, Pleuraergüsse, Pneumothorax, Pneumonie, Fremdkörperaspiration und eine Lungenembolie in Betracht.

Die *Diagnose* wird durch hämatologische Untersuchungen, die Röntgenuntersuchung und das Ergebnis der Bronchiallavage gesichert. Typisch sind eine Eosinophilie, eine röntgenologisch nachweisbare Verdickung der Bronchialwände, Luftschlucken und eine deutliche Gefäßzeichnung der Lunge. In der Spülflüssigkeit der Lunge sind verdickte Schleimfäden und Eosinophile auffindbar. Mitunter werden auch Anteile des hyperplastischen Bronchialepithels und Mastzellen in dem zähen, verdickten Schleim nachzuweisen sein. Bakteriologisch sind die verschiedensten Keime nachweisbar, z. B. *Klebsiella* spp. und *Pseudomonas* spp.

Therapie: Prinzipiell ist der ruhige und vorsichtige Umgang mit den Tieren von größter Bedeutung. Jede zusätzliche Aufregung und Irritation tragen zur Verschlechterung des klinischen Zustandes bei. Die erkrankten Katzen müssen im schweren Asthmaanfall über ein O_2-Zelt oder via Nasenkatheter mit reinem Sauerstoff versorgt werden. Glucocorticoide sind parenteral s. c. oder i. m. zu verabreichen, z. B. Prednisolon 10–20 mg/kg KM oder Dexamethason 1–2 mg/kg KM. Zur Lösung der Obstruktion werden Bronchodilatatoren eingesetzt, z. B. Adrenalin 0,1 mg auf 1 : 1000 verdünnt s. c. oder i. v. oder Aminophyllin 5–10 mg/kg KM s. c./i. v. oder p. o. Als Ergänzung können Sympathikomimetika verwendet werden (Cave Herzinsuffizienz!). Läßt es der klinische Zustand zu, so sollte die i. v. Applikation versucht werden.

Im allgemeinen erholen sich die erkrankten Katzen nach 30–40 Minuten. Die Behandlung sollte auch an den nächsten Tagen mit Corticosteroiden fortgesetzt werden. Die Dosis ist zu verringern. Es genügt, jeden 2. Tag 2,5–5 mg/kg KM Prednisolon zu geben. Die Behandlung mit Bronchodilatatoren ist fortzusetzen, z. B. mit Aminophyllin 5–8 mg/kg KM p. o. auf 3–4 Tagesdosen verteilt.

Bei anhaltend gutem Allgemeinbefinden kann die Therapie eingestellt werden. Es muß aber betont werden, daß bei manchen Katzen eine Langzeittherapie mit Glucocorticosteroiden erforderlich ist. Ist eine orale Verabreichung nicht oder nur mit Schwierigkeiten möglich, so können Depotsteroide, z. B. Methylprednisolonacetat 10–20 mg i. m., verabreicht werden.

5.5.3. Lungenödem

Der Zustand ist durch pathologische Flüssigkeitsansammlungen in den Alveolen, Bronchioli und im Interstitium gekennzeichnet. Hierdurch verringert sich der Alveolarraum. In den Lungenbläschen kommt es durch Vermischung von Luft und Flüssigkeit zur Schaumbildung.

Lungenödeme werden in erster Linie durch einen erhöhten hydrostatischen Druck der Lungenkapillaren verursacht. Auch Stauungen in den Lungenvenen infolge einer Fehlleistung des linken Ventrikels und eine erhöhte Kapillarpermeabilität kommen als Ursache in Frage.

Klinisch fallen die Anzeichen einer akuten allgemeinen Schwäche, wie Apathie und Bewegungsunlust, auf. Die Tiere zeigen eine inspiratorische Dyspnoe mit nur geringem, trockenem Husten, der mit zunehmender Krankheitsdauer feuchter wird. Mitunter entleert sich aus Maul- oder Nasenöffnung rasierschaumähnliches Sekret. Die erkrankten Tiere nehmen eine typische sitzende Stellung ein. Puls und Atmung sind beschleunigt, der Atemtyp ist angestrengt abdominal. Auskultatorisch ist ein verschärftes vesikuläres Geräusch festzustellen. Mitunter treten auch feuchte Rasselgeräusche auf. Röntgenologisch imponiert ein verminderter Luftgehalt der Lunge und auf Grund der Stauungen eine ausgesprochen vesikuläre Zeichnung der Lunge (Abb. 5.13.). Die *Diagnose* ist auf Grund der typischen Symptome leicht zu stellen.

Differentialdiagnostisch sind ein Glottisödem, Asthma bronchiale, Fremdkörper in den Luftwegen sowie Pneumothorax und Zwerchfellruptur abzugrenzen. Auch an Vergiftung und die Inhalation reizender Gase ist zu denken.

Die *Prognose* ist immer vorsichtig zu stellen und hängt von der auslösenden Ursache ab.

Therapie: Alle Maßnahmen sind angesichts der zustandsbedingten Ängstlichkeit des Tieres

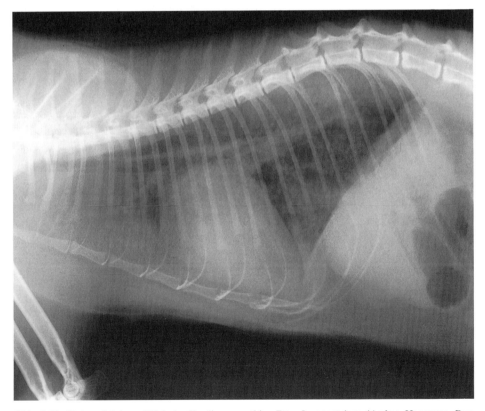

Abb. 5.13. Katze, 2 Jahre. Klinisch: Kardiomyopathie. Rö.: Lungenödem (Aufn.: Hartung, Berlin).

äußerst behutsam anzubringen, wobei das Tier in der selbst gewählten Körperlage, möglichst sitzend, zu belassen ist. Zunächst ist der Schaum aus Nase und Mundhöhle zu entfernen. Sodann wird der Kopf des Tieres in eine mit Sauerstoff angereicherte Atmosphäre verbracht. Hierfür eignet sich die Katzennarkosebox mit kontrollierter Temperatur ($< 25\,°C$) oder ein Sauerstoffzelt. Es werden ca. 4 l Sauerstoff pro min durch einen Behälter, angefüllt mit warmem Wasser oder mit 40–60%igem unvergälltem Ethylalkohol (Herabsetzung der Oberflächenspannung der Schaumbläschen in Atemwegen), geführt. Für die Beruhigung des Tieres und die Senkung des O_2-Verbrauches kann Diazepam (0,5 mg/kg KM) verabreicht werden. Bronchodilatatoren fördern die Ventilation und befreien die Luftwege von Flüssigkeit. Die Dosierung von Aminophyllin beträgt 5–7–10 mg/kg KM i.m. Diuretika erhöhen die Wasserausscheidung über die Niere und die resorptive Fähigkeit der Lungen. Gut geeignet ist Furosemid (Lasix®, Dimazon®) 2–4 mg/kg KM i.v. Zur Unterstützung der Herzarbeit werden Glykoside (z. B. Methyldigoxin 0,010–0,015 mg/kg KM i.v.) appliziert. Ferner sollten 1–2 mg/kg KM Prednisolon i.m. verabreicht werden.

5.5.4. Fettembolie

Die Fettembolie der Lunge ist ein Syndrom und kommt wahrscheinlich häufiger vor, als sie diagnostiziert wird. Sie ist vor allem als Folgeerscheinung von Frakturen, Weichteilverletzungen und Verbrennungen und damit verbundenen Blutverlusten zu sehen. Das Wesen der Fettembolie besteht in einer plötzlichen Einschwemmung von Fett in Pulmonalgefäße.
Das Fettemboliesyndrom ist dem Schocksyndrom verwandt und teilweise mit ihm identisch. Es besteht eine pathogenetische Abhängigkeit zwischen unmittelbarer Fetteinschwemmung in die Blutbahn, der Hyperlipidämie als Schockfolge und der Hyperkoagulopathie. Die Fettpartikel, die aus den frakturierten Knochen, dem Frakturhämatom oder aus gequetschtem Fettgewebe stammen, werden in den pulmonalen Kapillaren oft zusammen mit Mikrothromben abgefangen.
Die *klinischen Symptome* äußern sich in Tachykardie, Dyspnoe und petechialen Blutungen. Mitunter treten zerebrale Symptome sowie eine Oligurie oder Anurie auf.
Die *Diagnose* ist sehr schwierig. Meist handelt es sich nur um eine Verdachtsdiagnose.
Die *Behandlung* kann nur symptomatisch sein. In erster Linie ist eine Therapie des Schocksyndroms angezeigt. Die Koagulopathie wird durch Heparin (100 IE kg/KM) beeinflußt.

5.5.5. Tumoren

Primäre Lungengeschwülste sind bei der Katze ausgesprochen selten. Das jährliche Vorkommen wird auf 2,2–5,5 pro 100 000 Katzen geschätzt. Betroffen sind vor allem ältere Katzen im Alter von mehr als 12–13 Jahren. Die Lungengeschwülste der Katze verhalten sich hochmaligne mit deutlicher Metastasierungstendenz. Es handelt sich meist um Adenokarzinome.
Die *klinischen Symptome* bestehen in Husten, Dyspnoe, Hämoptysen, Zyanose sowie in Inappetenz, Gewichtsabnahme, Ergüssen in die Brusthöhle, Apathie, Vomitus und Fieber. Oft fehlen aber die typischen Symptome, die auf eine Erkrankung der Atmungsorgane hindeuten.
Die *Diagnose* ist durch eine Röntgenuntersuchung des Thorax zu sichern (Abb. 5.14. und 5.15.).

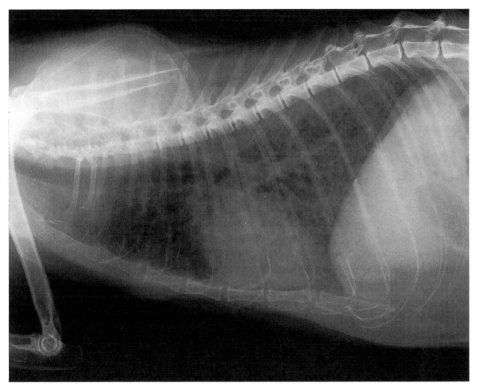

Abb. 5.14. a, b) Katze, 8 Jahre, Apathie, Inappetenz, Dyspnoe, Mammatumoren. Rö.: miliare Lungentumoren. Pathologischer Befund: Metastasen eines Fibroadenokarzinoms des Gesäuges (Aufn.: HARTUNG, Berlin).

Auf Grund des ausgesprochenen malignen Charakters sollte auf eine Lobektomie bei primären, solitären Tumoren verzichtet werden. Palliativmaßnahmen, wie eine Infektionsprophylaxe oder die Anwendung von Roborantien, können das Leben des Tieres verlängern.

Sekundäre Lungentumoren (Metastasen) sind im Gegensatz zu den primären Geschwülsten der Lunge sehr viel häufiger vorkommend. Besonders die oft malignen Mammatumoren zeigen eine hohe Metastasierungstendenz in der Lunge. Bei den Metastasen von Tumoren in der Lunge handelt es sich meist um multiple Neubildungen, die röntgenologisch nachgewiesen werden können (s. Abb. 5.15.). Die klinischen Symptome gleichen denen der primären Lungentumoren; für die Behandlung gelten gleiche Gesichtspunkte.

5.5.6. Lungenlappentorsion

Eine Abschnürung eines Lungenlappens infolge einer Torsion kommt sehr selten vor. Gewöhnlich sind entweder der Mittellappen des rechten Lungenflügels oder Teile des Spitzenlappens der linken Lunge involviert. Meist ist die Lungenlappentorsion mit einem Pleuraerguß kombiniert. Der Entstehungsmechanismus ist unbekannt.

5.5.8. Lungenemphysem

Das Lungenemphysem (Lungenblähung) entsteht durch eine Überdehnung der Lunge infolge zu starker Luftfüllung. Bei der Katze handelt es sich in erster Linie um das *alveoläre Lungenemphysem*, bei dem es zu einer Überdehnung der Alveolen und einer Schädigung bis zum Zerreißen der Alveolärwände gekommen ist. Dadurch verschmelzen mehrere Alveolen. Das akute Emphysem entwickelt sich meist als Folge eines starken Hustens oder erschwerter Atmung. Oft sind chronisch-obstruktive Lungenerkrankungen, z. B. das Asthma bronchiale, die Ursache.

Klinisch äußert sich das Lungenemphysem der Katze in einer Dyspnoe mit deutlicher abdominaler Atmung. Die verringerte Eigenelastizität der Lunge soll durch eine aktivere Bewegung der Bauchmuskulatur ausgeglichen werden. Sofern das Grundleiden eine diskrete Symptomatik hat, wird das Emphysem bei physischer und „psychischer" Ruhe mitunter klinisch kaum bemerkbar. Nur hin und wieder kann Husten auftreten. Jede Belastung allerdings, die mit einer Beschleunigung der Atmung einhergeht, führt zur Verschlechterung des Allgemeinbefindens. Es kommt zu Dyspnoe und Husten. Bei der Auskultation sind nur wenige, sehr leise Atemgeräusche zu hören. Die *Diagnose* ist auf Grund der Anamnese, des klinischen Zustandes und der Röntgenuntersuchung zu stellen. *Differentialdiagnostisch* sind Herz-Kreislauf-Erkrankungen, die chronisch-obstruktive Lungenerkrankung sowie fieberhafte Allgemeinerkrankungen zu beachten. Die *Prognose* hängt ab von den auslösenden Ursachen und dem Umfang der eingetretenen Veränderungen. Die Veränderungen des Lungenperenchyms sind irreversibel.

Eine spezifische *Behandlung* des Lungenemphysems ist nicht möglich. Da das Lungenemphysem die Folgeerscheinung einer anderen Erkrankung des Respirationsapparates ist, muß dieses Grundleiden behandelt werden. Unterstützend können bei Ansammlung eines zähen Schleimes Bronchosekretolytika, z. B. Acetylcystein, per inhalationem in der Narkosebox verabreicht werden. Wichtig sind eine ruhige Haltung der Tiere, Fernhalten von Aufregungen und ausreichende Sauerstoffzufuhr.

5.5.9. Parasitäre pulmonale Hypersensibilisierung

Durch parasitäre Infektionen kann es zu eosinophilen Reaktionen des Respirationsapparates kommen. Sie verursachen eine peribronchiale und perivaskuläre Ansammlung und Infiltration von eosinophilen Granulozyten und Histiozyten. Zwei Parasitengruppen, und zwar die wandernden intestinalen Parasiten und die echten Lungenparasiten, sind im Respirationsapparat auffindbar. Als *Intestinalparasiten* kommen *Toxocara* spp., *Strongyloides stercoralis* und *Ancylostoma* spp. in Frage. Im allgemeinen verursachen diese wandernden Larven nur subklinische oder mittelgradige, kurzzeitige bronchitische Erscheinungen. Die Diagnose ist schwierig zu sichern, da Eier oder Larven unregelmäßig im Kot nachzuweisen sind, eine Eosinophilie im peripheren Blut nicht immer festzustellen ist und es keine typischen Röntgenbefunde gibt.

Die meisten Überempfindlichkeitsreaktionen sind mild (leichte Dyspnoe, leichter Husten) und treten nur kurzzeitig klinisch in Erscheinung.

Zu den *echten Lungenparasiten* gehören *Capillaria aerophila*, *Filaroides osleri* und *Crenosoma vulpis*, die in den großen Bronchien und der Trachea lokalisiert sind, sowie *Paragonimus* spp., *Aelustrongylus abstrusus* und *Filaroides milski*, die in den terminalen Bronchien und den Alveolen ihren Sitz haben.

Einige dieser Infektionen sind asymptomatisch. In anderen Fällen werden chronischer Husten, Tachypnoe, Anorexie und Gewichtsverluste festgestellt. Es können auch Symptome auftreten, wie sie bei infektiösen Lungenerkrankungen vorkommen: Apathie, Fieber und Dyspnoe. Zur *Diagnose* sind ein komplettes weißes Differentialblutbild, eine Röntgenaufnahme des Thorax in zwei Ebenen und eine parasitologische Kotuntersuchung erforderlich. Ist auf diese Weise die Diagnose nicht zu sichern, kann eine Tracheobronchial-Spülung mit nachfolgender bakteriologischer und zytologischer Untersuchung der Spülflüssigkeit zum Ergebnis führen. Letztere ist besser als die Kotuntersuchung zum Nachweis von Eiern oder Larven speziell aus dem Respirationstrakt geeignet.

Die *Therapie* ist auf die medikamentöse Eliminierung der Parasiten zu konzentrieren (s. Bd. 1, Kap. 11.). Die Zügelung der Überempfindlichkeitsreaktion erfolgt durch Glucocorticosteroide mit schnell einsetzendem Erfolg.

5.5.10. Lungenabszesse

Sie sind das Ergebnis erregerbedingter Gewebeeinschmelzungsprozesse im Zusammenhang mit perforierenden Traumen, trachealen oder bronchialen Fremdkörpern oder solchen, die über den Magen oder den Ösophagus in das Lungengewebe gelangen, pulmonalen Parasiten, infizierten Emboli oder Folge einer Pneumonie. Als Erreger kommen vorwiegend *Pasteurella multocida, Bacteroides* spp. und *Mycoplasma* spp. in Frage.

Die *klinischen Anzeichen* sind Husten, verschärfte inspiratorische Atemgeräusche, Inappetenz, Gewichtsabnahme und mitunter febrile Körpertemperatur. Die *Diagnose* ist röntgenologisch zu sichern.

Die *Behandlung* ist kausal auszurichten, im übrigen ist eine systemische Antibiotikatherapie erforderlich.

5.5.11. Allergische Alveolitis

Die allergische Alveolitis ist eine Hypersensibilitätsreaktion des Gewebes des Respirationsapparates. Als Ursache kommen sowohl organische, z. B. Blütenstaub oder Pilzsporen, als auch anorganische Luftverunreinigungen, z. B. Kunststoffe, in Frage.

Das Krankheitsgeschehen ist pathologisch-anatomisch durch die Infiltration des Interstitiums und nachfolgend der Alveolen mit Plasmazellen, Lymphozyten und Histiozyten gekennzeichnet. Es kann bei chronischer Exposition zur Ausbildung von Granulomen kommen, das respiratorische Epithel kann durch fibröses Gewebe ersetzt werden.

Das *klinische Bild* korreliert mit der Dauer und dem Ausmaß der Exposition. Da primär das Interstitium betroffen ist, sind die auftretenden Symptome ähnlich denen, wie sie bei anderen Lungenfunktionsstörungen auftreten, wie z. B. der chronisch-obstruktiven Lungenerkrankung. Das Kardinalsymptom ist die Dyspnoe.

Für die Sicherung der *Diagnose* ist die Lungenbiopsie das Mittel der Wahl.

Zur *Behandlung* kommen in erster Linie Prednisolon 1,0–2,0 mg/kg KM i.v. oder s.c. oder Dexamethason 0,1–0,25 mg/kg KM i.v. oder s.c. in Betracht. Eine antibiotische Abschirmung, z. B. mit Ampicillin 20 mg/kg KM s.c. oder 50 mg/kg oral, ist zu empfehlen. Soweit das Allergen bekannt ist, muß die Exposition vermieden werden.

5.6. Erkrankungen von Pleura und Mediastinum

5.6.1. Pleuritis

Die Pleuritis (Brustfellentzündung) ist die umschriebene oder generalisierte exsudative-
= feuchte *(Pleuritis exsudativa)* oder fibrinöse = trockene *(Pleuritis sicca)* Entzündung des
Brustfells. Der Krankheitsverlauf kann akut oder chronisch sein.

Da die klinischen Erscheinungen bei den betroffenen Tieren vielfach nicht sehr deutlich
ausgeprägt sind, die Katzen das Geschehen zumindest am Anfang der Erkrankung weitgehend kompensieren, wird die Erkrankung oft nicht oder sehr spät diagnostiziert.

Als Ursache kommen Virusinfektionen, wie z. B. die infektiöse Peritonitis, in Frage. Auch
die Erreger des Katzenschnupfenkomplexes können eine Pleuritis verursachen. Als bakterielle Erreger kommen *Staphylokokken*, Streptokokken, Pseudomonaden, *E. coli* und Pasteurellen in Betracht. Im Verlaufe dieser Infektionen kommt es durch hämatogene oder
lymphogene Ausbreitung zu einer Besiedlung der Pleura. Die Tuberkulose ist z. Z. nur in
Ausnahmefällen ursächlich an einer Pleuritis beteiligt. Vielfach entwickeln sich Pleuritiden
infolge perforierender Brustwandverletzungen, z. B. nach Beißereien, Stichwunden oder
infolge tiefer Kratzwunden. In diesen Fällen werden als Erreger Keime aus der Mundhöhle,
wie z. B. Pasteurellen, fusiforme Bakterien, Spirochäten und Streptokokken, nachgewiesen.
Aber auch eine Nocardiose kann eine Pleuritis zur Folge haben. Außerdem sind Lungen-
wurmbefall, Entzündung von Malignomen und Pneumonien als Ursache einer Pleuritis zu
nennen. Schließlich wird Streßfaktoren resistenzmindernder Einfluß für das Zustandekommen der Erkrankung zuerkannt.

Klinisch beginnt – abgesehen von Symptomen der Grundkrankheit – die Erkrankung mit
einer mittel- bis hochgradigen Störung des Allgemeinbefindens sowie Temperaturerhöhung
auf 40 °C und mehr. Oft sind auch Dyspnoe (erschwerte Atmung), frequente Atmung und
Husten vorhanden. Bei der Palpation der Interkostalräume ist eine erhöhte Schmerzempfindung festzustellen. Die Atmung ist ausgesprochen abdominal und flach. Die Tiere sind
exsikkotisch. Auskultatorisch sind bei der Pleuritis exsudativa im ventralen Bereich der
Lunge keine Atemgeräusche festzustellen. Bei einer Pleuritis sicca sind demgegenüber
deutliche Reibegeräusche zu hören. Die Röntgenuntersuchung ergibt bei größeren Flüssigkeitsmengen das Bild einer Flüssigkeitsansammlung (Abb. 5.16.). Die Lunge ist nach dorsal
verdrängt. Die *Diagnose* wird auf Grund der klinischen Symptome, des Röntgenbildes und
des Ergebnisses der Thorakozentese gestellt.

Das Exsudat bei der Pleuritis ist nahezu farblos bis bernsteinfarben und klar. Es ist immer
eiweißreich, und nach längerem Stehen bilden sich Gerinnsel. Es sollte stets bakteriologisch
untersucht werden.

Die *Behandlung* hat – sofern die Grundkrankheit eine solche indiziert erscheinen läßt – in
schweren Fällen eine Entfernung des Exsudates zum Ziel. Dadurch verbessern sich die
Druckverhältnisse im Thorax, und die Atmung wird erleichtert. Die Thorakozentese muß
sehr vorsichtig am stehenden oder sitzenden Tier in Lokalanästhesie durchgeführt werden.
Bei der Entfernung des Exsudates ist sehr vorsichtig zu manipulieren, da die Tiere sehr schnell
kollabieren und sterben können. Besser als wiederholte Punktionen der Pleurahöhle haben
sich Dauerdrainagen, die bis zu 7 Tagen liegen bleiben können, erwiesen. Die weitere
Behandlung richtet sich nach dem Ergebnis der Untersuchungen des Exsudates. Bei infauster
Prognose, z. B. beim Vorliegen von Tumoren, sollte das Tier schmerzlos getötet werden. In
den anderen Fällen werden systemisch Chemotherapeutika, in erster Linie Penicillin, Ampi-

cillin, Streptomycin, Tetracyclin oder Chloramphenicol sowie Sulfamerazin/Trimethoprim, verabreicht (Dos. s. S. 182).

Die Tiere sind gut zu pflegen und mit Flüssigkeit, Elektrolyten und Eiweiß zu versorgen. Es ist besonders bedeutungsvoll, daß jede Aufregung und Belastung der Katzen zu vermeiden sind.

Die *Prognose* ist sehr vorsichtig zu stellen und richtet sich vor allem nach den vorliegenden Grundleiden. Mit zunehmender Exsudatmenge verschlechtert sich die Prognose.

5.6.2. Pleuraergüsse

Pleuraergüsse sind Flüssigkeitsaustritte in die Pleurahöhle. Die normale Menge an Flüssigkeit im Pleuralspalt beträgt 2,4 ml/10 kg Körpermasse. Bei geringen Ergüssen ist die Atmung kaum beeinträchtigt. Erst größere Flüssigkeitsansammlungen verursachen klinische Symptome (>30 ml/kg KM). Die Beeinträchtigung der Lungenfunktionen resultiert in diesen Fällen aus der räumlichen und funktionellen Behinderung der Respirationsarbeit. Es können Flüssigkeitsansammlungen bis zu 200 ml in jeder Pleurahöhle vorkommen. Normalerweise besteht zwischen rechter und linker Pleurahöhle eine Verbindung. Bei entzündlichen Prozessen kann es zu Verklebungen der mediastinalen Übergänge kommen. Demzufolge sind Exsudate und Lymphe häufig eingekapselt und Transsudate und Blut frei in den Pleurahöhlen beweglich.

Das Ergebnis von Auskultation und Perkussion wird durch die Menge des Ergusses bestimmt. Bei kleineren Flüssigkeitsmengen erbringt die Auskultation selten Hinweise. Bei umfangreicheren Flüssigkeitsansammlungen sind im ventralen Bereich der Brusthöhle keine oder sehr stark abgeschwächte Atemgeräusche oder Herztöne zu hören. Dagegen sind die Atemgeräusche im dorsalen Bereich deutlich auszukultieren. Bei der Perkussion kann am stehenden Tier eine horizontale Dämpfung ermittelt werden. Die Tiere machen einen schwerkranken Eindruck und atmen oft mit offenem Fang. Bei unvorsichtigem Behandeln können sie leicht dekompensieren.

Röntgenologisch sind bei einem geringen Lungenerguß die interlobulären Septen erweitert und die Lungengrenzen scharf gegen die Umgebung abgesetzt. Das wird besonders bei Aufnahmen im dorso-ventralen Strahlengang deutlich. Bei umfangreichen Ergüssen ist dann die Lunge nach dorsal gedrängt, die Herzschatten sind unscharf abgesetzt und das ventrale Lungenfeld durch flüssigkeitsdichte Verschattungen gekennzeichnet (s. Abb. 5.16. a, b).

Die *Diagnose* wird auf Grund der klinischen Symptome, der bakteriologischen und klinisch-chemischen Untersuchung des Punktates, des FeLV- und FIP-Testes, der Röntgenuntersuchung sowie der Blut- und Harnanalyse gestellt.

Zur Groborientierung der Ursache des Thoraxergusses kann die Bestimmung des Eiweißgehaltes herangezogen werden. Ist der Eiweißgehalt $<3,2$ g/dl, so liegt eine nichtentzündliche Ursache vor, z. B. eine Hypoproteinämie oder eine Kardiomyopathie; ist er $>3,2$ g/dl, so kommen neoplastische oder infektiöse Ursachen in Frage.

Beim Vorliegen von lymphatischen Tumoren sowie primären oder sekundären Lymphtumoren ist der Gesamteiweißgehalt des Punktates $>3,2$ g/dl, zellreich, und es sind u. U. Tumorzellen nachweisbar.

Ist eine Herzinsuffizienz Ursache des Ergusses, so hat das Punktat eine rötliche Farbe, der Gesamteiweißgehalt beträgt $<3,2$ g/dl, die Zellzahl ist <5000 Zellen/µl. Mitunter sind Mesothelzellen im Ausstrich nachweisbar.

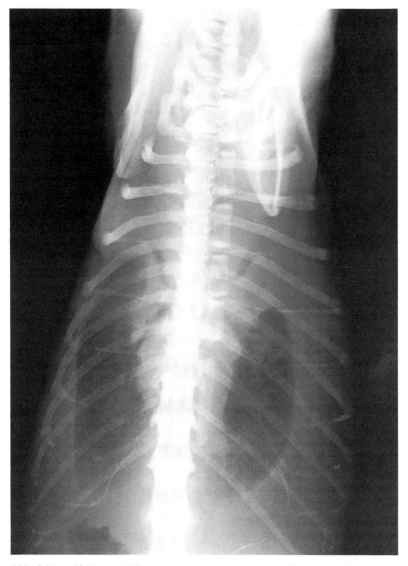

Abb. 5.16. a, b) Katze, 4 Jahre, hochgradige Atemnot. Rö.: Pleuraerguß, Lungen eingeengt und nach dorsal verdrängt. Pathologischer Befund: Pleura- und Abdominalerguß, FIP (Aufn.: HARTUNG, Berlin).

Das Punktat einer bakteriellen Pleuritis ist trübe, die Zellzahl ist sehr viel höher als 5000 Zellen/µl. Im Ausstrich sind Neutrophile sowie anaerobe und aerobe Bakterien nachzuweisen. Die Neutrophilen zeigen teilweise Degenerationserscheinungen. Beim FIP-Erguß ist das Punktat gelblich, von zäher Konsistenz und zellarm. Der Gesamteiweißgehalt liegt deutlich über 3,2 g/dl. Bei der Rivalta-Probe ist ein deutliches „Abkugeln" des Punktattropfens festzustellen.

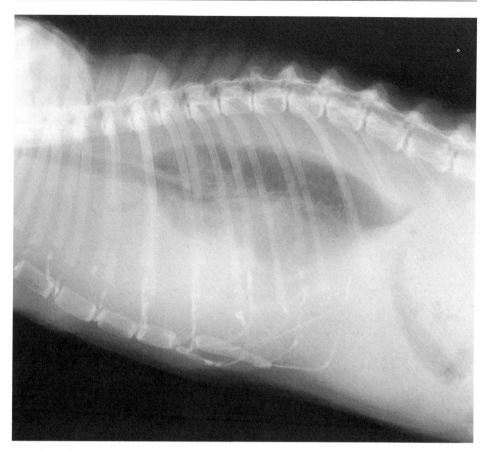

Abb. 5.16. b)

Die Rivalta-Probe wird durchgeführt, indem ein Tropfen des Punktates in ein Reagenzglas mit stark verdünnter Essigsäure geträufelt wird. Kugelt sich der Tropfen ab, so ist das Ergebnis positiv für eine FIP-Infektion.

Zur Sicherung der Diagnose ist das Thoraxpunktat zu untersuchen. Es sind erforderlich:
– makroskopische Beurteilung des Punktates hinsichtlich Farbe und Konsistenz,
– Bestimmung des Eiweißgehaltes,
– Bestimmung des Zellgehaltes nach Zahl und Art der Zellen,
– bakteriologische Untersuchung,
– Rivalta-Probe.

Differentialdiagnostisch sind alle Formen von Flüssigkeitsergüssen durch die Untersuchung des Punktates abzuklären, FeLV- und FIP-Infektionen auszuschließen, Tumoren auszugrenzen sowie Zwerchfellrupturen zu erfassen.

Die *Behandlung* umfaßt je nach vorliegendem Grundleiden den Einsatz von Antibiotika – allgemein oder intrathorakal –, Corticosteroiden, Zytostatika, gute allgemeine Pflege sowie die Thoraxdrainage. In akuten Fällen ist reine Sauerstoffzuführung erforderlich.

Die *Prognose* ist mit Ausnahme des posttraumatischen Pneumothorax und Hämothorax ausgesprochen schlecht bis infaust. Je nach Art des Ergusses werden
- Hydrothorax,
- Chylothorax,
- Pyothorax und
- Hämothorax

unterschieden.

Hydrothorax: Bei einem Hydrothorax handelt es sich um eine Ansammlung von Transsudaten in der Brusthöhle. Als Ursache dieser Flüssigkeitsansammlung, die nicht auf Grund einer entzündlichen Veränderung der Thoraxorgane entstanden ist, kommen in Frage: Rechtsherzinsuffizienz, Leberfunktionsstörungen, hochgradige nephrotische Veränderungen, FIP, Traumen, Gerinnungsstörungen und Tumoren von Organen der Brusthöhle. Diese schweren organischen Veränderungen haben eine Verminderung des kolloidosmotischen Druckes zur Folge. Dadurch kommt es zum Austritt von Flüssigkeit aus der Blutbahn in die Brust-, nicht selten auch in die Bauchhöhle. Bei einer Herzinsuffizienz führt hingegen die Erhöhung des hydrostatischen Druckes zur Bildung des Transsudates. Andererseits kann es beim Vorliegen einer Zwerchfellruptur mit Vorfall von Organen der Bauchhöhle in den Thorax zu Stauungen oder Abschnürungen kommen, die zu venösen und lymphatischen Abflußstörungen führen. Die Folge sind dann oft mehr oder weniger große Flüssigkeitsergüsse (Liquidothorax), die durch geringen Zell- und Proteingehalt gekennzeichnet sind.

Die *klinischen Symptome* sind durch Behinderung der Atmung aufgrund der raumfordernden Prozesse gekennzeichnet. In Abhängigkeit von der Flüssigkeitsmenge stellen sich als Folge Dyspnoe, Zyanose und Atelektasen ein. Die Störungen des Allgemeinbefindens sind entsprechend dem vorliegenden Grundleiden leicht bis schwer. Die erkrankten Tiere sind im allgemeinen fieberfrei.

Die *Diagnose* wird auf Grund der klinischen Symptome, insbesondere durch Auskultation und Perkussion, vor allem aber durch die Röntgenuntersuchung und die Punktion der Brusthöhle gestellt. Am stehenden Tier sind im ventralen Bereich des Thorax keine Atemgeräusche zu hören, im dorsalen Bereich dagegen werden sie verstärkt wahrgenommen. Der Perkussionsschall ist dorsal überlaut, ventral dagegen leer. Die *Prognose* ist wegen des vorliegenden Grundleidens meist schlecht. Die labordiagnostische Untersuchung des Punktates präzisiert die *Diagnose*.

Die *Behandlung* richtet sich in erster Linie nach dem vorliegenden Grundleiden. Die Entfernung des Transsudates ist nur bei erheblicher Beeinflussung der Atemfunktion angezeigt. Durch Diuretika (Furosemid 1–2 mg/kg KM 3mal/die oder Spironolacton 3–6 mg/kg KM 3mal/die) kann eine Ausschwemmung der Flüssigkeitsmenge erreicht werden.

Chylothorax ist die Ansammlung von Lymphflüssigkeit in der Pleurahöhle mit einer hohen Konzentration von Chylusteilchen oder anderen Fettabbauprodukten aus dem Verdauungsprozeß des Dünndarmes.

In den meisten Fällen ist die Flüssigkeitsansammlung eine Folge der Ruptur des Ductus thoracicus. Eine Ruptur ist möglich infolge eines nicht perforierenden Thoraxtraumas und von Kardiomyopathien. Auch schnelle und hochgradige Änderungen des intrathorakalen Druckes beim Husten oder Erbrechen können eine Ruptur verursachen. In den meisten Fällen ist es aber nicht möglich, die Ursache zu ermitteln.

Die Folge des Lymphergusses in die Pleurahöhle ist eine Kompression von funktionellem Lungengewebe, daraus resultierend alveoläre Hypoventilation. In akuten Fällen kann das zur Azidose, Hypoxämie und Hyperkapnie führen und den Tod des Tieres im Schock zur Folge haben. In chronischen Fällen entwickelt sich eine schwere Pleuritis infolge fibröser Einkapselung der Lunge.

Der Chylus selbst ist auf Grund der freien Fettsäuren und des Lecithingehaltes bakteriostatisch. Aus diesem Grunde sind Komplikationen infolge von Infektionen oder Pyothorax selten.

Die *klinischen Symptome* sind ähnlich wie bei anderen Pleuraergüssen: schnelle, erschwerte Atmung, Husten, Apathie, Anorexie. Bei der klinischen Untersuchung fallen schnelle und stärkere Atembewegungen in Ruhe auf. Die Tiere nehmen eine sitzende Position ein oder stehen. Die Schleimhäute sind rosa oder leicht zyanotisch. Die Kapillarfüllungszeit ist normal. Die Thoraxperkussion ergibt im ventralen Bereich eine Dämpfung. Bei der Auskultation sind verminderte Herzgeräusche zu hören, und im ventralen Thoraxbereich fehlen die Lungengeräusche. Bei einer größeren Menge Pleuraflüssigkeit ist die Leber gut zu palpieren, da sie auf Grund der Verlagerung des Zwerchfells nach kaudal gedrängt wird.

Die *Diagnose* „Chylothorax" stützt sich in erster Linie auf das Ergebnis der Röntgenuntersuchung und der Thorakozentese. Das Röntgenbild ergibt eine diffuse, unscharfe Verdichtung im ventralen Bereich des Thorax, die durch unscharfe Herzgrenzen mit verkleinerten, abgerundeten Lungenlappen im dorsalen Thoraxbereich und einem diffusen homogenen Bild, das alle Details des Thorax unscharf erkennen läßt, gekennzeichnet ist. Diese Befunde sind im latero-lateralen und ventro-dorsalen Strahlengang zu erheben. In weniger schweren Fällen sind die interlobulären Septen und die abgestumpften Rippen-Zwerchfell-Winkel nur im ventro-dorsalen Röntgenbild festzustellen. Ist der Nachweis eines Pleuraergusses entweder durch die klinische oder Röntgenuntersuchung gelungen, so ist eine Thorakozentese durchzuführen. Die Katzen werden in Brustlage punktiert. Nach örtlicher Anästhesie wird im 7. oder 8. Interkostalraum in Höhe der Brustrippen-Brustknorpel-Verbindung abgesaugt.

Die definitive Diagnose Chylothorax hängt in erster Linie von der exakten Untersuchung der gewonnenen Flüssigkeit ab. Durch andere intrathorakale Prozesse, wie Neoplasien, Entzündungen oder Stauungen, z. B. infolge von Lungenlappentorsionen, kann es auch zu Ergüssen kommen, die makroskopisch dem Chylus ähneln. Zur labordiagnostischen Chylusuntersuchung sind erforderlich: das Zentrifugieren der Flüssigkeit, die Bestimmung der Zahl der weißen Blutzellen, die Differenzierung der weißen Zellen, die Gramfärbung eines Ausstriches, die Lipidanalyse, wobei insbesondere der Bestimmung der Triglyceride und des Cholesterols große Bedeutung zukommt, und die bakteriologische Untersuchung der durch Punktion gewonnenen Flüssigkeit.

Die *Behandlung* ist bei der Katze schwierig und das Ergebnis oft unbefriedigend. Als konservatives Vorgehen ist eine Thorakozentese mit Drainage zur Entfernung des Ergusses durchzuführen. Diese Behandlung ist durch eine fettarme bis fettfreie Diät zu unterstützen. Es ist aber nicht zu empfehlen, Thorakozentesen mehrfach in kurzen Zeitabständen durchzuführen, da durch die Thorakozentese die Gefahr der Infektion der Pleurahöhle besteht. Chylothorax und eitrige Pleuritis sind dann nicht zu beherrschen.

Als chirurgisches Vorgehen ist die Ligatur des Ductus thoracicus von der rechten Seite im 8.–10. Interkostalraum vorzunehmen. Nach der Thorakotomie ist der Zwerchfellappen nach kranial zu verlagern, und die mediastinale Pleura wird in Höhe des 10.–12. Interkostalraumes zwischen Aorta und V. azygos stumpf durchtrennt. Der Stumpf des durchtrennten Ductus thoracicus wird mit Seide 00 doppelt ligiert, jeweils kranial und kaudal der Ruptur. Nicht selten liegen mehrere Einrisse im Ductus thoracicus vor. Es muß auch auf die breiartige Konsistenz des Gewebes des Ductus hingewiesen werden. Die Ligaturen müssen deshalb sehr vorsichtig geknüpft werden.

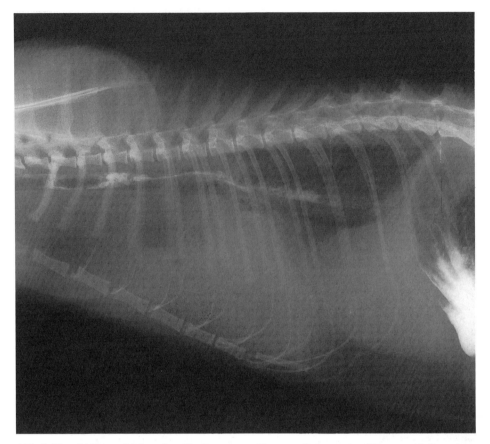

Abb. 5.17. a, b) Katze, 2 Jahre, Apathie, Inappetenz, Dyspnoe. Rö.: massiver Pleuraerguß, Dorsalver-lagerung des Ösophagus. Pathologischer Befund: eitrig-jauchige Pleuritis (Aufn.: HARTUNG, Berlin).

Pyothorax (Pleuraempyem) ist die Ansammlung von Eiter oder eitrigen Exsudaten in der Pleurahöhle. Die Infektionserreger können den Pleuraspalt auf drei verschiedenen Wegen erreichen:
1. als Resultat einer Septikämie entweder auf dem Blut- oder Lymphweg;
2. infolge einer Erregerausstreuung benachbarter Organe, z. B. einer Pneumonie mit bron-chopleuraler Verbindung und parapneumonischer Ausbreitung, einer Ruptur des Ösopha-gus sowie Mediastinitis oder subphrenischer Infektionen;
3. eine direkte Infektion ist möglich durch das Eindringen der Erreger infolge eines perforie-renden Traumas, eines chirurgischen Eingriffes oder einer Pleurapunktion.
Die *Hauptsymptome* des Pyothorax sind Fieber, Anorexie, Gewichtsverlust und Atemnot. Die Tiere zeigen ein hochgradig gestörtes Allgemeinbefinden. Obwohl im Blutbild im allgemeinen eine Leukozytose festzustellen ist, kommen auch Fälle von Pyothorax mit normalen Leukozytenzahlen vor. Die Leukozytenzahl korreliert nicht mit der Schwere der Erkrankung. Der Hämotokrit liegt meist bei Werten um 26, und es entwickelt sich bei chronischem Verlauf eine normozytäre, normochrome Anämie. Röntgenologisch sind ein

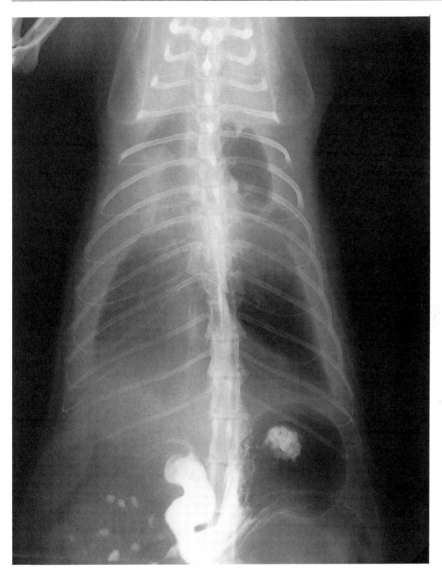

Abb. 5.17. b)

undeutlicher Herzschatten und eine unklare Zeichnung der Lungen- und Pleuraanteile festzustellen (Abb. 5.17.).

Die *klinische Diagnose* des Pyothorax ist an den Nachweis der Flüssigkeitsansammlung in der Pleurahöhle gebunden, die am besten durch eine Röntgenaufnahme des Thorax möglich ist. Die labordiagnostische Untersuchung des Pleuraergusses sichert die endgültige Diagnose. Der Erguß ist eitrig-bräunlich gefärbt, hat hohes spezifisches Gewicht, und im Ausstrich sind reichlich neutrophile Granulozyten, Makrophagen, Epithelien und wenige Erythrozyten vorhanden. Der Erregernachweis aus dem Pleurapunktat ist zur spezifischen Diagnose und Behandlung unbedingt erforderlich. Dabei ist das Anlegen anaerober Bakterienkulturen von großer Bedeutung.

Differentialdiagnostisch sind andere Pleuraergüsse durch die Untersuchung des Punktates, Tumoren durch eine Röntgenuntersuchung sowie Zwerchfellrupturen ebenfalls durch eine Röntgenuntersuchung, u. U. mit einer Kontrastdarstellung des Magen-Darm-Kanals, auszuschließen. Die Prognose des Pyothorax ist nicht günstig zu beurteilen.

In den meisten Fällen ist der Pleuraerguß bilateral, aber es kommen auch einseitige Ergüsse vor.

In vielen Fällen sind Anaerobier allein oder als Mischinfektion mit aeroben Mikroorganismen Ursache der Infektion. In erster Linie handelt es sich um Erreger der Gattungen *Bacteroides*, *Mycoplasma*, *Actinomyces* und *Streptococcus*.

Die *Behandlung* erfordert in erster Linie die Punktion der Pleurahöhle, das Absaugen des Flüssigkeitsergusses und das Anlegen einer Thoraxdrainage. Die Thorakozentese ist nur bei mittlerer bis hochgradiger Atemnot gerechtfertigt. Am schnellsten führt eine kontinuierliche Absaugung zur Beseitigung des Pyothorax. Die Besserung des klinischen Zustandes des Patienten ist an das Anlegen einer funktionstüchtigen Pleuradrainage gebunden.

Die Thoraxdrainage ist bei hohen Flüssigkeitsmengen (sie können mehr als 500 ml betragen) als Schlauchdrainage indiziert. Sie sollte lediglich unter geringer Sedierung oder/und Lokalanästhesie angelegt und über 3–5 Tage belassen werden. Erst, wenn die weitgehende Entleerung der Brusthöhle röntgenologisch erkennbar ist, ein negatives bakteriologisches Ergebnis vorliegt und in 24 Stunden weniger als 15 ml nichteitrigen Exsudats abfließt, kann sie entfernt werden.

Thoraxdrainage: Nach chirurgischer Vorbereitung des Operationsfeldes im kaudalen Bereich des Thorax wird die Punktionsstelle der Haut mit 1–3 ml 2%igem Lidocain umspritzt. Ein schmaler Hautschnitt wird zwischen 7. und 8. Rippe im mittleren bis dorsalen Bereich der lateralen Thoraxwand angelegt. Dann wird nach stumpfem Präparieren eines Tunnels der Drainageschlauch bis in die Höhe des 6. und 7. Interkostalraumes vorgeschoben und in die Pleurahöhle eingeführt. Die Drainage wird an der Hautwunde mit einer Tabakbeutelnaht fixiert und an der Haut durch Butterfly-Bandagen, die an der Haut durch eine Naht fixiert sind, gesichert. Der Thorax (mit Ausnahme des Spannungspneumothorax) darf nicht kaudal der 7.–9. Rippe punktiert werden. Es besteht im kaudalen Bereich des Thorax die Gefahr der Punktion der Bauchhöhle.

Das Anlegen einer Thoraxdrainage hat unter streng aseptischen Kautelen zu erfolgen. Dazu sind sterile OP-Handschuhe, sterile OP-Folie und OP-Abdecktücher sowie sterile Instrumente und ein steriler Thoraxdrain unabdingbar.

Beim Einführen des Drains in die Pleurahöhle muß das Perforieren der Thoraxwand mit sanfter Gewalt geschehen. Bei zu zaghaftem Vorgehen sind unnötige Abwehrbewegungen des Patienten nicht zu vermeiden.

Penicillin und synthetische Penicilline sollten zur antibiotischen Abschirmung parenteral in mittleren bis hohen Dosen verabreicht werden. Ampicillin ca. 250 mg/Tier ≙ 50 mg/kg KM am ersten Tag alle 4 Stunden, dann für eine Woche alle 6 Stunden, ist das Mittel der Wahl.

Beim **Hämothorax** liegt eine Blutansammlung in der Brusthöhle vor. Er ist bei der Katze selten. Als Ursache von Blutungen in die Pleurahöhle kommen meist stumpfe Thoraxtraumen in Frage. In seltenen Fällen ist an Blutgerinnungsstörungen, z. B. durch Aufnahme von Antikoagulantien, zu denken. Die Ruptur eines großen Gefäßes – der Aorta oder die Aa. oder V. pulmonales – führt in kurzer Zeit zum Tode des Tieres. Dagegen führt eine

Verletzung der Arteriae intercostales meist nur zu geringen Blutungen, die keine Behandlung erfordern.

Die *klinischen Symptome* unterscheiden sich kaum von den bei anderen Flüssigkeitsansammlungen in der Pleurahöhle. Sie sind in schweren Fällen durch die Symptome des Blutverlustes kompliziert. Die *Diagnose* wird wie bei anderen Pleuraergüssen zu stellen sein. Sie ist insbesondere durch die Thorakozentese und die Untersuchung des Punktates zu sichern.

Die *Therapie* ist entsprechend dem Grundleiden auszurichten. Nur bei einer hochgradigen Beeinträchtigung der Atmung ist das Blut abzusaugen. Meist ist eine abwartende Haltung angebracht. Bis zu 85% des ausgeflossenen Blutes werden resorbiert. Ist es dennoch erforderlich, den Hämothorax abzusaugen, so sollte das abgesaugte Blut zur Reinfusion verwendet werden. Liegt eine Blutgerinnungsstörung infolge der Aufnahme von Antikoagulantien vor, so muß Vitamin K_1 (1 mg/kg KM) als Antidot eingesetzt werden.

5.6.3. Pneumothorax

Pneumothorax entsteht durch Eindringen von Luft in den Pleuraspalt. In der Mehrzahl der Fälle verschwindet der Pneumothorax wieder spontan. Kleine Risse oder Perforationen verkleben innerhalb von Minuten. Größere Verletzungen, etwa von 1–2 cm Länge, verkleben innerhalb von Minuten oder Stunden. Der Grund für diese Selbstheilungstendenz scheint ein labiles Gleichgewicht zwischen Fibrin- und Gerinnselbildung, transpulmonalem Druck und elastischem Rückstoß des Lungengewebes zu sein. Entspricht das Volumen des Pneumothorax bis zu 30% des Thoraxvolumens, so wird die eingedrungene Luft in Tagen bis Wochen resorbiert. Im Gegensatz zum Hund toleriert die Katze den Pneumothorax gut, und in diesen Fällen braucht nicht therapeutisch eingegriffen zu werden.

Die *Thorakozentese* ist beim Pneumothorax nur gerechtfertigt, wenn er mittel- bis hochgradig ausgeprägt ist und zur Dyspnoe führt. Bei der Punktion der Pleurahöhle ist keine Sedierung oder Allgemeinanästhesie durchzuführen, oft kommt man auch ohne örtliche Anästhesie aus. Im Gegensatz zur Punktion beim Thoraxerguß ist der Pneumothorax im *dorsalen* Drittel des 7.–9. Interkostalraumes abzusaugen. Liegt eine Brustwandverletzung vor, so ist diese vorläufig abzudichten und das Tier mit Sauerstoff, am besten im Sauerstoffzelt oder -kasten, zu versorgen. Das Absaugen der Luft muß beim Pneumothorax ganz vorsichtig ohne extrem negativen Druck geschehen.

Ausgehend von der Entstehung, unterscheidet man einen offenen und einen geschlossenen Pneumathorax. Ein *offener Pneumothorax* liegt vor, wenn durch eine Wunde die Thoraxwand mit Pleura parietalis perforiert ist. Ein *geschlossener Pneumothorax* tritt häufig nach stumpfen Thoraxtraumen auf. Er wird weiter unterteilt in einen einfachen und einen Spannungs- oder Ventilpneumothorax.

Beim einfachen oder *normotonen Pneumothorax* herrscht in der Lunge und der Pleurahöhle der gleiche Druck. Bei schweren Schäden der Lunge oder der Hauptluftwege kann das Volumen des Pneumothorax ansteigen und lebensbedrohlich werden. Beim einfachen Pneumothorax ist das Volumenmaximum bald nach der Verletzung erreicht und nimmt dann nicht mehr zu. Die selbstabdichtenden Eigenschaften der Lunge reichen im allgemeinen aus, um die Verletzungen in kurzer Zeit zu verschließen.

Beim Spannungs- oder *Ventilpneumothorax* ist das Luftvolumen in der Pleurahöhle anfänglich gering. Bei der Inspiration gelangt die Luft aus der sich erweiternden Lunge in die Pleurahöhle. Während der Exspiration und der damit verbundenen Verkleinerung des

Lungengewebes werden die Verletzungen wie ein Einwegventil verschlossen, und die Luft kann aus der Pleurahöhle nicht entweichen. Bei jeder Inspiration wird Luft in die Pleurahöhle gepumpt. Die Folge des Ventilpneumothorax kann sein, daß der Luftdruck in der Pleurahöhle größer wird als der Druck in der Lunge und in jeder Phase der Atmung ansteigt. Die Folge ist, daß immer mehr Lungengewebe kollabiert und es infolge der Drucksteigerung zum Kollaps der Vena cava kommt. Damit vermindert sich der venöse Rückstrom zum rechten Herzen. Dadurch nimmt das Herzminutenvolumen ab, und es entwickelt sich in kurzer Zeit eine gefährliche Gewebehypoxie. Das Mediastinum der Katze ist sehr zart, aber doch widerstandsfähiger, als allgemein angenommen wird. Deshalb kann ein traumatisch bedingter Pneumothorax uni- oder bilateral sein. Selten ist er symmetrisch. Eine Seite ist immer stärker betroffen als die andere.

Die *Diagnose* „Pneumothorax" kann durch Auskultation, Perkussion, Thorakozentese und durch die Röntgenuntersuchung gestellt werden. Das Fehlen von Atemgeräuschen bei der Auskultation, Hyperresonanz bei der Perkussion des Thorax, das Entweichen von Luft bei der Thorakozentese im 6.–8. Interkostalraum (Übergang vom mittleren zum dorsalen Thoraxdrittel) sind deutliche diagnostische Hinweise auf das Vorliegen eines Pneumothorax.

Für eine endgültige Diagnose ist die Röntgenuntersuchung die sicherste Methode. Bei schwerverletzten Tieren sollten die Röntgenaufnahmen im Stehen oder Sitzen angefertigt werden. Die Röntgenbilder zeigen Aufhellung im dorso-kaudalen Bereich des Thorax. Das Herz ist deutlich vom Sternum abgehoben (Abb. 5.18.).

Der kleine, einfache Pneumothorax kann ohne weiteres der Selbstheilung überlassen werden. Das Lungengewebe neigt sehr schnell zu Verklebungen, so daß spätestens nach 24 Stunden keine Gefahr für die Tiere mehr besteht. Trotzdem ist Käfigruhe zu empfehlen, denn es dauert ca. 10 Tage, bis die Luft aus der Pleurahöhle resorbiert ist. Ein umfangreicher Pneumothorax muß intensiv behandelt werden. Die in der Pleurahöhle eingedrungene Luft muß entweder durch eine Aspiration über eine einzige Nadel oder über einen Thoraxdrain entfernt werden.

5.6.4. Mediastinitis

Die Entzündung des Mediastinums kann als primäre Entzündung aus den gleichen Gründen wie eine Pleuritis entstehen, wie z. B. bei den FIP. In den meisten Fällen wird das Mediastinum aber bei Erkrankungen der Lungen und Bronchien sowie insbesondere der Luft- und Speiseröhre in die krankhaften Prozesse einbezogen. Vor allem Fremdkörper, die zu Verletzungen der Speiseröhre führen, sowie Bißverletzungen am Hals rufen Mediastinitis hervor.

Die *klinischen Symptome* entwickeln sich in Abhängigkeit von der auslösenden Ursache. Ist die Mediastinitis eine Folge einer Bißverletzung oder einer perforierenden Speiseröhrenerkrankung, so ist das Geschehen hochakut. Es bestehen starke Störungen des Allgemeinbefindens, Fieber, Tachypnoe und Tachykardie sowie eine erhöhte Schmerzhaftigkeit bei der Perkussion des Thorax. Es können aber die typischen Symptome völlig fehlen und die klinischen Anzeichen der anderen primär oder sekundär beteiligten Organe im Vordergrund stehen. Röntgenologisch fällt im ventro-dorsalen Strahlengang eine Verbreiterung des mediastinalen Schattens auf.

Liegt ursächlich eine perforierende Verletzung der Speiseröhre vor, so ist die *Prognose* vorsichtig bis ungünstig zu stellen.

Die *therapeutischen* Bemühungen sind soweit wie möglich auf das Abstellen der Ursachen ausgerichtet. Weiterhin sind Breitbandantibiotika zu applizieren.

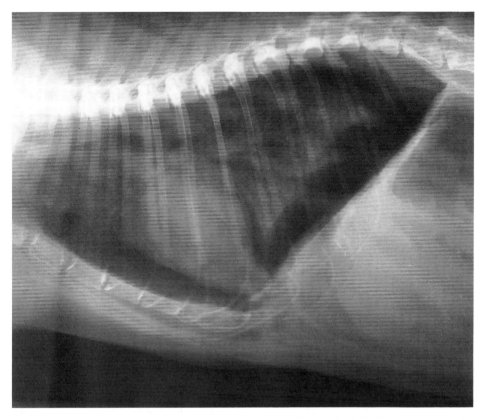

Abb. 5.18. Katze, 4 Jahre, Atemnot. Rö.: Pneumothorax, Abhebung der kollabierten Lunge von der parietalen Pleura, Herz vom Sternum abgehoben (Aufn.: HARTUNG, Berlin).

5.6.5. Mediastinalemphysem

Durch das Eindringen von Luft in das Mediastinum entsteht das Mediastinalemphysem. Als *Ursache* kommen perforierende Verletzungen der Trachea und der großen Bronchien in Frage. Mitunter ist durch die Ruptur der mediastinalen Pleura das Mediastinalemphysem mit einem Pneumothorax verbunden. Durch die Druckveränderungen im Mediastinalspalt kann es zu venösen Einflußstauungen kommen. Die Folgen sind eine Behinderung der diastolischen Füllung des Herzens und eine Tachykardie. Oft sind die klinischen Symptome sehr passager. Die Haut am Hals und der Vorbrust kann sich kühl anfühlen, mitunter entwickelt sich auch ein Unterhautemphysem.

Die *Diagnose* wird durch die Röntgenuntersuchung gesichert. Im Röntgenbild sind die im Mediastinalspalt gelegenen Organe von Luft umgeben und deshalb gut gegen den Negativkontrast zu erkennen.

Die *Prognose* ist im allgemeinen günstig, da die Luft innerhalb weniger Tage resorbiert wird.

Die *Behandlung* besteht vor allem in einer Ruhigstellung, u. U. medikamentös mit Diazepam 1–2 mg/kg KM und guter Pflege. Eine spezielle Behandlung ist nicht erforderlich.

5.6.6. Neubildungen im Mediastinum

Neubildungen sind im Mediastinum nicht selten. Sie gehen meist vom Thymus (Thymome) oder von den Mediastinallymphknoten aus. Nicht so häufig sind Chemodektome – Tumoren der Aorta oder des ektopischen Schilddrüsen- oder Nebenschilddrüsengewebes. Diese Veränderungen haben meist eine Beziehung zur FeLV.

Die *klinischen Symptome* werden durch die raumfordernden Prozesse, die sich durch Verdrängungen oder Kompression großer Gefäße, Nerven oder Trachea und Lunge oder des Ösophagus ergeben, bestimmt.

Die *Diagnose* ist röntgenologisch zu stellen. Man sieht im kranialen Bereich des Thorax einen stark verbreiterten Mediastinalschatten, der den Herzschatten überlagern kann (Abb. 5.19.).

Die *Behandlung* beinhaltet in erster Linie Zytostatika.

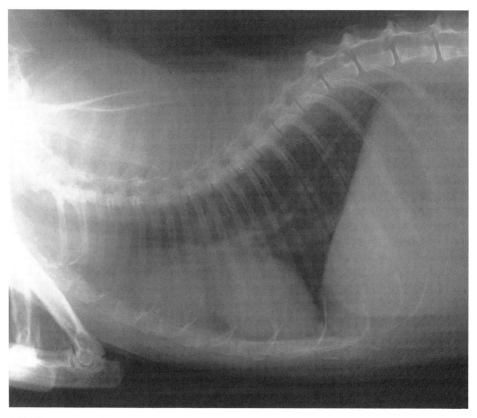

Abb. 5.19. Katze, 8 Jahre, Apathie, Inappetenz. Rö.: massive Vergrößerung des kranialen mediastinalen Lymphknotens. Pathologischer Befund: Leukose (Aufn.: Hartung, Berlin; s. auch Bd. 1 dieses Werkes, S. 189, Abb. 7.11.).

5.6.7. Rippenfraktur

Rippenfrakturen kommen auf Grund der großen Elastizität des Katzenthorax selten vor. Sie können eine oder mehrere Rippen betreffen. Die Ursache ist meist ein stumpfes Thoraxtrauma. In vielen Fällen ist die Verletzung der Lunge und der Pleura erheblicher als die Rippenfraktur an sich. Durch den Frakturschmerz ist bei vorliegender Rippenfraktur immer mit einer Behinderung der Atemtätigkeit und der Lungenperfusion zu rechnen. Die Rippenfraktur ist nur in wenigen Fällen so gestaltet, daß die Verlagerung der Frakturenden ein Reponieren und Fixieren erfordert. Bei Rippenserienfrakturen kann ein fester Verband zur Stabilisierung der Thoraxwand beitragen. Käfigruhe reicht in den meisten Fällen zur Behandlung aus. Rippenfrakturen der Katze heilen rasch.

5.6.8. Zusammenhangstrennungen des Zwerchfells

Zu unterscheiden sind die angeborene Hernia diaphragmatica und die durch stumpfes Bauchtrauma erworbene Zwerchfellruptur. Bei der echten Zwerchfellhernie wird die Bruchpforte durch einen präformierten Spalt im Diaphragma dargestellt, häufig im Bereich des Ösophagushiatus. Der Bruchsack besteht in diesen Fällen aus dem Peritoneum und der Bruchsackinhalt aus den vorgefallenen Organen des Abdomens. Das können Leber, Milz, Magen oder verschiedene Darmteile sein.

Im Falle einer *traumatisch erworbenen Zwerchfellruptur* spricht man von einer falschen oder traumatischen Zwerchfellhernie. Bei den traumatischen Zwerchfellhernien reißt das Diaphragma meist an der seitlichen Thoraxwand in unterschiedlich großem Ausmaß ab. In diesen Fällen wird kein Bruchsack ausgebildet, da das Peritoneum ebenfalls an dieser Stelle zerrissen ist. Die vorgefallenen Organe des Abdomens liegen dann frei in der Pleuraspalte.

Die angeborenen, echten Zwerchfellhernien können jahrelang symptomlos bestehen und werden mitunter nur zufällig diagnostiziert.

Die Zwerchfellrupturen entstehen oft infolge eines stumpfen Traumas am Abdomen. Der dadurch erhöhte intraabdominale Druck hat dann den Riß des Zwerchfells zur Folge.

Die *klinischen Symptome* bestehen in einer Dyspnoe, einem oft ausgesprochen abdominalen Atemtyp, einem wenig gefüllten, schlanken Abdomen, unphysiologischen Geräuschen in der Brusthöhle und einem häufig nach rechts verlagerten Herzen. Nicht selten erbrechen die Tiere aufgenommenes Futter bei sonst wenig gestörtem Allgemeinbefinden.

Die *Diagnose* ist durch eine Röntgenuntersuchung des Thorax im latero-lateralen und dorsalventralen Strahlengang zu sichern. Die Tiere sollten, *nicht* auf dem Rücken liegend, im ventro-dorsalen Strahlengang geröntgt werden. Durch diese Zwangslage würde die respiratorische Insuffizienz verstärkt werden, da die Lungenbewegungen in dieser unphysiologischen Körperhaltung noch mehr eingeschränkt sind. Mitunter ist eine Röntgenkontrastdarstellung des Intestinums mit Bariunsulfat erforderlich.

Therapie: Eine Zwerchfellruptur sollte alsbald operiert werden. Ist der Magen in die Brusthöhle vorgefallen, muß sofort operiert werden. Es besteht in diesen Fällen Lebensgefahr, oder es entwickelt sich bald eine Symptomatik, die der Torsio ventriculi vergleichbar ist. Hat sich in dem vorgefallenen Magen bereits eine Gasansammlung entwickelt, so ist noch präoperativ durch eine Punktion eine Druckentlastung des aufgeblähten Magens vorzunehmen. Erst danach ist die Narkose einzuleiten und die Operation durchzuführen.

Eine weitere Komplikation ist der *Liquidothorax*, der sich infolge Vorfalls und Inkarzeration von Teilen der Leber entwickeln kann. Das Behandlungsregime ist nach den in Kapitel 11. genannten Gesichtspunkten zu gestalten. Eventuell vorliegende Hypovolämie und Schock müssen präoperativ behandelt werden (s. Kap. 11.).

Der *operative Zugang* zur Behebung der Ruptur kann abdominal oder thorakal gewählt werden. Bei der *Volumensubstitution* muß vor dem Reponieren der vorgefallenen Abdominalorgane sehr restriktiv vorgegangen werden. Es dürfen nicht mehr als 3–5 ml/kg KM/h gegeben werden. Erst nach dem Zurückverlagern werden 60 ml/kg KM/h isotoner Flüssigkeit, z. B. Glucose-Vollelektrolyt-Lösung, infundiert. Unabhängig vom Zugangsweg müssen die zu operierenden Tiere immer beatmet werden. Der *Beatmungsdruck* muß bis maximal 15 mm H_2O-Säule betragen. Zur Intubation können sehr kleine Trachealkatheter mit aufblasbarer Manschette benutzt werden. Besser sind aber Katheter nach COLE. Bei der Intubation der Katze ist sehr vorsichtiges, behutsames Manipulieren erforderlich. Eine ausreichend vagolytische Prämedikation – 0,05–0,1 mg/kg KM Atropin 20–30 min vor der Intubation – ist unerläßlich.

Bei der Operation der Zwerchfellhernie ist die *Narkose* für den Therapieerfolg, für das Überleben des Tieres, von besonderer Bedeutung. Soweit möglich, sollten die Tiere präoperativ für 5 min über eine Atemmaske mit reinem Sauerstoff versorgt werden. Es werden 5 l O_2/min gegeben. Es ist jede Aufregung des Tieres zu vermeiden. Initial wird eine Injektionsanästhesie mit 2,5 mg Diazepam und 50 mg Ketamin / Tier eingeleitet. Die Intubation wird ca. 15–20 min nach der Injektionsanästhesie durchgeführt. Zur Intubationsnarkose sind Isofluran und O_2 zu verwenden.

Einige Operateure besprühen oder betupfen vor der Intubation den Larynx mit einem Schleimhautanästhetikum, z. B. Exotancain® oder Xylocain®, um einen Larynxkrampf oder ein Larynxödem zu vermeiden. Der *abdominale* Zugang bietet den Vorteil, sowohl die rechte als auch die linke Seite operieren zu können, erleichtert durch die beliebige Schnittverlängerung von der Linea alba her parakostal nach rechts oder links. Nachteilig erweist sich bei diesem Zugang die Notwendigkeit ziehender Kräfte beim Reponieren der vorgefallenen Bauchhöhlenorgane. Zudem gestaltet sich die Naht des Zwerchfells schwierig.

Der *thorakale* Zugang ermöglicht einen besseren Überblick über die vorgefallenen Organe. Bestehende Verklebungen lassen sich leichter lösen. Das Reponieren ist von der Brusthöhle her leichter möglich und der Verschluß der Bruchpforte von der Brusthöhle her technisch einfacher.

Die Naht des Zwerchfellrisses ist mit langsam resorbierbarem Material als Knopf-, fortlaufende oder Matratzen-Naht auszuführen. Bei Knopfnähten sollten die Fadenenden zunächst liegengelassen und abschließend nacheinander verknotet werden. Bei seitlichem Abriß des Zwerchfells ist dieses mittels Knopfnähten gemäß dem Ausmaß des Abrisses an das Periost der betreffenden Rippe oder an der Interkostalmuskulatur zu befestigen. Ein total luftdichter Verschluß ist nicht unbedingt nachteilig, gegebenenfalls kann durch eine Umklappplastik des M. transversus abdominis der Verschluß erzeugt werden. Bei dieser Technik wird der M. transversus abdominis freipräpariert, nach kranial umgeschlagen und dann mit dem Zwerchfell vernäht.

Die Thorakotomie sollte in Höhe des 6.–8. Interkostalraumes durchgeführt werden. Um einen ausreichenden Überblick zu haben, ist mitunter eine Rippenresektion erforderlich. Dann ist das Periost der Rippe vorher stumpf abzupräparieren. Der Knochendefekt füllt sich nach der Operation rasch wieder auf. Oft ist auch eine Durchschneidung einer Rippe und eines Rippenknorpels für eine Erweiterung der Thoraxwunde ausreichend. Die Thoraxwunde wird durch eine Adaption der die Wunde begrenzenden Rippen mit 5–6 Ligaturen aus

Chromcatgut verschlossen. Die Naht der Muskulatur, der Subkutis und der Haut beendet die Operation.

Postoperativ muß der Patient schnell aus der Rücken- in die Seitenlage gebracht werden. Er sollte dabei auf der geschädigten Seite liegen, um den gesunden Lungenflügel bei den Atembewegungen nicht zu beeinträchtigen.

In der *Aufwachphase* ist dem Tier am besten über ein Sauerstoffzelt oder eine Sauerstoffkammer reiner Sauerstoff zuzuführen. Ein postoperativ auftretender Pneumothorax wird im allgemeinen von der Katze gut toleriert. Es ist deshalb nicht notwendig, die Lunge vor dem Verschluß der Brusthöhle zu blähen.

Thoraxverletzungen sind in Abhängigkeit vom Umfang und von den beteiligten Organen zu behandeln. Kleine Verletzungen der Brustwand ohne Perforation der Pleura sind nach allgemeinen chirurgischen Kautelen zu versorgen. Große Brustwandverletzungen sind steril abzudecken, z. B. durch eine hauterhaltende Decknaht und erst nach Stabilisierung des Allgemeinzustandes endgültig zu versorgen. Beim Vorfall des Lungengewebes ist eine Thorakotomie durchzuführen. Zur Reinigung werden milde desinfizierende oder antibiotische Lösungen oder auch nur pyhsiologische Kochsalzlösung verwendet. Nach Einlegen eines Drains (s. S. 202) wird der Thorax mittels Naht verschlossen. Systemische Antibiotikumzufuhr.

Literatur

ACKERMANN, L.: Feline Cryptococcosis. The Compendium on Continuing Education **10** (1988), 1049.

BALLAUF, B.: Bronchoskopie bei Hund und Katze. Vet.-med. Diss., München 1988.

BALLAUF, B.: Endoskopie der Atemwege bei Hund und Katze – Möglichkeiten eines diagnostischen Verfahrens. Kleintierpraxis **37** (1992), 5.

BARR, F., GRUFFYDD-JONES, T. J., BROWN, P. J., and GIBBS, C.: Primary lung tumors in cat. J. Small Anim. Pract. **28** (1987), 1115.

BARTELS, P.: Vier Fälle von Rauchvergiftungen bei Hund und Katze. Kleintierpraxis **23** (1978), 123.

BIRCHARD, S. J.: A simplified method for rhinotomy and temporary rhinotomy in dogs and cats. J. Amer. Animal Hosp. Assoc. **24** (1988), 69.

BITTNER, H.: Aufzweigung und Knorpelverteilung am Bronchialbaum der Katze. Vet.-med. Diss., Hannover 1974.

BLAXTER, A.: Differential diagnosis of dyspnoe in the cats. In Practice (1986), 225.

BRUNCKHORST, D., SCHOSSIER, N., und SCHOON, H.-A.: Einseitige Bronchiektasie bei einer Katze. Kleintierpraxis **35** (1990), 349.

CHALIFOUX, A., MORIN, M., and LEMIEUX, R.: Lipid pneumonia and severe pulmonary emphysema in a Persian cat. Feline Practice **17** (1987), 6.

CROWE, D.: Help for the patient with thoracic hemorrhage. Vet. Med. (1988), 578.

CROWE, D.: Managing respiration in the critical patient. Vet. Med. (1989), 55.

FOSSUM, T., JACOBS, R., and BIRCHARD, S. J.: Evaluation of cholesterol and triglyceride concentrations in differentiating chylus and nonchylus pleural effusions in dogs and cats. JAVMA **188** (1986), 49.

GLENNON, J., FLANDERS, J., ROTHWELL, J., and SHELLY, S.: Constrictive pleuritis with chylothorax in a cat: A case report. J. Amer. Animal Hosp. Asso. **23** (1987), 539.

GREENLEE, P. G., and ROSZEL, J. F.: Feline bronchial cytology: Histologic/cytologic correlation in 22 cats. Vet. Pathol. **21** (1984), 308.

HAWKINS, ELEANOR C., and DE NICOLA, D. B.: Collection of bronchoalveolar lavage fluid in cats, using an endotracheal tube. Am. J. Vet. Res. **50** (1989), 855.

JENSEN, H. E., and ARNBERG, J.: Bone metastasis of undifferentiated adenocarcinoma in a cat. Nord. vet. med. **38** (1986), 288.

JÖRGER, K., FLÜCKIGER, M., und GERET, U.: Ruptur der Trachea bei der Katze. Berl. Münch. Tierärztl. Wschr. **101** (1988), 131.

KAUP, F.-J., und DROMMER, W.: Das Surfactantsystem der Lunge, Teil I. Berl. Münch. Tierärztl. Wschr. **98** (1985), 73.

KAUP, F.-J., und DROMMER, W.: Das Surfactantsystem der Lunge, Teil II. Berl. Münch. Tierärztl. Wschr. **99** (1986), 77.

MATIS, ULRIKE: Zur posttraumatischen Fettembolie. Kleintierpraxis **25** (1980), 155.

McGLENNON, N. J., PLATT, D., DUNN, J. K., and CHAMBERS, J. P.: Tracheal foreign body in a cat: a case report. J. small Anim. Pract. **27** (1986), 457.

McKIERNAN, B.: Diseases of the canine and feline tracheobronchial tree. Current Vet. Therapie **X** (1980), 229.

McKIERNAN, B.: Therapeutic strategies involving antimicrobial treatment of the lower respiratory tract in small animals. JAVMA **185** (1984), 1155.

MEYER ZU ERPEN, S.: Zum stumpfen Thoraxtrauma bei der Katze. Vet.-med. Diss., München 1984.

MILLER, H. G., and SHERRILL, A.: Lung lobe torsion: A difficult condition to diagnose. Pet Practice (1987), 797.

MORRISON, W. B.: Metabolic and endocrine functions of the lung. The Compendium on Continuing Education, **8** (1986), 296.

NEU, H.: Erkrankungen der Atemwege im Thorax. Prakt. Tierarzt (1986), 22.

NEU, H.: Erkrankungen des Mediastinums und des Brustfells. Prakt. Tierarzt **69** (1988), 33.

PETZOLDT, K.: Zur Immunologie des Pulmonal- und Intestinaltraktes. Prakt. Tierarzt **67** (1986), 410.

RÖCKEN, F., und HOFMEISTER, R.: Metastasierendes Adenokarzinom der Lunge mit nicht-respiratorischer Symptomatik bei einer Katze. Kleintierpraxis **33** (1988), 477.

RUTGERE, CAROLIEN: Thoracocentesis in dog and cat. In Practice **11** (1989), 14.

SANFORD, T. D., COLBY, E. D., and KEALY, R.: Tube pharyngo-esophagostomy and liquified diet in the treatment of feline upper respiratory disease. Feline Pactice **15** (1985), 35.

SPREULL, J. S. A.: Surgery of the nasal cavity of the dog and cat. Vet. Rec. **75** (1963), 105.

STRAW, R. C., WITHROW, S. J., GILLETTE, E. L., and McCHESNEY, A. E.: Use of radiotherapy for the treatment of intranasal tumors in cats: Six cases (1980–1985). JAVMA **189** (1986), 927.

SUTER, P.: and CHAN, K. F.: Disseminated pulmonary diseases in small animals: A radiografic approach to diagnosis. J. Amer. Vet. Radiol. Soc. **IX** (1968), 67.

SUTER, P.: Interpretation of pulmonary radiographs. Current Veterinary Therapy **VII** (1980), 298.

TEUNISSIN, G. H. B., und STOKHOFF, A. A.: Tumoren in der Brusthöhle. Kleintierpraxis **25** (1981), 501.

VENKER-VAN HAAGEN, A. J., VROOM, M. W., HEIJN, A., and VAN OOIJEN, P. G.: Bronchoscopy in small animal clinics: An analysis of the results of 228 bronchoscopies. J. Amer. Animal Hosp. Assoc. **21** (1985), 521.

WEBER, A., VOGEL, H. R., und VOGEL, A.: Die wichtigsten bakteriellen Infektionserreger bei Hund und Katze: Klinik, Diagnose und Vorschlag zur Antibiotikatherapie. Praktischer Tierarzt **64** (1983), 906.

WHITE, R. A. S., LITTLEWOOD, J. D., HERRTAGE, M. E., and CLARKE, D. D.: Outcome of laryngeal paralysis in four cats. Vet. Rec. **118** (1986), 103.

WILKINSON, G. T., BATE, MARY J., ROBINS, G. M., and CROKER, ANNABELLE: Successful treatment of four cases of feline cryptococcosis. J. small. Animal. Pract. **24** (1983), 507.

WITTMANN, J.: Respiratorische und nichtrespiratorische Funktionen der Lunge. Tierärztliche Praxis **2** (1987), 33.

6. Nervensystem

(J. ARNDT)

6.1. Anatomische Grundlagen

Das Nervensystem ist das übergeordnete Steuerungsorgan nahezu aller Funktionsabläufe des Tieres, gewissermaßen das „High-Tech"-System der Katze. Es gliedert sich in:
– das zentrale Nervensystem,
– das periphere Nervensystem,
– das autonome (vegetative) Nervensystem.

6.1.1. Zentrales Nervensystem

Das zentrale Nervensystem setzt sich aus den Strukturen des Gehirns *(Cerebrum)* und des Rückenmarks *(Medulla spinalis)* zusammen.

6.1.1.1. Gehirn

Das Gehirn (Abb. 6.1.) gliedert sich in die folgenden Strukturen:
– **Großhirn** *(Cerebrum)*: Telencephalon mit Cortex, Basalganglien und Thalamus. Zentrum der Wahrnehmung der Sinnesorganreize und der Tiefensensibilität. (Durch Überkreuzen der propriozeptiven Bahnen in der Medulla sind die Schmerzauslösung in der Peripherie und die Schmerzempfindung in der Hirnrinde seitenverkehrt!) Ort der Lern- und Erinnerungspeicherung, Steuerung des Instinktverhaltens und Koordination von vitalen Funktionen: Hunger-, Durstgefühl, Geschlechtstrieb, Körpertemperatur und endokrine Leistungen (Produktion von Releasing-Hormonen, vorzugsweise im Hypothalamus).
– **Kleinhirn** *(Cerebellum)*: nach rostral vom Großhirn und nach kaudoventral vom Hirnstamm begrenzt. Durch entsprechende Bahnen kommuniziert das Kleinhirn mit den genannten Strukturen. Es ist verantwortlich für die Körperhaltung, die Bewegungsabläufe, einschließlich des Muskeltonus und den Gleichgewichtssinn.
– **Zwischenhirn** *(Diencephalon)*: Es wird von den kaudalen Strukturen des Großhirns gebildet und leitet zum Hirnstamm über. Kerne der Hirnnerven (HN) I (N. olfactorius) und II (N. opticus).
– **Hirnstamm:** Er wird vom Mittelhirn, Nachhirn und von der Medulla oblongata gebildet.
Mittelhirn: Sitz der HN III (N. oculomotorius), HN IV (N. trochlearis) verantwortlich für Augenbewegungen.
Nachhirn: Pons, HN IV (N. trigeminus). Hautempfindungen des Gesichts, Herzfrequenz- und Respirationsstörungen (Formatio reticularis).
Medulla oblongata: Sie enthält den größten Teil des Kerngebiets der Hirnnerven; sie ist das „verlängerte Mark" und geht kaudal in das Rückenmark über. Der Zentralkanal bildet rostral zunächst den ventral des Kleinhirns gelegenen 4. Ventrikel, den Aquaeductus mesencephali, und baut damit das Liquorsystem auf. Beidseitig der Mittellinie zieht ein Netzgeflecht von Nervenzellen von hier aus über den gesamten Hirnstamm, die bereits genannte *Formatio reticularis*. Die Medulla ist Sitz der HN VI

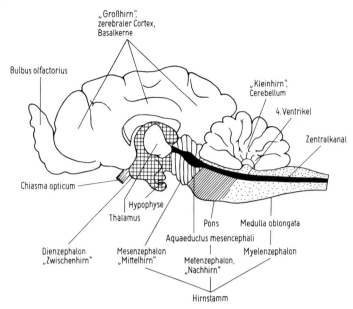

Abb. 6.1. Strukturen des Katzengehirns.

(N. abducens), HN VII (N. facialis), HN VIII (N. vestibularis, N. cochlearis), HN IX (N. glossopharyngeus), HN X (N. vagus), HN XI (N. accessorius), HN XII (N. hypoglossus). Die Medulla ist neben den genannten Vitalfunktionen der Formatio reticularis (Atmung, Herzfunktion, Kreislaufregulation, Geschlechtstrieb, Hunger und Durst, Flüssigkeitsausscheidung und Erbrechen sowie Wärmeregulation), für Augen- und Gesichtsmotorik, Speicheldrüsenfunktion, Gleichgewicht, Nies- und Abschluckreflex, Innervierung des Eingeweidesystems im thorakalen und abdominalen Bereich, Tonisierung der Nacken- und Halsmuskulatur, Zungenbewegung verantwortlich.

Das Gehirn besitzt ein Hohlkammersystem, die *Ventrikel*, wobei die beiden großen Ventriculi laterales in den Großhirnhemisphären liegen und mit dem 3. und 4. Ventrikel durch den Aquädukt (Aquaeductus mesencephali) verbunden sind. Die Plexus chorioidei der Ventrikel produzieren den *Liquor cerebrospinalis*, der einmal als hirn- und rückenmarkumhüllend eine mechanische Schutzfunktion hat, zum anderen das Nervensystem mit Nährstoffen versorgt und gleichzeitig dem Nervengewebe schädigende Substanzen vorenthält („Blut-Liquor-Schranke"). Die Untersuchung des Liquors kann wertvolle Hinweise auf die Ätiologie einer Erkrankung geben. Kaudal setzt sich aus dem Hirn über das verlängerte Mark (Medulla oblongata) das zentrale Nervensystem in das vom Wirbelkanal schützend umschlossene Rückenmark fort.

6.1.1.2. Rückenmark

Entsprechend der anatomischen Gliederung sprechen wir vom Hals-, Brust-, Lenden- und Kreuzmark, aus denen die Rückenmarknerven abgehen. Die zwischen C 6 und Th 2 ausgehenden Nervi spinales bilden den Plexus brachialis und versorgen die Vordergliedmaßen, die zwischen Th 4 und S 2 ausgehenden Nerven bilden den Plexus lumbosacralis zur Innervation der Hintergliedmaßen. Aus dem Filum terminale zerfasern die Rückenmarknerven des Kreuzmarks im Bereich des Spatium interarcuale lumbosacrale zur Cauda equina, die sich bei der Katze bis in die Sakralregion hineinzieht. Der Querschnitt des Rückenmarks läßt, segmental unterschiedlich gestaltet, die zentrale, schmetterlingsförmige graue Substanz (Substantia grisea) als Lokalisation der nichtmyelinisierten Nervenzellen und Dendriten mit einem liquorgefüllten Zentralkanal und eine peripher liegende weiße Substanz (Substantia alba) erkennen. Die weiße Farbe entsteht durch die Myelinscheiden der Nervenfasern. Afferente (sensorische) Nervenfasern (Axone) dringen über die hinteren (dorsalen) Rückenmarkwurzeln der spinalen Nerven ein, während die efferenten (motorischen) Fasern des ZNS über die vorderen (ventralen) Wurzeln verlassen (ECKERT et al. 1986). Wie APPLEBAUM et al. (1976) fanden, gibt es bei der Katze nichtmyelinisierte sensorische afferente Fasern, die auch durch die vorderen (ventralen) Wurzeln in das Rückenmark eintreten. Die sensiblen und motorischen Fasern vereinigen sich zu den peripheren Nerven. Die das ZNS fortsetzenden peripheren Nerven und Ganglien bilden das periphere Nervensystem.

6.1.2. Peripheres Nervensystem

Es ist keine selbständige Einheit, sondern sichert die Erregungsleitung vom Empfangsorgan zum ZNS und über den Reflexbogen wieder zurück zum Erfolgsorgan. Ein peripherer Nerv ist eine Einheit mehrerer Nervenfasern, in deren Zentren ein Achsenzylinder von mehreren Hüllsubstanzen, der Markscheide, der Schwannschen Scheide, dem Neurolemm und der Endoneuralscheide, umgeben ist, die an der Erregungsleitung beteiligt sind. Ranviersche Schnürringe zerlegen in regelmäßigen Abständen den Markmantel der Nervenfasern in Marksegmente. Umgeben werden die Nervenfasern von einem gefäßversorgten Epineurium.

6.1.3. Autonomes (vegetatives) Nervensystem

Es ist weitgehend der bewußten Kontrolle entzogen, gleichwohl über eine Unzahl mikroskopisch kleiner intramuraler Ganglien unter Vermittlung von kranialen und spinalen Nerven mit dem ZNS verbunden sind. Sympathikus und Parasympathikus steuern, als Verbindung zum peripheren Nervensystem, die intramuralen Zellen und sind verantwortlich für autonome Herzfunktion, Atmung, Kreislauf, Darmtätigkeit, sexuelle Erregung u. a. Der Hypothalamus kontrolliert das Nervensystem, der mit ihm verbundene Hypophysenvorderlappen produziert das Wachstumshormon Somatotropin und andere endokrine Drüsen stimulierende Hormone. Oxytocin und das antidiuretische Hormon entstehen im Hypophysenhinterlappen.

6.2. Neurologischer Untersuchungsgang

Kaum ein anderer klinischer Untersuchungsgang erfordert eine so genaue und schematisierte Befunderhebung wie der neurologische Untersuchungsgang.

6.2.1. Anamnese

Diese ist zeitaufwendig und sollte unbedingt protokolliert werden. Um kein Detail zu vergessen, empfiehlt sich ein vorgefertigter *Fragenkatalog*:
– Alter, Rasse, Geschlecht,
– Haar- und Augenfarbe,
– Haus-, Freiland- oder Gemischthaltung,
– Anzahl der Katzen in der Population,

- letzte Rolligkeit oder Trächtigkeit,
- kastriert – nicht kastriert,
- Fütterung,
- durchgeführte Impfungen,
- Urlaubsreisen,
- Polydipsie, Polyurie, Nausea, Inappetenz, gestörter Kot- oder Urinabsatz,
- Ohr-, Kiefer-, Gebißbefunde,
- anatomische Deformationen.

6.2.2. Rassespezifität

Ein wichtiger Hinweis für eine mögliche Ätiologie einer neurologischen Erkrankung ist die Rassespezifität (Tabelle 6.1.).

Tabelle 6.1. Rassedisposition für Nervenerkrankungen

Rasse	Erkrankung
– Siamkatzen	Strabismus convergens
	Oszillatorischer Nystagmus, häufig mit Amblyopie (Schwachsichtigkeit) verbunden
	Angeborene Vestibulärdefekte
	Sphingomyelinose
	Ceroidlipofuszinose.
– Perserkatze	Mannosidose
– Korat-Katzen	GM-1-Gangliosidose
– Manx-Katze	„Cauda-equina-Syndrom"
	Miktionsstörungen durch fehlende Innervation infolge Schwanzwirbelsäulenaplasie
	Syringomyelie
– Manx-Mix	Hirndeformation durch Manx-Faktor
	Neuraxonale Dystrophie (progressive Ataxie, eingeschränkter Pupillarreflex, Sehstörung)
– Burma-Katzen	Vestibulardefekte
– Hauskatzen	GM-1-Gangliosidose
	GM-2-Gangliosidose
	Sphingomyelinose
	Mannosidose
Katzen allgemein:	
– Reinweiße Tiere mit Aufhellung der Iris (blaue Augen)	Taubheit. Atrophie des Ductus cochlearis bzw. der Reißnerschen Membran.
– Katzen mit Pigmentmangelerscheinungen	Ataxien
	Erbliches Pigmentmangelsyndrom mit fortschreitenden ZNS-Ausfällen
	„Ballonierende Nervendystrophie"
	(Woodward et al. 1974)

6.2.3. Art der neurologischen Ausfälle

Sie zeigt uns das klinische Problem, ergänzt die Anamnese und führt letztendlich zur *topischen Diagnose* (s. auch Tabelle 6.6.).
– Haben wir es mit Anfallsleiden zu tun?
– Welche zeitlichen Intervalle?
– Sind die Anfälle generalisiert oder fokal?
– Auf welche Körperregionen beschränkt?
– Wie lange dauern die Anfälle?
– Sind sie tonisch, klonisch, mit Bewußtlosigkeit vergesellschaftet?
– Haben wir es mit Verhaltensstörungen zu tun?
– Ist die Katze bewußtlos, oder leidet sie an einem Erscheinungsbild der Narkolepsie?
– Sind die neurologischen Ausfälle vorwiegend im Kopfbereich (Blindheit, Taubheit, unterschiedliche Augenstellung, „hängendes Gesicht", Störung der Zungenmotilität, Störung des Geruchssinnes, Kopfmuskelatrophie) anzutreffen?
– Haben wir es mit Störungen im Bewegungsablauf, mit Ataxien zu tun, sind sie ein- oder beidseitig, uni- oder bilateral (allerdings ist schon in diesem Stadium zu prüfen, ob die Ausfälle mechanischer oder neurologischer Natur sind)?
– Haben wir es mit Lähmungen (ein-, beid-, halbseitig oder total) zu tun?
– Sind die peripheren Nerven geschädigt?
– Sind muskuläre Störungen auffällig?
– Stehen Unarten oder „psychische" Defekte im Vordergrund?

6.2.4. Klinische Allgemeinuntersuchung

Sie folgt der neurologischen Befunderhebung und kann bereits in diesem Stadium zu einer Differentialdiagnose oder einer Verdachtsdiagnose führen. Blutstatus, blutchemische Parameter, Untersuchungen auf FIP, FelV, FIV, Spezialuntersuchungen des Herzens, des Kreislaufs, der Leber, des Magen-Darm- und Urogenitalapparates stehen im Vordergrund. *Laboruntersuchungen im Sinne einer „minimalen Datenbasis" (MDB):*
– Blutstatus, einschließlich Differentialblutbild,
– Blutchemie: Glucose, Harnstoff, Kreatinin, Na, K, Ca, P,
– Leberenzyme: ALT, GLDH, BSP (Bromsulphaleintest),
– Ammoniak, AP, Bilirubin,
– Harnstatus,
– FelV, FIP, FIV (Antikörperteste).

6.2.5. Spezielle neurologische Untersuchungen

Sie sind der eigentliche Kernpunkt neurologischer Ausfallsdiagnostik und sollen zu einer *topischen Diagnose* führen, welche die Grundlage für Prognose und Therapie ist. Rezeption und Reizantwort, Sensibilität und Motorik sind die Kriterien, nach denen das Nervensystem geprüft wird. Reflexe sind die unwillkürliche Antwort auf einen Muskel-, Sehnen-, Haut- oder Drüsenreiz. An diesem Geschehen sind zwei Systeme beteiligt: das **LMN** (Lower motor neuron = unteres motorisches Neuron) und das **UMN** (Upper motor neuron = oberes motorisches Neuron).

Unter **Lower motor neuron** verstehen wir ein efferentes Neuron, das sich in der grauen Substanz des Rückenmarks (für die Muskelkontraktion der Gliedmaßen und des Stammes) und des Hirnstammes (für die Kopfmuskeln) befindet und die motorische Ganglienzelle mit dem Muskel verbindet. LMN-*Zeichen* einer Schädigung sind: Parese (verminderte Muskelkontraktion) oder Paralyse (schlaffe Lähmung), fehlender Muskeltonus, schnelle und schwere Muskelatrophie und Anästhesie kaudal der betroffenen Region, Hyperästhesie im Bereich des betroffenen Segmentes.

Unter **Upper motor neuron** versteht man das supranukleäre, „höhere" motorische Neuronensystem. Durch absteigende Tractus im Rückenmark kontrolliert das UMN das LMN. Das UMN ist verantwortlich für die willkürliche Bewegung, den Muskeltonus und die Haltung. *Zeichen* einer UMN-Schädigung sind Paresen mit milder Muskelatrophie, Hyperreflexie, gestörte Propriozeption und verminderte bis fehlende Tiefensensibilität.

6.2.5.1. Beurteilung des Ganges

Die Beurteilung des Ganges wie auch der nachfolgenden Haltungs- und Stellreaktionen ist bei der Katze besonders schwierig. Es bedarf großer Geduld des Untersuchers und der Kooperationsbereitschaft des Tierhalters. Die Untersuchung soll in einem lärm- und lichtgeschützten Raum ohne störende Einflüsse vorgenommen werden. Beurteilung des Ganges auf Ataxie, Parese, Dysmetrie, Kreis- und Zwangsbewegung und propriozeptive Defizite. Abklärung, ob mechanische Gründe an Muskeln, Knochen und Gelenken Ursache der neurologischen Ausfälle sind.

6.2.5.2. Haltungs- und Stellreaktionen

Die Haltungs- und Stellreaktionen sind das Ergebnis des Zusammenspiels des LMN- und UMN-Systems. Ausfälle geben Aufschluß über das Niveau des Schadens und seine Uni- oder Bilateralität. Deshalb müssen die nachfolgenden Teste, auch wenn es bei der Katze mitunter schwierig ist, immer beidseitig ausgeführt werden. Die Bewertung der Ausfälle geschieht nach folgender Skala:

keine Reaktion	=	0
schwache Reaktion	=	1
normale Reaktion	=	2

● **Korrekturreaktion**
Die Katze versucht, eine unphysilogische Gliedmaßenstellung (Fußen auf der Dorsalfläche) sofort zu korrigieren.
Stellreaktion (Tischkantenprobe): Das Tier wird aufgehoben und mit offenen (visuelle Probe) und zugehaltenen Augen (taktile Probe) gegen ein Hindernis verbracht. Normal: Das Tier hebt die Pfote bei Erreichen des Hindernisses.

● **Unterstützungsreaktionen**
Auffußreaktion: Die unter der Brust und dem Bauch gehaltene Katze wird langsam zu Boden gelassen. Im Normalfall streckt das Tier die Hintergliedmaßen bei Erreichen des Bodens.
Hüpfreaktion: Drei Läufe werden angehoben und die Katze passiv in verschiedene Richtungen verschoben. Normal: Die Katze hüpft auf dem verbliebenen Bein, um das Gleichgewicht

zu halten (die Probe ist schwer durchführbar). Sind die beschriebenen Reaktionen normal, brauchen die nachfolgenden Proben nicht mehr durchgeführt zu werden.

- **Koordinationsreaktion**

„Schubkarrenprobe: Katze mit dem Hinterteil aufheben und, nur mit den Vorderläufen fußend, vor- und rückwärts laufen lassen. Normal: symmetrische Laufbewegung bei gerade gehaltenem Kopf.

„Halbstehen-Halbgehen" (sehr schwierig!): Vorder- und Hintergliedmaßen der gleichen Seite anheben und die Katze nach vor- und rückwärts und zur gegenüberliegenden Seite verschieben. Normal: Die Gliedmaßen werden senkrecht zur Körperachse gehalten und symmetrisch bewegt.

- **Aufrichtreaktion**

Die Katze in Rückenlage aufheben, fallenlassen und während des Falles wieder auffangen. Normal: Die Katze dreht sich während des Fallens um die Körperachse in Normallage.

- **Tonische Nackenreaktion**

Der Kopf der Katze wird am stehenden Tier passiv nach oben gebeugt. Normal: Streckung der Hinterläufe und angedeutete Sitzbewegung.

6.2.5.3. Prüfung der Sensibilität

Schmerz, Tastsinn, Temperatursinn und Tiefensensibilität (Propriozeption, Lagesinn der Gliedmaßen) werden geprüft.

- **Schmerzprüfung**

Der durch Stechen oder Kneifen provozierte Schmerz wird über das Rückenmark zum Thalamus geleitet. Schmerzantwort: Hinwenden des Kopfes zur Schmerzstelle, Flucht- und Abwehrbewegung, Erweiterung der Pupillen und Schlagen mit dem Schwanz. Nur eine eindeutige Schmerzantwort ist signifikant! Hypalgesie oder Analgesie sind nur durch Reizen tieferer Gewebestrukturen (Knochen, Gelenke, Muskeln) abgrenzbar. Bei Tieren mit neurogenem Juckreiz und Automutilation liegt i. d. R. eine Parästhesie vor.

- **Tiefensensibilität**

Sie ist nicht direkt prüfbar. Sie ist wichtig für den Bewegungsablauf und die Koordination der Bewegungen. Durch die Meldung der jeweiligen Körper- und Gliedmaßenposition per sensorische Bahnen an Thalamus, Großhirnrinde, Hirnstamm und Kleinhirn werden unwillkürliche Bewegungsabläufe gewährleistet. Prüfbar ist der Tiefenschmerz durch Reizung der Schmerzrezeptoren in tiefem Gewebe (Periost, Gelenke). Die Antwort ist wichtig für die Prognose von Erkrankungen mit motorischen Ausfällen. Solange ein Oberflächenschmerz noch vorhanden, ist die Prognose günstig; bei fehlendem Oberflächenschmerz, aber vorhandenem Tiefenschmerz ist die Prognose zweifelhaft, bei Fehlen von Oberflächen- und Tiefenschmerz ungünstig!

6.2.5.4. Hirnnerventeste

Bei den Hirnnerventesten wird ein sensorischer Hirnnerv gereizt, um eine motorische Antwort zu erhalten (Tabelle 6.2.).

Tabelle 6.2. Hirnnerventeste

Test	Reaktion	Getestete Region
Schluckreflex, Betupfen des Zungengrundes, Wasser-tropfen auf die Zunge	Schluckbewegung	s: HN IX, X, Medulla m: HN IX, X
Berühren von Nasenrücken und Nasenschleimhaut	Abwehrreaktion	s: HN V, Pons m: HN VII
Umfassen des Fanges von oben und leichtes Öffnen des Fanges	kaum Widerstand beim Öffnen des Fanges	s: HN V m: HN V, Pons
Drohreflex, rasche Annäherung mit der Hand von vorn und von der Seite	Lidschluß, Abwehr-bewegung mit der Pfote	s: HN II, Retina m: HN VII
Kornealreflex, Berühren der Kornea mit einer Feder	Lidschluß	s: HN V, Pons m: HN VII
Fallenlassen eines Wattebausches vor den Augen	Tier verfolgt Bewe-gung des Wattebau-sches	s: HN II, Retina m: HN III, VII
Pupillarreaktion, Beleuchten eines und beider Augen durch punktförmige Lichtquelle	erst Erweiterung, dann Verengung der Pupille	s: HN II, Retina m: HN III
Beklopfen des Orbitalrandes (Orbicularis-oculi-Reflex)	Lidschluß, erhebliche Abwehrbewegung	s: HN V, Pons m: HN VII

HN = Hirnnerv, s = sensibel, m = motorisch

Prüfung der Sinnesorgane
Diese stößt, wie auch die Durchführung der meisten Hirnnerventeste, bei der Katze auf Abwehrreaktionen.

Gehörsinn: Erzeugen von Geräuschen unterschiedlicher Lautstärke und Tonfrequenzen.

Geschmackssinn: Auftragen von süßen, bitteren oder sauren Substanzen auf die Zunge oder auf die Lefzen. Die Katze reagiert häufig mit Kopfschütteln und Speicheln.

Gesichtssinn: Ein Hindernis wird einer Katze in den Weg gestellt. Beurteilung der Pupillarreaktion mittels eines Otoskops oder Ophthalmoskops. Achtung: Bei zentraler Blindheit kann die Pupillarreaktion erhalten bleiben!

Tastsinn: Dieser ist bei der Katze i. d. R. gut ausgebildet. Verbringen der Katze in einen abgedunkelten Raum und Führen auf gerader und abschüssiger Unterlage gegen ein Hindernis.

Geruchssinn: Die Prüfung ist bei der Katze schwierig. Arttypische Gerüche (Katerurin, Futterreste) verdeckt riechen lassen. Nur ein positiver Ausfall ist aussagefähig.

6.2.5.5. Prüfung der spinalen Nerven

Für die Praxis sind die *Reflexprüfungen* (Tabelle 6.3.; Abb. 6.2.–6.6.) die wichtigste Untersuchung zur Lokalisation von Rückenmarkschäden. Ein Reflex ist eine unwillkürliche Antwort auf einen mechanischen Reiz, der durch Stechen, leichtes Beklopfen oder Kneifen ausgelöst wird. Von den Muskelstreckreflexen (Beklopfen des sehnigen Anteils eines Muskels) werden die oberflächlichen Reflexe unterschieden, die durch Hautstimulation hervorgerufen werden. Wichtigster Oberflächenreflex ist der *Pannikulusreflex* (s. Abb. 6.5.). Die Reflexantwort kann sein: normal, abgeschwächt *(Hyporeflexie)*, sie kann fehlen *(Areflexie)* oder übersteigert sein *(Hyperreflexie)*.

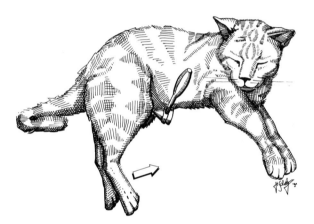

Abb. 6.2. *Patellarreflex:* Seitenlage, leichte Unterstützung des Oberschenkels. Beklopfen des mittleren Kniescheibenbandes: Schleudern des Unterschenkels in kranialer Richtung.

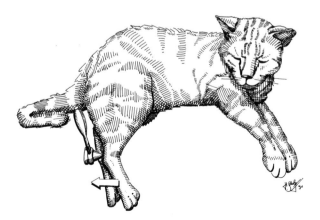

Abb. 6.3. *Achillessehnenreflex:* Unterstützung des Oberschenkels und leichter Schlag auf die Achillessehne oberhalb des Calcaneus. Streckung im Tarsalgelenk.

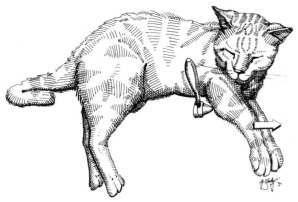

Abb. 6.4. *Trizepsreflex:* Unterstützung des Oberarmes, bei leichter Beugung des Ellbogens leichter Schlag auf die Trizepssehne oberhalb des Olecranon. Unterarm wird nach kranial geschleudert.

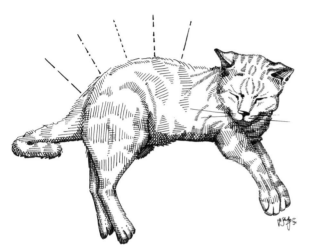

Abb. 6.5. *Pannikulusreflex:* Stechen oder Bekneifen des Rückens von den Schulterblättern bis in die Beckenregion. Bei Schmerzantwort ist eine Lokalisation des Schadens möglich.

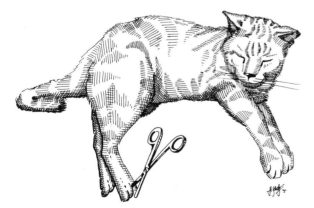

Abb. 6.6. *Prüfung der Tiefensensibilität:* Bekneifen des digitalen Periosts mit einem „Péan". Bei vorhandener Tiefensensibilität heftige Abwehrreaktion.

Tabelle 6.3. Spinale Reflexe

Reflex	Ausführung	Normale Reaktion	Angesprochener Muskel	Reflexbogen	Bemerkungen
Patellarreflex	Schlag auf Kniescheibenband bei leicht gebeugtem Knie	Strecken des Kniegelenks	M. quadriceps	L_3–L_6 N. femoralis	
Achillessehnenreflex	Schlag auf Achillessehne, nahe Calcaneus, leicht gespannte Sehne	Kontraktion	M. gastrocnemius	L_5–L_7(S_1) N. ischiadicus	deutlich bei Schädigung auslösbar
Flexorreflex, Vordergliedmaße	Kneifen der Zwischenzehenhaut bei gestreckter Gliedmaße	Zucken der Beugesehnen	alle Beuger	C_6–Th_1	u. U. schmerzhafte Abwehrreaktion
Flexorreflex, Hintergliedmaße	dto.	dto.	dto.	L_4–S_3	
Extensorreflex, Vordergliedmaße	Spreizen der Zehen, Pressen der Ballen, Streichen über die Fußsohle	Strecken der Gliedmaße	alle Strecker	C_6–Th_1	
Extensorreflex, Hintergliedmaße	dto.	dto.	dto.	L_4–S_1	
Trizepsreflex	Schlag auf Sehnenansatz am Olecranon bei leicht gebeugtem Ellbogen	Kontraktion	M. triceps brachii	C_7–Th_1 N. radialis	dto.
Bizepsreflex	Ellbogen leicht gestreckt umfassen, Finger auf Sehnenansatz und Muskelbauch, leichter Schlag auf Finger an der Sehne	Kontraktion	M. biceps brachii	C_6–C_8	
Adduktorenreflex	Schlag mit Reflexhammer auf Finger an der Beckensymphyse, Rückenlage des Tieres	Adduktion der Gliedmaßen	Adduktoren	L_4–L_6	

Tabelle 6.3. Fortsetzung

Reflex	Ausführung	Normale Reaktion	Angesprochener Muskel	Reflexbogen	Bemerkungen
Hautreflex (Pannikulusreflex)	Stichreizung der Haut im dorsalen Lumbosakralbereich	Kontraktion der Muskeln an der Einstichstelle	Mm. cutanei trunci	C_7–Th_1	
Anal/Vulva(Penis)-Reflex	Berühren von Anus und Vulva (Penis)	Kontraktion von Anus und Vulva, Erektion des Penis	Nn. sacrales M. bulbocavernosus	S_1–S_3	

● **Pathologische Reflexe**
(Reaktionen nur bei schweren Rückenmarkschäden)

Massenreflex	Schlag auf den Trochanter major	Streckung und Kontraktion der Oberschenkelmuskulatur
gekreuzter Extensorenreflex	Kneifen der Zwischenzehenhaut	Extension der direkt oder diagonal gegenüberliegenden Gliedmaße
Kratzreflex	zartes Berühren der Haut an der Seitenbrust	starker Kratzreflex

6.2.5.6. Prüfung des autonomen (vegetativen) Nervensystems

Sie ist schwer objektivierbar und vom Willen des Patienten unbeeinflußt. Ausfälle sehen wir bei Störungen im Kerngebiet des Thalamus, des zerebralen oder spinalen Marks oder der Nn. vagus und sympathicus. Okulokardialer Reflex (Aschner-Reflex): reflektorische Bradykardie durch leichten Druck auf den Bulbus. Wichtigste Krankheits-Syndrome: Gay-Gaskell-Syndrom, Horner-Syndrom (s. S. 239).

6.2.6. Ergänzende Untersuchungen

6.2.6.1. Röntgenuntersuchung einschließlich Myelographie

Röntgenuntersuchung und Liquoruntersuchung sind die für die Praxis wichtigsten ergänzenden neurologischen Untersuchungsmethoden. Nur exakt symmetrisch gelagerte Aufnahmen bei optimaler technischer Qualität sind für eine neurologische Untersuchung aussagefähig.

Eine gute Sedation (besser Narkose) ermöglicht erst die Durchführung von Streßaufnahmen, eine gute Polsterung die dafür notwendige einwandfreie anatomisch korrekte Lagerung. Die **Kopfaufnahme** wird nach Kontur- und Knochendichteveränderungen, Verschattungen in den Hohlräumen und nach anatomischen Deformationen beurteilt. Die **Wirbelsäulenaufnahme** (immer 2 Ebenen!) wird nach Dichte, Form und Kontur der Wirbel, aber auch nach der Wirbelzahl, der Konfiguration der Wirbelsäule (Skoliose, Kyphose, Lordose), dem Wirbelkanal, der Form der intervertebralen Gelenke und nach Form, Verschattung und Größe der Foramina intervertebralia bewertet.

Die Myelographie ist die röntgenologische Darstellung des Rückenmarks durch ein Kontrastmittel.

Technik: Wie bei der Punktion zur Liquorentnahme (s. 6.2.6.2.) wird der subokzipitale Zugang zur Cisterna magna gewählt. Es empfiehlt sich, abtropfenden Liquor aufzufangen und zur weiteren Untersuchung zu verwenden. Wichtig ist eine gute Narkose.

Die bei der Katzennarkose beliebte Ketaminmedikation ist kontraindiziert!

Empfehlenswerte **Narkose**: Prämedikation mit Atropin (0,05 mg/kg). Narkoseeinleitung mit Saffan® 9 mg/kg (0,75 ml/kg) i.v. sichert ca. 3,5 min Narkosezeit. Weiterführend dann Inhalationsnarkose (ein Endotrachealtubus sollte aus Sicherheitsgründen immer gelegt werden!). Sehr unruhigen und sensiblen Tieren sollte Diazepam (Valium®) 0,2 mg/kg vorab gegeben werden.

Derzeit bestes und ungefährlichstes *Kontrastmittel* ist das Iopamidol (Solutrast® 200 M, 250 M). 0,2 ml/kg werden körperwarm und langsam in die Zisterne instilliert. Wir verwenden eine kurzgeschliffene Punktionskanüle mit eingeschliffenem Mandrin. Nach Beendigung der Instillation werden sofort Röntgenaufnahmen in latero-lateralem und ventrodorsalem Strahlengang angefertigt. Folgeaufnahmen aller 3 Minuten in beiden Strahlengängen. Die Lagerung des Patienten sollte in kranio-dorsaler Schräglage erfolgen.

Bei der Beurteilung der Kontrastaufnahmen ist es wichtig zu beachten, daß die Katze neben dem Plexus brachialis und dem Plexus lumbosacralis auch eine Rückenmark-Erweiterung im Bereich des Th 11/12 hat. Im Bereich von L 6 beginnen die Kontrastlinien, die Parallelität zu verlassen und verjüngen sich bis zum Filum terminale.

Extradurale Veränderungen (Diskusprolaps, Tumor), Wirbelmißbildungen (Blockwirbel, Fraktur, Luxation) sind von extramedullären (Tumor, Ödem, Hämatom, Meningozele) und intramedullären Läsionen (Ödem nach fibrokartilaginärem Infarkt, Rückenmarktumor) zu unterscheiden.

6.2.6.2. Liquoruntersuchung

Obwohl der Liquor vorwiegend eine Schutz- und Ernährungsfunktion hat, gibt er doch auf Grund seines engen Kontaktes zu den Strukturen des ZNS Aufschluß über Art und Ursache eines pathologischen Geschehens im Nervensystem.

Technik: Rasur, Reinigung und Desinfektion im Subokzipitalbereich. Narkose (s. 6.2.6.1.), Seitenlage bei ventral abgewinkeltem Kopf. Mit dem Zeigefinger ist die Protuberantia occipitalis, mit Mittelfinger und Daumen sind die Atlasflügel zu palpieren. Die Punktionskanüle (kurzgeschliffene Spitze, eingeschliffener Mandrin) wird genau in der Mitte des durch die Hand gebildeten Dreiecks zum Gelenkspalt, zwischen Okziput und 1. Halswirbel, geführt. Plötzliches Nachlassen des Widerstands und eventuelles Zucken des Tieres zeigen den richtigen Sitz der Nadel an. Der Liquor tropft normalerweise langsam ab, starker eruptiver Abfluß spricht für eine Liquordruckerhöhung und somit für einen pathologischen Prozeß.

Frischblutbeimengung spricht für eine Gefäßverletzung, die Punktion sollte wiederholt werden.

Die **Kriterien der Liquoruntersuchung** sind: Druck, Farbe, Eiweißgehalt, Zellzahl, Zellmorphologie. Bedingt aussagefähig sind Glucose und CPK.

Druck: ca. 100 mm H_2O, schwer zu messen. Nur eine extreme Drucksteigerung ist aussagekräftig.

Farbe: wasserklar. **Blutig:** Frischblutung bei der Punktion, Trauma. **Xanthochrom:** alte Blutung, alte Verletzung. **Gelb:** Ikterus. **Trüb:** starke Zell- und Eiweißvermehrung, entzündlicher Prozeß.

Eiweiß: Der normale Eiweißgehalt des Liquors der Katze liegt extrem niedrig (ca. 10–20 mg%). Einfache qualitative Meßmethode: *Pandy-Reaktion.* In ein Reagenzglas mit gesättigtem Phenol werden einige Tropfen Liquor zugegeben. Im positiven Fall kommt es zu Trübung vor schwarzem Hintergrund. *Semiquantitative Methode nach Kafka:* 0,6 ml Liquor und 0,3 ml Esbach-Reagens im Kafka-Röhrchen ansetzen, umrühren, 30 min stehenlassen und anschließend 30 min bei 3000 U/min zentrifugieren. Ergebnis ablesen. 1 Kafka-Einheit = 22 mg/100 ml. Genaueste quantitative Methode ist die *photometrische Untersuchung.*

Zellzahl: Der normale Liquor der Katze ist praktisch zellfrei (0–10/3 Zellen). Bei Zählung mit der Fuchs-Rosenthal-Kammer wird die Zellzahl, entsprechend der Kammergröße, in Dritteln angegeben. Eine Leukozytenpipette wird bis zum Strich mit Fuchsin-Lösung beschickt, mit Liquor aufgefüllt und geschüttelt. Die Zählkammer wird gefüllt und das ganze Feld ausgezählt. Erhöhte Zellzahl (über 12/3) ist pathologisch = *Pleozytose.* Die Zellzählung muß wegen der schnellen Autolyse der Zellen unmittelbar nach Entnahme des Liquors erfolgen!

Zellstruktur: Die wichtigsten Hinweise geben die Zellbilder. Nach Fixation in 40%igem Alkohol (0,5 ml Liquor auf 1,0 ml Ethanol) kann die Lösung an ein Speziallabor zur Differenzierung geschickt werden. Pleozytose mit mononukleären Zellen (Lymphozyten, Monozyten) spricht für eine Virusinfektion. Gemischtzellige Pleozytose spricht für eine Meningoenzephalitis, eventuell FIP, Eosinophilie für eine Parasitose, evtl. Toxoplasmose. Sind Mitoseformen an den Zellen erkennbar, liegt Verdacht auf Tumoren vor. Werden Konidien gefunden, ist Verdacht auf eine Mykose gegeben. Herrschen neutrophile Zellen vor, liegt Verdacht auf eine bakterielle Enzephalitis oder Meningoenzephalitis vor.

Chemische Untersuchungen: Neben einer geringen Aussagekraft der CPK (Creatininphosphokinase) hat bestenfalls die Glucosebestimmung (Erniedrigung bei bakteriell entzündlichen Prozessen) eine gewisse Bedeutung.

6.2.6.3. Weiterführende Spezialuntersuchungen

Dazu zählen die Elektromyographie, Szintigraphie, Ventrikulographie, Computertomographie und die Magnetresonanz-Tomographie (Kernspin-Tomographie). Diese Methoden sind augenblicklich in die Normalpraxis noch nicht eingeführt. Wichtig sicher in der Zukunft, sind sie heute nur Spezialkliniken vorbehalten.

6.3. Diagnose

Die Kenntnis des Ortes oder der Region des neurologischen Ausfalls und die Ätiologie derselben sind von großer Bedeutung für die endgültige Diagnose, Prognose und Therapie. Die wichtigsten Daten für die **topische Diagnose** enthalten die Tabellen 6.4.–6.6.

Tabelle 6.4. Erscheinungsformen von Hirnerkrankungen

Lokalisation	Propriozeption	Verhalten	Bewegung	Körperhaltung
Hirnrinde (Cortex)	kontralaterale Defizite	verändertes Verhalten, Depression, Schläfrigkeit, Krämpfe	normal bis schwache Hemiparese, kontralateral	normal
Zwischenhirn (Thalamus, Hypothalamus), HN II	kontralaterale Defizite	verändertes Verhalten, Depression, Schläfrigkeit	normal, teils Hemi- oder Tetraparese	normal
Hirnstamm (Mittelhirn), HN II-VII, (Medulla oblongata)	ipsi- oder kontralaterale Defizite	Depression, Stupor, Koma	Hemi- oder Tetraparese, Ataxie	normal, ggf. Dreh- und Fallbewegung
Zentrales vestibuläres System, Medulla, HN VIII, bei Nystagmus auch HN V, HN VII	ein- oder beidseitige Defizite	Depression	Hemiparese, Ataxie	veränderte Kopfhaltung, Fallbewegung
Peripheres vestibuläres System (Labyrinth), HN VIII	normal, etwas unbeholfen	normal

evtl. Horner-Syndrom, Nystagmus | normal, gelegentlich Ataxie | Kopfschiefhaltung |

HN = Hirnnerv

Die **Kenntnis vom Verlauf** einer neurologischen Erkrankung kann zu ihrer Ätiologie führen: *Plötzlich* auftretend spricht für Trauma, Thrombose; plötzlich auftretend, mit Temperaturerhöhung und Allgemeinstörung spricht für eine Entzündung oder einen Infekt.
Allmählich auftretend, aber generalisiert, weist auf eine degenerative Erkrankung hin; allmählich auftretend, lokalisiert: Tumorverdacht. *Wechselnd* in Verlauf und Stärke: metabolische Erkrankung.
Die **ätiologische Diagnose** baut sich nach folgenden Kriterien auf (DAMNIT):
D = (degenerativ),
A = (anatomische Anomalie),
M = (metabolisch),
N = (neoplastisch),
I = (infektiös, entzündlich),
T = (traumatisch, toxisch).
Für die ätiologische und die topische Diagnose sind die Zuordnung zu primärem oder sekundärem Geschehen sowie die Unterscheidung zwischen unifokalem, multifokalem oder generalisiertem Ausfall von Bedeutung.

Tabelle 6.5. Erscheinungsformen und Lokalisation von Rückenmarkschäden

Rückenmarkssegmente	Zerstörung der grauen Rückenmarksubstanz, der Spinalnerven und Nervenwurzeln	Unterbrechung der Rückenmarkbahnen
Halsmark C_1–C_4 (HW 1–HW 3) C_5–C_6 (HW 4–HW 5)	Hyperreflexie in allen 4 Gliedmaßen, Störung von Haltungs- und Stellreflexen Zwerchfellähmung durch Ausfall des N. phrenicus	Spastische Lähmung der Vorder- und Hintergliedmaße, Atemlähmung, Hypalgesie kaudal der Läsion
Hals-Brustmark C_6–T_2 (HW 5–BW 2)	Tetraparese und Ataxie aller 4 Gliedmaßen, häufig schlaffe Lähmung der Vordergliedmaße, normaler oder leicht hypotoner Muskeltonus, Hyporeflexie oder Areflexie der Vordergliedmaße, Nickhautvorfall, Ptosis oder Miosis bei Schäden von T_1–T_3 (gleichseitiges Horner-Syndrom)	Spastische Lähmung der Hintergliedmaße oder gleichseitige Ataxie, erhaltene Schmerzempfindung, nur Zwerchfellatmung
Brust-Lendenmark T_3–L_6 (BW 2–LW 4)	Schlaffe Lähmung der Hintergliedmaße, Ausfall des Patellarsehnenreflexes bei Störung L_4–L_6	Ausfall des Pannikulusreflexes, Parese oder Paralyse, Schiff-Sherington-Phänomen im akuten Trauma (Paralyse der Hintergliedmaße und Streckkrampf der Vordergliedmaße)
Lenden-Schwanzmark L_4–S_1 LW 4	Gleichseitige schlaffe Lähmung kaudal der Läsion, Cauda-equina-Symptom	Spastische Lähmung kaudal der Läsion
Schwanzmark S_1–S_3 LW 5	Darm- und Blasenlähmung	keine Schwanzbewegung
		Bei Unterbrechung im Bereich C_1–L_7 ist Darm- und Blasenentleerung nur reflektorisch möglich.

Tabelle 6.6. Angaben zur topischen Diagnose neurologischer Schädigungen

Art der Schädigung	Ort der Schädigung
Krampfanfälle	unterschiedliche Hirnregionen, Thalamus, Hypothalamus
Tremor	Kleinhirn
Kreislaufdysregulation, Hypo-/Hyperthermie	Hypothalamus
Herzfrequenzstörungen, Erbrechen, Respirationsstörungen	Medulla oblongata
Ataxie mit propriozeptiven Defiziten	Vestibulum, Hirnstamm
Ataxie mit Nystagmus, Tremor, bilateral	Kleinhirn, „zerebelläre Ataxie"
Ataxie mit Kopfschiefhaltung	Hirnstamm, Labyrinth, „einseitige vestibuläre Ataxie"
Ataxie mit Koordinationsstörungen, Manegebewegungen	Hirnstamm
Fehlende Genitalfunktion	Hypothalamus
Polyurie, Polyphagie	Hypothalamus
Verlust des Pupillarreflexes, Miosis, Mydriasis	Mittelhirn
Greif- und Beißverlust	Zungenlähmung, HN V, VII, Pons, Medulla oblongata
Stimmlähmung	HN IX, X, XI, XII, Medulla oblongata
Nystagmus, Gleichgewichtsstörung, Kopfpendeln	Vestibulum, Innenohr, Kleinhirn, Medulla oblongata.
Überschlagen	Vestibulum, Medulla, Kleinhirn
Kreisbewegungen	Vestibuläres System, Innenohr
mit Gleichgewichtsstörungen	Medulla, Kleinhirn
ohne Gleichgewichtsstörungen	limbisches System:
Kopf- und Augenhaltung zu einer Seite	Frontallappen, rostraler Thalamus
Zwangsbewegungen	dto.
Opisthotonus	Kleinhirn, Mittelhirn
Verhaltensstörungen, Aggression	Frontallappen, Cortex, Thalamus
Hörverlust	Temporallappen, Innenohr
Schläfrigkeit, Semikoma, Koma	Frontallappen, Pons, Hypothalamus
Fehlende Wach-Schlaf-Reaktion	Hypothalamus

6.4. Anfallsleiden

Anfälle sind in sich zeitlich abgeschlossene, aber in kurzer Folge wiederholbare Zusammenbrüche aller nervalen Regelsysteme; sie können von Verhaltensstörungen bis zu Krämpfen die gesamte neurologische Ausfallssymptomatik darstellen. Wichtigstes Anfallsleiden ist die **Epilepsie**, sie äußert sich in aller Regel in Krämpfen:
klonische Krämpfe = kurzdauernde Zuckungen antagonistischer Muskeln in schneller Folge;
tonische (tetanische) Krämpfe = Kontraktion von Muskelgruppen mit starker Intensität und von langer Dauer;

tonisch-klonische Krämpfe = in aller Regel Ausdruck der Eklampsie und Epilepsie;
Konvulsionen = über den Körper verteilte klonische Krämpfe;
lokalisierte Krämpfe = fibrilläre Zuckungen, Myoklonien. Tics, sind kurzzeitige und fokale Enthemmungs- und Reizerscheinungen.

Krämpfe sind ein *UMN-Syndrom*, es treten Enthemmungserscheinungen mit erhöhter Spastizität des Extensorenmuskeltonus auf. Das Zentrum der Entladungen ist i. d. R. der Hirnstamm.

Neben den neurogenen Bewegungsstörungen sind epileptische Anfälle die häufigste Form neurologischer Syndrome beim Kleintier, wobei die Morbidität der Katze geringer als die des Hundes ist. Epileptische Krämpfe sind paroxysmale elektrische Entladungen einzelner Neuronen oder Neuronenverbände im Großhirn. Die Krampfschwelle, die ein Hirn vor Entladungen schützt, wird durch endogene oder exogene Faktoren durchbrochen. Epileptische Erscheinungen treten generalisiert oder partiell auf. Es muß, und das ist prognostisch und therapeutisch wichtig, eine primäre, genuine Epilepsie von einer sekundären Epilepsie unterschieden werden.

Die **primäre Epilepsie** zeigt keine strukturellen Veränderungen im Hirn, keine klinischen Allgemeinstörungen und keine Blut- und Liquorveränderungen; die Therapie ist nur symptomatisch.

Die **sekundäre Epilepsie** ist intra- oder extrakraniell bedingt. Die Therapie ist symptomatisch, aber auch notwendigerweise kausal.

Die *Ursachen* der sekundären Epilepsie sind in Tabelle 6.7. erfaßt.

Der *Verlauf* epileptischer Anfälle der Katze ist oft anders als der beim Hund. Ohne „Vorwarnung" („Aura" – Verkriechen, Unruhe usw.) brechen die Tiere bewußtlos zusammen oder verlieren nach Krämpfen am Rumpf oder an den Gliedmaßen langsam das Bewußtsein. Klonische Krämpfe gehen allmählich in tonische Krämpfe mit typischen Ruderbewegungen, Salivation, Defäkation und Miktion über. Nach einiger Zeit, aber selten länger als 10 Minuten, erwacht die Katze aus dem Krampf und nimmt erst langsam ihre Umgebung wieder wahr. Dauern die Anfälle länger, oder nimmt die Anfallsauslösung übergangslos zu, erreicht die Katze den *Status epilepticus*, der schwer beeinflußbar ist und die Gefahr bleibender hirnorganischer Störungen in sich birgt.

Die **Diagnose** ergibt sich aus dem anfallstypischen Geschehen. Die *Differenzierung* zwischen primärer und sekundärer Epilepsie ist nur durch eine gründliche Anamnese und klinische und neurologische Untersuchung, unter Einbeziehung der MDB, möglich.

Folgende *Laboruntersuchungen* sollten in jedem Fall durchgeführt werden: Untersuchung auf FIP, FeLV, FIV, Toxoplasmose. Leberstatus, Nierenstatus, serologische Untersuchung auf Blutzucker (Achtung: artifizielle Hyperglykämie durch Aufregung und Krampf möglich! Kontrolluntersuchungen!) und Calcium.

Die Liquoruntersuchung gibt Hinweis auf entzündliche und bei Drucksteigerung auf tumoröse Prozesse; Beurteilung des Liquor-Zellbildes. Kardiologische Untersuchung (Auskultation, EKG, Röntgenuntersuchung) ist notwendig, Schädel-Röntgenaufnahme bei Verdacht eines Hydrozephalus.

Die **Prognose** der Epilepsie der Katze wird von der Ätiologie bestimmt. Die primäre, genuine Epilepsie ist unheilbar, aber eventuell beherrschbar, die Prognose der sekundären Epilepsie richtet sich nach der Art der krampfauslösenden Noxe.

Therapie: Der *Status epilepticus* ist bei der Katze relativ selten zu beobachten, seine Behandlung allerdings immer eine **Notfallbehandlung**! Wenn möglich, sollte eine intravenöse Zuwegung zur Blutabnahme und zum Tropf für medikamentöse Therapie geschaffen werden.

langt dann ammoniakangereichertes Blut in den allgemeinen Kreislauf und überwindet die Blut-Liquor-Schranke. Kompliziert wird dieser Vorgang durch den Anstieg von aromatischen Aminosäuren (z. B. Tryptophan, Methionin u. a.). Infolge einer Depression der Neurotransmitter DOPA und Noradrenalin kommt es zu einer Erregungsminderung an den Nervenenden und einer Degeneration der grauen und weißen Substanz.

Symptome: Verhaltensstörungen (sogar Bissigkeit), Antriebsschwäche, Desinteresse, Orientierungsverluste, Ataxie.

Diagnose: klinische Allgemeinuntersuchung. MDB (AP-Erhöhung, besonders mit einem Anstieg von GLDH und Bilirubin spricht bei der Katze immer für einen erheblichen Leberschaden!), Ammoniakbestimmung, evtl. mit Ammoniaktoleranztest, Sonografie.

Therapie: Operationsversuch bei einem prähepatischen Shunt. Diät (kohlenhydratreich, fett- und eiweißarm). Nach Kraft (1990): Reis/Magerquark 5:1!

Leberschutztherapie (umstritten). *Keine aromatischen Aminosäuren substituieren!*

Hypokalzämie (Hypoparathyreoidismus). Absinken unter 10 mg% Totalcalcium. Erregung der neuromuskulären Übertragung. Unruhe, Nervosität, Reizbarkeit, isolierte Myoklonien, Tetanien, epileptische Krämpfe.

Hyperkalzämie (primärer Hyperparathyreoidismus). Tremor, Muskelzuckungen. Eine Verschiebung des Ca/P-Verhältnisses führt i. d. R. zu einer Hypokalzämie mit Knochenentkalkung und Spontanfrakturen, u. U. zu sekundären nervalen Störungen.

Urämie (Niereninsuffizienz). Harnstoff-, Kreatinin-, Kalium-, Magnesium- und Phosphaterhöhung. Schreikrämpfe, Bewußtlosigkeit, Koma.

Hyperkaliämie. Erhöhung des Blutkaliumspiegels über 4,8 mmol/l. Parästhesien, schlaffe Lähmung.

Hypokaliämie. Absinken des Blutkaliumspiegels unter 3,0 mmol/l. Paralysen.

Vitamin-A-Mangel-Zustände können Schädeldeformationen und u. U. einen sekundären Hydrozephalus hervorrufen.

Vitamin-A-Überschuß kann zu Osteopathien der Halswirbelsäule und zu Auftreibungen an den Gliedmaßen führen, sekundäre neurologische Ausfälle sind auch hier die Folge.

Diagnose: Röntgenuntersuchung und Futteranalyse.

Prognose: zweifelhaft hinsichtlich der funktionellen Wiederherstellung.

Therapie: Vitamin-A-Mangel: Zugabe von 1000–2000 Vit.A)die; Vitamin-A-Überschuß: Futterumstellung bei Verzicht auf Leberfütterung.

Vitamin-B-Mangel-Syndrom wird bei der Katze relativ häufig nach entzündlichen Erkrankungen des ZNS, aber auch nach Erkrankungen der oberen Luftwege (Katzenschnupfen) beobachtet und führt zu Verhaltensstörungen und Ataxie bis zu zentralen Anfällen. Kraft (1990) beschrieb die charakteristische Beugung des Kopfes, bei der die Stirn nahezu horizontal gehalten wird. Irreversible Hirnstammerweichungen bei langandauernder Schädigung.

Prognose: vorsichtig, günstig bei frischen Prozessen.

Therapie: massive Vitamin-B$_1$-Substitution (10–100 mg/kg täglich).

Diabetische Neuropathie infolge Diabetes mellitus. Wegen streßbedingten Blutglucoseanstiegs werden bei der Katze erst Werte über 200 mg/dl als pathognomonisch angesehen. Bei Katzen findet sich vornehmlich ein Altersdiabetes mit β-Zelldegeneration) und Inselamyloidosen des Pankreas. Neuropathologische Veränderungen sind nach Dahme et al. (1989): axonale Atrophien in markhaltigen und marklosen Nervenfasern, Demyelinisierung und Glykogenansammlungen.

Symptome: Die Tiere zeigen LMN-Dysfunktionen in der Becken-, selten in der Brustwirbelsäule. Neben abgeschwächtem Patellarreflex verlieren die Tiere ihre Bewegungselastizität und fußen, wie bei einem Achillessehnenschaden, extrem plantar.

Diagnose: klinische Allgemeinuntersuchung, Blutserologie, MDB, ggf. Glucosetoleranztest. Die diabetische Neuropathie kann mit Kataraktbildung, Retinopathie und Myopathie verbunden sein.

Therapie: Insulin-Substitution s. Bd. 1, S. 487 ff.

Auch die **Hypoglykämie**, häufig iatrogen durch kumulative Insulintherapie, aber auch als Folge eines Insulinoms oder schwerer körperlicher Belastungs- und Erschöpfungszustände mit einem Absinken des Blutglucosespiegels unter 50 mg/dl, kann eine Neuropathie zur Folge haben.

Symptome: erhöhte Krampfbereitschaft, Unruhe, Zittern, Koma, Tod.

Diagnose: wie bei Hyperglykämie.

Therapie: Glucosesubstitution. Operation des Insulinoms.

Hyperoxalurie-induzierte Neuropathie. Von MCKERREL et al. (1989) beschriebene Neuropathie infolge gesteigerter Oxalsäurekonzentration im Blut mit Ablagerung in den Nieren und Nervenbahnen. Ballonartige Auftreibungen an den Axonen des Rückenmarks und an den ventralen Wurzeln. Ursache ist ein Glycerat-Dehydrogenase-Defizit.

Symptome: Benommenheit und Mattigkeit.

Pathogenese und Therapie sind unbekannt.

– *Neoplastisch*

Meningeome, Lymphome, Hypophysentumoren, Metastasen.

Prognose ist vorsichtig zu stellen, Operationsversuch je nach Lokalisation.

– *Infektiös*, entzündlich

Bakterielle Enzephalitis. Häufig kombiniert mit Meningoenzephalitis und/oder Myelomeningitis. Sie ist selten primär, meistens die Folgeerkrankung eitriger Sinusitiden, Rhinitiden, Tonsillitiden usw.

Diagnose: klinische Allgemeinuntersuchung, MDB, Liquoruntersuchung (Veränderung: trüb, Zellzahl- und Eiweißerhöhung).

Die Prognose sollte vorsichtig gestellt werden.

Therapie: abhängig vom Vermögen des Antibiotikums, die Blut-Liquor-Schranke zu überwinden. Da viele Antibiotika bei der Katze neurotoxisch sind, ist die Auswahl sehr begrenzt.

Ampicillin: 100–200 mg/kg auf 3–4× tgl. verteilt,

Chloramphenicol: 50–100 mg/kg auf 3–4× tgl. verteilt (toxisch bei längerer Applikation),

Rifamycin: 20 mg/kg tgl.

Um eine schnelle antiinflammatorische Wirkung zu erzielen, empfiehlt sich, unter antibiotischem Schutz, eine Corticosteroidtherapie durchzuführen: Prednisolon 2–5 mg/g 2× tgl. bis zum Besserungseintritt, dann Reduktion der Dosis über 50 zu 25%.

Viruserkrankungen:

Tollwut s. Bd. 1, S. 362. Neurotropes Rhabdovirus. Auch von postvakzinalen Störungen ist berichtet worden.

FIP s. Bd. 1, S. 319.

FeLV s. Bd. 1, S. 339.

FIV s. Bd. 1, S. 355.

Aujeszkysche Erkrankung (Pseudowut) s. Bd. 1, S. 364.

Prognose: infaust.

Therapie: hoffnungslos, bei FIP und FeLV mit neurologischen Ausfällen ist selbst ein Behandlungsversuch abzulehnen.

Protozoeninfektionen. Toxoplasmose s. Bd. 1, S. 385. Infektion mit *Toxoplasma gondii*: Benommenheit, Myoklonien, Ataxien.

Prognose: vorsichtig.

Therapieversuch: Sulfadiazin 60 mg/kg und Pyremethamin 2 Tage 2,2 mg/kg, dann Prednisolon 2 mg/kg tgl.

Enzephalitozoonosis: obligat intrazelluläre Protozoeninfektion, früher als Nosema-Infektion bezeichnet.

Mykotische Enzephalitis (s. Bd. 1, S. 289). *Cryptococcus neoformans* (Torulosis, Europäische Blastomykose findet sich vermehrt in Begleitung der FeLV-Infektion. Nachweis durch Liquoruntersuchung (Kulturuntersuchung). Wechselnde Symptomatik. Ataxie, Kreisbewegung, Somnolenz.

Prognose: vorsichtig.

Therapie: Die i.v. Gabe von Amphotericin B ist immer noch das Mittel der Wahl:
50 mg Amphotericin B werden in 10 ml sterilem Aqua dest. gelöst und mit 240 ml 5%iger Glucoselösung versetzt.

1. Tag 1,1 ml/kg (0,22 mg/kg) streng i.v.
3. Tag 1,65 ml/kg (0,33 mg/kg)
5. Tag 2,2 ml/kg (0,4 mg/kg).

Danach 3× wöchentlich bei letzter Dosis bleiben. Die i.v. Injektion ist äußerst langsam durchzuführen, Kreatin und Harnstoff müssen unbedingt überwacht werden! In letzter Zeit wird auch über den Einsatz von 5-Fluorcytosin (100 mg/kg tgl. auf 3 Einzeldosen verteilt) berichtet (BLOWIN und CONNER, in: HOLZWORTH, Diseases of the Cat).

Helminthen (s. Bd. 1, S. 409). Neurologische Symptome durch verschleppte *Toxacara*- und *Dirofilaria*-Infektion („Herzwurm", Urlaubsinfektion) sind beobachtet worden.

– *Traumatisch*, toxisch
Kompression durch intrakranielle Blutungen infolge Hirntraumata siehe auch Kapitel 11, S. 503.

Commotio cerebri (Gehirnerschütterung): schnell und reversibel. Benommenheit, Ataxie, Atmungsdepression, Nystagmus, Mydriasis.

Compressio cerebri (Gehirnquetschung): multiple Hirnschädigung mit Blutungen und der Gefahr ischämischer Gehirnveränderung. Contre-loup-Schädigung (Schädigung der dem Trauma entgegengesetzten Hirnseite). Bewußtlosigkeit, Koordinationsstörungen, schwere Ataxien, posttraumatische epileptische Anfälle sind möglich.

Contusio cerebri (Gehirnzerreißung): häufig mit penetrierender Verletzung vergesellschaftet. Schwerste neurologische Ausfälle. Koma.

Besondere Beachtung müssen den posttraumatischen Komplikationen geschenkt werden: Ödem, Epidural- und Subduralhämatom. Beim **chronischen Subduralhämatom** können neurologische Veränderungen noch Wochen nach dem Trauma auftreten.

Diagnose: Anamnese, gründliche Untersuchung nach Unfallspuren (Riß des oberen Gaumens!), Liquoruntersuchung (blutiger oder xanthochromer Liquor), MDB.

Prognose: bei Commotio gut, bei Compressio und Contusio äußerst vorsichtig.

Therapie: Commotio erfordert Ruhe. Analgetika, Vitamine B_1, B_6, B_{12} sind hilfreich. Bei der Compressio zusätzlich Osmotherapie, evtl. auch Furosemid (Dimazon®, Lasix®), 2–5 mg/kg. Die Contusio ist ggf. noch chirurgisch beeinflußbar. Dekompression, Wundtoilette, Trauma-Abdeckung u. a.

Vergiftungen: Wegen der katzentypischen vorsichtigen Freßgewohnheiten sind chemische Vergiftungen bei Katzen seltener als bei Hunden. Die häufig zu leichtfertig gestellte Verdachtsdiagnose „Vergiftung" bedarf daher stets einer genauen Nachprüfung.

Bakterientoxine: Neurotoxin des *Clostridium botulinum*. Apathie, Parese bis Paralyse. Tetanus s. Bd. 1, S. 262. Neurotoxin des *Clostridium tetani*. Schreckhaftigkeit, Lichtempfindlichkeit. Streckkrämpfe der Kopf- und Stammuskulatur („Sägebockstellung").

Tierische Gifte: (s. 12.3.6) Zeckenparalyse. Blockade der Acetylcholinbildung durch den Biß weiblicher Zecken. Konvulsion, Lähmung, Salivation. Diverse Insekten-, Kröten- und Schlangengifte können unterschiedliche neurologische Reaktionen hervorrufen.

Chemische Gifte: (s. 12.3.2.3) Cumarin (Warfarin®) und Derivate sind als Antikoagulantien mit Wirkung auf die Prothrombinsynthese heute noch die „beliebtesten" Rattengifte. Typisch ist, daß die einmalige Dosis der aufgenommenen letalen Konzentration fast unschädlich, die wiederholte Einnahme einer subletalen Dosis aber tödlich ist. Neurologische Symptome: Apathie, Ataxie, Koordinationsstörungen, Tod mit Hämorrhagien.

Prognose: vorsichtig bis schlecht.

Therapie: Vitamin K. Flüssigkeits- und Nahrungssubstitution per Tropf. Blutübertragung.

Natriumfluoracetat (Rodax®-Pulver, Mausex®, aber auch Bestandteil von Holzkonservierungsmitteln) wird als geschmacksneutrales Gift leicht aufgenommen, mitunter auch durch vergiftete Nagetiere (s. a. S. 537).

Symptome: Unruhe, Inkontinenz, tonisch-klonische Krämpfe (epileptiform), starke Salivation. Tod mit Herzarrhythmien.

Prognose: infaust.

Therapieversuch: Antiarrhythmika.

Thallium (s. 12.3.2.8.) ist ein heute selten gebrauchtes Rattengift. Neurologische Ausfälle sind häufig erst mehrere Tage nach der Giftaufnahme sichtbar: Hyperästhesien, Gleichgewichtsstörung, Ataxie, Koma.

Prognose: infaust.

Therapie: Bei neurologischen Ausfällen ist keine Therapie mehr möglich.

Strychnin (s. 12.3.2.8.) ist ein veraltetes Nagergift, aber zur vorsätzlichen Vergiftung von Hunden und Katzen (besonders in Mittelmeerländern) im Gebrauch. Die letale Dosis liegt bei 2 mg/kg. Tonische Streckkrämpfe. Rückenmarkparalyse infolge Atemdepression.

Prognose: günstig, wenn es gelingt, die Krämpfe zu unterdrücken und eine Minimalatmung aufrechtzuerhalten.

Antu-Vergiftung: (s. 12.3.2.6.) heute relativ selten, obwohl als geschmacksneutrales Rattengift bekannt.

Symptome: Kollaps, Koma nach längerdauernder Verabfolgung.

Prognose: sehr vorsichtig.

Therapieversuch: Furosemid (Lasix®, Dimazon® 2–5 mg/kg und Dexamethason 0,3 mg/kg.

Bromethalin ist Bestandteil einiger Rodentizide und nach DORMAN et al. (1990) in höchstem Maße neurotoxisch für Katzen.

Symptome: Ataxie der Hintergliedmaße, Parese, Paralyse. Tremor. Fokale und generalisierte Krämpfe und Dezerebrationserscheinungen.

Prognose: vorsichtig bis schlecht.

Therapie: Versuch mit Mannitol, 250 mg/kg i.v. aller 6 Stunden in Kombination mit Dexamethason 2 mg/kg i.v. aller 6 Stunden. Adsorbentia (Carbo medicinalis, Kaolin) sollten sofort nach Einnahme des Giftes verabfolgt werden.

Organische Phosphorsäurevergiftungen: (s. 12.3.2.2.) Insektizide, besonders auch Unge-zieferhalsbänder, Einreibungen u. ä. können, wenn auch selten, neurologische Symptome hervorrufen: Krämpfe, Atemlähmung infolge Lähmung der Acetylcholinrezeptoren. Prognose: allgemein günstig.
Therapie: Atropin 0,1 mg/kg.

Arzneimittelvergiftungen: (s. 12.3.4.) Die Vergiftungen sind i. d. R. iatrogen durch Über-dosierung oder durch Unachtsamkeit (Kontamination des Felles) entstanden. Katzen reagieren stärker und häufig paradox auf Medikamentengaben.

Morphine:	Erregung, tonische Krämpfe
Acetylsalicylsäure:	Ataxie, Apathie, Nystagmus
Phenacetin:	Depression, Anorexie, Salivation
Chloramphenicol:	Apathie, Depression
Jodoform:	Depression, Koma
Benzoesäure:	Aggressivität, Hyperästhesie
Quecksilberverbindungen:	Ataxien, Krämpfe, Muskelzittern

Prognose und Therapie s. 12.3.4.

Pflanzliche Gifte: (s. 12.3.5.) Katzen benagen gern Zierpflanzen und sind somit leicht toxischen Gefahren ausgesetzt.

Euphorbia:	Bewußtseinsstörung, Koma
Oleander:	Bewußtseinsstörung, Mydriasis
Narzissen:	Krämpfe
Azaleen:	Ataxien, Krämpfe
Philodendron:	Zittern, Opisthotonus
Mistel:	Ataxie, Hyperästhesie, Mydriasis
Taxus:	Krämpfe, Ataxie
Tabak:	Somnolenz, Krämpfe
Rittersporn:	Krämpfe, Ataxien

Prognose und Therapie s. 12.3.5.

6.6. Bewußtseinsstörungen und Narkolepsie

6.6.1. Bewußtseinsstörungen

Dieser Komplex umfaßt Benommenheit, fehlende Antriebsmotorik (Apathie), Schläfrigkeit (Stupor), die durch starke Reize weckbar ist, bis hin zur Bewußtlosigkeit (Koma), die selbst durch starke Schmerzstimulation nicht zu beheben ist. Bewußtseinsstörungen können Amne-sien hinterlassen. Sitz des Krankheitsgeschehens ist i. d. R. die Formatio reticularis des Hirnstamms.

Diagnose: klinische Allgemeinuntersuchung, MDB, neurologische Untersuchung unter Be-rücksichtigung der Hirnnerventeste und der ophthalmologischen Untersuchung. Hyperrefle-xie spricht für eine einseitige Läsion.

Beidseitige Miose:	Störung im Dienzephalon
Verzögerte oder fehlende Pupillarreaktion:	Störung im Mesenzephalon

Einseitige Mydriasis
ohne Pupillarreaktion: ipsilaterale Störung im Mesenzephalon
Nystagmus: Störung im Vestibulum
Strabismus: Störung des N. oculomotorius

Zur genauen Lokalisation des Schadens können Elektroenzephalographie und Computertomographie hilfreich sein.

Ätiologie: Primäre Ursachen sind die letalen Stadien lysosomaler Speicherkrankheiten, sekundäre Ursachen entsprechen den Ätiologien des vorangegangenen Kapitels.

Prognose: in jedem Fall vorsichtig bis schlecht, infaust nach mehrtägigem Koma trotz eingeleiteter Therapie.

Therapie: Jedes Koma ist ein neurologischer Notfall und entsprechend der Symptomatik zu behandeln.

Schocktherapie (Flüssigkeitsersatz nicht beim vermuteten Hirnödem!), Atemhilfe, Herz- und Kreislaufstützung, Wundtoilette, Infektionsprophylaxe.

Bei gesichertem oder vermutetem Hirnödem:

hyperosmotische Lösungen: Mannitol 20% 2 g/kg in 10 min per Infusion, dann 3–4 Std. Pause und Wiederholung der Infusion.

Prednisolon: 5–10 mg/kg i.v. oder i.m. aller 6 Stunden oder

Dexamethason: 0,5–2,0 mg/kg i.v. oder i.m. 2× tgl.

Furosemid (Dimazon®): 2–5 mg/kg (nur kurzfristig).

Hyperventilation zur Erzeugung einer Hyperkapnie.

Nur bei Erregung:

Diazepam (Valium®): 2–5 mg/kg.

Dieser Notfalltherapie hat eine kontrollierte *Lanzeittherapie* zu folgen. Ruhe, Thiaminsubstitution (Vitamin B$_1$: 10–100 mg/Katze). Zur Stützung der zerebrovaskulären Situation: Euphyllin: 5–10 mg/kg 2× tgl. p.o. (Etophyllin®, Solusin®).

6.6.2. Narkolepsie

Eine bei Katzen seltene Form von intervallmäßigen Schlaferscheinungen, die durch starke äußere Reize überwunden werden können. Keine Krämpfe, schlaffer Muskeltonus, vermutlich durch eine Neurotransmitterstörung hervorgerufen. Die Narkolepsie kann mit einer Hepatoenzephalopathie vergesellschaftet sein.

Prognose: günstig.

Therapie: nur bei sehr häufigen und kurzen Schlafintervallen erforderlich:

Methylphenidat-HCL (Ritalin®): 0,25 mg/kg p.o.

Imipramin (Tofranil®): 0,1–0,5 mg/kg p.o., im akuten Anfall 0,1 mg/kg i.v.

6.7. Zentrale Ausfallserscheinungen

In diesem Kapitel sollen die zentralen Ausfallserscheinungen beschrieben und zugeordnet, die Schädigungen an den Erfolgsorganen selbst aber nur skizziert werden. Geschädigt sind die Vorderhirnstrukturen mit Thalamus und Cortex. Auf einige degenerative, anatomische, metabolische, entzündliche und traumatische Ätiologien ist bereits an anderer Stelle eingegangen worden. Für die infrage kommende Region typische *Ursachen von Neuropathien* sind Hirntumoren und zentrale ischämische Nekrosen.

● **Hirntumoren**

Wichtigste intrakranielle Tumoren bei der Katze sind die *Meningeome.* KORNEGAY (1990) berichtet von Studien, bei denen 80% der Primärtumoren Meningeome waren. Der Rest, einschließlich der hypophysären Adenome/Karzinome, waren Astrozytome, Ependynome, Medulloblastome und Lymphosarkome. Metastatische Tumoren entstanden durch Mamma-adenokarzinome und Lymphosarkome. Gesehen werden Meningeome vorwiegend bei älteren männlichen Katzen (10 Jahre und älter). Die klinischen Ausfälle werden durch die Art der Schädigung (primär: Druck, Verdrängungskompression, sekundär: Ödembildung) und durch die Lokalisation bestimmt.

Diagnose: Röntgenuntersuchung, Liquoruntersuchung, MDB. In spezialisierten Kliniken zusätzlich: Computertomographie, Szintigraphie, Magnetresonanz-Tomographie (Kernspin-Tomographie).

Prognose: vorsichtig bis schlecht.

Therapie: Ein Operationsversuch ist nur bei peripheren Tumoren mit guter Zugänglichkeit sinnvoll. Zusätzlich ödembekämpfende Maßnahmen: Mannitol 250 mg/kg i.v. (Tropf), Dexamethason 2 mg/kg i.v. aller 6 Stunden.

● **Zerebrale ischämische Nekrose**

Sie ist eine degenerative Erkrankung und eine weitere oft gesehene Ursache der unilateralen Vorderhirnerkrankungen. Der Verlauf ist akut, entstanden durch Vaskulitis oder Thrombose der Mittelhirnarterie.

Diagnose: nur in spezialisierten Kliniken möglich: Szintigraphie, zerebrale Angiographie, Magnetresonanz-Tomographie.

Prognose: günstig; die meisten Katzen erholen sich spontan. Im akuten Fall: Bekämpfung der Ödeme mit Glucokorticoiden (Dexamethason 2 mg/kg p.o. 2× tgl.).

● **Blindheit**

Unter Blindheit (früher Amaurosis) versteht man einerseits eine so hochgradige Schlechtsichtigkeit, daß eine optische Orientierung nicht mehr möglich ist, andererseits das Erlöschen aller optischer Funktionen an den Strukturen des Zwischenhirns (HN II – N. opticus) und des Mittelhirns (HN III – N. oculomotorius und HN IV – N. trochlearis).

Diagnose: ophthalmologische Untersuchung, neurologische Untersuchung unter Berücksichtigung der Hirnnerventeste.

Ätiologie:

Degenerativ: Netzhautdegeneration (feline PRA).

Anatomisch: Hypoplasie oder Aplasie der Nn. optici. Angeborene beidseitige Blindheit.

Metabolisch: – Thiaminmangelerkrankung. Jede entzündliche Erkrankung des ZNS der Katze kann schnell zu erheblichem Vitamin-B_1-Defizit führen.

– Taurinmangel

– Hypoglykämie, häufig iatrogen durch falsche Insulinsubstitution. Schaden ist meist irreversibel.

Neoplastisch: Meningeome, s. o.

Infektiös: Entzündung der Retina und der Nn. optici in Verbindung mit FeLV, FIP und Toxoplasmose.

Traumatisch: Im Rahmen von traumatischen Enzephalopathien auftretende Hypoxie mit nachfolgender Ischämie. Bei Okzipitallappenatrophie infolge langdauerndem Hirnödems kann es zu zentraler Blindheit bei intakter Pupillarreaktion führen, solange der HN III (N. oculomotorius) noch funktionsfähig ist.

Prognose: bei der Thiaminmangelerkrankung vorsichtig, ebenso bei der Toxoplasmose-Infektion. Günstig bei kurzfristiger Ischämie des N. oculomotorius, ansonsten bei allen anderen Ätiologien infaust.

● **Horner-Syndrom**
Durch Störung des HN III (N. oculomotorius) und/oder der sympathischen Innervation aus dem Brust- und Halsmark entstehende Trias (Abb. 6.7.).
Ptosis: enger Lidspalt durch Herunterhängen des oberen Augenlides.
Miosis: verengte Pupille.
Enophthalmus: Einsinken des Auges und Vorfall des 3. Augenlides.

● **Funktionelle Ausfälle des Auges**
Vorfall des 3. Augenlides: Wie auch das Horner-Syndrom ist der Nickhautvorfall Begleitsymptom eines anderen Krankheitsgeschehens. Bulbusretraktion infolge Blutdruckabfalls oder Dehydratation infolge einer Infektionskrankheit (Katzenschnupfen, Katzenseuche). Der Nickhautvorfall kann aber auch ganz spontan, ohne erkennbare Grunderkrankung, vorkommen und verschwindet i.d.R. ohne Therapie nach ca. 14 Tagen. Man vermutet u.a. zerebrale Störungen.

Key-Gaskell-Syndrom (Feline Dysautonomie): Kombination von Nickhautvorfall mit Mydríasis und fehlender Pupillenreaktion, aber mit ausgeprägten Begleitsymptomen: Anorexie, Obstipation, trockene Schleimhäute, *Megaösophagus*, Bradykardie. Hier scheint es sich um eine Erkrankung des autonomen Nervensystems zu handeln.
Prognose: vorsichtig.
Therapie: symptomatisch.

Nystagmus: rhythmische und unwillkürliche oszillierende Augenbewegung. Vertikaler Nystagmus und induzierter Nystagmus (wenn das Tier in eine bestimmte Lage verbracht wird) sind Zeichen einer zentralen vestibulären Störung (Hirnstammerkrankung), wohingegen ein

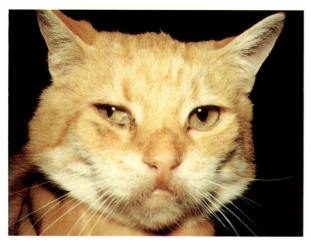

Abb. 6.7. Horner-Syndrom (Ptosis, Miosis, Nickhautvorfall, Enophthalmus).

horizontaler oder rotierender Nystagmus wie auch das Horner-Syndrom mit Kopfschiefhaltung Zeichen einer peripheren vestibulären Erkrankung sind.

Strabismus (Schielen): gestörte Symmetrie der Augenstellung (Abb. 6.8.), rassetypisch bei Siamkatzen, pathologisch mit einer Atrophie der Bulbusmuskulatur. Störung der HN III (N. oculomotorius), HN IV (N. trochlearis), HN VI (N. abducens). Unter vestibulärem Strabismus versteht man einen einseitigen Strabismus mit nach ventral verdrehtem Auge bei gleichzeitiger Gleichgewichtsstörung.

Hängende Augenlider in Verbindung mit einer Einschränkung der Mimik, Asymmetrie der Ohrenstellung und Austrocknungserscheinungen der Kornea als Folge mangelnden Lidschlusses sprechen für eine Erkrankung des HN VII (N. facialis).

● Taubheit

Taubheit ist Ausdruck einer angeborenen oder erworbenen Störung des Ohres selbst oder des HN VIII (N. statoacusticus, N. cochlearis). Außer bei der angeborenen Taubheit (blauäugige Katzen) ist die Taubheit häufig mit Vestibularsyndromen (Kopfschiefhaltung, Ataxien, Nystagmus) verbunden.

Ursache: Otitis media, iatrogene Taubheit durch Medikamentenintoxikation (Streptomycin), Cochleadegeneration.

Prognose: hinsichtlich des Hörvermögens bei der angeborenen und iatrogenen Taubheit infaust, bei der entzündlichen vorsichtig.

Therapie:

Chloramphenicol 100–200 mg/kg, auf 3–4× tgl. verteilt,

Rifamycin 20 mg/kg tgl.,

Prednisolon 2–(5) mg/kg 2× tgl.

Chirurgie bei Otitis media: Myringotomie oder auch Eröffnung der Bulla tympanica von der Maulhöhle aus. Spülung.

Senile Taubheiten können spontan teilreversibel sein.

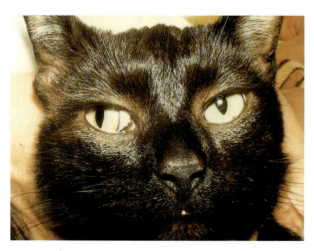

Abb. 6.8. Strabismus (divergierende Blickachse eines Auges).

6.8. Zentrale Koordinationsstörungen

● **Ataxien**

Ataxien sind Störungen der Bewegungskoordination und des geordneten Zusammenwirkens der Muskelkontraktion durch Funktionsstörung des Kleinhirns (hier keine Beeinträchtigung der Tiefensensibilität) oder der Hinterstrangbahnen des Rückenmarks (Beeinträchtigung der Tiefensensibilität) oder durch Polyneuropathien (s. auch S. 246). Ataxien und unwillkürliche Muskelreaktionen zerebellären Ursprungs gehen i. d. R. ohne Muskelschwund (UMN-Syndrom, s. S. 229) einher, im Gegensatz zu Ataxien im LMN-Syndrom.

Fokale Zuordnung der Ataxien s. Tabelle 6.6., Astaxien infolge Rückenmarkschäden s. S. 243. Die zerebelläre Ataxie ist i. d. R. mit Taumeligkeit, Dysmetrie und Tremor verbunden. Bilaterale spastische oder symmetrische Ataxie ist vorwiegend bei diffuser Kleinhirnschädigung, ipsilaterale Ataxie bei einseitiger Störung zu finden.

● **Tremor**

Unter Tremor versteht man rasch aufeinanderfolgende rhythmische Zuckungen antagonistischer Muskeln, i. d. R. als Folge zerebellärer Störungen. Man unterscheidet nach der Qualität einen Ruhe- und einen Intentionstremor, nach der Intensität einen grob-, mittel- und feinschlägigen Tremor. Der *Ruhetremor*, verbunden mit Angst und Unruhe des Tieres, kann intrakranieller wie auch extrakranieller Ursache sein. Der *Intentionstremor* tritt bei willkürlicher Bewegung, aber auch bei Erregung auf und ist stets intrakraniell bedingt, häufig mit Hypotonie und Hypometrie vergesellschaftet.

Lokalisation: kaudaler Lobus des Zerebellum.

● **Opisthotonus**

Tonischer Krampf der Rückenmuskulatur, Rückwärtsbeugung des Rückens. Dehnung und Streckung der Vordergliedmaßen bei Flexion der Hintergliedmaßen. Störung im rostralen Lobus des Cerebellum. Typische Symptomatik bei der Epilepsie, der Tetanie und Strychninvergiftung. Diese zerebelläre Erkrankung kann primären Ursprungs (zerebelläre Aplasie oder Hypoplasie durch intrauterine FIP oder Herpesvirusinfektion) oder sekundären Ursprungs sein (Ätiologie s. 6.5.).

● **Kopfschiefhaltung, Rollen um die Längsachse**

Zum Teil mit Ataxien und Nystagmus vergesellschaftete zentrale oder periphere Vestibulopathien, fälschlich als „Schlaganfall" bezeichnet.

Zentrale Vestibulopathien sind im Hirnstamm und in den Ganglien angesiedelt und durch Traumata, Tumoren und damit verbundene zerebrovaskuläre Störungen hervorgerufen. Die peripheren Vestibulopathien sind i. d. R. Erkrankungen der Ohren mit Beeinträchtigung des Gleichgewichtsorgans, gelegentlich auch Neuritiden peripherer Kopfnerven. Gewöhnlich ist der Kopf nach der Richtung der neurologischen Störung gedreht. Ausnahme: kontralaterale Kopfschiefhaltung bei Ausfällen in den Pedunkeln des Cerebellum.

Prognose: mit Ausnahme der tumorbedingten Vestibulopathie günstig, wobei die Kopfschiefhaltung m. o. w. stationär bleibt.

Therapie: Lokaltherapie mit hohem antibiotischen Einsatz.

Zusätzlich:

Thiamin (Vitamin B$_1$) 10–100 mg/Katze tgl.

Prednisolon 2–(5) mg/kg, auf 3 Einzeldosen

Etophyllin (Instenon®) 1–2 Kapseln tgl.

Piracetam (Normobrain®) 200–400 mg/tgl.

Das „**Feline Vestibulärsyndrom**" befällt nach DE LAHUNTA (1977) Katzen jeden Alters. Die Symptomatik entspricht dem zentralen Vestibulärsyndrom, allerdings bei unverändert gutem Verhalten und Allgemeinbefinden. Die Ursache ist unbekannt, die Prognose günstig. Die Symptome verschwinden i. d. R. nach 2–3 Wochen ohne entscheidende Therapie.

6.9. Paresen und Paralysen

Vollständige oder unvollständige Lähmung zweier oder mehrerer Gliedmaßen sind Ausdruck einer Läsion des Rückenmarks, seltener des Gehirns oder der peripheren Nerven. Die Schmerzempfindung kaudal der Läsion kann erheblich eingeschränkt sein oder bei vollständiger Lähmung auch fehlen. Die Korrekturreaktionen sind kaudal des Rückenmarkschadens vermindert oder abwesend. Im Gegensatz zu den Störungen peripherer Nerven sind spinale Lähmungen beidseitig, allerdings mit Rechts- oder Linksbetonung. Während sich ein unvollständiger nervaler Ausfall bei einer **Parese** durch erhöhte Muskelrigidität auszeichnet, fehlt bei einer **Paralyse** die motorische Muskelfunktion völlig.

Es werden spastische von schlaffen Lähmungen unterschieden. *Spastische Lähmungen* entstehen durch Ausfall in der weißen Substanz des Rückenmarks (UMN-Syndrom, s. S. 229) bei erhaltenem Reflexbogen. Die Muskeleigenreflexe sind gesteigert. Störungen in der grauen Substanz, dem Sitz der motorischen Neuronen und Ausgang der motorischen Nerven, führen zur **schlaffen Lähmung** mit fehlender oder stark verminderter Reflexantwort und schneller Atrophie (LMN-Symptom). Die Störung der weißen und grauen Substanz im Bereich des Halsmarks äußert sich i. d. R. durch Tetraplegie, im Bereich des Brust- oder Lendenmarkes als Parese oder Paralyse der Hintergliedmaßen. Eine Ausnahme bildet das Shiff-Sherington-Phänomen. Bei traumatischer Schädigung der Brust- und vorderen Lendenwirbelsäule kommt es zur schlaffen Lähmung der Hintergliedmaßen *und* zu Streckkrämpfen der Vordergliedmaßen.

Parese und Ataxie sind mitunter schwer zu differenzieren, man spricht daher auch von **spinaler Ataxie** bei gestörter Bewegungskoordination: Stolpern, Überköten, Kippbewegungen und Nachhandschwankungen.

● **Diagnose der Rückenmarkerkrankungen**
Neurologische Untersuchung unter Einbeziehung des Hirnnervenstatus und der Sensibilitätsprüfungen. Spinale Reflexprüfung unter Berücksichtigung des Pannikulusreflexes (s. Tabelle 6.3.). Röntgenuntersuchung und Myelographie, Elektromyographie.

● **Ätiologie der Rückenmarkerkrankungen**
– *Degenerativ*
Primäre Rückenmarkdegeneration (VANDEVELDE 1987), beobachtet bei Jungkatzen. Chronisch-progressive Ataxie. **Ischämie** infolge einer fibrokartilaginären Embolie durch abgeschwemmtes und thrombosierendes Bandscheibenmaterial. Die *globoidzellige Leukodystrophie* vom Typ Krabbe führt in ihrer Rückenmarkform zu Paresen der Hintergliedmaßen bis zur Tetraplegie.
– *Anatomisch*
Spinale Dysraphie als Spina bifida mit oder ohne Meningocele oder Syringomyelie der Manx-Katze. Genetisch bedingte Veränderung der Beckenwirbelsäule bei Fehlen der Schwanzwirbel. Ataxie, hüpfender Gang, Harn- und Kotinkontinenz.

– *Metabolisch*

Vitamin-A-Hypervitaminose: durch einseitige und überdosierte Vitamin-A-Gabe knöcherne Auftreibung der Wirbel, Einengung des Spinalkanals (Kompression), Ankylosen, Spondylosen. Ataxie.

Prognose: ungünstig, da die Schäden irreversibel sind.

Osteodystrophia fibrosa: sekundärer alimentärer Hyperparathyreoidismus).

Ursache: Überangebot von Phosphor (Innereien, Leber). Parese bis Paralyse infolge von Spontanfrakturen der Wirbelkörper.

Prognose: bei Jungkatzen günstig, sonst eher vorsichtig. Schäden bleiben irreversibel. Diätetische Maßnahmen.

– *Neoplastisch*

Tumoren werden seltener als beim Hund beobachtet, gelegentlich primäre Knochentumoren.

Häufiger finden sich *Lymphosarkome* oder deren Metastasen (NORTHINGTON et al. 1978). VANDEVELDE (1987) beschrieb Lymphosarkome, die, aus dem Peritonealraum wachsend, ventral durch das Foramen intervertebrale in die Subdura infiltrieren. In jedem Fall ist an FeLV zu denken! Parese bis Paralyse.

Prognose: ungünstig.

Therapie: bestenfalls Operationsversuch.

– *Infektiös*

Myelitis bakterieller (selten) oder viraler Ursache: FIP, gelegentlich Aujeszkysche Erkrankung, Tollwut. Myelitis infolge lymphogen verschleppter Spondylitis, Myelitis parasitaria (*Toxocara* oder *Dirofilaria*) und Toxoplasmose. LMN-Symptom. *Polioenzephalomyelitis* wird gelegentlich bei Katzen aller Rassen und Altersstufen beobachtet. Langsam schleichender Verlauf, gelegentlich Spontanheilung. DE LAHUNTA (1983) vermutet eine Enterovirusinfektion.

– *Traumatisch*

Frakturen, Luxationen, intravertebrale Blutungen und Ödeme infolge von Verkehrsunfällen, Fensterstürzen, „Kippfenster-Verletzungen", Schußverletzungen und anderen äußeren Einwirkungen sind die häufigsten Formen von Rückenmarksverletzungen. Wirbelkörpereinbrüche durch Osteodystrophia fibrosa oder Osteosarkome. Diskusprolaps. Alle traumatisch bedingten Rückenmarkschäden sind primär oder sekundär (Ödeme, Blutungen) kompressiver Natur und führen schnell zu LMN-Symptomen mit Paralyse und Muskelatrophie.

Prognose: Die Prognose ist bei den meisten Rückenmarkerkrankungen zwar quoad vitam günstig, ad functionem aber eher vorsichtig bis ungünstig, vom tierschützerischen Standpunkt als ungünstig zu beurteilen.

Therapie: Degenerative und anatomisch bedingte Veränderungen widersetzen sich jedem Therapieversuch. Infektiöse und inflammatorische Geschehen bedürfen massiver antibiotischer Therapie. Neoplastische und traumatische Veränderungen können chirurgisch angegangen werden: Dekompression, Stabilisation und Wundrevision. Ist die Katze noch bewegungsfähig und kommt keine Plattenstabilisation in Betracht (Diskusprolaps), ist strengste Ruhe angezeigt. Zur Minderung der Muskelatrophiegefahr bei Paresen oder nur absehbar vorübergehenden Paralysen empfiehlt sich eine physikalische Therapie (Massagen, Reizstrom-, Magnetfeldbehandlung, Hydrotherapie usw.). Cave Strychnintherapie!

Differentialdiagnostisch ist bei allen plötzlichen Paresen und Paralysen der Katze an einen *Thrombus in der Aorta abdominalis* zu denken. Schnelldiagnose: fehlender Aortenpuls!

6.10. Erkrankungen der peripheren Nerven

Periphere Nerven bestehen aus sensiblen und motorischen Anteilen, sie sind verantwortlich für die Funktion einzelner Muskeln und dem Zusammenspiel der Muskelgruppen.
Die Erkrankungen peripherer Nerven lassen sich differenzieren in Ausfälle
  kranialer peripherer Nerven (Kopfnerven),
  spinaler peripherer Nerven und
  Polyneuropathien.

6.10.1. Kraniale Nerven

Sie werden direkt oder indirekt durch Traumata oder Tumoren, gelegentlich durch Infektionen geschädigt. Da wesentliche Krankheitsbilder, die durch Schädigung kranialer peripherer Nerven hervorgerufen werden, bereits in anderen Abschnitten besprochen wurden, folgt hier nochmals eine Auflistung:

Geschädigter Nerv	Symptome
N. olfactorius	Hyposmie, Anosmie (selten), häufig infolge des „Katzenschnupfens". Bei akuten Rhinitiden günstige Prognose.
HN II, N. opticus	Blindheit, Miosis, Mydriasis
HN III, HN IV, N. oculo-motorius, N. trochlearis	Mydriasis mit Pupillenstarre, Ptosis, ventrolateraler Strabismus
HN V, N. trigeminus	Trigeminusneuritis, s. u.
HN VI, N. abducens	Strabismus, „konvergierendes Schielen"
HN VII, N. facialis	Lähmung der Gesichtsmuskeln mit Asymmetrie („Facialisparese", Abb. 6.9.), übermäßige Salivation und Tränenfluß, häufig im Gefolge von Otitis media oder Tetanus
HN VIII, N. vestibulocochlearis	Kopfschräghaltung, Nystagmus, Manegebewegung, Rollbewegung zur erkrankten Seite
HN IX, HN X, N. glosso-pharyngeus, N. vagus	häufig vergesellschaftet, Abschluckbeschwerden, Nahrungserbrechen (häufig Megaösophagus), Kehlkopf- und Pharynxlähmung
HN XI, N. accessorius	häufig mit Vagusstörung vergesellschaftet, Stimmbandlähmung, „krächzendes Miauen"
HN XII, N. hypoglossus	Zungenlähmung mit Atrophie zur Seite der Läsion, Schwierigkeiten bei der Nahrungsaufnahme.

Besonders häufig gesehene Schädigung kranialer peripherer Nerven finden wir im Syndrom der *Trigeminusneuritis*: beidseitige Störung der motorischen Anteile des N. trigeminus unbekannter Ursache. Parese bis Paralyse des Unterkiefers.
Prognose: günstig. Spontanheilung innerhalb von 3 Wochen möglich.
Unterstützende Therapie: Prednisolon 1 mg/kg, Vitamin B_1 10–100 mg/Tier tgl.

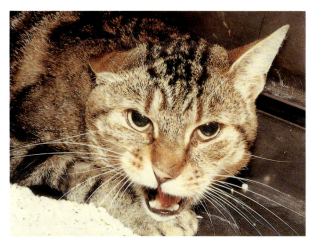

Abb. 6.9. Facialisparese. Lähmung der Gesichtsmuskeln mit Asymmetrie, verstärktem Tränenfluß und vermehrter Salivation.

6.10.2. Spinale Nerven

Die spinalen peripheren Nerven werden ebenfalls vorwiegend durch Traumata und Tumoren, seltener durch Infektionen geschädigt. Monoparesen und Monoparalysen stehen im Vordergrund. Bei der Diagnostik ist immer die Möglichkeit von Erkrankungen im Knochen-, Gelenk-, Muskel- und Gefäßbereich in Betracht zu ziehen.

● **Vordergliedmaßen**
Atrophie der Mm. supra- und infraspinatus durch Schädigung des N. suprascapularis infolge einer Skapulafraktur. Schädigung des *Plexus brachialis* durch stumpfe Traumata und Zerrungen. Leitsymptom „hängende Schulter" mit dorsal schleifender Pfote. Bei Beteiligung des Halsmarkes ist ein ipsilaterales Horner-Syndrom möglich. Die *Ulnarislähmung* zeigt die geringsten Funktionsausfälle. Da der Karpus nicht aktiv bewegt werden kann, wird er passiv bei Aufstützung gebeugt.

● **Hintergliedmaßen**
Die Ausfälle des *Plexus lumbosacralis* sind differenzierter als die des Pl. brachialis. Schädigung durch Frakturen im Becken- und Oberschenkelbereich, stumpfe Gewalteinwirkung und iatrogen durch unsachgemäße Injektionstechnik.
Die *Ischiadikuslähmung* ist die häufigste Lähmung im Bereich der Hintergliedmaßen bei Katzen. Lähmung distal des Kniegelenks, Atrophie der Unterschenkelmuskulatur. Dorsalfußen. Die *Femuralislähmung* sehen wir nur bei schweren Beckenverletzungen. Schädigung des M. quadriceps femoris, Verlust des Patellarreflexes. Instabilität im Knie. Bei der *Peroneuslähmung* kann der Tarsus nicht mehr gebeugt werden. Überköten. Die Lähmung des N. tibialis zeigt den Verlust des Streckreflexes, die Katze „tritt im Tarsalgelenk durch".
Die Prognose und Therapie sind abhängig von Dauer und Schwere der Ausfallserscheinungen. Bei geringer Beeinträchtigung ist eine Kompensation möglich. Eine totale Unterbrechung ist sehr vorsichtig zu beurteilen, in frischen Fällen sollte unbedingt eine Nervennaht

versucht werden. Sehnentranspositionen können auch bei länger bestehenden Traumata noch hilfreich sein. Amputationen sind zwar im ethischen Sinne diskussionsfähig, Katzen können sich aber i. d. R. mit drei Läufen gut und geschickt bewegen, besonders nach einseitigen Amputationen im Bereich der Vordergliedmaßen. Tierschützerische Vorbehalte stehen hier m. E. nicht im Wege.

Je weiter die Läsion von dem innervierten Muskel entfernt ist, um so langsamer und unvollständiger ist die Regenerationszeit. Während der Heilungsphase können Parästhesien Ursache für Automutilation sein. Ein guter und haltbarer Schutz (Kragen, Verband usw.) ist notwendig! Um einer Muskelatrophie vorzubeugen, empfehlen sich Massagen, Reizstrombehandlungen, Magnetfeldtherapie und andere Methoden der physikalischen Therapie.

● **Sakralnerven**

Sie nehmen unter den spinalen peripheren Nerven eine Sonderstellung ein. Sie innervieren mit ihren Nn. pelvici und pudendi die Harnblase mit dem Blasenhalsmuskel, das Kolon und den Analsphinkter. *Miktionsstörungen* sind das dominierende pathologisch-neurologische Syndrom. Blasenfunktionsstörungen können sich durch Harnträufeln bei erhaltenem Blasentonus oder durch die sog. *„Überlaufblase"* bei dilatierter Blase äußern. Die Symptome reichen von Inkontinenz bis zur Harnretention, bei Urethrasphinkterspasmus bis zur Blasenatonie durch chronische Obstruktion. Eine ähnliche Symptomatik findet sich auch bei Defäkationsstörungen.

Die Prognose ist bei Katzen mit nervaler Miktionsstörung ungünstig. Eine manuelle Blasen- und Darmentleerung kann nur eine überbrückende Therapie sein. Eine Hormonbehandlung ist in aller Regel erfolglos. Bei kaudalem lumbalen Diskushernien der Katzen kann eine dorsale Laminektomie versucht werden.

6.10.3. Polyneuropathien und Myopathien

Polyneuropathien sind eine Erkrankung mehrerer peripherer Nerven, meistens immunologisch oder toxisch bedingt. Obwohl dieses Krankheitssyndrom bei Katzen relativ selten ist, sind doch i. d. R. beide Hintergliedmaßen betroffen, wobei die Störung allmählich auf die Vordergliedmaßen übergehen kann. Metabolische Polyneuropathien (Diabetes mellitus, Hypothyreose) zeigen einen langsam progredienten Verlauf.

Toxische Neuropathien (Thallium, organische Phosphorsäureester), gelegentlich Antibiotika (Chloramphenicol, Ampicillin u. a.) wie auch Impfreaktionen (Tollwut) oder die Infektion mit *Clostridium tetani* und *Clostridium botulinum* führen ebenso zu raschen neurologischen Ausfällen wie die Zeckenparalyse und Tumoren peripherer Nerven.

Symptome: Bewegungsunlust, Hyperreflexie, Ataxie und Paralyse.

Prognose: je nach Ätiologie vorsichtig bis günstig.

Therapie: Prednisolon 2–(5) mg/kg, auf 2× verteilt, Immunsuppressiva (Imurek® 0,5–2,0 mg/ kg).

Feline chronische relapsierende Polyneuritis: berichtet von DE LAHUNTA (1983) bei einer 18 Monate alten Katze. Es wurden Veränderungen an den Dorsal- und Ventralwurzeln des Rückenmarks mit ausgebreiteter Demyelinisation gefunden. Paralyse.

Prognose: infaust.

Therapie: keine.

Globoidzellige Leukodystrophie (Krabbe) s. S. 231.

Polyneuropathien sind klinisch häufig nicht von **Myopathien** zu unterscheiden.

Feline Polymyopathie: von SCHUNK (1984) und Dow et al. (1987) beschrieben. Es erkrankten in Neu-England 24 Katzen zwischen 3 Monaten und 13 Jahren beiderlei Geschlechts und ohne Rassespezifität.

Symptome: Ventroflexion des Nackens bei Erschlaffung der zervikalen Streckmuskeln. Tetraplegie mit gelegentlicher Muskelschmerzhaftigkeit, Fieberschüben und Muskelatrophie. Deutliche Erhöhung der Creatinin-Kinase-Werte (CK) im Serum; 15 Tiere zeigten eine unerklärliche Hypokalämie, und 11 Katzen waren FelV-positiv. Eine Immunopathie ist wahrscheinlich.

Prognose: günstig bis vorsichtig, einige Tiere erholten sich spontan.

Therapie: Glucocorticoide (Prednisolon 1 mg/kg p.o. 2× tgl.

Muskeldystrophie: Im amerikanischen Schrifttum finden sich drei Veröffentlichungen über eine Muskeldystrophie unterschiedlicher Grade bei Katzen (HULLAND 1970, Vos et al. 1986, CARPENTER et al. 1986). Alle Tiere zeigten Bewegungsstörungen bereits im Alter von 3 Monaten, und zwar „kängeruhähnliches Hüpfen". Die meisten Tiere hatten einen Megaösophagus; dies läßt eine neuropathologische Verwandtschaft zu Erkrankungen des autonomen Nervensystems vermuten. Die CK zeigte deutliche Konzentrationserhöhungen (> 15 000 E/l). Eine Therapie ist nicht bekannt.

Myositis ossificans: NORRIS et al. (1980) und WALDRON et al. (1985) berichteten über generalisierte und progrediente Skelettmuskelossifikationen bei Katzen. Ergriffen waren besonders die Mm. adductores, semitendinei und semimembranacei. Die Bewegungsfähigkeit war entsprechend eingeschränkt, die Tiere liefen steif und „hüpfend". Eine Therapie ist nicht bekannt.

Myasthenia gravis: Diese bei Katzen seltene Erkrankung wurde von INDRIERI et al. (1983) beschrieben. Angeborenes oder erworbenes Fehlen der Acetylcholinrezeptoren in den Muskelzellen ist die Ursache dieser Polymyopathie, deren erworbene Form eine Autoimmunerkrankung zu sein scheint. Nach KORNEGAY (1990) fand Dr. LENNON aus der Majo-Klinik in Rochester Autoimmunantikörper.

Symptome: schnelle Ermüdbarkeit bei der Bewegung bis hin zur Tetraplegie. Abschluckbeschwerden der Nahrung und Regurgitieren durch einen Megaösophagus.

Diagnose: Röntgenuntersuchung, Elektromyogramm und/oder diagnostische Injektion eines Cholinergikums. Neostigmin (Prostigmin®) 0,1 mg/kg i.m. (besser i.v.) führt zu sofortiger Beschwerdefreiheit, die aber nur kurzfristig anhält.

Therapie: nach 30minütiger Vorgabe von Atropin (0,15 mg) Pyridostigmin (Mestinon®) 10 mg p.o. tgl.

Zusätzlich nach KRAFT (1990): Prednisolon 0,5–1,0 mg/kg tgl. in 2 Einzeldosen. Nach 1 Woche Reduktion auf die Abenddosis und allmählich langsames Ausschleichen.

6.11. **Erkrankungen des autonomen Nervensystems**

Das kraniale oder auch vegetative Nervensystem ist zwar weitgehend der bewußten Kontrolle entzogen, aber über die Vermittlung kranialer und spinaler Nerven mit dem ZNS verbunden. Die *feline Dysautonomie* (Key-Gaskell-Syndrom, s. auch S. 239) ist eine Neuropathie der autonomen Ganglien der kranialen und spinalen peripheren Nerven.

Symptome: Mydriasis mit fehlender Pupillarreaktion bei gleichzeitigem Nickhautvorfall.

LANG, J. (1987): Neuroradiologie. In: VANDEVELDE, M., und R. FANKHAUSER: Einführung in die veterinärmedizinische Neurologie. Pareys Studientexte 57. Paul Parey, Berlin–Hamburg

LUDEWIG, R., und K. LOHS (1991): Akute Vergiftungen. 8. Aufl. Gustav Fischer Verlag, Jena.

McCLURE, R. C., M. J. DALLMANN and P. G. GARRETT (1973): Cat Anatomy. Lea & Febiger, Philadelphia.

McKERREL, R. E., W. F. BLACKMORE, M. F. HEATH et al. (1987): Primary hyperoxaluria (L-glycenic aciduria) in the cat. A neurology recognized inherited disease. Vet. Rec. **125**, 31–34.

NORRIS, A. M., L. PALETT and B. WILCOCK (1980): Generalized myositis ossificans in a cat. J. Am. Anim. Hosp. Assoc. **16**, 659–663.

OLIVER, J. E., and M. D. LORENZ (1983): Handbook of Veterinary Neurologic Diagnosis. W. B. Saunders Co., Philadelphia.

PALMER, A. C. (1976): Introduction of Animal Neurology. 2nd Ed. Blackwell Scientific Publication, Oxford–London.

PARKER, A. J. (1990): Treatment of Brain Tumors and Encephalitis in the Dog and Cat. Progress in Veterinary Neurology **1**, 133–136.

ROCHLITZ, I. (1984): Feline dysautonomia (the Key-Gaskell or dilated pupil syndrome): a preliminary review. J. Small Animal Pract. **25**, 287–590.

SCHUNK, K. L. (1990): Diseases of the Vestibular System. Progress in Veterinary Neurology **1**, 247–254.

SCHUNK, K. L. (1984): Feline Polymyopathy. In: Proceedings 2nd Annual Forum American College of Veterinary Internal Medicine, Washington D. C., 197–200.

SCHWARTZ-PORSCHE, D. (1984): Epilepsie – Diagnose, Differentialdiagnose und Therapie. Kleintierpraxis **29**, 67 ff.

TRAUTVETTER, E., und M. BOB (1982): Epilepsie – Anfallkrankheiten. Tierärztl. Praxis **10**, 501 ff.

VANDEVELDE, M. (1980): Primary Reticulosis of the Central Nervous System. Vet. Clinics of North America Small Animal Practice **10**, 57 ff.

VANDEVELDE, M., und R. FANKHAUSER (1987): Einführung in die veterinärmedizinische Neurologie. Pareys Studientexte 57. Paul Parey, Berlin–Hamburg.

VOS, J. H., J. S. VAN DER LINDE-SIPMAN and S. A. GOEDEGREBUURE (1986): Dystrophie-like myopathy in cat. In: KORNEGAY J. R. (Ed.): Feline Neurology, J. B. Lippincott, Philadelphia, 1990.

WALDRON, D., J. PETTIGREW, M. TURK et al. (1985): Progressive ossifying myositis in a cat. J. Am. Vet. Med. Assoc. **187**, 64–65.

WEGNER, W. (1986): Kleine Kynologie. 3. Aufl. Anhang: Katzen. Terra-Verlag, Konstanz.

WOODWARTH, J. C., G. H. COLLINS and J. R. HESSLER (1974): Feline hereditary neuraxonal dystrophie. Am. J. Path. **74**, 551 ff.

7. Augen

(Vera Schmidt)

7.1. Krankheiten der Augenlider

Die Augenlider dienen dem Schutz des Augapfels vor mechanischen Insulten, sie gewährleisten durch Lidschlag und Lidschluß die Erhaltung des präkornealen Tränenfilms und eines feuchten Augenmilieus.

Bei ihrer *Untersuchung* interessieren die Lidhaut (Schwellungen, Rötungen, Haarausfall, Exsudatverklebungen), die Lidränder (Kontinuitätsunterbrechungen, Verklebungen, Verwachsungen, Ein- oder Auswärtsdrehungen, Zilienanomalien, Reflexstörungen) und die Lidspalte (eingefallen, verkleinert, vergrößert, offen, geschlossen).

Bei der Katze werden **angeborene Fehlbildungen der Lider** häufiger beobachtet. Sie können mit weiteren Mißbildungen am Auge (Kolobome der Regenbogenhaut, persistierende Pupillarmembran, Mikrophthalmus, Dermoid) vergesellschaftet sein.

Das **Lidrandkolobom** resultiert aus mangelndem embryonalen Schluß der Lidhälften und ist durch keilförmigen Substanzdefekt gekennzeichnet. Kontinuitätsunterbrechung der Lider unterschiedlichen Ausmaßes begünstigt Tränenflüssigkeitsverlust und Sekundärerregerbesatz. Trichiasis im Spaltenbereich kann zur Binde- und Hornhautirritation führen.

Die *Therapie* erstreckt sich bei Spalten kleineren Ausmaßes auf keilförmige Begradigung der Spaltränder und Kontinuitätsherstellung durch Nahtvereinigung. Größere Spalten werden blepharoplastisch unter Einbeziehung des M. orbicularis palpebrarum und Transposition benachbarter Lidanteile therapiert.

Die **Agenesia palpebrarum** imponiert durch Fehlen eines oder beider Augenlider. Bei der Katze tritt dieser Defekt vorzugsweise im Temporalbereich beider Oberlider auf. Perser und Perser-Mischlinge haben hierfür Disposition. Man vermutet Erblichkeit. Betroffene Welpen lassen anhand des unvollständigen physiologischen Ankyloblepharons bereits frühzeitig den Defekt erkennen. Es fehlen mehr oder weniger große Anteile der Lidspalte und der korrespondierenden Bindehaut (Abb. 7.1.). Die benachbarte behaarte Haut gelangt unmittelbar an das Auge, die Haare geraten mit Hornhaut, deren präkornealer Tränenfilm durch den Defekt der Austrocknung preisgegeben ist, in direkten Kontakt. Chronische Hornhautirritation, Keratitis und Hornhautulzeration sind dramatische Folgen.

Die *Diagnose* gestaltet sich aufgrund des Defektes und des angeborenen Vorkommens der Krankheit eindeutig. Bei kleineren Defekten liegt die *differentialdiagnostische* Erwägung einer Trichiasis oder Distichiasis nahe. Doch in diesem Fall wäre ein Lidrand vorhanden.

Therapie: Kleinere, kolobomähnliche Defekte können, sofern die Hornhaut unbeeinflußt ist, belassen werden. Im Spalt liegende und hornhautwärts gerichtete Zilien (Trichiasis) sollten entfernt werden, z. B. auf dem Wege der Kryoepilation (Vorschlag: Kontaktfreezing, 2 Zyklen à 30 s).

Größere Defekte müssen wegen der fatalen Folgeerscheinungen mit Gewebe ausgefüllt werden. Hierfür eignet sich eine Stiellappenplastik eines entsprechend großen Areals von

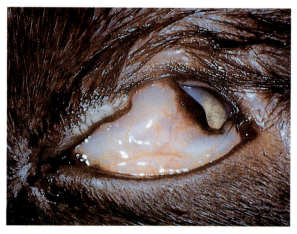

Abb. 7.1. Partielle Agenesie des Oberlides, zugleich Nickhautkolobom bei einer 6 Monate alten Katze. Hornhauttrübung infolge permanenten Fremdkörperreizes.

Lidhaut, Ringmuskelgewebe und Bindehaut des Unterlides. Selbst wenn die aktive Bewegungsfunktion des Oberlides dadurch nicht voll hergestellt werden kann, ergibt sich eine Verkleinerung des Defektareals, damit die annähernde Herstellung eines lidähnlichen Gewebeverbandes, der die Hornhaut vor Austrocknung schützt.

Die *Prognose* ist ungünstig, wenn zugleich herabgesetzte Tränenproduktion besteht. In diesem Fall müßten Tränenersatzlösungen lebenslang appliziert werden.

Die **Atresie der Lidspalte** ist durch anhaltenden Lidschluß (Ankyloblepharon) über den Zeitpunkt der physiologischen Lidspaltenöffnung (12.–14. Tag) hinaus charakterisiert. In einem solchen Fall sind andere Entwicklungsanomalien, wie Anophthalmus, Mikrophthalmus, Symblepharon zu vermuten.

Therapie: Man versucht zunächst, die lidverbindende Epidermisbrücke durch massierenden Druck zu sprengen. Gelingt dies nicht, inzidiert man unter Sondenschutz mittels gerader geknöpfter Schere von temporal her die Lidspalte. Sind Anophthalmus und ein rudimentärer Bindehautsack vorzufinden, sollte aus kosmetischen Gründen die Bindehaut in toto exstirpiert und ein artifizielles Ankyloblepharon hergestellt werden.

Eine zu frühzeitige partielle oder komplette Öffnung der Lidspalte (< 12 Tage) weist auf intraorbitale oder intraokuläre neonatale Infektion (= **Ophthalmia neonatorum**), hauptsächlich verursacht durch *Staphylococcus* spp., hin. Die Lider sind geschwollen, und eitriges Exsudat entweicht dem medialen Kanthus. Um weiteren eitrigen Einschmelzungsvorgängen zu begegnen, muß die Lidspalte über ihren ganzen Verlauf mittels geknöpfter Schere geöffnet werden; durch milde desinfizierende Spülungen werden die Exsudate beseitigt, und intensive örtliche Breitbandantibiose über mindestens 5 Tage beseitigt die Erreger.

Das **Entropium** ist eine nach innen gerichtete Lidstellungsanomalie. Sie ist bei der Katze, einer Tierart, bei der ideale Kongruenz zwischen Lid und Bulbus besteht, weniger oft als beim Hund und dann auch nur am Unterlid anzutreffen. Abgesehen vom kongenitalen Entropium, das bei Perserkatzen beobachtet werden kann, handelt es sich fast immer um ein erworbenes Leiden auf der Grundlage chronisch entzündlicher Prozesse in der Bindehaut. In den meisten Fällen sind beide Augen betroffen, wobei die Einrollung insbesondere die temporale Portion des Lides erfaßt (Abb. 7.2.). Die daran erkrankten Tiere leiden unter diesem Zustand erheblich; sie werden ruhiger und verharren über lange Zeiträume mit krampfhaft geschlossenen Augenlidern und suchen dunklere Stellen auf.

Katarrhalische oder mukopurulente Exsudatrinnen weisen auf das Vorliegen einer Bindehautentzündung hin. In hochgradigen Fällen, wenn die Lidhaare des eingerollten Lides Hornhautkontakt haben, sind Trübungen und Vaskularisation, auch Ulzerationen in der Hornhaut erkennbar (Abb. 7.3.).

Die kausale *Diagnose* erfolgt unter einmaliger Anwendung eines Oberflächenanästhetikums. Allein das Lösen des Muskelspasmus unter Oberflächenanästhesie weist darauf hin, daß das Leiden erworben ist. Mit Hilfe eines Lidhalters oder einer Lidpinzette wird die Bindehaut in allen Bereichen (palpebral, Fornix, Nickhaut außen und innen) sorgfältig unter Anwendung einer Lupenbrille nach einer auslösenden Ursache (Fremdkörper, ektopische Zilie) oder schmerzunterhaltenden Veränderungen (Follikulitis) inspiziert. Kehrt das Lid unter Oberflächenanästhesie in seine normale Stellung zurück, ist Aussicht auf Erfolg der – selbstverständlich kausalen – konservativen *Therapie* gegeben. Andernfalls muß der Circulus vitiosus:

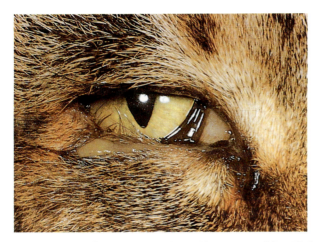

Abb. 7.2. Entropium der temporalen Hälfte des Unterlides. Eitrige konjunktivale Exsudation.

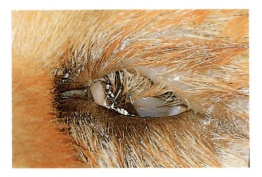

Abb. 7.3. Spastisches Entropium des Oberlides infolge schmerzhafter Hornhauterosion. Extreme Reizkonjunktivitis.

Schmerz – Spasmus – Einrollung durch chirurgisches Vorgehen (Entropium-Operation) unterbrochen werden. Die Entscheidung hierzu sollte nicht länger als eine Woche nach Beginn der konservativen Therapie hinausgezögert werden. Eine Raffung der Lidhaut nach situationsgerechtem Entfernen einer ca. 5 mm breiten Hautellipse reicht bei der Katze in der Regel schon aus.

Distichiasis liegt vor, wenn an den Lidrändern zusätzlich angelegte feinste Härchen, die aus den Öffnungen der Meibomschen Drüsen entspringen, erkennbar sind. Zwar wird diese Anomalie bei der Katze bei weitem seltener als beim Hund gesehen, doch man sollte danach mittels fokaler Beleuchtung und Lupenbrille gezielt suchen, wenn therapieresistente Konjunktivitis oder Lidspasmus vorhanden sind. Die kornealwärts gerichteten Härchen verursachen sehr bald Irritationen. Da die Katze relativ leicht zur kornealen Ulzeration tendiert, kann sich der Verlauf dramatisch gestalten. Die Reizerscheinungen sind beträchtlich und äußern sich in exzessiver Lakrimation und Exsudation.

Die *Therapie* ist kausal auszurichten. Die Härchen müssen mit ihrer Keimanlage entfernt werden. Da sie bei der Katze bislang nur einzelstehend beobachtet wurden, kann die Elektroepilation effektiv sein.

Ektopische Zilien kommen in lidrandnahen Bereichen der palpebralen Konjunktiva (meistens mittleres Drittel des Oberlides) oder an der Innenfläche der Nickhaut vor. Sie verursachen bei jedem Lidschlag Hornhautirritation mit allen Folgeerscheinungen.

Man sollte *differentialdiagnostisch* bei therapieresistenten Konjunktividen oder Keratitiden immer an sie denken und eine sorgfältige Inspektion der palpebralen Bindehaut unter Zuhilfenahme der Lupenbrille durchführen.

Die Zilie muß mit ihrer Talgdrüse durch Umschneiden exzidiert werden.

Haare der äußeren Haut oder fehlgerichtete Wimpern erzeugen den Zustand einer **Trichiasis**. Er ist angezüchtet bei Katzen mit sog. Stop (Perser und Himalaya) oder die Folge von Lidrandkolobom, narbiger Lidrandeinziehung, Lidrandverletzungen, Lidagenesie, Entropium.

Die *Therapie* ist kausal auszurichten. Müssen dennoch Haare und Zilien beseitigt werden, so bieten sich bei Einzelbehandlung die Elektroepilation und bei Arealbehandlung die Kryoepilation an. Haare, die von den Nasenfalten ausgehen, können durch Wachs- oder Ölbenetzung geschmeidig gemacht und der Hautfalte angelegt werden. Doch diese Therapie ist auf die Dauer nicht befriedigend. Hier kann die kryogene Arealbehandlung der Nasenfalte Abhilfe schaffen, oder die Nasenfalten werden reseziert.

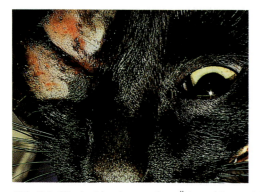

Abb. 7.4. Blepharitis mit exzessiver Ödematisierung infolge Kontaktes mit einer chemischen Noxe.

Lidentzündungen betreffen das Augenlid insgesamt (Blepharitis diffusa) oder den Augenlid-rand (Blepharitis marginalis). Beide Formen sind bei der Katze auffindbar.

Die *Blepharitis marginalis* ist häufiges Begleitsymptom einer Konjunktivitis und dann durch Lidrandschwellung und Juckreiz gekennzeichnet, ferner entsteht sie durch Eigentraumatisie-rung des Lides, durch bakterielle Infektionen, die die Lidranddrüsen betreffen.

Die *Blepharitis diffusa* ist bei der Katze häufig vertreten. Sie leitet sich aus Krankheiten der umliegenden Haut ab (Abb. 7.4.). Von Bedeutung ist die *Acariasis*, die Räude der Katze; Erreger ist *Notoedres cati*. Der Erreger ist vorzugsweise in der Haut von Kopf und Nacken lokalisiert. Durch Kratzen und Putzen gelangt er schnell in die zarte Lidhaut und breitet sich außerdem über den Hals bis auf die Vorderpfoten aus. Infektionsgefährdet sind Tiere in Gemeinschaftshaltungen und solche, die resistenzgemindert sind. Mensch und Hund können zeitweilig Wirt sein.

Die zarte Lidhaut reagiert mit starker Ödematisierung, entzündlicher Infiltration, Ekzembil-dung. Meist gesellt sich bakterielle Sekundärinfektion hinzu. Die Oberfläche der Lider ist dann mit eitrig-schmierigen Krusten belegt.

Die *Diagnose* ergibt sich aus dem klinischen Bild und wird durch Parasitennachweis im Hautgeschabsel erhärtet.

Die *Therapie* gestaltet sich kausal (s. Kap. 11, Bd. 1) und nach dem für die Haut gültigen Regime. Flankierende örtliche Maßnahmen belaufen sich auf behutsame Krustenentfernung mit ölgetränktem Wattebausch und kühlende Kompressen.

Auch die durch *Microsporum canis* erzeugte Dermatomykose kann Ursache einer Blepharitis sein. *Microsporum canis* ist weit verbreitet, der Anteil latenter Träger ist in der Katzenpopu-lation relativ hoch, insbesondere scheinen Perser anfällig zu sein. Für das Entstehen einer klinisch apparenten Mikrosporie sind Dispositionsfaktoren, wie Jugend, Mangelernährung, Endo- und Ektoparasiten, mangelnde Hygiene, maßgebend.

Das *klinische Bild* ist sehr unterschiedlich und reicht von geringgradigem Haarausfall bis hin zu kreisrunden oder unregelmäßig geformten, entzündlichen, granulomatösen Alopezieher-den mit Krustenbildung. Bevorzugte Lokalisation der Hautveränderungen sind das Gesicht, die Ohren und Vorderextremitäten, somit auch die Augenlider.

Die *Diagnose* ist (im Falle o. g. Veränderungen) durchaus aus dem klinischen Bild ableitbar. Bei Wood-Licht-Untersuchung ist die grüne Fluoreszenz vornehmlich in der Nähe der Haarwurzel zu suchen. Kulturelle Anzüchtung des Erregers erhärtet die Diagnose.

Der zoophile Dermatophyt hat insbesondere in Großstädten Relevanz für die menschliche Gesundheit (Katzen in Wohngemeinschaft mit dem Menschen). Der Mensch wird durch die Katze direkt infiziert. Auch Hunde sind für die Infektion empfänglich. An Mikrosporie infizierte Katzen sind zu separieren. Kontaktpersonen sind über die Infektionsgefahr aufzu-klären.

Die *Therapie* beinhaltet die systemische und topische Anwendung von Fungiziden.

Bakterielle Infektionen des Augenlides resultieren häufig aus Biß- und Kratzverletzungen. Das betroffene Lid weist zunächst Ödematisierung und entzündliche Schwellung, Phlegmone und schließlich Abszedierung auf. Der Krankheitsverlauf ist mit Schmerzen und Fieber verbunden.

Die Einseitigkeit des Krankheitszustandes erleichtert die *Diagnose*.

Therapie: Örtliche Wärme (Rotlichtbestrahlung, wärmende Kompressen), und konjunkti-vale Breitbandantibiose. Bei Fluktuation Inzision und offene Nachbehandlung. Biß- und Stichwunden sollten offen gehalten werden, um Wundexsudaten Abfluß zu geben.

Lidwunden können das Lidgewebe in einzelnen Schichten oder im gesamten Querschnitt

(Haut, Ringmuskel, palpebrale Konjunktiva) betreffen, zum Lidrand senkrechten oder parallelen Verlauf haben und mit Gewebeverlust einhergehen. Alle Lidwunden neigen zur raschen Ödematisierung. Besonders wenn der Ringmuskel verletzt ist, wölbt sich die Wunde auf. Die Lidschwellung erschwert die Betrachtung tieferer Augenstrukturen.

Therapie der Wahl ist die Wundnaht nach sparsamster Wundrandauffrischung. Wichtig ist insbesondere die Wiederherstellung der Lidrandkontinuität. Niemals darf mobilisiertes Gewebe einfach weggeschnitten werden. Infolge der intensiven Blutversorgung besteht sehr gute Heiltendenz, selbst in den Fällen, wo die Naht erst Tage nach dem Unfall erfolgen kann oder wo es sich um Nahtfixation sehr schmaler, aus dem Gewebeverband heraushängender Gewebelappen handelt. Bei Wunden mit Substanzverlust im Lidrandbereich sind blepharoplastische Maßnahmen zu ergreifen. Dagegen sind Substanzverluste des Lidhautgewebes wie auch der Konjunktiva sehr regenerationsfähig. Für die Wundnaht ist sehr feines Nahtmaterial zu verwenden, die Knoten sind lidrandfern zu legen. Postoperativ ist konjunktivale Breitbandantibiose über 5 Tage (Unguenta 4×/die, Tropfen 6×/die) angezeigt.

Lidtumoren (und Konjunktivaltumoren) sind bei der Katze unter den Augentumoren mit relativ hohem Anteil vertreten. Sie sind potentiell in der Mehrzahl malignen Charakters und werden insbesondere bei weißhaarigen Katzen mit nicht pigmentierten Lidern beobachtet.

Ausgangsbereich squamöszelliger *Karzinome* ist die Außenseite des Lidrandes. Das tumorös veränderte Areal hat rasche Ausbreitungstendenz und neigt oberflächlich zur Ulzeration. Konjunktiva, Nickhaut und Kornea werden bald mit erfaßt (sofern der Tumor nicht von vornherein aus diesen Geweben hervorging).

Die Exstirpation des Tumors unter großzügiger und sorgfältiger Einbeziehung der Randzonen ist die *Therapie* der Wahl. Sofern mehr als ein Drittel des Lides hierdurch betroffen sind, müssen zusätzliche blepharoplastische Maßnahmen ergriffen werden.

Squamöszellige Karzinome sind ausgesprochen radiosensitiv. Demzufolge ist die Radiation für extensiv wachsende Tumoren, wo eine nur unvollständige chirurgische Entfernung möglich war, indiziert. Die Teletherapie mit 2500 oder 5000 rad in unterteilter Dosierung oder [90]Strontium-β-Applikation sind hier angebracht. Flache Neoplasmen lassen sich auch durch Hyperthermie (überlappende Arealbehandlung für jeweils 30 s bei 50 °C) oder Kryodestruktion (Sprayfreezing, 2 Zyklen à 30 s) beeinflussen.

Sarkome siedeln sich mehr im Lidgewebebereich an. Sie wachsen weniger schnell und flächig und deuten sich schon relativ frühzeitig durch umschriebene Erhabenheit im Lidgewebe an. Hier ist die sorgfältige Umschneidung und Exstirpation des Gewebes relativ aussichtsreich.

Bei beiden Tumorarten sollte man aufgrund der Wachstums- und Metastasierungstendenz schnell entschlossen therapieren.

Außerdem wurden am Lid der Katze Hämangiome und Hämangiosarkome, Neurofibrome und Neurofibrosarkome gefunden. Die komplette chirurgische Exstirpation gestaltet sich schwierig. Darüber hinaus wurden bei der Katze generalisierte neoplastische Proliferationen der Gewebsmastzellen (Mastzellenretikulosen), die auch das Lid betreffen, diagnostiziert. Dagegen sind Mastozytome außerordentlich selten, jedoch auch beschrieben worden.

7.2. Krankheiten der Bindehaut

Die Schleimhaut des Auges (Conjunctiva) gewährleistet die Gleitfähigkeit der Augenlider. Mittels ihrer knorpelgestützten Duplikatur (Nickhaut, Membrana nictitans) bietet sie dem Augapfel Schutz vor mechanischen Insulten, und aufgrund ihrer besonderen lymphoiden

Aktivität (conjunctival-associated lymphoid tissue = CALT) gewinnt sie besondere Bedeutung im immunologischen und zelligen Abwehrgeschehen des Auges.

Die *Inspektion* der Bindehaut wird bei der Katze infolge der idealen physiologischen Kongruenz der Lider zum Augapfel erst möglich, wenn die Lider vom Augapfel abgehoben werden. Zur Betrachtung lidrandnaher Bereiche wird hierzu ein sanfter digitaler Druck auf das Lidgewebe ausgeübt. Für die eingehende Betrachtung des Fornix und der Nickhaut dagegen ist die Zuhilfenahme geeigneter Instrumente (Lidspreizer, Lidhalter, Augenpinzetten) vonnöten, die allerdings vom Tier nur unter Oberflächenanästhesie toleriert werden. Für Bindehautabstriche und -abrasionen eignet sich der untere Fornix. Oberflächenanästhetika mindern allerdings aufgrund ihrer Bakterizidie das Untersuchungsergebnis (Abstriche für mikrobiologische Untersuchungen deshalb vor der Oberflächenanästhesie durchführen).

Als eine der Schleimhautpforten des Organismus unterliegt die Bindehaut insbesondere reaktiven *entzündlichen* Erkrankungen.

Die **Konjunktivitis** ist bei der Katze niemals eine Bagatellerkrankung. Man sollte sich für die Anamnese, für die Untersuchung einschließlich des Ausschöpfens aller zusätzlichen Möglichkeiten (mikrobiologische, zytologische, histologische Erhebungen) und besonders auch für die Ermittlung des Allgemeinzustandes und des Zustandes spezieller Organsysteme Zeit nehmen.

Ursächlich kommen neben physikalischen Schadwirkungen (bei der Katze allerdings seltener als beim Hund), wie Fremdkörpern, Stellungsanomalien von Lidern oder Haaren, Allergene, auch Instabilität des präkornealen Tränenfilms, besonders aber Infektionserreger in Betracht. Bei letztgenannten ist wichtig, zwischen primären und sekundären Erkrankungen zu unterscheiden. Hier sind zytologische Untersuchungen sehr hilfreich.

Sehr häufig ist eine *Conjunctivitis catarrhalis* zu beobachten. So simpel sie ausschaut, so problematisch wird es, sie zu beseitigen; denn es ist schwierig, ihre Ursache zu ergründen.

Klinisches Bild: Die akute Entzündung äußert sich durch helle Rötung und starke Feuchtigkeit der Schleimhautoberfläche sowie vermehrte Tränensekretion. Ein glasklarer Flüssigkeitsspiegel oberhalb des Unterlidrandes und nasale Tränen- und Exsudatrinnen werden äußerlich erkennbar. Die in vielen Fällen stark ödematisierte Bindehaut präsentiert sich in Gestalt gläserner Falten, die beim Abkanten der Lider aus den Fornices hervortreten oder bei noch stärkerer Flüssigkeitsfüllung aus der Lidspalte spontan hervorquellen (Chemosis; Abb. 7.5. und 7.6.).

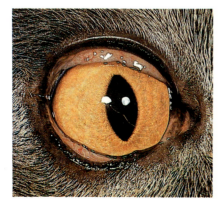

Abb. 7.5. Chemosis. Die ödemisierte Bindehaut tritt aus der Lidspalte hervor.

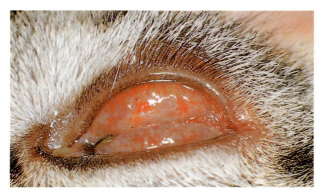

Abb. 7.6. Hervorquellen der extrem flüssigkeitsgefüllten Bindehaut von Ober- und Unterlid.

Bei Chronizität des Zustandes nimmt die Schleimhaut verwaschen rotbläuliche Färbung an, anstelle feuchter, glasiger Beschaffenheit wirkt sie trocken, weniger glänzend. Das Exsudat hat nunmehr muköse Konsistenz. Follikuläre Hyperplasie der lymphoiden Zellelemente erbringt glasige, knötchenartige Schleimhauterhebungen, insbesondere in der palpebralen Bindehaut, außerdem an der medialen Nickhautfläche, und zwar im Basisbereich. In diesem Zustand kann sich die Entzündung über lange Zeiträume halten.

Begünstigt durch intensives Putzen oder auch durch Abusus glucocorticoidhaltiger Ophthalmika, treten Sekundärerreger hinzu, die das Entzündungsbild verwischen. Eitrige Exsudation und marginale Blepharitis komplizieren das Krankheitsgeschehen.

Die ätiologische *Diagnose* ist essentiell. Nach Ausschluß physikalischer und allergener Ursachen können mikrobiologische Untersuchungen Aufschluß bringen. Hilfreich gestalten sich zytologische Untersuchungen, die vor Ort sofort möglich sind. Frische bakterielle Infekte lassen bei Gram-Färbung Bakterien und Neutrophile erkennen. Chronische und virale Entzündungen weisen vornehmlich Lymphozyten auf. Chronische Entzündungen sind zudem durch Verhornung der Konjunktiva-Epithelien gekennzeichnet. Bei allergisch bedingten Prozessen ist mit vermehrtem Vorkommen von eosinophilen und basophilen Granulozyten zu rechnen. Insuffizienzen der Tränenproduktion lassen sich mit Hilfe des Schirmer-Tränentestes ermitteln. Außerdem ist die Fluoresceinprobe zur Feststellung von Defekten des Hornhautepithels angebracht.

Die *Therapie* ist sowohl kausal als auch symptomatisch zu gestalten. Chemosis läßt sich durch längerzeitiges und mehrmaliges Auflegen sehr kalter Kompressen mildern. Außerdem sind milde Adstringentien und Vasokonstriktoren (z. B. Oculosan®, Zincfrin®) und zur Beruhigung von Juckreiz antihistaminhaltige Zubereitungen (z. B. Prothanon-Augentropfen®) anwendbar. Muköse oder mukös-eitrige Exsudate werden mit Hilfe physiologischer Kochsalzlösung nach vorheriger Verflüssigung durch acetylcysteinhaltige Zubereitungen sorgfältig ausgeschwemmt. Der durch chronische Prozesse erzeugten Verhornung des Epithels wird begegnet, indem durch behutsames Touchieren der Bindehaut mit 1%iger AgNO$_3$-Lösung (Cave Hornhautkontakt!) und Ausfällen der ätzenden Substanz mittels Spülungen mit 1%iger Kochsalzlösung die Epithelien desquamiert werden und Regenerationsvorgänge Milieuaufbesserung erbringen.

Noch bevor Resistogramm-Ergebnisse vorliegen, wird die Therapie mit Breitbandantibiotika, wie Neomycin und Polymyxin B in Kombination oder Gentamicin, in hoher Applikationsfrequenz (4–6mal/täglich) über mindestens 5 Tage fortgesetzt.

Von großer Bedeutung ist die **Viruskonjunktivitis** im Zusammenhang mit dem Katzenschnupfenkomplex. Sie wird durch Herpes- und Caliciviren, seltener einmal durch Reo- oder Myxoviren erzeugt.

Klinisch steht zunächst die katarrhalische Exsudation mit Epiphora eines oder beider Augen im Vordergrund des Geschehens, sie ist mit Hyperämie und Chemosis gepaart. Die Konjunktivitis kann mit Symptomen einer Rhinitis oder Laryngitis vergesellschaftet sein (Abb. 7.7.).

Caliciviren provozieren typische Ulzerationen am Zungenrand und im Pharynx, in der Bindehaut allerdings erzeugen die Viren gewöhnlich mildere Erscheinungsformen der Entzündung. Dagegen führen Herpesvirusinfektionen zu Epithelläsionen der Binde- und Hornhaut, die schnell in Ulzerationen übergehen. Sekundärerreger führen ihrerseits zum Vertiefen der Gewebeeinschmelzungen. Infolge der Miterkrankung der Hornhaut gestaltet sich der Prozeß sehr schmerzhaft, Blepharospasmus ist zu verzeichnen. Im Gefolge einer sehr

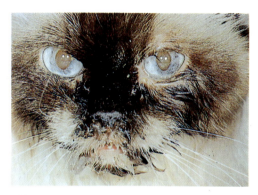

Abb. 7.7. Konjunktivitis, Rhinitis und Stomatitis einer an Katzenschnupfen erkrankten Katze.

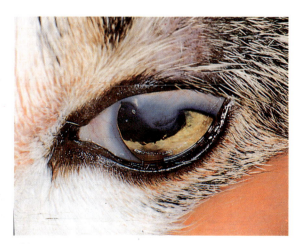

Abb. 7.8. Pseudopterygium mit pathologischer Pigmentierung des Randes und der nasalen Adhäsionszone.

fibrinreichen Exsudation und auf der Grundlage der epithelialen Defekte kommen umfangreiche Adhäsionen und Verwachsungen zwischen Hornhaut und Bindehaut (Pseudopterygium; Abb. 7.8.), aber auch zwischen den Flächen der palpebralen und bulbären Bindehautanteile (Symblepharon; Abb. 7.9.), des weiteren zwischen palpebraler Bindehaut und Nickhaut zustande (Abb. 7.10.). Hieraus erwachsen Verengung der Lidspalte (Ankyloblepharon), Einengung des Gesichtsfeldes und Einschränkung der Bulbusmotilität. Mitunter entstehen diese Verwachsungen schon in perinataler Lebensphase bei Welpen in latent infizierten Zuchtbeständen und geben zur Fehldeutung (angeborenes Symblepharon) Anlaß. Die Mehrzahl der mit Herpesviren infizierten Katzen bleibt lebenslang Ausscheider. Resistenzmindernde Faktoren können jederzeit zum Aufleben der konjunktivalen Symptomatik führen.

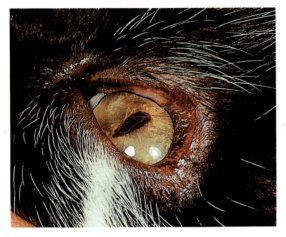

Abb. 7.9. Symblepharon in der temporalen Hälfte des Oberlides mit reaktiver Hornhautvaskularisation.

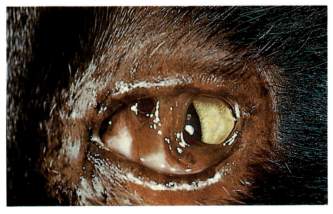

Abb. 7.10. Partielle Verwachsung der Bindehaut von Ober- und Unterlid unter Einbeziehung der Nickhaut.

Bei durch *Reoviren* induzierten Konjunktivitiden dominiert über lange Zeiträume die seröse Exsudation, die von Lichtscheue begleitet ist. Respiratorische Symptome können gänzlich fehlen.

Die ätiologische *Diagnose* fällt schwer, wenn Symptome der Erkrankung des Respirationsapparates ausbleiben oder die Klinik der Augenerkrankung sich lediglich auf Ausfluß beschränkt. Im akuten Stadium erbringt ein giemsa-gefärbter Ausstrich Hinweise auf eine Virusinfektion, wenn Riesenzellen, Neutrophile und Lymphozyten vorhanden sind.

Die ätiologische lokale virustatische *Therapie* gestaltet sich durch Aciclovir (Zoovirax®) bei täglich 6maliger Applikation sehr effektiv. Des weiteren wird Idoxuridin (Herpidu®) oder Trifluorothymidin (Triherpin®) 5mal täglich über 3 Wochen in Salbenform empfohlen. Bei Sekundärerregerbefall werden sie mit Breitbandantibiotika (in Herpidu® enthalten) kombiniert. Vasokonstriktion wird durch zinksulfathaltige Zubereitungen (Zincfrin®, Oculosan®) erzielt. Für die Linderung der Rötung und Schwellung von Bindehaut und Lidern sind eiswassergetränkte Kompressen anzuraten.

Im Falle einer purulenten Konjunktivitis läßt sich das eitrige Exsudat durch Acetylcystein-Augenzubereitungen verflüssigen und mit oxytetracyclinhaltigen Lösungen herausspülen. Es schließt sich eine mehrwöchige intensive örtliche Breitbandantibiose an.

Die chirurgische Therapie des Symblepharons ist infolge der erneuten Verklebungs- und Verwachsungstendenz der frischen Wundflächen, nachdem die Verwachsungen getrennt wurden, wenig befriedigend. Man kann dem begegnen, indem die von der Hornhaut gelöste Bindehaut nach innen umgelegt und an der Sklera oder von innen am Augenlid (Methode nach ARLT) mit feinem resorbierbaren Nahtmaterial fixiert wird. Eine weitere Möglichkeit besteht darin, den Fornix durch Transplantation bulbärer Konjunktiva (Methode nach TEALE-KNAPP) oder eines entsprechend großen Stückchens von Mundhöhlenschleimhaut herzustellen. Schließlich lassen sich postoperative Adhäsionen durch Unterlegen der Lider mit einer uhrglasähnlichen Haftschale („Symblepharon-Schale") verhindern.

An **chlamydienbedingter Konjunktivitis** können Katzen jeden Alters erkranken. Erreger ist *Chlamydia psittaci var. felis*. Infektionen gehen nur sehr selten mit einer interstitiellen Pneumonie einher, mitunter wird lediglich eine Rhinitis beobachtet. Die konjunktivalen *Symptome* treten in der Regel zunächst einseitig (Vorbericht!) auf, das zweite Auge hinkt nach Verlauf von 5–10 Tagen mit gleicher Symptomatik nach. Die Exsudation ist serös bis mukopurulent. Die zunächst stark ödematisierte Bindehaut erscheint im weiteren Verlauf verdickt, follikulär hyperplastisch und hyperämischer. Mitunter wird die Hornhaut in die Entzündung einbezogen (feline Keratokonjunktivitis) und zeigt Veränderungen in Gestalt oberflächlicher Vaskularisation, in schweren Fällen Ulzeration (Abb. 7.11.), als spätere Komplikation nekrotisierende Keratitis (Kornealsequester).

Nicht behandelte Katzen leiden nicht selten über Monate an den Krankheitserscheinungen. Katzenwelpen können über den Uterus des Muttertieres infiziert werden. In diesem Fall tritt eine *neonatale Ophthalmie* noch vor der physiologischen Lidöffnung auf.

Der Erreger kann auch beim Menschen follikuläre Konjunktivitis erzeugen. Hierüber und über hygienebewußtes Verhalten im Umgang mit dem Tier ist aufzuklären.

Die *Diagnose* kann aus dem klinischen Verlauf abgeleitet werden, sie sollte objektiviert werden durch die Konjunktivalzytologie. Bei Färbungen nach GIEMSA oder mit dem Diffquick erscheinen die epithelial intrazytoplasmatischen Einschlußkörper (Abb. 7.12.) basophil oder schwärzlich, allerdings zahlreicher nur in den ersten 2 Krankheitswochen; außerdem kommen Neutrophile, Lymphozyten und Riesenzellen vor.

Die *Therapie* der Wahl sind Oxytetracyclin-Ophthalmika, die mindestens 4mal täglich und

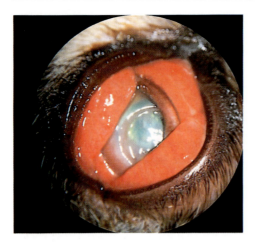

Abb. 7.11. Akute Konjunktivitis mit starker hyperämischer Chemosis, Hornhautulzeration, reaktive interstitielle Vaskularisation (Aufn.: KELLNER, Frauenfeld).

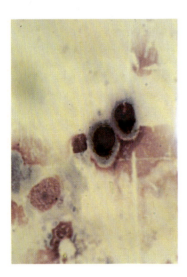

Abb. 7.12. Konjunktivalabstrich, gefärbt mit Diffquick, mit typischen Elementarkörperchen-Einschlüssen (Aufn.: KELLNER, Frauenfeld).

noch etwa 2 Wochen nach Abklingen der klinischen Erscheinungen appliziert werden sollten.

Dauerausscheider und die nur kurzzeitige örtliche Immunität lassen den Erreger in Katzenzuchten, Tierheimen und Kliniken zum Problemkeim werden. Bestandsspezifische Vakzinen vermögen die Infektion zurückzudrängen.

Die durch **Mykoplasmen** erzeugte **Konjunktivitis** bedarf vermutlich einer Induktion durch Streßfaktoren (z. B. Corticosteroidabusus). Für die Augensymptomatik scheint vor allem *Mycoplasma felis* von Bedeutung zu sein (s. auch Band 1, S. 249). Die *klinischen Symptome* erfassen mitunter zunächst nur ein Auge, das nachhinkende erkrankt wenige Tage später. Der anfangs seröse Augenausfluß wird später mukopurulent. Die Konjunktiva ist gewöhnlich blaß, nur zeitweise treten Schübe mit erhöhter Durchblutung und Ödematisierung auf. Dann nimmt die mukopurulente Exsudation zu, und Fibrinfetzen vermitteln den Eindruck membranähnlicher Beläge. Ganz selten erkrankt auch die Hornhaut entzündlich. Die Krankheitsdauer beträgt bei unbehandelten Tieren zwischen 10 und 40 Tagen.

Die *Diagnose* ist aus dem Krankheitsbild und dem Krankheitsverlauf zu ermitteln. Sie erhärtet sich anhand des zytologischen Bildes. Hier stellen sich nach Giemsa-Färbung basophile kokkoide oder kokkobazilläre Konglomerate auf oder in der Nähe der epithelialen Zellmembranen dar, die deutlich von den intrazytoplasmatischen Einschlüssen bei Chlamydien-Konjunktivitis unterschieden werden können. Polymorphkernige Entzündungszellen und Lymphozyten sind in großer Anzahl auffindbar.

Mitunter fungieren Mykoplasmen auch als Sekundärerreger und komplizieren das Krankheitsbild bei Anwesenheit von Viren des Katzenschnupfenkomplexes, auch im Zusammenhang mit Chlamydien, ferner Staphylokokken, Streptokokken und Bordetellen.

Therapie: Die klinischen Erscheinungen können nach intensiver lokaler Behandlung mit Oxytetracyclin, Chloramphenicol oder Gentamicin im Verlaufe von 5–7 Tagen zum Abklingen gebracht werden.

Bakterielle Konjunktivitis: Der Bindehautsack der Katze ist durch die eng anliegenden Lider relativ gut vor bakteriellem Besatz geschützt, dennoch ließen sich anhand eines repräsentativen Untersuchungsmaterials bei etwa 40% augengesunder Tiere *Staphylococcus aureus* und *Staphylococcus epidermidis* auffinden. Zur Entfaltung ihrer Pathogenität bedarf es dispositioneller Faktoren, die sich aus einer Vorschädigung des Gewebes im Falle von Läsionen (z. B. Biß- und Kratzverletzungen) oder Infektionen mit anderen Erregern (Viren, Chlamydien, Mykoplasmen) ergeben. Außerdem gelangen verschiedene Erreger aus der Augenumgebung aufgrund des ausgeprägten Putzdranges der Katze relativ leicht in den Bindehautsack. So wurden salmonellenbedingte Konjunktividen bei Salmonellenträgern beobachtet; *Bordetella bronchiseptica* kann auf dem Wege der Tröpfcheninfektion für die Bindehaut pathogen werden, und bekannt sind auch Beispiele, wonach *Pasteurella multocida*, als „Schaukelkeim" bei Resistenzminderung in infizierten Wunden wirksam, konjunktivale Entzündungen hervorruft. Problematisch kann sich auch bei der Katze *Pseudomonas aeruginosa* gestalten, ein Keim mit hoher Tenazität und ausgeprägter Antibiotikaresistenz.

Die *akute* bakterielle Konjunktivitis ist durch purulente Exsudation unter Einbeziehen des Lidrandes (Blepharitis marginalis) gekennzeichnet. Die Konjunktiva erscheint diffus gerötet, es entsteht mäßige Chemosis. Oft wird die Hornhaut in die Entzündung einbezogen. Der Zustand wird dann schmerzhaft, Blepharospasmus (Abb. 7.13.) und spastisches Entropium

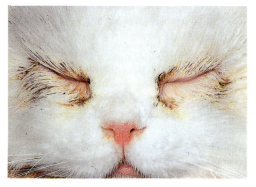

Abb. 7.13. Beidseitiger Blepharospasmus infolge akuter purulenter Konjunktivitis.

Eine *erworbene* Verkleinerung des Augapfels wird als **Phthisis bulbi** bezeichnet. Sie entsteht durch destruierende Prozesse im Gefolge traumatischer oder infektiöser Einwirkungen und ist durch nicht proportionierte Schrumpfung des Augapfels gekennzeichnet. Der Augapfel fällt in die Orbita zurück, es bildet sich ein Enophthalmus heraus. Katzen tolerieren erfahrungsgemäß diesen Zustand, sofern er aseptisch verläuft. Dagegen sollte bei infektiös-entzündlichen und damit schmerzhaften Prozessen der Augapfel exstirpiert werden (Exenteratio orbitae).

Die **Panophthalmitis** ist durch eitrige Entzündung aller inneren Augenstrukturen gekennzeichnet. Ursächlich kommen hierfür bei der Katze vornehmlich perforierende Hornhaut- oder Skleralwunden, mitunter auch tiefe, ulzerierende Keratitiden, seltener hämatogen metastasierende Erregeransiedlungen im Bulbus in Frage.

Die *Diagnose* kann aufgrund des klinischen Bildes (Uveitis, Exsudation in die Vorderkammer, Schmerzen, Fieber) gestellt werden.

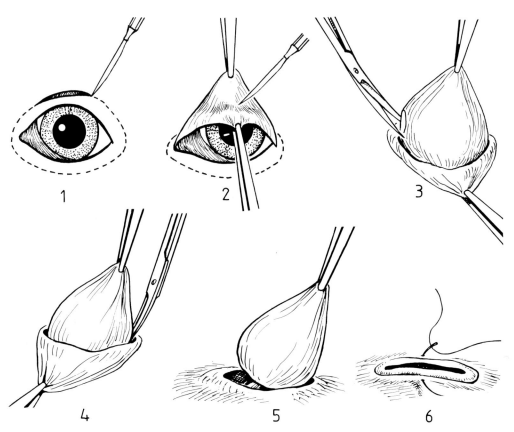

Abb. 7.20. Exstirpation des Augapfels. 1 = zirkulärer Schnitt um die Lidspalte; 2 = vom Schnitt ausgehendes präparierendes Trennen der Bindehaut von der äußeren Haut, bulbusnahes Vorgehen bis zum Rand der Orbita; 3 = Durchtrennen der äußeren Augenmuskeln; 4 = Durchtrennen der bulbären Faszien; 5 = Augapfel ist nunmehr nur noch mit dem Nerv und dem Gefäß verbunden; Ligatur und Durchtrennung derselben; 6 = die leere Augenhöhle wird mittels Knopfnähten verschlossen.

Therapeutisch kann zumindest im Anfangsstadium die Erregerausbreitung im Augenbulbus durch intraokuläre Applikation von Gentamicin, darüber hinaus durch intensive systemische Breitbandantibiose gestoppt werden. Ist die Infektion nicht zu beherrschen, sollte wegen der Gefahr des Übergreifens des infektiösen Prozesses auf die Orbita und Keimstreuung der Augapfel exstirpiert werden (Abb. 7.20.).

Die **Orbitalphlegmone** (Cellulitis) wird durch Fremdkörper (Nadeln, spitze Pflanzenbestandteile), die von der Mundhöhle her oder von der Konjunktiva ausgehen, durch infizierte Frakturen der Orbitalknochen, durch Entzündungen der Zähne der oberen Reihe oder durch infektiöse Prozesse der Stirnhöhle verursacht. Exophthalmus, Lidschwellung, Nickhautvorfall, periorbitale Entzündung, Schmerzen beim Öffnen der Lidspalte, Emphysem bei Infektion mit Gasbildnern sind hierfür *klinische Zeichen*.

Therapie der Wahl ist die systemische Breitspektrumantibiose. Im Falle der Abszedierung erfolgt, sofern sich der Eiter nicht über die Bindehaut spontan entleert, Eiterabfluß durch Drainage über die Mundhöhle. Der Eingriff muß in Narkose ausgeführt werden. Der Zugang zur Orbita gelingt gut mit einer Schere, die hinter dem letzten oberen Zahn angesetzt und in Richtung Orbita vorgeführt wird. Zur Vermeidung einer Eiteraspiration wird zuvor ein Endotrachealkatheter eingeführt. Wird eine alternierende Drainage notwendig, so geschieht dies vom laterodorsalen Rand der Orbita her, stumpf, mit geschlossenen Scherenschenkeln und großer Behutsamkeit. Über den Drainkanal wird der peribulbäre Raum mit antibiotischen Lösungen bis zum Abschluß der Reinigung gespült. Die Hornhaut ist durch Aufbringen antibiotischer Unguenta und durch Tränenersatzlösungen vor Austrocknung und Läsion zu schützen. Kontrolle des Allgemeinzustandes des Tieres, evtl. parenterale Ernährung.

Verletzungen: *Augapfelprellungen* entstehen bei Rangkämpfen, durch An- oder Aufprall. Hieraus resultieren Geweberupturen. Sind Gefäße der Iris oder des Ziliarkörpers betroffen, entsteht eine Vorderkammerblutung (Hyphaema; Abb. 7.21.), oder der Glaskörper blutet ein (Hämophthalmus). Eine traumatisch erzeugte Lähmung des Irissphinkters äußert sich durch Mydriasis (Iridoplegie). Geweberupturen im Bereich der Sklera bergen die Gefahr des Vorfalls von Glaskörper oder auch der Linse in sich. Sie werden oft nicht erkannt, da das Skleragewebe von der Bindehaut bedeckt oder von der Orbita umrahmt ist. Ein Tensionsverlust des Bulbus kann hierfür hinweisend sein.

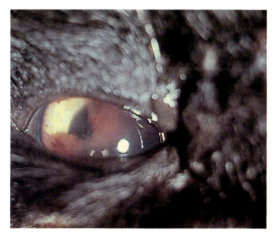

Abb. 7.21. Hyphaema nach Unfall.

Episklerale subkonjunktivale Blutungen (Hyposphagma) resultieren aus Rupturen von Gefäßen, die aus der Sklera oder der Bindehaut stammen. Sie geben Aufschluß über örtlich wirksam gewordene Gewalteinwirkungen (Schlag, Stoß, Schleudern, Strangulieren), allerdings auch solcher auf die Hals- oder Brustregion (Stauungsblutung der V. jugularis, die sich bis unter die Konjunktiva des Augapfels fortsetzt). Eine *Behandlung* der subkonjunktivalen Blutung ist nicht erforderlich. Mit ihrer Resorption ist nach Verlauf von 10–12 Tagen zu rechnen.

Retrobulbäre Extravasate führen zur orbitalen Raumeinengung. Breitet sich die Blutung neben dem Augenmuskelkegel aus, entsteht eine gegenseitige Deviation; gelangt sie dagegen in den Muskelkegel, strebt der Bulbus nach vorn und außen, es entsteht ein *Exophthalmus traumaticus*.

Therapeutisch ist bei der Deviation abzuwarten, 3–4 Tage nach der Blutung kann die Aspiration des Blutserums mittels vorsichtiger Punktion des retrobulbären Raumes versucht werden. Der Bulbus gleitet nach Resorption der Restflüssigkeit wieder in die Achse zurück. Therapie des traumatischen Exophthalmus s. dort.

Frakturen der Orbita resultieren aus stumpfen Schädeltraumen. Sind sie gedeckt und verändern nicht die Bulbuslage oder -stellung, kann man sie ohne *Therapie* belassen. Ist der Arcus zygomaticus eingedrückt und zugleich hierdurch ein Exophthalmus vorhanden, sollte dieser reponiert und wenn notwendig, seine Fixierung und damit die Knochenüberbrückung und -stabilisierung durch Plattenosteosynthese erzielt werden.

Offene Orbitalwunden bergen die Gefahr der Infektion und der Entstehung einer Orbitalphlegmone in sich. Neben Maßnahmen der Wundtoilette und der intensiven örtlichen konjunktivalen Antibiose ist die systemische Breitbandantibiose über mindestens 1 Woche angezeigt.

Ein **traumatischer Exophthalmus** (Luxatio bulbi, Exophthalmus traumaticus) wird bei der Katze insbesondere durch Rangkämpfe oder Kollision mit Verkehrsfahrzeugen hervorgerufen. Während bei Biß der Bulbus durch Zug an den Adnexen förmlich aus der Orbita herausgezogen wird, ergibt sich bei Anprall durch vorstehende Teile des Fahrzeuges (z. B. Stoßstange) eine auswärtsdrückende Kraftkomponente oder aber eine Impressionsfraktur des Os zygomaticum führt zur Auswärtsverlagerung des Augapfels.

Der vorvorlagerte Augapfel unterliegt unmittelbar einer Stauung der venösen Blutgefäße, die durch den enganliegenden Lidspalt, der wie ein strangulierender Ring wirkt, abgeschnürt werden. Die mit dem Bulbus vorgefallene Bindehaut ödematisiert und rötet sich. Die Hornhaut wird nicht mehr von den Lidern bedeckt, präkornealer Tränenfilm und Hornhautoberfläche trocknen ein. Ist der Augapfel weich, liegt der Verdacht einer zusätzlichen Verletzung der Bulbuswand vor. Ist die Pupille eng, kann die Innervation des Bulbus noch intakt sein.

Therapie: Die Erhaltung der Funktionsfähigkeit des Auges hängt vom Zeitraum der Rückverlagerung des Bulbus und vom Ausmaß der retrobulbären druck- oder zugbedingten Schädigung des Sehnerven ab. Schnelle Hilfe ist demzufolge wichtig. Die erste mögliche posttraumatische Maßnahme dient der Hornhaut. Schon der Besitzer sollte die Augapfeloberfläche mit indifferenten Augensalben oder -ölen vor Austrocknung und weiterer Läsion schützen. In der tierärztlichen Praxis legt man mit antibiotischer Augensalbe durchfettete Augenwatte auf den Augapfel, außerdem eiswassergetränkte Kompressen auf das Auge und die betreffende Kopfseite, um die weitere Ödematisierung einzudämmen. Das Tier wird narkotisiert. Unter Mitbenutzen der kühlenden Kompresse sollte man zunächst versuchen, den Augapfel unter erlaubtem, in dorsoorbitale Richtung ausgeübtem Druck, zu reponieren. Zuvor müssen allerdings die strangulierend wirkenden Lidränder mit geeigneten Klemmen oder Pinzetten erfaßt und auswärts gedreht werden (Abb. 7.22.). Erforderlichenfalls muß der laterale Kanthus chirurgisch erweitert werden. Um den Bulbus in der nunmehr durch Ödem und Blutung eingeengten Orbita zu halten, werden die Lider mit rückläufigen Nähten (Einstich von außen 5 mm vom Lidrand entfernt, Ausstich auf dem Lidrand, gegenüberliegendes Lid in umgekehrter Reihenfolge; Abb. 7.23.) und Unterlegen von Nahtrücken und Knoten durch Watte oder weichen PVC-Schlauch zeitweilig verschlossen. Gibt es das Bindehautgewebe her, kann man zuvor außerdem die Nickhaut über den Bulbus nähen. Auf diese Weise wird die Hornhaut besonders gut durch Schleimhaut geschützt.

Die Lidnaht ist für etwa 2 Wochen zu belassen. Während dieser Zeit ist vom nasalen Lidwinkel her regelmäßig 5mal täglich der Augapfel mit antibiotischen Zubereitungen zu versorgen. Es ist möglich, daß innere Augenveränderungen (Synechie, Hämorrhagie, Netzhautablösung) später Funktionsbeeinflussung des Auges erbringen, des weiteren kann sich im nachhinein ein Riß eines der extraokulären Muskeln (meistens des medialen geraden) mit Deviation des Augapfels herausstellen. Dann sollte im Falle erhaltener Funktionsfähigkeit des Auges der Muskel genäht werden. Der dennoch zunächst bemerkbare Strabismus

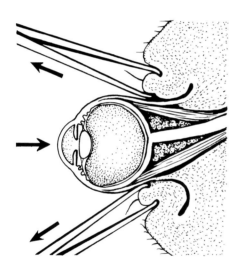

Abb. 7.22. Reposition des prolabierten Augapfels unter Erfassen und Auswärtsdrehen der Augenlider (Idee der zeichnerischen Darstellung: MARTIN: Modern Veterin. Pract. **63**, 449, 1982).

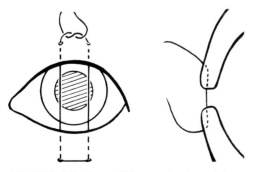

Abb. 7.23. Lidnaht zur Sicherung des Augapfels.

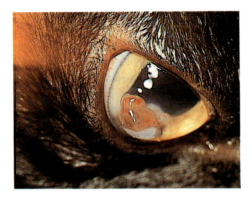

Abb. 7.27. Klaffende Hornhautwunde. Hervorquellen der Iris, die von blutuntermischtem Fibrin umhüllt ist.

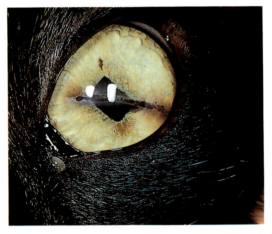

Abb. 7.28. Zustand nach perforierender Hornhaut-Schnittwunde. Pathologische Pigmentierung der Narbe infolge Einbeziehung der Iris und hierdurch verzerrter Pupille.

Therapie: Eine sorgfältige chirurgische Versorgung der Wunde ist erforderlich. Bei Wunden *ohne Substanzverlust* ist mit feinen Einzelnähten nicht resorbierbaren Materials (8/0) die Adaptation der Wundränder zu erzielen. Sind Iristeile vorgefallen, werden diese mit Hilfe eines spatelähnlichen Instruments zurückgelagert, gelingt dies nicht, oder ist die Iris verschmutzt, mit der Schere abgetragen oder mit dem Kauter abgebrannt. Starker Kammerwasserverlust kann durch Auffüllen mit Ringer-Lactat-Lösung ausgeglichen werden. Zugleich kontrolliert man hierdurch den exakten Sitz der Naht (Inkongruenzen „beuteln" sich auf).
Wunden *mit Substanzverlust* müssen abgedeckt werden. Hierfür eignet sich Bindehaut, die entweder durch Transposition oder mittels Transplatation über die Wunde gelegt und fixiert wird (Abb. 7.29. und 7.30.). Zusätzlich kann die Nickhaut zur Druckentlastung der Wunde und zum Schutz hochgenäht werden. Dem Substanzverlust legt sich von innen Fibrin an, gemeinsam mit der Bindehaut kommt es zum Wundverschluß, später zur Vernarbung. Die Bindehaut zieht sich im Verlauf der Heilung unter Zurücklassen des in die Vernarbung einbezogenen Teils zurück; wenn nicht, erfolgt die Trennung auf chirurgischem Wege. Intra-

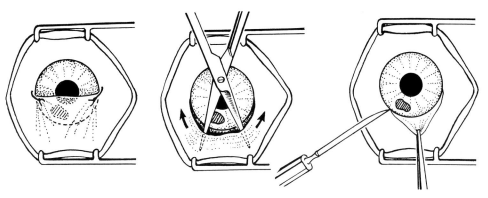

Abb. 7.29. Partielle Abdeckung der Hornhaut mittels mobilisierter und geraffter bulbärer Bindehaut.

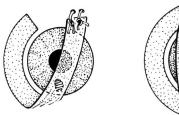 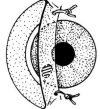

Abb. 7.30. Möglichkeiten der partiellen Bindehautdeckung der Hornhaut mittels Brückenlappen.

und postoperativ ist örtlich Breitbandantibiose (Neomycin und Polymyxin in Kombination oder Gentamicin) angezeigt. Zur Reduzierung einer Iritis wird zusätzlich örtlich Dexamethason (2mal täglich) eingesetzt. Systemische Breitbandantibiose durch Oxytetracyclin über 4 Tage.

Von besonderer Problematik sind perforierende Hornhautwunden, die *durch Schuß* oder *durch Pfählung* verursacht wurden. Die Hornhautwunde ist dann in ihrer Begrenzung unregelmäßig. Intraokuläre Schäden rufen u. a. Irisblutungen hervor, die das Erkennen des Ausmaßes der Destruierung des Augapfels erschweren. Im Falle einer Schußverletzung können Röntgen- oder Ultraschalluntersuchungen zur Ortung des Geschosses beitragen. Projektile, die in der Vorderkammer liegen, sollten entfernt werden. Dagegen sind solche, die im Glaskörper gelegen sind, zu belassen, da das chirurgische Trauma in keinem Verhältnis zum Ergebnis steht, zudem erfahrungsgemäß auch vom Auge toleriert werden. Bleiintoxikationen sind nur dann zu erwarten, wenn es sich um viele kleine Partikel (relativ große Oberfläche) handelt. In einem solchen Fall sollte der Augapfel exstirpiert werden.

Bei Schuß- oder Pfählungsverletzung ist nach Gegebenheit rekonstruktiv vorzugehen. Insbesondere Pfählung birgt große Gefahren der Erregerkontamination in sich, deshalb ist intensive örtliche und systemische Breitbandantibiose vonnöten, gegebenenfalls ist die sofortige Bulbusexstirpation der bessere Weg.

Entzündung der Hornhaut (Keratitis): Zellarmut, fehlende Vaskularisation, Bradytrophie sind entscheidende Faktoren für das Verhalten der Hornhaut auf Noxen. Im Unterschied zu anderen Organen ist sie diesen zunächst einmal, bis sie ihr eigenes Abwehrsystem aufgebaut hat, fast schutzlos ausgesetzt. Hieraus resultiert, daß bei *akut wirksam werdenden Noxen*

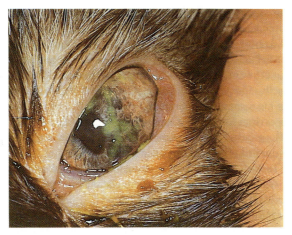

Abb. 7.33. Herpes-Keratitis. Fluoresceinpositive Bläschen.

zellkulturen, serologisch und/oder durch elektronenmikroskopische Identifikation des Virus aus Hornhautgewebe, das mittels Keratektomie gewonnen wurde.

Die *Behandlung* erfolgt durch Virustatika (Aciclovir, Idoxuridin, Adeninarabinosid, Trifluorthymidin), die allerdings nur das Virus erreichen, wenn es sich in der Teilungsphase befindet. Keinesfalls ist durch die genannten Wirkstoffe ein Positiveffekt auf die Regeneration oder Heilung zu erwarten. Somit sind lokale und systemische Maßnahmen zur Förderung der Hornhautregeneration einzuleiten. Hierzu gehört auch die konsequente örtliche Breitbandantibiose. Um eine mögliche Kollagenase-Aktivität herabzusetzen (der Verdacht besteht bei sich schnell ausbreitenden Geschwüren mit fehlender Randinfiltration), verabreicht man lokal Kollagenasehemmer, wie Acetylcystein oder Ca- oder Na-EDTA. Vitamin-A-haltige Ophthalmika regen die Trophik an; epitheltonisierend wirkt auch Iod, das in 5%iger Lösung auf die Geschwürsränder getupft wird. Des weiteren sollte zur Prophylaxe und Behandlung einer Iritis Atropin eingesetzt werden (2mal täglich 1 Tropfen, 1%ig). Im Falle tiefer Ulzeration ist eine Bindehautschürze oder das Heraufnähen der Nickhaut angebracht. Allerdings ist bei diesen Maßnahmen zu bedenken, daß das hierdurch auf der Hornhaut verbleibende proteolytische Exsudat weitere Gewebeeinschmelzungen begünstigen kann. Die gleichen Bedenken gelten für die Anwendung hydrophiler, weicher Kontaktschalen.

Um die allgemeine Abwehrlage zu erhöhen, sind gute Ernährungs- und Haltungsbedingungen zu gewährleisten und Vitaminsubstitutionen durchzuführen.

Die *Prognose* ist vom Ausmaß der Hornhautschädigung und vom Krankheitsverlauf abhängig. Von beträchtlicher Bedeutung für die Elimination des Virus ist die Immunantwort. Bei Tieren mit Immundepression, z.B. im Falle von Streß, feliner Leukämie oder infektiöser Peritonitis, sind die Aussichten auf Heilung schlecht.

Andere **erregerbedingte Keratitiden** mit Neigung zur kornealen Ulzeration werden durch Staphylokokken, *Pseudomonas*, durch Hefen und andere Pilze hervorgerufen. Die genannten Erreger befinden sich ubiquitär oder saprophytär im Bindehautsack oder gelangen durch Kontakt an das Auge. Bei unverletzter Hornhaut und physiologischem Milieu sind sie nicht krankmachend. Liegen jedoch resistenzmindernde Umstände (chronische Irritation, Beeinträchtigung des Allgemeinzustandes, Virusinfektionen) vor, können sie in der Hornhaut seßhaft und krankheitsauslösend werden. *Staphylococcus aureus* neigt zur Ausbreitung in der lädierten Hornhaut, er unterhält Entzündungsprozesse und begünstigt tiefe Ulzerationen. *Pseudomonas aeruginosa* ist wegen ihrer hohen Proteinaseaktivität, die insbesondere in dem kollagenasereichen Hornhautstroma wirksam werden kann, ein gefürchteter Erreger. Er erzeugt kriechende Geschwüre, die sich seitlich und in die Tiefe verbreiten und damit die Gefahr eines Hornhautdurchbruchs heraufbeschwören. *Hefen* und *Schimmelpilze* gelangen über Schmutz, Staub sowie durch Fremdkörper in den Bindehautsack, vermehren sich bei Antibiotika- und Corticosteroid-Abusus und haften insbesondere im resistenzgeminderten Augengewebe. *Candida albicans* ist Saprophyt auf der menschlichen Haut und unter den Fingernägeln. Digitale Manipulationen durch Therapie-Ausführende können zur Kontamination führen. *Candida* erzeugt auf der Hornhaut grauweiße Plaques, *Aspergillus* erscheint in Gestalt verzweigter Infiltrate mit heftiger vaskulärer Reaktion, und *Rhinosporidium* imponiert ein- oder beiderseitig durch multiple oberflächliche stromale Infiltrate mit dichtem Zentrum und fadenförmigen Ausläufern.

An die genannten Erreger ist zu denken, wenn Hornhautveränderungen Ausbreitungs- und Vertiefungstendenz bei gleichzeitiger Therapieresistenz aufweisen. Die *Diagnosefindung* erfolgt auf dem Wege des Erregernachweises über Pilzkultivierung oder / und mittels Spezialfärbung aus Abrasionsmaterial von Binde- und Hornhaut.

Therapie: Die bakterielle Keratitis muß zunächst kausal mit Breitbandantibiotika behandelt werden. Dies geschieht, bis die Erregerbestimmung und das Resistogramm vorliegen, am besten mit Neomycin und Polymyxin B mindestens alle 3 Stunden, bei *Pseudomonas*-Verdacht mit Gentamicin (stündlich bei palpebraler Applikation, evtl. zusätzlich 10–20 mg subkonjunktival), bei Therapieresistenz Tobramycin. Zusätzlich zu den Antibiotika sollten im Falle torpider und dann vermutlich Kollagenase-Ulzera Kollagenasehemmer, wie Acetylcystein 10% (Mucolyticum „Lappe"®), Penicillamin, Na- oder Ca-EDTA, stündlich angewandt werden. Gleichlaufend sind selbstverständlich alle entzündungsauslösenden oder -unterhaltenden äußeren Schädlichkeiten, wie Entropium, follikuläre Konjunktivitis, zu eliminieren. Bei verminderter Tränensekretion (wiederholter Schirmer-Test) ist zudem Tränenersatz essentiell. Der Begleitiritis ist durch täglich einmalige Applikation einer 1%igen Atropinsalbe zu begegnen.

In Abhängigkeit vom Erreger sind folgende örtlich anwendbare Antimykotika greifbar: Amphotericin B (wirksam gegen *Candida, Cephalosporum, Fusarium, Sporotrichum, Aspergillus, Trichophyton*) wird 1%ig in Salben oder Tropfen eingebracht, bei subkonjunktivaler Applikation beträgt die Dosis 125 mg.

Nystatin (wirksam gegen *Candida, Cryptococcus, Trichophyton*) kommt mit 0,1–0,5 Mega E/ ml in Lösung oder Salbe konjunktival in Anwendung. Für die subkonjunktivale Applikation sind 5000–50 000 E in 0,3–1,0 ml zu lösen. Pimaricin (Natamycin; wirksam gegen *Candida, Microsporum, Trichophyton*) wird 5%ig in Tropfen oder 1%ig in Salben konjunktival 4–6mal täglich verabreicht. Ferner werden bei mykotischen Keratitiden Clotrimazol 1%ig und Sulfadiazinsilber als 1%ige Salbe empfohlen.

Kontraindiziert sind bei allen bakteriellen und mykotischen Keratitiden die Corticosteroide. Sie schwächen die Abwehrkraft, reduzieren reaktive Prozesse und stärken die Kollagenase-Aktivität.

Zur Erhöhung der Reaktivität, zur Lichtabschirmung und damit Ruhigstellung, zum Erzielen eines schützenden „Bandageeffektes" bietet sich die *chirurgische* Hornhautbehandlung mittels Konjunktivaschürze (Transposition bulbärer Bindehaut auf die Hornhaut) oder das Hochnähen der Nickhaut an. Man sollte sie 8–10 Tage belassen.

Die **oberflächliche proliferative Keratitis** kommt häufiger einseitig vor. Viel seltener und später kann auch das zweite Auge erkranken.

Das *klinische Erscheinungsbild* ist von flächigen, dichten, granulationsähnlichen Infiltraten geprägt, die oberflächlich glänzend als unebene Erhabenheiten größere Areale der Hornhaut einnehmen. Eine intensive gemischte Vaskularisation erzeugt rötliches Aussehen der betroffenen Bereiche (Abb. 7.34.). Sie sind von einer weißen ödematisierten Randzone begrenzt und weisen von Fall zu Fall weiße, schwer von der Unterlage entfernbare pastöse Belagfetzen auf; es besteht geringe mukoide Konjunktivalexsudation. Der Zustand scheint schmerzfrei zu sein, die Lidspalte ist normal geöffnet. Im Krankheitsverlauf bewegt sich der entzündliche Prozeß zunächst mehr vom unteren Hornhautrand her und erfaßt im weiteren Verlauf die Hornhaut in ihrer gesamten Zirkumferenz.

Ursächlich ist an Erreger (Viren des Katzenschnupfenkomplexes, Bakterien, Pilze) zu denken. Histologische Untersuchungen an Gewebeproben, die mittels Keratektomie gewonnen wurden, lassen vornehmlich jugendliche Bindegewebselemente, Histiozyten, Plasmazellen, Epitheloide, Riesenzellen und Eosinophile erkennen. Fälle, die in Abklatschpräparaten oder bioptisch ein mit vornehmlich Eosinophilen angereichertes junges Bindegewebe erkennen lassen, werden speziell als **eosinophile Keratitis** eingestuft und als okuläre Form des eosinophilen Granulom-Komplexes angesehen. Bluteosinophilie kann, muß aber nicht vorhanden sein.

Therapie: Sie hat im Falle erregerbedingter Entzündung die Causa zu berücksichtigen. Sie beinhaltet gezielte Antibiose, gegebenenfalls oberflächliche Keratektomie. Der Einsatz von Corticosteroiden ist im Falle von Hefen und anderen Pilzen kontraindiziert. Im Falle proliferativer eosinophiler Prozesse werden Dexamethason-Zubereitungen, 0,1%ig, 3–5 täglich, angewandt. Die Behandlung wird ergänzt durch systemische Verabreichung von Methylprednisolon (Dosis: 2 mg/kg KM täglich über 3–4–6 Tage, dann absteigend alle 2 Tage bis zum Abklingen der Entzündung). Des weiteren wird die systemische Behandlung mit Megestrolacetat (Ovaban®, Nia-15-mg-Tabletten®, Dosis: 5 mg/Tier/Tag über eine Woche, dann 2,5 mg/Tier/Tag über eine weitere Woche, dann 5 mg/Tier einmal pro Woche als Dauertherapie) angeraten, andererseits von einigen Autoren wegen der Nebenwirkungen (bei der Katze Endometritis, Diabetes mellitus, adrenokortikale Suppression, Gewichtszunahme) abgelehnt.

Die *Prognose* der eosinophilen Entzündung ist günstig, mit Rezidiven, die zur Wiederholung der Therapie zwingen, ist zu rechnen.

Eine Zwitterstellung zwischen Hornhautdegeneration und Entzündung nimmt hinsichtlich der Ätiopathogenese die **korneale Sequestration** (Syn. korneale Mumifikation, korneale

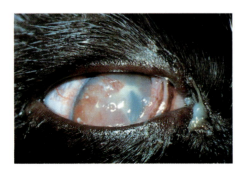

Abb. 7.34. Oberflächliche proliferative Keratitis mit intensiver gemischter Vaskularisation und weißen, ödematisierten Randbereichen. Bei 8 h und 10 h umschriebene, pastöse Beläge.

Nekrose, Cornea nigrum, herdförmige Hornhautnekrose) ein. *Leitsymptom* der Erkrankung ist die Ausbildung einer zentral oder parazentral gelegenen schwarzen, amorphen, oberflächlichen Hornhautplaque. Ob die Krankheit vom Epithel her in die Stromalagen eindringt oder im Stroma beginnt, scheint umstritten. Sie wurde bislang vornehmlich bei Persern und Siamesen, Burmesen, Himalayen, mitunter aber auch bei der Europäischen kurzhaarigen Katze gesehen. Nicht selten kann sie erst in fortgeschrittenem Zustand diagnostiziert werden. Dann bestehen Lichtscheue, Bulbusretraktion, Nickhautvorfall als Zeichen von Schmerzen. Sie fehlen bei frühzeitiger Vorstellung des Tieres.

Eigene klinische langjährige Erfahrung, die an einem sehr umfangreichen Tiermaterial gesammelt werden konnte, berechtigen zu folgender *Verlaufsbeschreibung*: Der Keratopathie gehen – soweit schon vor ihrem Erscheinen von aufmerksamen Besitzern beobachtet – Irritationen der Hornhaut durch mechanische Einflüsse, durch infektiöse, allergische oder idiopathische Bindehauterkrankungen voran, oder es besteht herabgesetzte Tränenproduktion. Häufiger ist ein serös-muköser Augenausfluß vorhanden, dem feine braune Körnchen beigemischt sein können, die sich zwischen zwei Fingerkuppen nicht verreiben lassen. An den Lidrändern und im nasalen Kanthus sind eingetrocknete schwärzliche Exsudatreste auffindbar, die ebenfalls braune Körnchen enthalten können.

Irgendwann und plötzlich erscheinen in einer noch lädierten oder auch oberflächlich wieder intakten Hornhaut bräunliche Verfärbungen, die punktförmig, wolkig oder punktförmig mit wolkigen Randzonen (Abb. 7.35.) in zentralen oder parazentralen Bereichen der Hornhaut gelegen sind. Derartige Veränderungen können mehr oder weniger lange Zeit völlig reaktionslos bestehen. Es ist aber auch möglich, daß das über der Verfärbung liegende Epithel bald brüchig wird und verlorengeht. Die Oberfläche ist dann in diesem Bereich stumpf. Sehr

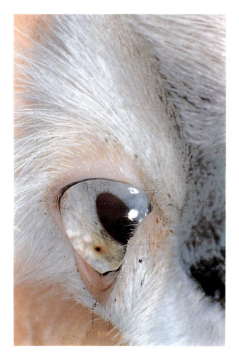

Abb. 7.35. Stecknadelkopfgroße braune Verfärbung der Hornhaut inmitten bräunlicher Peripherie.

schnell entsteht ein Geschwür, das von einem graugelblichen Wall begrenzt, mit einer braunschwarz gefärbten trockenen Masse ausgefüllt ist und dem vom nächstgelegenen Limbusanteil Blutgefäße in unterschiedlicher Anzahl zustreben (Abb. 7.36.). In diesem Zustand kann der Prozeß eine Zeitlang verharren. Es ist aber auch möglich, daß sich, begünstigt durch die Vaskularisation und Entstehung eines entzündlichen Gewebes am Geschwürsrand, die Plaque spontan ablöst, mitunter bis auf Reste, die dem Geschwürsrand anzuhaften scheinen und dann Ausgangspunkt für Rezidive sein können (Abb. 7.37.). Nicht selten erfaßt die Krankheit zu gleicher Zeit oder auch zeitlich aufeinanderfolgend beide Augen.

Histologisch konnte nachgewiesen werden, daß junge, noch unter scheinbar intaktem Epithel liegende Sequester normale, aber auch degenerierte Fibroblasten, desorganisierte Stromafi-

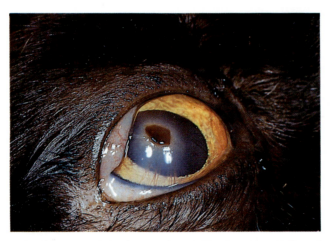

Abb. 7.36. Parazentral gelegene schwarze Hornhautsequestration mit aufgeworfenem Rand.

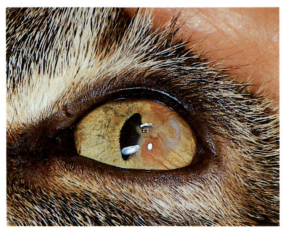

Abb. 7.37. Aufflammen neuerlicher, mehr zentral gelegener Nekrotisierung nach Abheilen der mehr temporal gelegenen früheren Sequestration (grauer ovaler Bereich).

brillen, amorphen Zelldetritus und interlamelläre Entzündungszellen aufweisen. Ältere Sequester dagegen sind ohne Fibroblasten und Entzündungszellen. Nur in der Peripherie sind Lymphozyten, Plasmazellen, Neutrophile und Riesenzellen auffindbar. Die schwarze amorphe Masse ist histologisch nicht definierbar. Vermutet wird, daß es sich um eine Koagulationsnekrose des stromalen Gewebes handelt.

Differentialdiagnostisch ist an auf- oder eingelagerte Fremdkörper zu denken. Die Anfärbung mit Fluorescein gelingt bestenfalls in den Randbereichen, die amorphe und indifferente Plaque bietet hierfür keine Haftfläche, wohl aber für Bengal-Rosa.

Die *Prognose* ist vom therapeutischen Vorgehen abhängig. Konservative Behandlungsmethoden erfordern eine lange Zeit, zudem kann der Prozeß rezidivieren. Chirurgische Maßnahmen gestalten sich effektiver, auch hier besteht Rezidivgefahr, sofern Reste der Nekrose belassen werden müssen.

Die *konservative Therapie* beinhaltet
– örtliche Breitspektrumantibiose;
– Initiieren oder Forcieren der Vaskularisation und der zelligen Infiltration, um das Fortschreiten der Nekrose zu stoppen und zugleich das Abstoßen der Plaque zu unterstützen, z. B. durch Anwendung 20%iger Zuckersalbe, 4%iger Ethylmorphinsalbe;
– Aufbau eines Ersatzgewebes nach Entleerung und Reinigung des Geschwürs, z. B. durch Vitamin-A-haltige Zubereitungen.

Die *chirurgische* Therapie beinhaltet:
– oberflächliche Keratektomie. Sorgfältiges Umschneiden des Nekrosebereiches mittels Hockeymessers oder Skalpells, Abtrennen des nekrotischen vom darunterliegenden durchsichtigen Gewebe. Hat das nekrotische Gewebe bereits die Descemetia erreicht, bestände bei restloser Entfernung Perforationsgefahr. In diesem Fall beläßt man tiefere Teile des nekrotischen Gewebes. Es wird abgestoßen oder, wenn nicht zu großflächig, mit Epithel im Zuge der Reinigung und Heilung des Geschwürs überzogen und dann anläßlich einer zweiten Sitzung entfernt. Postoperativ Antibiose, Atropin, Vitamin-A-haltige Zubereitungen. Bei großflächigen oder tiefen Nekrosen Bindehautschürze oder Hochnähen der Nickhaut.
– Perforierende partielle Keratoplastik mit direkter Nahtsicherung des Transplantats. Der Eingriff ist indiziert, wenn das Geschwür sehr großflächig ist und der Geschwürsboden durch die Descemetsche Membran dargestellt wird. Im Vergleich zur Keratektomie gestaltet sich die Behandlungszeit der Keratopathie bei Hornhautaustausch bei weitem kurzzeitiger. Die Rezidivneigung ist gering, wenn alle nekrotisierenden Bereiche exakt entfernt und durch gesundes Spendergewebe ersetzt werden konnten (Abb. 7.38.).

Postoperativ über 4 Tage Antibiose, dann örtlich Cyclosporin A, später Corticosteroide zur Vermeidung immunologischer Reaktionen und zur Aufhellung möglicher Trübungen.

7.6. Krankheiten der Gefäßhaut

Die Gefäßhaut des Auges (Uvea) setzt sich aus den Teilen Regenbogenhaut (Iris), Ziliarkörper (Corpus ciliare) und der Aderhaut (Chorioidea) zusammen.

Die *Untersuchung* der *Iris* erfolgt im auffallenden Licht. Beurteilt werden die Irisfarbe, das Irisrelief und die Pupille, wobei letzterer hinsichtlich ihrer Weite, Form und ihrer Reaktion auf Lichteinfall (direkt und konsensuell) besondere Bedeutung bei der Erkennung innerer Augenerkrankungen beizumessen ist.

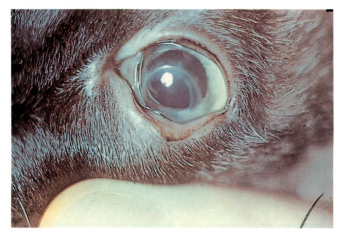

Abb. 7.38. Zustand einer Hornhaut, die vor 6 Wochen einer partiellen perforierenden Keratoplastik von 8 mm Durchmesser unterzogen wurde (Indikation: nekrotisierende Keratitis).

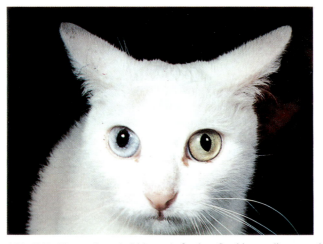

Abb. 7.39. Heterochromia iridum. Außerdem Strabismus divergens (Aufn.: ZAJER, Budapest).

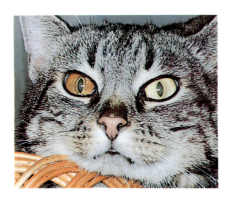

Abb. 7.40. Heterochromia iridum.

Die *vordere Augenkammer* (Raum zwischen Hornhaut und Iris) wird im durchfallenden und auffallenden Licht betrachtet. Hier sind Inhalt, Tiefe und Kammerwinkel, letzterer zusätzlich mit Hilfe einer Gonioskopielinse, zu beurteilen. Nicht zu betrachten ist der *Ziliarkörper*, er liegt im Lichtschatten der Iris. Dagegen sind große Anteile der *Chorioidea* mit Hilfe durchfallenden Lichtes auf direktem Wege (vergrößertes, aufrecht stehendes Bild) oder indirektem Wege (virtuelles, umgekehrtes Bild) optisch zu erfassen (Funduskopie).

Unter den angeborenen Anomalien der Gefäßhaut ist der **Pigmentmangel** von großer Bedeutung. Unabhängig von der Ätiopathogenese: Fehlt das iriseigene Pigment, erscheint das Auge je nach Dichte des nichtpigmentierten Stromas hellblau bis weiß = *Glas- oder Fischäugigkeit* (Leucosis iridis totalis). Sind in einer Iris partiell pigmentierte Bereiche neben pigmentfreien vorhanden, erscheint das Auge gefleckt = *Birkauge* (Leucosis iridis partialis). Sind die beiden Irides unterschiedlich gefärbt, bezeichnet man dies als *Heterochromia iridum* (Abb. 7.39. und 7.40.). Fehlt sowohl das stromale als auch das retinale Pigment in der Iris, erscheint das Auge rot = *Albinoauge*. Alle genannten Spielarten kommen sporadisch bei den Rassen und Varietäten vor. Sie sollten aufmerken lassen, da sich hinter Pigmentmangel des Auges Mißbildungssyndrome (s. Band 1, Kap. 3) verbergen. Ein solches **Mißbildungssyndrom** ist die Kombination des dominanten weißen Haarkleides *(Leuzismus)*, nicht vorhandener Augenpigmentierung und bei Homozygotie ein- oder beiderseitiger Taubheit infolge fehlender Differenzierung von Melanozyten und neuralen Strukturen aus den embryonalen Neuralwülsten. Sie wurde bei Katzen bereits 1829 beobachtet, sehr viel später nach WAARDENBURG benannt, der den Defekt erstmalig 1951 beim Menschen beschrieb. Die fehlende Augenpigmentierung betrifft neben der Iris auch die Chorioidea und präsentiert sich hier in Abwesenheit des Tapetums als pigmentloser Fundus (Abb. 7.41.).

Eine andere Defektkombination ist der *okulokutane Albinismus* oder das *Chediak-Higashi-Syndrom*, das außer bei der Katze und beim Menschen bei Rindern, Mäusen und Walen vorkommen kann. Pigmentlosigkeit der Haut, der Iris, der Chorioidea, ferner Nystagmus, Katarakt, Störungen der Blutgerinnung und Resistenzschwäche sind die Symptome, hierbei jedoch nicht Taubheit. Doch zu beachten ist: Die genannten Defektkombinationen (Leuzismus, okulokutaner Albinismus) müssen von Albinismus abgegrenzt werden, denn nicht bei jedem blauäugigen Weißling unter den Katzen muß mit pathologischen Abweichungen gerechnet werden.

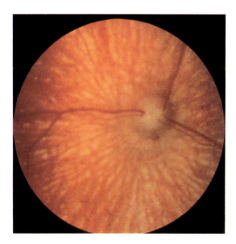

Abb. 7.41. Fundus einer Katze mit fehlender chorioretinaler Pigmentierung (Aufn.: WALDE, Wien).

Albinismus wird als angeborener und autosomal rezessiv vererbbarer, vollständiger oder teilweiser Pigmentmangel der Haut, des Haarkleides oder der Augen definiert. Beim Albinismus sind Melanozyten vorhanden, doch sie bleiben pigmentfrei infolge Fehlens oder einer Funktionsstörung des Enzyms Tyrosinase. Das typische Zeichen des echten Albinismus ist das „rote Albinoauge" (pink eye albinism), das durch Durchschimmern der Blutgefäße des Augenhintergrundes bei dünner farbloser Iris zustande kommt und in reiner Form z. B. beim Kaninchen auffällt. Bei der Katze ist das Irisgewebe so dicht, daß die Blutgefäße zwar bei direkter Beleuchtung durchschimmern, nicht aber bei indirekter. Als halbdurchlässiges Medium, ähnlich dem wolkenlosen Himmel, erscheint die pigmentlose Iris albinotischer Katzen blauweiß (Tyndall-Effekt), und erst mit Hilfe der Funduskopie ist die fehlende Retinapigmentierung erkennbar. Als Beispiel eines Albinos unter den Katzen kann die in den USA gezüchtete Siamesin dienen. Sie ist ein unvollständiger Albino (gefärbtes Haarkleid, aber sehr hellblaue Iris und pigmentloser Fundus; roter Pupillenreflex).

Die *differentialdiagnostische* Abgrenzung Leuzismus – Albinismus kann demzufolge klinisch nur durch sorgfältige Ermittlung möglicher Defekte stattfinden. Doch mit diesen ist erst nach Verlauf der ersten Lebenswochen zu rechnen, da die Iris Zeit für die endgültige Färbung benötigt und die Taubheit bei Leuzismus erst mit Einsetzen degenerativer Sekundärveränderungen am Innenohr (auf der Grundlage primärer Defekte im 8. Hirnnerven) nach Verlauf der ersten Lebenswochen in Erscheinung tritt. Mit Taubheit ist bei etwa 20% blauäugiger Weißlinge, insbesondere langhaariger Rassen, zu rechnen.

Die exakte *Diagnose* ist nur anhand biochemischer und histochemischer Untersuchungen (fehlende Melanozyten) zu stellen.

Für angeborene **Spaltbildungen (Kolobome)** wurde bei der Katze Erblichkeit mit autosomal dominantem Erbgang nachgewiesen. Den Spaltbildungen liegen Störungen im Schluß der fetalen Augenspalte und/oder neuroektermale Defekte bei der Ausbildung des Pigmentepithels zugrunde. Demzufolge sind Kombinationen von Lid-, Uvea- und N.-opticus-Kolobomen möglich.

Typische *Iriskolobome* sind vorzugsweise im unteren Sagittalbereich ventronasaler Quadranten, und zwar bei der Katze mehr pupillennah lokalisiert. Eine Behinderung der Pupillenfunktion ist, da der M. sphincter pupillae in seiner Kontinuität erhalten bleibt, nicht vorhanden. Das Kolobom ist von erworbenen Zusammenhangstrennungen der Iris, z. B. infolge Trauma, zu unterscheiden. Derartige Spaltbildungen, auch als *Pseudokolobom* bezeichnet, lassen Funktionsstörungen der Pupillenbewegung erkennen, zudem sind derartige Spaltbildungen von unregelmäßiger Form, nicht typischer Lokalisation und/oder von Zeichen abgelaufener Entzündung (Synechie) begleitet.

Kolobome des Ziliarkörpers bleiben unerkannt.

Kolobome der Chorioidea präsentieren sich ophthalmoskopisch als umschriebene gefäßreduzierte Bereiche, die infolge der durchschimmernden Sklera heller erscheinen. Ein N.-opticus-Kolobom kann den Diskus in voller Ausdehnung oder auch nur Randbereiche desselben erfassen, und ophthalmoskopisch treten Farbveränderungen und Unschärfen infolge der Vertiefungen auf. Eine visuelle Leistungsdepression ist bei den betreffenden Tieren klinisch nicht erkennbar.

Kolobome größeren Ausmaßes bergen die Gefahr einer Netzhautabhebung in sich.

Überreste embryonaler Gefäßmembranen zeigen sich vielgestalt. In ihrer Färbung entsprechen sie bei der Katze nicht selten der Färbung der Iris. Als fädige Gebilde können sie mit beiden Enden fest an der Iriskrause (Fortsetzung des postnatal rückgebildeten Circulus arteriosus iridis minor) mit der Iris verbunden sein und Teile derselben straff oder schlingenartig überspannen (Abb. 7.42.). Streben sie nach vorn der Hornhaut zu und verwachsen sie an deren Hinterfläche (Membrana pupillaris adhaerens persistens), so entstehen hierdurch pigmentierte Trübungen vorzugsweise im Polbereich der Hornhaut. Rückverlagerungen derselben und Adhäsionen mit der Linse rufen strahlen- oder punktförmige vordere Kapsel-katarakte hervor (s. Abb. 7.42.). Ausgedehnte Pupillenmembranen lassen andere intraoku-läre Anomalien vermuten.

Die persistierende Pupillarmembran muß von Erscheinungen abgelaufener intraokulärer Entzündungen *differentialdiagnostisch* abgegrenzt werden. Für die angeborene Anomalie spricht, wenn die Verwachsung im Hornhautpol vorliegt und die Fäden vom Gefäßkranz der Iris ausgehen. Eine *Behandlung* wird nicht durchgeführt. Es kann vorkommen, daß feinere Fäden, insbesondere bei jungen Individuen, einer spontanen Rückbildung unterliegen.

Nicht so selten werden bei der Katze **Iriszysten** beobachtet. Sind sie angeboren, so stammen sie aus dem pigmentierten Neuroepithel, das in der Phase der Anlage des Augenbläschens versprengt wurde. Von angeborenen Zysten sind erworbene zu unterscheiden. Letztere können *Retentionszysten* im Gefolge traumatischer Einwirkungen oder inflammatorischer Prozesse, parasitären Ursprungs oder Folge langzeitiger Miotikatherapie sein. Sie liegen an der Irisvorderfläche, angeborene dagegen zwischen beiden Pigmentblättern der Iris und vorzugsweise nahe des Pupillarrandes, sie sind kugelig und von dunklerer Farbe. Insofern sind sie schwer von *Melanomen*, die in der Iris der Katze häufiger vorkommen, zu unterscheiden.

Therapie: Zysten, die sehr groß sind und die Pupillenbewegung behindern, sollten durch Iridektomie entfernt werden. Auch die Aspiration des Zysteninhalts bringt befriedigende Ergebnisse.

Unter den erworbenen Erkrankungen der Gefäßhaut rangiert die **Entzündung (Uveitis)** an erster Stelle. Sie resultiert aus traumatischen, toxischen oder infektiösen Noxen, die direkt (primäre Uveitis), fortgeleitet (sekundäre Uveitis) oder aus systemisch ablaufenden Prozessen (symptomatische Uveitis) wirksam werden.

Abgesehen von direkten traumatischen Insulten, fällt es schwer, die *ätiologische Diagnose* zu stellen, da die Uvea eine ausgeprägte immunologische Sensibilität besitzt, die bei den vielfältigen Möglichkeiten des mitunter wiederholten Freiwerdens unterschiedlicher Anti-gene neuerliche Entzündungsschübe mit Prostaglandinausschüttung hervorbringt. Prosta-glandine lockern die Blut-Kammerwasser-Schranke, wodurch dem Einströmen von Protei-

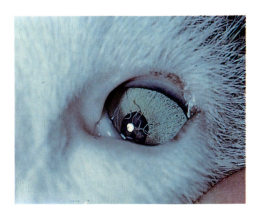

Abb. 7.42. Membrana pupillaris persistens. Spangenartige Überbrückung von Irisarealen und Pupille. Netzförmige Auflagerungen auf der Vorderfläche der Linse.

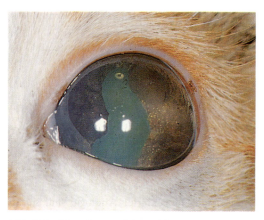

Abb. 7.50. Irismelanom. Ödematisierung und Farbveränderung der noch sichtbaren Iris, weite Pupille, Ödematisierung der Hornhaut im nasalen Anteil.

Ein *Irismelanom* erkennt man, sofern es pigmentiert ist, im frühen Stadium durch die noch zunächst unveränderte Hornhaut als braune Erhabenheit gut. Ist das Melanom nicht pigmentiert, liegt die Vermutung einer Beteiligung des Auges am Leukosekomplex nahe. Es kommt auch vor, daß eine lediglich partielle Verdickung der Iris mit in diesem Bereich hervortretenden blutstrotzenden Gefäßen auffällt. In Abhängigkeit von Größe und Ausdehnung der neoplastischen Veränderungen wird die Pupillenreaktion behindert oder gar aufgehoben. Verbleibende Irisanteile können Ödematisierung aufweisen, ebenso neoplasiebenachbarte Hornhautbereiche (Abb. 7.50.). Tensionsminderung kann auf toxische Schädigung der Ziliarkörperepithelien hinweisen. Tensionserhöhung entsteht im Gefolge neoplastischer Verlegung größerer Kammerwinkelanteile.

Im *Ziliarkörper* und in der *Chorioidea* lokalisierte Neubildungen werden in der Regel erst dann festgestellt, wenn durch den raumfordernden Prozeß destruierende oder funktionsbeeinflussende Folgen (Blutungen, Netzhautablösung, Linsenluxation, Glaukom) in den Vordergrund des klinischen Geschehens treten.

Differentialdiagnostisch ist an benigne Tumoren, Iriszysten, granulomatöse oder nichtgranulomatöse Entzündungen zu denken. Zunahme der Ausdehnung des intraokulären Tumors bei wiederholter Untersuchung ist ein wichtiges Zeichen für den bösartigen Charakter der Neubildung. Für die Untersuchung ist die Pupille weitzustellen. Insbesondere kann die Gonioskopie aufschlußreich sein.

Die *Therapie* der Wahl ist die baldmögliche Exenteratio orbitae.

Das *Lymphosarkom* ist nicht selten beidäugig vorhanden. Ausgangsgewebe für das Sarkom ist gewöhnlich die Iris. Erste intraokuläre *Symptome* sind in Gestalt fleckiger, pigmentierter Iriserhabenheiten mit Tendenz der Konfluenz erkennbar. Allmählich wird die Iris dicker, die Pupille unbeweglich und formverzerrt. Kammerwassertrübungen durch Fibrin, Entzündungsprodukte und/oder Blut und die Entstehung eines Sekundärglaukoms erschweren die Diagnose, zumal dann, wenn der Krankheitsprozeß über weite Strecken seines Verlaufs nicht zur Beobachtung kam.

In jedem Fall sollte ein Leukosetest angesetzt werden. Bei noch gutem Allgemeinzustand des Tieres kann, insbesondere im Anfangsstadium der okulären Erscheinungen, durch topische

Corticosteroidtherapie in Kombination mit Mydriatika die Sehfähigkeit des Auges für eine bestimmte Zeit erhalten bleiben. Die *Prognose* ist allerdings fraglich.

Ganz selten ist mit Sekundärtumoren, die sich aus einer Retikulosis oder einem Plasmazellmyelom entwickeln, oder durch Ausbreitung neoplastischer Gewebe vom Sehnerv oder von der Orbita her entstehen, zu rechnen. Des weiteren sind okuläre Metastasen neoplastischer Prozesse des Uterus, der Lungen und der Mammaleiste beobachtet worden. Über die Herkunft der Gewebe gibt exakt erst die Histopathologie Aufschluß.

7.7. Krankheiten der Augenlinse

Die Linse (Lens) ist das einzige durchsichtige Medium des Auges, das sich auf die Brechung von Lichtstrahlen aktiv mit Hilfe des Ziliarkörpermuskels (bei der Katze weniger stark als beim Hund entwickelt) und ihres Aufhängeapparates (Zonula Zinnii) einzustellen vermag. Sie ist aus einer Kapsel und dem Linsenparenchym aufgebaut. Als eiweißreichster Organteil im Organismus überhaupt unterliegt sie während des ganzen Lebens Wachstumsvorgängen. Dennoch nimmt sie an Größe (⅛ des Bulbusvolumens) nicht wesentlich zu, da den appositionellen Zubildungsprozessen in der Randzone (Cortex) Schrumpfungsprozesse in der Kernzone (Nucleus) gegenüberstehen. Die Linse ist gefäß- und nervenfrei. Ihre Ernährung wird durch Diffusion aus dem Kammerwasser gewährleistet.

Bei der *Untersuchung* interessieren ihre Existenz, ihre Lage und ihre Durchsichtigkeit. Die Durchsichtigkeit wird im auffallenden und im durchfallenden Licht geprüft. Hierzu ist die Pupille weitzustellen (0,5%iges Tropicamid, Wirkungseintritt nach 20–30 min, Wirkungsdauer 6–8 Stunden). Günstig erweist sich für die Betrachtung der Linse die seitliche Be- und Durchleuchtung mittels gebündelten oder spaltförmigen Lichtes. Trübungen leuchten in Abhängigkeit von ihrer Dichte hell auf und präsentieren sich bei von vorn geführtem durchfallendem Licht gegen den hell aufleuchtenden Fundusreflex (Retroillumination) deutlich in ihrer Form und Ausdehnung. Zur genauen Betrachtung der Linse eignet sich das Ophthalmoskop, das bei einer Dioptrieneinstellung von + 10 bis + 12 und einer Entfernung vom Patientenauge von 30 cm verwendet wird. Für die exakte Erfassung und Lokalisation von Linsentrübungen ist die Spaltlampenbiomikroskopie essentiell.

Die Existenz der Linse überhaupt, aber auch die annähernde Ermittlung des Sitzes von Trübungen kann gut und praktikabel mit Hilfe der Purkinje-Sansonschen Reflexbildchen – auch als Parallaxenmethode bekannt – ermittelt werden. Beurteilt werden die Spiegelbilder einer 5–10 cm vor das Auge gehaltenen Lichtquelle: vorderes und konturenklares Spiegelbild = Hornhaut; zweites, konturenverschwommenes, kleineres und mitlaufendes aufrechtes Spiegelbild = Linsenvorderfläche; tieferes, licht- und konturenschwächeres, umgekehrtes und gegenläufiges Spiegelbild = hintere Linsenfläche.

Linsentrübung, Cataracta: Jede optische Inhomogenität der Linse gilt als Trübung. Trübungen, die in der Linse liegen (Kapsel, Rinde, Kern) sind *echte* Trübungen. Sie werden von solchen unterschieden, die der Linse aufliegen *(Cataracta spuria)*. Letztere werden durch Auflagerungen von Resten der Hyaloidarterie, von Iristeilen, von Exsudaten usw. erzeugt. Echte Linsentrübungen äußern sich in ihrem Frühstadium durch Vakuolen, radspeichen-, keil- oder rosettenähnliche Verdichtungslinien oder durch Flecke.

Linsentrübungen treten bei der Katze seltener als beim Hund auf. Der Besitzer stellt das Tier wegen dieser Veränderungen mitunter erst dann vor, wenn das Tier schlecht sieht. Liegt die

Trübung im Axialbereich, ist die Beobachtung wahrscheinlich, daß das Tier im hellen Tageslicht schlechter als im Dämmerungslicht sehen kann (bei physiologisch halbweiter Pupille ist der Lichtstrahlendurchtritt peripher der Trübung noch gewährleistet).

Der Prozeß der *Kataraktreifung* verläuft über verschiedene Stadien. Das immature oder noch nicht reife Stadium kann durch Volumenzunahme der Linse (Cataracta tumescens) gekennzeichnet sein. Im Stadium des reifen Stars (Cataracta matura) werden die Trübungen dichter, erscheinen weiß-blaugrau oder nehmen an Umfang zu bis hin zur totalen Eintrübung der Linse. Im überreifen Stadium (Cataracta hypermatura) setzen Schrumpfungsprozesse in der Linse ein, die zur Fältelung und Brüchigkeit ihrer Kapsel führen. Der Austritt von Linseneiweißen in das Kammerwasser forciert das Entstehen einer *Phakoanaphylaxie*.

Angeborene diffuse Linsentrübungen behindern den Lichteintritt ins Auge beträchtlich. Da Licht auf die Bahnung des kortikalen Sehprozesses formativ einwirkt, können hieraus bleibende neuroophthalmologische Störungen resultieren. Im übrigen können derartige Linsentrübungen auch mit anderen Malformationen im Augapfel, wie z. B. Mikrophthalmus, gekoppelt sein (Abb. 7.51.).

Partielle angeborene Linsentrübungen treten mitunter in der Axialregion des Nukleus auf. Da sie nicht progressiv sind, haben sie weniger dramatische Auswirkungen auf den Visus, zumal sie im Verlaufe des Wachstums der Linse relativ gesehen an Größe verlieren. Auch die angeborene Linsentrübung in Kombination mit einer persistierenden Pupillarmembran ist nicht progressiv. Sie betrifft den axialen Bereich der hinteren Kapsel.

Kortikale Trübungen beider Linsen, die in den ersten Lebensjahren auftreten, lassen den Verdacht einer juvenilen Katarakt zu, wofür bislang im Gegensatz zum Hund Erblichkeit nicht nachgewiesen werden konnte. Fatalerweise sind diese Trübungsprozesse progressiv und führen schließlich zur lentikulären Erblindung. Die Linsenkapsel der reifen Katarakte dieser Form neigen zur Brüchigkeit. Aufgrund ihres hohen Anteils wasserlöslicher Eiweiße in der Linse kommt es zur Durchmischung des Linseninhalts mit Kammerwasser und langsamer Spontanresorption des kataraktogenen Materials (Phakolyse), aber damit auch zum Austritt von Linseneiweißen und Entstehen einer eiweißinduzierten chronischen Uveitis (Phakoanaphylaxie).

Die *klinische Symptomatik* verläuft nicht selten sehr diskret, einziges Symptom kann eine dunklere Färbung der Iris sein. Die Linsentrübung ihrerseits kann über längere Zeiträume rückläufige Tendenz aufweisen. Im Wissen um diese Entwicklung ist die *Therapie* der Wahl

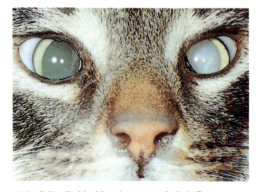

Abb. 7.51. Beidseitige (asymmetrische) Cataracta congenita mit Strabismus convergens.

die baldmögliche Entscheidung zur Linsenextraktion. Die Linse wird in toto entbunden (intrakapsuläre Extraktion), oder man beläßt die Hinterkapsel (extrakapsuläre Extraktion). Bei sehr jungen Tieren (mit noch hohem wasserlöslichem Eiweißanteil in der Linse ist es möglich, die vordere Kapsel zu inzidieren und den Linseninhalt zu aspirieren. Der Gefahr einer entstehenden Phakoanaphylaxie begegnet man durch örtliche Glucocorticosteroidzufuhr. Sind bereits bei Erstvorstellung Zeichen einer Uveitis phacolytica vorhanden, wird dieser zunächst medikamentös mit kontrollierter lokaler Glucocorticoid- und Atropinbehandlung begegnet. Nach Abklingen der entzündlichen Erscheinungen ist die Linsenextraktion vorzunehmen, sofern noch keine größeren intraokulären Entzündungsfolgen, wie Synechien, vorliegen.

Unter den *erworbenen Katarakten* sind bei der Katze die traumatischen Ursprungs *(Cataracta traumatica)* zu nennen. Die Linsentrübungen entstehen infolge Kontusion des Augapfels oder der orbitalen Kopfregion *(Kontusionsstar)* oder durch direkte Verletzungen (Schuß, Riß, Stich), die durch die Hornhaut hindurch bis an oder in die Linse gelangen *(Perforationsstar)*. Sowohl bei perforierenden als auch bei gedeckten Verletzungen sind Kapselrisse für die lentikulären Veränderungen und Trübungen zuständig (Abb. 7.52.). *Phakoanaphylaxie* ist eine zusätzliche und für das Auge gefährliche Komplikation; sie ereignet sich schnell bei Perforation und tritt bei Kontusion möglicherweise erst nach Monaten in Erscheinung.

Die *Therapie* beinhaltet bei Perforation neben rekonstruktiven Maßnahmen am Augapfel auch die Extraktion der Linse. Im Falle einer Kontusion ist sorgfältig auf Zeichen einer chronischen phakolytischen Uveitis zu achten, gegebenenfalls zu therapieren (lokal Glucocorticoide, Atropin).

Einzige *Kataraktform metabolischer Herkunft* ist bei der Katze die diabetische (Cataracta diabetica). Sie präsentiert sich durch vakuoläre Cortexveränderungen, zunächst und vorzugsweise in der Äquatorialregion. Die systemische Insulinsubstitution dämmt die Tendenz weiterer Eintrübung ein.

Die *senile Katarakt* ist bei mehr als 10 Jahre alten Katzen, und dann auch sehr selten, zu beobachten. Hiervon ist differentialdiagnostisch die *nukleäre Linsensklerose* abzugrenzen. Letztere bringt keine visuellen Behinderungen, man erkennt eine klare Randzone, und der Funduseinblick ist durch den sklerotischen Kern voll gewährleistet.

Linsentrübungen sind auch nicht selten im Zusammenhang mit intraokulären Entzündungen

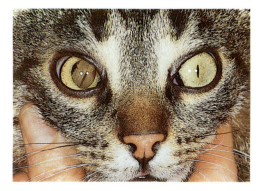

Abb. 7.52. Kontusionsstar nach Bulbustrauma mit Hornhautperforation. Anisocorie infolge hinterer Synechie nach reaktiver Iritis.

(*Cataracta symptomatica*) zu beobachten. Hierfür müssen bei der Katze (abgesehen von Verletzungen) meistens systemische Ursachen, z. B. Infektionen (FIP, Leukose, Mykosen, Toxoplasmose) in Betracht gezogen werden, zumal beide Augen, wenn auch nicht immer zeitlich synchron, betroffen sind.

Die zunächst kortikale Lokalisation der Trübungen stellt eine Reaktion auf gestörte Diffusionsvorgänge dar, die durch Auf- oder Anlagerungen von Exsudaten und durch Verklebungen mit der Iris entstehen. Im weiteren Verlauf wird auch der Kernbereich von der Trübung erfaßt.

Die *Therapie* ist auf das Grundleiden auszurichten. Zur Resorptionsförderung und Bekämpfung der Synechien wird örtlich Atropin (1–4%ig) eingesetzt. Die Prognose für eine Linsenextraktion ist aufgrund weiterer intraokulärer Veränderungen infaust.

Lageveränderungen der Linse (Linsenluxationen) resultieren aus dem Zerreißen der Fasern des Linsenaufhängeapparates. Die Linse gleitet entweder in die Vorderkammer (Luxatio lentis anterior), sie liegt am Boden der hinteren Kammer oder im Glaskörper (Luxatio lentis posterior), oder sie wird durch die Pupille eingeklemmt. Eine *Linsenlockerung* (Subluxatio) tritt ein, wenn ein Teil der Fasern der Zonula Zinnii rupturiert oder die Zonulafasern durch Überlänge (z. B. im Falle einer zu klein angelegten Linse) zu wenig straff gespannt sind.

Ursächlich sind es bei der Katze vor allem intraokulär ablaufende entzündliche Prozesse im Zusammenhang mit Infektionskrankheiten (FIP, Leukose) oder im Gefolge perforierender Augapfelverletzungen, die durch toxische Noxen oder durch mechanische Kräfte (Exsudate, Blut, Fibrinfäden, intraokuläre Druckerhöhung) Brüchigkeit der Zonula Zinnii hervorrufen.

Klinisch stehen die Symptome der Primärerkrankung, also Uveitis, im Vordergrund. Die *nach vorn* verlagerte Linse liegt zwischen Hornhaut und Iris, meistens mehr in der unteren Hälfte der Augenkammer. Bei Betrachtung von vorn ist sie in ihrer oberen äquatorialen Begrenzung gut zu erkennen. Bei mäßig weiter und runder Pupille leuchtet der linsenfreie (aphake) Teil der Pupille grünlich auf. Die der verlagerten Linse anliegenden Irisstrukturen treten durch die Vergrößerungswirkung der Linse deutlich hervor. Bei seitlicher Betrachtung ist die vertiefte Vorderkammer erkennbar. An der Linsen-Hornhaut-Kontaktfläche tritt umschriebene, kreisrunde Hornhauttrübung infolge Ödematisierung auf. Der intraokuläre Druck kann erhöht sein. Im chronischen Zustand ist die Linse getrübt (Abb. 7.53.). Die *nach*

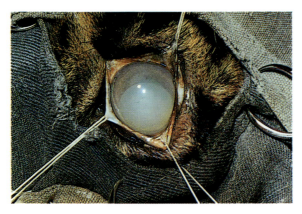

Abb. 7.53. In die Vorderkammer luxierte, getrübte Linse bei einem Puma. Trübung der Vorderkammer infolge Iritis fibrinosa.

hinten verlagerte Linse ist gewöhnlich in ihrer oberen äquatorialen Begrenzung gegen den Augenhintergrund und hinter der Pupille gut erkennbar. Die Pupille ist mäßig weit, mitunter ist ihr Rand unregelmäßig, oder er flattert bei Augenbewegung (Iridodonesis). Hin und wieder kann man am Pupillenrand aufgeknäuelte Zonulafäden als wolkige, glasige und bei Bulbusbewegung bewegliche Gebilde erkennen. Ist die Linse tief *in den Glaskörper* gesunken, präsentiert sich die Pupille linsenfrei. Es ist ein verkleinertes Fundusbild bei durchfallendem Licht mit bloßem Auge erkennbar. Die Purkinje-Sansonschen Bildchen fehlen.

Bei *Linsenlockerung* kann vorübergehender „Pupillenblock" zur intraokulären Druckerhöhung mit Schmerzsymptomen und Stauung der skleralen Gefäße führen. Mitunter ist bei schneller Bulbusbewegung Iris- oder Linsenschlottern zu bemerken. Glasige, aufgeknäuelte Zonulafäden sind temporär am Pupillenrand erkennbar.

Therapie: Die primär in die Vorderkammer luxierte und die subluxierte Linse sollte so bald wie möglich chirurgisch entfernt werden. Gut eignet sich hierfür die Kryoextraktion. Vorgefallene Glaskörperteile müssen, um einem Pupillenblock zu begegnen, mit entfernt werden. Die Entfernung der nach hinten luxierten Linse kann sich schwierig gestalten und zusätzliche Gefahren für das Auge erbringen (Glaskörpervorfall, Retinaablösung). Die Linse sollte demzufolge belassen werden. Mit einem spastischen Miotikum läßt sich die Pupille enghalten. Dadurch verbleibt die Linse am Ort ihrer Verlagerung.

Ist die Linsenluxation bereits mit Sekundärglaukom kombiniert, sind vor dem chirurgischen Eingriff drucksenkende Maßnahmen (z. B. Osmotherapie) einzuleiten. Luxierte die Linse im Gefolge eines chronischen Glaukoms, bleibt deren Entfernung für das Auge ohne Effekt, da ohnehin mittlerweile tensionsbedingte irreversible Augenveränderungen bestehen. Katzen tolerieren das chronische Glaukom.

7.8. Krankheiten des Augenfundus

Der Fundus oculi ist jener hintere Teil des Auges, der durch die Pupille hindurch der ophthalmoskopischen Betrachtung zugänglich ist. Im wesentlichen wird er durch einen nicht-tapetalen Teil (unteres Drittel und Peripherie in der Zirkumferenz), durch den tapetalen Anteil und durch die Sehnervenvpapille dargestellt.

Der Fundus der Katze (Abb. 7.54.) hat folgendes *Erscheinungsbild*:

Das Tapetum variiert in seiner Farbe von Gelb bis Grün mit türkisfarbenen bis bläulichen Nuancierungen in der Übergangszone zum nicht-tapetalen Teil. Sein granuläres Aussehen wird durch rotbraune Pünktchen erzeugt, welche Durchtrittsstellen feiner Aderhautkapillaren sind. Die im Tapetum liegende Area centralis ist etwa 1,5 bis 2 Diskusdurchmesser oberhalb und 3–4 Diskusdurchmesser temporal der Papille zu erwarten. Sie deutet sich durch etwas kräftigere oder mehr grünliche Färbung inmitten des mehr gelben Tapetums an. Der tapetumfreie Teil des Fundus erscheint mittel- bis dunkelbraun. Er erstreckt sich in seiner Begrenzung zum tapetalen Anteil von nasal oben (ca. 40°) nach temporal unten (ca. 25°). Die Übergangszone ist unregelmäßig gestaltet.

Der Sehnervenkopf (Diskus, Papille) ist regelmäßig im tapetalen Anteil auffindbar. Er ist fast kreisrund von bläulich-graurosa Farbe und oftmals von einem kräftigen pigmentierten Chorioidalring begrenzt.

Die retinalen Blutgefäße entspringen aus den hinteren kurzen Ziliargefäßen. Sie erscheinen unmittelbar am Rande der Papille und verteilen sich von hier aus in Gestalt eines auf dem

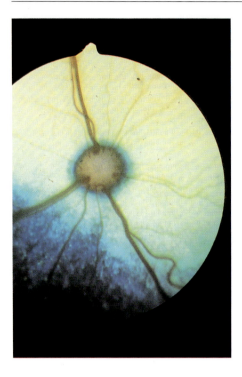

Abb. 7.54. Fundus einer Katze (Aufn.: WALDE, Wien).

Kopfe stehenden Ypsilon über den Fundus. In der Regel bleibt die Papille der Katze in ihrer zentralen Region frei von Gefäßen.

Die *Untersuchung* des Fundus erfolgt im abgedunkelten Raum und in Mydriasis auf dem Wege der direkten Ophthalmoskopie (aufrecht stehendes, vergrößertes Bild) und der indirekten Ophthalmoskopie (auf dem Kopf stehendes und seitenverkehrtes, nur wenig vergrößertes Bild). Beurteilt werden die Färbung des Tapetums, das Erscheinungsbild des tapetumfreien Fundus, Farbe und Form der Papille und die Architektur der retinalen Blutgefäße.

Unter den *angeborenen Fundusveränderungen* haben **Kolobome** aufgrund der Häufigkeit ihres Auftretens, weniger hinsichtlich der klinischen Symptomatik, eine gewisse Bedeutung. Als erbliches Leiden mit dominantem Erbgang sind Kolobome des Sehnerven, nicht selten in Gemeinschaft mit solchen der Chorioidea (s. dort), manchmal auch der Iris und der Lider bekannt. Am Fundus treten sie gewöhnlich beidäugig auf und betreffen Rand- oder Zentralbereiche der Papille. Sie verursachen keinerlei offensichtliche Störungen, es sei denn, es liegen weitere Anomalien, wie Aplasie oder Hypoplasie der Chorioidea oder auch Netzhautablösungen, vor.

Eine **Hypo- oder Aplasie** (Fehlen oder mangelhafte Ausbildung) **des Sehnerven** ist äußerst selten zu konstatieren. Dieser Zustand tritt klinisch durch Blindheit in Erscheinung. Ophthalmoskopisch läßt sich im Falle der Aplasie keine oder bei Hypoplasie eine sehr kleine und blasse Sehnervenscheibe erkennen.

Angeborene **retinale Dysplasie** beruht auf Desorganisation der äußeren retinalen Lagen mit Rosettenbildung. Tritt sie in Gemeinschaft mit Kleinhirnhypoplasie auf, besteht der Verdacht einer intrauterinen Parvovirusinfektion. Ophthalmoskopisch sind depigmentierte

Areale in den peripheren Bereichen des tapetalen und nicht-tapetalen Fundus erkennbar. Die visuelle Leistungsfähigkeit scheint unbeeinträchtigt zu sein.

Ähnliche retinale Affektionen konnten bei Katzenfeten auch nach experimenteller intraokulärer oder systemischer Infektion mit dem felinen Leukämievirus erzeugt werden. Sie wurden als Spontaninfektion allerdings nie beobachtet.

Die **feline progressive Retinaatrophie** (feline PRA) tritt in folgenden Varianten auf:
- Eine im sehr frühen Lebensalter bemerkbare visuelle Störung wurde bei Persern, des weiteren in drei Generationen von Katzenmischlingen und bei Abessiniern (in England) beobachtet. Bei letzteren konnte für die Krankheit ein autosomal dominanter Erbgang ermittelt werden.
  Die *klinischen Symptome* äußerten sich bei den wenige Wochen alten Kätzchen in sich verschlechterndem Sehvermögen, trägem Pupillenreflex, Nystagmus. Ophthalmoskopisch waren frühzeitig Hyperreflexion des Tapetums, Kaliberverdünnung der retinalen Gefäße und progrediente Papillenatrophie erkennbar. Im Elektroretinogramm fielen schon sehr frühzeitig die Retinaaktivitäten aus. Histologisch konnte primäre Photorezeptoren-Dysplasie nachgewiesen werden.
- Hereditäre (späte) Photorezeptorendegeneration bei der Abessinischen Katze (Skandinavien) mit autosomal rezessivem Erbgang. Bei den betroffenen Tieren wurden erste *Symptome* visueller Störung in Gestalt unsicheren Benehmens der Tiere in der Dämmerung und zunehmende Nachtblindheit im Alter von 6–12–18 Monaten bemerkbar. Ophthalmoskopisch waren zunächst nur diskrete, ins Grau gehende Farbveränderungen im Tapetum in der Zirkumferenz der Papille und im Bereich der Area centralis erkennbar, die sich im Verlaufe eines längeren Zeitraumes (1 Jahr) weiter in die Peripherie des Tapetums verbreiteten. Der nicht-tapetale Anteil des Fundus zeigte zunächst keinerlei Veränderungen. Doch im weiteren Verlauf veränderte sich der gesamte Fundus farblich, das Tapetum wurde hyperreflektiv, und das Kaliber der retinalen Gefäße nahm ab. Im Alter von 2–3 Jahren erblindeten die Tiere total. Den Veränderungen liegen histologisch im Anfangsstadium strukturelle Umbauprozesse der äußeren und Verkürzung der inneren Segmente der Photorezeptoren zugrunde. Es werden Pigmentzellproliferationen gefunden, die sich bis in die inneren nukleären Schichten erstrecken. Im weiteren Verlauf werden alle retinalen Schichten von den destruierenden Vorgängen erfaßt.
  Die *Diagnose* wird durch den Krankheitsverlauf und regelmäßige ophthalmoskopische Kontrolle gesichert. Sie kann durch die Elektroretinografie anhand progressiv reduzierter Amplituden der a- und b-Welle objektiviert werden, wobei die Stäbchen funktionell früher als die Zapfen Depression zeigen. Werden die Tiere erst im fortgeschrittenen Zustand erstmalig vorgestellt, gestaltet sich die ätiologische Diagnose schwierig. *Differentialdiagnostisch* ist dann an degenerative Netzhautveränderungen im Gefolge entzündlicher oder nutritiver Mangelzustände zu denken.
- Progressive Retinadegenerationen mit ähnlichem Verlauf wurden auch bei Katzen anderer Rassen beobachtet. Häufiger scheint die Siamesin betroffen zu sein, bei ihr wurden erste Symptome der Retinopathie allerdings immer erst im mittleren Alter (6 Jahre) beobachtet. Im Frühstadium schienen die Tiere entfernte und bewegliche Objekte besser zu erkennen als nahegelegene, ruhende. Das Dämmerungssehen blieb allerdings recht lange intakt. Vermutlich werden deshalb auch die Tiere erst relativ spät der Untersuchung zugeführt. Ein Nachweis der Erblichkeit konnte nicht erbracht werden, es handelte sich jedoch um verwandte Tiere. Eine ähnliche Symptomatik wiesen auch 6jährige Abessinische Katzen

auf. Die Retinadegenerationen begannen zentral und setzen sich progressiv in die Peripherie hinein fort. Zunächst war der Pupillenreflex noch vorhanden, obwohl tapetale Hyperreflexion vorlag. Im weiteren Verlauf waren Kaliberveränderungen der retinalen Gefäße und diffuser Pigmentverlust der Tapeta bemerkbar.

Unter den *erworbenen* Netzhauterkrankungen spielen **Blutungen** eine Rolle. Abgesehen von kontusionsbedingten Per-rhexin-Blutungen sind Per-diapedesin-Blutungen bei Katzen als Symptom von Koagulopathien nicht selten. Zu nennen sind hier insbesondere die durch Hämobartonellen induzierte hämolytische Anämie, ferner die autoimmunhämolytische Anämie im Zusammenhang mit dem Leukosekomplex sowie die Retikuloendotheliosis und PVI mit Thrombozytopenie. Ausdehnung und Ort der Blutung geben Auskunft über ihre Herkunft: Subretinale, aus der Choriokapillaris kommende Blutextravasate erscheinen dunkelrot und flächig, intraretinale Blutungen dagegen sind flecken- oder punktförmig, präretinale flächig, hellrot. Die retinalen Gefäße können aufgrund der Anämie farblich matter wirken.

Die ophthalmoskopischen Befunde werden durch Untersuchung der Gerinnungszeit, der Thrombozytenzahl und des Hämatokrit-Wertes ergänzt.

Die *Therapie* ist gleichwohl auf das Grundleiden auszurichten als auch symptomatisch zu gestalten. Gerinnungsfördernde und gefäßabdichtende Maßnahmen stoppen weitere Blutungen. Eine Begünstigung der Resorption kann erst eingeleitet werden, wenn Sicherheit besteht, daß die Koagulopathie überwunden ist. Resorptionsfördernd wirken örtliche Atropintherapie, örtliche Wärme, subkonjunktivale NaCl-Lösung (0,9%ig) und systemische Glucocorticoid-Verabreichung. Das Tier ist lichtabgeschirmt und bewegungsarm zu halten.

Die **Netzhautablösung** (Ablatio retinae) erfolgt zwischen dem Pigmentepithel der Netzhaut (enge Verbindung mit Chorioidea) und der Photorezeptorenschicht in mehr oder weniger großer Ausdehnung. Die hierdurch eintretende Unterbrechung der neurosensorischen Retina bedingt bald folgenden irreversiblen Funktionsausfall der äußeren Netzhautsegmente und deren Degeneration. Nur sehr kleine, punktuelle Ablösungen oder solche, die durch intraretinale Flüssigkeitsaustritte entstanden, bieten Chancen der Spontanheilung nach reaktivem „Verlöten".

Ursächlich wird die Netzhaut abgedrängt oder abgezogen. *Abdrängung* erfolgt durch subretinale Blutungen, chorioiditische Exsudation oder neoplastische Zubildungen. Die exsudativ entstandene Ablösung kommt bei der Katze im Zusammenhang mit der Leukose oder FIP, systemischer Mykose oder bei Hypertension infolge Nephritis oder Thyreose vor. *Retraktion* tritt bei plötzlicher Tensionsminderung, z. B. im Gefolge des Verlustes von Kammerwasser bei Bulbusperforation, bei Schrumpfung des Glaskörpers und bindegewebiger Organisation intraokulärer Entzündungsprodukte ein.

Die *Diagnose* ergibt sich unter der Voraussetzung durchsichtiger Augenmedien aus der Ophthalmoskopie. Die mobilisierten Netzhautareale erscheinen farblich homogen und graurosa infolge des Verlustes der tapetalen Details. Die der vorgefallenen Retina aufliegenden Blutgefäße erscheinen stark geschlängelt und dunkler als normal. Blasige Vorwölbungen sind grau und verdecken zu einem hohen Anteil die Papille. Bei Bulbusbewegungen undulieren sie. Exakte Kenntnisse über die Ausdehnung der Ablösung, aber auch die differentialdiagnostische Abgrenzung von Neubildungen vermittelt die Echografie. Diagnostische Erhebungen (Serologie, Hämogramm, Blutdruck) sind im Hinblick auf das Erkennen der Grundkrankheit sehr wichtig.

Die *Therapie* hat Einschränkung weiterer Exsudation und Begünstigung der Resorption zum Ziel. Hierfür eignet sich die systemische Glucocorticoidzufuhr, beginnend mit 2 mg/kg KM/

Tag (sofern die Grundkrankheit dies nicht verbietet), ferner sind Diuretika indiziert. Kann innerhalb von zwei Wochen keine Besserung erzielt werden, ist die *Prognose* infaust und die symptomatische Therapie abzubrechen. Es bestehen auch Möglichkeiten der chirurgischen Behandlung durch diasklerale Diathermie, Laser- oder Kältekoagulation, hintere Sklerotomie, Applikation bandähnlicher Zügel mittels Faszien- oder Alloplastikmaterials. Der Erfolg solcher Maßnahmen ist prognostisch fraglich.

Die **Netzhautentzündung** (Retinitis) nimmt unter den erworbenen Erkrankungen breiten Raum ein. Selten ist allerdings die Netzhaut allein betroffen, vielmehr bestehen aufgrund der engen nutritiven Beziehungen zur Aderhaut Entzündungsprozesse, in die beide Teile des Augenfundus einbezogen sind *(Chorioretinitis)*.

Ursächlich sind es bei der Katze vorrangig Infektionen, außerdem – oder auch im Zusammenhang mit diesen – Krankheiten des Blutgefäßsystems, wie Thrombozytopenie, hämolytische Anämie. Erreger der Leukose, der Felinen Infektiösen Peritonitis, von Mykosen oder der Tuberkulose alterieren primär die Chorioidea, Erreger der Toxoplasmose dagegen zuerst die Retina.

Klinische Zeichen der *akuten* Retinitis werden fatalerweise oft übersehen, insbesondere, wenn die Symptomatik der systemischen Erkrankung vordergründig abläuft. So bleibt die funktionelle Depression des Visus, und zwar beidseitig, oft zunächst unbemerkt, auch die verzögerte Pupillenreaktion und die halbweite, bewegungsträge Pupille.

Ophthalmoskopisch sind in diesem Stadium Zeichen der Ödematisierung in Gestalt farblicher Veränderung und Unschärfe der granulären Struktur mehr oder weniger großer tapetaler Fundusareale erkennbar. Die Sehnervenpapille ist in ihrer Begrenzung unscharf, sie ist farblich ins Graurosa bis Dunkelrot im Falle von Hämorrhagien verändert. Dann sind auch die retinalen Gefäße in ihrer Begrenzung nicht mehr erkennbar. Vielmehr wirken sie mehr oder weniger verschwommen infolge Blutaustrittes. Letzterer kann so erheblich sein, daß flächige Blutextravasate in der Zirkumferenz der großen Gefäßstämme auftreten. Netzhautablösung, durch Unschärfe des Fundus und Verlust der tapetalen Pigmentierung in diesem Bereich gekennzeichnet, kann eintreten.

Die *subakute* oder ins *chronische* Stadium übergehende Entzündung ist die Form, die dem Untersucher aufgrund der nunmehr manifesten und damit auch dem weniger aufmerksamen Besitzer bemerkbaren visuellen Ausfallserscheinungen häufiger entgegentritt.

Der Augenfundus wirkt im ganzen wieder klarer und strukturierter, entzündlich infiltrierte Areale setzen sich in ihrer Unschärfe von der Umgebung besser ab. In Abhängigkeit von der auslösenden Ursache – leider jedoch nicht sehr typisch – präsentieren sich die Fundusveränderungen durch arealen Pigmentverlust, durch Hyperreflexion, durch pigmentierte Flecken, durch Kaliberverengung retinaler Gefäße und durch Papillenatrophie, wobei letztgenannte Veränderungen bereits Degeneration, pathologische Pigmentierung und Gliose anzeigen.

Bei Tieren, die in diesem Zustand erstmalig vorgestellt werden, ist der Verdacht primärer angeborener Degeneration möglich.

Vorbericht, Allgemeinzustand des Tieres, Alter, Rasse, sind demzufolge sorgfältig in die *differentialdiagnostische* Erwägung einzubeziehen. Eine ätiologische *Diagnose* kann schwerfallen. Serologische Tests (Leukose, FIP, Toxoplasmose) sind im Hinblick auf die Prognose wertvoll.

Die *Therapie* ist nur im akuten Stadium der Entzündung von Wert. Sie gestaltet sich symptomatisch und ist auf die Verminderung weiterer Exsudation auszurichten. Glucocorticoide sind aufgrund einer möglichen Erregergenese suspekt. So bleiben nur geringe Möglichkeiten, wie Ruhigstellung und Lichtabschirmung des Tieres, systemische Substitution der

Vitamine C und K, evtl. systemische und örtliche Osmotherapie und – sofern die Causa bekannt – die ätiologische Therapie.

Okuläre Symptome der **felinen Lymphosarkomatose** sind vielfältig und können alle Augenstrukturen allein oder in Kombination betreffen. Am häufigsten ist die vordere Uvea einbezogen. Hypopyon, Hyphaema und Synechien maskieren vorhandene Alterationen der Chorioretina. Sofern erkennbar, erscheint der Fundus areal ödematisiert, durch Ödematisierung oder auch zellige Infiltrate farbverändert, die Gefäße sind infolge infiltrativer Ummantelung in ihrer Begrenzung unscharf, es können Netzhautablösungen im Fundusbild dominieren.

Die *Diagnose* wird durch den Leukose-Test gesichert. Die uveitische Symptomatik hat nur in den seltensten Fällen pathognomonischen Charakter, meistens dominieren systemische Krankheitszeichen.

Sofern noch die okuläre *Therapie* sinnvoll erscheint, können die infiltrativen und exsudativen Vorgänge durch lokale Glucocorticoidapplikation reduziert werden. Mitunter bringt die systemische zytostatische Therapie vorübergehende Milderung der Krankheitszeichen.

Eine **nutritiv bedingte Retinopathie** entsteht durch *Taurinmangel*. Taurin ist eine essentielle Aminosäure, die aus ihren Vorstufen Cystein und Methionin synthetisiert wird. Der Katze fehlt dieses Synthesevermögen. Sie ist deshalb auf deren Zufuhr über die Nahrung (nicht erhitztes Muskelfleisch und Fisch) angewiesen. Einseitige, proteinarme Ernährung, Verfütterung von trockenerhitztem Futter (Trockenfertigfutter für Hunde) führt, wenn die taurinreduzierte Nahrung über längeren Zeitraum (ca. 20 Wochen) ausschließlich verfüttert wird, zu einem markanten Abfall des Plasmataurinspiegels (20–40 nmol/g gegenüber der Mindestnorm von 150 nmol). Hieraus resultieren neben anderen organischen Schäden auch degenerative Veränderungen der Photoreptorenschicht, für deren Funktion Taurin lebensnotwendig ist. Die *klinischen okulären Zeichen* äußern sich durch eingeschränktes Sehvermögen und schließlich Blindheit. Doch die Tiere werden bei gutem Besitzer-Tier-Kontakt schon lange vor dem Einsetzen der Blindheit wegen glanzlosen Haarkleides, schlechten Ernährungszustandes und Inappetenz vorgestellt.

Die *ophthalmoskopische Untersuchung* kann in solchen Fällen unter Hinziehen aller Auskünfte anläßlich einer gezielten Befragung relativ schnell und einfach zur Diagnose führen, da sich am Fundus sehr charakteristische Veränderungen ergeben. Zunächst fallen in der Arearegion Granulierungen auf, und oberhalb der Papille breitet sich bandartig Hyperreflexion aus. Später erfaßt diese größere tapetale Anteile, und die retinalen Gefäße atrophieren. *Histologisch* sind Degenerationen in der Photorezeptorenschicht im Bereich der Area auffindbar. In fortgeschrittenen Fällen breitet sich der Prozeß bis in die peripheren Netzhautanteile aus. Zugleich sind alle Schichten der Retina von der Degeneration erfaßt.

Die *Behandlung* hat eine Aufwertung der Nahrung durch rohes Fleisch und rohen Fisch zu beinhalten. So wird es möglich, noch funktionsfähige Retinaanteile zu erhalten und die absolute Erblindung zu verhindern. *Prophylaktisch* sollte der Tauringehalt der Katzennahrung pro Tag mindestens 30–50 mg betragen.

Literatur

ARCHIBALD, J.: Canine Surgery. 2nd Ed. American Veterinary Publications, Inc. Drawes KK, Santa Barbara/California 1974.

AXENFELD, Th.: Lehrbuch und Atlas der Augenheilkunde. Gustav Fischer Verlag, Stuttgart 1973.

BLOGG, J. R.: The Eye in the Veterinary Practice. Extraocular Diseases. W. B. Saunders Co., Philadelphia–London–Toronto 1980.

DOLDER, R., und SKINNER, F. S.: Ophthalmika. Pharmakologie, Biopharmazie und Galenik der Augenarzneimittel. Wiss. Verlagsgesellschaft m.b.H., Stuttgart 1983.

FREYLER, H.: Augenheilkunde für Studium, Praktikum und Praxis. 2. Aufl. Springer Verlag, Wien–New York 1985.

GELATT, K. N.: Textbook of Veterinary Ophthalmology. Lea & Febiger, Philadelphia 1991.

KIRK, R. W. (Ed.): Current Veterinary Therapy. VII. Small Animal Practice. W. B. Saunders Co., Philadelphia–London–Toronto 1980.

MARTIN, L. C.: Krankheiten des Auges. In: KRAFT, W., und DÜRR, J. M.: Katzenkrankheiten. Klinik und Therapie. 3. Aufl. Schaper, Alfeld 1991.

PEIFFER, R. L.: Feline Ophthalmology. In: GELATT, K. N.: Textbook of Veterinary Ophthalmology. Lea & Febiger, Philadelphia 1981.

PEIFFER, R. L.: Ophthalmologie bei Kleintieren. Schattauer, Stuttgart–New York 1991.

RUBIN, L. F.: Atlas of Veterinary Ophthalmology. Lea & Febiger, Philadelphia 1974.

SAUNDERS, L. Z., and RUBIN, L. F.: Ophthalmic Pathology of Animals. An Atlas and Reference Book. Karger Verlag, Basel 1975.

SCHMIDT, V.: Augenkrankheiten der Haustiere. 2. Aufl. Gustav Fischer Verlag, Jena 1988.

WALDE, I., SCHÄFFER, E. H., und KÖSTLIN, R.: Atlas der Augenerkrankungen bei Hund und Katze. Schattauer, Stuttgart–New York 1989.

WYMAN, M.: Manual of Small Animal Ophthalmology. Churchill Livingstone, New York–Edinburgh–London–Melbourne 1986.

8. Geschlechtsorgane

(J. WOLLRAB)

8.1. Weibliche Geschlechtsorgane (Gynäkologie und Geburtshilfe)

8.1.1. Anatomie und Physiologie

8.1.1.1. Anatomie

Die Eierstöcke sind 8 bis 9 mm lang, walzenförmig und in der Gegend des 3. bis 4. Lendenwirbels gelagert. Sie werden teilweise durch die Bursa ovarica umhüllt. Die als Uterus bicornis subseptus ausgebildete Gebärmutter weist 9 bis 10 cm lange, im Durchmesser 3 bis 4 mm starke Hörner und einen 2 cm langen Körper auf. Die Uterushörner liegen beiderseits der Wirbelsäule im Bereich kaudaler Nierenpol bis Beckenhöhle. Mesovarium und Mesometrium weisen nur geringe Fetteinlagerungen auf. Vagina und Vestibulum sind annähernd gleich lang und messen etwa 4 bis 5 cm. Die Vulva ist klein und rundlich. Die 1 cm lange und 2 mm dicke Klitoris tritt nur wenig hervor. In der seitlichen Vorhofswand befinden sich etwa hanfkorngroße Bartholinische Drüsen. Die Harnröhre mündet schlitzförmig 2 cm kranial der ventralen Schamkommissur.

8.1.1.2. Sexualzyklus

Katzen werden im allgemeinen mit (5) bis 7 bis 12 Monaten bei einer Körpermasseentwicklung von etwa 2,3 bis 2,5 kg geschlechtsreif und können bis zu einem Alter von 14 und mehr Jahren sexuell aktiv bleiben. Der Eintritt der Östrarche (1. Raunze / Rolligkeit) ist von Rasse, Jahreszeit (Abstand Geburt bis nächste Brunstperiode) und Haltung (Gemeinschaftshaltung mit anderen adulten und fertilen Tieren, Lichtregime) mit abhängig. Hochgezüchtete Langhaarkatzen (Perser) werden mitunter nicht vor 12 bis 18 Monaten rollig. Bei im Spätherbst geborenen Kätzchen kann gelegentlich die 1. Rolligkeit bereits im Alter von 3 bis 4 Monaten (Frühjahrslichtstimulus), bei wintergeborenen Tieren manchmal erst mit 12 bis 16 Monaten einsetzen.

Sexualzyklen treten vom Spätwinter bis zum Herbst in unterschiedlicher Intensität auf. Unter unseren geographischen und klimatischen Verhältnissen ist die sexuelle Hauptsaison von Anfang Februar bis Mitte April zu beobachten. In den Monaten Juni und Juli wie auch im Frühherbst können weitere Zyklusperioden ablaufen. Innerhalb der Gesamtsaison und besonders während der saisonalen Hauptaktivitätszeiten folgen mehrere Sexualzyklen (5 bis 7) aufeinander. Die Katze ist somit *saisonal polyöstrisch*. Eine physiologische Anöstriephase tritt in mitteleuropäischen Breiten von September/Oktober bis Januar in Erscheinung. Neben klimatischen, Haltungs- und Ernährungsfaktoren sind für die sexuelle Aktivität der Katze besonders Intensität und Dauer der Lichteinwirkung verantwortlich zu machen. Die zunehmende Tageslichtmenge im Januar/Februar löst die Frühjahrsbrunstsaison aus, die abnehmende Lichteinwirkung im Herbst führt zur physiologischen Anöstrieperiode. Künstlicher Beleuchtung ausgesetzte Katzen können das ganze Jahr über im Zyklus bleiben.

Der Zyklus beginnt mit einer kurzen (1–3 Tage), durch leichte Vulvaschwellung, häufigeres Urinieren oder auch Harnspritzen gekennzeichneten Proöstrusphase. Diese geht stufenlos in den Östrus über, in dem die Katzen sich kopfreibend auf die Seite legen und dann über den Rücken abrollen *(Rolligkeit)*. Dabei werden eigenartige Laute abgegeben *(Raunze)*. Paarungsbereitschaft besteht ab dem 2. bis 3. Tag der Rolligkeit und bleibt über den gesamten Östruszeitraum erhalten. Am Ovar wachsen 3 bis 7 Follikel heran. Proöstrus und Östrus werden auch mit dem Begriff Follikelphase umschrieben. Die Follikelphase dauert durchschnittlich 7,4 Tage (PAAPE et al. 1975, GÜNZEL et al. 1985). Sie wird durch die Paarung verkürzt und ist bei isoliert gehaltenen Katzen verlängert. Kurzhaarkatzen, besonders Siams, zeigen häufig lange (10 Tage und mehr), Langhaarkatzen (Perser) kürzere Östren (6 Tage). Die Follikelphasendauer schwankt individuell erheblich zwischen 3 bis 16 Tagen (GÜNZEL et al. 1985).

Die Ovulation bei der Katze erfolgt nicht spontan, sondern wird über einen neurohormonalen Reflex durch Vaginalstimulation bei der Paarung ausgelöst. Sie kann experimentell durch mechanische Reizung der Zervix, mitunter auch durch intensive Rücken- oder Genitalmassage sowie durch GnRh- und Gonadotropingaben induziert werden. Die Ovulationen erfolgen 25 bis 32 Stunden nach der Paarung (SHILLE et al. 1983).

Bei vom Kater isoliert gehaltenen Katzen kommt es nicht zur Ovulation, und es bilden sich keine Gelbkörper aus. Der Zyklus verläuft monophasisch. Die Follikel werden nach einiger Zeit atretisch (Abb. 8.1.). Durch die fehlende Progesteroninkretion unterbleibt die Transformation des Endometriums. Nach einer kurzen Rückbildungs- und Ruhepause läuft ein neuer

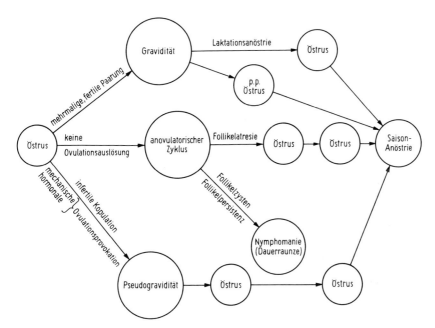

Abb. 8.1. Sexualhormonzyklus der Katze (Wollrab 1987).

Zyklus, eine neue Follikelphase an *(anovulatorische Zyklusform)*. Das Intervall zwischen zwei Follikelstadien wird mit durchschnittlich 8 bis 9 Tagen Dauer veranschlagt (bei individueller Variation). Für dieses Intervall wird von LÖFSTEDT (1982) die Bezeichnung *Postöstrus* gewählt. Der anovulatorische Zyklus hat eine Länge von im Mittel 16 Tagen (2 bis 3 Wochen).

Wenn infolge Paarung oder anderer Reize Ovulationen ausgelöst werden, tritt ein biphasischer Zyklusverlauf auf mit Gelbkörperbildung und Progesteroninkretion ein. Der Follikelphase folgt die Luteal- oder Gelbkörperphase.

Ovulationen ohne Trächtigkeit (infertile Kopulationen, mechanische, hormonale Stimulation) führen zu einem pseudograviden Zyklus. Die Gelbkörper bleiben etwa 20 bis 30 Tage funktionstüchtig und bilden sich dann langsam zurück. Der pseudogravide Zyklus hat eine Länge von etwa 35 bis 45 Tagen. Für die pseudogravide Lutealphase empfiehlt sich die Bezeichnung *Diöstrus* (LÖFSTEDT 1982, OLSON et al. 1984).

Nach fertiler Paarung und Trächtigkeit stellt sich ebenfalls ein biphasischer Zyklusverlauf, der sog. *gravide Zyklus*, ein (s. Abb. 8.1.). Die Gelbkörper bilden sich erst nach dem 30. bis 40. Tag post ovulationem allmählich zurück. Die gravide Lutealphase ist etwa mit der Tragezeit gleichzusetzen. Der erste Östrus nach einer Trächtigkeit ist gewöhnlich etwa 8 Tage nach dem Absetzen der Jungtiere, im Mittel 8 Wochen nach der Geburt zu erwarten. Fertile Östren können schon 7 bis 10 Tage nach der Geburt, vor allem bei nicht laktierenden, gelegentlich aber auch bei laktierenden Muttertieren auftreten.

8.1.1.3. Endokrinologie des Sexualzyklus

Im Proöstrus und Östrus steigen die Plasma-17β-Östradiolwerte von 9 pg/ml über 20 pg/ml bis auf 60 pg/ml am Paarungstag an (Abb. 8.2.). Die Ansprechbarkeit von Hypothalamus und/oder Hypophyse auf koitale Reize scheint durch Östrogene vorbereitet zu werden. Die 17β-Östradiolwerte sind am Tage des koitus-induzierten präovulatorischen LH-Gipfels stets höher als am Tage zuvor (Östrogenpeak im Sinne der positiven Feeback-Wirkung; HUNTER

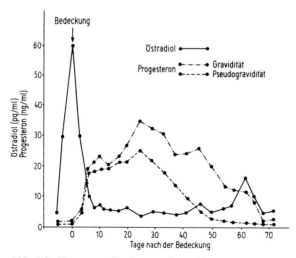

Abb. 8.2. Hormonprofile des pseudograviden und graviden Zyklus (Nett und Olson 1983).

BANKS und STABENFELDT 1982). Etwa 5 Tage nach der Bedeckung fallen die Östradiolwerte schnell auf 8 bis 12 pg/ml ab und verharren bis zum 58 bis 62 Tage auf diesem Niveau. Sie steigen kurz vor der Geburt leicht an, um danach erneut abzusinken. Bei pseudograviden Katzen zeigen die Östradiolwerte, wenngleich auch auf niedrigerem Niveau, in den ersten 40 Tagen ein ähnliches Verhalten wie bei graviden Tieren (VERHAGE et al. 1976). Anovulatorische Katzen (Abb. 8.3.) haben in der Follikelphase Östradiolwerte um 59,5 ± 13,4 pg/ml, im Postöstrus von 8,1 ± 3,8 pg/ml (NETT und OLSON, 1983).

Die ovulationsauslösende Luteinisierungshormon(LH)-Ausschüttung erfolgt nach evtl. vorausgegangenem Östrogenpriming durch den Deckakt oder einen adäquaten Reiz. Dabei sind Menge und Dauer der LH-Freisetzung vom Zeitpunkt und von der Anzahl stattgehabter Kopulationen abhängig. Einmalige Kopulationen rufen infolge ungenügender LH-Wirkung bei 50% der Tiere keine Ovulation hervor. Wiederholte Paarungen in kurzen Abständen führen regelmäßig zur Ovulation (CONCANNON et al. 1980). Die LH-Ausschüttung erfolgt innerhalb weniger Minuten. Bei ovulierenden Katzen werden 10 Minuten nach der Paarung LH-Werte von 17,2 ± 2 ng/ml, bei nicht ovulierenden von 8 ± 2 ng/ml gefunden. Sie steigen nach 1 Stunde auf 34 ng/ml bei einmalig gedeckten, ovulierenden und auf 73 ± 11 ng/ml bei mehrfach gedeckten Katzen an. Etwa 8 Stunden nach der Paarung gehen die LH-Konzentrationen auf die Ausgangswerte zurück (CONCANNON et al. 1980).

Die Progesteronwerte steigen nach der Ovulation (von ursprünglich unter 1 ng/ml) auf ein hohes Niveau (20–40 ng/ml) an, das nach 10 Tagen erreicht und etwa bis zum 40. Tag gehalten wird. Danach ist ein langsamer Abfall bis zur Geburt auf 4 bis 5 ng/ml zu beoachten (s. Abb. 8.2.). Um die Geburt liegen die Werte unter 1 ng/ml (VERHAGE et al. 1976). Im pseudograviden Zyklus zeigen die Progesteronprofile ein analoges, aber zeitlich verkürztes und geringer konzentriertes Verhalten. Spitzenwerte (25 ng/ml) werden innerhalb von 14 bis 21 Tagen nach der Ovulation erreicht. Danach sinken die Konzentrationen allmählich, aber schneller als bei graviden Katzen, bis zum 50. Tag auf 2 ng/ml ab (PAAPE et al. 1975, SHILLE und STABENFELDT 1979, WILDT und SEEGER 1980). Bei Katzen mit anovulatorischem Zyklus sind die Progesteronspiegel sehr niedrig (0,1–0,6 ng/ml).

Prolaktin ist nur bei graviden Katzen von Bedeutung. Im letzten Drittel der Trächtigkeit steigen die Prolaktinwerte stark an (39,2 ± 5,1 ng) und erreichen in den letzten 3 Gestationstagen und den ersten Laktationswochen hohe Konzentrationen (um 40 ng/ml). Gegen Ende der Laktation sinken die Prolaktinspiegel; 1 bis 2 Wochen nach dem Absetzen der Welpen

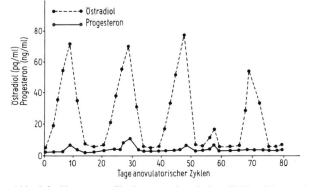

Abb. 8.3. Hormonprofile des anovulatorischen Zyklus (Nett und Olson 1983).

werden wieder Ausgangswerte gemessen. Bei nicht laktierenden Katzen weist Prolaktin innerhalb von einer Woche nach der Geburt Basiswerte auf (BANKS 1983).

8.1.1.4. Fertilisation und Trächtigkeit

Die Paarung soll, da die Duldung mit dem 2. Tag beginnt, möglichst zwischen dem 3. und 5. Tag der Rolligkeit erfolgen. Günstige Fruchtbarkeitsergebnisse werden nach Paarungen an 3 aufeinanderfolgenden Tagen beobachtet.

Die 25 bis 32 Stunden nach dem ersten vollständigen Deckakt ovulierten Eizellen werden nach weiteren 20 bis 24 Stunden mit Abschluß der Reifeteilungen befruchtungsfähig. Die Befruchtung findet im oberen Drittel des Eileiters statt. Die Zygoten passieren den Eileiter innerhalb von 4 bis 5 Tagen und gelangen im 8-Zell-Stadium in den Uterus. Die Eieinbettung beginnt um den 8. bis 9. Tag nach der Ovulation. Die Plazentation erfolgt bis zum 20. Trächtigkeitstag. Die gürtelförmige Placenta endotheliochorialis (Abb. 8.4.) weist in ihren Randbezirken Hämatome auf, die einen braunen Farbstoff enthalten. Progesteron wird im letzten Trächtigkeitsdrittel auch von der Plazenta produziert.

Die Gebärmutter (Abb. 8.5.) weist zwischen dem 16. bis 35. Trächtigkeitstag deutlich ausgeprägte, derbe, haselnuß- bis tischtennisballgroße Fruchtkammern auf (Ampullenstadium; Abb. 8.6.). Danach wachsen die Uterushörner zu annähernd gleichweiten Schläuchen aus (Schlauchstadium; Abb. 8.7.). Der Uteruskörper kann ebenfalls zum Fruchthalter werden. Die Wurfgröße beträgt durchschnittlich 3 bis 4 (3,7) Welpen. Es kommen aber Schwankungen von 1 bis 10 Feten vor (PRESCOTT 1973, HERRON 1977). Erstwürfe sind meist kleiner als nachfolgende.

Die durchschnittliche Tragezeit liegt zwischen 63 bis 66 Tagen mit einer Variation von 59 bis 70 Tagen. Deutliche Unterschiede in der Graviditätsdauer bei den einzelnen Rassen bestehen nicht. Nur Siamkatzen tragen mit durchschnittlich 67 bis 68 Tagen etwas länger. Große Würfe haben eine geringgradig kürzere Tragezeit.

8.1.1.5. Geburt

Als Startsignal für die Geburtsauslösung wird nach Erlangung der Geburtsreife der Früchte vom fetalen Hypothalamus Corticosteroid-Releasinghormon (CRH) freigesetzt (Abb. 8.8.). Die vom CRH stimulierte Adenohypophyse sezerniert ACTH, welches zur Hypertrophie und

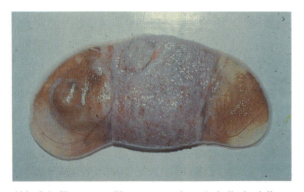

Abb. 8.4. Konzeptus. Placenta zonaria endotheliochorialis.

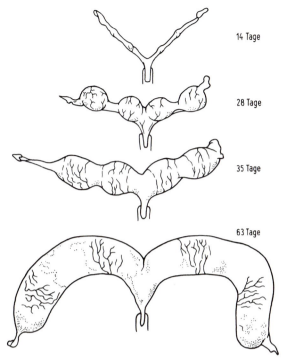

14 Tage

28 Tage

35 Tage

63 Tage

Abb. 8.5. Wachstum von Uterus und Konzeptus (nach Scott 1970).

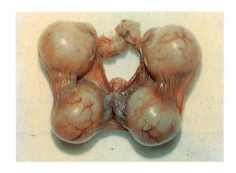

Abb. 8.6. Gravider Katzenuterus (Ampullenstadtium).

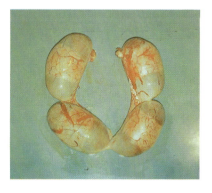

Abb. 8.7. Gravider Katzenuterus (Übergang zum Schlauchstadium).

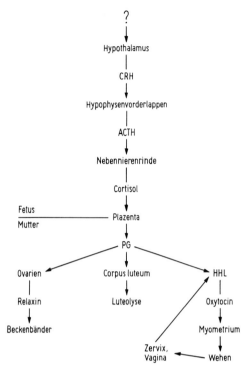

Abb. 8.8. Schema der hormonalen Geburtsauslösung.

erhöhten Funktion der fetalen Nebennierenrinde mit vermehrter Corticosteroidproduktion führt. Die fetalen Corticosteroide gelangen in den maternalen Kreislauf und bedingen in der Plazenta Produktion und Abgabe von Protaglandin $F_{2\alpha}$ (PG).

Gegen Trächtigkeitsende fallen die Progesteronwerte stark (unter 1 ng/ml) ab. Dadurch verschiebt sich das Progesteron-Östrogen-Verhältnis zugunsten der Östrogene, wodurch sich die Oxytocinansprechbarkeit und Aktivität des Myometriums erhöhen. Die Prostaglandine führen am Ovar zur Luteolyse (Förderung des Progresteronabfalls) und Relaxinbildung. Dadurch kommt es in Verbindung mit der Östrogenwirkung zur Relaxation und Ödematisierung des Beckenbandapparates und der Geschlechtsorgane.

Die Uteruskontraktionen (Wehen) werden nach Östrogensensibilisierung des Myometriums durch Prostaglandine und Oxytocin angeregt und unterhalten. Die Oxytocinfreisetzung aus der Neurohypophyse erfolgt durch Prostaglandine und reflektorisch durch Reizung sensibler Endformationen in Scheide und Zervix durch die Feten *(Ferguson-Reflex)*. Die Uteruskontraktionen werden aber auch über das vegetative Nervensystem beeinflußt. Die Regulation erfolgt über verschiedene Rezeptoren im Myometrium, vor allem über Oxytocin-, β_2-Adreno- und Opioid-Rezeptoren. Oxytocin fördert, Adrenalin (Sympathikuswirkung) und endogene Opioide (Endorphine) hemmen die Uterusmotilität.

Der gesamte Geburtsvorgang gliedert sich in eine passive und eine aktive Phase. In der passiven Phase verliert der innere Muttermund seine Verschlußfunktion, und es erfolgt die Formierung des weichen Geburtsweges. Die aktive Phase beginnt mit dem Einsetzen der Wehen, wodurch die Öffnung der Zervix vollendet und die Fruchtaustreibung mit Unterstützung der Rumpfpresse veranlaßt wird. Klinisch unterteilt man den Geburtsablauf in ein Vorbereitungs-, Geburts- (Eröffnungs- und Austreibungsphase) und Nachgeburtsstadium.

Im *Vorbereitungsstadium* zeigen Katzen eine gewisse Unruhe mit häufigem Wechseln des Lagers. Manchmal sind stoßartige Fruchtbewegungen im Abdomen zu beobachten. Es kommt zum Nestbauverhalten (Absonderung, Sammeln verschiedener Materialien), die Flanken fallen ein, und die Perinealgegend erschlafft. Die Vulva vergrößert sich und wird häufig beleckt. Die Gesäugeleiste ist geschwollen, die dunkel gefärbten Zitzen treten deutlich hervor. Die Körperinnentemperatur kann 1 bis 2 Tage vor Geburtsbeginn abfallen.

Während der einige Stunden dauernden *Eröffnungsphase* kommt es zur Absonderung klaren Schleimes und unter allmählicher Verstärkung der Uteruskontraktionen zur Öffnung und Aufweitung von Zervikalkanal, Scheide und Vulva. Nach dem Platzen der äußeren Fruchtblase werden die Welpen meist nach einigen kräftigen Preßwehen relativ schnell geboren. Nur die *Austreibung* des ersten Welpen kann längere Zeit (bis zu 1 Stunde), vor allem bei Erstgebärenden, beanspruchen. Die Eihäute werden meist kurz nach der Geburt des jeweiligen Welpen ausgestoßen und von der Mutter verzehrt. Mit der Lösung der Plazenten werden auch die Randhämatome eröffnet, und es wird ein brauner Farbstoff frei. Dadurch erhalten die Geburtssekrete eine braune Farbe. Die Austreibungsintervalle bewegen sich zwischen 5 Minuten und einer Stunde. Durchschnittlich werden pro Wurf 3 bis 6 Junge, seltener mehr (bis zu 10) geboren. Die Geburtsmassen betragen 90 bis 120 g. Die Gesamtaustreibungszeit währt meist 3 bis 6 Stunden. Manchmal tritt aus noch unbekannten Gründen eine physiologische Unterbrechung der Geburt auf. Nach der Geburt des ersten Welpen erfolgt eine Pause für 12 bis 24 Stunden, und erst dann werden die restlichen Welpen ausgetrieben (CHRISTIANSEN 1984).

Die im geschlossenen oder teilweise eröffneten Amnionsack geborenen Welpen werden vom Muttertier von den Eihüllen befreit, abgenabelt und trockengeleckt, wobei es gleichzeitig zur Anregung der Atmung und der Magen-Darm-Tätigkeit kommt. Bald nach der Geburt suchen die Jungen die Zitzen auf und fangen an zu saugen. Mit dem Abgang der letzten Nachgeburt ist auch das *Nachgeburtsstadium* beendet.

8.1.1.6. Puerperium

In der Puerperalphase erfolgt der Abbau der graviditätsbedingten Veränderungen und die Regeneration des Uterus. Die Involutionsvorgänge sind nach etwa 3 bis 5 Wochen abgeschlossen. Das Puerperium verläuft klinisch unauffällig, da das Muttertier den anfangs rotbraunen und später heller (bernsteinfarben bis klar) werdenden Lochialfluß weitgehend ableckt. In den ersten Tagen kann die Körperinnentemperatur infolge von Gewebszerfall und Resorption leicht erhöht (bis 39,5 °C) sein.

Die Laktation unterdrückt normalerweise das Auftreten des nächsten Zyklus *(Laktationsanöstrie)*. Wenn jedoch keine Welpen vorhanden sind oder nur ein Kätzchen saugt, kann mitunter schon nach 7 bis 10 Tagen ein fertiler Östrus auftreten.

8.1.2. Gynäkologische Diagnostik

Zur Beurteilung physiologischer Zustände (Zyklus, Trächtigkeit), von Funktionsstörungen (Zyklusanomalien, Fruchtbarkeitsdepressionen) oder von Erkrankungen der weiblichen Geschlechtsorgane (Metropathien, Trächtigkeitsstörungen, Ovarialzysten usw.) ist eine zielgerichtete gynäkologische Untersuchung notwendig. Sie muß zunächst neben dem Signalement (Rasse, Alter, besondere Kennzeichen) die Reproduktionsanamnese und die klinische Untersuchung (allgemein und speziell Geschlechtsorgane) umfassen. Sie kann gegebenenfalls durch Vaginalzytologie, Ultraschall- und Röntgendiagnostik sowie Blut- und Hormonuntersuchungen ergänzt werden.

8.1.2.1. Reproduktionsanamnese

Die Reproduktionsanamnese hat sich zu beziehen auf:
- Abstammung, Herkunft, Nutzung (Zuchtlinien, Zucht-, Hauskatze, Findling usw.).
- Haltung (Einzel-, Zwinger-, Koloniehaltung, Freiland, Wohngemeinschaft, gleichzeitige Katerhaltung usw.), Fütterung.
- Zyklus (Eintritt, Dauer, Intervalle, Verlauf, Besonderheiten, Paarungsverhalten usw.).
- Trächtigkeiten und Geburten (Anzahl, Zeitpunkt, Abstände, Paarungsverlauf, Tragezeit, Geburtsverlauf, Wurfgröße und -beschaffenheit, Geburtshilfe, Nachgeburtsabgang usw.).
- Art und Dauer von Krankheitserscheinungen (Inappetenz, Temperaturverlauf, Durst, Erbrechen, Ausfluß, Apathie, Nachhandschwäche).
- Überstandene Krankheiten (Operationen), Impfungen.

Die einzelnen Punkte der Reproduktionsanamnese kann man auch in Form einer Checkliste vom Züchter oder Tierhalter beantworten lassen.

8.1.2.2. Klinische Untersuchung

Der speziellen klinischen Untersuchung der Geschlechtsorgane hat eine Einschätzung des Allgemeinzustandes vorauszugehen (Ernährungs- und Pflegezustand, Temperatur, Kreislauf-, Atmungs-, Verdauungs- und Harnapparat, Hautbeschaffenheit). Als klinische Untersuchungsverfahren werden vorwiegend die Adspektion (Inspektion), Palpation und Vaginoskopie eingesetzt.

Die **Adspektion** richtet sich zunächst auf das Tier allgemein und beurteilt Konstitution, Ernährungszustand, Verhalten und Abdominalumfang. Danach werden das äußere Genitale und der Scheidenvorhof nach Spreizen der Schamlippen auf ihren Funktionszustand (Schwellung, Schleimhautbeschaffenheit) oder Normabweichungen (Ausfluß, eingetrocknetes Sekret, Haarkleidverschmutzung) besichtigt.

Die **Palpation** der inneren Geschlechtsorgane erfolgt über das Abdomen (ein- oder beidhändig). Die Sicherheit der Befunderhebung ist von der Dicke und dem Spannungszustand der Bauchdecken sowie dem Temperament der Tiere und der Erfahrung des Untersuchers abhängig. Bei nervösen, ängstlichen oder widersetzlichen Tieren können die Palpationsmöglichkeiten durch Sedierung (Tranquilizer) oder medikamentöse Ruhigstellung (Xylazin- oder Ketaminpräparate) verbessert werden. Bei einhändiger Palpation wird das Abdomen von ventral her so mit der Hand umspannt, daß Daumen und 4 Finger je an einer Bauchseite liegen. Am Becken beginnend und zum Rippenbogen fortschreitend, wird die Bauchhöhle von dorsal nach ventral mit den Fingern durchtastet, wobei auf Lage, Größe, Gestalt, Beschaffenheit und Inhalt der Gebärmutter geachtet wird. Bei beidhändiger Exploration werden vom hinter der Katze stehenden Untersucher die Daumen in den Flanken und die 4 Finger in der Mittellinie angesetzt. Unter mäßigem Druck der Fingerkuppen gegeneinander werden bei gleitender Bewegung rechtes und linkes Uterushorn auf Veränderungen abgetastet. Eine digitale Exploration der Gebärmutter von der Scheide aus ist nur unter der Geburt möglich.

Die **vaginale Inspektion** und die **Vaginoskopie** sind auf Grund der Enge des Vaginalrohres und meist heftiger Abwehrreaktionen nur selten einsetzbar. Sie lassen sich i. d. R. erst nach medikamentöser Ruhigstellung überhaupt durchführen. Die Aussagefähigkeit der Vaginoskopie ist beschränkt, da nur kleindimensionierte Tuben eingeführt werden können. Beurteilt werden die Beschaffenheit der Schleimhaut, der Öffnungsgrad der Zervix sowie eventuell vorhandene Sekretionen, Miß- oder Neubildungen.

Das Gesäuge ist einer orientierenden Adspektion und Palpation auf Entwicklung, Funktionszustand, Milchbildung (Laktomanie) sowie Veränderungen in einzelnen Mammarkomplexen zu unterziehen.

Bei undeutlichen klinischen Befunden und weiterbestehenden Verdacht auf Erkrankungen der Geschlechtsorgane ist manchmal nur über eine diagnostische Operation *(Probelaparotomie)* eine endgültige Klärung zu erreichen.

Die **Vaginalzytologie** kann zur Beurteilung der ovariellen Aktivität bei der Katze herangezogen werden. Der Östrus ist sicher von anderen Zyklusstadien abzugrenzen. Da die Katze zu den induziert ovulierenden Spezies gehört und mehrere Kopulationen für die Fertilisation erforderlich sind, ist vaginalzytologisch der optimale Decktermin nicht zu bestimmen. Auch ist daran zu denken, daß durch vaginale Manipulation Ovulationen ausgelöst werden können.

Die Vaginalabstriche werden von der fixierten oder medikamentös ruhiggestellten Katze mit einem in physiologischer Kochsalzlösung angefeuchteten Baumwolltupfer nach Spreizen der Vulva und etwa 1,5 cm weitem Einführen in die Scheide entnommen. Das Abstrichmaterial wird auf Objektträger übertragen und gefärbt (nach PAPANICOLAOU), oder die Baumwolltupfer werden auf vorgefärbte Objektträger (Testsimplets®, Fa. Boehringer Mannheim GmbH) ausgerollt. Nach entsprechender Weiterbehandlung erfolgt die mikroskopische Zelldifferenzierung (GÜNZEL et al. 1985). Es sind Parabasal-, Intermediärzellen, Superfizialzellen mit pyknotischem Kern und kernlose Schollen zu unterscheiden. Im Östrus ist das Zellbild durch das Vorherrschen von Zellen der oberflächlichen Epithelschichten und das Fehlen von Parabasalzellen, Sekretschlieren und polymorphkernigen Granulozyten charakterisiert. In den übrigen Zyklusphasen unterliegt das Zellbild größeren individuellen Schwankungen. Die Befunde bei pseudograviden und graviden Tieren weisen nur geringfügige Unterschiede auf.

Ultraschalluntersuchung. Bildgebende Ultraschalluntersuchungsverfahren (Sonographie) ermöglichen die Darstellung der vergrößerten und mit Flüssigkeit gefüllten Gebärmutter oder auch von gleichartig veränderten Eierstöcken. Damit eignet sich die Ultraschalltechnik für die Diagnostik der Trächtigkeit, von Metropathien und bestimmten Eierstockserkrankungen (Zysten, Blastome). Die Ultraschallsonde (5,0 bis 7,5 mHz, Linear- oder Sektorscanner) wird am in Rückenlage befindlichen Tier auf die ventrale Bauchdecke positioniert und systematisch von der Symphyse zum Nabel hin bewegt. Dabei ist für direkten Hautkontakt des Tonkopfes (Gel, evtl. Rasur) Sorge zu tragen.

Röntgenuntersuchung. Physiologische (Trächtigkeit) und pathologische, mit Organvergrößerung einhergehende Prozesse an Gebärmutter (Metropathien, Neubildungen) und Eierstöcken (Zysten, Blastome) lassen sich röntgenologisch darstellen. Die Röntgenuntersuchung besitzt bei Umfangsvermehrung, palpationsrelevanten und schmerzhaften Zuständen im Abdomen differentialdiagnostische Bedeutung. Der Röntgenbefund ist in Beziehung zu den klinischen Erhebungen zu setzen. Bei vergrößerter Gebärmutter sind Pyometra und Trächtigkeit erst nach der Fetenskelettdarstellung (etwa 50. Tag) röntgenologisch sicher zu unterscheiden.

Blutuntersuchung. Für die Diagnose, Differentialdiagnose und Prognose ist die Blutuntersuchung von Vorteil. Es können als Parameter besonders herangezogen werden: Blutsenkungsgeschwindigkeit, Erythrozytenzahl, Hämatokrit, Hämoglobingehalt, Leukozytenzahl und Differentialblutbild, Harnstoff- und Kreatininwerte, Transaminasen, Zucker.

Hormonuntersuchung. Bestimmungen der Hormonprofile, besonders von LH, Östrogenen und Progesteron, lassen sich mit radio- bzw. enzymimmunologischen, teilweise auch mit semiquantitativen Testverfahren durchführen. Sie sind für die Zyklusdiagnostik und zur Klärung von hypophysären und gonadalen Funktionsstörungen von Interesse. Der Progesterontest eignet sich jedoch nicht zur Trächtigkeitsfeststellung, da Progesteron bei graviden und pseudograviden Tieren ein analoges Verhalten erkennen läßt.

8.1.2.3. Trächtigkeitsdiagnose

Zur Trächtigkeitsermittlung eignen sich:
– die Beurteilung von Bauchumfang und Gesäuge,
– die Abdominalpalpation,
– das Ultraschallverfahren,
– die Röntgenkontrolle.

Deutliche Trächtigkeitsanzeichen sind in der 6. bis 7. Woche nach der Paarung zu beobachten. Das Gesäuge wird angebildet, und die sich rosa färbenden und fester werdenden Zitzen treten deutlich hervor. Das Abdomen zeigt eine birnenförmige Erweiterung und hängt gegen Trächtigkeitsende stark nach unten durch (Abb. 8.9.). Während der letzten 2 bis 3 Wochen sind Fetalbewegungen über die Bauchdecken sicht- und tastbar.

Durch **Abdominalpalpation** lassen sich zwischen dem 17. und 30. bis 33. Tag der Gravidität die hintereinander gereihten, haselnuß- bis tischtennisballgroßen, kugelig-derben Auftreibungen der Uterushörner (Fruchtkammern) meist leicht und deutlich nachweisen (s. Abb. 8.6.). Die Durchmesser der Fruchtampullen betragen am 21. Tag 1 bis 1,5 cm und zwischen dem 28. und 32. Tag etwa 3 cm. Zwischen dem 35. bis 45. Trächtigkeitstag wird die Diagnose unsicher, da die Uterushörner schlauchartig (Durchmesser 4 bis 6 cm) auswachsen und die zarten Feten noch nicht zu ertasten sind. Etwa ab dem 50. Graviditätstag lassen sich die Feten durch die Bauchwand fühlen.

Sonographisch ist die Trächtigkeit frühestens ab dem 18. Tag durch Darstellung der Fruchtblasen möglich. Ab dem 20.–25. Tag sind die Embryonen bzw. Feten und ab dem 30. Tage auch Herzbewegungen auf dem Bildschirm erkennbar. Durch Ausmessen der Scheitel-Steiß-

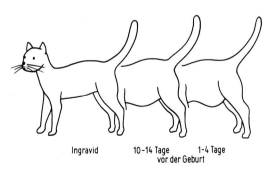

Ingravid   10–14 Tage   1–4 Tage
vor der Geburt

Abb. 8.9. Abdominalveränderungen während der Trächtigkeit (nach Haemmerli und Hurni 1980).

Länge der Feten kann eine Altersbestimmung der Trächtigkeit vorgenommen werden (Abb. 8.10.). Eine zahlenmäßige Erfassung aller Welpen ist durch die Mehrfachdarstellung der einzelnen Fruchtkammern nicht mit Sicherheit möglich. Mit dem Ultraschalldopplerverfahren können ab dem 30. bis 34. Trächtigkeitstag die fetalen Herzaktionen akustisch ermittelt werden.

Röntgenologisch sind ab dem 50. Graviditätstag durch den Fetenskelettnachweis eindeutige Befunde zu erheben (Abb. 8.11.). Durch röntgenographische Erfassung des Abdomens ist eine annähernd genaue Feststellung der Zahl der Feten möglich. Die Röntgenträchtigkeitsdiagnose sollte nicht als Routinemethode durchgeführt werden, sondern der medizinischen Indikation vorbehalten bleiben.

8.1.3. Fortpflanzungsstörungen, Gynäkopathien

Zuchterfolge sind nur mit erbgesunden, konstitutionsfesten und zuchtkonditionierten Tieren zu erreichen. Neben der allgemeinen Gesundheit sind normale Ausbildung und volle Funktionstüchtigkeit der Geschlechtsorgane vorauszusetzen. Abweichungen im Sexualverhalten, neurohormonale Fehlsteuerungen und entzündliche Reaktionen im Genitaltrakt rufen

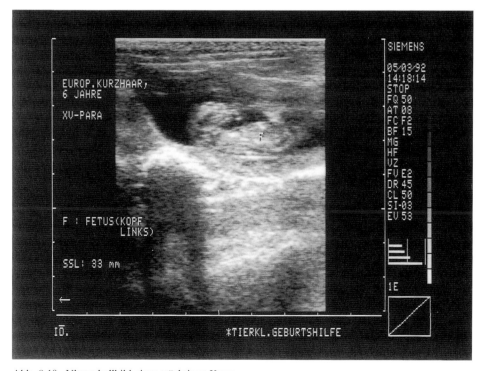

Abb. 8.10. Ultraschallbild einer trächtigen Katze.

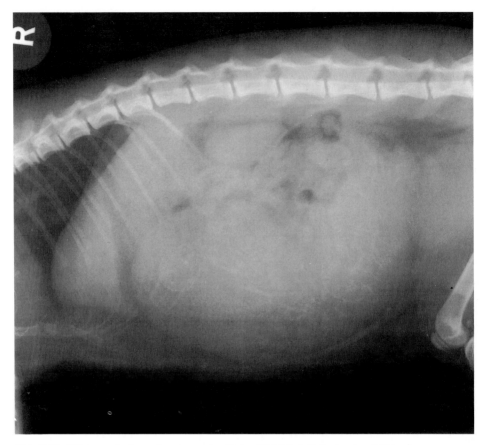

Abb. 8.11. Röntgenaufnahme einer tragenden Katze (Trächtigkeitsdauer etwa 50 Tage).

Fruchtbarkeitsdepressionen oder Sterilität hervor und können unter Umständen lebensbedrohliche Erkrankungen (Pyometra, Hämometra) bedingen. Abgesehen von angeborenen Fehl- oder Unterentwicklungen, sind als *Sterilitätsfaktoren* zu werten:

– Konstitutionsschwäche, mangelnde Zuchtkondition (besonders adipöse Zustände),
– Umweltbelastungen, Streß-Situationen (Haltungs-, Fütterungsfehler, psychische Belastungen, Akklimatisierungsschwierigkeiten nach Besitzerwechsel usw.),
– zuchtorganisatorische Gründe (Belastungen während der Paarung – Umgebung, Eingriffe – ungeeignete Deckpartner usw.),
– Genitalinfektionen,

– Hormonbehandlungen (besonders Östrogene, Gestagene),
– Systemkrankheiten oder zehrende Erkrankungen,
– Inzuchtfolgen.

Bei der Behandlung von Fortpflanzungsstörungen bei Zuchttieren ist zu prüfen, ob eine Medikation oder Zuchtausschluß angezeigt ist.

8.1.3.1. Funktionelle Störungen

Azyklie, Anöstrie. Während der saisonalen sexuellen Aktivitätszeiten treten keine Rolligkeitssymptome auf. Dabei kann die Anöstrie von vornherein bestehen *(primäre Anöstrie, Pubertätsanöstrie)* oder sich nach anfänglich normal ablaufenden Zyklen entwickeln *(sekundäre Anöstrie)* oder nach Geburten vorkommen *(postpartale Anöstrie)*. Die östrischen Verhaltensänderungen bleiben aus, der Befund an Vulva und Scheide ist unauffällig. Vaginalzytologisch dominieren anöstrische Abstrichbilder (vorwiegend Parabasal- und Intermediärzellen, schleimige Bestandteile). Die Azyklie wird bei Zuchttieren häufiger beobachtet und ist nur bei diesen von Bedeutung.

Die primäre Anöstrie kann eine Fehl- oder Unterentwicklung der Eierstöcke zur Ursache haben. So kommen Ovarhypoplasien oder Germinalaplasien vor, die auch mit einer X-Chromosomen-Monosomie (37, XO) vergesellschaftet sein können (JOHNSTON et al. 1983). Die anderen Anöstrieformen sind meist auf eine durch Insuffizienz der gonadotropen Partialfunktion des HVL bedingte fehlende oder unterschwellige Ovaraktivität zurückzuführen.

Nach Ausschluß anatomischer Defekte und von Genitalinfektionen kann eine Östrusinduktion versucht werden. Manchmal führt schon Lichtexposition (14 Stunden täglich) oder die Gegenwart anderer östrischer Katzen oder von Katern (vor allem bei isolierter Haltung) zum Erfolg. Medikamentös kommen vorwiegend Gonadotropinpräparate (FSH, PMSG) in Frage. Es sind mehrere Behandlungsregime entwickelt worden. Den meisten ist gemeinsam, daß PMSG (100 IE, dann 50 oder 25 IE) oder FSH (2 mg) in ein- oder zweitägigen Intervallen mehrmals (über 8 Tage) subkutan verabreicht werden (COLBY 1970, ARBEITER 1977, WILDT et al. 1978, CHRISTIANSEN 1984). Vorteilhaft hat sich die zusätzliche Gabe von HCG (50 bis 250 IE) am 1. oder 2. Östrustag erwiesen. Die Paarung soll im induzierten Östrus erfolgen (Ovulationsstimulation). Bei der Östrusinduktion ist die Saisonabhängigkeit der Sexualfunktion bei der Katze zu berücksichtigen. In der Saison (Februar bis Juli) ist der Östrus leichter und mit geringeren Hormondosen zu induzieren. Bei Hormonüberdosierung oder hoher Ovarempfindlichkeit besteht die Gefahr, Eierstockszysten oder Superovulation zu provozieren.

Anaphrodisie. Der Deckakt wird trotz Brunsterscheinungen nicht geduldet. Manchmal wird der Kater abgelehnt, oder der Östrus wird beim Verbringen der Katze zum Zuchtkater (ungewohnte Umgebung) vorübergehend oder dauernd unterdrückt, oder es liegt eine mangelhafte Erotisierung vor. Es empfiehlt sich, die Katze zur Eingewöhnung frühzeitig zum Kater zu bringen. Medikamentös können Östrogene (Östradiolbenzoat 0,01 mg) oder Gonadotropine (PMSG/HCG) eingesetzt werden.

Dauerraunze, Nymphomanie. Wenn es bei der Katze mit Zyklen vom anovulatorischen Typ nicht zur Atresie, sondern zur Persistenz oder zystischen Entartung der Follikel kommt, stellt sich Dauerrolligkeit ein (s. Abb. 8.1.). Sie ist oft mit nymphomanen Erscheinungen verbunden *(Hyperöstrogenismus)*. Paarungen führen evtl. zur Ovulation, aber nicht zur Trächtigkeit.

und Endometritis hell-schleimiger, schleimig-blutiger oder eitriger Ausfluß bei nicht oder nur mäßig gestörtem Allgemeinbefinden vorherrscht, ist die Pyometra häufig mit deutlichen Krankheitserscheinungen verbunden, wie Inappetenz, Apathie, Umfangsvermehrung des Abdomens, Abmagerung, Fieber, vermehrter Durst, Erbrechen, Exsikkose, wäßriger oder dickschleimiger Vaginalfluor von hellgrauer, gelbgrüner oder braunroter Färbung. Es können erhebliche Intoxikationen (besonders bei durch coliforme Erreger bedingten Pyometren) auftreten, aber auch sehr milde Krankheitsverläufe (besonders Hydro-, Mukometra, junge Tiere) beobachtet werden. Bei nicht infizierten Metropathien liegen fast normale Blutwerte vor. Bei der Endometritis ist Neutrophilie, bei der Pyometra sind Leukozytose, Neutrophilie und erhöhte Blutsenkungsgeschwindigkeit nachzuweisen. Außerdem sind die großen Parenchyme unterschiedlich stark geschädigt (erhöhte Harnstoff-, Kreatinin-, Transaminasenwerte).

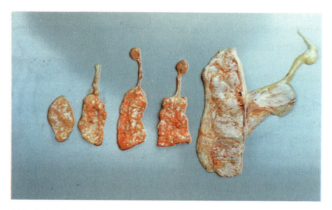

Abb. 8.12. Fruchttod und Resorption. Zurückgebliebene, verschieden alte Eihautteile. Der Uterus war im Sinne einer Pyometra verändert.

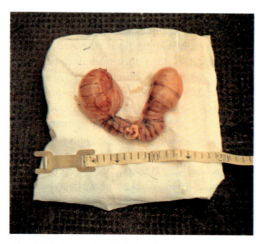

Abb. 8.13. Pyometra. Relativ dünnwandiger, stark vergrößerter Uterus.

Bei der glandulär-zystischen Hyperplasie und der Endometritis sind die Uterushörner nur mäßig vergrößert (auf das 2- bis 3fache). Die verdickte Schleimhaut ist mit zahlreichen linsen- bis erbsengroßen Bläschen und manchmal polypösen Wucherungen durchsetzt (Hyperplasie) oder zeigt Erscheinungen einer eitrigen oder eitrig-hyperplastischen Entzündung (Endometritis). Bei der Pyometra (Abb. 8.13.) sind die zylindrisch geformten oder ampullär gegliederten Uterushörner stark erweitert, entweder prall gefüllt oder fluktuierend. Die Uteruswand kann sehr dünn (Atrophie) oder sehr dick sein (eitrig-hyperplastisch-nektrotisierende Entzündung). Manchmal liegen Durchbrüche vor, die mit Netz, Gekröse oder Mesometrium verlötet sind oder zu diffusen Peritonitiden (gelbgrau-rötliches Sekret in der Bauchhöhle) geführt haben. An den Eierstöcken sind Gelbkörper in verschiedenen Entiwcklungsstadien neben Follikeln oder zystös entarteten Follikeln vorhanden (Abb. 8.14.).

Die *Diagnose* ergibt sich aus den klinischen Erscheinungen, den Befunden der Abdominalpalpation, Ultraschall- und gegebenenfalls Röntgen- und Blutuntersuchung. Differentialdiagnostisch ist an Trächtigkeit, Uterustorsion, Wassersucht, Abdominaltumoren, Peritonitis, Diabetes u. a. zu denken.

Als *Behandlungsmaßnahme* ist die rechtzeitig durchgeführte *Ovariohysterektomie* als Methode der Wahl anzusehen. In Abhängigkeit vom Allgemeinzustand und von den erhobenen Befunden ist die Operation durch eine symptomatische Therapie (Flüssigkeitsersatz, Kreislaufstützung, Antibiose usw.) zu ergänzen. Nach Eröffnung der Bauchhöhle in der Linea alba sind Uterus und Eierstöcke gut zugänglich. Die Ovarien sind durch das lange und wenig fetthaltige Mesovarium leicht vorzuverlagern, zu ligieren und abzusetzen. Schwieriger gestaltet sich die Ligatur an Uteruskörper und Zervix, da die Blase mit dem Uteruskörper verbunden ist und die schleifenförmig seitlich am Blasenhals verlaufenden Harnleiter geschont werden müssen. Die Massenligatur wird durch Umstechung des Gefäßpaares jederseits (Uterusarterie und -vene) fixiert. Nach Absetzen des Uterus wird der Stumpf nach dem Herausschälen der Schleimhaut antibiotisch versorgt. Die Laparotomiewunde wird durch Schichten- oder Achternaht verschlossen.

Konservative Behandlungsversuche sind in ihrer Wirksamkeit schwer einzuschätzen und sollten nur bei jungen, noch zur Zucht vorgesehenen Tieren versucht werden. Neben der

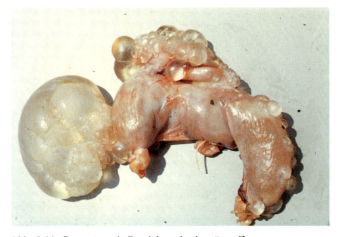

Abb. 8.14. Pyometra mit Ovarial- und subserösen Zysten.

allgemeinen Antibiose können Prostaglandin-$F_{2\alpha}$-($PGF_{2\alpha}$)-Präparate eingesetzt werden. $PGF_{2\alpha}$ führt zu starken Kontraktionen des Myometriums und fördert dadurch die Entleerung der Gebärmutter. Die luteolytische Wirkung ist geringer und erst nach mehrmaliger Gabe erkennbar. Die Prostaglandine sind in 1- bis 2tägigen Intervallen wiederholt (3- bis 5mal) sc/ im zu verabreichen. Die Dosierung ist vom eingesetzten Präparat abhängig (z. B. $PGF_{2\alpha}$ 250 µg, Cloprostenol 5–10 µ/kg KM). Als Nebenwirkung können (für 30–60 min) unterschiedlich stark eintreten: Unruhe, Schreien, Salivation, Defäkation (Durchfall), Vomitus, Muskelzittern. Prostaglandin-Antibiotika-Behandlungen der Pyometra bei der Katze sind öfter erfolgreich durchgeführt und auch Trächtigkeiten erzielt worden (AMANO und KOI 1980, ARNBJERG und FLAGSTAD 1985, FELDMAN und NELSON 1987).

Fehlbildungen. Sie werden selten und meist nur als Zufallsbefund bei Laparotomien beobachtet. Dabei handelt es sich vorwiegend um segmentale Aplasien des Müllerschen Ganges (Uterushörner, -körper, Eileiter; ROBINSON 1965, HANSEN 1970, MARCELLA et al. 1985). Abb. 8.15. zeigt einen *Uterus unicornis* (ein Horn als bindegewebiger Strang ausgebildet). Bei der Katze kam es nach der Geburt zu einem Uterusvorfall.

Neubildungen. Adenome, Leiomyome, Adenokarzinome usw. sind selten und klinisch meist mit pyometraähnlichen Erscheinungen verbunden. Sie können unter Umständen palpatorisch und röntgenologisch ermittelt werden, i. d. R. sind sie erst durch Probelaparotomie eindeutig zu diagnostizieren. Als Behandlungsmaßnahme kommt nur die Ovariohysterektomie in Frage.

8.1.3.4. Eierstockserkrankungen, Ovariopathien

Neben angeborenen Fehlbildungen und funktionellen Störungen (s. Azyklie, S. 327) verlangen Eierstockzysten (s. Dauerraunze, S. 327) und ovarielle Neubildungen Beobachtung. Die Ovarialzysten und -neoplasmen (häufig Granulosazelltumoren) sind meist hormonaktiv und führen zu Schamschwellung, Vaginalfluor, Dauerraunze, Abmagerung und eventuell Alopezie. Die Diagnose wird klinisch und röntgenologisch oder durch Probelaparotomie gestellt. Neubildungen erfordern die Ovariohysterektomie, da fast immer gleichzeitig auch Uterusveränderungen vorliegen.

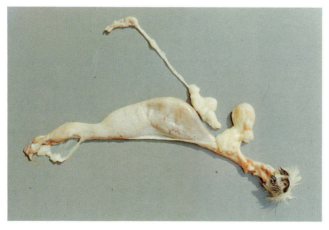

Abb. 8.15. Uterus unicornis (Uterusvorfall nach der Geburt).

8.1.3.5. Trächtigkeitsstörungen

Superfekundation. Mehrfachbefruchtung resultiert aus der Befruchtung mehrerer Eizellen durch verschiedene Kater in der gleichen Östrusphase. Da die Paarungsbereitschaft während der Rolligkeit mehrere Tage anhält, können Befruchtungen durch unterschiedliche Kater erfolgen. Klinisch ist die Superfekundation i. d. R. ohne Folgen.

Superfetation (Nachbefruchtung, Überfruchtung). Hierunter versteht man die Befruchtung von Eizellen aus aufeinanderfolgenden Östrusperioden in der gleichen Trächtigkeit. Etwa 10% der tragenden Katzen zeigen Raunzerscheinungen und sind auch paarungsbereit. Bei erfolgendem Deckakt werden Eizellen freigesetzt, die auch befruchtet werden können. Der Östrus tritt meist um den 21. bis 24. Tag, manchmal auch in der 6. Woche der Trächtigkeit auf (CHRISTIANSEN 1984). Die *Diagnose* ergibt sich aus dem Vorbericht und der Beurteilung des Reifezustandes der Feten (verschieden alte Feten). Die Geburten erfolgen meist spontan, u. U. zeitlich um den entsprechenden Zyklusabstand versetzt. Bei Komplikationen (Fruchttod, Emphysem usw.) wird die Schnittentbindung notwendig.

Hyperfetation. Die bei der Katze selten vorkommende pathologische Vielträchtigkeit oder sog. *Überladung* kann durch hohe, über der Rassenorm liegende Fetenzahl und dadurch bedingte starke Vergrößerung der Gebärmutter und Einengung des Abdominalraumes Störungen des Allgemeinbefindens (Inappetenz, Atemnot, Erbrechen, Abmagerung, Erschöpfung) hervorrufen. Die Neigung zur Eklampsie scheint erhöht zu sein. Die *Diagnose* bereitet auf Grund der eindeutigen Befunde keine Schwierigkeiten. Die *Therapie* ist herz- und kreislaufstützend sowie roborierend (Mineralstoffe, Vitamin D, Calcium) auszurichten. Die Ernährung muß gehaltvoll, aber wenig voluminös sein, wobei mehrere Mahlzeiten pro Tag zu empfehlen sind. Bei erheblichen Allgemeinbelastungen und / oder Komplikationen (Eklampsie, Kreislaufschwäche) ist die vorzeitige Schnittentbindung angezeigt.

Extrauteringravidität. Sie wird mitunter durch Uterusruptur infolge traumatischer Einwirkungen (Unfall, Sturz, Tritt usw.) erzeugt. Die in die Bauchhöhle verlagerte Frucht bedingt Peritonitis, das Allgemeinbefinden ist gestört, es kann außerdem blutiger Ausfluß bemerkt werden. Ganz selten abszediert die Frucht durch die Bauchwand, andererseits kommt es vor, daß sie abgekapselt und bis zur Geburt klinisch unauffällig in der Bauchhöhle verbleiben kann. Die Diagnose stützt sich auf Vorbericht, klinischen und Röntgenbefund (Abb. 8.16.). Die *Behandlung* erfolgt durch Laparotomie, Lösung der Verklebungen, Entfernung der ektopischen Frucht (Abb. 8.17.) und Gewebsteile, Ovariohysterektomie, Reinigung und antibiotische Versorgung der Bauchhöhle. Zusätzlich muß gegebenenfalls symptomatisch behandelt werden.

Torsio uteri (Gebärmutterverdrehung), Diese Metropathie kann vorwiegend gegen Trächtigkeitsende vorkommen. Sie ist meist auf ein Uterushorn oder einen Hornabschnitt (Fruchtkammer) beschränkt. Ein sichere *Diagnose* dieser seltenen und vorwiegend prä- oder intrapartal auftretenden Komplikation ist nur durch Laparotomie möglich. Die meist vorhandenen Uteruswandveränderungen (Stauung, Ödem, Infarzierung) verlangen die Ovariohysterektomie.

Endometritis und Trächtigkeit. Endometritis und / oder Pyometra und Trächtigkeit können, meist je in einem Horn, bei der Katze gelegentlich nebeneinander angetroffen werden. Entweder sind die Embryonen / Feten in einem Horn abgestorben und in Eiter umgewandelt worden, oder es hat in einem Horn eine latente, während der Trächtigkeit aktivierte Endometritis vorgelegen. Die klinischen Erscheinungen sind unauffällig oder ähneln denen des Pyometra-Endometritis-Komplexes. Spätestens bei der Geburt ergibt sich der Zwang zur Ovariohysterektomie.

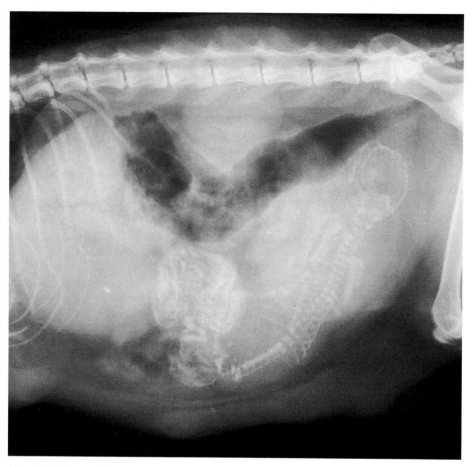

Abb. 8.16. Extrauteringravidität bei einer 10jährigen, pluriparen Katze. Im Uterus ist eine reife Frucht vorhanden, eine weitere wurde zuvor lebend geboren. Daneben befindet sich ein mumifizierter, abgekapselter, extrauterin (im Netz) gelegener Fetus. Röntgenaufnahme.

Intragravide Metrorrhagien. Sie sind die Folge von Schleimhautveränderungen (polypöse Wucherungen, infektiöse Plazentitis) oder Plazentaablösungen nach traumatischen Insulten. Es kommt zu m. o. w. ausgedehnten Blutungen in die Gebärmutter *(Hämometra)* und über die Scheide nach außen. Vaginale Blutungen während der Trächtigkeit sind auch als Zeichen des Fruchttodes oder drohenden Abortes zu werten. Bei länger andauernden Blutungen stellen sich anämische Zustände, Mattigkeit, Untertemperatur usw. ein. Neben der frühzeitig vorzunehmenden Ovariohysterektomie ist für Flüssigkeitsersatz und Auffüllung des Gefäßsystems (Elektrolyte, Plasmaexpander, Bluttransfusion) und Kreislaufstützung Sorge zu tragen.

Fruchtverluste. Mit ihrem Vorkommen kann in jedem Stadium der Trächtigkeit gerechnet werden. Exakte statistische Angaben hierüber fehlen, erfolgen doch häufig keine regelmäßige Diagnose und Überwachung der Trächtigkeit, wird das Absterben von Früchten und deren Umwandlung in Eiter als Pyometra gewertet, werden abortierte Früchte vom Muttertier verzehrt und verlaufen Fruchtresorptionen ohne jegliche klinische Symptomatik.

In einer Züchterbefragung wurden auf 813 Trächtigkeiten 77 Aborte, das sind 2,1% angegeben (Scott et al. 1978). In der Literatur wird weiter über 4,3% (Robinson und Cox 1970) bis 10,1% (Jemmet und Evans 1977, Povey 1978, Scott et al. 1978) Totgeburten berichtet.

Früchte gehen verloren durch:
- *Zygoten-, Embryonen-* oder *Fetenresorption.* Tritt sie in den ersten 2–3 Trächtigkeitswochen ein, gestaltet sich der Prozeß klinisch unauffällig. Zu späterem Zeitpunkt bleiben Eihäute zurück. Sie verursachen schleimig-eitrigen Ausfluß oder werden separat als kugelige, kirschgroße Gebilde mit nabelähnlicher Einziehung ausgestoßen.
- *Mumifikation.* Im Uterus verbliebene abgestorbene Früchte unterliegen in ihrer Gesamtheit oder auch einzeln (teilweise als Kapazitätsanpassungsmaßnahme) unter aseptischen Verhältnissen der Mumifikation.
- *Mazeration.* Lytische und bakterielle Auflösung der Weichteile abgestorbener Feten, i. d. R. vergesellschaftet mit eitrig-blutigem Scheidenausfluß und Allgemeinstörungen (Abb. 8.18. und 8.19.).
- *Fäulnisemphysem.* Emphysematöse Umwandlung abgestorbener Feten durch anaerobe Keime, meist peripartal auftretend.
- *Abort.* Mit ihm ist zwischen dem 30. und 56. Trächtigkeitstag erfahrungsgemäß am häufigsten zu rechnen. Er betrifft sowohl lebende als auch abgestorbene, mitunter mumifizierte Früchte in ihrer Gesamtheit oder auch einzelne. Mitunter stabilisiert sich die Trächtigkeit nach Abgang von einer oder zwei Früchten, und es erfolgt die Geburt der verbliebenen lebenden Früchte zum normalen Termin.
- *Totgeburten* (Geburt nicht dystokie-bedingt toter oder lebensschwacher Welpen).

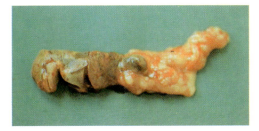

Abb. 8.17. Extrauterin abgekapselter Fetus (mit Netzteilen). Vergleiche Abb. 8.6.

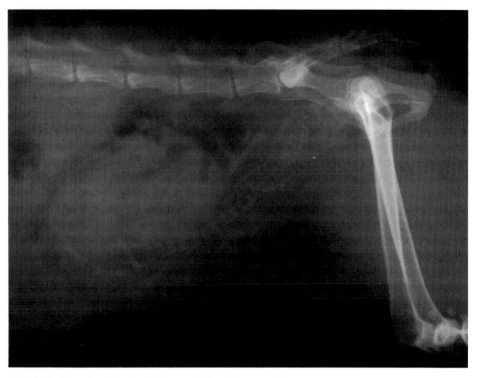

Abb. 8.18. Mazerierte Frucht (7 Tage nach der Geburt von 3 lebenden und 1 toten Welpen). Röntgenaufnahme.

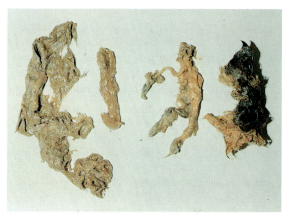

Abb. 8.19. Mazerierte Frucht (Operationsmaterial, s. Abb. 8.18.).

Ursächlich können bei den verschiedenen Arten der Fruchtverluste die gleichen Noxen wirksam sein. Was eintritt (Resorption, Mumifikation, Abort, Totgeburt), ist u. a. vom Zeitpunkt des Angriffs der Noxe während der Trächtigkeit, von ihrer Stärke, natürlich auch von ihrer Art und von den maternalen und fetalen Reaktionen (Abwehrleistungen) abhängig. Als Ursachenkomplexe können zusammenfassend genannt werden:

– *Fetale Entwicklungsfehler.* Überalterte oder sonst geschädigte Gameten, chromosomale Aberrationen, Entwicklungsanomalien führen zum Zygoten- oder frühen Embryonaltod mit Resorption. Feten mit weniger stark ausgeprägten Defekten (Mißbildungen unterschiedlichster Art) werden auch ausgetragen, sind aber nicht lebensfähig. Mißgebildete Feten können neben normalentwickelten im gleichen Wurf vorhanden sein.
– *Maternale Einflüsse.* Ernährungsfehler, systemische und zehrende Krankheiten, Parasitosen, Traumen oder auch uterine Störungen oder Veränderungen können sich negativ auf die Trächtigkeit auswirken. Bei zwischen dem 30. und 40. Trächtigkeitstag auftretenden, meist blutig gefärbtem Vaginalausfluß ohne sonstige Krankheitserscheinungen wird für den drohenden Abort ein Progesteronmangel (Hypoluteinismus) vermutet (niedrige Plasmaprogesteronwerte, 2–5 ng/ml).
– Ungünstige Umgebungsverhältnisse *(Streß).*
– *Medikamente* (Chemikalien). Die Gravidität beeinträchtigend wirken u. a. Steroidhormone (Östrogene, Corticosteroide), Prostaglandine ($F_{2\alpha}$), Bromocryptin, Chloramphenicol, Zytostatika, Warfarin-, Cumarinpräparate. Um Fruchtverluste und teratogene Wirkungen auf die Feten zu vermeiden, sollen Medikamente während der Trächtigkeit sparsam, in den ersten 20 Tagen möglichst überhaupt nicht eingesetzt werden.
– *Infektionen.* Von besonderer Bedeutung sind virale Infektionen. Das feline Rhinotracheitis- und Panleukopenie-Virus rufen bei trächtigen Katzen Abort, fetale Mumifikation und Totgeburt hervor. Das feline Leukämievirus wird für Fruchtresorption, Abort und Infertilität verantwortlich gemacht. Auch bei der felinen infektiösen Peritonitis sind vermehrt Aborte und Totgeburten beobachtet worden. Die Toxoplasmose kann ebenfalls Fruchtverluste bedingen. Zu den unspezifischen Infektionserregern, die mit Trächtigkeitsstörungen in Zusammenhang gebracht werden, zählen: coliforme Keime, Streptokokken, Staphylokokken und Salmonellen.

Verdacht auf Fruchtverlust besteht, wenn keine Trächtigkeit nach normalen Paarungen bzw. keine Geburt nach festgestellter Trächtigkeit eintritt oder wenn Fehlgeburten oder vaginaler Ausfluß, eventuell verbunden mit Allgemeinstörungen, während der Trächtigkeit beobachtet werden. Für die ätiologische *Diagnose* sollten Abortmaterial, Mumien usw. für klärende Untersuchungen (virologisch, bakteriologisch, pathologisch, zytogenetisch usw.) genutzt werden. Auch die Muttertiere sind entsprechenden Untersuchungen (serologisch, Hormon-analysen usw.) zu unterziehen.

Die *Therapie* ist nach den klinischen Symptomen auszurichten. Komplikationslose Fehlge-burten bedürfen keiner Behandlung. Bei infektiösen oder mit entzündlichen Reaktionen einhergehenden Prozessen ist eine antibiotische Therapie indiziert. Bei Trächtigkeitsstörun-gen mit Allgemeinerscheinungen wird die Ovariohysterektomie erforderlich.

Bei drohendem habituellem Abort (geringer blutiger Ausfluß um den 30. bis 40. Trächtig-keitstag) ohne Störungen des Allgemeinbefindens und bei Ausschluß anderer Aborturschen kann Hypoluteinismus vermutet und eine Progesterontherapie versucht werden. Progesteron wird in Dosen von 2 mg/kg KM (maximal 10–15 mg pro dosi) in 1- bis 2tägigen Intervallen bei den ersten Abortanzeichen über etwa 8 bis 10 Tage i.m. bei gleichzeitiger Antibiose verabreicht. Es kann auch nach initialer Progesteroninjektion die Weiterbehandlung mit Progestagenen (CAP, MAP, 2 bis 6 mg tgl.) oral über 8 bis 10 Tage erfolgen (s. Tabelle 8.2.). Die orale Progesteronmedikation ist spätestens mit dem 50.–55. Tag post copulationem abzubrechen, um nicht Trächtigkeitsverlängerungen zu provozieren. Als Ergebnis dieser Therapie sind, da die Ausgangssituation nicht sicher bekannt ist, möglich: weiterhin normaler Trächtigkeitsverlauf und Geburt lebensfähiger Feten (evtl. mit 1 oder 2 Mumien), Mumifizie-rung des gesamten Wurfes oder Pyometra.

Um Fruchtverlusten vorzubeugen, ist optimale Gesundheit der Muttertiere durch entspre-chende Vakzination, durch Parasitenprophylaxe und günstige Umweltverhältnisse anzustre-ben. Trächtige Katzen sollten nicht vakziniert werden. Bei medikamentöser Therapie muß eine eventuelle Fruchtschädigung berücksichtigt werden (Johnston und Sonsak Raksil 1987).

Pseudogravidität (Lactatio sine graviditate). Obwohl bei der Katze nach steriler Kopulation oder mechanischer oder hormonaler Ovulationsprovokation pseudogravide Zyklen auftre-ten, kommt es nur selten zur Anbildung der Milchdrüse und Laktation sowie Verhaltensände-rungen. Sollten Milchstauungen oder Mastitissymptome auftreten, sind eine allgemeine Antibiose und eine antiphlogistische Behandlung der Milchdrüse (kühlende, resorptionsför-dernde Salben usw.) angezeigt.

8.1.4. Geburtsstörungen

Hauskatzen sind seltener, Zuchtkatzen und insbesondere hochgezüchtete Rassen häufiger von Geburtsstörungen betroffen. Es lassen sich maternale und fetale Ursachen unterschei-den. Vaginale Untersuchungsmöglichkeiten und Hilfeleistungen sind wegen der Enge des Geburtsweges und der Widersetzlichkeit (Sedierung, Analgesie) nur begrenzt möglich.

Als *Zeichen* für Geburtsstörungen sind zu werten:
– das Ausbleiben der Geburt nach Ablauf der längstmöglichen Tragezeit,
– kräftige Wehen ohne Fruchtaustreibung innerhalb von 2 Stunden nach Geburtsbeginn,
– Sistieren der weiteren Austreibung über 2–3 Stunden nach normaler Geburt eines oder
  mehrerer Welpen,

– Wehenlosigkeit nach Austreten oder Platzen der Fruchtblase,
– partiell ausgetretene, im kaudalen Geburtsweg festhängende Frucht,
– mißfarbener (schwarz-brauner, blutiger) Ausfluß, verbunden mit fehlender Wehentätigkeit.

Die *Tragezeit* beläuft sich auf 63 bis 66 Tage, wobei rassemäßige Unterschiede auftreten. Die genaue Berechnung der Tragezeit bereitet mitunter Schwierigkeiten, da häufig mehrere Paarungen erfolgen sowie Kater und Katze während der Rolligkeit über mehrere Tage zusammengehalten werden. Solange Fruchtbewegungen nachweisbar sind, Allgemeinstörungen und vaginaler Ausfluß fehlen, kann abgewartet werden. Meist erfolgt die Geburt bis zum 69. Tag nach dem Decken.

8.1.4.1. Maternale Geburtsstörungen

Unter den maternalen Störungen dominiert die Wehenschwäche. Die *primäre Wehenschwäche*, für die eine erbliche Disposition vermutet wird, ist von Geburtsbeginn an durch myometriale Hypotonie gekennzeichnet. Bei geöffnetem Geburtsweg und normaler Fruchtgröße unterbleibt die Ausbreitung. Die Wehen sind schwach, selten und völlig uneffektiv. Die primäre Wehenschwäche wird auch bei alten oder adipösen Katzen und bei Muttertieren mit zehrenden chronischen Erkrankungen oder Hyperfetation beobachtet. Selten einmal sind Eklampsie intra partum, Torsio uteri oder Uterusruptur verantwortlich zu machen. Störungen im Geburtsmilieu sowie Umweltbelastungen (Streß) sind des weiteren in Erwägung zu ziehen (Hemmung der Uterusmotilität über Freisetzung von Adrenalin und dessen Reaktion mit den β_2-Adrenozeptoren). *Sekundäre Wehenschwäche* stellt sich nach anfänglich guter Wehentätigkeit bei großer Fetenzahl oder bei Passagehindernissen (zu großer oder fehleingestellter Welpe, fetale Mißbildung, Zervix-, Vulva-, Beckenenge) durch Erschöpfung ein. Bei großen Würfen können nach normaler Austreibung mehrerer Früchte sich längere Pausen einstellen (über 2 Stunden), oder die Wehen setzen ganz aus, und es kommt zum Geburtsstillstand. Manchmal liegen auch myometriale Hypertonien (Uterusspasmen) vor, die den Fetus einklemmen und die Vorwärtsbewegung verhindern. Längere Zeit zurückgehaltene Welpen sterben nach Plazentalösung ab. Es erscheint braunschwarzer Vaginalausfluß, der bei Infektionen übelriechend und blasig wird. Wird die retinierte Frucht emphysematös oder mazeriert (s. Abb. 8.18. und 8.19.), zeigen die Muttertiere schwere Allgemeinstörungen. Die Wehenschwäche kann medikamentös (Spasmolytika, Oxytocin, Calciumpräparate) *behandelt* werden. Bei Erfolglosigkeit oder bei bereits bestehenden Intoxikationserscheinungen ist die Schnittentbindung angezeigt.

Ungenügende Weite des weichen Geburtsweges ist durch insuffiziente Eröffnungsvorgänge, krampfartige Verengung der Zervix und Narbenbildungen bedingt. Uterustorsionen (Einhornverdrehungen) und angeborene Uterusmißbildungen (Uterus unicornis, s. Abb. 8.15.) verursachen ebenfalls, wenn auch selten, Schwergeburten. Vereinzelt führt ein Uterusvorfall vor der Geburt des letzten Welpen zur Verlegung des Geburtsweges.

Fetopelvine Disproportionen sind von seiten des knöchernen Geburtsweges vor allem bei ungenügender Beckenentwicklung (juveniles Becken) und bei Beckeneinengungen durch Kallusbildung nach Frakturen oder durch osteodystrophische Verformungen zu erwarten.

8.1.4.2. Fetalbedingte Geburtsstörungen

Unter den fetalbedingten Geburtsstörungen spielen besonders zu große Früchte, Mißbildungen und Fehleinstellungen eine Rolle. Nach langen Tragezeiten oder bei bestimmten Rassen (Perser) oder geringer Wurfgröße sind die *Feten sehr groß* oder haben speziell große Köpfe. Entweder können sie gar nicht ausgetrieben werden, oder sie bleiben nach partieller Geburt im Geburtsweg stecken. *Mißbildungen,* die eine Umfangsvermehrung des Fruchtkörpers bewirken, rufen erhebliche Geburtsschwierigkeiten hervor. Meist handelt es sich um Hydrocephalus, Anasarka (Abb. 8.20) oder partielle Doppelbildungen (Diprosopus, Dipygus). *Fehleinstellungen der Frucht* sind bei der Katze von geringerer Bedeutung. Am häufigsten bereiten Kopfbrust- oder Kopfseitenhaltungen (Abb. 8.21.–8.23.) und Nabelstrangumschlingungen Passageschwierigkeiten. Querlagen und gleichzeitiges Vortreten zweier Feten sind seltener. Die Feten werden sowohl in Vorder- als auch in Hinterendlage geboren. Tritt der erste Welpe in Hinterendlage vor, verläuft die Aufweitung des weichen Geburtsweges weniger gut, und die Austreibungszeit verlängert sich.

Therapie: Bei Geburtshindernissen, gleichgültig ob maternaler oder fetaler Art, ist meist die Schnittentbindung angebracht. Bei mangelhafter Eröffnung des Geburtsweges können Tokospasmolytika die Aufweitung fördern. Kopfbrusthaltungen kann man manuell zu berichtigen versuchen.

8.1.4.3. Geburtshilfe

Medikamentöse Geburtsleitung. Eine medikamentöse Geburtsleitung ist bei Geburtsstörungen durch Unregelmäßigkeiten der austreibenden Kräfte (Wehenschwäche) und bei Geburtsschwierigkeiten durch mangelhafte Öffnungs- und Aufweitungszustände des weichen Geburtsweges indiziert (Tabelle 8.1.). Als Voraussetzung gilt, daß mechanische Hindernisse (Beckenenge, zu große Frucht, fehlerhafte Einstellung, Torsio uteri usw.) ausgeschlossen werden können. Außerdem sollten keine schwerwiegenden Allgemeinstörungen vorliegen. Zur medikamentösen Geburtsleitung können wehenverstärkende (Oxytocika), wehenregulierende (Tokospasmolytika) und wehenunterstützende Medikamente (Glucose, Calcium) herangezogen werden.

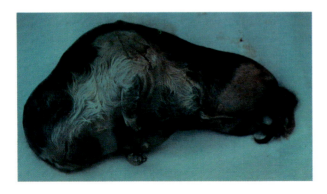

Abb. 8.20. Anasarka.

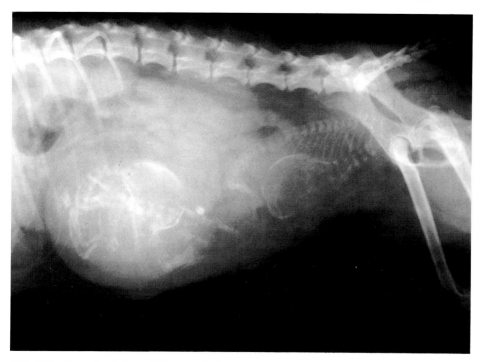

Abb. 8.21. Kopfseitenhaltung. Röntgenaufnahme.

Zur *Wehenanregung* werden heute nur noch synthetische Oxytocinpräparate eingesetzt (Oxytocin). Oxytocin besitzt eine kurze Halbwertszeit und ist bereits nach einigen Minuten abgebaut. Es kann deshalb in 30- bis 60minütigen Intervallen wiederholt gegeben werden. Die Ansprechbarkeit des Uterusmuskels auf Oxytocin ist sehr unterschiedlich und von der jeweiligen Ausgangsreaktionslage (endogener Oxytocinspiegel, Sympathikotonus, Adrenalin-, Opioidreaktion, Myometriumbeschaffenheit usw.) abhängig, die klinisch nur schwer einzuschätzen ist. Um der Gefahr der Überdosierung und der Provokation von Uterusspasmen vorzubeugen, ist Oxytocin jeweils niedrig zu dosieren.
Zu den *wehenregulierenden Pharmaka* gehören die Tokospasmolytika (Uterusspasmolytika,

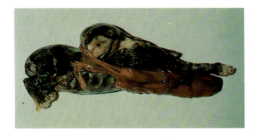

Abb. 8.22. Kopfseitenhaltung.

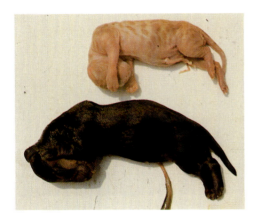

Abb. 8.23. Kopfbrusthaltung.

Uterusrelaxantien). Sie wirken in der Öffnungs- und Austreibungsphase tonussenkend (erschlaffend, dehnungsfördernd) auf den weichen Geburtsweg (Zervix, Hymenalbereich, Vulva) und koordinierend und regulierend auf die Wehentätigkeit. Mit dem Wirkungseintritt ist 5 bis 20 Minuten nach i. m. Verabreichung zu rechnen. Durch Tokospasmolytika können Geburten, die durch ungenügende Eröffnungs- und Aufweitungszustände und/oder spastische Uteruskontraktionen oder durch erfolglose oder zu hohe oder wiederholte Oxytocinapplikation verzögert oder unterbrochen sind, aktiviert werden. Bei myometrialer Hypotonie ist eine mit Oxytocin kombinierte Medikation angezeigt. Bei unklarer Ausgangssituation kann man zunächst das Tokospasmolytikum und bei nicht ausreichend wehenfördernder Wirkung nach 20 bis 30 Minuten Oxytocin verabreichen. Bei Erstgebärenden wirken die Tokospasmolytika, wenn sie gegen Ende oder Abschluß der Eröffnungsphase eingesetzt werden, geburtserleichternd und -beschleunigend. Als Präparate stehen Spasmalgan® und Spasmotitrat® (Dosierung 10–30 mg) zur Verfügung. Die Behandlung kann nach 45 bis 60 Minuten wiederholt werden.

Zur *Wehenunterstützung* und *-förderung* sind Calciumpräparate (Calcium gluconicum 10%ig, Calciumborogluconat 10–15%ig) und Glucose (5–10%ig) infolge ihrer Wirkung auf den Muskelzellstoffwechsel gut geeignet. Sie können vor oder gleichzeitig mit der Oxytocinmedikation verabreicht werden.

Läßt sich die Geburt durch zwei-, höchstens dreimalige medikamentöse Intervention nicht aktivieren, ist die Schnittentbindung angezeigt.

Tabelle 8.1. Medikamentöse Geburtsbeeinflussung bei der Katze

Wirkungsprinzip	Präparat	Dosierung	Applikationsart	Wiederholung
Wehenanregung, -verstärkung				
● Oxytocika	Oxytocin	1–3 IE pro Dosis/ Tier	s.c./i.m.	nach 30–60 min (max. 1–3×)
Wehenregulierung, Dehnungsförderung				
● Tokospasmolytika	Spasmalgan® Spasmotitrat®	10–25 mg pro Dosis/ Tier	s.c./i.m.	nach 45–60 Min.
Wehenunterstützung				
● Calcium	Calcium gluconicum (10%ig)	1–3 ml	i.v./s.c.	
● Glucose	Glucose (5–10%ig)	1–5 ml	i.v./s.c.	
Kombinierte Behandlung				
● Tokospasmolytikum + Oxytocin	● simultan (halbe Oxytocindosis) ● besser erst Tokospasmolytikum (Abwarten der Wirkung), ggf. nach 30 min Oxytocin			
● Oxytocin + Calcium/Glucose				

Manuell-instrumentelle Geburtshilfe. Ihr sind bei der Katze wegen des engen Geburtsweges Grenzen gesetzt. Alle Maßnahmen über den weichen Geburtsweg, gleichgültig ob digital oder instrumentell, sind vorsichtig und schonend auszuführen, um Verletzungen und Verschwellungen vorzubeugen. Langwierigen Manipulationen ist, vor allem wenn noch mehrere Welpen geboren werden müssen oder schon Allgemeinstörungen vorliegen, der Kaiserschnitt vorzuziehen.

Bereits durch das mütterliche Becken getretene Junge sind durch Zughilfe zu entwickeln. Bei geborenem Kopf erfaßt man beiderseits am Hals mit Daumen und Zeigefinger eine Hautfalte und extrahiert die Frucht nach Schlüpfrigmachen (Gleitmittel) des Geburtsweges durch kontrollierten Zug. Bei in Hinterendlage vorliegenden Feten greift der Zug an den Kniefalten an. Bei der Kopfbrusthaltung kann versucht werden, den Kopf durch einen vaginal unter den Kehlgang eingeführten Finger zu strecken (Abb. 8.24.). Dabei sollte gleichzeitig die andere Hand über die Bauchdecke die Frucht fixieren und die Berichtigung unterstützen.

Die Handhabung von Geburtszangen ist im engen Geburtsweg nur selten durchführbar. Bei festsitzendem letzten Welpen kann in Vorderendlage mit der Berliner Zange (Abb. 8.25.) oder bei totem Welpen mit der Kornzange die Extraktion versucht werden.

Schnittentbindung. Lassen sich Geburtsstörungen weder medikamentös noch digital-instrumentell beseitigen, muß die Geburt durch Schnittentbindung beendet werden. Der Kaiserschnitt wird bei der Katze häufig als Ovariohysterektomie (radikaler Kaiserschnitt, Sectio Porro) und meist nur bei Zuchttieren als konservative Sectio (Laparohysterotomie) durchgeführt.

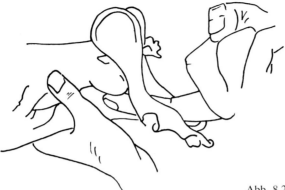

Abb. 8.24. Berichtigung der Kopfbrusthaltung.

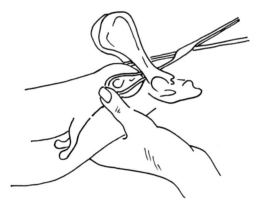

Abb. 8.25. Zangengeburtshilfe (Berliner Zange/Niemand).

Die Schmerzausschaltung erfolgt nach Atropinsulfatvorbereitung entweder als Injektions- oder als Inhalationsnarkose. Durch gleichzeitige intramuskuläre Verabreichung von Propionylpromazin (Combelen®), 1,0 mg (0,1 ml) und Ketamin (Ketavet®, Ursotamin®) 20,0 mg (0,2 ml) pro kg/KM oder von Xylazin (Rompun®, Rometar®) 1–2 mg (0,05–0,1 ml, 2%ige Lösung) und Ketamin 10–20 mg (0,1–0,2 ml) pro kg/KM

wird eine gut verträgliche, meist operationstaugliche, aber nicht steuerbare Narkose erzielt. Bei der Inhalationsnarkose (Halothan und Lachgas) hat der Intubation eine Prämedikation mit Ketamin (10 mg/ kg KM) oder Xylazin (2–4 mg) vorauszugehen.

Der *Kaiserschnitt* kann in der Flanke oder in der Linea alba erfolgen. Bei der Medianmethode, die sowohl für die konservative als auch für die radikale Sectio günstige Voraussetzungen schafft, wird die Bauchhöhle durch einen dicht kaudal des Nabels beginnenden und beckenwärts fortschreitenden, etwa 6–8 cm langen Schnitt eröffnet. Nach Kranialverlagerung des Netzes erfaßt man über einer Frucht einen möglichst frei beweglichen Abschnitt des vorliegenden Uterushornes und verlagert ihn vorsichtig extraabdominal. Durch leichten Zug werden beide Uterushörner entwickelt und auf ein mit warmer physiologischer Kochsalzlösung durchtränktes Abdecktuch plaziert. Im Uteruskörper verkeilte, die Gebärmuttervorlagerung behindernde Feten sind uterushornwärts zu massieren.

Der Uterus wird in Bifurkationsnähe im Uteruskörper oder in der großen Kurvatur eines Hornes außerhalb der Plazentationsgürtel über einer Frucht eröffnet. Die Welpen werden nacheinander durch die Schnittwunde herausmassiert. Nach Öffnen der Eihäute erfolgt die Abnabelung entweder durch einfaches Zerreißen der Nabelschnur bei Schonung des Hautnabels oder nach Abklemmen des Nabelstranges (Arterienklemme) 2 cm von der Bauchdecke entfernt durch einen plazentawärts angesetzten Scherenschlag. Eine Hilfsperson übernimmt die Jungen und reibt sie trocken. Abschließend entfernt man durch leichte Druckmassage auf den Plazentationsbereich von außen und Zug am Nabelstrang die Nachgeburten. Der Uterus wird nach antibiotischer Versorgung durch eine fortlaufende, einstülpende, seromuskuläre Naht in 2 Etagen verschlossen. Bei der Radikaloperation ist bei nicht erwünschtem Nachwuchs, toten Früchten oder infiziertem Uterusinhalt die Ovariohysterektomie (s. unter Metropathien, S. 329) ohne vorherige Eröffnung der Gebärmutter durchzuführen. Der Verschluß der Bauchdecke erfolgt durch Schichtennaht.

Die *postoperative Versorgung* erstreckt sich auf allgemeine Antibiose und bei konservativen Eingriffen auf eine Uterustonisierung (Oxytocin). Bei verschleppten und infizierten Geburten mit Intoxikationserscheinungen ist neben der symptomatischen Therapie eine Elektrolytversorgung zur Nierenentlastung und Antiexsikkose angezeigt. Gelegentlich auftretende Milchstaus mit Mastitis sind durch Antibiotika, lokale antiphilogistische Maßnahmen und gegebenenfalls Entfernung und künstliche Aufzucht der Welpen zu behandeln.

Die *Prognose* ist im allgemeinen günstig. Nach konservativen Schnittentbindungen sind Spontangeburten möglich. Bei Zuchtkatzen kann der Kaiserschnitt auch mehrmals durchgeführt werden.

8.1.4.4. Neugeborenenversorgung

Unter normalen Verhältnissen werden die Neugeborenen vom Muttertier versorgt. Sie saugen anfangs etwa 2 bis 3 ml Milch alle 3 Stunden. Ab der 2. bis 3. Woche nehmen sie 5 bis 6 ml Milch pro Mahlzeit auf. Das Geburtsgewicht wird innerhalb einer Woche fast verdoppelt. Von der 4.–5. Woche ab kann zugefüttert werden (Fleisch, Büchsenfutter, Babynahrung). Das Absetzen erfolgt meist um die 6. bis 7. Woche. Manchmal wird aber auch erheblich länger gesäugt.

Schnittentbundene Welpen benötigen anfangs eine Starthilfe in Form von Trockenreiben, Abdominalmassage, Reinigen der Afteröffnung, Warmhalten und Ansetzen. Die erste Nahrungsaufnahme muß innerhalb von 12 Stunden erfolgen (notfalls künstlich oder s. c. Glucose).

Bei Tod des Muttertieres oder Milchmangel (Mastitis, Puerperalinfektion, Eklampsie usw.) können künstliche Ernährung und Aufzucht der Welpen notwendig werden. Als Muttermilchersatz sind handelsübliche Fertigpräparate oder Eigenkompositionen geeignet.

Ersatznahrung läßt sich wie folgt herstellen: 20 g Magermilchpulver, 90 ml Wasser und 10 ml Olivenöl (Christiansen, 1984) oder ¼ Liter Magermilch mit einem Eßlöffel Schlagsahne versetzt, beide Mischungen sollen durch 1 Messerspitze Schlemmkreide und einige Tropfen Vitamin A und E angereichert werden. Die Ersatzmilch ist für jede Mahlzeit frisch anzusetzen und etwa 37° C temperiert mit Augentropfenpipette oder 2–5 ml Plastikspritze zu verabreichen. Die Fütterung muß alle 2 bis 3 Stunden in einer Menge von anfangs 2–5 bis schließlich 10 ml pro Mahlzeit erfolgen (weichelastische Spannung des Abdomens). Im Alter von etwa 3 Wochen lernen die meisten Jungen aus einem Näpfchen oder einer Untertasse zu lecken. Durch Massage von Abdomen und Dammgegend (kamillegetränkte Wattebäuschen) müssen Harn- und Kotabsatz angeregt werden. Vorteilhaft sind tägliche Wägungen der Welpen. Zunahmen von 10 g und mehr sollten täglich erreicht werden.

8.1.5. Nachgeburts- und Puerperalstörungen

Sie kommen bei Katzen weit weniger häufig als bei der Hündin vor, können unterschiedlich ausgeprägte Allgemeinstörungen hervorrufen und sich nachteilig auf die Laktation und damit auf die Vitalität der Welpen auswirken.

8.1.5.1. Postpartale Metrorrhagien

Blutungen werden gelegentlich im Gefolge von Geburtsverletzungen, nach Schwergeburten, bei Blutgerinnungsstörungen und bei mangelhafter Involution der Plazentarstellen (Placenta materna) im Uterus beobachtet. Die *klinischen Erscheinungen* variieren von leichtem blutigem Ausfluß ohne Allgemeinstörungen bis zu starken Blutungen (manchmal Hämometra) mit anämischen Erscheinungen, seltener metritischen oder septikämischen Symptomen.
Behandlung: In allen schweren Fällen, und wenn die Blutung medikamentös nicht zu beeinflussen ist, muß die Ovariohysterektomie vorgenommen werden. Leichter blutiger Ausfluß verschwindet meist von allein. Medikamentös kann man Ergotinpräparate (parenteral, oral) und Oxytocin zur Uterustonisierung sowie Calcium- und Vitamin-K-Präparate zur Blutgerinnungsförderung einsetzen. Manchmal gelingt es auch, mit Progestagenen (s. Tabelle 8.2.) die Blutung zum Stehen zu bringen (1.8 ml MAP s. c. oder 5 mg CAP, MAP oral). Die gleichzeitige Verabreichung von Antibiotika kann indiziert sein.

8.1.5.2. Nachgeburtsverhaltung

Sie stellt sich manchmal nach Schwergeburten, in Verbindung mit Wehenschwäche, bei postpartaler Uterusatonie und bei adipösen oder schwer allgemeingeschädigten Tieren ein. Sie verläuft *klinisch* unauffällig oder ist mit vermehrtem Ausfluß, gelegentlichem Pressen und später Fieber, Apathie, Anorexie und Erbrechen verbunden. Die *Diagnose* wird durch vaginale Inspektion (Eihautteile), abdominale Palpation und Röntgenuntersuchung (partielle derbe Auftreibung des fruchtleeren Uterus) gesichert.
Behandlung: Massage des vergrößerten Uterus durch die Bauchdecken hindurch, Verabreichung von Uterotonika (Oxytocin, Ergotinpräparate) und Antibiotika. Bei metritischen Symptomen muß u. U. ovariohysterektomiert werden.

8.1.5.3. Puerperalinfektionen

Die akute Metritis kann sich 1 bis 4 Tage nach der Geburt entwickeln. Oft wird sie nach infektiösen Fehl- oder Frühgeburten beobachtet oder kommt durch sekundäre Infektion des puerperalen Uterus nach Schwergeburten, bei retinierten Feten oder Plazenten oder bei postpartaler Uterusatonie zustande.
Symptomatik: anfangs Fieber, später subnormale Temperatur. Es stellen sich ein: Apathie, Erbrechen, Durchfall, Anorexie, Polydipsie, Exsikkose, Versiegen der Milchleistung. Die Muttertiere vernachlässigen ihre Jungen, die auf Grund des Milchmangels schnell hinfällig werden. Charakteristisch ist übelriechender, mißfarbener, manchmal blasig durchsetzer Ausfluß *(Anaerobierinfektion)*. Das Abdomen ist gespannt, und manchmal ist der Uterus als starrer, schmerzhafter Strang zu fühlen. Das Blutbild ist durch Leukozytose und starke Kernlinksverschiebung auffällig.
Therapie: Leichte Puerperalinfektionen sind durch eine mehrtägige intensive Antibiotika-,

Elektrolyt- und Kreislauftherapie günstig zu beeinflussen. Bei erfolgloser Medikation oder in schweren Fällen muß die Ovariohysterektomie durchgeführt werden.

Um Puerperalinfektionen *vorzubeugen,* sind der Geburtsabschluß und der vollständige Abgang der Nachgeburten zu kontrollieren. Nach Schwer-, Tot- Fehl- oder Frühgeburten sind der Uterus zu tonisieren (Oxytocin, Ergotinpräparate) und u. U. eine mehrtägige allgemeine Antibiotikatherapie durchzuführen.

8.1.5.4. Uterusvorfall

Der Prolapsus uteri wird bei der Katze selten beobachtet. Er tritt während oder innerhalb von 24 bis 48 Stunden nach der Geburt ein. Meist wurden zuvor alle Welpen geboren. Seltener fällt ein Horn vor, während im anderen noch ein oder mehrere Feten vorhanden sind. Dem Vorfall geht meist stärkeres Pressen voraus. Einhornvorfälle haben eine zylindrische Gestalt mit trichterförmiger Einziehung am freien Ende. Komplette Vorfälle sind an den beiden umgestülpten Uterushörnern zu erkennen. Die vorgefallenen Uteruspartien zeigen durch Venenkompression schnell Stauungserscheinungen, außerdem können Blutungen und Schleimhautläsionen vorhanden sein.

Therapie: Frische Vorfälle ohne Organveränderung können unter Anästhesie (Rompun®, Ketavet®) reponiert werden. Die völlige Reposition und richtiger Lage des Uterus wird über das Abdomen kontrolliert. Bei stärkeren Uteruswandveränderungen muß der reponierte Uterus ovariohysterektomiert werden. Ist die Reposition nicht möglich, werden nach Laparotomie Ligaturen an die Mesovarien vor und hinter den Eierstöcken angelegt. Die Mesovarien werden zwischen kranialer Ligatur und Ovar durchtrennt und die Mesometrien stumpf gelöst. Am prolabierten Uteruskörper wird ein kleiner Querschnitt angebracht, über den eine lange Kornzange in die Bauchhöhle geschoben wird. Mit Hilfe der Zange erfolgt die vollständige Ausstülpung der Uterushörner. Um den vorgefallenen Uteruskörper wird eine in der Uteruswand fixierte Massenligatur (Seide, Perlon) gelegt und der Uterus distal davon abgetragen. Der iodierte Stumpf wird in die Scheide zurückverlagert. Abschließend wird nach antibiotischer Versorgung die Bauchhöhle verschlossen.

8.1.5.5. Eklampsie

Bei der Eklampsie handelt es sich um eine akute regulatorische Calciumstoffwechselstörung *(Hypokalzämie),* die auch als *Laktationstetanie* oder *puerperale Tetanie* bezeichnet wird. Sie tritt meist gegen Ende der Trächtigkeit oder in der frühen Säugeperiode (1 bis 4 Wochen post partum) bei pluriparen Katzen mit großen Würfen auf. Eine calciumarme Diät während Trächtigkeit und Laktation scheint prädisponierend zu wirken. Neben hypokalzämischen werden nicht selten auch hypoglykämische Blutwerte angetroffen.

Klinisches Bild und Verlauf: Die Erkrankung beginnt mit Unruhe, beschleunigter Atmung und Ataxien. Die Katzen können sich bald nicht mehr stehend halten, liegen auf der Seite und haben tonisch-klonische Krämpfe. Während der Krampfanfälle wird mitunter radförmiges Eindrehen des Körpers beobachtet. Die Körpertemperatur steigt an. Manchmal sind Kaukrämpfe vorhanden. Das Bewußtsein bleibt ungetrübt. Die Augenlider sind geöffnet und die Pupillen erweitert. Das Gesäuge ist gut entwickelt, entweder prall gefüllt oder leer gesäugt. Bei nicht rechtzeitiger Behandlung kann es zu Kollaps, Koma und Tod kommen.

Die *Therapie* bezweckt die Krampflösung und die Wiederherstellung der Calciumhomöostase.

Zur Beseitigung der Krämpfe werden Neuroleptika, Xylazin- oder Ketaminpräparate eingesetzt, z. B. Combelen® (0,1 ml/kg KM) oder Rompun® (2–4 mg/kg KM) oder Ketavet®, Ursotamin® (10–20 mg/kg KM) oder eine Kombination von Combelen® und Rompun® oder von Rompun® und Ketavet®, jeweils i. m. verabreicht.

Der Blutcalciumspiegel wird durch intravenöse Calciuminfusionen an der sedierten und relaxierten Katze normalisiert. Bewährt haben sich 3–5–(10) ml einer 10%igen Calciumgluconicum-Lösung. Vorteilhaft ist die gleichzeitige intravenöse Verabreichung von 5–10 ml einer 20%igen Glucoselösung. Zusätzliche subkutane Calciumdepots (5 ml) und die – zumindest temporäre – Unterbindung des Säugens der Welpen beugen Rezidiven vor. Zufüttern der Welpen und notfalls vorzeitiges Absetzen müssen in Erwägung gezogen werden.

Bei hochträchtigen Zuchtkatzen mit Eklampsie ist, vor allem in calciumtherapierefraktären Fällen oder nach Rezidiven, die Schnittentbindung angezeigt. Bei Hauskatzen ist die Ovariohysterektomie vorzuziehen.

8.2. Männliche Geschlechtsorgane (Andrologie)

8.2.1. Anatomie und Physiologie

Der Kater hat kleine, kugelige (1–1,5 cm Durchmesser), derbe, oberhalb des kaudal gerichteten Präputiums und unterhalb des Afters gelagerte Hoden. Der Descensus testis ist meist bereits bei der Geburt erfolgt, die Hoden sind aber bis zur Geschlechtsreife frei im Leistenkanal beweglich (SOJKA 1980). Das Skrotum ist dicht behaart. Die Prostata besteht aus zwei, durch ein bindegewebiges Septum voneinander getrennte Lappen. Außerdem besitzt der Katen im Bereich des Beckenausganges paarig angelegte, etwa erbsengroße Bulbourethraldrüsen. Der Penis ist ventrokaudal und nach Erektion kranioventral gerichtet und enthält einen unterschiedlich geformten, kleinen (3–5 mm langen) Penisknochen. Die Penisspitze weist zahlreiche (mehr als 100) verhornte Papillen, die sog. Penisstacheln auf, an deren Basis sensible Nervenendkörperchen sitzen. Ihre Entwicklung ist androgenabhängig (Atrophie nach Kastration). Sie sind für die Ovulationsauslösung von Bedeutung (*Schlesinger-Plath*, 1984).

Die Geschlechtsreife tritt beim Kater im Alter von 8–10–12 Monaten ein, wobei allerdings individuelle, rasse- und entwicklungsbedingte Schwankungen vorhanden sind. Die Zuchtreife wird mit 10 bis 12 Monaten bei einer Körpermasse von 2,5–3,5 kg erreicht (SCOTT 1970, SOJKA 1980). Die Leydigzellen reifen mit 5 Monaten, und Spermien sind mit 6 bis 7 Monaten in den Hodenkanälchen vorhanden.

Der Kater ist das ganze Jahr über paarungsbereit und auch befruchtungsfähig. Die größte sexuelle Aktivität ist an die Östrussaison bei den weiblichen Tieren gekoppelt und besonders im Frühjahr, etwas schwächer im Herbst zu beobachten. Kater zeigen während der Sexualsaison spezifische Verhaltensweisen, die besonders durch Aggressivität, Streunen und Harnspritzen (Markieren) geprägt sind. Beim Deckakt erfolgen der Nackenbiß, das Besteigen und Suchbewegungen. Die eigentliche Kopulation (Immissio penis, Friktionsbewegungen) dauert nur wenige Sekunden (10 bis 20), und das Sperma wird mit einem nachstoßähnlichen Schub des Beckens ejakuliert. Sie wird oft wiederholt, wobei mitunter nur kurze Pausen eingelegt werden. Die Ejakulation erfolgt in zwei Phasen. Man kann eine spermienreiche und eine weitgehend spermienfreie Fraktion unterscheiden (SCOTT 1970).

8.2.2. **Andrologische Untersuchung**

Auf Potenzstörungen und Erkrankungen der männlichen Geschlechtsorgane weisen hin: Libidomangel, Deckunlust, erfolglose Paarungen, Fehlen, Verkleinerung oder Vergrößerung eines oder beider Hoden, Präputialausfluß, Hautveränderungen (Alopezie). Andrologische Untersuchungen werden beim Kater selten gefordert. Fertilitätsstörungen und Erkrankungen der Geschlechtsorgane besitzen bei Hauskatern geringe, bei Zuchtkatern zunehmende Bedeutung.

Der klinischen Untersuchung hat eine *Anamnese* vorauszugehen, die sich erstrecken soll auf:
– Abstammung, Nutzung, Besitzerwechsel,
– Haltung, Fütterung, Besonderheiten,
– Sexual-, besonders Paarungsverhalten,
– Deckbeanspruchung,
– Fruchtbarkeitsergebnisse (Anzahl und Alter gedeckter weiblicher Tiere, Verhalten der weiblichen Tiere bei der Paarung, evtl. Trächtigkeitsergebnisse bei der Belegung mit anderen Katern usw.),
– Art und Dauer von Krankheitserscheinungen,
– überstandene Krankheiten (Virusinfektionen), Impfungen.

Bei der Allgemeinuntersuchung werden Ernährungs- und Pflegezustand, Temperatur, Kreislauf, Atmung und Hautbeschaffenheit beurteilt.

Die spezielle Untersuchung erfolgt durch *Adspektion* und *Palpation*. Präputium, Penis und Skrotum/Hoden werden auf Entwicklungszustand und Veränderungen geprüft. Dabei ist insbesondere auf Größe, Konsistenz, Schwellung, Schmerzhaftigkeit, frische oder vernarbte Verletzungen sowie Sekretaustritt aus der Präputialöffnung zu achten. Durch leichten Druck auf die Vorhaut ist die Penisspitze freizulegen und zu kontrollieren (Beweglichkeit, entzündliche, traumatische oder neoplastische Veränderungen).

Spermauntersuchungen wären zur Beurteilung der Potentia generandi von großem Wert, lassen sich aber auf Grund der schwierigen Spermagewinnung nur selten durchführen. Für die Absamung mit der künstlichen Vagina oder der Hand ist ein längeres Training notwendig (s. Kap. 8.3.). Dadurch ist eine Ejakulatuntersuchung höchstens orientierend durch Spermarückgewinnung aus der Vagina (Tupfer, Watteträger) nach dem Deckakt möglich. Die Ejakulate sind soweit möglich grobsinnlich (Farbe, Beimengungen) und mikroskopisch (Spermienkonzentration, Bewegungsaktivität und Spermienmorphologie) und gegebenenfalls mikrobiologisch zu untersuchen. Die Angaben über die Spermawerte des Katers schwanken innerhalb weiter Grenzen, auch in Abhängigkeit von der Art der Spermagewinnung (SCOTT 1970, SOJKA et al. 1970, SCHLESINGER-PLATZ 1984, LÜRSSEN 1986). Das Volumen wird mit 0,01 bis 0,1 ml und die Spermienkonzentration mit 0,1 bis 2 Millionen Spermien pro µl, bei 50 bis 80% Vorwärtsbeweglichkeit und 5 bis 15(–35)% Spermienanomalien, angegeben. Die Farbe der Ejakulate ist grauweiß bis weiß, die Konsistenz molkeartig bis milchig.

8.2.3. Entwicklungsstörungen und Erkrankungen der männlichen Geschlechtsorgane

8.2.3.1. Hodenhypoplasie (XXY-Trisomie)

Hodenunterentwicklung (Hypoplasie) ist beim Kater häufig mit Dreifarbigkeit (orange, braun, weiß), die i. d. R. nur bei weiblichen Tieren auftritt, vergesellschaftet. Solche Tiere haben eine XXY-Geschlechtschromosomenkonstellation (vergleichbar dem Klinefelter-Syndrom beim Menschen) oder weisen unterschiedliche Gonosomenmosaike (Verschmelzung zweier Genome während der frühen Embryonalphase) auf. Dreifarbige Kater sind in den meisten Fällen steril (WOLLRAB 1983).
Fetale oder neonatale Panleukopenieerkrankungen können auch Hodenhypoplasie zur Folge haben (LEIN und CONCANNON 1983).

8.2.3.2. Kryptorchismus

Ausbleibender oder unvollständiger Descensus testis wird gelegentlich, ein- oder beidseitig, auch beim Kater beobachtet. Die Diagnose ist erst beim geschlechtsreifen Kater sicher gegeben, da die kleinen Gonaden anfangs noch in den Leistenkanal gezogen werden können. Neben genetischen werden auch endokrine und mechanische *Ursachen* des Kryptorchismus diskutiert. Bei Rassekatzen kommt Kryptorchismus häufiger als bei Hauskatzen vor. Bilaterale Kryptorchiden sind unfruchtbar, bei einseitigem Auftreten ist die Fertilität nur geringgradig vermindert. Retinierte Testikel neigen häufiger zu neoplastischen Veränderungen. Manchmal ist Kryptorchismus mit erhöhter Aggressivität verbunden. Kryptorche Kater sind von der Zucht auszuschließen und wegen der Tumoranfälligkeit und nicht selten ausgeprägten Katerverhaltens zu kastrieren. Der entweder im Bereich des inneren Leistenrings oder im Abdominalraum befindliche Hoden wird nach medianer Laparotomie aufgesucht und mit Emaskulator oder nach Ligatur mit der Schere abgesetzt.

8.2.3.3. Penis- und Präputialveränderungen

Gelegentlich werden Adhäsionen zwischen Penis und Präputium beobachtet. Durch mangelhafte Penisvorlagerung beim Urinieren können sich Entzündungserscheinungen an der Schleimhaut entwickeln. Gehäuft treten solche Adhäsionen vermutlich bei präpubertaler Kastration auf.
Die *Behandlung* ist auf Lösung der Adhäsionen und Dämpfung der entzündlichen Veränderungen (Präputialspülungen, Salbenbehandlung) auszurichten. Prophylaktisch wird die Kastration nach Eintritt der Geschlechtsreife (8–10 Monate) empfohlen. Bei frühzeitiger Kastration ist auch eine Testosteronbehandlung (testosteronhaltige Salbe, orale oder parenterale Gaben) zur Lösungsförderung empfohlen worden (HERRON 1973).
Am Penis entwickelt sich manchmal eine ringförmige Ansammlung von Haaren, die Kopulationsschwierigkeiten bedingt. Der Haarring ist durch Spaltung mittels Scherenschlag zu entfernen. Penishämatome führen gelegentlich zu Harnröhreneinengungen.

8.2.3.4. Hodenerkrankungen

An Hoden und Skrotum können Veränderungen im Sinne von Degeneration (Hodenatro-phie), von Entzündung (Orchitis) und von Neubildungen (Sertolizelltumoren) vorkommen. Hodenerkrankungen sind selten. *Orchitiden* treten vor allem nach Bißverletzungen (Rang-kämpfe) oder im Gefolge viraler (FIP, infektiöse Katzenperitonitis) oder bakterieller Infek-tionen (*Brucella*-Infektion, unspezifische Keime) auf. Die Behandlung erfolgt antibiotisch und antiphlogistisch.

8.2.3.5. Störungen im Sexualverhalten

Störungen im Sexualverhalten variieren vom Fehlen der Libido sexualis bis zu Erscheinungen der Hypersexualität. Sie können anlagebedingt oder erworben sein. Beachtung verdient die *Hypersexualität,* die durch Aggressivität, Streunen, Harnspritzen (Markieren), Absetzen kleiner Kotmengen usw. gekennzeichnet ist. Sexuelle Ruhigstellung ist außer durch Kastra-tion vor allem durch Progestagene (MAP, CAP; s. Tabelle 8.2.) zu erreichen. Auch wenn nach der Kastration die Katermanieren fortbestehen, können Progestagen zur Beruhigung eingesetzt werden.

8.2.3.6. Paarungsunfähigkeit (Impotentia coeundi)

Das Unvermögen, den Deckakt trotz vorhandener Libido auszuführen (Impotentia coeundi), kann durch Penis-, Präputialveränderungen (Penis-, Präputialadhäsionen, Haarringe am Penis, Balanoposthitiden, Verletzungen), Nachhanderkrankungen (Becken-, Extremitäten-frakturen, Lahmheiten) und schwere Stoffwechsel- und Allgemeinleiden bedingt sein. Auch psychische Einflüsse beeinträchtigen die Potentia coeundi. In fremder Umgebung benötigen Kater mitunter eine längere Anpassungszeit (Wochen bis Monate), ehe Deckakte störungs-frei ausgeführt werden. Käfighaltung und dominierende aggressive Katzen können zu sexuel-ler Inaktivität (vor allem bei unerfahrenen Jungkatern) führen (CHRISTIANSEN 1984). Die Behandlung ist ursachenbezogen auszurichten.

8.2.3.7. Mangelhafte Fruchtbarkeit (Impotentia generandi)

Kater mit herabgesetzter Fruchtbarkeit können normalen Geschlechtstrieb und volle Paa-rungsfähigkeit aufweisen. Die verminderte Zeugungsfähigkeit ist – wenn nicht ausgeprägte Veränderungen an den Geschlechtsorganen vorliegen – nur über das Leerbleiben der belegten Katzen auffällig. Sie wird durch angeborene Fehlbildungen an den Geschlechtsorga-nen (Chromosomenanomalien, Hodenhypoplasie, Kryptorchismus) oder umweltbedingte schädigende Einflüsse (Infektionen, Intoxikationen, ionisierende Strahlen, Fehlernährung) auf die Samenzellbildung und -ausreifung (Pathospermien, Hodenatrophie, -entzündung, -neubildung) hervorgerufen. Bei klinisch unauffälligen Befunden ist die Diagnose schwierig und nur über die Spermauntersuchung möglich. Kater mit angeborenen, häufig erblich bedingten Genitaldefekten sind von der Zucht auszuschließen.

8.3. Künstliche Besamung

Die künstliche Besamung (KB) kann aus biotechnischer (Zucht bestimmter Rassen, Schaffung gesunder, genetisch weitgehend einheitlicher Katzenpopulationen, Überbrückung größerer Entfernungen zwischen den Zuchtpartnern usw.) und medizinischer Indikation (Paarungsschwierigkeiten bei den vorgesehenen Deckpartnern) durchgeführt werden. Auf Grund der komplizierten Spermagewinnung und der Ovulationsbesonderheiten (Ovulationsprovokation) hat die KB bei der Katze noch keine größere Verbreitung gefunden. Zur KB wird vorwiegend Frischsperma, seltener Tiefgefriersperma herangezogen.

Das *Sperma* läßt sich mittels künstlicher Vagina, manuell oder auch durch Elektroejakulation gewinnen. Die Elektroejakulation (rektal einwirkende Stromstöße) verursacht Schmerzen und muß in Allgemeinnarkose angewandt werden (SCOTT 1970, PLATZ und SEAGER 1978). Sie wird selten, meist nur für experimentelle Arbeiten genutzt.

Die *Samengewinnung* mit der künstlichen Vagina setzt ein mehrwöchiges Training der Kater unter Berücksichtigung ihres spezifischen Paarungsverhaltens in gewohnter Umgebung und mit vertrauten Personen voraus. Auch unter günstigen Bedingungen lassen sich nur etwa 50–60% der Kater konditionieren (CHRISTIANSEN 1984, LÜRSSEN 1986). Mit einer rolligen Katze gelingt die Spermagewinnung, schneller und leichter. Trainierte Kater akzeptieren u. U. auch anöstrische Katzen, Kater oder ein mit Unterarm dargebotenes Katzenfell als Deckpartner. Beim paarungsbereiten Kater wird nach Nackenbiß und Übertreten (fixierte Katze oder Phantom) der erigierte Penis in die künstliche Vagina (modifizierter 2-ml-Gummi-Pipettenball) geleitet. Nach einigen Friktionsbewegungen erfolgt unter Beckennachdruck die Ejakulation. Nach LÜRSSEN (1986) und LÜRSSEN und LEIDL (1987) hat sich die Imitation einer künstlichen Vagina durch die mit einem sterilen Gummihandschuh versehene Hand des Operateurs für die Spermagewinnung gut bewährt. Nach Nackenbiß, Übertreten und beginnenden Suchbewegungen wird dem Kater in Höhe der Vulva des Deckpartners die behandschuhte Hand in Form einer aus gekrümmtem Zeigefinger und Handinnenfläche bestehenden, vorher mit Vaseline gleitfähig gemachten Öffnung angeboten. Sobald der Kater die imitierte Vagina annimmt, übt der Operateur leicht pulsierenden Druck auf den Penis aus. Nach erfolgtem Nachstoß springt der Kater ab. Das auf der Handinnenfläche befindliche Ejakulat wird in eine Pipette aufgezogen. Manuell oder mit künstlicher Vagina werden durchschnittlich 0,4 ml (0,01–0,12) Sperma gewonnen. Wöchentlich sind 2 bis 3 Samenentnahmen ohne Konzentrationsabfall möglich (CHRISTIANSEN 1984). Um ein Austrocknen der geringen Ejakulatmenge zu verhindern, wird das Sperma sofort mit einem bekannten Volumen physiologischer Kochsalzlösung vermischt.

Nach der Untersuchung und Beurteilung (s. andrologische Untersuchung) wird das Sperma entweder sofort versamt oder konserviert. Die *Spermakonservierung* ist noch wenig entwickelt. Katersperma wurde unter Verwendung von Lactose-Eigelb-Glycerol-Verdünner (PLATZ et al. 1978) oder des Tris-Verdünners nach DAVIS et al. (1963) im Pelletverfahren und Lagerung in flüssigem Stickstoff konserviert (LÜRSSEN und LEIDL 1987). Zum Auftauen wird die Auftaulösung nach NAGASE et al. (1966) oder physiologische Kochsalzlösung bei 38° C genutzt.

Voraussetzung für die *künstliche Besamung* ist, daß die Katzen östrisch sind. Die Bestimmung des Zyklusstandes erfolgt durch Beurteilung des Verhaltens der Katze und durch vaginalzytologische Untersuchung (s. dort). Der *Östrus* ist verhaltensmäßig gekennzeichnet (Bestreichen von Nacken- und Beckenregion) durch Anheben des Beckens, Durchbiegen des Rückens und Strecken der Hintergliedmaßen, Anheben und Seitwärtsdrehen des Schwanzes, Anschmiegen an den Untersucher, Schnurren und Rollen auf den Boden. Der eigentliche Östrus beginnt mit der Katerduldung.

Da keine spontane Eifreisetzung bei der Katze erfolgt, muß die Ovulation ausgelöst werden. Dazu geeignet sind:
- Bedeckung mit einem vasektomierten Kater,
- i. m. Injektion von HCG (entweder 500 IE mit der 1. Insemination oder je 250 IE am 1. und 2. Östrustag),
- s. c./i. m. Verabreichung von 25 µg GnRH.

Die Ovulationen treten etwa 24 bis 30 Stunden nach der Stimulation ein. Die Inseminationen sollen am 2. und 3. Tag des Östrus bzw. synchron mit der Stimulation durchgeführt und nach 24 Stunden wiederholt werden.

Für die Besamungen werden Knopfkanülen und 0,25-ml-Spritzen oder kleine Katheter oder Pipetten (Leukozytenpipetten), die über Schlauch mit einer Plastikspritze verbunden sind, verwandt. Das Inseminationsvolumen beträgt meist 0,1 ml. Die Spermienkonzentration wird mit $5–10 \times 10^6$ Samenfäden für Frischsperma und mit $50–100 \times 10^6$ Spermien für Tiefgefriersperma pro Dosis angegeben (CHRISTIANSEN 1984, LÜRSSEN und LEIDL 1987). Das Inseminat wird tief intravaginal in Zervixnähe deponiert. Durch Rückenmassage wird die Katze zum Einnehmen der Paarungsstellung veranlaßt. Manchmal wird die Besamung auch an sedierten Katzen durchgeführt.

Bei der Besamung mit Frischsperma ist mit etwa 50% Trächtigkeiten zu rechnen. Der Einsatz von Tiefgefriersperma weist z. Z. noch ungünstigere Ergebnisse auf (PLATZ et al. 1978, LÜRSSEN und LEIDL 1987).

8.4. Embryotransfer

Die Übertragung von Embryonen befindet sich bei der Katze noch im Versuchsstadium. Einige erfolgreiche Experimente sind bisher beschrieben worden (KRAEMER et al. 1979, KRAEMER et al. 1980, GOODROWE 1988).

Für die *Embryonengewinnung* können sowohl natürlich rollige als auch östrusinduzierte Katzen herangezogen werden. Die Raunze läßt sich bei anöstrischen Katzen durch täglich einmalige i. m. Verabreichung von 2 mg FSH (FSH aus Schweinehypophysen) über einen Zeitraum von 5 Tagen auslösen. Der Östrus tritt meist innerhalb von 5 bis 6 Tagen nach Behandlungsbeginn ein.

Die natürlich und induziert östrischen Spendertiere werden vom 1. Östrustage an für 3 Tage mit fertilen Katern zusammengebracht. Täglich sollen 3 Kopulationen in 3- bis 4stündigen Intervallen erfolgen. Die Embryonen werden am Tage 7 und 8 chirurgisch (Laparotomie, Punktion des Uterus, Ausspülen der Embryonen mit Ham's F-10-Medium mit einem Gehalt von 5% inaktiviertem, fetalem Kälberserum) gewonnen. Von natürlich rolligen Katzen wurden mehr und bessere Embryonen im Morula- bis Blastozystenstadium erhalten als von den FSH-Tieren (GOODROWE 1988).

Die Katzenrezipienten werden dem gleichen FSH-Behandlungsregime unterzogen wie die östrusinduzierten Donoren. Zur Ovulationssynchronisation mit den Donoren erhalten die Rezipienten 250 IE HCG am 2. und 3. Östrustag injiziert.

Der Embryonentransfer wird auch chirurgisch nach Laparotomie durchgeführt. In den bisherigen Versuchen wurden Trächtigkeiten wie auch die Geburt mehrerer Würfe mit lebenden Welpen erzielt. Zur Erreichung besserer Ergebnisse im Embryotransfer sind weitere Untersuchungen zur Östrusinduktion, zur Hormonanwendung und zur Entwicklung nichtchirurgischer Transferverfahren erforderlich.

8.5. Kontrazeption

Die Ausschaltung oder Unterdrückung der Sexualfunktionen bzw. die Verhütung oder Unterbrechung von Trächtigkeiten kann durch
- chirurgische (Kastration, Sterilisation) oder
- medikamentöse (Östrusblockade, Nidationsverhütung, Trächtigkeitsunterbrechung) Verfahren erreicht werden.

Da die Katze zu den provoziert-ovulierenden Spezies gehört, ist kurzfristige Östrusunterdrückung auch durch sterile Kopulation (vasektomierter Kater, eventuell einmalige Paarung), mechanische (Zervixmassage durch sterilen Watteträger, intensive Genital-, Rückenmassage) oder hormonale (25–100 µg GnRH oder 250–500 IE HCG am 1. bis 3. Östrustag) Stimulation herbeizuführen. Es kommt dadurch innerhalb von 24 bis 48 Stunden zur Ovulation mit nachfolgendem pseudograviden Zyklus (s. Abb. 8.1.).

8.5.1. Chirurgische Verfahren

Die sexuelle Ruhigstellung durch Kastration (Gonadektomie) oder Sterilisation (Vasektomie-Salpingektomie/Hysterektomie) ist als irreversible Methode bei beiden Geschlechtern möglich und bei nicht zur Zucht vorgesehenen Tieren angezeigt.

8.5.1.1. Kastration des Katers (Orchidektomie)

Die *Kastration* des Katers erfolgt meist nach Erreichen der Geschlechtsreife (8.–10. Lebensmonat), um Urethraobstruktionen und Präputialadhäsionen vorzubeugen. Sie kann nach HERRON (1971) und CHRISTIANSEN (1984), aber auch bereits präpubertal (Alter von 4–5 Monaten) komplikationslos entweder unbedeckt oder bedeckt durchgeführt werden. Die allgemeinanästhesierten (Ketaminnarkose) Kater werden in Rückenlage mit gespreizten Hinterextremitäten fixiert. Das Skrotum wird nach Ausrupfen der Haare gereinigt und desinfiziert.

Bei der *unbedeckten Kastration* eröffnet man das Skrotum durch zwei parallel zur Raphe verlaufende, etwa 1,5 bis 2 cm lange Schnitte, oder man kappt den kaudalen Hodensackpol durch Scherenschlag. Nach dem Entfernen des Nebenhodenschwanzbandes werden die Hoden herausgedrückt und die Samenstränge freigelegt. Die Samenstränge werden mit einem kleinen Emaskulator oder nach Catgut-Ligatur mit einem distal der Ligatur angesetzten Scherenschlag durchtrennt. Auch das Abdrehen des Samenstranges ist möglich (Arterienklemme proximal auf Samenstrang, mit distal gelegter 2. Klemme abdrehen).

Bei der *bedeckten Kastration* wird nur die Skrotalhaut durch 2 Längsschnitte parallel zur Raphe durchtrennt. Die von der Tunica vaginalis bedeckten Hoden und Samenstränge werden dann freipräpariert und nach Ligatur oder mit Emaskulator abgesetzt oder mit Hilfe von zwei Arterienklemmen abgedreht. Abschließend versenkt man die Samenstrangstrümpfe und versorgt die Wundhöhle antibiotisch.

Bei postpubertal kastrierten Katern kann in Abhängigkeit vom Operationsalter und bereits gewonnener sexueller Erfahrungen die Potentia coeundi noch eine Zeitlang vorhanden sein. Das Katerverhalten (Aggressivität, Streunen, Harnspritzen) verschwindet meist relativ schnell.

8.5.1.2. Sterilisation des Katers (Vasektomie)

Sterilisation der Kater kann durch Vasektomie erreicht werden. Dabei werden in Allgemeinnarkose nach Eröffnung des Skrotalhalses die Samenleiter unterbunden oder durchtrennt (Resektion eines 1 cm langen Abschnittes). Vasektomierte Kater sind unfruchtbar, aber voll kopulationsfähig. In den ersten drei Wochen nach der Vasektomie enthalten die Ejakulate noch Spermien, und es sind fertile Kopulationen denkbar. Sie zeigen Katerverhalten. Die Vasektomie bleibt meist Spezialindikationen (infertiler Kopulator, experimentelle Zwecke) vorbehalten.

8.5.1.3. Kastration der Katze (Ovarektomie, Ovariohysterektomie)

Bei der Katze kann die *Kastration* als Ovarektomie oder Ovariohysterektomie durchgeführt werden. Tragende Katzen oder Katzen mit metropathischen Veränderungen müssen ovariohysterektomiert werden.
Die Katze wird in Allgemeinnarkose, auf dem Rücken liegend, in starker Schräglage (Becken hoch, Kopf tief) fixiert. Nach entsprechender Vorbereitung (Rasur, Reinigung, Desinfektion, Abdecken) eröffnet man die Bauchhöhle in der Medianlinie durch einen dicht kaudal des Nabels beginnenden und symphysenwärts verlaufenden, etwa 3–6 cm langen Schnitt (Abb. 8.26.). Die Laparotomie kann auch als Flankenschnitt (s. Abb. 8.26.) erfolgen, wobei manchmal zur Ovarektomie sich eine beidseitige Öffnung der Bauchhöhle notwendig macht (ARBEITER 1957, BARONE 1985).
Nach der Kranialverlagerung von Netz und Darmschlingen werden die Uterushörner aufgesucht und mit dem Finger oder mit einem Kastrierhäkchen oder einem „Deschamps" vorgelagert und mit Arterienklemmen fixiert (Abb. 8.27.). Die Ligatur der Mesovarien erfolgt jederseits durch einen die Eierstockgefäße erfassenden Catgutfaden, der zwischen Wirbelsäule und Ovarium verläuft. Eine zweite, die Uterusgefäße einbeziehende Unterbindung wird im Ovarialgekröse zwischen Eierstock und Uterushornspitze (Ovarektomie) oder auf das jeweilige Uterushorn (Ovarektomie mit partieller Hysterektomie) gelegt (Abb. 8.28.). Die so aus dem Kreislauf ausgeschalteten Eierstöcke oder Eierstöcke mit

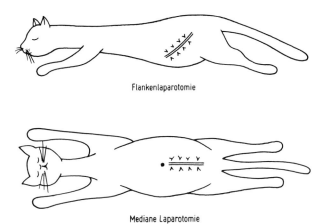

Flankenlaparotomie

Mediane Laparotomie

Abb. 8.26. Schnittführung zur Laparotomie (Pyometraoperation, Kaiserschnitt, Kastration).

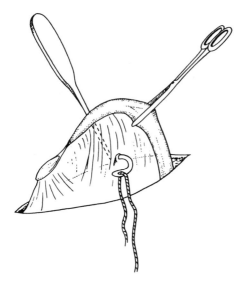

Abb. 8.27. Schema für die Kastration der Katze. Fixation des Uterushornes mit Klemme. Anlegen der doppelten Ovarialligatur.

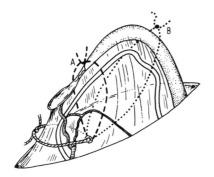

Abb. 8.28. Schema für die Kastration der Katze. Ligatur des Mesovariums einschließlich der Ovarialgefäße. Die zweite Unterbindung erfolgt unter Einbeziehung der Uterusgefäße zwischen Ovar und Hornspitze (A) oder im Bereich des Uterushornes (B).

Uterushornanteilen können nun abgesetzt werden. Man kann auch zunächst das vorgelagerte und fixierte Uterushorn bifurkationswärts von der Klemme unterbinden und zwischen Klemme und Ligatur durchtrennen. Das freie Hornende wird vom Mesometrium gelöst und mit dem Ovarialgekröse mehrmals um die Längsachse gedreht. Nach dem Ligieren zentral vom Ovar erfolgt das Absetzen (ARBEITER 1957). Bei der Ovariohysterektomie ist die zweite Unterbindung als Massenligatur (Catgut, Seide, synthetisches Nahtmaterial) am Uteruskörper anzubringen (s. Metropathien, S. 329). Auf jeden Fall ist auf guten und festen Sitz der Ligaturen und vollständige Entfernung der Eierstöcke zu achten. Der Verschluß der Laparotomiewunde geschieht durch Schichtennaht. Die Hautnaht kann intrakutan gelegt werden, so daß das Fädenziehen entfällt.

Die Kastration wird im allgemeinen gut und ohne Nebenwirkungen vertragen. Manchmal kommt es zu stärkeren Gewichtszunahmen (vor allem subkutane Fettpolster) und Haarkleidveränderungen (Alopezie). Selten treten nach der Kastration noch einmal Rolligkeitserscheinungen auf. Dabei muß an unvollständige Ovarentfernung oder versprengtes Ovarialgewebe gedacht werden. Die Raunzesymptome lassen sich meist durch kurzfristige orale Progestagengaben (CAP, MAP) beseitigen (s. Tabelle 8.2.).

Tabelle 8.2. Wirkstoffe, Präparate und Dosierung für die medikamentöse Rolligkeitsverhütung bei der Katze (Medikationsbeginn in der Anöstriephase oder kurz post partum)

Progestativum	**Präparat** Zubereitung Injektionslösung	**(Vertrieb)** Tablette	Dosierung	Intervalle
Chlormadinonacetat (CAP)	● Gestafortin® 10 mg/ml	(Bayer)	2–3 ml s.c./i.m.	Nachinjektion in 3 Wochen, dann 3 Monate
	● Chlormadinon-Tabl. —	(Jenapharm) 2 mg/Tabl.	2–3 Tabl./Woche	
Medroxyprogesteronacetat (MAP)	● Perlutex® 27,8 mg/ml	(Boehringer) 5 mg/Tabl.	1 Tabl./Woche	
	● Sedometril® 50 mg/ml	(Albrecht) 5 mg/Tabl.	0,5–1,0 ml s.c./i.m.	5 Monate
	● Supprestral® 50 mg/ml	(Selektavet) 10 mg/Tabl.		
Megestrolacetat	● Niagestin 15® —	(novo) 15 mg/Tabl.	2,5 mg/Woche oral	
Proligeston (PRG)	● Delvosteron® 100 mg/ml	(Hydrochemie)	1,0–1,5 ml s.c./i.m.	3–6 Monate
	● Covinan® 100 mg/ml	(Vemie) —		

8.5.1.4. Sterilisation der Katze (Salpingektomie, Hysterektomie)

Die *Sterilisation* der Katzen in der Form der Salpingektomie (Unterbindung, Resektion der Eileiter) oder Hysterektomie ist als Kontrazeptionsmaßnahme wegen der möglichen Neben-wirkungen nicht zu empfehlen. Die Katzen werden weiterhin rollig und sind für Kater attraktiv. Es können sich Ovarialzysten, Nymphomanie, Metropathien oder Stumpfpyome-trabildung und Alopezie einstellen.

8.5.2. Medikamentöse Verfahren

Die medikamentöse Kontrazeption kann bis heute *nur beim weiblichen Tier* erfolgreich und nebenwirkungsarm durchgeführt werden. Als Verfahren kommen die Verschiebung und Unterdrückung der Rolligkeit (Östrusblockade), die Nidationsverhütung und die vorzeitige Unterbrechung nicht erwünschter Trächtigkeiten in Frage.

8.5.2.1. Östrusblockade

Eine *temporäre Verhütung oder Unterdrückung der Rolligkeit* ist durch synthetische Progesta-gene zu erreichen. Weitere Pharmaka (synthetische Androgene, Steroidhormonrezeptoren-blocker, GnRH-Analoga, Antigonadotropine) sind für diese Indikation im Gespräch, haben aber noch keine Praxisrelevanz (RÜSSE 1991).
Die gestativen Steroide haben eine zentrale antigonadotrope und eine periphere transforma-torische Wirkungsrichtung. Für die Östruskontrolle kommt es nur auf die antigonadotropen Aktivitäten (Blockade der gonadotropen Partialfunktion des HVL) an, die progestativen Effekte am Endometrium sind unerwünscht. Die transformatorische Wirkung ist zyklusab-hängig und an das Vorhandensein von Progesteronrezeptoren im Endometrium gebunden, die sich unter Östrogeneinfluß, also im Östrus, bilden. Ein risikoarmer Gestageneinsatz ist deshalb nur zu einem Zeitpunkt mit geringer endogener Östrogensekretion (Anöstriephase) gegeben. Die wichtigsten synthetischen Progestagene enthält Tabelle 8.2.
Durch subkutane oder intramuskuläre Applikation von Depotpräparaten (Kristallsuspensio-nen) in der physiologischen Anöstriephase (September/Oktober bis Dezember/Januar) oder 3 bis 4 Tage post partum kann der Eintritt der Rolligkeit für die Dauer von 3 bis 6 Monaten verhindert werden. Erfolgen in etwa 3- bis 5monatigen Intervallen Nachinjektionen (etwa 3 Injektionen pro Jahr), dann läßt sich die zyklische Aktivität über einen längeren Zeitraum unterbinden.
Eine *kurzzeitige Östrusverschiebung*, z.B. bei Reisen, Ausstellungen, ist durch orale Gesta-genverabreichung für die Dauer der Medikation möglich (täglich ½ Tabl. – 2,5 mg – MAP). Die Behandlung muß außerhalb der Raunze am sexuell ruhigen Tier etwa 5 Tage vor dem beabsichtigten Termin eingeleitet werden. Die nächste Brunst tritt in Abhängigkeit vom Zyklusstadium zu Behandlungsbeginn und Behandlungsdauer einige Tage bis mehrere Monate nach Medikationsabbruch ein. Eine negative Beeinflussung der Fertilität ist nicht zu erwarten. Es wird empfohlen, den 2. Östrus nach Behandlungsende züchterisch zu nutzen (CHRISTIANSEN 1984).
Bereits eingetretene Rolligkeit ist schwer zu unterdrücken. Die orale Gestagengabe muß in der frühen Proöstrusphase mit hohen Dosen (2- bis 3mal höhere Dosierung als bei Östrusver-schiebung, täglich 1 Tabl. – 5 mg – MAP) beginnen und über mehrere Tage fortgeführt

werden (inhibitive Östrusblockade). Da der Östrusbeginn nicht immer exakt zu bestimmen ist und hohe Dosen eingesetzt werden, ergibt sich eine größere Komplikationsgefahr (Trächtigkeit bei Kontakt mit Vatertieren, Metropathien). Die Östrusunterdrückung durch Gestagene ist deshalb bei Zuchttieren nicht zu empfehlen.

Als *Kontraindikationen* für eine gestagene Östrushemmung gelten: entzündliche Veränderungen am Genitalapparat, Mammatumoren, Trächtigkeit, Diabetes und Adipositas. Langzeitanwendung fördert die Entstehung von Metropathien, stimuliert das Mammatumorwachstum und ist mit der Neigung zu akromegalie-ähnlichen Erscheinungen verbunden.

8.5.2.2. Nidationsverhütung

Nach unerwünschten Paarungen können Östrogene und auch Progestagene durch Änderung von Motilität und Milieu im Eileiter oder durch proliferative Übersteuerung der Sekretionsphase im Endometrium Degeneration und Resorption der Zygoten bewirken und damit anlaufende Trächtigkeiten unterbinden. Da bei Katzen ungewollte Paarungen meist unbeobachtet bleiben, ist eine Medikation seltener gefragt. Geeignet sind subkutane Injektionen von Östradiolbenzoat (0,5 mg an 3 aufeinanderfolgenden Tagen oder einmalig 1–3 mg) innerhalb von 5 Tagen oder oral einmalig Chlormadinonacetat (CAP, 5 mg) innerhalb von 24 Stunden nach dem Deckakt.

8.5.2.3. Vorzeitige Trächtigkeitsunterbrechung

Außer durch Ovariohysterektomie kann eine ungewollte Trächtigkeit auch durch Prostaglandin $F_{2\alpha}$ unterbrochen werden. Abortauslösung mit Prostaglandinen ist erst nach dem 40. Graviditätstag und nach mehrmaliger Verabreichung möglich (NACHREINER und MARPLE 1974). Die Ausstoßung erfolgt 8 bis 24 Stunden nach der 1., 2. oder 3. Injektion. Prostaglandinbehandlungen nach dem 55. Trächtigkeitstag führen zur Frühgeburt normal entwickelter Welpen, die bei vorhandener Laktation auch aufgezogen werden können (CHRISTIANSEN 1984). Über die Dosierung der Prostaglandine und Nebenwirkungen s. unter Metropathien (S. 331).

Literatur

AMANO, T., and KOI, Y. (1980): Treatment of feline pyometra with prostaglandin $F_{2\alpha}$. J. Japan. Vet. Assoc. **33**, 115–119.

ARBEITER, K. (1957): Zur Kastration der Katze von der Flanke. Wien. tierärztl. Mschr. **44**, 265.

ARBEITER, K. (1977): Genitalerkrankungen der Katze. Kleintierpraxis **22**, 139–143.

ARBEITER, K. (1981): Trächtigkeitsdiagnose bei Hund und Katze. Tierärztl. Praxis **9**, 367–373.

ARNBJERG, J., and FLAGSTAD, A. (1985): Prostaglandin $F_{2\alpha}$ Treatment of Feline open Pyometra. Nord. Vet. Med. **37**, 286.

BANKS, D. R., PAAPE, S. R., and STABENFELDT, G. H. (1983): Prolactin in the cat. II. Pseudopregnancy, Pregnancy and Lactation. Biol. Reprod. **28**, 923–932.

BARONE, R. (1985): Topographie du flanc et ovariectomie chez les carnivores domestiques. Vlaams Diergeneeskundig Tijdschrift **54**, 237–245.

CHRISTIANSEN, IB. J. (1984): Reproduction in the dog and cat. Baillière Tindall, W. B. Saunders, London.

COLBY, E. D. (1970): Induced estrus and timed pregnancies in cats. Lab. Anim. Sci **20**, 1075–1080.

CONCANNON, P., HODGSON, B., and LEIN, D. (1980). Reflex LH-release in estrous cats following single and multiple copulations. Biol. Reprod. **23**, 111–117.

DAVIDSON, A. P., NYLAND, T. G., and TSUTSUI, T. (1986): Pregnancy diagnosis with ultra sound in the domestic cat. Vet. Radiology **27,** 109–114.

DAVIS, I. S., BRATTON, R. W., and FOOTE, R. H. (1963): Livability of bovine spermatozoa at 5° C in tris-buffered and citrate buffered yolk glycerol extenders. J. Dairy Sci. **46,** 57–60.

DOW, C. (1962): The cystic hyperplasia-pyometra complex in the cat. Vet. Rec. **74,** 141–147.

EGGER, E. L. (1978): Uterine prolapse in a cat. Feline Pract. **8,** 34–37.

FELDMAN, E. C., and NELSON, R. W. (1987): Canine and Feline Endocrinology and Reproduction. W. B. Saunders Co., Philadelphia, pp. 541–542.

GOODROWE, R. L., HOWARD, J. G., and WILDT, D. E. (1988): Comparison of embryo recovery, embryo quality, oestradiol-17β and progesterone profiles in domestic cats *(Felis catus)* at natural or induced oestrus. J. Reprod. Fert. **82,** 533–561.

GOODROWE, R. L., HOWARD, J. G., SCHMIDT, P. M., and WILDT, D. E. (1989): Reproductive biology of the domestic cat with special reference to endocrinology, spermfunction and in-vitro fertilization. J. Reprod. Fertil., Suppl. **39,** 73–90.

GÜNZEL, ANNE-ROSE, KLUG-SIMON, CHRISTINE und PEUKERT-ADAM, INA (1985): Zum Fortpflanzungsgeschehen der Katze – korrespondierende ovarielle und vaginalzytologische Befunde. Der praktische Tierarzt **66,** 727–734.

HAEMMERLI, M., und HURNI, H. (1980): Hysterektomie und Aufzucht keimfreier Katzen. Jahrestagung der GV, Lausanne, zit. nach CHRISTIANSEN (1984).

HANSEN, J. (1970): Ectopic pregnancy in a queen with one uterine horn and a urachal remnant. VM SAC **69,** 1135–1140.

HERBERT, C. R. (1979): Prolapsed uterus in the cat. Vet. Rec. **104,** 42.

HERRON, M. A. (1971): The effect of prepupertal castration on the penile urethra of the cat. J. Amer. Vet. Med. Assoc. **160,** 208.

HERRON, M. A. (1976): Estrus after ovariohysterectomy. Feline Pract. **6,** 28.

HERRON, M. A. (1977): Twelve kittens in a litter – a new record? Fel. Pract. **7,** 28.

HERRON, M. A. (1977): Feline reproduction. Veter. Clin. North Amer. **7,** 715–722.

HERRON, M. A., and HERRON, M. R. (1972): VASECTOMY IN THE CAT. MOD. VET. PRACT. **53,** 41–43.

HUNTER BANKS, D., and STABENFELDT, G. H. (1982): Luteinizing hormone release in the cat in response to coitus on consecutive days of estrus. Biol. Reprod. **26,** 603–611.

JEMMET, J. E., and EVANS, J. M. (1977): A survey of sexual behadiour and reproductive of female cats. J. Small Anim. Pract. **18,** 31–37.

JOHNSTON, S. D., and SONSAK RAKSIL (1987): Fetal loss in the dog and cat. Small Anim. Pract. **17,** 535–554.

JOHNSTON, S. D., BUOEN, L. D., MADL, J. E., WEBER, A. F., and SMITH, F. O. (1983): X-chromosome monosomy (37; XO) in a Burmese cat with gonadal dysgenesis. J. Amer. Vet. Med. Assoc. **182,** 986–989.

KLUG, E. (1969): Die Fortpflanzung der Hauskatze *(Felis domestica)* unter besonderer Berücksichtigung der instrumentellen Samenübertragung. Vet.-med. Diss., Hannover.

KRAEMER, D. C., FLOW, B. L., SCHRIVER, M. D., KINNEY, G. M., and PENNYCOOK, J: W. (1979): Embryotransfer in the nonhuman primate, feline and canine. Theriogenology **11,** 51–62.

KRAEMER, D. C., KINNEY, G. M., and SCHRIVER, M. D. (1989): Embryotransfer in the domestic canine and feline. Arch. Androl. **5,** 111.

LEIDL, W. (1983): Fortpflanzungsstörungen bei Hund und Katze: Kater. In: KÜST, D., und SCHAETZ, F.: Fortpflanzungsstörungen bei den Haustieren. 6. Aufl. Gustav Fischer Verlag, Jena.

LEIN, D. H., and CONCANNON, P. W. (1983): Infertility and fertility treatments and management in the queen and tomcat. In: KIRK, R. W. (Ed.): Current Veterinary Therapy VIII. W. B. Saunders Co., Philadelphia, pp. 936–942.

LÖFSTEDT, R. M. (1982): The estrous cycle of the domestic cat. Compendium on Continuing Education for the Practicing Veterinarian 4, 52–58.

Lürssen, K. (1986): Zur künstlichen Besamung und In-Vitro-Fertilisation bei der Katze. Vet.-med. Diss., München.

Lürssen, K., und Leidl, W. (1987): Andrologische Aspekte des Katers und künstliche Besamung bei der Katze. Report (Effem Forschung für Kleintiernahrung – Physiologie, Diagnostik und Therapie in der Kleintiermedizin) Nr. 25, Hamburg, Sept. 1987, S. 25–31.

Marcella, K. L., Ramirez, M., and Hammerslag, K. L. (1985): Segmental aplasia of the uterine horn in a cat. J. Amer. Vet. Med. Assoc. **186,** 179–181.

Nachreiner, R. F., and Marple, D. N. (1974): Termination of pregnancy in cats with prostaglandins $F_{2\alpha}$. Prostaglandins **7,** 303–308.

Nagasa, H., Soejima, T., Tomizuka, T., Oshida, H., Mikawa, T., Sagara, Y., Hoshi, S., and Niwa, T. (1966): Studies on the freezing of stallion semen. II. Factors affecting survival rates of stallion spermatozoa after freezing and thawing and results of a fertility trial. J. Anim. Reprod. **12,** 52.

Nett, T. M., and Olson, P. N. S. (1983): Reproductive physiology of dogs and cats. In Ettinger, S. J. (Ed.): Textbook of Veterinary Internal Medicine. 2nd Ed. W. B. Saunders Co., Philadelphia, pp. 1698–1710.

Olson, P. N., Hustedt, P. W., Allen, T. A., and Nett, T. M. (1984): Reproductive endocrinology and physiology of the bitch and queen. Vet. Clin. North Am. (Small Anim. Pract.) **14,** 927–964.

Paape, S. R., Shille, V. M., Seto, H., and Stabenfeldt, G. H. (1975): Luteal activity in the pseudopregnant cat. Biol. Reprod. **13,** 470–474.

Platz, C. C., and Seager, S. W. J. (1978): Semen collection by elektro-ejaculation in the domestic cat. J. Amer. Vet. Med. Assoc. **173,** 1353–1355.

Platz, C. C., Wildt, D. E., and Seager, S. W. J. (1978): Pregnancy in the domestic cat after artificial insemination with previously frozen spermatozoa. J. Reprod. Fertil. **52,** 279–282.

Povey, R. C. (1978): Reproduction in the predigree female cat. A survey of breeders. Can. Vet. J. **19,** 207–213.

Prescott, C. W. (1973): Reproductive patterns in the domestic cat. Aust. Vet. J. **49,** 126–129.

Robinson, G. (1965): Uterus unicornis and unilateral agenesis in a cat. J. Amer. Vet. Med. Assoc. **147,** 516–517.

Robinson, R., and Cox, H. W. (1970): Reproductive performance in a cat colony over a ten year period. Lab. Anim. **4,** 99–112.

Rüsse, M. (1973): Über die Anwendung von LH-RH bei Hund und Katze. Zuchthyg. **8,** 179.

Rüsse, M. (1991): Brunstverschiebung und Brunstverhinderung bei Hund und Katze unter besonderer Berücksichtigung der Kastration. Vortrag 3. Baden-Badener Fortbildungstage – Kleintierpraxis – März 1991.

Rüsse, M., und Jöchle, W. (1963): Über die sexuelle Ruhigstellung weiblicher Hunde und Katzen bei normalem und gestörtem Zyklusgeschehen mit einem peroral wirksamen Gestagen. Kleintierpraxis **8,** 87–89.

Schaetz, F., Wollrab, J., und Neumann, J. (1960): Beitrag zur Kasuistik geburtshilflicher und gynäkologischer Eingriffe bei Hunden und Katzen. Mh. Vet.-Med. **15,** 75.

Schlesinger-Plath, B. (1984): Zur Spermagewinnung, Spermauntersuchung und künstlichen Besamung bei der Katze. Vet.-med. Diss., München.

Scott, P. P. (1970): Cats. In: Hafez, E. S. F.: Reproduction and Breeding Techniques for Laboratory Animals. Lea & Febiger, Philadelphia, Chapter 10.

Scott, F. W., Geissinger, C., and Peltz, R. (1978): Kitten mortality survey. Feline Pract. **8,** 31–34.

Shille, V. M., Munro, C., Farmer, S. W., Parkoff, H., and Stabenfeldt, G. H. (1983): Ovarian and endocrine responses in the cat after coitus. J. Reprod. Fert. **68,** 29–39.

Shille, V. M., and Stabenfeldt, G. H. (1979): Luteal function in the domestic cat during pseudopregnancy and after treatment with prostaglandin $F_{2\alpha}$. Biol. Reprod. **21,** 1217–1223.

Sojka, N. J. (1980): The male reproductive system. In Morrow, D. A.: Current therapy in theriogenology. W. B. Saunders, Philadelphia, London, Toronto, pp. 845–848.

SOJKA, N. J., JENNINGS, L. L., and HAMMER, C. E. (1970): Artificial insemination in the cat *(Felis catus L.)* Lab. Anim. Care **20**, 198–204.

TRÖGER, C.-P. (1969): Zur Störung von Fertilität und Gravidität bei der Katze. Berl. Münchn. Tierärztl. Wschr. **82**, 477–480.

VERHAGE, H. G., BEAMER, N. B., and BRENNER, R. M. (1976): Plasma levels of estradiol and progesterone in the cat during polyestrus, pregnancy and pseudopregnancy. Biol. Reprod. **14**, 579–585.

WILDT, D. E., and SEAGER, S. W. J. (1980): Laparoscopic determination of ovarian and uterine morphology during the reproductive cycle. In: MORROW, D. A. (Ed.): Current Therapy in Theriogenology. W. B. Saunders Co., Philadelphia, pp. 882–832.

WILDT, D. E., KINNEY, G. M., and SEAGER, S. W. J. (1978): Gonadotropin induced reproductive cyclicity in the domestic cat. Lab. Anim. Sci, **28**, 301–307.

WOLLRAB, J. (1991): Mängel, Störungen und Erkrankungen in bezug auf Paarungsfähigkeit und Fruchtbarkeit von Vatertieren. In: BUSCH, W., LÖHLE, K., und PETER, W.: Künstliche Besamung bei Nutztieren. 2. Aufl. Gustav Fischer Verlag, Jena.

WOLLRAB, J. (1983): Übersicht über die angeborene und erworbene Hodeninsuffizienz. In: KÜST, D., und SCHAETZ, F.: Fortpflanzungsstörungen bei den Haustieren. 6. Aufl. Gustav Fischer Verlag, Jena.

WOLLRAB, J. (1987): Zuchthygienische Aspekte bei Hund und Katze. In BUSCH, W., und GAMČÍK, P.: Zuchthygienische Kontrolle bei Nutztieren. Gustav Fischer Verlag, Jena.

9. Nieren und harnableitende Organe

(Ilse Schwendenwein)

9.1. Krankheiten der Niere

9.1.1. Einleitung

Die klinische Symptomatik von Nierenerkrankungen wird in Form von sog. *renalen Syndromen* zusammengefaßt. Die Syndrome beschreiben im wesentlichen die Art der Nierenfunktionsstörungen, die durch sog. *Nephropathien*, das sind morphologische Veränderungen des Nierenparenchyms, hervorgerufen werden. Nephropathien verursachen erst dann klinische Erscheinungen, wenn bereits 75% der funktionsfähigen Nephrone geschädigt sind. Die funktionelle Betrachtung und Zusammenfassung der Krankheitsbilder in obengenannte Syndrome sollten für klinische Belange und therapeutische Überlegungen angewendet werden, da die spezifischen Krankheitsprozesse intra vitam nur mit Hilfe von Biopsien diagnostiziert werden können.

Nephropathien, morphologische Nierenveränderungen, können angeboren oder erworben sein. Angeborene Defekte werden meist schon in jugendlichem Alter klinisch manifest. Die klinische Symptomatik der Nierenfunktionsstörungen ist so vielgestaltig und unspezifisch, daß Laboruntersuchungen von Blut und Harn, Funktionsproben sowie bildgebende Verfahren und Biopsien die klinische Verdachtsdiagnose sichern müssen.

Im klinischen Sprachgebrauch sind eine Reihe von Begriffen zu unterscheiden, die zunächst definiert werden sollen.

Eine **Nephropathie** ist eine morphologisch, pathohistologisch erfaßbare Veränderung des Nierengewebes, die nach Überschreiten der kompensatorischen Reserven des gesunden Restgewebes zur Niereninsuffizienz führt.

Eine **Niereninsuffizienz** beschreibt die gestörte Nierenfunktion, die zur Anreicherung harnpflichtiger Substanzen sowie Imbalancen im Wasser-, Ionen- und Säure-Basen-Haushalt sowie zur Verminderung der renalen Syntheseleistungen führt.

Eine **Azotämie** ist die labordiagnostisch erfaßbare Anreicherung harnpflichtiger Substanzen, wie Harnstoff und Kreatinin, im Blut, ohne daß diese klinische Erscheinungen auslösen muß.

Die **Urämie** ist ein Symptomenkomplex, der durch eine Anreicherung harnpflichtiger Substanzen im Blut zustande kommt und fast alle Organsysteme betrifft. Sie ist das Endstadium jeder Niereninsuffizienz.

9.1.2. Anatomie

Die Nieren der Katze sind bohnenförmig, deutlich „runder" als beim Hund. Bei den meisten Tieren sind sie kaudal des Rippenbogens durch ihre lockere Aufhängung, als Hängenieren deutlich tastbar. Sie liegen retroperitoneal. Charakteristisch sind die stark geschlängelten, anastomosierenden subkapsulären Vv. stellatae, die den Katzennieren ihr typisches Aussehen verleihen. Im Querschnitt kann man die Capsula fibrosa, die Nierenrinde (Cortex), das Mark (Medulla) sowie das Nierenbecken (Pelvis) bereits makroskopisch unterscheiden. In der Rinde sind alle Glomerula und der Großteil des Tubulusapparates angeordnet, im Mark befinden sich die Henleschen Schleifen und Sammelkanälchen sowie Blutgefäße.

Die **funktionelle Einheit** der Niere ist das **Nephron.** Die Katzenniere setzt sich aus etwa 190 000 Nephronen zusammen, das ist um die Hälfte weniger als beim Hund. Das Nephron besteht aus dem Nierenkörperchen, das sich wiederum aus dem Glomerulum (Gefäßknäuel) und der Bowmanschen Kapsel zusammensetzt. Der dazwischenliegende Hohlraum wird als Bowmanscher Raum bezeichnet, von dem am Harnpol der proximale Tubulus contortus abgeht, der mit der darauf folgenden Pars recta den dünnen ab- und dicken aufsteigenden Schenkel der Henleschen Schleife bildet, sich im distalen Tubulus fortsetzt und ins Sammelrohr mündet. Die besonders lange Ausbildung der Henleschen Schleife wird für die außerordentlich hohe Konzentrationskapazität der Katzenniere verantwortlich gemacht. Bemerkenswert ist auch der hohe Vitamin-A-Gehalt der Katzenniere, der spezielle Speicherfunktionen auf Grund der fehlenden Synthesefähigkeit für Vitamin A aus β-Carotin zukommt.

Die **Gefäßversorgung** erfolgt über die A. renalis, die sich in mehrere Aa. interlobares aufteilt; diese geben an der Mark-Rinden-Grenze die Aa. arcuatae ab, die sich in die Aa. interlobulares verzweigen und in die afferenten Arteriolen aufteilen. Die efferenten Arteriolen versorgen in der oberflächlichen Rinde nur den dazugehörigen Tubulus, in den tieferliegenden Nephronen versorgen sie auch die Tubuli benachbarter Glomerula. Bei der Katze wird durch die subkapsulären Vv. stellatae der äußere Rindenbereich gesondert venös entsorgt. Am Gefäßpol treten die Vasa afferentia und die Vasa efferentia des Glomerulums aus und bilden mit den modifizierten Tubuluszellen der Macula densa den sog. *iuxtaglomerulären Apparat,* der über den Renin-Angiotensin-Mechanismus den renalen Blutfluß und damit die Filtrationsrate steuert. Von den efferenten Arteriolen der iuxtamedullären Glomerula gehen die Vasa recta aus, die mit einer Haarnadelschleife ins Mark hineinragen. Diese versorgen einerseits das Nierenmark mit Nährstoffen, andererseits dienen sie der Aufrechterhaltung der Hyperosmolarität des medullären Interstitiums, einem wichtigen Faktor für die Harnkonzentration.

Autoregulation der Nierendurchblutung: Der renale Blutfluß (RBF) wird zur Aufrechterhaltung der glomerulären Filtrationsrate weitgehend konstant gehalten, und zwar unabhängig vom systemischen Blutdruck, solange sich dieser zwischen 80–180 mm Hg befindet. Dies ist von äußeren nervalen Reizen weitgehend unabhängig. Einerseits wird eine direkte Antwort der Gefäßmuskulatur auf Blutdruckschwankungen diskutiert, andererseits dürfte die Natriumkonzentration im Tubulusbereich der Macula densa von Bedeutung sein. Bei Natriumverlusten wird auch vermehrt Wasser ausgeschieden, es kommt zur Verminderung des Extrazellulärvolumens, wodurch die renale Perfusionsrate sinkt. Dadurch wird die intrarenale Reninfreisetzung stimuliert, wodurch wiederum Angiotensinogen zu Angiotensin aktiviert wird, das eine Gefäßkontraktion zur Folge hat. Renin bewirkt zusätzlich eine erhöhte Natriumrückresorption sowie Aldosternausschüttung. Daneben wird durch Renin Durstgefühl ausgelöst sowie die Freisetzung von Antidiuretischem Hormon gefördert. Die Mechanismen der Autoregulation des RBF können im Krankheitsfall empfindlich gestört sein und dadurch die Nierenfunktion noch weiter verschlechtern.

9.1.3. Physiologie

Die Nierenfunktion umfaßt im wesentlichen drei Aufgaben: Exkretion harnpflichtiger Substanzen, die Regulation des Wasser-, Elektrolyt und Säure-Basen-Haushaltes sowie die Synthese von Renin, Vitamin D und Erythropoetin.

Die **Ausscheidung harnpflichtiger Substanzen** erfolgt in erster Linie durch glomeruläre Filtration. Der sog. Primärharn wird durch Ultrafiltration im Nierenkörperchen gewonnen. Etwa 15–25% des Herzminutenvolumens werden der Niere zugeführt und davon 6% als Primärharn glomerulär filtriert. Das Primärfiltrat entspricht in seiner Zusammensetzung dem proteinfreien Plasmawasser. Vom Primärharn werden bereits im proximalen Tubulus 60–80% rückresorbiert. Die **glomeruläre Filtrationsrate (GFR)** ist die Menge filtrierten

Primärharnes, bezogen auf die Menge des durch das Glomerulum fließenden Blutplasmas. Sie ist der Masse des funktionsfähigen Nierenparenchyms proportional. Die GFR wird vom hydrostatischen und kolloidosmotischen Druck des Blutes, vom Blutvolumen, von der Zahl der funktionsfähigen glomerulären Kapillaren sowie deren Peremeabilität, vom interstitiellen onkotischen Druck und vom intratubulären hydrostatischen Druck bestimmt.

Die **Clearance** ist die Ausscheidungsrate eines Stoffes im Harn in der Zeiteinheit, bezogen auf seine Konzentration im Blutplasma. Handelt es sich dabei um einen Stoff, der nur glomerulär filtriert wird und keiner tubulären Rückresorption oder aktiven Sekretion unterliegt, so entspricht sie direkt der GFR. Die allgemeine Formel lautet:

$$\text{Clearance} = \frac{\text{Harnkonzentration (a)} \times \text{Harnvolumen (ml/min)}}{\text{Plasmakonzentration (a)}}$$

Das Filtrat muß das Gefäßendothel, die Basalmembran und das Epithel der Bowmanschen Kapsel passieren. Nicht nur Molekülgröße und Form behindern den Durchtritt von Teilchen, sondern auch ihre elektrische Ladung. Die Poren aller drei Membranen sind durch Sialoproteine negativ geladen, so daß negativ geladene Teilchen abgestoßen und am Durchtritt gehindert werden. So verbleibt Albumin trotz seiner permissiven Molekülgröße wegen seiner negativen Ladung im Gefäßsystem. Wenn sich im Krankheitsfall die elektrischen Eigenschaften der Barrieren verändern, kommt es zur Albuminurie.

Im Zuge der Aufrechterhaltung der Homöostase müssen viele Stoffe aus dem Primärharn im Tubulusapparat rückresorbiert werden. Als Maß für die Rückresorption einzelner Metabolite im Tubulusapparat wird die sog. **fraktionierte Exkretionsrate (FE)** angegeben, die als jener Anteil des Primärharnes definiert ist, der mit dem Endharn ausgeschieden und nicht vom Tubulusapparat rückresorbiert wird. Die FE für einen bestimmten Harnbestandteil kann aus seinem gefilterten Anteil und aus seiner Ausscheidung über den Harn berechnet werden. Für Stoffe, die frei glomerulär filtriert werden, ist das Primärfiltrat das Produkt der GFR und der Plasmakonzentration. Physiologischerweise paßt sich die FE den Erfordernissen zur Aufrechterhaltung der Homöostase an. Die Bestimmung der FE diverser Harnbestandteile kann auch zur Diagnostik herangezogen werden.

Um **Nährstoffverluste** zu verhindern, werden Zucker und Aminosäuren aus dem Primärharn aktiv rückresorbiert. Der Mechanismus der Rückresorption ist stereospezifisch und umfaßt D-Glucose und D-Galactose, schließt aber D-Fructose aus. Da es sich um ein aktives Transportsystem handelt, ist die Kapazität limitiert, so daß es bei Überschreiten einer bestimmten Glucosekonzentration im Primärharn, bedingt durch hohe Blutzuckerspiegel, zur Glukosurie kommt. Bei Katzen ist die Reabsorptionskapazität wesentlich höher als beim Hund. Katzen können Blutglucosespiegel bis zu 300 mg/dl tolerieren, ohne daß es zur Glukosurie kommt. Positiv geladene Mikroproteine unterliegen einer glomerulären Filtration und werden tubulär rückresorbiert.

Beim Fleischfresser kann gelegentlich Fett im Harn erscheinen, vermutlich von Tubuluszellen über Exozytose freigesetzt.

Elektrolythomöostase: Die Niere sorgt für einen in engen Grenzen konstanten Spiegel von Natrium (Na^+), Kalium (K^+), Chlorid (Cl^-) und Magnesium (Mg^{++}) im Blutplasma. Da die Resorptionsraten dieser Ionen im Darmtrakt vom Blutspiegel weitgehend unbeeinflußt bleiben, erfüllt die Niere hier wichtige regulatorisch-exkretorische Funktionen.

Natrium ist der Hauptbestandteil der osmotischen Aktivität des Plasmas. Es wird in großen Mengen glomerulär filtriert. Die Rückresorption erfolgt an verschiedenen Stellen, nach unterschiedlichen Gesichtspunkten zur Aufrechterhaltung der Homöostase. Die Rückresorptionsrate im proximalen Tubulus dient zur Regulation des zirkulatorischen Blutvolumens. Volumenüberlastung vermindert, Volumenmangel steigert die Natriumrückresorption in diesem Bereich. Dem dadurch erzeugten osmotischen Gradienten folgt Wasser. Die Volumenkonservierung, die auch die Nierenfunktion sichert, stellt in bezug auf die Natriumausscheidung bzw. Rückresorption die primäre Regelgröße dar, so daß zu ihrer Gewährleistung auch solche Natriumverschiebungen, die eine Verschlechterung der Funktion von distalen Tubulusabschnitten zur Folge haben, in Kauf genommen werden. In der Henleschen Schleife erfolgt die Natriumrückresorption im dünnen aufsteigenden Abschnitt passiv, im dicken aktiv hauptsächlich zur Einstellung der Plasmanatriumkonzentration und zur Konzentrierung des Harnes. Aldosteron, dessen Ausschüttung wiederum von Renin gesteuert wird, begünstigt die Natriumkonservierung. Erhöhte Natriumspiegel bewirken Wasserretention, dadurch kommt es zur Zunahme des Extrazellulärvolumens, wodurch wiederum ein Ansteigen der GFR bewirkt wird, die eine erhöhte glomeruläre Natriumfiltration mit erhöhter Wasserausscheidung hervorruft. Durch die Hämodilution ist das peritubuläre Interstitium hyponkotisch, und es erfolgt nur eine geringe Na- und Wasserrückresorption. Verschiedene natriuretische Hormone greifen ebenfalls in diesen Regelkreis ein. Die ATPase-abhängige Na^+/K^+-Pumpe schleust kontinuierlich Natrium aus der Tubuluszelle ins Blutplasma aus, so daß ein Konzentrationsgradient entsteht, dem Wasser und andere gelöste Stoffe, mit Ausnahme von Harnstoff und Kreatinin, folgen können.

Kalium passiert frei die glomerulären Barrieren und erscheint im Primärharn in derselben Konzentration wie im Blut. 70% werden im proximalen Tubulus rückresorbiert. Die Exkretion folgt nach elektrochemischen Gradienten im distalen Tubulus und dem kortikalen Abschnitt des Sammelrohres. Aldosteron, Na^+- und H^+-Ionen-Ausscheidung beeinflussen neben anderen z. T. noch nicht restlos geklärten Mechanismen den Kaliumhaushalt.

Chlorid wird frei glomerulär filtriert und passiv im proximalen Tubulus rückresorbiert. Im dicken Schenkel der Henleschen Schleife wird aktiv rückresorbiert, und die Feineinstellung erfolgt in den distalen Tubulusabschnitten.

Magnesium: 80% des Plasmamagnesiums werden glomerulär filtriert. Im proximalen Tubulus wird im Gegensatz zu anderen Elektrolyten nur 20–30%, der größte Teil erst in der Henleschen Schleife rückresorbiert. Bei schweren Niereninsuffizienzen kann es zum Anstieg des Magnesiumspiegels im Blut kommen.

Mineralstoffhaushalt: Anorganischer Phosphor liegt im Blut als mono- oder dibasisches Salz vor und ist sehr wesentlich an der Aufrechterhaltung des Säure-Basen-Haushaltes beteiligt. Phosphate stellen im Harn ein wichtiges Puffersystem zur Bindung von sezernierten H^+-Ionen dar. Im Primärharn ist die Phosphatkonzentration genauso hoch wie im Blutplasma. Die Reabsorption erfolgt im proximalen Tubulus durch einen natriumabhängigen Mechanismus. Parathormon behindert diese bei Bedarf und fördert die Phosphatausscheidung.

Calcium: Da die Calciumresorption im Darm weitgehend vom Bedarf reguliert wird, kommt den Nieren nur eine geringe exkretorische Bedeutung zu. Komplexgebundenes und ionisiertes Calcium kann in geringer Menge mit dem Harn ausgeschieden werden. Von weit größerer Bedeutung ist eine verminderte Vitamin-D-Synthese in der erkrankten Niere, wodurch die Calciumresorption erheblich vermindert wird und eine Demineralisierung der Knochen zur Aufrechterhaltung des Calcium-Phosphor-Verhältnisses im Blut erfolgt.

Säure-Basen-Haushalt: Die Niere ist zusammen mit der Lunge das Primärorgan zur Regulation des Säure-Basen-Haushaltes im Organismus. Die Lunge kann zwar dramatische pH-Schwankungen verursachen, verfügt jedoch über keine Möglichkeit der aktiven H^+-Ionen-Ausscheidung. Diese erfolgt ausschließlich über die Nieren. Phosphate und Ammoniak sind die wichtigsten Puffersysteme im Harn, welche die aktiv im Tubulusapparat sezernierten H^+-Ionen binden. Hydrogencarbonat ist das wichtigste Puffersystem im Blut. Es wird glomerulär filtriert, dissoziiert im Tubulus zu Wasser und CO_2. Das Kohlendioxid diffundiert wieder in die Tubuluszellen, wo es unter Einwirkung des Enzyms Carboanhydrase in Hydrogencarbonat umgewandelt wird. Bei Hydrogencarbonatüberschuß im Blut wird entsprechend weniger rückresorbiert. Im Falle einer azidotischen Stoffwechsellage kann Hydrogencarbonat aktiv in den Tubuluszellen gebildet werden. Mit der Rückgewinnung von Hydrogencarbonat erfolgt aber keine Nettosekretion von Wasserstoffionen; diese erfolgt aktiv im distalen Tubulus und den Sammelrohren gegen einen Gradienten von $1:1000$, wobei die oben genannten Puffersysteme die sezernierten Ionen aufnehmen.

Wasserhaushalt: Die Rückresorption von Wasser aus dem Primärharn erfolgt im proximalen Tubulus den Konzentrationsgradienten der Elektrolytabsorption entsprechend. Zur Aufrechterhaltung eines hyperosmolaren Interstitiums ist der aufsteigende Ast der Henleschen Schleife wasserundurchlässig. Im distalen Tubulus erfolgt unter Einwirkung von Antidiuretischem Hormon (ADH) die Feinregulierung des Wasserhaushaltes. Unter ADH werden die distalen Tubuluszellen durchlässig für Wasser, das dem osmotischen Gradienten folgend ins Interstitium einströmt. Das intramedulläre Sammelrohr wird unter dem Einfluß von ADH durchlässig für Harnstoff, was einen Anstieg der interstitiellen Hyperosmolarität und damit der Effektivität der Konzentrationsmechanismen zur Folge hat.

Syntheseleistungen der Niere: Die renale Prostaglandinsynthese, die Umwandlung von Vitamin D in seine aktive Form, die Bildung von Renin und Erythropoetin sind die wichtigen synthetischen Funktionen der Niere, deren Versagen im Falle einer Nephropathie das Krankheitsbild weiter verschlechtert.

9.1.4. Diagnostik

9.1.4.1. Klinische Untersuchung

Allen labordiagnostischen Verfahren hat eine sorgfältige Erhebung der *Anamnese* sowie ein vollständiger allgemeiner Untersuchungsgang zur Erfassung der klinischen Symptome voranzugehen. Anamnestisch sind Hinweise auf akutes oder chronisches Einsetzen der Krankheitserscheinungen, Symptome eines gestörten Wasserhaushaltes, wie Polydipsie und Polyurie, sowie Exposition gegenüber nierentoxischen Substanzen zu erfragen. *Polyurie* wird vom Besitzer oft dadurch bemerkt, daß ein häufigeres Wechseln der Einstreu in der Katzentoilette notwendig wird. *Polydipsie* kann sich durch Trinken aus tropfenden Wasserhähnen oder Aufsuchen zusätzlicher Wasserstellen, wie Waschbecken, Duschtassen, bemerkbar machen. Gegebenenfalls ist durch entsprechende Befragung die Aufmerksamkeit des Besitzers auf diese Punkte zu lenken, die auf Grund der spezifischen Haltungsbedingungen bei Katzen wesentlich leichter übersehen werden als beim Hund. Wechselnder Appetit, Gewichtsverlust und Mattigkeit sind ebenfalls charakteristische Anamnesen. *Erbrechen* tritt bei Katzen im Zuge von Nierenerkrankungen seltener auf als beim Hund.

Der *Hydratationszustand* des Tieres ist durch Prüfung der Hautelastizität zu erfassen. Eingesunkene Bulbi und damit verbundener Nickhautvorfall sind als Symptome der Exsikkose zu beachten. Das Haarkleid ist oft stumpf und glanzlos. Die Schleimhäute sind bei chronischen Fällen oft anämisch und verwaschen. Bei der Inspektion der Maulhöhle können urämischer Foetor sowie ulzerierende Stomatitiden gefunden werden. Bei der *Palpation des*

Abdomens können die Nieren der Katze in der Regel gut beurteilt werden. Ein Anheben des Patienten im Bereich der Vorderbrust erleichtert die Palpation der Nieren, die dann auf Grund ihrer lockeren Aufhängung kaudal des Rippenbogens tastbar sind. Sie werden bezüglich ihrer Zahl, Form, Größe, Konsistenz und Schmerzhaftigkeit beurteilt. Hinweise auf Tumoren, Zysten oder Schrumpfnieren können daraus gewonnen werden. Auch die Harnblase muß bei der Untersuchung des Abdomens sorgfältig palpiert werden.

9.1.4.2. Laboruntersuchungen

Die speziellen labordiagnostischen Untersuchungen umfassen vor allem die chemische Untersuchung von Blut und Harn. Hämatologische Befunde können wohl im Zusammenhang mit Nephropathien verändert sein (z. B. chronische aregenerative Anämie bei chronischen Niereninsuffizienzen), sie sind aber nicht primär ohne zusätzliche Befunde in diese Richtung interpretierbar.

● **Diagnose der Azotämie**
Unter Azotämie versteht man eine Erhöhung der Konzentrationen von Harnstoff, bzw. Harnstoffstickstoff und Kreatinin im Blut über die physiologischen Grenzwerte hinaus. Eine Azotämie kann nichtrenale (z. B. diätetische), prärenale, intrarenale und postrenale Ursachen haben. Eine genaue Lokalisation kann nur in der Zusammenschau der klinischen und labordiagnostischen Befunde erhalten werden. Der Verdacht auf das Vorliegen einer **postrenalen Azotämie** ergibt sich, wenn bei der klinischen Untersuchung eine Harnabflußstörung diagnostiziert wird. Nach Ausschluß postrenaler Ursachen für Azotämien kommen der Harnuntersuchung, der Erfassung des Hydratationszustandes und der Kreislaufparameter die größte Bedeutung zu, wobei die Abgrenzung prärenaler von primär renal bedingten Azotämien nicht immer einfach ist, zumal die Übergänge fließend sind. **Prärenale Azotämien** kommen durch ein Absinken der glomerulären Filtrationsrate auf Grund eines verminderten Filtrationsdruckes, der meist durch Hypovolämie bedingt ist, zustande. Bei **renalen Azotämien** sinkt die GFR auf Grund intrarenaler Ursachen (z. B. wegen Verlust funktionsfähigen Gewebes).
Die **Harnstoffbestimmung** wird mit Vollblut, Serum, Plasma oder Harn enzymatisch mit Urease (substratspezifisch) durchgeführt. Der dabei entstehende Ammoniak bewirkt eine Farbänderung in einem Indikatorsystem. Die Harnstoffwerte können direkt als Harnstoff oder als Harnstoffstickstoff (blood urea nitrogen = BUN) angegeben werden. Der Umrechnungsfaktor beträgt dabei 0,47.
Harnstoff ist das Endprodukt des Eiweißstoffwechsels und wird in der Leber aus Ammoniak synthetisiert. Proteinreiche Futterrationen, Fieber, Verbrennungen, Blutungen in den Magen-Darm-Trakt, Nebenwirkungen von Arzneimitteln usw. können einen Anstieg der Blutharnstoffkonzentration zur Folge haben, so daß dieser Parameter allein zur Überprüfung der Nierenfunktion nur wenig geeignet ist. Die Ausscheidung von Harnstoff erfolgt nicht ausschließlich über die Niere. Bakterieller Abbau im Darm sowie die beim Fleischfresser weniger wichtige Ausscheidung über den Schweiß sind andere Wege der Harnstoffelimination.
Kreatinin wird sowohl im Blutserum bzw. Plasma als auch im Harn bestimmt. Es bildet mit Pikrinsäure im alkalischen Milieu einen der Konzentration proportionalen Farbumschlag nach Gelb. Die Pikratmethode ist bislang der gebräuchlichste Test zur Bestimmung von Kreatinin. Allerdings muß berücksichtigt werden, daß zahlreiche andere Substanzen wie

Glucose, Fructose, Protein, Ketone und viele andere Substanzen ebenfalls als Chromogene mitreagieren. Daher ist vor allem im niedrig-physiologischen Bereich bei Anwesenheit der vorhin genannten Stoffe mit fälschlich zu hohen Werten zu rechnen. Im Zuge von Nierenfunktionsstörungen steigen die störenden Chromogene nicht proportional an, daher wird die Bestimmung „richtiger".

Seit einiger Zeit steht für die Kreatininbestimmung eine enzymatische substratspezifische Methode zur Verfügung, die durch die genannten Substanzen nicht mehr beeinflußt wird. Einschlägige Referenzwerte für die Katze liegen noch nicht vor, theoretisch müßten sie aber etwas niedriger als die bisherigen Werte anzusetzen sein.

Kreatinin ist ein Endprodukt des Muskelstoffwechsels, das aus Kreatin entsteht. Es fällt durch die endogene Synthese kontinuierlich an und ist von äußeren Faktoren weitgehend unabhängig. Die Elimination erfolgt hauptsächlich durch glomeruläre Filtration. Deshalb sollte bei der Interpretation von Harnstoffwerten immer eine Kreatininbestimmung mitbeurteilt werden, da diese eine bessere Einschätzung der Nierenfunktion erlaubt.

Der Anstieg der Kreatininwerte im Blut verläuft vor allem zu Beginn der Erkrankung nicht linear mit dem Ausfall funktionsfähiger Nephrone. Er wird erst nach Verlust von 75% des intakten Gewebes nachweisbar. Daher sind wiederholt gemessene, auch nur geringgradige Erhöhungen dieses Parameters bereits ein deutliches Symptom eingeschränkter Nierenfunktion. Schwere klinische Erscheinungen mit Kreatininerhöhungen über 5 mg/dl ergeben eine äußerst schlechte Prognose.

● **Phosphat**

Es wird im Serum oder Plasma in einer Farbstoffreaktion mit Molybdänblau bestimmt. Bei Absinken der glomerulären Filtrationsrate kommt es zu einer Phosphorretention, die etwa gleichzeitig mit der Erhöhung des Kreatininwertes manifest wird. Die Kontrolle des Phosphorspiegels ist besonders wichtig, wenn aus therapeutischen Gründen Calcium substituiert werden soll, da dies im Falle einer Hyperphosphatämie eine Weichteilverkalkung zur Folge haben kann *(Nephrokalzinose)*. Fleischreiche Rationen erhöhen ebenfalls den Phosphatgehalt im Blut.

● **Albumin**

Albumin kann z. B. nephelometrisch oder in einer Farbstoffreaktion mit Bromkresolgrün, aber auch halbquantitativ mittels Elektrophorese bestimmt werden. Hypalbuminämien können die Folge hoher Albuminverluste über geschädigte Nieren sein. Sie sind Kennzeichen des nephrotischen Syndroms. Die Albuminverluste haben natürlich auch ein Absinken des Totalproteingehaltes im Serum oder Plasma zur Folge.

● **Elektrolytkonzentrationen**

Sie können nach verschiedenen Methoden im Blut und Harn bestimmt werden. Für klinische Belange sind Bestimmungen mit ionenselektiven Elektroden am gebräuchlichsten. Kolorimetrische und flammenphotometrische Methoden stehen ebenfalls zur Verfügung. Für die Beurteilung der Daten müssen die entsprechenden Referenzwerte verwendet werden.

9.1.4.3. Harnuntersuchung

Die Harnuntersuchung gibt nicht nur Hinweise auf Erkrankungen des Harntraktes; eine Reihe von Störungen anderer Organsysteme, wie z. B. des hepatobiliären Systems, werden dabei ebenfalls erkannt. Harnuntersuchungen sind die am häufigsten vom Tierarzt in der Praxis durchgeführten Laboruntersuchungen.

● **Probengewinnung**

Zumeist wird eine Stichprobe untersucht. Die Untersuchung von 24-Stunden-Sammelharn liefert zwar aussagekräftigere Ergebnisse, die Sammeltechnik ist jedoch unter Praxisverhältnissen zu aufwendig. Selbst das Verbringen der Tiere in Stoffwechselkäfige erfordert eine Eingewöhnungsphase für den Patienten, um relevante Daten erzielen zu können. Durchaus brauchbare Ergebnisse lassen sich aus dem Morgenharn gewinnen, wobei Mittelstrahlurin zu bevorzugen wäre. Durch Katheterisieren oder Zystozentese gewonnene Harnproben können unerwünschte Kontamination mit Blut zur Folge haben, während Spontanharn durch Bakterien, Leukozyten oder Detritus aus den ableitenden Harnwegen und dem Genitaltrakt kontaminiert sein kann. Die Harngewinnung mittels Katheter ist vielfach umstritten, da gerade bei niereninsuffizienten Patienten auf Grund der generalisierten Immunsuppression ein erhöhtes Infektionsrisiko besteht.

Farbe, Geruch, Konsistenz, Durchsichtigkeit, Bestimmung des spezifischen Gewichts sowie Messung des pH-Wertes umfassen die **physikalische Harnuntersuchung.** Katzenharn ist durch Urochrom wie jeder Säugerharn gelb, die Farbintensität ist abhängig von der Harnkonzentration. Bilirubin und seine Abbauprodukte können die natürliche Harnfarbe intensivieren, ebenso wie Medikamente die Harnfarbe beeinflussen können. Der artspezifische Harngeruch kann durch harnstoffspaltende Bakterien bei Infektionen oder längerem Stehen bei Raumtemperatur einen stark ammoniakalischen Charakter annehmen. Katzenharn ist dünnflüssig und klar, kann aber auch geringgradig getrübt sein, ohne daß pathologische Prozesse vorliegen. Erhöhter Zellgehalt, Detritus und Kristallurie sind pathologische Ursachen für Trübungen.

Das **spezifische Gewicht** wird am besten mittels Refraktometer über den Brechungsindex bestimmt. Dabei wird die relative Dichte des Harnes gegenüber destilliertem Wasser gemessen. Bestimmungen mit der Tauchspindel, dem sog. Urinometer, sind weniger genau und erfordern eine ungleich größere Probenmenge. Das spezifische Gewicht wird durch die Anzahl und Größe der gelösten Partikel und ihre Affinität zueinander bestimmt. Es gibt Auskunft über das Konzentrationsvermögen bzw. die Wasserkonservierungskapazität der Niere. Katzen scheiden im Normalfall immer Harn aus, dessen spezifisches Gewicht über dem des Plasmawassers liegt (Hypersthenurie). Mit Isosthenurie ($1,010 \pm 0,002$) bezeichnet man die Ausscheidung von Harn, der dasselbe spezifische Gewicht wie das Primärfiltrat (= proteinfreies Plasmafiltrat) hat. Die Ausscheidung von wenig konzentriertem Harn bei bestehender Dehydratation weist auf eine manifeste Nierenfunktionsstörung im Sinne verminderter Wasserretentionsfähigkeit hin. Katzen verfügen als Wüstentiere über eine außerordentlich hohe Konzentrationskapazität. Im Bedarfsfall kann das spezifische Gewicht über 1,080 ansteigen. Ein konstantes spezifisches Harngewicht zwischen 1,020 und 1,030 kann bei Katzen bereits als Hinweis auf eine Nierenfunktionsstörung interpretiert werden.

Die exakten **osmotischen Eigenschaften** des Harnes werden mittels Osmometrie gemessen und in mOsmol angegeben. Dabei wird durch Gefrierpunktsbestimmung oder Vakuumdruck die osmotische Aktivität der gelösten Harnbestandteile bestimmt.

pH-Bestimmung: Der pH-Wert des Harnes wird von der Menge des renal ausgeschiedenen Hydrogencarbonats und der freien Wasserstoffionenkonzentration beeinflußt. Allerdings entspricht der gemessene Harn-pH-Wert nicht der Menge der ausgeschiedenen Wasserstoffionen, da diese zum Großteil von Phosphat- und Ammoniakpuffersystemen gebunden werden. Keinesfalls darf auf Grund des Harn-pH-Wertes auf die Stoffwechsellage im Körper geschlossen werden. Eine vergleichende Beurteilung mit dem Blut-pH kann jedoch wertvolle Hinweise auf die Nierenfunktion geben. Bakterielle Besiedlung des Harntraktes bzw. Kontamination nach Gewinnung verändern je nach Art der Endprodukte des bakteriellen Abbaus ebenfalls den pH-Wert. Proteinreiche Nahrung bewirkt eine Ansäuerung des Harnes, postprandiale Alkaliflut, bei der die H^+-Ionen zur Magensäuresekretion herangezogen werden, eine Alkalisierung.

Proteinbestimmung: Erfolgt in der Routine mittels Streifchentest, bei dem Tetrabromphenolblau als Indikator dient. Da auch pH-Änderungen diesen Farbstoff beeinflussen, sind im Testsystem Puffer beigegeben, deren Kapazität in alkalischem Harn nicht ausreicht, so daß falsch-positive Reaktionen entstehen können. Daher sollte der Streifchentest stets mit einer Fällungsreaktion, z. B. durch Sulfosalicylsäure, kontrolliert werden. Blasenkontrastmittelreste, hohe Konzentrationen von Penicillin, Cephalosporin oder Sulfisoxazol können auch mit dieser Methode zu falsch-positiven Ergebnissen führen. Die Trübung wird nach dem Kreuzschema beurteilt.

Geringe Mengen an Protein sind physiologisch. Diese werden aber mit der Fällungsreaktion in der Regel nicht erfaßt. Der Proteingehalt des Harnes entspricht dem Nettoresultat aus physiologischen glomerulären Proteinverlusten und tubulärer Rückresorption.

Eine genaue quantitative Eiweißbestimmung im Harn kann mittels Coomassie-Blue oder modifizierten Biuret-Methoden (beides Farbstoffreaktionen) durchgeführt werden. Um die praktisch aufwendige Sammlung von 24-Stunden-Harn zu umgehen, kann der Quotient aus Harnprotein zu Harnkreatinin gebildet werden, um die glomeruläre Filtrationsrate in die Abschätzung der täglichen Proteinverluste einzubeziehen.

Mittels spezieller elektrophoretischer Verfahren (SDS-Page) ist es möglich, die Proteine bezüglich ihres Molekulargewichtes näher zu klassifizieren und somit Hinweise auf die Lokalisation des Nierenschadens zu erhalten. Schädigungen der Glomerula haben eine makromolekulare, Tubulusdefekte eine mikromolekulare Proteinurie zur Folge.

Schwere Proteinurien ohne Hämaturie und Leukozyturie sind meist auf glomeruläre Veränderungen zurückzuführen. Auch die Katze scheidet wie der Hund im aufsteigenden Schenkel der Henleschen Schleife ein Mukoprotein (das sog. Tamm-Horsefall-Protein) aus, das aber in zu geringer Menge vorliegt, um mit halbquantitativen Methoden nachweisbar zu sein. Bei pH-Wert-Verschiebungen kann es präzipitieren und Bestandteil verschiedener Zylinder sein (hyaline Zylinder, wenn Zellen fehlen).

Glucosenachweis: Im Teststreifen wird mit Hilfe der Glucoseoxidase die Glucose in Gluconsäure umgewandelt, wodurch ein beigegebener Indikator (o-Toluidinblau) verfärbt wird. Glucose erscheint nur dann im Harn, wenn der Glucosespiegel im Primärfiltrat, der direkt vom Blutglucosespiegel abhängt, die Kapazität der Reabsorptionsmechanismen im Tubulusapparat überschreitet bzw. diese solitär versagen. Letzteres wird als primäre renale Glukosurie bezeichnet und tritt gemeinsam mit physiologischen Blutglucosewerten auf. Die Nierenschwelle für Glucose liegt mit rund 300 mg/dl bei der Katze wesentlich über der des Hundes, wodurch transiente streßinduzierte Hyperglykämien bei Katzen oft keine Glukosurie zur Folge haben.

Nachweis von okkultem Blut bzw. Blut- und Muskelfarbstoffen: Hämaturie und Hämoglobinurie können durch Zentrifugieren von frischem Harn unterschieden werden. (Bei der Hämaturie setzt sich ein Erythrozytenknopf ab, bei längerem Stehenlassen der Probe kommt es zur Hämolyse!). Das Testprinzip im Streifchen beruht auf den oxydierenden Eigenschaften von Blut- und Muskelfarbstoffen, wobei der freiwerdende Sauerstoff o-Toluidin zu einem blauen Farbstoff umwandelt. Hämoglobin und Myoglobin können nur spektrophotometrisch voneinander unterschieden werden (unterschiedliche Absorptionsbanden). In praxi kann eine Unterscheidung anhand der Plasmasäule des Blutes, die bei intravasaler Hämolyse rötlich verfärbt, bei Myoglobinurie normal gefärbt ist, getroffen werden. Für Myoglobin ist die Nierenschwelle so niedrig, daß das Plasma stets unverfärbt bleibt.

Ketonnachweis: Acetoacetat, β-Hydroxybutyrat und Aceton sind Produkte des Fettabbaus. Der Nachweis erfolgt mit Hilfe von Nitroprussid. Diese Stoffe werden glomerulär filtriert und tubulär reabsorbiert. Solange ihre Blutspiegel und damit ihre Konzentration im Primärfiltrat die Reabsorptionskapazitäten nicht überschreiten, sind sie im Harn nicht nachweisbar. Im Zuge vermehrter Fettutilisation, z. B. bei Diabetes mellitus oder Hungerzuständen, erscheinen sie im Harn.

Harnsediment: Es sollten etwa 5 ml Harn in einem Spitzenröhrchen 5 min bei 700 g zentrifugiert werden, der Überstand ist abzukippen, und vom nochmals vorsichtig durchmischten Sediment wird ein Tropfen mittels Öse oder Pipette auf einen Objektträger aufgebracht, mit einem Deckgläschen abgedeckt und bei 100- bzw. 400facher Vergrößerung im abgeblendeten Hellfeld untersucht. Zur Klassifizierung abnormer Zellen kann sich eine Färbung gut bewähren. Der Harn sollte für die Sedimentbefundung frisch sein, da längeres Stehenlassen die Sedimentbestandteile verändert. Im Sediment können Zellen (Epithelzellen des Harntraktes, Leukozyten, Erythrozyten, Tumorzellen), Zylinder (Ausgüsse der Nierenkanälchen, die auf Beteiligung des Nierenparenchyms schließen lassen), Kristalle, Mikroorganismen sowie Fremdbeimengungen und parasitäre Elemente gefunden werden.

Bakteriologische Harnuntersuchung: Eine Bakteriurie kann schon bei der Sedimentbeurteilung festgestellt werden ($> 10^5$/ml). Auch das mittels Teststreifen nachweisbare Nitrit, ein Spaltprodukt vieler harnpathogener Keime, kann den Verdacht auf eine Harnwegsinfektion lenken. Eine genaue Erregerdifferenzierung muß jedoch mit Hilfe von Kulturversuchen durchgeführt werden. Im Handel befindliche Eintauchnährböden mit Differenzierungsschlüssel können auch in der tierärztlichen Praxis verwendet werden. Die Probenentnahme dazu hat steril, am besten durch Zystozentese zu erfolgen.

Harnenzymbestimmungen: Enzymerhöhungen im Plasma geben zwar keine Auskunft über Organfunktionen, sind jedoch zuverlässige Indikatoren für Organschäden. Analog treten Enzyme der Nierenzellen bei Nierenschädigungen vermehrt im Harn auf – unabhängig von der Nierenfunktion. Die Aktivitätsbestimmung von Enzymen im Harn stößt zwar auf teilweise noch ungelöste methodische Schwierigkeiten. Pilotstudien zeigen, daß bei toxisch induzierten Tubulusschäden die Harnenzyme signifikant ansteigen.

9.1.4.4. Nierenfunktionsproben

Die Indikation zur Durchführung von Nierenfunktionsproben besteht dann, wenn sich auf Grund des klinischen Bildes der Verdacht einer Niereninsuffizienz ergeben hat, deren Grad aber mit obigen Untersuchungsmethoden nicht abgeschätzt werden kann, da noch keine Azotämie vorliegt. Da eine Azotämie ja erst bei Funktionsausfall von 75% des intakten Nierengewebes manifest wird, stellen die Funktionsproben ein wertvolles Hilfsmittel zur Früherkennung von Niereninsuffizienzen dar.

Clearancebestimmungen dienen zur Evaluierung der glomerulären Filtrationsrate. Es wird die Ausscheidungsrate eines Stoffes im Harn in der Zeiteinheit mit der Plasmakonzentration des Stoffes in Beziehung gesetzt. Die renale Clearance einer Substanz ist das Volumen Plasma, das die Niere in der Zeiteinheit filtrieren muß, um diesen Stoff in bestimmter Konzentration im Harn erscheinen zu lassen. Die allgemeine Formel lautet:

$$\text{Clearance} = \frac{\text{Harnkonzentration (a)} \times \text{Harnvolumen (ml/min)/kg KM}}{\text{Plasmakonzentration (a)}}$$

Handelt es sich bei dem Stoff um einen Metaboliten, der ausschließlich glomerulär filtriert wird, so entspricht die Clearance der glomerulären Filtrationsrate, die wiederum der Masse des funktionsfähigen Nierenparenchyms proportional ist. Die klassischen Verfahren benötigen eine 24-Stunden-Sammelharnprobe. Diese Methoden sind wegen der aufwendigen Harnsammelverfahren für praktische Verhältnisse in der Tiermedizin schlecht geeignet. Daher wurden sog. Kurzzeitmethoden, bei denen sich die Harnsammelperiode mindestens über 20 Minuten erstreckt, entwickelt. Dabei ist besonders genau auf die vollständige Entleerung der Blase zu Beginn und Ende des Versuches sowie die exakte Bestimmung des Harnvolumens zu achten, da diesbezügliche Meßfehler die Ergebnisse sehr stark verfälschen. Kreatinin wird bei der Katze ausschließlich glomerulär filtriert, so daß die endogene Kreatininclearance-Bestimmung als Nierenfunktionsprobe bei der Katze sehr gut geeignet ist. Die Referenzwerte sind mit 2–4 ml/min/kg KM anzusetzen. Mit Hilfe der Clearancebestimmungen ist es aber nicht möglich, prärenale von renalen Azotämien zu unterscheiden, da gestörte Perfusionsverhältnisse auf Grund von Hypovolämien oder Kreislaufinsuffizienzen ebenso wie Nephropathien die GFR mindern. Weiters ist zu berücksichtigen, daß der Manipulationsstreß zur Harngewinnung die Kreislaufverhältnisse ebenfalls kurzfristig verschlechtern kann, so daß die Werte nicht den tatsächlichen Gegebenheiten entsprechen.

Bei der exogenen Kreatininclearance sollten durch die Zufuhr von Kreatinin die Meßwerte in jene Bereiche verschoben werden, in denen die Bestimmung der Nicht-Kreatinin-Chromogene nicht mehr stört. Auf Grund der verbesserten Methodik der Kreatininbestimmung ist dies obsolet.

Harnstoffquotient, Kreatininquotient: Das Verhältnis von Harnstoff bzw. Kreatinin im Harn zur entsprechenden Plasmakonzentration ist ein guter Schätzparameter der glomerulären Filtrationsrate. Physiologischerweise sind die Quotienten > 100. Bei prärenalen Azotämien bleiben die Quotienten über 20, bei akuter oder chronischer Niereninsuffizienz können sie unter 5 absinken.

Der **Harnprotein-Harnkreatinin-Quotient** ermöglicht eine Quanitifizierung von Proteinurien unabhängig von 24-Stunden-Harn, ohne eine eindeutige Zuordnung zur Art der Nephropathie zu ermöglichen. Der Referenzwert ist < 0,33.

Die **fraktionierte Exkretionsrate von Elektrolyten (FE)** wird zum Nachweis von Elektrolytverlusten durch einen geschädigten Tubulusapparat bestimmt. Die FE der einzelnen Elektrolyte steigt an, wenn die glomeruläre Filtrationsleistung absinkt und ein prozentual größerer Anteil des Primärfiltrates zur Aufrechterhaltung der Homöostase ausgeschieden werden muß. Zur Umgehung der Sammlung von 24-Stunden-Harn wird die FE nach folgender Formel berechnet:

$$FE = \frac{\text{Elektrolytkonz. (Harn)} \times \text{Plasmakreatininkonz.} \times 100}{\text{Plasmaelektrolytkonz.} \times \text{Harnkreatininkonz.}}$$

Bei der Interpretation der Ergebnisse sind Zeitpunkt der letzten Futteraufnahme, deren Elektrolytkonzentration sowie deren Resorptionsrate zu berücksichtigen.

Durstversuche: Vor Beginn des Konzentrationsversuches muß der Hydratationszustand des Tieres sorgfältig überprüft werden, da Polyurie und Isosthenurie bzw. Hyposthenurie im Falle einer vorhandenen Exsikkose bzw. eine bestehende Azotämie bereits beweisend für Nierenfunktionsstörungen sind. Bei Vorliegen einer prärenalen Azotämie bringt ein Konzentrationsversuch keine weitere Information, da diese Tiere ohnehin in der Regel konzentrierten Harn bilden. Bevor das Wasser entzogen wird, sollte das Tier bei geleerter Blase gewogen werden. In vierstündigen Abständen haben Gewichtskontrollen nach Entleeren der Blase zu erfolgen. Sobald 5–7% Gewichtsverlust eingetreten sind, muß der Versuch beendet werden. Harnosmolarität und spezifisches Gewicht werden bestimmt. Gewichtsverluste, die auf Grund von Defäkation usw. eingetreten sind, müssen entsprechend berücksichtigt werden. Bei Katzen ist ein spezifisches Harngewicht von 1,064 ± 0,015 bei intakter Nierenfunktion zu erwarten. Die Osmolarität sollte zwischen 2196 ± 533 mOsm betragen. Zumindest sollte eine Harnkonzentration über 1,040 erfolgen. Befunde zwischen 1,030 und 1,040 sind als fraglich zu beurteilen. Die aus der Humanmedizin übertragenen Werte von 1,025 sind für Katzen nicht relevant.

Durstversuche können z. T. durch exogene Zufuhr von ADH ersetzt werden, wobei Wasser ad libitum während der ganzen Versuchsdauer angeboten wird.

9.1.4.5. Röntgenuntersuchung

Bei der Röntgenuntersuchung werden die Nieren hinsichtlich ihrer Zahl, Lage, Größe, Kontur und Dichte überprüft. Vergrößerungen gehen meist mit tumorösen oder akuten Prozessen einher, während Schrumpfnieren Zeichen eines chronischen Geschehens darstellen. Da auch bei Katzen erhebliche individuelle Größenunterschiede existieren, wird die Angabe der Nierengröße normalerweise auf den 2. Lendenwirbel (ohne Zwischenwirbelscheibe) des betreffenden Individuums bezogen. Bei Katzen beträgt die normale Nierengröße 2–3 Längen des 2. Lendenwirbels. Die Organe sollten von homogener flüssigkeitsreicher Dichte, mit glatten Konturen sein.

Ausscheidungsurographie: Durch intravenöse Applikation eines röntgendichten, nierengängigen Kontrastmittels werden Nierengefäße und ableitende Harnwege in Serienbelichtungen dargestellt. Wertvolle Hinweise können vor allem bezüglich Anomalien im Bereich des Nierenbeckens sowie der ableitenden Harnwege gewonnen werden. Eine grobe Schätzung der glomerulären Filtrationsrate ist dadurch ebenfalls möglich. Normalerweise verläuft die Ausscheidungsurographie ohne Komplikationen. Bei schwer dehydratierten, azotämischen Patienten muß die Indikation streng gestellt werden, da eventuell Verschlechterungen des Krankheitszustandes auftreten können.

Die Nierenperfusion ist noch besser mittels *Angiographie* darstellbar. Hierbei wird intraarteriell ein röntgendichtes Kontrastmittel injiziert, wobei die Niere selbst mit ihrer Gefäßversorgung besser als durch die Ausscheidungsurographie beurteilt werden kann.

9.1.4.6. Ultraschalluntersuchung

Mittels Ultraschalluntersuchung können radiologisch nicht faßbare *Parenchymveränderungen* wohl wahrgenommen, aber nicht exakt als pathologisch verändert diagnostiziert werden, d. h., die Beurteilung von Grauwertveränderungen im Ultraschallbild kann eine pathohistologische Diagnose am Bioptat nicht ersetzen. Die *Nierenstruktur* kann mit Hilfe dieses nichtinvasiven Verfahrens gut dargestellt werden. Cortex und Medulla sind durch die Hypo- bzw. Anechogenität des Markes gut zu unterscheiden. Gefäße und Nierenkelche sind bei Katzen auf Grund ihrer geringen Größe nicht darstellbar. Einen weiteren Anwendungsbereich stellt die *ultraschallgelenkte Biopsie* dar, die besonders bei diffusen oder lokalisierten pathologischen Prozessen die Trefferquote für ein pathognomonisches Bioptat erhöht. Tumoren, Zystennieren sowie perirenale Zysten sind im Ultraschall gut zu erkennen.

9.1.4.7. Nierenbiopsie

Die Beurteilung einer Nierenbiopsie erlaubt die pathohistologische Differenzierung und Klassifizierung von Nephropathien. Sie ist dann sinnvoll, wenn man auf Grund der daraus gewonnenen Erkenntnisse eine Optimierung der Therapie bzw. eine bessere prognostische Beurteilung erwarten darf. Eine Biopsie sollte erst dann durchgeführt werden, wenn alle anderen klinischen und labordiagnostischen Parameter ausgeschöpft sind. Kontraindikationen stellen schwere Koagulopathien, vermutete eitrig-entzündliche Veränderungen der Niere und Nierenzysten dar. Bei Katzen wird hauptsächlich die *perkutane Blindbiopsie* durchgeführt, da die Nieren bei dieser Tierart gut perkutan palpiert und fixiert werden können. Es sollte stets die Möglichkeit zur Durchführung einer Probelaparotomie gegeben sein, um eventuell auftretende Komplikationen rechtzeitig beheben zu können. Vor dem Eingriff muß ein Gerinnungsstatus erhoben werden. Verschiedene Biopsiestanzen und *Techniken* wurden beschrieben. In jedem Fall ist es sehr wichtig, beim Ausstanzen der Organprobe die Biopsienadel parallel zur Längsachse der Niere möglichst im Rindenbereich zu führen, nicht nur um möglichst viele Glomerula zur Beurteilung zu erhalten, sondern auch, um eine Traumatisierung der harnableitenden Wege und der medullären Gefäße zu verhindern; denn Verletzungen der Aa. arcuatae können ausgedehnte Niereninfarkte mit nachfolgender Verschlechterung der Nierenfunktion durch Verlust an funktionsfähigem Nierengewebe zur Folge haben. Die Bioptate können sowohl lichtmikroskopisch in Hämatoxylin-Eosin-Färbung oder mit besonderen Färbemethoden (Immunfluoreszenz zur Klassifizierung der Glomerulonephritiden, Kongorotfärbung bei Amyloidose usw.) als auch elektronenmikroskopisch beurteilt werden. Dementsprechend werden auch die jeweiligen Fixationsmedien gewählt. Nach der Nierenpunktion muß das Organ 5 Minuten zur Blutstillung komprimiert werden. Danach sollte eine gründliche Diurese eingeleitet werden, um eine Pfropfenbildung im Nierenbecken zu verhindern. Als meist harmlose Komplikation ist bei den Patienten eine etwa 48 Stunden dauernde Mikrohämaturie zu beobachten. Makroskopisch erkennbare Hämaturien treten nur selten auf.

9.1.5. Renale Syndrome

9.1.5.1. Niereninsuffizienz (Nierenversagen)

● **Pathogenese**
Das pathologische Substrat der Niereninsuffizienz sind das Absinken der glomerulären Filtrationsrate, verminderte Kapazitäten zur Aufrechterhaltung der Homöostase sowie verminderte Syntheseleistung. Im wesentlichen können folgende Mechanismen zu einem Absinken der GFR führen:
1. verminderter renaler Blutfluß durch Konstriktion der Vasa afferentes (z. B. bei Hypovolämie = extrarenal bedingte Niereninsuffizienz);
2. Behinderung des Durchtritts von Primärfiltrat über die Membranschranken des Glomerulums;
3. Zunahme des intratubulären hydrostatischen Druckes, verursacht durch Tubulusobstruktion;
4. vermehrter Austritt von Primärharn aus einem geschädigtem Tubulusapparat.
Durch die hohe Kompensationsfähigkeit der Nieren wird die Funktionsstörung erst dann in

Form einer Azotämie labordiagnostisch faßbar, wenn die glomeruläre Filtrationsrate bereits um ⅔ vermindert ist.

Im Zuge der Kompensation kommt es vorerst zu einer Zunahme der singulären glomerulären Filtrationsrate (SGFR), d. h., die GFR des noch funktionierenden Einzelglomerulums nimmt zu. Die vermehrte Beanspruchung der noch intakten Nephrone führt jedoch zu deren Zerstörung. Mit dem Absinken der „Netto-GFR" muß die fraktionierte Exkretionsleistung (FE) vor allem für die Elektrolyte zunehmen, da es ansonsten durch deren Anstieg im Blut zu schweren Stoffwechselstörungen kommt. Eine direkte Folge der erhöhten FE ist das Symptom *Polyurie*, welche die Ausscheidung erhöhter Elektrolytlasten erst ermöglicht. Eine interstitielle Hypotonie als Folge der verringerten GFR, wodurch weniger osmotisch wirksame Substanzen aus dem Primärfiltrat ins Interstitium reabsorbiert werden können, verstärkt die Polyurie. Die daraus resultierende *Dehydratation* kann die Nierenfunktionsstörung durch eine prärenale Komponente noch aggravieren. Die kranke Niere kann sich extrarenalen Störungen, die mit Wasser- und Elektrolytimbalancen einhergehen (z. B. Durchfällen), kaum mehr anpassen. Deshalb werden kompensierte Niereninsuffizienzen oft im Zuge anderer Erkrankungen manifest. Jede Niereninsuffizienz führt, wenn sie einen bestimmten Grad erreicht hat, zur Urämie.

● Urämie

Urämie ist ein klinisch faßbarer Symptomenkomplex, der durch die Anreicherung harnpflichtiger Substanzen im Blut, die durch eine gestörte Nierenfunktion bedingt ist, hervorgerufen wird. Harnstoff und Kreatinin selbst sind relativ wenig toxisch und können nicht für die Fülle der Symptome verantwortlich gemacht werden. Intrazelluläre Vorgänge, die durch die vielfältigen Veränderungen der Zusammensetzung der extrazellulären Flüssigkeit induziert werden, sind höchstwahrscheinlich die Ursache der urämischen Symptomatik.

Die Urämie beeinflußt alle Organsysteme. Die Schwere der *klinischen Symptome* ist nicht nur vom Grad, sondern auch von der Entstehungsgeschwindigkeit des Krankheitsbildes abhängig. Der Schweregrad der klinischen Erscheinungen ist daher nicht unbedingt direkt korreliert mit dem Grad der Azotämie. Hat sich die Azotämie bzw. die Nierenfunktionsstörung über einen längeren Zeitraum entwickelt, so kann sich der Organismus der veränderten Stoffwechselsituation besser anpassen, die klinischen Erscheinungen sind nicht so hochgradig wie bei einem akuten Organversagen.

Das *Allgemeinverhalten* kann von geringgradiger Mattigkeit bis zum urämischen Koma eingeschränkt sein. Die urämische Enzephalopathie des Menschen ist durch eine Verlangsamung des Enzephalogramms gekennzeichnet. Möglicherweise sind erhöhte Calciumspiegel im Gehirn auf Grund der erhöhten Parathormonkonzentrationen an den EEG-Veränderungen beteiligt. Veränderungen im Aminosäurenmuster von Plasma und Liquor auf Grund der veränderten Stoffwechsellage werden ebenfalls als Ursache für das Zustandekommen neurologischer Erscheinungen diskutiert. Verminderte Nervenleitgeschwindigkeit der motorischen Nerven kann im Zuge von urämischen Neuropathien auftreten. Sie sind von Neuropathien anderer Genese klinisch nicht zu unterscheiden.

Der *Appetit* ist auf Grund der Stoffwechsellage wechselhaft, insgesamt jedoch vermindert. Der urämische Foetor ex ore (fischig-fauliger Geruch) wird durch aliphatische Amine, wie Dimethylamin und Trimethylamin, die durch mikrobiellen Abbau von Cholin im vorderen Dünndarm entstehen, verursacht.

Die erhöhten Blutharnstoffgehalte bewirken eine vermehrte Harnstoffausscheidung über die Schleimhäute des Gastrointestinaltraktes. Urease-aktive Bakterien der Mundhöhlenflora

spalten den Harnstoff in Ammoniak, der die Mukosa schädigt. Es entsteht eine urämische, ulzerierende *Stomatitis*. Am Entstehen der urämischen *Gastroenteritis* sind Veränderungen der Zusammensetzung des Magenschleims, erhöhte Gastrinkonzentrationen durch dessen verminderte Clearance und wiederum die schleimhautreizende Wirkung von Ammoniak, der durch bakterielle Harnstoffspaltung entsteht, beteiligt. Durch die Schädigung der Schleimhäute kommt es zu Erosionen und Blutungen, die durch die urämisch bedingte verminderte Aggregationsfähigkeit der Blutplättchen noch verstärkt werden. Klinisch manifestiert sich die Gastritis in vermindertem Appetit und *Erbrechen*. Bei Katzen wird Erbrechen im Zuge von Urämien seltener beobachtet als beim Hund. Zusätzlich vermutet man eine direkte Stimulation des Brechzentrums in der Medulla oblongata durch urämische Stoffwechselprodukte.
Systemischer Bluthochdruck ist eine häufige Komplikation bei Urämien. Die Ursachen sind vielfältig und umfassen renale Ischämie, Aktivierung des Renin-Angiotensin-Systems, Zunahme des Plasmavolumens und Aktivierung des Sympathikus. Zunahme der Gefäßwanddicken sowie Gefäßverkalkungen werden ebenfalls bei der Sektion gefunden.
Die im Zuge von Nephropathien auftretende verminderte Erythropoetinsynthese sowie direkte toxische Einflüsse urämischer Metabolite auf das Knochenmark bewirken eine normozytäre, normochrome aregenerative *Anämie*, die durch die verkürzte Lebensdauer der Erythrozyten sowie ihren Verlust durch erhöhte Blutungsneigung auf Grund verminderter Plättchenaggregationsfähigkeit noch verstärkt wird.
Urämische Toxine *schädigen* auch *das Immunsystem*. Es wird hauptsächlich die zelluläre Abwehr durch verminderte Proliferationsfähigkeit der Immunozyten gestört und die chemotaktische Fähigkeiten der Leukozyten vermindert. Die Immunglobulinspiegel urämischer Patienten sind dagegen meist unverändert.

• Akute Niereninsuffizienz (akutes Nierenversagen)
Das akute Nierenversagen ist definiert durch das plötzliche Auftreten einer Azotämie, oft in Verbindung mit Oligurie (tägliche Harnmenge < 25 ml/kg KM/24 h). Eine rapide Verschlechterung der Nierenfunktion und des Allgemeinzustandes sind kennzeichnend. Wird die akute Niereninsuffizienz übersehen, so kann sie letal enden oder in ein chronisches Nierenversagen münden. Die *Diagnostik* ist schwierig und erfordert eine sorgfältige Erhebung der Anamnese sowie entsprechende klinische und labordiagnostische Untersuchungen. Eine serielle Überwachung der Laborparameter von Patienten, die mit fakultativ nierentoxischen Substanzen therapiert werden, kann zur Früherkennung und erfolgreichen Bekämpfung einer akuten Niereninsuffizienz beitragen. *Prognostisch* ist eine akute Niereninsuffizienz, auch wenn sie rechtzeitig erkannt wird und das auslösende Agens beseitigt werden kann, vorsichtig zu beurteilen, selbst wenn die Veränderungen noch reversibel sein können.
Ätiologie: *Prärenale* Ursachen wie Hypovolämien durch erhöhte Flüssigkeitsverluste (hypovolämischer Schock), Blutdruckabfall durch kardiale Insuffizienzen können ebenso wie *postrenale* Faktoren, z. B. Obstruktionen der harnableitenden Organe, Ursachen für akutes Nierenversagen sein. Prä- und postrenale Ätiologien sind durch sorgfältige klinische Untersuchung von primär renalen Ursachen zu differenzieren, da ihre rechtzeitige Bekämpfung relativ einfach möglich ist und die Folgeschäden für den Patienten gering halten kann. Sowohl prärenale als auch postrenale Noxen wirken sich bei längerem Bestehen direkt auf das Nierengewebe aus.
Primär renale Ursachen für akutes Nierenversagen können von folgenden Strukturen ausgehen:

a) Tubulusapparat: akute Tubulusnekrose (durch Ischämie oder Nephrotoxine), intratubuläre Obstruktionen (z. B. durch Oxalate, Myelomaproteine);
b) Glomerulum: z. B. Immunkomplex-Glomerulonephritis, Amyloidose;
c) Interstitium: z. B. Nephrokalzinose, Pyelonephritis;
d) Gefäßsystem: Gefäßerkrankungen, z. B. Gefäßverschlüsse.

Akute Tubulusnekrose (ATN) ist die häufigste Ursache akuten Nierenversagens. Kennzeichnend ist ein plötzlicher Abfall der glomerulären Filtrationsrate, bedingt durch einen toxischen oder ischämischen Insult des Tubulusapparates.

Nephrotoxisch induzierte akute Tubulusnekrose: Durch die zahlreichen Konzentrations-, Sekretions- und Reabsorptionsmechanismen im Tubulussystem sind die Tubulusepithelzellen oft extremen Konzentrationen verschiedener Stoffe ausgesetzt, die entsprechend schädlich sein können. Nephrotoxisch wirksame Substanzen sind z. B. Ethylenglycol, Schwermetalle, aber auch Pharmaka wie Amphotericin B und Aminoglycosid-Antibiotika sowie nichtsteroidale Antiphlogistika.

Wenn Hypoxien auf Grund von Hypovolämien oder Kreislaufstörungen, die zunächst eine prärenale Azotämie verursachen, länger andauern, so rufen sie ischämische Schädigungen des Nierenparenchyms hervor und leiten ein prärenales akutes Nierenversagen in ein renales über.

Klinik: Besonders wichtig ist die Erhebung einer genauen Anamnese, um mögliche auslösende Ursachen ausschalten zu können. Ischämie oder Einwirken toxischer Substanzen bewirkt ein plötzliches Absinken der GFR. Es kommt zur *Azotämie.* Das Krankheitsgeschehen geht meist binnen 24 Stunden in eine *oligurische* Phase über, d. h., die Harnproduktion sinkt unter 0,5 ml/kg KM/h ab. (Vorsicht: Das Harnvolumen kann nach Art und Grad der Schädigung erheblich variieren.) Oligurische Verlaufsformen müssen prognostisch ungünstiger beurteilt werden als nichtoligurische. Das Erkennen der oligurischen Phase und ihre Bekämpfung, vor allem die Korrektur von prä- und postrenalen Kofaktoren, ist besonders wichtig, da schwere Nierenschäden eventuell noch vermieden werden können. Azotämien, schwere metabolische Azidosen und verschiedene Ionenimbalancen, je nach Art und Ausmaß des Schadens, werden labordiagnostisch faßbar und verschlechtern sich ohne Therapie sehr rasch.

Das *klinische Bild* ist vielgestaltig und kann sich in Mattigkeit, Anorexie, verminderter Hautelastizität, verwaschenen Schleimhäuten, Foetor ex ore, Vomitus, ulzerativer Stomatitis und/oder Gastritis, Enteritis und Blutungsneigung in verschiedenen Kombinationen und Schweregraden manifestieren. Haarkleid und Ernährungszustand der Tiere sind auf Grund der kurzen Krankheitsdauer noch unbeeinträchtigt. Die Nieren weisen normale Größe oder geringgradige Vergrößerung auf, während chronische Niereninsuffizienzen mit Schrumpfnieren einhergehen.

Erhöhte Kaliumverluste durch einen geschädigten Tubulusapparat treten bei Katzen relativ häufig auf und können hypokaliämische Myopathien hervorrufen. Diese manifestieren sich in akuter Muskelschwäche (Einknicken in den Hinterextremitäten, charakteristisches Aufsetzen der Nase zwischen den Vorderpfoten, Unvermögen den Kopf zu heben), Muskelzittern, Erbrechen, Anorexie und paralytischem Ileus. Hyperkaliämien, die durch mangelndes Exkretionsvermögen auftreten können und durch metabolische Azidosen verstärkt werden, wirken kardiotoxisch.

Therapie: Eine *ätiotrope Therapie* besteht in der Beseitigung der auslösenden Noxe. Die *palliative Therapie* umfaßt die lebensrettenden Maßnahmen zum Ausgleich der Stoffwechselstörungen, bis die Nierenfunktion wieder einsetzt. Die wichtigste Maßnahme besteht in der

Rehydratation eines exsikkotischen Patienten. Wasserverluste bis 5% bleiben subklinisch, erst höhere Grade werden durch Verminderung der Hautelastizität manifest. Flüssigkeitsverluste durch Erbrechen oder Durchfälle müssen anamnestisch sorgfältig erhoben und bei der Korrektur berücksichtigt werden.

Der tägliche Flüssigkeitsbedarf ist mit 50 ml/kg KM zu veranschlagen. Etwa 25 ml/kg KM werden davon für die Harnproduktion benötigt, die andere Hälfte umfaßt die verborgenen Flüssigkeitsverluste z. B. über die Atmung. Die Flüssigkeitsverluste können durch eine sorgfältige Gewichtskontrolle gut überwacht werden. Bei anorektischen Tieren kommen 0,1–0,3 kg Gewichtsverlust pro Tag durch die kalorische Unterversorgung hinzu.

Als *Rehydratationsflüssigkeit* hat sich Ringerlactat gut bewährt. Mit dem Ausgleich des Flüssigkeitsdefizits beheben sich andere metabolische Störungen, wie Hyperkaliämien, oft von selbst. Sind die Hyperkaliämien jedoch lebensbedrohlich, so wird mit Natriumhydrogencarbonat die gleichzeitig vorhandene metabolische Azidose bekämpft. Das Hydrogencarbonat bewirkt einen erhöhten Einstrom von Kalium in die Zellen und dient damit der Wiederherstellung der natürlichen Membranpotentiale. Der Effekt tritt sofort ein und hält über einige Stunden an. Die Berechnung der *Dosis* erfolgt nach folgender Formel:

Hydrogencarbonatdefizit $\times$ 0,3 $\times$ kg KM = ml einer 8,4% Na-Hydrogencarbonatlösung.

Die Hälfte wird im Bolus, der Rest langsam im Dauertropf intravenös verabreicht. Auch die Verabreichung von Glucose in einer Dosierung von 1–2 g/kg/KM bewirkt einen Einstrom von Kalium in die Zellen. Die gleichzeitige Gabe von 1 IE Insulin/3 g Glucose kann den Effekt noch verstärken. Wenn durch Ausgleich des Flüssigkeitsdefizits die Nierenfunktion nicht ausreichend wiedereinsetzt, so können *Osmodiuretika*, wie Mannitol, in einer Dosierung von 1–2 ml/kg KM in 20% Lösung, aber auch Schleifendiuretika wie Furosemid (außer bei Gentamicintoxizität) eingesetzt werden. Furosemid wird in einer Dosierung von 2 bis maximal 6 mg/kg KM intravenös oder subkutan appliziert. Es kann eine Tubulusobstruktion, z. B. durch Harnzylinder, verhindern. Mannitol behebt gleichzeitig den Volumenmangel im Kreislauf und wirkt am gesamten Tubulussystem gleichmäßig, ohne ein Anschwellen der Epithelzellen zu bewirken. Dopamin in einer Dosierung von 2–5 µg/kg KM/min erhöht den renalen Blutfluß, ohne den peripheren Kreislaufwiderstand zu erhöhen. Bei Hyperkaliämien sollte es aber nicht verwendet werden. Die Gabe von Hydrogencarbonat zum Ausgleich einer metabolischen Azidose ist erst notwendig, wenn der pH-Wert des Blutes unter 7,2 absinkt. Dosierung und Applikation erfolgen wie oben angegeben.

Die *Therapie der Hypokaliämie* besteht am gefahrlosesten in einer oralen Substitution von Kaliumchlorid. Die Dosierung beträgt 1–3 mmol/kg/KM/Tag. Die intravenöse Dosierung liegt bei 0,125 mmol/kg/Tag. Überdosierungen müssen wegen der Kardiotoxizität unbedingt vermieden werden. Gastrointestinale Symptome werden am besten durch Gabe von H_2-Blockern, wie Cimetidin, in einer Dosierung von 2,5–5 mg/kg KM i. v., s. c. oder oral bekämpft. Eine Verabreichung zentral wirksamer Antemetika kann ebenfalls günstig sein. Reichen diese Maßnahmen nicht aus, die Nierenfunktion zu starten, so kann eine *Peritonealdialyse* als lebensrettende Therapie zur Ausschwemmung harnpflichtiger Substanzen versucht werden. Dazu werden körperwarme Dialysemedien, beispielsweise 5% Glucoselösungen in einer Dosierung von 30–50 ml/kg KM, intraperitoneal infundiert, 20 min in der Bauchhöhle belassen und danach wieder entfernt. Die Flüssigkeitszufuhr kann einfach mittels Braunüle oder besser mit eigenen Peritonealdialysekathetern erfolgen. Es ist auf eine sorgfältige chirurgische Präparation der Einstichstelle zu achten. Auf Grund resorptiver Vorgänge kann nicht das gesamte Volumen vollständig zurückgewonnen werden. Die

Implantation von persistierenden Kathetern in den Peritonealraum zur Dauertherapie, wie sie in der Humanmedizin durchgeführt wird, scheint beim Tier wenig sinnvoll, da die Hygiene im Shuntbereich nicht ausreichend zu gewährleisten ist und häufig Peritonitiden auftreten.

- **Chronische Niereninsuffizienz (chronisches Nierenversagen)**

Das chronische Nierenversagen ist die häufigste aller Nierenfunktionsstörungen und durch einen chronisch-progressiven Verlauf gekennzeichnet. Die glomeruläre Filtrationsrate nimmt auf Grund irreversibler histologisch manifester Parenchymschädigungen immer weiter ab. Der *Verlauf* kann sich über Monate bis Jahre erstrecken. Es werden vorwiegend ältere Tiere unabhängig von Rasse und Geschlecht betroffen. Bei jüngeren Tieren führen angeborene Mißbildungen (z. B. Nierenzysten) oder Stoffwechselstörungen (z. B. Amyloidose) zu chronischen Niereninsuffizienzen.

Pathohistologisch lassen sich verschiedene Primärläsionen, wie chronische interstitielle Nephritis, mononukleäre tubulointerstitielle Infiltrate, membranöse, membranös-proliferative und proliferative Glomerulonephritiden, chronische Pyelonephritis aber auch Tumorerkrankungen unterscheiden. Als Ursachen für diese Nephropathien kommen immunologisch bedingte Erkrankungen (z. B. Immunkomplex-Glomerulonephritis), infektiöse Ursachen (z. B. Pyelonephritis, FeLV-Infektionen, FIP-Infektionen) oder systemische Erkrankungen wie Hypertension oder Hyperkalzämien in Frage.

Die häufigste Ursache chronischer Niereninsuffizienzen bei der Katze ist die **interstitielle Nephritis,** deren Ätiologie und Pathogenese zum Großteil noch ungeklärt sind. Das Endstadium wird als *Schrumpfniere* bezeichnet. Pathologisch-anatomisch stellt sich die „end-stage kidney" als derbes, unregelmäßig geformtes Organ von blasser Farbe dar. Die histologischen Veränderungen umfassen lymphoplasmazytäre interstitielle Entzündungen, interstitielle Fibrosierung, Verdickung und Mineralisation der tubulären Basalmembranen, tubuläre Atrophie, Tubulusektasien, periglomeruläre Fibrosierungen und glomeruläre Sklerosen. Gelegentlich werden auch intraluminale Oxalatkristalle gefunden; dies ist von einer akuten Ethylenglycolintoxikation zu unterscheiden.

Durch Anhalten der Primärnoxe bzw. das Fortschreiten der Parenchymveränderungen wird die Nierenfunktion immer mehr verschlechtert. Ein wichtiger Faktor für den progressiven Charakter ist die kompensatorische Erhöhung der **singulären glomerulären Filtrationsrate (SGFR)** der noch gesunden Nephrone. Diese werden durch den erhöhten Filtrationsdruck geschädigt und in der Folge ebenfalls zerstört. Die Membranpermeabilität der Glomerula ändert sich im Verlauf der Krankheit, dadurch können vermehrt Proteine durchtreten und Proteinurie verursachen. Durch Anlagerung von Proteinen oder Immunkomplexen an die Basalmembranen werden Makrophagen stimuliert, die weitere entzündliche Prozesse induzieren. Gefäßschädigungen in der veränderten Niere führen zur Ausbildung von Mikrothromben, die ebenfalls Entzündungsmechanismen in Gang halten.

Die *klinischen Erscheinungen* sind primär Ausdruck der verminderten GFR und lassen keine Rückschlüsse auf die Art der zugrunde liegenden Nephropathie zu. Die Tiere weisen einen minder guten Ernährungszustand auf, das Haarkleid ist oft stumpf und glanzlos. Der Besitzer berichtet von wechselndem Appetit und gelegentlichem Erbrechen. Verminderte Hautelastizität, urämischer Foetor ex ore, Stomatitis, verwaschene Schleimhäute und die Palpation kleiner höckriger Nieren runden das klinische Bild ab. Polyurie wird häufig nicht bemerkt, da die Harnmenge weder im Freien noch in der Katzentoilette genau unter Beobachtung steht. Auch Polydipsie wird vom Besitzer meist erst dann registriert, wenn der Wasserbedarf bereits um etwa 50% zugenommen hat.

Bei der chemischen Blutuntersuchung findet man Azotämie, Hyperphosphatämie, metabolische Azidose, Hypercholesterolämie, evtl. auch Hypokalzämien, vorwiegend auf Grund verminderter Resorptionsraten durch eingeschränkte renale Vitamin-D-Synthese. Albuminverluste bewirken ein zusätzliches Absinken des proteingebundenen Calciums, so daß der Totalcalciumgehalt vermindert erscheint. Der Entstehungsmechanismus von gelegentlichen Hyperkalzämien ist nicht restlos geklärt, könnte aber durch Retention calciumbindender Chelate bzw. überschießende Vitamin-D-Synthese durch die erkrankte Niere oder überschießende Parathormonausschüttung und Imbalancen in seinem Abbau zustande kommen. Die Hyperphosphatämie führt zum **sekundären Hyperparathyreoidismus** bzw. zur renalen Osteodystrophie. Zur Aufrechterhaltung des Calcium-Phosphor-Verhältnisses im Blut wird vermehrt Parathormon (PTH) ausgeschüttet, das einerseits die renale Phosphatausscheidung fördert, andererseits die Mobilisierung von Calcium aus dem Knochen bewirkt. Dadurch kommt es zur Demineralisierung des Skelettsystems. Die Freisetzung von skelettalem Calciumcarbonat zur Milderung der systemischen Azidose verstärkt die Entkalkung.

Häufig besteht eine aregenerative Anämie. Amylase- und Lipase-Aktivitäten im Serum sind oft auf Grund ihrer verminderten renalen Exkretion erhöht. Bei der Harnuntersuchung ist eine Isosthenurie bzw. ein erniedrigtes spezifisches Gewicht bei bestehender Dehydratation pathognomonisch. Bei Schädigungen der Glomerula besteht meist auch eine Proteinurie bei normalem Sedimentbefund (keine Leukozyturie). Solange noch keine Azotämie nachweisbar ist, müssen Clearancebestimmungen und die Bestimmung der Harnstoff- und Kreatininquotienten bzw. die fraktionierten Exkretionsraten zur Diagnostik herangezogen werden. Natrium- und Kaliumhaushalt bleiben verhältnismäßig lange stabil. Gelegentlich kommt es zu Hypermagnesiämien.

Die Prognose hängt vom klinischen Bild und dem Verlauf ab. Wenn die Serumkreatininwerte über 5 mg/dl angestiegen sind und der Allgemeinzustand des Tieres schlecht ist, so ist die Prognose ungünstig.

Therapie: Eine ätiotrope Therapie ist nicht möglich, da das auslösende Agens meist nicht identifiziert werden kann. Es kommen daher nur palliative und symptomatische Behandlungen in Frage.

Eiweißreiche Rationen erhöhen die GFR. Daher ist es günstig, durch **Proteinrestriktion in der Nahrung** die ohnehin durch die kompensatorische Erhöhung der singulären glomerulären Filtrationsrate belasteten, noch intakten Nephrone vor weiterer Hyperperfusion und ihrem damit beschleunigten Untergang zu schützen. Dabei sind der höhere Proteinbedarf und die besonderen Ansprüche der Katze bzgl. des Aminosäuremusters zu berücksichtigen.

Phosphorreduktion ist neben der Eiweißrestriktion die wichtigste diätetische Maßnahme. Damit soll eine zusätzliche Nierenschädigung durch Weichteilmineralisation sowie die Ausbildung eines sekundären Hyperparathyreoidismus verhindert werden. Phosphorbindende Antazida wie Aluminiumsilikatgele können, vor dem Fressen verabreicht, die Phosphorresorption hemmen und so der Hyperphosphatämie entgegenwirken. Gleichzeitig wirken sie protektiv auf die gereizten Magenwände. Entsprechende Diäten, die den Bedürfnissen einer eingeschränkten Nierenfunktion gerecht werden, sind als Fertigfutter auch für Katzen im Handel erhältlich.

Die krankheitsbedingte Appetitlosigkeit kann zu Akzeptanzproblemen der proteinrestriktiven Diäten führen. Mehrmaliges Anbieten gewärmten Futters sowie Beimischen von Truthahnfett als Geschmacksverstärker können hier Abhilfe schaffen. Oxazepam oder Diazepam in einer Dosierung von 0,1–1,0 mg/kg KM oral oder parenteral, täglich oder im Abstand von mehreren Tagen verabreicht, steigern ebenfalls den Appetit.

Gastritiden werden wie beim akuten Nierenversagen mit H_2-Blockern bekämpft. Die Substitution von wasserlöslichen Vitaminen, die durch die geschädigte Niere vermehrt verlorengehen, hat sich ebenfalls als günstig erwiesen.

9.1.5.2. Nephrotisches Syndrom

Das nephrotische Syndrom ist ein Krankheitsbild, das durch Proteinurie, Hypoproteinämie, Hyperlipidämie, Hyperkoagulabilität und die Ausbildung von Ödemen gekennzeichnet ist.
Das pathologische Substrat besteht in einem Proteinverlust über die Glomerula, der durch Glomerulopathien verschiedener Genese verursacht wird. Nach pathohistologischen Gesichtspunkten unterscheidet man zwischen membranösen, membranös-proliferativen und proliferativen Glomerulonephritiden. Bei Katzen kommen die durch Membranverdickungen verursachten sog. *membranösen Glomerulonephritiden* (in Silberfärbungen darstellbar) am häufigsten vor. Mittels Immunfluoreszenz können zwei Formen von immunologisch bedingten Glomerulopathien, die Immunkomplexglomerulonephritis und eine Glomerulonephritis, ausgelöst durch Antikörper, die direkt gegen die Basalmembran gerichtet sind, unterschieden werden. Ist letzteres der Fall, so zeigen sie ein lineares Muster in der Immunfluoreszenz, während angelagerte Immunkomplexe ein fleckiges Fluoreszenzmuster aufweisen. Bisher wurde nur die Immunkomplexglomerulonephritis bei der Katze beschrieben.
Amyloidosen können ebenfalls Ursache von Glomerulopathien sein, allerdings finden sich Amyloidablagerungen bei Katzen zumeist im medullären Interstitium. *Klinisch* ist das Krankheitsbild dem der chronischen Niereninsuffizienz mit Abmagerung, stumpfem, glanz-

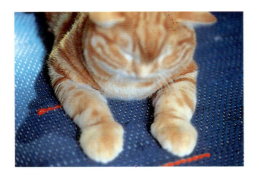

Abb. 9.1. Ödeme an den Extremitäten bei einer Katze mit nephrotischem Syndrom.

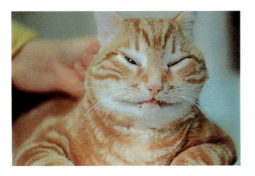

Abb. 9.2. Ödeme im Gesicht bei der Katze von Abb. 9.1.

losem Haarkleid und Hinfälligkeit sehr ähnlich. Typisch sind die Ödeme an Unterbauch und Extremitäten bei fortgeschrittener Hypalbuminämie (Abb. 9.1.–9.3.).

Laboruntersuchungen von Blut und Harn müssen die *Diagnose* sichern. Pathognomonisch sind eine ausgeprägte Proteinurie und Fehlen von Blut oder Entzündungszellen im Harn. Im Harnsediment sind hyaline Zylinder, die aus präzipitiertem Tamm-Horsefall-Protein bestehen, zu finden. Im Blut sind eine Hypalbuminämie und Hyperlipidämie (Cholesterol und Triglyceride) nachweisbar. Solange die GFR noch erhalten ist, fehlt eine Azotämie. Auch der Elektrolythaushalt ist zunächst noch ungestört.

Zur Erstellung einer *Prognose* ist die ätiologische Abklärung mittels Biopsie erforderlich. Amyloidosen haben eine ungünstige Prognose, da es keine Therapiemöglichkeiten gibt und sie rasch fortschreiten. Glomerulonephritiden sind bezüglich Überlebensdauer günstiger zu beurteilen, solange keine Urämie vorliegt.

Ätiotrope *Therapien* sind nicht möglich. Der Einsatz von Immunsuppressiva im Falle immunologisch induzierter Glomerulonephritiden ist umstritten, da Antigenüberschüsse und verminderter Abbau von Immunkomplexen schon Ausdruck einer gestörten Immunantwort sind. Lediglich bei in situ gebildeten, gegen die Basalmembran gerichteten Antikörpern, die jedoch bei Katzen noch nicht nachgewiesen wurden, könnte er sinnvoll sein. Ansonsten sollte die Gabe immunsuppressiv wirksamer Arzneimittel auf Grund der erhöhten Infektanfälligkeit beim urämischen Patienten unterbleiben. Experimentell wurde eine Plasmapherese zur Adsorption zirkulierender Immunkomplexe angewendet. Therapeutisch wird auch hier eine proteinrestriktive Diät empfohlen, um die SGFR zu vermindern und die Nephrone zu entlasten. Ödeme können, wenn sie auch Körperhöhlen betreffen, durch Käfigruhe und Diuretika (Furosemid) bekämpft werden. Unterhautödeme und Ödeme der Extremitäten müssen nicht therapiert werden.

9.1.5.3. Tubuläre Defekte

Sie umfassen anatomische und funktionelle Störungen des Tubulusapparates, die sowohl angeboren als auch erworben sein können.

Anatomische Tubulusdefekte sind solitäre und multiple Zysten sowie erworbene perirenale Pseudozysten.

Nierenzysten sind flüssigkeitsgefüllte, von Nierenepithel ausgekleidete Hohlräume. Es handelt sich dabei um entartete Nephrone. Sie können einzeln oder multipel auftreten, angeboren oder erworben sein. Sie führen zu chronischem Nierenversagen. Die Verdachtsdiagnose

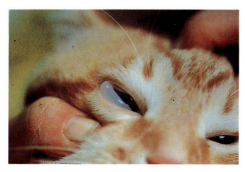

Abb. 9.3. Chemosis bei der Katze von Abb. 9.1.

kann auf Grund des Palpationsbefundes gestellt werden und wird durch bildgebende Verfahren wie Röntgen, besser aber durch Kontrasturographie oder Ultraschall gesichert.

Perirenale Pseudozysten sind eine Besonderheit bei Katzen. Es handelt sich um flüssigkeitsgefüllte Hohlräume zwischen Nierenparenchym und Nierenkapsel, die nicht von Epithel ausgekleidet sind. Die Ursachen für ihr Entstehen sind nicht genau bekannt. Man vermutet subkapsulären Harnaustritt. Die Kurzzeitprognose gestaltet sich günstig, solange die Nierenfunktion aufrechterhalten werden kann.

Zu den **funktionellen Störungen** des Tubulusapparates gehört die **renale tubuläre Azidose**, die bei Tieren selten diagnostiziert wird und im Unvermögen des Tubulusapparates besteht, H^+-Ionen zu sezernieren. Die Folge davon ist eine schwere systemische Azidose bei paradoxer Alkalose des Harnes. Die Azidose hat Nausea, Vomitus, Muskelschwäche und neurologische Ausfallerscheinungen zur Folge. Der veränderte pH-Wert des Harnes kann die Ausbildung von Harnkristallen bewirken. Flüssigkeitsdefizite und Ionen-Imbalancen sind durch Infusionen zu korrigieren.

Das **Fanconi-Syndrom** ist eine angeborene oder erworbene funktionelle Störung des Tubulusapparates, die als proximales Tubulusversagen zu klassifizieren ist. Charakteristisch sind Glukosurie (bei physiologischen Blutglucosewerten), Phosphaturie, Hydrogencarbonatverluste, vermehrter Verlust von Aminosäuren, Kalium und Natrium. Schwermetallvergiftungen können die Ursache für ein erworbenes Fanconi-Syndrom sein. Angeborene Funktionsstörungen sind durch Enzymdefekte bedingt.

Nephrogener Diabetes insipidus kann angeboren oder erworben sein und ist durch Polyurie und Polydipsie, die durch das Nichtreagieren des Tubulusapparates auf Antidiuretisches Hormon (ADH) verursacht werden, gekennzeichnet. Bei Entzug von Trinkwasser ist die Niere nicht in der Lage, den Harn zu konzentrieren. Der Harn ist bei einem spezifischen Gewicht von 1,001–1,008 hyposthenurisch. Differentialdiagnostisch ist der hypophysäre Diabetes insipidus, der durch ADH-Mangel bedingt ist, mittels ADH-Applikation, welche die Symptome sofort zum Verschwinden bringt, abzugrenzen. Ideal wäre eine ergänzende Bestimmung des ADH-Spiegels im Blut.

9.1.6. Nierentumoren

Primär renale Neoplasmen sind bei Katzen selten zu finden. Am häufigsten werden sekundäre Neoplasmen im Zuge von Infektionen mit felinem Leukosevirus, nämlich renale Lymphosarkome gefunden, die meist beidseitig auftreten und oft zusammen mit der sog. alimentären Form der Leukose vorkommen. Die *klinischen Erscheinungen* sind graduell sehr variabel, sie entsprechen jedoch weitgehend denen der chronischen Niereninsuffizienz. Die Verdachtsdiagnose kann auf Grund des Palpationsbefundes oder mittels Röntgen oder Ultraschall gestellt werden. Ein positiver Nachweis von p27-FeLV-Antigen im Blutserum kann die allgemeine Diagnose Nierentumor auf Lymphosarkomverdacht einengen. Die endgültige Sicherung hat jedoch durch die Beurteilung eines Bioptates zu erfolgen.

Literatur

Arthur, J. E., et al. (1984): An immunohistological study of feline glomerulonephritis using the peroxidase-antiperoxidase method. Res. Vet. Sci. **37,** 12.
Bovee, K. C. (1969): Urine Osmolarity as a Definitive Indicator of Renal Concentrating Capacity. JAVMA **155,** 30.

BARLOUGH, J. E., et al. (1981): Canine and Feline Urine Analysis: Value of Macroscopic and Microscopic Examinations. JAVMA **178**, 61.

CARLSON, G. P. (1989): Fluid, Electrolyte, and Acid-Base Balance. In: Clinical Biochemistry of Domestic Animals. 4 th Ed. (Ed.: J. J. KANEKO). Academic Press, 1 N. Y., p. 543.

CROWELL, W. A., et al. (1979): Polycystic Renal Disease in Related Cats. JAVMA **175**, 286.

CROWELL, W. A., et al. (1976): Feline Glomeruli: Morphologic Comparisons in Normal, Autolytic and Diseased Kidney. Am. J. Vet. Res. **37**, 1075.

DIBAROLA, S. P., et al. (1987): Clinicopathologic findings associated with chronic renal disease in cats. 74 cases (1973–1984). JAVMA **190**, 1196.

DIBARTOLA, S. B., et al. (1989): Diseases of the Kidney. In: The Cat. Clinical Management and Therapy (Ed.: R. P. SHERDING). Churchill Livingstone, Edinburgh, p. 1353.

Dow, St. W., et al. (1987): Potassium depletion in cats: Hypokalemic polymyopathy. JAVMA **191**, 1563.

FINCO, D. (1989): Kidney Function. In: Clinical Biochemistry of Domestic Animals. 4 th Ed. (Ed.: J. J. KANEKO). Academic Press, N. Y., p. 338.

GRÜNBAUM, E.-G., et al. (1991): Praktische Aspekte der Nierendiagnostik. Kleintierprax. **36**, 49.

HARDY, M. L., et al. (1985): The nephrotoxic potential of gentamicin in the cat: enzymuria and alterations in urine concentrating capability. J. vet. Pharmacol. Therap. **8**, 382.

HÖRAUF, A., et al. (1990): Technik und klinische Folgeerscheinungen der Nierenbiopsie bei der Katze. Kleintierprax. **36**, 521.

HÖRAUF, A., et al. (1990): Aussagekraft des Protein-Kreatinin-Verhältnisses im Urin zur Differenzierung feliner Nephropathien. Kleintierprax. **18**, 423.

JERAJ, K., et al. (1982): Evaluation of renal biopsy in 197 dogs and cats. J. Am. Vet. Assoc. **181**, 367.

KRAWIEZ, D. R., et al. (1989): Chronic renal diseases in cats. In: Current Veterinary Therapy X, Small Animal Practice (Ed.: R. W. KIRK). W. B. Saunders, Philadelphia, p. 1170.

LUCKE, V. (1982): Glomerulonephritis in the cat. The Vet. Annual **22**, 270.

LULICH, J. P., et al. (1988): Feline Idiopathic Polycystic Kidney Disease. Comp. Contin. Educ. Pract. Vet. **10**, 1030.

MITCHELL, A. R. (1988) (Ed.): Renal Diseases of Dogs and Cats. Blackwell Scientific Publications, Oxford.

MOONEY, S. C., et al. (1987): Renal lymphoma in cats: 28 cases (1977–1984). JAVMA **191**, 1473.

NASH, A. S. (1986): Renal biopsy in the normal cat: development of a modified disposable biopsy needle. Res. Vet. Sci. **40**, 246.

OSBALDISTAN, G. W., et al. (1970): The Clearance of Creatinine, Inulin, Paraaminohippurate and Phenolsulphthalein in the Cat. Can. J. comp. Med. **34**, 138.

OSBORNE, C. A. (1971): Clinical Evaluation of Needle Biopsy of the Kidney and Its Complications in the Dog and Cat. JAVMA **158**, 1213.

Ross, L. A., et al. (1982): Effect of dietary phosphorous restriction on the kidneys of cats with reduced renal mass. Am. J. Vet. Ass. **43**, 1032.

SCHAER, M. (1982): Disorders of Potassium Metabolism. J. Small Anim. Pract. **12**, 399.

THRALL, M. A., et al. (1984): Clinicopathologic findings in dogs and cats with ethylene glycol intoxication. JAVMA **184**, 37.

WALTER, P. A., et al. (1988): Applications of ultrasonography in the diagnosis of parenchymal kidney disease in cats: 24 cases (1981–1986). JAVMA **192**, 92.

WALTER, P. A., et al. (1987): Renal ultrasonography in healthy cats. Am. J. Vet. Res. **48**, 600.

WRIGHT, N. G., et al. (1981): Membranous Nephropathy in the Cat and Dog. A Renal Biopsy and Follow-Up Study of 16 Cases. Laboratory Investigation **45**, 269.

9.2. Erkrankungen der harnableitenden Organe

9.2.1. Einleitung

Nierenbecken (Pelvis renalis), Harnleiter (Ureter), Harnblase (Vesica urinaria) und Harnröhre (Urethra) dienen der Sammlung des Endharnes sowie dessen Abgabe in die Außen-
welt, die wiederum vom autonomen Nervensystem beeinflußt werden kann. Obwohl sich das
Nierenbecken innerhalb des Nierenparenchyms befindet, wird es auf Grund seiner Funktion
dem unteren Harntrakt zugeordnet. Die *Ureteren* münden im Trigonum vesicae, nahe dem
Blasenhals, der den Übergang von Harnblase in die Harnröhre bildet und bei der Katze
relativ lang ausgebildet ist, in die *Blase* ein. Die Harnleiter verlaufen über ein kurzes Stück
innerhalb der Blasenwand, so daß ein Ventil entsteht, das den Reflux von Harn bei gefüllter
Blase verhindert. Pertitonealduplikaturen bilden die Aufhängebänder der Blase. Die glatte
Muskulatur des M. detrusor vesicae setzt sich im Bereich der *Harnröhre* fort. Im distalen
Bereich umschließt der quergestreifte M. urethralis die Harnröhre, dessen Tonus vom
autonomen Nervensystem beeinflußt wird und den funktionellen Harnröhrenschluß unterstützt.
Symptomenbilder, welche die ableitenden Harnwege betreffen, werden als **felines urologisches Syndrom (FUS)** bezeichnet. Dieser Ausdruck darf nicht als Diagnose verwendet
werden, sondern soll Krankheitszeichen wie Dysurie, Pollakisurie, Hämaturie und Harnretention zusammenfassend beschreiben.

9.2.2. Klinische Erscheinungen und Diagnostik

Die **klinischen Erscheinungen** bei Erkrankungen der ableitenden Harnwege sind vielgestaltig. Besondere Sorgfalt soll auch hier auf die Erhebung der Anamnese sowie einen vollständigen allgemeinen Untersuchungsgang verwendet werden. Der Beurteilung des Abdomens mit
Palpation von Blase und Niere sowie Adspektion der äußeren Harnröhrenöffnung und evtl.
auch der digitalen Palpation der Harnröhre vom Rektum aus kommt besondere Bedeutung
zu.
Störungen in der **Harnsammelphase** manifestieren sich als Inkontinenz oder Harnretention.
Sie können mechanisch oder funktionell bedingt sein. **Incontinentia urinae,** Harnträufeln,
tritt auf, wenn kein ausreichender intraurethraler Druck aufgebaut werden kann, so daß Harn
aus der Blase abrinnt. Unter **Enuresis** versteht man Harnträufeln, das nur dann auftritt, wenn
beispielsweise im Schlaf die willkürliche Unterstützung der glatten Harnröhrenmuskulatur
durch den quergestreiften M. urethralis ausfällt. Durch den abfließenden Harn kann es zu
Ekzemen in der Umgebung der Harnröhrenöffnung kommen. Auch mechanische Beeinträchtigung der Harnröhrenmuskulatur, wie Narbenzüge oder anatomische Mißbildungen
(ektopische Ureteren), können zur Inkontinenz führen.
Retentio urinae, Harnverhalten, besteht dann, wenn es zu pathologischer Ansammlung von
Harn in den ableitenden Harnwegen kommt. Die Ursachen können funktionell (z. B.
neurologisch wie Reflexdyssynergie, Blasenlähmung), oder mechanisch (z. B. Obstruktion
durch Konglomerate aus organischer Matrix und Harnkristallen) bedingt sein. Befindet sich
die Abflußstörung im Bereich *beider* Nierenbecken oder der Ureteren, so bleibt die Blase
leer. Oft ist ein unspezifischer Druckschmerz in der Nierengegend lokalisierbar. *Differentialdiagnostisch* ist die anurische bzw. oligurische Phase eines akuten Nierenversagens abzugren-

zen. *Einseitige* Abflußstörungen sind klinisch praktisch nicht erkennbar und müssen röntgenologisch (Kontrastdarstellung) verifiziert werden.

Harnabflußstörungen, die durch *Lecks im Sammelsystem* bedingt sind, können durch Nachweis hoher Kreatininspiegel in den durch den ausfließenden Harn gebildeten Ergüssen bzw. röntgenologisch durch den Austritt von Kontrastmittel diagnostiziert werden. Der austretende Harn ist in der Regel hyperton, daher folgt Wasser aus dem Gewebe dem osmotischen Gradienten. Es kommt zu einer Volumenvermehrung im sog. dritten Raum, der Körperhöhle. Da der Natriumgehalt in der austretenden Flüssigkeit niedriger als im Blut ist, tritt auch Natrium in die Peritonealflüssigkeit über, es kommt zu einer Hyponatriämie.

Harnröhrenobstruktionen führen zu Harnabsatzstörungen bei schmerzhaft gefüllter Blase, die bei der Palpation des Abdomens meist ohne Schwierigkeiten feststellbar ist. Vom Besitzer wird das erfolglose Aufsuchen der Katzentoilette oft als Kotobstipation fehlgedeutet. Die Tiere versuchen an den verschiedensten Stellen Harn abzusetzen, wobei dann nur einige blutig verfärbte Tröpfchen abgehen. Ansonsten werden Farbveränderungen des Harnes oft übersehen, da die Katzen ihre Ausscheidungen verscharren.

Dysurie ist jede Art von Harnabsatzstörung. Unter **Strangurie** versteht man schmerzhaftes Harnlassen; besonders schmerzhafter Harndrang mit konvulsionsartigem Nachpressen wird als **Tenesmus** (vesicae) bezeichnet. Dies tritt vor allem bei **entzündlichen Veränderungen** im Bereich der Blase und der Urethra sowie bei mechanischen Abflußbehinderungen auf. Exzessives Belecken von Penis oder Vulva werden im Zusammenhang damit beobachtet.

Pollakisurie ist die Bezeichnung für häufiges Urinieren. Physiologischerweise setzen Katzen etwa 2–5mal täglich Harn ab. Im Zuge von Reviermarkierungen können mehrere kleine Harnportionen abgegeben werden, ohne daß pathologische Prozesse vorliegen. Pollakisurie kann durch vermehrte Harnbildung (Polyurie) oder durch verminderte Sammelkapazität der Blase, die wiederum durch raumfordernde Prozesse oder Herabsetzung der Reizschwelle bei Entzündungen bedingt ist, hervorgerufen werden. Im ersten Fall sind die abgesetzten Harnmengen entsprechend groß, im zweiten Fall werden nur kleine Volumina abgegeben.

Hämaturie oder Blutharnen kann ebenfalls ein Symptom von Harnwegserkrankungen sein. Werden im Sediment **Erythrozytenzylinder** gefunden, so ist die Blutung im Nierenparenchym lokalisiert, ansonsten stammt sie aus den distalen Bereichen. Ist nur die Anfangsportion des Urinstrahls mit Blut kontaminiert, so liegt die Blutung in der Harnröhre. Bei Blasenblutungen ist oft nur der Endharn verfärbt.

Längerandauernde Verstopfungen der Harnröhre können vor allem bei männlichen Tieren zu **Ischämie** mit Zyanose und sogar **Nekrose** der Penisspitze führen.

Harnretentionen haben, wenn sie nicht behoben werden, schwere metabolische Störungen, wie postrenale **Azotämien, Urämien, metabolische Azidosen, Hyperphosphatämien** und häufig auch **Hyperkaliämien** zur Folge und führen binnen weniger Tage zum Tod.

An **besonderen Untersuchungen** hat eine **komplette Harnanalyse** mit besonderer Berücksichtigung des **Sedimentbefundes** sowie bei Verdacht auf Harnwegsinfektion eine **bakteriologische Harnuntersuchung** zu erfolgen. Im Sediment können bei entzündlichen Prozessen Leukozyten gefunden werden. Leukozytenzylinder deuten auf einen in der Niere lokalisierten Prozeß hin. Die mittels Teststreifen festgestellten Leukozyturien müssen mit einer mikroskopischen Untersuchung überprüft werden, da der Streifchentest allein zu unzuverlässig ist. Die **Harngewinnung** für eine bakteriologische Untersuchung sollte mittels **Zystozentese** erfolgen. Dazu wird die Bauchdecke präpubikal geschoren, ein alkoholischer Anstrich gemacht, mit einer Hand die Blase am besten von kraniodorsal nach unten an die Bauchwand gedrückt und mit einer sterilen Einwegkanüle von ventral punktiert. Der Harn kann entweder vorsichtig mit einer Einwegspritze abgesaugt werden, oder man läßt ihn in ein steriles Röhrchen abfließen.

Hämatologische und **chemische Befunde** sind diagnostisch nicht eindeutig, können aber besonders bei Harnretentionen Rückschlüsse auf die Schwere des Krankheitsverlaufes bzw. auf bereits vorhandene Folgeschäden (Niereninsuffizienz) hinweisen.

Röntgenuntersuchungen, insbesondere **Kontrastdarstellungen** von Blase und Urethra durch retrograde Urethrozystographie zur morphologischen Beurteilung bzw. zum Nachweis von nicht radiodensen Harnkonkrementen, und Ausscheidungsurographien zur Beurteilung von Nierenbecken und Harnleitern sind wertvolle Hilfsuntersuchungen. Aber schon mit Hilfe von Übersichtsaufnahmen können Größe, Form, Lage und Dichte der Strukturen im kaudalen Abdomen beurteilt werden.

Ultraschalluntersuchungen können bei Erkrankungen der ableitenden Harnorgane ebenfalls hilfreich sein. Besonders die Harnblase läßt sich als echoloses, flüssigkeitsgefülltes Gebilde gut darstellen. Auch nicht radiodense Konkremente sind gut erkennbar.

Weitere zusätzliche Untersuchungsmöglichkeiten bestehen in der Erstellung von **Harnröhrendruckprofilen** und **elektromyographischen Messungen** der Potentiale der Harnröhrenmuskulatur. Harnröhrendruckprofile werden mit Hilfe eines flüssigkeitsgefüllten Katheters, der an eine Druckmeßeinheit angeschlossen ist und langsam von der Blase aus nach außen gezogen wird, gemessen. Damit können vor allem funktionelle Miktionsstörungen näher abgeklärt werden.

Zytologische Befundung von Harnblasenspülflüssigkeit (physiologische Kochsalzlösung) kann wertvolle Hinweise bezüglich tumoröser Erkrankungen liefern. Die durch Blasenspülung gewonnenen Zellen sind nicht so stark verändert wie die Zellen des Harnsediments, so daß ihre Beurteilung einfacher ist.

9.2.3. Spezielle Erkrankungen der ableitenden Harnwege

9.2.3.1. Bakterielle Harnwegsinfektionen

Darunter versteht man die Besiedlung steriler Abschnitte des Harntraktes mit Mikroorganismen. Physiologischerweise ist der Harntrakt mit Ausnahme des distalen Abschnittes der Urethra steril. Unidirektionaler Harnfluß, hohe Konzentration des Harnes, niedriger pH-Wert sowie die Bildung eines die Anheftung von Erregern verhindernden Glycosaminoglycanfilms durch die Urothelzellen schützen den distalen Harntrakt vor bakterieller Besiedlung. Die Infektion kann hämatogen, lymphogen, per continuitatem von angrenzenden Geweben ausgehen oder aufsteigend über die Harnröhre erfolgen. Letzteres ist am häufigsten der Fall. Auf Grund hoher Effizienz der lokalen Abwehrmechanismen, besonders der guten bakteriostatischen Eigenschaften des Katzenharnes, sind primäre bakterielle Infektionen des Harntraktes bei dieser Spezies selten. Um ein Angehen der Infektion zu ermöglichen, müssen die oben angeführten Abwehrmechanismen gestört sein. Beispielsweise können Niereninsuffizienzen, die einen wenig konzentrierten Harn verursachen, hierzu beitragen.

Klinische Erscheinungen können von **asymptomatischer Bakteriurie** bis zu schwerer **Urethrozystitis** und **Pyelitis** bzw. **Pyelonephritis** (wenn auch das umgebende Nierengewebe mitbetroffen ist) unterschiedlich stark ausgeprägt sein. Ist die Infektion in Ureteren und Nierenbecken lokalisiert, so kann die klinische Diagnose oft nur schwer oder gar nicht sicher gestellt werden. Die klinischen Erscheinungen einer Pyelitis bzw. **Pyelonephritis** sind unspezifisch, reichen von Mattigkeit, Inappetenz, milder Polyurie und Polydipsie bis zur Septikämie. Ein Palpationsschmerz in der Nierengegend ist nur selten feststellbar. Das Auftreten von Harnzylindern zusammen mit einer Bakteriurie kann als verdächtig angesehen werden. Aus experimentellen Untersuchungen ist jedoch bekannt, daß Leukozytenzylinder sehr wohl auch fehlen können. Ausweitungen des Nierenbeckens bei Kontrasturographien sind ebenfalls nur ein unzuverlässiger Parameter. Verdächtig für Nierenbeckeninfektionen könnten auch chronisch rezidivierende Blasenentzündungen sein, bei denen die Blase immer absteigend kontaminiert wird. Isolierung von Keimen aus Harnproben, die durch Punktion des Nierenbeckens gewonnen werden, könnten zu einer Diagnose führen. Die Indikationsstellung für ein solch invasives risikoreiches Verfahren ist durch die oben beschriebene unklare Symptomatik in praxi kaum zu vertreten.

Chronische Pyelonephritis führt in der Regel zu Nephropathien mit konsekutiven Funktionsstörungen im Sinne renaler Syndrome, meist zu chronischen Niereninsuffizienzen.

Werden klinische Erscheinungen durch Infektionen von Harnblase oder Harnröhre hervorgerufen, so bereitet deren Zuordnung zu diesen Organen auf Grund der eindeutigen Symptomatik in der Regel keine Schwierigkeiten. Die **Zystitis** manifestiert sich in Strangurie und Pollakisurie. Der Harn ist oft mißfarben bis blutig verfärbt. Die Palpation des Abdomens ist schmerzhaft, und die Tiere bewegen sich mit gekrümmtem Rücken. Schwere Infektionen rufen auch Fieber hervor.

Die **Diagnose** wird durch die Untersuchung des Harnsediments, bei dem eine Bakteriurie ab 10^5 Keime/ml Harn nachweisbar wird, das aber durch einen Kulturversuch bestätigt werden soll, gesichert. **Keimzahl** und Art der Harngewinnung müssen bei der Interpretation der Ergebnisse berücksichtigt werden. Keimzahlen unter 10^4/ml werden meist von Kontaminanten hervorgerufen, bei Ergebnissen über 10^5/ml ist eine Infektion sehr wahrscheinlich. Dazwischenliegende Befunde sollten eventuell nochmals wiederholt werden. Zum Nachweis einer bakteriellen Besiedlung der Harnblase sollte der Harn mittels Zystozentese gewonnen werden. Die Inokulation von Probenmaterial in ein Kulturmedium muß möglichst sofort, aber nicht später als 6–8 Stunden (Lagerung bei Kühlschranktemperatur) nach Probennahme erfolgen. Zu den häufigsten Erregern von Harnwegsinfektionen zählen *E. coli, Staphylokokken, Streptokokken, Proteus* und *Klebsiella*.

Urease-aktive Erreger bewirken häufig eine Alkalisierung des Harnes. Durch die Ammoniakbildung entsteht ein fauliger Geruch. Entzündungszellen, wie Leukozyten und Makrophagen, sind ebenfalls im Sediment zu finden. Das Vorkommen von Zylindern deutet auf eine Beteiligung des Nierenparenchyms hin. Hämaturie und Proteinurie sind ebenfalls mit Harnwegsinfektionen vergesellschaftet.

Eine **Therapie** erfolgt am besten nach Antibiogramm, wobei die im Harn erreichbare Konzentration des entsprechenden *systemisch* angewandten Präparates berücksichtigt werden sollte. Besonders wichtig sind eine ausreichend lange Behandlungsdauer sowie die Kontrolle des Therapieerfolges anhand einer neuerlichen bakteriologischen Harnuntersuchung. Besonders bei rezidivierenden Harnwegsinfektionen darf die Therapie nicht zu früh abgebrochen werden; sie sollte sich über mindestens 21 Tage erstrecken. Bei Verdacht auf Pyelonephritis kann sie über 4–6 Wochen ausgedehnt werden.

Entgegen früheren Empfehlungen ist man heute wieder davon abgegangen, die *Diurese* anzuregen, um die Erreger auszuschwemmen; denn durch den Verdünnungseffekt werden die bakteriostatischen Eigenschaften des Harnes sowie die Pharmakakonzentrationen vermindert. Flüssigkeitsdefizite müssen jedoch unbedingt ausgeglichen werden.

Eine *lokale* Antibiotikatherapie durch Blasenspülungen ist wegen des häufigen Katheterisierens und der damit verbundenen Schädigung des Harnwegsepithels nicht zu empfehlen. Weiters müssen prädisponierende Faktoren, wie Urolithiasis oder anatomische Besonderheiten, z. B. Blasendivertikel, bekämpft werden.

Zur *Linderung der Spasmen* kann Hyoscin-N-Butylbromid (Buscopan®) dreimal täglich in einer Dosierung von 10 mg/Tier verwendet werden.

9.2.3.2. Virale Harnwegsinfektionen

Nachdem es experimentell gelungen ist, durch Übertragung von zellfreien Filtraten urologische Symptome bei gesunden Katzen zu induzieren, wurden Caliciviren, Synzytienbildende Viren und schließlich streng zellassoziierte Herpesviren (CAHV) aus dem Harntrakt von erkrankten Tieren isoliert. Inwieweit sie auch bei spontan auftretenden Erkrankungen ursächlich beteiligt sind, wird noch diskutiert.

9.2.3.3. Parasiten

Der Befall mit *Capillaria feliscati*, einer Nematodenart, die in der Harnblase lebt, und deren charakteristische (zitronenförmige, mit 2 Polpfropfen versehene) Eier im Harn gefunden werden können, verursacht auf Grund der oberflächlichen Anheftung im Blasenepithel keine Symptome und muß daher nicht therapiert werden. Der Parasit kommt hauptsächlich in Australien vor, wurde aber auch schon in Nord- und Südamerika, Europa und Afrika beschrieben. Die Biologie des Nematoden ist unbekannt.

9.2.3.4. Urolithiasis

Urolithiasis ist definiert als die Bildung von kristalloiden Konkrementen aus gelösten Harnbestandteilen, deren Löslichkeit auf Grund verschiedenster Ursachen vermindert wird. Konzentration, pH-Wert, Temperatur und die Konzentration anderer gelöster Stoffe beeinflussen die Löslichkeit lithogener Substanzen, die, wie der Name sagt, zur Präzipitation neigen. Eine spontane Nukleation (Kristallisation) tritt auf, wenn eine gesättigte Lösung in die stabile Phase übergeht. In der metastabilen Phase können Schwebepartikel im Harn, wie Zelldetritus, Kristallisationskeime bilden.

Die meisten Harnsteine bei Katzen bestehen aus Magnesium-Ammoniumphosphat *(Struvit)*. Der Großteil davon besteht ausschließlich aus Struvit, Calciumphosphat kann ebenfalls enthalten sein. Struvit präzipitiert im alkalischen Milieu (pH > 6,5). Im Harnsediment weisen die Kristalle die charakteristische Sargdeckelform auf (Abb. 9.4.). Ammoniumurat-, Calciumphosphat- und Calciumoxalatsteine kommen bei Katzen nur selten vor. Nach der *Ätiopathogenese* unterscheidet man zwischen sterilen und infizierten Struvitsteinen. Die sterile Struvitformation ist die bei weitem häufigere. Die Pathogenese ist nicht restlos geklärt, bestimmte diätetische und haltungsbedingte Faktoren sind jedoch bekannt. Hoher Magnesiumgehalt im Futter konnte im Experiment die Bildung von Struvitsteinen provozieren. Hatte das verabreichte Magnesiumsalz, wie Magnesiumoxid, eine Alkalisierung des Harnes zur Folge, so erhöhte sich die Inzidenz entsprechend. Die Fütterungsfrequenz dürfte wegen der postprandialen Alkaliflut im Harn ebenfalls eine Rolle spielen. Können die Tiere mehrmals am Tag kleine Portionen aufnehmen, so kommt es zu einem häufigeren postprandialen pH-Anstieg im Harn (Kompensation der Magensäureproduktion), es ist also ein alkalisches Milieu vorherrschend, das die Präzipitation fördert. Infizierte Struvitsteine entste-

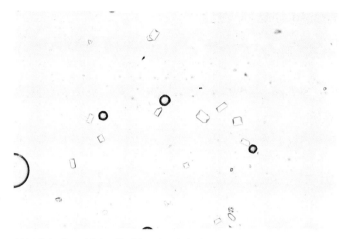

Abb. 9.4. Struvitkristalle (charakteristische Sargdeckelform) im Harnsediment.

hen im Zuge von Harntraktinfektionen mit urease-aktiven Bakterien. Dabei kommt es zu einer Alkalisierung des Harnes und vermehrter Ammoniakbildung; entzündungsbedingter Zelldetritus bildet den Kristallisationskeim, Struvit fällt aus. Die Abgrenzung gegenüber sterilen Konkrementen ist oft nicht ganz leicht, da primär sterile Steine das Angehen von Harntraktinfektionen begünstigen. Harnkonkremente sind vorwiegend in der Blase lokalisiert, Nierensteine oder Ureterensteine sind äußerst selten. Da Struvitsteine röntgendicht sind, lassen sie sich in Übersichtsaufnahmen gut darstellen.

Die **klinischen Erscheinungen** reichen von solitärer Hämaturie bis zu ausgeprägten zystitischen Erscheinungen mit Hämaturie, Leukozyturie, Strangurie und Kristallurie.

Ziel jeder **Therapie** müssen die Verminderung der Konzentration lithogener Substanzen sowie die Erhöhung ihrer Löslichkeit (am besten durch Regulation des pH-Wertes) sein.

Die Magnesiumaufnahme sollte auf 20 mg/100 kcal beschränkt sein. Eine Angabe, bezogen auf die Energiedichte, ist sinnvoll, da sich die Steuerung der Nahrungsaufnahme bei der Katze weitgehend nach dem kalorischen Bedarf richtet. Der Harn-pH-Wert sollte konstant unter 6 gehalten werden. Eine wirksame Ansäuerung des Harnes läßt sich durch die Verabreichung von Ammoniumchlorid in einer Dosierung von 0,8–1,0 g/Tier/Tag zugleich mit dem Futter, wodurch die Alkaliflut vermindert wird, erreichen. Die Verabreichung von Methionin in einer Dosierung von 0,5 g/Tier/Tag bewirkt, daß Sulfat-Ionen aus dem Abbau dieser Aminosäure das Phosphat im Harn verdrängen, auch wenn in diesen Dosierungen kein Ansäuern des Harnes unter 6 möglich ist. Dies gelingt erst in Dosierungen von 1–5,5 g/Tier/Tag. Diese wiederum können zu Methämoglobinämien mit ausgeprägten Anämien, bei denen Heinzsche Innenkörperchen gebildet werden, führen. Diätfutter in entsprechenden Zusammensetzungen sind im Handel erhältlich. Die Tiere sollten ein- bis zweimal täglich in Mahlzeiten gefüttert werden und keinen Dauerzugang zum Futter haben. Durch die diätetischen Maßnahmen können Steine aufgelöst und Rezidive wirkungsvoll verhindert werden. Nach 6–8 Wochen sollte der Therapieerfolg röntgenologisch kontrolliert werden. Man kann dann die Verabreichung der harnsäuernden Medikamente absetzen, da die magnesiumrestriktive Diät meist ausreicht.

9.2.3.5. Obstruktionen der harnableitenden Organe

Harnretention ist das Leitsymptom für mechanischen oder funktionellen Verschluß der Harnwege. Der Harnfluß kann mechanisch durch intraluminale Massen (z. B. Harnkristalle, Konglomerate aus organischer Matrix und Kristallen, Blut, Fibrin) oder funktionell, d. h. ohne intraluminale Massen, z. B. Wandverdickungen (Ödeme oder Tumoren), oder neurologisch behindert werden. Funktionelle Abflußstörungen werden im Abschnitt 9.2.3.6. (Miktionsstörungen) besprochen.

Die **Harnröhrenobstruktion** ist die mit Abstand am häufigsten auftretende Ursache für Harnretentionen bei Katzen. Kater sind auf Grund ihrer längeren, engen Harnröhre häufiger betroffen als Katzen. Die Prävalenz ist bei Frühkastraten, die eine besonders enge Harnröhre haben, und übergewichtigen, in Wohnungen gehaltenen Katzen höher als bei freilebenden, unkastrierten Tieren. Die aus der Harnröhre auspreßbaren Massen sind meist von pastenartiger Konsistenz und enthalten sowohl amorphe organische Matrix als auch Kristalle. Rein kristalline Harnröhrenpropfen sind eher selten. Bei den kristallinen Beimengungen handelt es sich hauptsächlich um Magnesium-Ammoniumphosphat (Struvit), das einerseits durch Fehlernährung und Stoffwechselstörungen andererseits durch Harnwegsinfektionen entstehen kann. Die Entstehungsmechanismen für die organische Matrix sind nicht bekannt.

Klinik: häufiges erfolgloses Aufsuchen der Katzentoilette, Belecken des Penis bzw. der Vulva, Strangurie Tenesmus vesicae, „Unsauberwerden" (= Absetzen von Harn außerhalb des Kistchens), eventuell Abgang von wenigen Tropfen mißfarbenen Harnes, gesträubtes Fell, gekrümmte Körperhaltung, schmerzhaftes, aufgetriebenes Abdomen, in dem die Blase als derbes Gebilde tastbar ist. Die Drucksteigerung im System pflanzt sich bis in die Nierentubuli fort, wodurch die glomeruläre Filtrationsrate sinkt und sich eine **postrenale Azotämie** bzw. **Urämie** entwickelt. Schließlich bewirkt der Überdruck im ableitenden System auch eine entsprechende Schädigung des Nierenparenchyms. Durch die Überdehnung der Blase kann es zur Schädigung der tight-junctions zwischen den Muskelzellen des Detrusor vesicae kommen, so daß auch nach dem Beheben der Obstruktion eine verminderte Kontraktionsfähigkeit der Blasenmuskulatur bestehenbleiben kann. Schließlich kann die Blase durch distensionsbedingte Ischämie nekrotisieren und rupturieren.

Besonders bedrohliche metabolische Störungen sind die **Hyperkaliämie** und die **metabolische Azidose.** Die Hyperkaliämie wird bei Harnwegsverschlüssen durch folgende Mechanismen ausgelöst: Das Sistieren des Harnflusses behindert die Ausscheidung, die Azidose bewirkt einen vermehrten Austritt von Kalium aus den Zellen (im Austausch gegen H^+-Ionen), und die Reabsorption aus dem Harn verstärkt den Kaliumanstieg im Plasma noch weiter. Klinisch sind **Muskelschwäche** und **Herzrhythmusstörungen** (Bradykardie, Vorkammerstillstand) feststellbar.

Die **Therapie** umfaßt zunächst die **Wiederherstellung des Harnabflusses** sowie die Korrektur der durch die Retention entstandenen metabolischen Störungen. Harnröhrenobstruktionen sind durch Massage, sanftes Ausmassieren der Blase, wenn dies nicht erfolgreich ist, durch retrograde Spülungen mittels Katheter in die eventuell durch Punktion entleerte Blase zu beseitigen. Ist dies nicht möglich, so hat eine chirurgische Korrektur der Abflußstörung zu erfolgen, ebenso wenn von außen die Harnwege komprimiert und unpassierbar gemacht werden. Oft genügen konventionelle Zwangsmaßnahmen und die Anwendung von Lokalanästhetika zur Wiederherstellung der Harnröhrenpassage mittels Katheter. Wenn eine retrograde Spülung der Harnröhre erforderlich ist, muß möglichst steril gearbeitet werden, um die Keimeinschwemmung in den vorgeschädigten und daher besonders empfindlichen Harntrakt zu minimieren. Als Spülflüssigkeit hat sich sterile körperwarme physiologische Kochsalzlösung oder Ringerlösung, die in jeder Ordination verfügbar ist, bewährt. Die Massage der Blase hat vorsichtig zu erfolgen, besonders dann, wenn die Harnretention schon über längere Zeit bestanden hat und eine ischämische Schädigung der Blasenwand bereits bestehen könnte.

Rezidive treten oft binnen weniger Tage auf. Die Besitzer sind also genau zu instruieren und sollen angehalten werden, auf den Absatz adäquater Harnmengen bei normaler Miktion zu achten. Dauerkatheter sollten nur bei strenger Indikationsstellung verwendet werden, da sie ein großes Infektionsrisiko nach sich ziehen. Wenn sie nicht zu vermeiden sind, sollte ein geschlossenes Harnsammelsystem zum Einsatz kommen.

Als *palliative* Maßnahme müssen die retentionsbedingten metabolischen Störungen, wie Dehydratation, metabolische Azidose, Hyperkaliämie entsprechend behandelt werden (s. Kap. 9.1.). Eine häufige Komplikation nach Wiedereinsetzen der Diurese besteht in erhöhten Kaliumverlusten, so daß es zu hypokaliämischen Zuständen kommen kann. Daher können zur Rehydratation, wenn keine klinisch ausgeprägte Hyperkaliämie vorliegt, ohne weiteres kaliumhaltige isotone Vollelektrolytlösungen verwendet werden.

Die präventive Anwendung von **Antibiotika** zur Bekämpfung von bakteriellen Harnwegsinfekten ist umstritten, da sie diese nicht immer verhindern kann und die Entwicklung von Resistenzen befürchtet wird. Sie hat sich aber vielfach trotzdem bewährt. Man verwendet Präparate von geringer Toxizität mit breitem Wirkungsspektrum, wie Ampicillin oder Sulfonamid-Trimethoprim-Kombinationen in den üblichen Dosierungen. **Spasmolytika** wie Hyoscin-N-Butylbromid, werden zur Linderung der klinischen Erscheinungen verwendet.

Sind Struvitkristalle maßgeblich an der Pfropfenbildung beteiligt, so können die oben beschrieben kalkulolytischen **Diäten** mit gutem Erfolg eingesetzt werden. Kommt es trotz diätetischer Maßnahmen zu mehreren Rezidiven, so wird bei Katern eine **perineale Urethrostomie** durchgeführt, d. h. eine künstliche Harnröhrenöffnung (hohe Fistel) im Bereich des Perineums angelegt (s. 9.2.3.9.). Durch den verkürzten Abflußweg und vor allem durch Wegfall der Engstelle im Bereich des Penisknochens können Harnkonkremente leichter abgehen. Bezüglich Harnröhrenobstruktion ist diese Methode sehr effektiv, allerdings können Narbenstrikturen, Inkontinenz, rezidivierende Infektionen sowie Ekzeme im Bereich der Fistelöffnung zu schwer beherrschbaren Komplikationen führen.

Einseitige **Obstruktionen der Nierenbecken und Ureteren** werden von der gesunden Seite kompensiert und bleiben klinisch inapparent. Sie können mittels Ausscheidungsurographie dargestellt werden.

9.2.3.6. Miktionsstörungen

Definitionsgemäß versteht man darunter jede Störung in der Harnsammelphase und beim Harnabsatz. Im Sprachgebrauch werden darunter hauptsächlich neurogene und funktionelle Störungen verstanden, also jene, die nicht direkt durch entzündliche oder mechanische Veränderungen hervorgerufen werden. Zur Abklärung neurogener Störungen ist immer ein vollständiger neurologischer Untersuchungsgang durchzuführen.

Störungen in der Harnsammelphase manifestieren sich als **Incontinentia urinae,** Harnträufeln. In der Harnsammelphase wird physiologisch durch β-adrenerge Steuerung eine Erschlaffung des M. detrusor vesicae bewirkt, so daß ein Niederdruckreservoir entsteht und es trotz Volumenzunahme zu keiner intravesikalen Drucksteigerung kommt. Gleichzeitig wird durch α-adrenerge Stimulation der glatten Harnröhrenmuskulatur der Ausflußwiderstand aufrechterhalten. Über das obere Motorneuronensystem wird der M. urethralis, der den glatten Muskel in seiner Funktion unterstützt, auch vom autonomen Nervensystem beeinflußt. Ist ein bestimmtes Füllvolumen erreicht, so lösen sensible Nervenimpulse den Miktionsreflex aus, der von höheren Zentren kontrolliert wird. Beim Urinieren kehren sich die Druckverhältnisse in Harnblase und Harnröhre um; die Harnröhrenmuskulatur erschlafft, während sich der M. detrusor vesicae kontrahiert.

Funktionelle Störungen der Harnröhrenmuskulatur, die zur Inkontinenz führen, werden auch bei Katzen und Katern, oft im Schlaf bei Wegfall der autonomen Kontrolle, beobachtet. Anders als beim Hund dürften hormonale Einflüsse nur eine untergeordnete Rolle spielen.

Differentialdiagnostisch ist ein Harnträufeln durch ektopische Ureteren (Einmündung in die Harnröhre) mit Hilfe von Kontrasturographien abzugrenzen. Auch perineale Urethrostomien können eine Inkontinenz zur Folge haben.

Eine *Therapie* kann über α-adrenerge Stimulation mittels Phenylpropanolamin in einer Dosierung von 1,5 mg/kg KM p. o. alle 8 Stunden versucht werden.

Funktionelle Störungen bei der Blasenentleerung, die zur **Harnretention** führen, können entweder durch einen *erhöhten Tonus der Harnröhrenmuskulatur* oder durch *verminderte Kontraktionsfähigkeit des M. detrusor vesicae* verursacht werden. Im ersten Fall ist die Blase auch durch manuelle Kompression nicht auspreßbar, im Falle der sog. Blasenatonie kann durch Kompression der Blase der Ausflußwiderstand überwunden und ein normaler Harnstrahl produziert werden. In diesen Fällen kann es auch bei intraabdominaler Drucksteigerung, z. B. beim Hinlegen bei hochgradig gefüllter Blase, durch den Überdruck zu einem Abfließen von Harn kommen, was von einer Inkontinenz abgegrenzt werden muß.

Reflexdyssynergie ist die gestörte Fähigkeit des Zusammenspiels von Blasen- und Harnröhrenmuskulatur beim Harnabsatz, d. h., es kommt zu gar keiner oder nur zu einer unvollständigen Erschlaffung der Harnröhrenmuskulatur. Dies kann funktionell nach Harnröhrenobstruktionen beobachtet werden, aber auch neurogen bei Störungen des oberen Motoneuronensystems auftreten. Dabei wird der physiologisch ausgelöste Harnabsatz durch unwillkürlich auftretende Kontraktionen des M. urethralis unterbrochen.

Eine *Therapie* kann mit Spasmolytika wie Hyosciamin-N-Butylbromid (Buscopan) 10 mg/Tier oder Valium in einer Dosierung von 2,5–5 mg/Tier versucht werden. Wenn dies nicht erfolgreich ist, können α-Blocker wie Phenoxybenzamin in einer Dosierung von 2,5 mg/Tier bis 10 mg/Tier und Tag je nach Wirkung, die aber Blutdrucksenkung, Reflextachykardie und Miosis als unangenehme Nebeneffekte hervorrufen, versucht werden. Die Blase muß auf jeden Fall entweder durch Zystozentese oder Katheterisieren entleert werden.

Eine Kontraktionsschwäche des M. detrusor vesicae bezeichnet man als **Blasenatonie.** Diese kann entweder durch eine Störung des unteren Motoneuronensystems **neurogen** bedingt sein, so daß der Reflexbogen unterbrochen ist, der bei einem bestimmten Füllungszustand der Blase den Miktionsreflex auslöst, oder **myogen,** wenn eine Überdehnung der Blase zu Muskeleinrissen oder Zerstörung der tight-junctions führt, die für die Erregungsausbreitung zwischen den Muskelzellen sorgen. Die atonische Blase ist sehr stark gefüllt und kann ausmassiert werden.

Eine *Therapie* kann mit Betanechol, einem Parasympathomimetikum, in einer Dosierung von 1,25–2,5 mg/Tier alle 8 Stunden versucht werden.

9.2.3.7. Idiopathische Erkrankungen der Harnwege

Häufig lassen sich die Ursachen für Dysurien und Hämaturien nicht eruieren. In solchen Fällen spricht man von idiopathischen Erkrankungen. Die *klinischen Erscheinungen* verschwinden meist auch ohne Therapie binnen weniger Tage. Rezidive sind jedoch häufig. Eventuell können Spasmoanalgetika die Erscheinungen etwas mildern. Der Einsatz von antiinflammatorischen Substanzen, wie Glucocorticoiden, ist umstritten.

9.2.3.8. Tumoren der ableitenden Harnwege

Neoplasien in diesem Bereich sind bei Katzen selten. Meist handelt es sich um epitheliale Tumoren im Bereich der Blase. Solange sie kein mechanisches Hindernis bilden, sind sie symptomlos. Gefäßarrosionen können zur Hämaturie führen. Die *Diagnose* kann mittels Exfoliativzytologie zusammen mit bildgebenden Verfahren gestellt werden. Eine chirurgische Entfernung kann versucht werden, die je nach Größe und Lage sowie Dignität des Tumors mehr oder weniger erfolgversprechend ist.

9.2.3.9. Perineale Urethrostomie und Harnröhrenfistel

Jede Obstruktion der Harnröhre des Katers stellt einen für das Tier lebensbedrohenden Notfall dar. Kann die Harnröhrenverlegung durch Spülungen nicht behoben werden oder verweigert der Kater nach gelungenem Durchspülen der Urethra die steinlösende Diät oder die Aufnahme harnsäuernder Arzneimittel (s. S. 392) zur Rezidivprophylaxe, sollte die Entscheidung zur Durchführung einer konsequenten chirurgischen Therapie zur möglichst bleibenden breiten Eröffnung der Harnröhre nicht hinausgezögert werden.
Der Operation geht zunächst, da die Blase extrem mit angestautem Harn gefüllt ist, eine Harnblasenpunktion zur Entlastung des Abdomens und der Einleitung des Harnflusses voran. Exsikkose, Störungen im Säure-Blasen-Gleichgewicht und im Elektrolythaushalt sind, da das Sistieren des Harnabsatzes leider allzuoft vom Tierbesitzer sehr spät bemerkt und dann bereits mit schwerer Störung des Allgemeinbefindens des Tieres begleitet ist, fast immer die Regel. Aus diesem Grunde auch besteht ein ausgeprägtes Narkose- und Operationsrisiko für das Tier, und die Prognose gestaltet sich bedenklich. Doch wertvolle Zeitverluste durch wiederholte Versuche der Rekanalisation der Urethra durch Spülungen oder gar wiederholte Blasenpunktion erbringen kaum bessere Aussichten für das Tier. Man begegnet dem Operations- und Narkoserisiko nur bedingt, jedoch etwas, indem man in Vorbereitung und während der Operation eine Tropfinfusion einer isotonischen Vollelektrolytlösung vornimmt.
Ziel des Eingriffes ist die Wiederherstellung kontinuierlichen selbständigen Harnabflusses, damit Abbau harnpflichtiger Substanzen aus dem Körper und die dauerhafte Verhinderung erneuter Harnwegsobstruktion durch Anlegen einer Harnröhrenfistel im perinealen Verlaufsbereich der Harnröhre. Doch diesem Ziel stellt sich das Problem der Verschiebbarkeit des lockeren perinealen Gewebes entgegen, das bei Nahtadaptation an die eröffnete und geschlitzte Harnröhrenwand die Tendenz zur Ausbildung von Granulationsgewebshyperplasien und Narbenstrikturen aufweist.
Unter einer Vielzahl von Operationsmethoden zur Überwindung dieses Hindernisses kann als technisch günstigste und in ihrer Erfolgsaussicht zuverlässigste die von Wilson und

Harrison (1971) beschriebene und von Jonston (1974) weiterentwickelte *perineale Urethrostomie* angesehen werden. Vorteile sind, daß die Operation im Bereich der Stenose stattfinden und die Bauchhöhle verschlossen bleiben kann, daß die Fistel den anatomischen und physiologischen Verhältnissen weitgehend entspricht und der Kontrolle leicht zugänglich bleibt. Im Prinzip wird durch diese Methode eine Aplanation des lockeren perinealen Gewebes durch Exzision eines relativ großen elliptoiden Hautareals unter Entfernung von Präputium und Penisspitze bei Kastraten und zudem Entfernung von Skrotum und Hoden bei nichtkastrierten Tieren erreicht.

Für den Eingriff wird das narkotisierte Tier in Bauchlage mit erhöhtem Becken und dorsokranial ausgebundenem Schwanz fixiert. Anusverschluß durch Tabaksbeutelnaht und übliche Vorbereitung des Operationsfeldes.

Die Operation wird mit einem T- oder Y-Schnitt begonnen. Der etwa 3 cm lange, horizontal verlaufende Schnitt durchtrennt das Skrotum. Vom jeweils äußeren Ende des querverlaufenden Schnittes werden nunmehr zwei konkav verlaufende Lateralschnitte zur Herstellung eines spitz auslaufenden Dreiecks in die Haut gelegt. Sie treffen sich ventral des Präputiums. Die Hoden werden nach Ligatur und Durchtrennen der gut sichtbaren Samenstränge abgesetzt, danach das gesamte Hautdreieck einschließlich Skrotum, Hoden, Präputium und Penisspitze präparatorisch aus dem umliegenden Gewebe gelöst und entfernt. Nun wird der durch eine Klemme oder Ligatur fixierte Penis nach einem Hautschnitt bis etwa 1 cm unterhalb des Afters bis über die Bulbourethraldrüsen hinweg freipräpariert und von der bindegewebigen Unterlage durch Unterschieben einer Klemme und anschließendes Spreizen ihrer Schenkel stumpf getrennt. Kaudal der bulbo- und ischiokavernösen Muskeln werden dann der M. retractor penis, die Urethra und das Corpus cavernosum urethrae durchschnitten, während der verbleibende Penisstumpf zur besseren Fikation, zur Straffung und zum besseren Auffinden der durchtrennten Urethra belassen wird. Mithilfe eines in die Harnröhre eingelegten flexiblen Katheters wird die Harnblase entleert. Zugleich dient dieser als Leitschiene für die longitudinale bis zu den Bulbourethraldrüsen reichende Eröffnung der Harnröhre mittels einer geraden spitz/spitzen Augenschere auf eine Länge von etwa 2 cm. Durch Nahtvereinigung (enggesetzte Knopfnähte, Vicryl, Dexon, 7/0) der Urethrawand unter Einbeziehung des Schwellkörpergewebes mit der äußeren Haut wird die Harnröhrenfistel erzeugt, wobei dem dorsalen Wundwinkel besondere Sorgfalt im Hinblick auf Vermeidung jeglicher Wundspannung zu widmen ist. Der ventrale Verschlußwinkel der Urethra wird nach Amputation des verbliebenen Penisanteils durch Nahtvereinigung mit dem querverlaufenden Schenkel des initialen skrotalen Hautschnittes hergestellt. Abschließend erfolgt die Nahtadaptation der Lateralschenkel des eingangs erzeugten spitzen Dreiecks. Erforderlichenfalls ist in den am weitesten distal gelegenen Nahtanteil ein Drain zur Ableitung entstehenden Wundsekrets einzulegen. Wundtoilette. Entfernen der Nähte nach 8–10 Tagen.

Literatur

BURROWS, C. F., et al. (1978): Characterisation and Treatment of Acid-Base and Renal Defects Due to Urethral Obstruction in Cats. J. Amer. Vet. Assoc. **172,** 801.

FINCO, D. L., et al. (1984): Diet-Induced Feline Urethral Obstruction. J. Small Anim. Pract. **14,** 529.

HAMEL, ILSE (1977): Chirurgische Behandlung von Stenosen der Harnröhre des Katers. Mhefte f. Veterinärmedizin 32, 484.

JOHNSTON, D. E.: Feline urethrostomy – a critique and new method. J. Small Animal Pract. (1974) 15, 421.

KLAUSNER, J. S., et al. (1976): Clinical Evaluation of Commercial Reagent Strips for Detection of Significant Bacteriuria in Dogs and Cats. Am. J. Vet. Res. **37,** 719.

LEES, G. E., et al. (1984): Results of analyses an bacterial cultures of urine specimens obtained from clinically normal cats by thre methods. JAVMA **184,** 449.

LEES, G. E., et al. (1989): Diseases of the Lower Urinary Tract. In: The Cat. Diseases and Clinical Management (Ed.: R. P. SHERDING). Churchill Livingstone, Edinburgh.

LULICH, J. P., et al. (1987): Urologic Disorders of Immature Cats. J. Small Anim. Pract. **17,** 663.

MAEDE, Y., et al. (1987): Methionine toxicosis in cats. Am. J. Vet. Res. **48,** 289.

OSBORNE, C., et al. (1986): Medical Management of Feline Urologic Syndrome. In: Current Veterinary Therapy IX (Ed.: R. W. KIRK). W. B. Saunders, Philadelphia.

RICH, L. J., et al. (1969): The Relationship of Struvite Crystals to Urethral Obstruction in Cats. J. Amer. Vet. Med. Assoc. **154,** 153.

10. Skelettsystem

10.1. Generalisierte Osteopathien

(W. Seffner)

Das Skelett erfüllt im wesentlichen zwei Funktionen: Es ist Hauptteil des passiven *Stütz- und Bewegungsapparates*, und es ist *Speicherorgan* für Calcium und Phosphor. Das Skelett ist nichts Statisches, in ihm finden ständig, also auch nach Abschluß des Wachstums, Anbau- und Abbauvorgänge statt, die sich nach Abschluß des Jugendwachstums innerhalb eines bestimmten physiologischen Spielraumes (Gestation, Laktation) die Waage halten. Diese beständige Neubildung und Resorption – auch als *Turnover* bezeichnet – betrifft sowohl die organische Grundsubstanz als auch die Mineralien. Gesteuert werden diese Vorgänge von *Parathormon*, von *Calcitonin* und von der hormonal aktiven Form des *Vitamin D*, dem 1,25-Hydroxyvitamin D. Von Einfluß insbesondere auf die Bildung organischer Grundsubstanz sind ferner die *Vitamine A* und *C, Somatotropin, Thyroxin, Glucocorticosteroide* sowie auch *Östrogene / Androgene*. Hinsichtlich der Jugendentwicklung ist fernerhin wichtig zu wissen, daß das Längenwachstum nicht gleichmäßig, sondern schubweise erfolgt, so daß immer nur bestimmte Epiphysen wachsen, während an anderen das Wachstum sistiert.

Ihrem Wesen nach werden die generalisierten Skeletterkrankungen unterteilt in
– Mineralstoffwechselstörungen und
– Störungen in der Bilanz der organischen Grundsubstanz.

„Generalisiert" bezeichnet die pathophysiologischen Vorgänge und nicht die klinische Manifestation, d. h., klinische Manifestationen können hierbei sehr wohl lokal begrenzt auftreten. Das erschwert die Abgrenzung generalisierter von lokalisierten Osteopathien. Für die praktische Diagnostik ist ferner von Bedeutung, daß klinische Symptome, wie Schmerz und Lahmheiten, nicht unbedingt in Erscheinung treten müssen und wenn doch, hinsichtlich des Wesens der generalisierten Osteopathie häufig nicht unterscheidbar sind, wie auch die Röntgenogramme, die sowohl bei Mineralstoffwechselstörungen als auch solchen der organischen Grundsubstanz erhöhte Strahlentransparenz aufweisen.

Im Interesse einer zielgerichteten Behandlung ist jedoch immer eine ätiologische Diagnose anzustreben. Bei der klinischen Diagnostik von Osteopathien kommt daher neben der klinischen Untersuchung einer genauen Erhebung der Anamnese einschließlich Fütterungsanalyse, auch zurückliegender Zeiträume, sowie früher durchgemachter Erkrankungen größte Bedeutung zu.

10.1.1. Osteodystrophia fibrosa generalisata

Die Osteodystrophia fibrosa generalisata (O.f.g.) ist eine generalisierte *Mineralstoffwechsel-störung* des Skelettes, von der Katzen jeglichen Alters betroffen sein können, die aber vorwiegend bei jugendlichen Tieren auftritt. Sie ist durch ungenügende Mineralisation der Knochen und daraus resultierende Formveränderungen des Skelettes gekennzeichnet. Ihren Namen hat die Krankheit von dem wesentlichen pathologisch-anatomischen Befund, einer Dystrophie des Knochens, die mit *Bindegewebsfaserzubildung* einhergeht.

Je nach Ätiologie wird bei der O.f.g. als pathogenetisch herausragendem Wirkprinzip zwischen einem

– primären Hyperparathyreoidismus,
– sekundären alimentären und
– einem sekundären renalen Hyperparathyreoidismus

unterschieden. Am weitaus häufigsten ist bei Katzen der **sekundäre alimentäre Hyperpara-thyreoidismus.**

Vorkommen, Ätiopathogenese: Die Krankheit kommt bevorzugt bei in der Wohnung gehalte-nen Katzen vor, die die Auswahl ihrer Nahrung nicht selbst regulieren können. Daher sind die sog. Rassekatzen häufiger betroffen, insbesondere Siamesen und Burmesen. Vor allem erkranken Jungtiere im Alter von 8 Wochen bis 4 Monaten. Als *Ursache* ist ein Überangebot an Phosphat in der Nahrung bei gleichbleibendem oder sogar reduziertem Calciumgehalt in der Nahrung wirksam. Ein solches Mißverhältnis im Ca:P-Angebot liegt vor, wenn die Tiere fast ausschließlich mit stark phosphorhaltigen Innereien, wie Herz, Leber, Niere, oder auch nur Muskelfleisch ohne Knorpelanteil oder Fisch ohne Gräten ernährt werden. Das Ca:P-Verhältnis liegt im Muskelfleisch etwa bei 1:25.

Phosphatüberangebot bei relativem oder absolutem Calciummangel führt zur Aktivitätsstei-gerung, zur Hyperplasie und Hypertrophie der Parathyreoidea. Die so zustande gekommene Überfunktion der für die Calciumhomöostase des Blutes zuständigen endokrinen Drüse bezeichnet man als alimentären Hyperparathyreoidismus. Er stellt eine Anpassungserschei-nung an die gestörte Calcium-Phosphor-Versorgung dar und normalisiert sich nach Korrektur der Fütterung wieder. Das im Übermaß gebildete Parathormon erhöht in der Niere die Rückresorptionsschwelle für Phosphat und fördert damit die Phosphatausscheidung, löst aber gleichzeitig über eine Stimulierung der Osteozyten Phosphat und Calcium – letzteres zur Aufrechterhaltung der Calciumhomöostase – aus dem Knochen und demineralisiert ihn damit. Diese endokrin bedingte Entmineralisierung (Entkalkung) kann so stark sein, daß der Knochen erheblich an Festigkeit verliert. „Kompensatorisch" kommt es zur Bildung neuen, jedoch unverkalkt bleibenden oder nur sehr unzureichend mineralisierten Knochens und zu einer mehr oder weniger starken Zubildung kollagener Fasern im Knochenmark, wodurch noch eine gewisse Festigkeit gewahrt wird; eine echte Kompensation der verlorengegangenen Stabilität des Knochens wird jedoch nicht erreicht. Knochenneubildung und Faserzubildung führen zu Knochenauftreibungen, besonders an mechanisch stärker beanspruchten Skelett-abschnitten. Körperlast und Muskelzug bewirken Verformungen von Knochen sowie im Verein mit dem Calciummangel bei Jungtieren Störungen des Längenwachstums der Röhren-knochen.

Bei sehr langem Bestehen der alimentär bedingten Ca:P-Bilanzstörung kann der Hyperpara-thyreoidismus auch nach Normalisierung der Fütterung bestehenbleiben und wird jetzt als *tertiärer Hyperparathyreoidismus* bezeichnet. Er ist therapeutisch schwer zu beeinflussen.

Der **sekundäre renale Hyperparathyreoidismus** resultiert aus chronischen Nierenerkrankungen mit Phosphatausscheidungsstörungen, die zur Hyperphosphatämie führen. Diese Form des sekundären Hyperparathyreoidismus kommt vorwiegend bei alten Tieren vor und ist nicht allzu häufig. Die Folgen am Skelett sind prinzipiell die gleichen wie beim alimentären Hyperparathyreoidismus, jedoch bewirkt im Falle der renalen Genese dieser häufig Adaptation, d. h., es pegelt sich eine hinreichende Phosphatausscheidung ein, und Folgen am Skelett treten klinisch nicht oder kaum in Erscheinung.

Der **primäre Hyperparathyreoidismus** ist das funktionelle Äquivalent eines sezernierenden Adenoms der Parathyreoidea und unseres Wissens bei der Katze bislang nicht beschrieben worden.

Das *klinische Bild* eines manifesten sekundären alimentären Hyperparathyreoidismus ist vor allem durch Lahmheit einer oder auch mehrerer Extremitäten und Bewegungsunlust geprägt. Die Tiere laufen vorsichtig, langsam, fast unsicher. Im Falle einseitiger Lahmheit werden die restlichen Extremitäten bei Bewegungsabläufen mehr unter den Körper verbracht, vermutlich, um den Grad der Belastung zu verteilen. Gewöhnlich werden die Tiere unter dem Verdacht einer zugezogenen Fraktur vorgestellt, wobei vorberichtlich selten Beziehungen zu entsprechend starken oder heftigen traumatischen Insulten herzustellen sind. Bei Palpation der Röhrenknochen äußern die Tiere nicht selten Schmerzen. Schmerzhaft scheint auch die Seitenlage mit fixierten Extremitäten empfunden zu werden. Dies äußert sich insbesondere auch bei Fixation des Tieres für die Anfertigung von Röntgenogrammen. Die in der Regel gut genährten Tiere wirken in ihrem Körperbau gedrungen und extremitätenverkürzt. Bei Jungtieren können die Epiphysen langer Röhrenknochen aufgetrieben sein. Als Folge osteodystropher Prozesse der Kiefer können die Zähne locker sitzen.

Im *Röntgenogramm* imponieren insgesamt geringe Schattendichte und Strukturlosigkeit des Skeletts, wobei die eierschalenartige Beschaffenheit der Corticalis besonders auffällt (s. Abb. 10.3.). Die Wirbelsäule ist nicht selten durch Keilwirbelbildung in ihrem Brustteil kyphotisch und im Lendenteil lordortisch verkrümmt (Abb. 10.1.). Die durch Lahmheit gekennzeichnete Extremität, möglicherweise aber auch andere, weisen in einem oder in mehreren Knochen (vorrangig Röhrenknochen) Einknickungsbrüche (sog. Grünholzfrakturen; Abb. 10.2.), Stauchungs- oder Kompressionsfrakturen auf, die als Hinweis auf Belastungsinstabilität zu werten sind. In Heilung befindliche Frakturen sind mit reichlichem, aber wenig kalzifiziertem Kallus ausgestattet.

Sehr prägnant sind auch Beckendeformationen (Abb. 10.3.). Sie verursachen Defäkationsbeschwerden. Mitunter wird der Befund erst im Ergebnis einer abgelaufenen Osteodystrophie

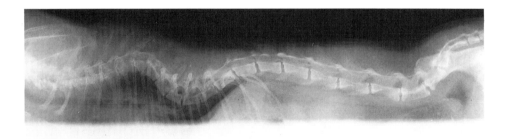

Abb. 10.1. Katze, Europäisch Kurzhaar; rezidivierende Defäkationsbeschwerden. Röntgen: abgeschlossener Zustand hochgradiger Deformation der Wirbelsäule mit Keilwirbelbildung (Th. 7). Diagnose: Zustand vermutlich nach Osteodystrophie (Aufn.: HARTUNG, Berlin).

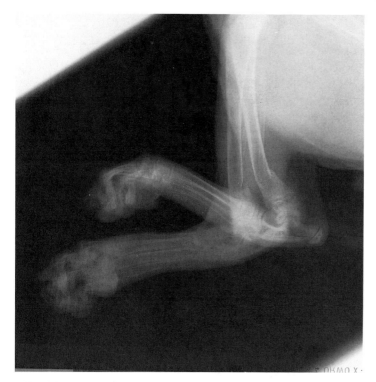

Abb. 10.2. Katze, 4 Monate; plötzliches Belastungsunvermögen beider Hinterextremitäten. Starke Schmerzäußerungen beim Positionieren für die Röntgenuntersuchung. Röntgen: Grünholzfraktur beider distaler Tibiae, eierschalenartige Beschaffenheit und Strukturlosigkeit der Tibiae und Metatarsalia. Diagnose: Osteodystrophie (Aufn.: Kleintierklinik der Universität Leipzig).

erhoben. Als reaktive Erscheinungsform nach längerer Krankheitsdauer sind Exostosen an den Muskel- und Bänderansätzen zu werten. Sie führen an den Wirbelgelenken nach Konsolidierung zu einer versteifenden Spondylarthrose (Abb. 10.4.). Gebärende Katzen können Geburtsschwierigkeiten haben.

Die *Diagnose* basiert auf einem sorgfältig erhobenen Vorbericht (Rasse, Alter, Fütterungsregime). Die klinische Untersuchung kann neben der Schmerzhaftigkeit an einzelnen Skelettabschnitten Auftreibungen zutage fördern. Aufschlußreich ist außerdem die Röntgenografie (s. o.). Klinisch-chemisch kann die alkalische Phosphatase erhöht sein, hier sind aber wiederholte Untersuchungen erforderlich. Dagegen sind Hyperphosphatämie und Hypokalzämie nicht zu erfassen. Als eine Folge von Hypokalzämie kann u. U. Schreckhaftigkeit gewertet werden.

Differentialdiagnostisch kommen die Osteogenesis imperfecta und die Osteoporose in Betracht. Das röntgenologische Bild erbringt kaum Differenzierungsmöglichkeit (s. Tabelle 10.1.), aufschlußreich sind dagegen Recherchen über die Fütterung, die Befunderhebung des Allgemeinzustandes, bedingt auch Laborbefunde (s. Tabelle 10.2.). Die Osteogenesis imperfecta wurde bislang mit familiärer Disposition bei Burmesen und Siamesen beobachtet.

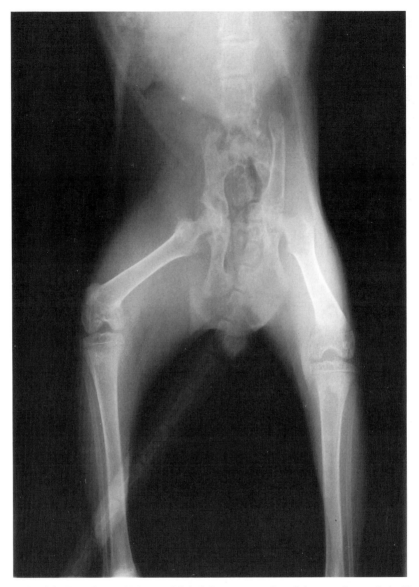

Abb. 10.3. Perserkatze, 5 Monate; klinisch Bewegungsunlust, Schmerzäußerung beim Hochheben des Tieres. Röntgen: Wirbelsäule strukturlos, Fraktur L 7, geringe Schattendichte und Deformation der Beckenknochen, Hypoplasie und Deformation des Femurkopfes beiderseits, eierschalendünne Kompakta und fehlende Spongiosazeichnung der Femora, weite, offene Epiphysenfuge der Tibiae. Diagnose: Osteodystrophie (Aufn.: HARTUNG, Berlin).

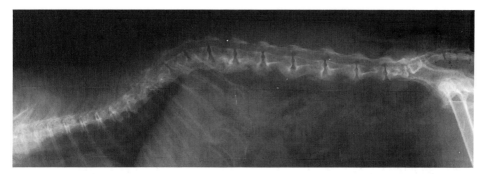

Abb. 10.4. Siamkatze, 6 Jahre; klinisch Bewegungsunlust. Röntgen: Spondylose und Spondylarthrose im gesamten Verlauf der Wirbelsäule mit ausgeprägter Brückenbildung im Bereich der letzten Brustwirbel und der Lendenwirbel. (Aufn.: Kleintierklinik der Universität Leipzig).

Tabelle 10.1. Anhaltspunkte zur röntgenologischen Differentialdiagnose der generalisierten Osteopathien

	gesundes Jungtier	Rachitis	Osteodystrophia	Osteoporose
Substantia compacta	kräftig schattengebend	leicht verschmälert, unscharf	verschmälert, unscharf	eierschalenartig, schmal
Substantia spongiosa	gute Schattendichte, Bälkchen erkennbar	Dichte vermindert, Bälkchen aufgelockert	Dichte vermindert, keine Bälkchen	Dichte deutlich herabgesetzt bis transparent
Epiphysenfuge	scharf begrenzt, regelmäßig	verbreitert, diaphysär unscharf begrenzt[1]	diaphysär unscharf begrenzt, breiter[1]	sehr schmal, scharf begrenzt
Metaphyse	gute Schattendichte	verbreitert, herabgesetzte Dichte[1]	verbreitert, herabgesetzte Dichte[1], evtl. Frakturkallus (umfangreich)	transparent, evtl. Frakturkallus, unscharfe Begrenzung

[1]) Man beachte, daß immer nur einzelne bis mehrere Epiphysenfugen Veränderungen zeigen, andere, mitunter die Mehrheit, normal erscheinen.

Die *Prognose* ist nicht ungünstig. Bei Calcium-Substitution kann das Skelett stabilisiert werden, Verformungen bleiben allerdings lebenslang bestehen. Auch eine spontane Festigung des Skelettes ist im Verlauf des Wachstums möglich. Mitunter wird die Mineralisationsstörung erst erkannt, wenn das Tier wegen sekundärer Symptome (Koprostase, Geburtsschwierigkeiten) erstmalig vorgestellt wird. Abgesehen von den sekundären Erscheinungsformen, sind die Tiere in guter gesundheitlicher Verfassung.

Prophylaxe und Therapie ergeben sich aus der Pathogenese. Es ist für eine ausgewogene Ernährung bei Wahrung des Ca:P-Verhältnisses von 1,2:0,8 zu sorgen. Bei Calcium-Substitution ist Calciumcarbonat oder Calciumlactat oder Calciumgluconat zu bevorzugen. Bei bestehender Krankheit sind calciumreiche Nahrungsmittel, z. B. Milchpulver, in den Speiseplan einzubringen. Empfehlenswert ist bei Beginn der Therapie die Verabreichung von 10%iger Ca-gluconat-Lösung (2–5 ml/die). Läßt sich die Korrektur der Nahrungsmittelzusammensetzung nicht realisieren, kann durch Aluminiumcarbonat die Phosphatresorption gebremst werden. Hierzu werden 2 ml/kg KM einer Mischung von gleichen Teilen Ca-gluconat und Aluminiumcarbonat täglich p.o. verabreicht. Die Tiere sind im Stadium erhöhter Knochenbrüchigkeit auf kleinem Raum zu bewahren. Eine spezielle Frakturtherapie kommt nur ausnahmsweise in Frage (s. S. 497). Besonderes Augenmerk ist auf Endoparasitenbekämpfung und ungestörte Magen-Darm-Funktion als Voraussetzung für die Resorption des angebotenen Calciums zu legen.

10.1.2. Rachitis und Osteomalazie

Bei der *Osteomalazie* handelt es sich um eine generalisierte Mineralstoffwechselstörung des Skelettes, bei der neugebildete organische Knochensubstanz nicht bzw. ungenügend mineralisiert wird. *Rachitis* ist die entsprechende Erkrankung wachsender Tiere, bei der infolge Störungen der enchondralen Knochenneubildung zusätzlich Wachstumsstörungen des Skelettes vorliegen.

Ätiologie und Pathogenese: Beide Krankheiten kommen, wenn überhaupt, bei der Katze außerordentlich selten vor. Das ist darauf zurückzuführen, daß erstens aufgrund der Ernährungsweise der Katzen Phosphatmangel kaum jemals vorliegen dürfte und zweitens der Bedarf an Vitamin D bei Katzen offensichtlich geringer ist als bei anderen Tierarten. Schließlich muß drittens darauf verwiesen werden, daß Calciummangel bei der Katze vorrangig zur Osteodystrophia fibrosa generalisata führt, weil zumeist gleichzeitig ein Phosphorüberangebot vorliegt.

Liegen dennoch einmal die Voraussetzungen zur Entstehung einer Rachitis/Osteomalazie vor, z. B. bei absolutem Mangel an UV-Strahlen und gleichzeitigem Calciumdefizit, aber normaler Phosphorversorgung, dann bleibt infolge ungenügender Bereitstellung von Calcium neugebildete Knochensubstanz unverkalkt. Bei wachsenden Tieren äußert sich dies in einer ausbleibenden Verkalkung der präparatorischen Verkalkungszone des Epiphysenfugenknorpels, wodurch dieser in seiner Festigkeit leidet, deformiert wird und dadurch die normalerweise den Knorpel abbauenden Gefäße nicht in den Knorpel vordringen können. Der nicht abgebaute Knorpel führt zur Verbreiterung der Epiphysenfugen und Auftreibung der Epiphysen. Gleiche Bilder sieht man auch bei der Osteodystrophia fibrosa generalisata wachsender Tiere. Als zweites Merkmal – bei wachsenden und ausgewachsenen Tieren auftretend – wird im Rahmen des physiologischen Umbaus der neugebildete Knochen nicht mineralisiert. Hieraus resultiert eine herabgesetzte Festigkeit der Knochen, insbesondere derjenigen

Knochenabschnitte, die ein hohes „Turnover" aufweisen, wie z. B. die Substantia spongiosa der langen Röhrenknochen, die Rippen und die Wirbelkörper. Verbiegungen können die Folge sein.

Klinik und Diagnose: Entsprechend der Seltenheit des Vorkommens von Rachitis und Osteomalazie bei der Katze gibt es auch nur wenig Erfahrungen zum klinischen Erscheinungsbild. Lahmheiten dürften beim ausgewachsenen Tier im Vordergrund stehen, und bei wachsenden Tieren sind Auftreibungen der Epiphysen langer Röhrenknochen, Wachstumsretardation mit verkürzten Gliedmaßen und der sog. Rosenkranz am Übergang vom knöchernen zum knorpeligen Teil der Rippen verdächtig für Rachitis. Bei Auftreten der letztgenannten Symptome sollte jedoch *differentialdiagnostisch* an den ernährungsbedingten sekundären Hyperparathyreoidismus gedacht werden. Das gleiche gilt, wenn röntgenologisch eine herabgesetzte Knochendichte und verbreiterte Epiphysenfugen nachgewiesen werden oder die alkalische Phosphatase im Serum erhöht ist.

Durch gründliche anamnestische Erhebungen muß man sich ein genaues Bild über die Versorgung mit Calcium und Phosphor und zu einem eventuellen Mangel an UV-Strahlen machen. Ein Behandlungserfolg mit Vitamin D sichert retrospektiv die Diagnose Rachitis/ Osteomalazie; alleinige Vitamin-D-Behandlung würde bei der Osteodystrophia fibrosa generalisata nicht zum Erfolg führen.

Therapie: Gewährung von Auslauf und natürlichem Licht, Vitamin-D-Supplementierung der Nahrung in Kombination mit Calcium.

10.1.3. Osteoporose

Unter Osteoporose wird eine generalisierte quantitative Minderung der Knochensubstanz verstanden, der ein Defizit an organischer Knochengrundsubstanz zugrunde liegt, so daß die Substantia spongiosa rarefiziert, die Substantia compacta porosiert ist, während die Mineralisation der zu wenig vorhandenen Knochensubstanz normal ist.

Vorkommen, Ätiologie und Pathogenese: Osteoporosen sind bei Katzen in der überwiegenden Mehrzahl *erworben* und kommen vorwiegend als *juvenile* Osteoporosen unterhalb eines Alters von etwa 9 Monaten vor, während die Altersosteoporose im Vergleich zu anderen Tierarten und zum Menschen selten ist. Auch Kastrationen begünstigen das Auftreten von Osteoporosen bei der Katze nicht. Zum Vorkommen erblicher und somit angeborener Osteoporosen bei Katzen *(Osteogenesis imperfecta)* sind die Angaben in der Literatur spärlich. Mit ihrem Vorkommen ist bei einigen Katzenrassen (Siamesen, Burmesen) zu rechnen.

Ätiologisch kommen für die erworbenen juvenilen Osteoporosen neben Fehl- und Unterernährung (Findlinge) Maldigestion und Malabsorption infolge Spul- und Bandwurmbefalls und chronischer Enteritis nach Panleukopenie infrage. Da Katzen einen hohen Proteinbedarf haben – er ist doppelt so hoch wie beim Hund –, wirkt sich ein primärer oder sekundärer Proteinmangel ungünstig auch auf die Bildung der organischen Knochensubstanz aus. Im Knochen gehen beständig An- und Abbauvorgänge vor sich, die sich beim gesunden erwachsenen Tier im Gleichgewicht befinden, während beim wachsenden Tier die Anbauvorgänge überwiegen. Im Falle der juvenilen Osteoporose liegt eine Bilanzstörung mit ungenügender Neubildung organischer Knochen- und auch Knorpelgrundsubstanz vor. Demzufolge sind die Epiphysenfugenknorpel schmal; von ihnen werden nur wenig primäre Spongiosabälkchen gebildet und auch die sekundäre Spongiosa der Epiphysen und Metaphysen ist infolge herabgesetzter Apposition von Knochensubstanz rarefiziert. Die Knochenrinde ist ebenfalls von der reduzierten Knochenneubildung betroffen und schmal. In Nachbarschaft der Epiphysenfugen ist mitunter keine durchgehende kompakte Rinde vorhanden, so daß diese Bereiche für Frakturen prädestiniert sind. Die Markhöhlen sind erweitert und reichen mitunter bis nahe an die Epiphysenfugen heran.

Klinik: Das klinische Bild kann gekennzeichnet sein durch Lahmheiten und Bewegungsunlust, Symptome, die wenig charakteristisch sind. Kompressionen von Wirbelkörpern führen zur Verkrümmung der Wirbelsäule und in ihrem Gefolge auch zu Verformungen des Brustkorbs. Kompressionsfrakturen von Wirbelkörpern (Abb. 10.5.) und Keilwirbelbildung sowie Spontanfrakturen von langen Röhrenknochen können auftreten. *Röntgenologisch* erkennt man in ausgeprägten Fällen Verdünnungen der Rinde der langen Röhrenknochen und Erweiterung der Markhöhlen sowie Deformationen von Wirbelkörpern, während sich weniger ausgeprägte Fälle nur durch eine herabgesetzte Schattendichte zu erkennen geben. In letzteren Fällen ist die röntgenologische Diagnose nicht leicht zu stellen, da bei der Osteodystrophia fibrosa generalisata das Röntgenbild ähnlich sein kann.

Die Diagnose gründet sich auf die klinische Symptomatik, Anamnese und gegebenenfalls auf das Röntgenbild. Über die Möglichkeiten der Röntgendiagnostik zur differentialdiagnostischen Abgrenzung der Osteoporose von anderen Osteopathien s. Tabelle 10.1. Genaue anamnestische Erhebungen und Bestimmung der alkalischen Phosphatase im Serum sind zur Abgrenzung der Osteoporose von der Osteodystrophia fibrosa generalisata hinzuzuziehen (Tabelle 10.2.).

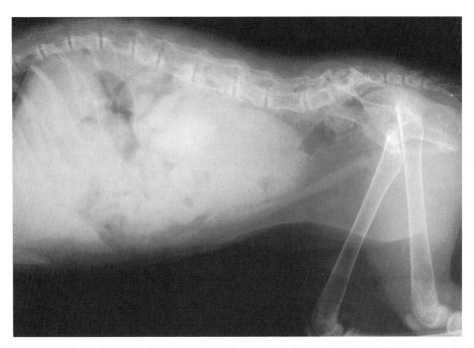

Abb. 10.5. Katze, 4 Monate, Findling; starke Verwurmung, Katzenschnupfen, „Zusammenbrechen" beim Spiel, danach Bewegungsunvermögen, Schmerzlaute beim Anheben des Tieres. Röntgen: strukturlose, geringfügig mineralisierte Wirbelkörper, L 2 bis L 5 frakturiert. Diagnose: Osteoporose (Aufn.: HARTUNG, Berlin).

Tabelle 10.2. Hinweise zur Differentialdiagnose Osteodystrophia fibrosa generalisata – Osteoporose

	Osteodystrophia fibrosa generalisata (alimentärer Hyperparathyreoidismus)	Osteoporose (erworben)
Alter	vorwiegend juvenil	juvenil
Rasse	Rassekatzen	Europäisch Kurzhaar
Fütterung	hoher Fleischanteil, Ca-Mangel, P-Überschuß	Proteinmangel, evtl. Hunger, Fehl- oder Mangelernährung
Ernährungszustand	gut bis sehr gut	schlecht, evtl. Folgen von Malabsorption (bei Parasitenbefall, Panleukopenie)
Röntgenbefund (Skelett)	geringe Schattendichte, Verbiegungen, Frakturen, Auftreibungen, unscharfe Konturen	geringe Schattendichte, Frakturen, unterentwickelte Knochen (insbesondere Vorsprünge)
Laborbefunde	alkalische Phosphatase erhöht	evtl. Anämie, Leukozytose, Eosinophilie, koproskopisch: Endoparasiten

Therapie: Ziel der Behandlung *erworbener* juveniler Osteoporosen ist es, die auslösenden Ursachen abzustellen. Insbesondere ist auf eine eiweißreiche Ernährung – Fleischkost bzw. soja- oder hefehaltige Futtermittel – Wert zu legen. Ein eventuell vorhandener Endoparasitenbefall ist zu behandeln. Da der Knochenstoffwechsel durch physiologische Bewegungsreize gefördert wird, sollten bewegungsträge Tiere zunehmend und behutsam durch Spiel aktiviert werden; dem kommt neben der adäquaten Ernährung vor allem prophylaktische Bedeutung zu.

Die Behandlung einer *angeborenen* Osteogenesis imperfecta gestaltet sich schwierig; hier ist anfangs eine bewegungsarme Haltung anzuraten, um Spontanfrakturen zu vermeiden. Gleichzeitig muß durch eiweiß- und calciumreiche Ernährung versucht werden, die Knochenneubildung zu fördern. Über die Anwendung von Fluoriden, die beim Menschen zur Behandlung der Osteoporose erfolgreich eingesetzt werden, liegen bei der Katze bislang keine Erfahrungen vor. Eine bei Katzen experimentell ausgelöste Osteoporose konnte mittels Gaben von Calcitonin verhindert werden; ob sich hieraus eine wirksame Therapie entwickeln läßt, bedarf weiterer Versuche. Auch für die vorgeschlagene Behandlung der Osteogenesis imperfecta mit Catechin, einem Provitamin, das zur Verbesserung der Kollagenstruktur und Mineralisation führt, müssen noch Erfahrungen gesammelt werden. Schließlich sind zur Vermeidung von Spontanfrakturen bei Osteogenesis imperfecta Teleskopnägel, die mitwachsen, vorgeschlagen worden.

Möller-Barlowsche Krankheit. Bei der Möller-Barlowschen Krankheit handelt es sich um eine Kollagensynthesestörung auf der Grundlage eines Ascorbinsäuremangels. Ob ein solcher bei der Katze Bedeutung besitzt, ist nicht geklärt, da ein alimentärer Ascorbinsäuremangel im Gegegensatz zum Menschen, Affen und Meerschweinchen bei den meisten Haustieren einschließlich der Katze nicht vorkommt. DÄMMRICH (1972) hat einen Fall bei einer 4 Monate alten Katze beschrieben. Die Kollagensynthesestörung betrifft nicht nur die organische Knochengrundsubstanz, sondern auch anderes Bindegewebskollagen. Folgen sind neben der ungenügenden Ausbildung organischer Knochenmatrix Blutungen in verschiedenen Körperregionen. Die *Diagnose* stützt sich hauptsächlich retrospektiv auf den Erfolg einer Vitamin-C-Behandlung.

10.1.4. Vitamin-A-Hypervitaminose

Es handelt sich um eine bei ausgewachsenen Katzen vorkommende, bis zur Spondylose und Ankylose führende polyartikuläre Arthropathie, die in Verbindung mit einer lang andauernden Hypervitaminose A auftritt (ankylosierende zervikale Spondylose, polyartikuläre Arthropathie).

Vorkommen, Ätiologie und Pathogenese: Die Krankheit wurde 1964 erstmals von ENGLISH und SEAWRIGHT in Australien beschrieben und ist seitdem auch in verschiedenen west- und mitteleuropäischen Ländern festgestellt worden. Sie wurde spontan bislang nur bei Katzen beobachtet und nur bei Tieren, die älter als 1 Jahr, zumeist noch älter sind.

Im *Experiment* gelang es, bei Jungkatzen nach 4wöchiger Überernährung mit Vitamin A Störungen der enchondralen Knochenbildung und Osteoporose auszulösen, während sich nach 24- und 41wöchiger Hypervitaminose A die ersten Veränderungen an den Halswirbeln in Form von Exostosen am Rande der kleinen Wirbelgelenke entwickeln. Auch mit roher Leber war die Krankheit auszulösen, nicht jedoch, wenn die Leber über 70 °C erhitzt worden war.

In allen bisher beobachteten *Spontanfällen* wurden die Katzen einseitig und langzeitig mit roher Leber gefüttert, die einen hohen Gehalt an Vitamin A hat. Rohe Leber enthält bis zu 150 000 IE Vitamin A/100 g. Das ist etwa das 230fache von Kuhmilch und das 600fache von Muskelfleisch. Hinsichtlich der formalen Pathogenese gibt es noch eine Reihe von offenen Fragen. Überangebot von Vitamin A führt zu einem verstärkten Knochenumbau mit Erniedrigung seines Gehaltes an Mukopolysacchariden und Kollagen. Der bei Leberverfütterung auf das 10–20fache gestiegene Blut-Vitamin-A-Spiegel bewirkt, daß ein beträchtlicher Teil des Vitamins nicht an Transportproteine gebunden ist, sondern als Vitamin-A-Ester im Plasma vorkommt und außer in die Hepatozyten in Chondrozyten und Osteoblasten überführt wird, sich in deren Membranen anreichert und den Austritt lysosomaler Enzyme bewirkt, wodurch ein gesteigerter Abbau von organischer Knochen- und Knorpelgrundsubstanz eintritt. So sahen CLARK und SMITH (1964) bei experimenteller Hypervitaminose A einen herabgesetzten Kollagengehalt in Verbindung mit verstärktem Knochenumbau (Osteoporose) und Resorption der Epiphysenplatte. Im Verlauf dieses gewissermaßen latenten *verstärkten Umbaus mit seinen Kollagenstörungen* kommt es nun an den besonders strukturierten Verbindungsstellen von Knochen mit Bändern – die kollagenen Sharpeyschen Fasern senken sich in den Knochen ein – zu mechanisch sehr labilen Strukturen (infolge der Kollagenstörungen), so daß als Ausdruck einer gewissen Adaptation „Knochengewebe" in Form von *Exostosen* zugebildet wird, das zwar die Verbindung „stabilisiert", aber infolge seiner Starrheit eigene pathogene Wirkungen entfaltet. So führen die Exostosen an der Peripherie korrespondierender Gelenkflächen zur eingeschränkten Beweglichkeit dieser Gelenke. Nach Bildung von *Knochenbrückenankylosen* kommt es schließlich zur Versteifung der betroffenen Gelenke. Große Gliedmaßengelenke können in ähnlicher Weise betroffen sein und erkranken zumeist später als die Wirbelgelenke. In Spätfällen kommt es auch zu regressiven Veränderungen von Gelenkknorpel. Sehr frühzeitig im Verlauf der Erkrankung lassen sich im Bereich von Epi- und Apophysen lokalisierte oder generalisierte *Osteoporosen* nachweisen. An Schneide- und Backenzähnen treten Ulzerationen des Zahnfleisches im Zusammenhang mit Atrophien von Alveolarfortsätzen bzw. Fragmentation der Zahnfächer auf. Warum für die Erkrankung ganz bestimmte Wirbelsäulenabschnitte und Gelenke prädestiniert sind, läßt sich vorläufig nicht sagen, wie überhaupt die Aufklärung der formalen Pathogenese noch weiterer Untersuchungen bedarf.

Neben der Erscheinungsform der ankylosierenden Spondylose und Arthropathie sowie der Osteoporose gibt es auch Fälle, in denen gleichzeitig eine *Spongiosierung der Markhöhlen* langer Röhrenknochen vorliegt. Ob hierfür die gleichen Ursachen gelten oder weitere pathogenetische Faktoren, z. B. ein Vitamin-D-Überangebot wirksam wird, muß noch untersucht werden.

Klinisches Bild: Die klinischen Erscheinungen bestehen in Bewegungsunlust, besonders des Kopfes, in abnormer, teilweise känguruhartiger Körperhaltung und in abnormem Gang, insbesondere der Vordergliedmaßen. Vorberichtlich werden darüber hinaus oft allgemeine Lethargie, Unvermögen sich zu putzen, Abmagerung trotz guter Futteraufnahme und mitunter Obstipation erwähnt. Die Tiere legen sich nicht gern. Durch die klinische *Untersuchung* läßt sich die stark eingeschränkte Beweglichkeit der Wirbelsäule, insbesondere der des Halses, verifizieren, während sich röntgenologisch die hyperostotischen Knochenzubildungen an der Wirbelsäule (Abb. 10.6.) sowie gegebenenfalls an proximalen Gliedmaßengelen-

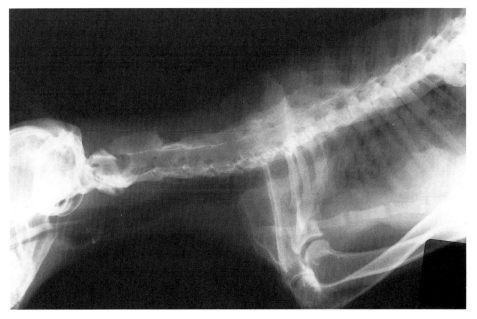

Abb. 10.6. Katze, 8 Jahre; klinisch „Steifhalten" des Halses, Bewegungsunlust, mangelnder Spieltrieb. Röntgen: ankylosierende Brückenbildung über den gesamten Verlauf von Hals- und Brustwirbelsäule (Aufn.: HARTUNG, Berlin).

ken feststellen lassen (s. auch 10.2.3.7.). Mitunter werden Exostosen auch an Rippen und Sternum gesehen. Im Serum ist der Vitamin-A-Gehalt stark erhöht; ansonsten ergibt die klinisch-chemische Untersuchung keine Abweichungen. Über die Hydroxyprolinausscheidung im Harn liegen bislang keine Angaben vor.

Diagnose: Sie wird aufgrund des klinischen Bildes, insbesondere der eingeschränkten Beweglichkeit der Halswirbelsäule, gestellt und kann durch röntgenologische Untersuchungen sowie Bestimmung des Vitamin-A-Gehaltes im Serum erhärtet werden. *Differentialdiagnostisch* sind allenfalls traumatische Einwirkungen auf die Halswirbelsäule auszuschließen.

Die *Prognose* ist hinsichtlich einer restitutio ad integrum bei älteren Tieren ungünstig zu stellen.

Therapie: Die erste Maßnahme besteht in einer Korrektur der Fütterung. Dabei ist es nicht immer einfach, die Tiere der Lebernahrung zu entwöhnen. Corticoide können hierbei hilfreich sein (Appetitanregung für andere Futtermittel) und darüber hinaus eine gewisse Verbesserung der klinischen Symptome bewirken. In besonderen Fällen kann eine chirurgische Therapie (s. 10.2.3.7.) indiziert sein.

10.1.5. Bandscheibensyndrom

Beim Bandscheibensyndrom (Calcinosis intervertebralis) handelt es sich um die Protrusion einzelner Abschnitte einer Bandscheibe nach dorsal in den Wirbelkanal oder nach lateral, wodurch Rückenmark oder austretende Nerven komprimiert werden. Der Protrusion liegt ein partieller oder totaler Riß im Anulus fibrosus zugrunde, aus dem der Nucleus pulposus teilweise oder gänzlich heraustritt. In der Folge treten reaktiv entzündliche Proliferationen auf, die spondylotische und spondylarthrotische Veränderungen nach sich ziehen können (Abb. 10.7).

Die Krankheit tritt bei der Katze seltener als beim Hund und vorwiegend bei älteren Tieren auf. Es ist sowohl die Hals- als auch die Lendenwirbelsäule betroffen.

Klinik und *Therapie* s. S. 491.

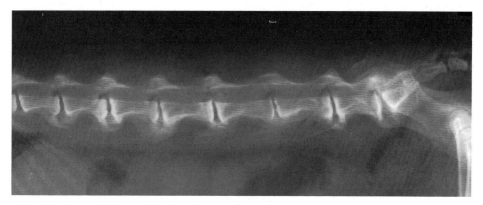

Abb. 10.7. Katze, 10 Jahre; klinisch wiederholte Defäkationsbeschwerden. Röntgen: reaktiv-proliferative Prozesse in Gestalt spondylotischer und spondylarthrotischer Veränderungen im gesamten Verlauf der Lendenwirbelsäule mit Proximalprotrusion verkalkter Zwischenwirbelscheiben (Aufn.: HARTUNG, Berlin).

10.1.6. Osteochromatose

Es handelt sich bei dieser Erkrankung, die beim Menschen und verschiedenen Haustieren einschließlich Katze vorkommt, um multiple kartilaginäre Exostosen, die flächig, knotig oder bizarr geformt der metaphysären Kortikalis langer Röhrenknochen aufsitzen. Diese Exostosen bestehen peripher aus Knorpelgewebe von einem dem Epiphysenfugenknorpel ähnlichen Bau und bilden über enchondrale Ossifikation Spongiosabälkchen, die mit der ursprünglichen Spongiosa verbunden sein können. Es soll sich formalgenetisch um verlagertes Knorpelgewebe der Epiphysenfugen handeln. Nach Abschluß des Skelettwachstums hört auch das Wachstum der kartilaginären Exostosen auf. Die Zubildungen sind an den Epiphysen fühlbar.

Röntgenologisch können in den Exostosen röntgendichte (verknöcherte und strahlentransparente (knorpelige) Anteile miteinander abwechseln. Die histologische Untersuchung bioptisch gewonnener Proben kann die *Diagnose* sichern helfen. Veränderungen können außer an den großen Röhrenknochen auch am Schulterblatt, am Schädel und an Dornfortsätzen beobachtet werden.

Zur *Behandlung* können umschriebene Osteochondromatosen chirurgisch entfernt werden, wodurch sich klinische Störungen beseitigen lassen. Rezidive sind jedoch nicht auszuschließen.

10.1.7. Arthritiden und Arthrosen

Akute Gelenkentzündungen sind bei der Katze zumeist die Folge von Traumen, Distorsionen oder Luxationen, während infektiöse Ursachen im Zusammenhang mit Eröffnung des Gelenks bei Verletzungen eine Rolle spielen. Das *klinische Bild* ist durch Lahmheit unterschiedlichen Grades geprägt. Die betroffenen Gelenke sind bei passiver Bewegung schmerzempfindlich, Umfangsvermehrung und erhöhte lokale Wärme sind nur ausnahmsweise feststellbar. Der Röntgenbefund kann negativ sein.

Chronische Gelenkentzündungen werden selten diagnostiziert. Lahmheit ist hierfür ein deutliches Zeichen. Schmerzäußerungen sind bei passiver Streckung und Beugung des betreffenden Gelenks nur selten auslösbar.

Die *Therapie* der akuten Gelenkentzündung besteht in Ruhigstellung des Patienten; dies erfolgt vornehmlich durch strenge Einschränkung des Bewegungsraumes des Tieres. Die eigentliche Behandlung wird nach Grundsätzen der allgemeinen Chirurgie durchgeführt. Sie beinhaltet Wärme (Auflegen wärmender Kissen oder Wollgewebe, Rotlichtbestrahlung). Bei Verletzungen in Gelenknähe mit Verdacht auf Eröffnung des Gelenks sind örtliche Wundtoilette, Wundauffrischung, örtliche und systemische Antibiotikabehandlung erforderlich.

Über das Vorkommen **rheumatoider Arthritiden** (Polyarthritiden), in fortgeschrittenen Fällen als chronisch-deformierende Gelenkentzündung in Erscheinung tretend, ist bei Katzen nichts bekannt. Vom Hund weiß man, daß die betreffenden Gelenke bewegungseingeschränkt sind. Die *Diagnose* erfolgt auf röntgenologischem Wege. Man erkennt subchondrale osteolytische Prozesse. Periartikuläre Exostosen können hinzutreten.

Eine **dysplastische Gelenkveränderung** ist die Coxarthrosis deformans, bekannt unter dem klinischen Begriff *Hüftgelenksdysplasie (HD)* der Katze (s. Kap. 10.2.3.4.), des weiteren die **Arthrose des Kniegelenks** in Gestalt ossifizierender Prozesse an den Menisken und Bändern des Kniegelenks (Kap. 10.2.3.6.).

Literatur

BENNETT, D.: Nutrition and bone disease in the dog and cat. Vet. Rec. **92** (1976), 313.

BRUYÈRE, P.: Aspects radiologiques du scorbut infantile et de l'osteodystrophie hypertrophique chez le chien. Ann. Méd. vétér. **116** (1972), 601–608.

BUTLER, W. F., and SMITH, R. N.: Age changes in the Nucleus pulposus of the non ruptured intervertebral disc of the cat. Res. vet. Sci. **8** (1967), 151.

CLARK, L., and SMITH, M.: Effects of hypervitaminosis A and D in skeletal metabolism. J. Biol. Chem. **239** (1964), 1266.

DÄMMRICH, K.: Erkrankungen des Skelettes bei kleinen Haustieren. Prakt. Tierarzt **53** (1972), 526.

GIALAMAS, J.: Zur deformierenden cervicalen Spondylose in Verbindung mit Vitamin A-Hypervitaminose bei Katzen. Zbl. Vet.-Med. **A 24** (1977), 160.

RIDDLE, jr., W., and LEIGHTON, R. L.: Osteochondromatosis in a cat. J. Amer. vet. med. Assoc. **156** (1970), 1428.

SEAWRIGHT, A. A., and ENGLISH, P. B.: Hypervitaminosis A – a deforming cervical spondylosis of the cat. J. comp. Path. **77** (1967), 19.

VETTER, N.: Neue Therapiemöglichkeiten bei Osteogenesis imperfecta. Die Umschau 1983, 750 ff.

10.2. Chirurgie des Stütz- und Bewegungsapparates

(N. KOPF und CLAUDIA RÖSSEL)

10.2.1. Vorbemerkungen

Der Häufigkeit ihres Auftretens nach geordnet, sind bei der Katze als chirurgisch-orthopädische Indikationen an erster Stelle die **traumatischen Erkrankungen** des **Stütz- und Bewegungsapparates** zu nennen. Bei den **nicht-traumatischen** Indikationen spielen – wegen des geringeren Anteils reinrassiger Tiere in der Gesamtpopulation – erbliche und dispositionelle orthopädische Erkrankungen eine geringere Rolle als beim Hund. Das gleiche gilt für die beim Hund so häufigen und ebenfalls für bestimmte Typen oder Rassen charakteristischen Wachstumserkrankungen. So stellen z. B. die Osteochondrosis dissecans (OCD) oder die habituelle Patellaluxation bei der Katze selten beobachtete Krankheitsbilder dar. Der Tierarzt ist zwar bei der Katze seltener mit zuchtbedingten Vorbelastungen konfrontiert, doch in den betreffenden Fällen ist der erbliche Hintergrund einer Erkrankung nicht zu leugnen. Dieser Aspekt sollte daher bei der Zuchtauswahl nicht aus dem Auge verloren werden, um die Katze nicht sprichwörtlich „auf den Hund" kommen zu lassen. Dies gilt vor allem für die – gar nicht so seltene – Hüftgelenksdysplasie (HD), die habituelle Patellaluxation sowie für chondrodystrophische Erkrankungen (z. B. Calcinosis der Nuclei pulposi der Bandscheiben). Orthopädische Indikationen infolge von Stoffwechselerkrankungen können alimentär bedingt sein (z. B. sekundärer Hyperparathyreoidismus, Vitamin-A-Hypervitaminose), aber auch innere Erkrankungen können für ihre Pathogenese eine Rolle spielen (z. B. Parasitenbefall, Enteritis). Neben der entsprechenden chirurgisch-orthopädischen Behandlung ist der Blick natürlich auf solche ätiologischen Zusammenhänge zu richten (s. auch 10.1.).

Auch bei der traumatisierten Katze ist zuerst die Erhebung des Allgemeinzustandes und der Begleitumstände, eventueller Zusatzverletzungen oder vielleicht schon vor dem Unfall vorhandener Erkrankungen durchzuführen. Häufig hat sich das Tier nach seiner Verletzung instinktiv verkrochen und ist erst im Zustand eines manifesten Schocks aufgefunden worden. Oft fehlen Angaben über die Zeit, die seit dem Unfall verstrichen ist (s. auch Kap. 11.).

10.2.2. Traumatische Indikationen

10.2.2.1. Ätiologie und Anamnese

● **Polytraumatisierter Patient**

Die häufigste Verletzungsursache ist bei freilaufenden Katzen ein Unfall auf der Straße. Ebenso häufig kommen Stürze aus großer Höhe vor, wovor auch Wohnungskatzen nicht gefeit sind. Es ist daher davon auszugehen, daß verunglückte Katzen häufig in **polytraumatisiertem Zustand** vorgestellt werden, wobei die Läsion(en) des Bewegungsapparates nur die für den Besitzer augenfälligsten Verletzungen darstellen. Da die Anamnese häufig nur unvollständig erhoben werden kann, weil der Unfallhergang nicht beobachtet wurde, ist für den Tierarzt die Tatsache von Interesse, daß bestimmte Verletzungen und deren Kombination für bestimmte Unfälle charakteristisch sind. Das unglaublich dehnbare Integument mit seinem schützenden Fell verhindert zumeist offensichtliche Spuren an der Körperoberfläche, welche einen Schluß auf Art und Schwere des Unfalles zulassen würden.

Dies sei an einem Beispiel demonstriert: In die Klinik wurde eine Katze eingeliefert, bei der vom zuweisenden Tierarzt beiderseits Trümmerfrakturen der Unterschenkel festgestellt wurden, wobei auf der linken Seite eine offene Fraktur vorlag. Da die Katze nur 30 Minuten außer Haus war, bevor sie verletzt im Garten aufgefunden wurde, konnte angenommen werden, daß sie auf der Straße angefahren worden war. Die Röntgenuntersuchung hingegen ergab, daß im rechten Unterschenkel – also jenem, bei dem die Fraktur *gedeckt* war – ein deformiertes Kleinkaliberprojektil mit einem Durchmesser von ca. 7 mm steckte. Zahlreiche Metallsplitter verschiedenen Kalibers waren im gesamten Hinterleib verteilt. Bei der offenen Fraktur des linken Unterschenkels war die Perforation der Haut durch die Knochensplitter erfolgt; als mögliche Einschußstelle schied diese Wunde aus. Erst bei systematischer Untersuchung der Körperoberfläche wurde in der linken Kniefalte eine nicht blutende Einschußstelle entdeckt. Der Harnabsatz erfolgte spontan, der Urin war aber anfangs blutig. Ein rascher Anstieg des Blutharnstoffes innerhalb von 24 Stunden wies auf die Verletzung der Harnblase hin. Bei der Laparotomie stellte sich heraus, daß ein Harnblasendurchschuß vorlag, welcher von einem Projektilsplitter verursacht worden war (Steckschuß im rechten lateralen Blasenband). In diesem Falle führten erst die Röntgenuntersuchung (Übersichtsaufnahme), die Nachuntersuchung (Einschußstelle) und die Beobachtung des Verlaufes (Harnstoffanstieg) zur richtigen ätiopathogenetischen Beurteilung als Polytrauma infolge einer Schußverletzung (Abb. 10.8.).

Dieser Fall steht exemplarisch für die bei der Spezies *Felis domestica* geradezu typische Situation, daß ein verletztes Tier zur Untersuchung gebracht wird, von dem der Besitzer bestenfalls weiß, wann er es zuletzt unversehrt gesehen hat. Der Untersucher muß geradezu kriminalistisch vorgehen, d. h. auch das Unwahrscheinliche als mögliche Verletzungsursache in Betracht ziehen.

BARTH (1990) berichtete über die beim Absturztrauma festgestellten Zusammenhänge zwischen Fallhöhe, Beschaffenheit des Auftreffortes und Anzahl und Art der Verletzungen. Die Überlebensrate betrug 88,4%.

BERTOY et al. (1989) wiesen am Beispiel von Patienten mit Frakturen an zwei langen Röhrenknochen im Vergleich zu Patienten mit entsprechenden Einzelfrakturen eine signifikant erhöhte Komplikationsrate sowohl bezüglich der Frakturheilung selbst als auch im Bereiche anderer Organsysteme nach.

● **Stumpfe Verletzungen – Ursachen und Kombinationen**

Im folgenden seien eigene Beobachtungen über einige typische Verletzungen und ihre Kombinationen in bezug auf die mögliche Ursache des **stumpfen Traumas** angeführt.

– Frakturen der langen Röhrenknochen der Hinterextremität und des Beckens: **Autounfall**; häufig Kombination mit Harnblasenläsion oder Läsion der ableitenden Harnwege.
– Frakturen des Schulterblattes, der langen Röhrenknochen der Vorderextremität, evtl. des Gesichtsschädels: **Autounfall**, häufig kombiniert mit Thoraxtrauma (Lungenblutung und/oder Pneumothorax) oder Zwerchfellriß.
– Verletzungen der Wirbelsäule, des Sternums oder der Rippen: **Sturz aus geringer Höhe** oder **in Gerümpel** (Abb. 10.9.). Die Katze konnte sich während der kurzen Fallstrecke nicht in Landestellung drehen; häufige Kombination mit stumpfem Bauchtrauma (z. B. Milzruptur und Hämoabdomen). Vgl. auch Abb. 11.5.
– Verletzungen des Gesichtsschädels (Abb. 10.10./Abb. 11.2.) (Gaumenfissur, Unterkieferfraktur/-luxation), häufig kombiniert mit distalen Epiphysenzerreißungen des Femurs (Abb. 10.11.) oder der Tibia (oft beidseitig) oder Frakturluxationen der Karpal- oder Tarsalgelenke (Abb. 10.12.) und/oder Serienfrakturen der Metakarpal-/Metatarsalknochen (Abb. 10.13): **Sturz aus großer Höhe**. Wegen der langen Fallstrecke war eine

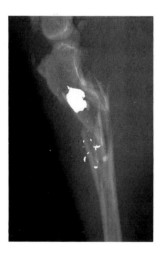

Abb. 10.8. Gedeckter (!) Steckschuß eines Kleinkaliberprojektils – proximale Trümmerfraktur der rechten Tibia ohne Zerstörung der Gelenkfläche (s. auch Abb. 10.72.).

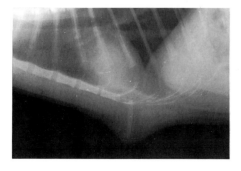

Abb. 10.9. Knorpelfraktur des Processus xiphoideus des Sternums – vermutlich Aufschlag auf kantigen Gegenstand; Absturz im Hinterhof.

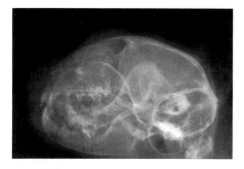

Abb. 10.10. Kompressionsfraktur der Pars incisiva des Ober- und Unterkiefers – Aufprall nach Sturz aus großer Höhe bei korrekter Landung (gleicher Fall s. Abb. 10.50.).

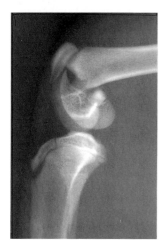

Abb. 10.11. Zerreißung der distalen Femurepiphyse, Knickung der Abb. 10.16. Sagittalfraktur der linken Patella – Aufprall auf kantigen Gegenstand (Europäische Hauskatze, 7 Jahre; Absturz im Stiegenhaus); kraniokaudaler Strahlengang (s. auch Abb. 10.47.).

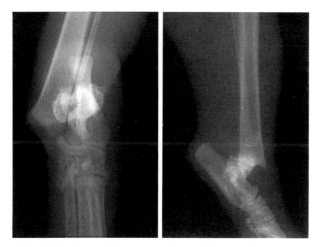

Abb. 10.12. Distale Epiphysiorhexis der Tibia und Fibula = typische Jungtierverletzung nach Sturz aus großer Höhe (korrekte Landung). a – Frontalaufnahme zeigt Verlagerung des Sprunggelenkes nach lateral. b – Aufnahme im seitlichen Strahlengang, Verkippung des Tarsus nach kaudal.
(Europäisch Kurzhaarkatze, 5½ Monate; Fenstersturz, 4. Stockwerk auf Asphalt) (gleicher Fall wie Abb. 10.48.).

geordnete Landung möglich, doch die Aufprallgeschwindigkeit zu hoch – Überforderung der Mechanismen zur Abfederung bzw. Stoßdämpfung.

● **Scharfe Verletzungen – Ursachen**

Bei **Knochen-, Sehnen- oder Muskelwunden** ist zumeist an den Wundrändern und der Anordnung verschiedener Wunden zueinander auf die Ursache des Traumas zu schließen:

– **Schnitt- und Stichwunden** haben glatte, stark blutende Wundränder, wobei sogar die Deckhaare entlang der Wunde durchschnitten sein können. Als Ursache kommen zerbrochene Fensterscheiben (Absturz) oder eine scharfe Metallkante (Auto) in Frage.

– **Bißwunden** sind wenig blutende, kontaminierte Wunden mit einander gegenüberliegenden Läsionen (Biß-Gegenbiß) in typischer Anordnung (z.B. der Fangzähne eines Hundes seitlich am Rücken oder am Thorax). Es besteht Taschenbildung in der Unterhaut oder zwischen den Muskelschichten. Bei der Feststellung von Rippenfrakturen ist die Möglichkeit einer Perforation der Thoraxwand und/oder Verletzung der Lungen in Betracht zu ziehen (s. auch Kap. 11.).

– **Rißquetschwunden** können sehr unterschiedliche Ursachen haben. Liegen ausgedehnte Muskelwunden und Substanzverlust der Haut vor, so kommen als Ursachen **halbstumpfes Trauma, Biß** und **Schuß** in Betracht.

● **Schußverletzungen**

Bei **Durchschüssen** (Kleinkaliber) wird der wesentlich größere Ausschuß zuerst entdeckt, während der Einschuß häufig nur durch sorgfältiges Absuchen aufgefunden werden kann. Er ist in der Regel kreisrund, seine Größe entspricht dem Durchmesser des Geschosses. Die Haare des nicht blutenden, glatten Wundrandes sind in den Schußkanal hineingezogen. Bei **Durchschüssen** und **Streifschüssen** ist häufig erst das Röntgenbild beweisend: Im Bereich der Knochenläsionen sind viele Metallsplitter verschiedenen Kalibers festzustellen, bei **Steckschüssen** sogar das Projektil. In diesem Fall wird der Einschuß, besonders bei langsamen

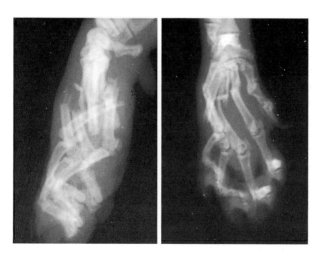

Abb. 10.13. Serienfraktur der Metakarpalknochen Mc II, III, IV und V beidseitig – korrekte Landung nach Sturz aus großer Höhe; a – rechte Vorderpfote im lateralen Strahlengang; b – im dorsopalmaren Strahlengang: hochgradige Verkürzung der Mittelhand mit Achsenknickung nach medial (Siamkatze, 3 Jahre; Fenstersturz, 3. Stockwerk – Altbau (!) – auf Betonweg; s. auch Abb. 10.66.).

Geschossen (z. B. Luftdruckgewehr), erst nach der Röntgenuntersuchung aufgesucht (Abb. 10.14.).

● **Offene Frakturen**

Bei offenen Frakturen sind es zumindest die scharfkantigen Knochenspieße der Fraktur-enden, die von innen die Haut durchdringen oder durchbohren und wieder zurückgleiten. Diese Wunden sind zumeist klein, kaum blutend und werden unter dem Fell leicht übersehen. Die Haut der Umgebung ist abgehoben und gequetscht. Es treten ausgedehnte subkutane Hämatome auf. Fallweise können die Frakturenden subkutan getastet werden, wenn sie durch die Muskeln oder die Faszien durchgespießt sind.

10.2.2.2. Diagnostik

● **Orientierende Untersuchung** (s. auch Kap. 11.)

Bei **lebensbedrohlichem Zustand** verunglückter Katzen ist die spezielle Diagnostik der Läsionen des Bewegungsapparates vorerst von untergeordneter Bedeutung. Zuerst muß nach dem Notfall-ABC im Sinne von BRASMER (1987) (A – Atmung, B – Blutung, C – ZNS) vorgegangen werden. Dies ist dem besorgten Tierbesitzer klar zu machen, da für ihn die Bewegungsstörung als offensichtlichste Manifestation der Verletzung vorrangig erscheint. Da die spezielle Diagnostik die Provokation von Schmerzen zur Auffindung der einzelnen Läsionen einschließt, ist der Zeitpunkt der systematischen klinischen Untersuchung vom Zustand des Patienten abhängig zu machen; dies wird auch der Laie gut verstehen. Frakturen der langen Röhrenknochen sind am lockeren Pendeln des distalen Gliedmaßenendes ohne ausführliche Palpation zu erkennen, so daß häufig allein die Adspektion eine gewisse Aussage über Art und Grad der Traumatisierung zuläßt, ohne das Tier beunruhigen zu müssen. Äußerst hilfreich ist in dieser Phase der Untersuchung die Röntgenuntersuchung. Es werden **Übersichtsaufnahmen** angefertigt, bei welchen auf exakte Lagerung aus den oben genannten

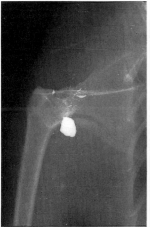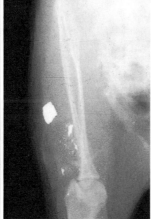

Abb. 10.14. Inkomplette Fraktur der Skapula – Schußverletzung durch Kugel eines Luftdruckgewehrs. a – Seitliche Aufnahme zeigt Fissur des Corpus scapulae; b – Frontalaufnahme zeigt Absprengung der Spina scapulae.

Gründen bewußt verzichtet wird. Auf die Kombination typischer Verletzungen wurde in diesem Zusammenhang schon hingewiesen. So können die Verletzungen des Stütz- und Bewegungsapparates auch wichtige Hinweise für die Schocktherapie und die Diagnose von Zusatzverletzungen geben (s. S. 414).

Liegt **kein Schockzustand** vor, so läßt man das Tier zuerst auf den Boden setzen und beobachtet, was es von selbst kann. Die Art der Bewegungsstörung (Lahmheit oder Lähmung) und die betroffene(n) Extremität(en) werden erkennbar. Katzen, die Schmerzen haben, kauern sich häufig nieder und bewegen sich nicht vom Fleck – erst die (scheinbare) Eröffnung eines Fluchtweges kann sie dazu bringen, sich vorwärts zu bewegen. Trotz dieser Schwierigkeiten ist diese Maßnahme eine wichtige Methode, um neben der offensichtlichen Läsion (z. B. Fraktur eines Unterschenkels) auch weitere Läsionen geringeren Ausmaßes (z. B. Subluxation des Tarsalgelenkes auf der anderen Seite) zu bemerken.

● Klinische Untersuchung des Stütz- und Bewegungsapparates

Die Extremitäten werden am Untersuchungstisch – am besten in Seitenlage – abgetastet. Bei verängstigten und widersetzlichen Katzen beginnt man die Untersuchung besser erst hinten, während der Besitzer beim Kopf stehend, das Tier zu beruhigen hilft. Grundsätzlich sollten die entsprechenden Strukturen beider Hinter- bzw. Vorderbeine *vergleichend* untersucht werden. So erkennt man auch geringgradige Schwellungen und Konturveränderungen. Auch das Becken und der Schultergürtel werden hinsichtlich ihrer Symmetrie beurteilt. Jede Extremität wird *von distal beginnend* abgetastet, wobei die tastbaren Knochen- und Sehnenkonturen auf ihre Kontinuität bzw. Schmerzhaftigkeit untersucht werden. Die Gelenke werden zuerst in ihrer physiologischen Richtung bewegt und danach in Extremstellung gebeugt und gestreckt und in steigendem Maße ein leichter Druck gegen die Gelenksperre ausgeübt. Beim lädierten Gelenk werden dabei Schmerzen ausgelöst (graduelle Schmerzprovokation). Darüber hinaus werden die Gelenke in unphysiologischen Richtungen bewegt (quer zur Gelenkachse, Rotationsbewegung), um Läsionen des Bandapparates feststellen zu können.

● *Frakturen*

Gelenknahe und ins Gelenk reichende Frakturen: Die Feststellung intra- bzw. periartikulärer Frakturen ist deshalb von Bedeutung, da diese Frakturformen i. d. R. operativ behandelt werden müssen, um eine bleibende Behinderung infolge Arthropathia deformans zu verhindern.

Krepitation im Gelenkbereich ist ein Hinweis auf einen Bruch mit **Gelenkbeteiligung** oder eine **Frakturluxation**. Dieser Befund kann auch durch Auskultation mit dem Stethoskop kontrolliert werden. **Seitliches Aufkippen** einachsiger Gelenke weist auf Läsion des Bandansatzes (Abrißfraktur) oder des Seitenbandes selbst hin.

Im Sprunggelenk kommen beim erwachsenen Tier neben Knöchelfrakturen auch Frakturen von Talus und Calcaneus vor (Abb. 10.15.), beim Jungtier dagegen häufiger die distale Tibiaepiphysiorhexis.

Im Kniegelenk ist die suprakondyläre Fraktur des Femurs – beim Jungtier als Epiphysenfugenläsion, die ins Gelenk reicht – am häufigsten. Daneben kommen auch Frakturen eines oder beider Kondylen (T-Fraktur) sowie Frakturen der Patella (Abb. 10.16.) und des Tibiaplateaus in Betracht.

Frakturen des proximalen Femurendes treten als extrakapsuläre Femurhalsfraktur, als transtrochantäre Frakturen und als intrakapsuläre Kalottenfrakturen des Femurkopfes – beim Jungtier als Epiphysenlockerung – auf (Abb. 10.17.).

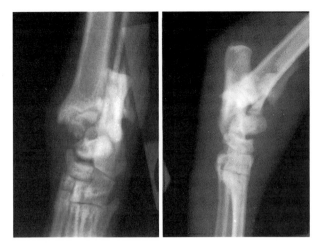

Abb. 10.15. Fraktur des Collum tali und des lateralen Anteils der Cochlea tibiae mit dem Malleolus fibulae – Frakturluxation des linken Sprunggelenkes (Europäisch Halbangora, Kater kastriert, 4 Jahre; Unfallursache unbekannt). a – Dorsoplantare Aufnahme, b – Aufnahme im seitlichen Strahlengang.

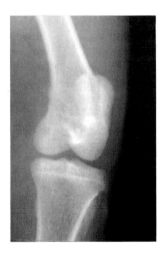

Abb. 10.16 Sagittalfraktur der linken Patella – Aufprall auf kantigen Gegenstand (Europäische Hauskatze, 7 Jahre; Absturz im Stiegenhaus); kraniokaudaler Strahlengang (s. auch Abb. 10.47.).

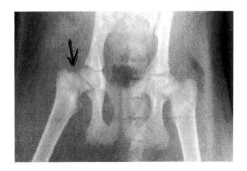

Abb. 10.17. Epiphysenlockerung im Bereich der rechten Femurkopfkalotte mit geringer Verlagerung – nur auf Ventrodorsalaufnahme feststellbar (Europäisch Kurzhaarkater, 4½ Monate; Sturz aus 1,5 m Höhe).

Bei einer Fraktur des Acetabulums wird häufig der Femurkopf zwischen die Fragmente der Pfanne nach medial verlagert. Der Trochanter major ist dann nicht zu tasten (sog. Zentralluxation). Zusatzverletzungen wie die Zerreißung der Beckenkreuzbeinbänder, der Beckensymphyse und/oder des Hüft-, Scham- und Sitzbeines sind mit dieser Frakturluxation obligat kombiniert.

Die **Olekranonfraktur** ist i. d. R. einwandfrei klinisch zu diagnostizieren: Das Tuber olecrani läßt sich in seitlicher Richtung hin- und herbewegen; die Kontinuität zur kaudalen Kante des Corpus ulnae ist unterbrochen, oder es liegt eine Knickung derselben vor, wobei die Winkelspitze nach kaudal zeigt.

Bei der **Monteggia-Verletzung** liegt eine Frakturluxation vor, bei der infolge einer Fraktur des Ulnaschaftes und Zerreißung des Lig. anulare radii das Caput radii nach kranial luxiert ist. Knickung und abnorme Beweglichkeit im Bereich der subkutanen kaudalen Ulnakante sowie Beugehemmung des Ellbogengelenkes charakterisieren diese Verletzung.

Als **Frakturen des distalen Humerusendes** kommen die suprakondyläre Fraktur und Brüche des Condylus humeri in Betracht: Neben der sog. **Y- oder T-Fraktur** besteht große Ähnlichkeit mit der Symptomatik der lateralen bzw. medialen Kondylusfraktur (Fraktur des Capitulum humeri; Abb. 10.18.).

Im Schultergelenkbereich sind Kalottenfrakturen des Humeruskopfes und Frakturen des ventralen Winkels der Scapula (Cavitas glenoidalis, Collum scapulae) klinisch nicht sicher voneinander zu unterscheiden.

Epiphysenverletzungen: Bei Jungtieren kommen häufig Zerreißungen von Epiphysenfugen vor, da diese physiologische Schwachstellen darstellen (Epiphysiorhexis). Besonders häufig betroffen sind die **distale Femurepiphyse** und die **distale Tibiaepiphyse** (in Kombination mit distaler Fibulafraktur). Die Epiphysen gleiten bzw. kippen dann zumeist in charakteristische Positionen ab, so z. B. die distale Femurepiphyse um bis zu 90° nach kaudal, in die sog. „Krückstockstellung" (s. Abb. 10.11.). Die distale Tibiaepiphyse kippt um 45–60° nach lateral, wobei an der dünnen Fibula zumeist eine Knickfraktur 1–2 cm proximal des Talokru-

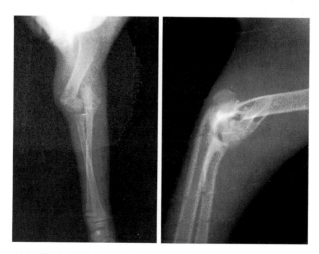

Abb. 10.18. Y-Fraktur des rechten Condylus humeri bei einem 5 Monate alten weiblichen Europäisch Kurzhaarkätzchen – Sturz vom Schrank). a – Aufnahme im kraniokaudalen Strahlengang, b – im mediolateralen Strahlengang (s. auch Abb. 10.57.).

ralgelenkes entsteht, durch welche die Fragmente verbunden bleiben (s. Abb. 10.12.). Aber auch völlige Abrisse kommen vor, bei welchen die Hinterfüße baumelnd an den Sehnen hängen. Der Diaphysenstumpf der Tibia liegt medial des Sprunggelenkes, unmittelbar unter der gequetschten oder perforierten Haut. Andere typische Epiphysenläsionen sind im Bereiche der Femurkopfkalotte und des distalen Unterarmes lokalisiert. **Epiphysenlockerungen** ohne starke Verschiebung der Fragmente können durch lokalen Schmerz und/oder Schwellung an den betreffenden Stellen vermutet werden (s. Abb. 10.17.).

Gelenkferne Frakturen und Schaftfrakturen: Bei Beckenbrüchen und (Sub-)**Luxatio sacroiliaca** in Kombination mit Zerreißungen der Symphysis pelvis sind die Darmbeinflügel und/oder die Sitzbeinhöcker auf verschiedener Höhe zu palpieren (Diagonalverschiebung; Abb. 10.19.).

Knochenbrüche im Schaftbereich der langen Röhrenknochen sind an Schwellung und/oder Hämatom, Achsenknickung und Stufenbildung der Knochenkontur sowie abnormer Beweglichkeit und Krepitation im Frakturbereich zu erkennen. Die Untersuchung löst zumeist Schmerzen aus, so daß infolge der Abwehr zu Gunsten weiterer Untersuchbarkeit auf die vollständige Erhebung aller Symptome fallweise verzichtet werden muß.

Bei einfachen **Quer- oder Schrägfrakturen** oder **Spiralfrakturen**, bei welchen sich die Frakturenden kaum verschoben haben oder ineinander verspießt sind, so daß die Fragmente und ihr empfindliches Periost aneinander reiben, ist die Schmerzhaftigkeit größer als bei **Trümmerfrakturen**, bei welchen die Hauptfragmente keinen Kontakt haben und die Splitter rundum von Muskelgewebe und Blutkoagula eingehüllt sind. In solchen Fällen ist auch kaum Krepitation festzustellen (Abb. 10.20.).

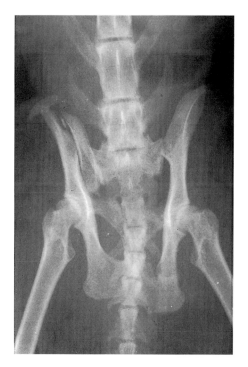

Abb. 10.19. Multiple Beckenfraktur – ventrodorsale Aufnahme: Schrägfraktur der rechten Darmbeinsäule, Zerreißung der Symphyse und des linken Iliosakralgelenkes; Verschiebung der linken Beckenhälfte nach kranial ohne Einengung der Beckenhöhle (3jähriger Perserkater, kastriert; vermutlich Autounfall; konservative Abheilung ohne Lahmheit).

Die **Ruptur der Ligg. tarsi plantaria** erkennt man an der Achsenknickung zwischen Calcaneus und Metatarsus, wobei die Winkelspitze nach plantar zeigt. Der Fersenbeinhöcker kippt nach proximal, und die Achillessehne wird nicht angespannt, wenn man das Tarsalgelenk beugt.
Luxationen im Tarsalgelenk (Lux. tarsotibiale, Lux. intertarsale, Lux. metatarsale) können in lateraler oder kaudaler Richtung erfolgen, sie sind einer distalen Tibia/Fibula-Fraktur bzw. Epiphysiorhexis klinisch sehr ähnlich (s. Abb. 10.12.). Fast immer ist der Tarsus nach

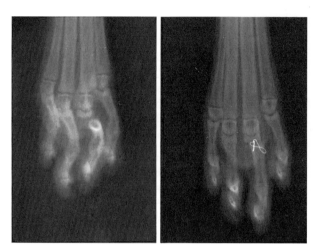

Abb. 10.23. Zerreißung der proximalen Epiphysenfuge der Phalanx prox. dig. IV der linken Hinterpfote bei einem 6 Monate alten Jungtier; beim Sprung auf gitterförmige Heizkörperabdeckung. Röntgenaufnahme im dorsoplantaren Strahlengang: a – präoperativ, b – Versorgung durch Drahtnaht (monofil USP 4/0).

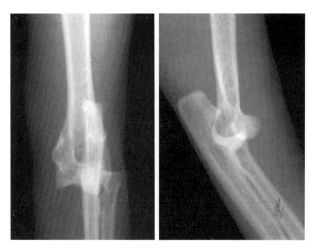

Abb. 10.24. Luxatio cubiti (s. antebrachii lat.) sin. Röntgenaufnahme im a – kraniokaudalen, b – mediolateralen Strahlengang (Europäisch Kurzhaar, weiblich, kastriert, 5 Jahre; in der Wohnung verletzt, Ursache unbekannt).

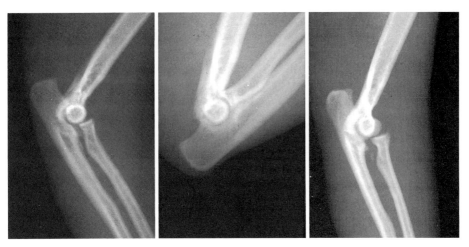

Abb. 10.25. Anderer Fall von Luxatio cubiti sin. in Kombination mit Subluxatio radioulnaris prox., welche erst bei der Röntgenkontrolle nach erfolgter Reposition entdeckt wurde: „gehaltene" Röntgenaufnahmen im seitlichen Strahlengang: a – Normalstellung, b – maximale Beugung, c – maximale Streckung = Provokationshaltung (s. Abb. 10.79.).

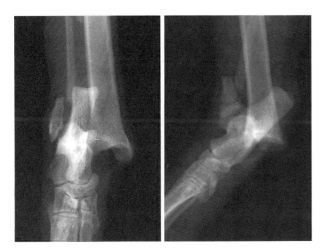

Abb. 10.26. Frakturluxation des Tarsokruralgelenkes rechts (Luxatio tibiotalaris und Stückfraktur der Fibula); 5jähriger kastrierter Hauskater; Absturz in den Lichtschacht aus 7 m Höhe. a – Dorsoplantare, b – seitliche Röntgenaufnahme.

kaudal luxiert, es besteht Beugehemmung des schmerzhaft verdickten Sprunggelenks. Eine reine Luxation ist selten zu beobachten. Wesentlich häufiger ist die Kombination mit Abrißfrakturen der Knöchel (Frakturluxation; Abb. 10.26.).

Luxation im Kniegelenk (Luxatio cruris) ist eine seltene Verletzung. Nur bei Ruptur eines oder beider der Ligg. collateralia, des Lig. cruciatum craniale oder beider Ligg. cruciata kommt diese Luxation zustande. Klinisch ist sie durch eine mehrseitige Verschieblichkeit des Femurs und der Tibia zueinander sowie Rotationsinstabilität in beiden Richtungen zu erkennen. Das Gelenk läßt sich am relaxierten Tier zumeist leicht reponieren, reluxiert aber gleich wieder (Abb. 10.27.).

Die traumatische **Ruptur des Lig. cruciatum craniale** des Kniegelenkes läßt sich am besten bei mittlerer Beugehaltung erkennen: Das proximale Ende der Tibia läßt sich gegen die Femur-kondylen nach kranial subluxieren. Normalerweise bilden die kraniale Kontur des Ober- und Unterschenkels mit Patella und Tuberositas tibiae als Eckpunkte bei mittlerer Beugehaltung ein gleichschenkeliges Trapez, dessen Basis parallel zu der Verbindungslinie Hüft-/Sprung-gelenk liegt, während die dazu parallel liegende kurze Seite des Trapezes vom Lig. rectum patellae begrenzt wird. Bei der Auslösung des sog. „Schubladenphänomens" gelingt es, die Tibia so weit nach kranial zu schieben, daß der stumpfe Winkel bei der Patella deutlich größer als jener bei der Tuberositas tibiae wird (Abb. 10.28.).

Die **Patellaluxation** hat bei der Katze – wie auch beim Hund – selten eine rein traumatische Genese. Zumeist liegt eine Disposition vor. Die Kniescheibe läßt sich bei entspanntem Quadrizeps mit Zeigefinger und Daumen aus der Trochlea femoris über den medialen oder lateralen Rollkamm herausdrücken und meistens auch leicht wieder zurücklagern. Bei der nicht-traumatischen habituellen Patellaluxation ist diese Manipulation zumeist schmerzfrei – es sei denn, daß durch Knorpelabrieb eine Arthrosis deformans entstanden ist oder daß es infolge eines Bagatelltraumas zu einem akuten Arthritisschub gekommen ist.

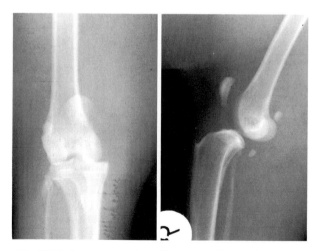

Abb. 10.27. Luxatio cruris dext. (Ruptur des Lig. cruciatum craniale, der Lig. collateralia und der Lig. femorapatellaria); 7 Jahre alter kastrierter Hauskater; Sturz vom Baum. Röntgenaufnahmen a – im kraniokaudalen, b – im mediolateralen Strahlengang (Op.-Versorgung vgl. Abb. 10.74. und Abb. 10.75b.).

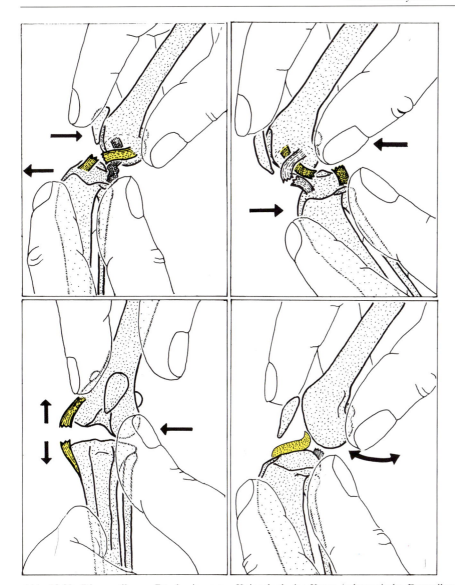

Abb. 10.28. Diagnostik von Bänderrissen am Kniegelenk der Katze (schematische Darstellung nach MATIS und KÖSTLIN, 1978). a – Vorderes Schubladenphänomen bei Ruptur des Lig. cruciatum cran. (Beugungswinkel ca. 150°), b – hinteres Schubladenphänomen bei Ruptur des Lig. cruciatum caud. (Beugungswinkel ca. 110°), c – seitlich aufklappbarer Gelenkspalt bei Ruptur eines Seitenbandes (in Streckstellung), d – klinischer Nachweis eines lädierten Meniskus bei Kreuzbandruptur – Schnappen bei Zurückgleiten aus der vorderen Schubladenstellung beim Durchgleiten des umgeschlagenen Meniskus.

Femurluxationen stellt man fest, indem man die typische Lage des palpierbaren *Trochanter major* in bezug auf die *Crista iliaca* und das *Tuber ischiadicum* kontrolliert. Der Trochanter major, der normalerweise ventrokaudal des Halbierungspunktes der Verbindungslinie Crista iliaca – Tuber ischiadicum liegt, lagert sich bei der am häufigsten beobachteten **Luxatio femoris supraglenoidalis** dorsokranial dieses Bezugspunktes (Abb. 10.29.). Bei Streckung ist die Extremität der luxierten Seite deutlich kürzer. Bei Rotation um die Längsachse des Femurs kann der Trochanter major mit zwei Fingerkuppen fixiert werden, während der luxierte Femurkopf mit typischem Schnappen oder Schaben über die Darmbeinsäule gleitet.

Beim Gehen wird das Bein in frischen Fällen nicht belastet und das Knie auswärts bzw. der Fersenhöcker einwärts getragen.

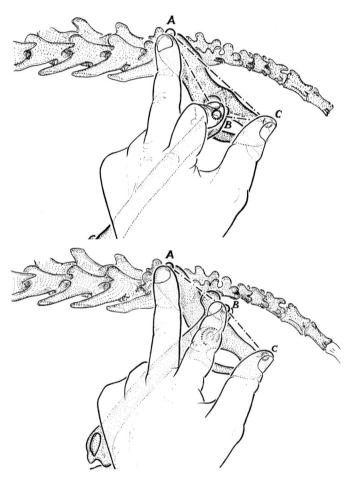

Abb. 10.29. Palpationsbefund bei Luxatio femoris supraglenoidalis (schematische Darstellung): a – normale Position der tastbaren Knochenpunkte, b – sog. „Trochanterhochstand". A – Crista iliaca, B – Trochanter major, C – Tuber ischiadicum.

Die **Luxatio femoris infraglenoidalis** und **L. f. obturatoria** sind äußerst seltene Luxationsformen, die nur nach umfangreichen Muskelzerreißungen (M.m. glutaei und kleine Beckengesellschaft) entstehen können. Der Oberschenkel ist unter dem Beckenboden oder von unten im Foramen obturatum retiniert und in Abduktionshaltung fixiert.

Die (Sub-)**Luxatio sacroiliaca** entsteht durch Zerreißung der Beckenkreuzbeinbänder. Einseitig kommt sie häufig in Kombination mit multiplen Beckenfrakturen vor (s. Abb. 10.19.). Auf die charakteristische Asymmetrie des Beckens in diesen Fällen wurde bereits hingewiesen. Bei beidseitiger Luxation des Beckenkreuzbeingelenkes ist die Symmetrie des Beckens erhalten. Die Tiere können sich vor Schmerzen kaum auf den Beinen halten. Es besteht eine druckschmerzhafte Schwellung zwischen den Darmbeinflügeln (Abb. 10.30.).

Luxationen im Karpalgelenk entstehen durch multiple Zerreißung der kurzen intraartikulären Bänder zwischen den Karpalknöchelchen sowie der Kollateralbänder und der Gelenkskapsel. Durch Zerrüttung der Gelenkreihen kommt es zur Knickung der Extremitätenachse nach lateral, zur Möglichkeit passiver Überstreckung und zur Beugehemmung. Bei Luxation des *Os carpi intermedioradiale* nach palmar ist dorsal an seiner Stelle eine Grube zu tasten (Abb. 10.31.).

Die Ruptur der palmaren Bänder des Karpalgelenkes, die zumeist mit Läsionen der kurzen Karpalbänder sowie mit Luxation bzw. Subluxation von Vorderfußwurzelknochen kombiniert ist, zeigt sich durch Überstreckung des Karpalgelenkes bei Belastung (sog. „Durchtrittigkeit"; Abb. 10.32.).

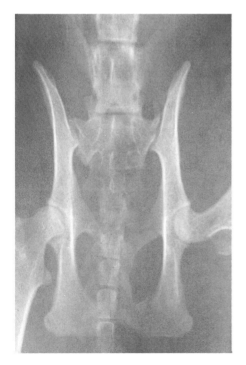

Abb. 10.30. Subluxatio sacroiliaca bilateralis – Verschiebung des Beckens um die halbe Breite des Iliosakralgelenkes nach kranial (gleicher Patient wie in Abb. 10.20. und Abb. 10.70.) – konservative Heilung durch Ruhigstellung.

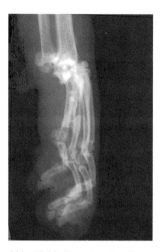

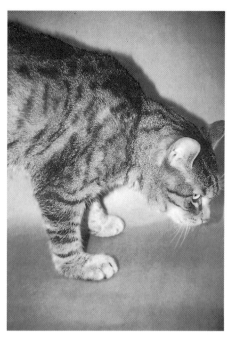

Abb. 10.31. Luxation des Os carpi intermedioradiale des rechten Karpalgelenkes nach palmar (andere Seite ähnlicher Befund; Polytrauma nach Absturz bei Fassadenkletterei; 4. Stockwerk, Altbau; 7jähriger kastrierter Kater; s. auch Abb. 10.32., 10.71. und Abb. 10.78.).

Abb. 10.32. „Durchtrittigkeit" nach Luxation und multipler Bänderläsion im rechten Karpalgelenk nach Rekonstruktion und Verbandbehandlung (gleicher Fall wie Abb. 10.31., 10.71. und 10.78.).

Bei der **Luxatio antebrachii** sind die beiden Kollateralbänder zerrissen. Radius und Ulna sind im typischen Fall nach lateral verlagert, so daß das distale Ende des Humerus medial unter der Haut zu tasten ist. Der Unterarm wird in leichter Supinationsstellung gehalten und pendelt. Krepitation fehlt. Liegt bereits eine erhebliche Schwellung vor, so ist klinisch eine exakte Unterscheidung von den verschiedenen *intraartikulären* und *gelenknahen* Frakturen des Ellbogengelenkes nicht sicher möglich (s. Abb. 10.18. und 10.24.).

Luxationen und Frakturluxationen im Bereich des Schultergelenkes sind daran zu erkennen, daß die Lage des sonst gut tastbaren Tuberculum majus in bezug auf das Acromion (bzw. den palpatorisch markanten Processus suprahamatus) nach medial verlagert ist.

● *Untersuchung von Muskeln und Sehnen*

Sehnendurchtrennungen entstehen i. d. R. durch scharfe Gewalteinwirkung und müssen bei tiefer reichenden, quer verlaufenden Schnittwunden an den Extremitäten vermutet werden.

Der klinische Nachweis gelingt anhand des entsprechenden Funktionsausfalls sowie bei palpierbaren Sehnensträngen durch den Nachweis der Kontinuitätsunterbrechung.

Läsionen der Achillessehne treten in Form einer Abrißfraktur im Bereiche des Tuber calcanei, aber auch im sehnigen Anteil infolge scharfkantiger Traumen auf; auch ein Ausriß des Sehnenspiegels aus der Muskulatur ist möglich: Die Hinterextremität wird dann plantigrad aufgesetzt, so daß das Fersenbein den Boden berührt. Das Kniegelenk wird kompensatorisch gestreckt (sog. „Bärenfüßigkeit"; Abb. 10.33.).

● *Ausschluß von Nervenläsionen*

Die **neurologische Untersuchung** erfolgt zum Abschluß der klinischen Untersuchung. Nach Überprüfung der zerebralen Funktion (Bewußtsein, Orientierungssinn, Reaktionsvermögen) und der Funktion der Kopfnerven (Augenreflexe, Gleichgewichtssinn usw.) werden die spinalen Reflexe geprüft (Panniculusreflex, Zehenkneifreflex, Patellareflex, Analreflex, um nur die wichtigsten zu nennen). Dies ist deshalb wichtig, da nach schweren Unfällen und bei ausgedehnten Knochenläsionen auch Verletzungen des Rückenmarks und der peripheren Nerven vorkommen können. Bei einer gebrochenen Extremität ist die motorische Funktion so gestört, daß eine zusätzliche *Lähmung* nicht unbedingt gleich auffallen muß. Die Prüfung der Reflexe sowie der *Schmerzempfindung* ist hier ein einfacher Weg, um die Unversehrtheit der Nerven sowie des Rückenmarks nachzuweisen.

Läsionen peripherer Nerven kommen bei der Katze sehr selten vor. Bestimmte Nervenläsionen sind bei speziellen Frakturformen auszuschließen:

– **Fraktur des Collum scapulae** – Läsion des N. suprascapularis.

– Massiver Anprall im Bereiche der Schulter, evtl. Schulterblatt oder Schultergelenkfraktur
  – Abriß der Ursprungswurzeln (Fila radicularia) von Nerven des **Plexus brachialis**. Dies

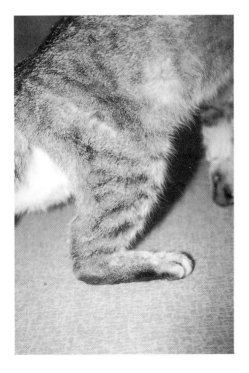

Abb. 10.33. „Bärenfüßigkeit" bei Läsion der Achillessehne: Überstreckung des Kniegelenkes und Belastung der Ferse nach unbehandelter Stichverletzung durch zerbrochene Fensterscheibe.

kann total oder partiell geschehen. Es wird die Extremität überkötend nachgezogen, so daß eine der isolierten Radialislähmung ähnliche Symptomatik entsteht. Die Prüfung der Schmerzempfindung an den Zehen (N.-medianus-/ und N.-ulnaris-Gebiet) durch Kneifen mit einer Kornzange erlaubt die Differenzierung.

- **Humerusfraktur** im distalen Drittel – Läsion des N. radialis.
- **Beckenfrakturen** im Bereiche des Darmbeines und des Acetabulums – Läsion des N. ischiadicus.
- Bei **Frakturluxationen** der Wirbelsäule kommt es zur Querschnittlähmung (Paraparese, Paraplegie) kaudal der Läsion. Nur in Fällen, bei denen einwandfreie Schmerzempfindung kaudal der Wirbelsäulenverletzung nachgewiesen werden kann, besteht eine realistische Chance auf Besserung oder Heilung.
- **Kreuzbeinfraktur** – Läsion der Nervenwurzeln des N. pudendus und der Schwanznerven. Die neurologischen Ausfallserscheinungen können auch allmählich durch Kallusbildung verstärkt werden. Bei offen stehendem After und verlorengegangenem Analreflex ist die Prognose ungünstig.
- **Luxatio sacrococcygea** zieht zumeist eine Schweiflähmung infolge einer Zerrung der im Wirbelkanal laufenden Schwanznerven nach sich, welche reversibel sein kann (Sensibilität!).

● **Röntgenuntersuchung**

Durch die klinische Untersuchung allein ist die sichere Diagnose – besonders bezüglich therapeutisch und prognostisch bedeutsamer Einzelheiten – nicht möglich. Die Spezialdiagnose wird erst durch die ergänzende Röntgenuntersuchung gesichert. Immerhin wird es bei exakter klinischer Untersuchung möglich sein, zu einer Rahmen- oder Verdachtsdiagnose zu gelangen, welche die Indikation für das weitere diagnostische oder therapeutische Vorgehen ermöglicht. Die Durchführung oder Veranlassung exakter **Röntgendiagnostik** ist bei Knochenbrüchen **obligatorisch!** Dies ist deshalb hervorzuheben, weil eine Katze mit einer Gelenkfraktur schon nach wenigen Tagen die Gliedmaße zu belasten beginnt, auch wenn Inkongruenz im Gelenkbereich vorliegt. Dadurch wird anfänglich ein günstiger Heilungsverlauf vorgetäuscht, doch erreicht das Gelenk seine volle Funktion nicht mehr, und es entsteht ein bleibender Schaden (Arthropathia deformans).

Besteht in der Praxis z. B. nicht die Möglichkeit, Gelenkfrakturen selbst adäquat zu versorgen, so wird man sich mit jenen Röntgenaufnahmen begnügen, welche man am nicht sedierten Tier machen kann, wobei naturgemäß nicht alle Forderungen bezüglich exakter Lagerung erfüllt werden können (vgl. Band 1, Kap. 7.2.2.). Häufig muß auf die zweite Aufnahmerichtung verzichtet werden. In diesem Zusammenhang sei darauf hingewiesen, daß bei seitlichem Strahlengang besonders leicht Subluxationen des Tarsokruralgelenkes und des Ellbogengelenkes sowie Sagittalfrakturen im Bereiche des Condylus humeri oder der Femurkondylen übersehen bzw. fehlgedeutet werden können. Es ist daher unbedingt erforderlich, daß vor der Operation nach Einleitung der Narkose ergänzend exakt gelagerte Röntgenaufnahmen angefertigt werden (Abb. 10.34.).

Andererseits kann die Röntgenuntersuchung die klinische Untersuchung nur ergänzen, nicht aber ersetzen. Besonders Läsionen von Weichteilen (Muskeln, Sehnen und Nerven) sind röntgenologisch nicht darstellbar bzw. müssen durch sog. gehaltene Aufnahmen röntgenologisch sichtbar gemacht werden (s. Abb. 10.25.).

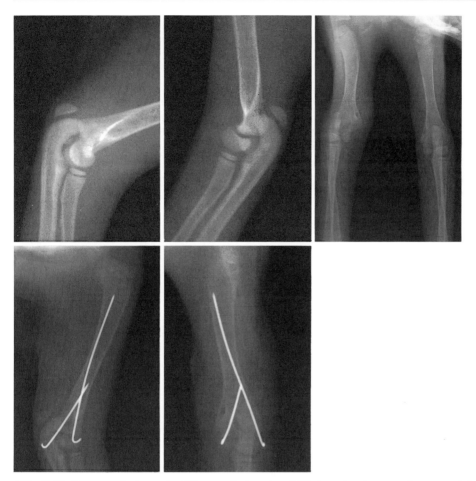

Abb. 10.34. Röntgenaufnahmen des Ellbogengelenkes eines 7 Wochen alten Katzenwelpen: a – seitliche Aufnahme links: das Fehlen der distalen Epiphysenfuge des Humerus könnte ohne b – Vergleich mit der rechten Seite leicht übersehen werden. c – Die vergleichende Aufnahme im kraniokaudalen Strahlengang demaskiert die Fugenzerreißung der distalen Humerusepiphyse mit Verschiebung des Condylus humeri nach lateral. d, e – Operative Versorgung mit 0,6 mm starken Kirschner-Drähten (Kombination von Rush-Nagelung und Kreuzspickung – der mediale Spickdraht wurde durch die laterale Kompakta nicht durchbohrt, um das Epiphysenwachstum nicht zu bremsen). Beachte: Die distale Epiphysenfuge des Humerus ist in der seitlichen Aufnahme post op. wieder sichtbar.

10.2.2.3. Prognose und Indikationsstellung

Bei Läsionen des Stütz- und Bewegungsapparates der Katze bestehen generell günstige Voraussetzungen für gute Heilungsresultate. Die Komplikationsgefahr ist gering. Folgende Verhaltenseigenheiten begünstigen den Behandlungserfolg:
– Verletzte bzw. operierte Katzen bewegen sich sehr geschickt, so daß der lädierte Bereich optimal geschont wird. Selbst bei Verletzung mehrerer Extremitäten kommen sie gut zurecht.

Ihr geringes Körpergewicht vermindert die Gefahr zusätzlicher Beschädigung von Gelenkknorpel durch Knochenspitzen sowie, daß die Haut perforiert wird. Ein gebrochenes Bein
wird geschickt unter den Körper gelagert, so daß ein Schutz- oder Stützverband in vielen
Fällen unnötig ist, ja, gar eine Behinderung des Tieres darstellt.
– Es besteht eine hervorragende Heilungsbereitschaft der Knochen. Die Knochensubstanz ist
sehr hart und widerstandsfähig, so daß Implantate auch in kleinen Fragmenten fest verankert
werden können.
– Die Infektionsgefahr von Knochen und Gelenken bei offenen Frakturen und Gelenkwun-
den ist nicht besonders groß. Wenn die Hautwunde gesäubert, antibiotisch versorgt und
vernäht bzw. durch einen antiseptischen Verband bedeckt wird, kann man – unter parenteraler Antibiotikatherapie – getrost mit der definitiven Versorgung warten, bis der Patient außer
Lebensgefahr ist.
– Humerus, Femur und Tibia weisen gerade Längsachsen auf und sind weniger geschwungen
und tailliert als bei den meisten Hunderassen. Sie eignen sich vorzüglich für **Marknagelung**
und **Verplattung**. Die schwächere Bemuskelung begünstigt aber auch den Einsatz der
extrakutanen Schienung.
– Die zarten, zumeist transparenten Muskeln und Faszien ermöglichen leichte Orientierung
bei der Weichteilpräparation, auch wenn die anatomische Situation als Folge des Traumas
stark verändert ist.
Erschwerend ist das individuelle, eigenwillige Verhalten dieser Spezies, welche die Freiheits-
beraubung durch Käfighaltung häufig nicht toleriert: Ruhigstellung durch Hospitalisierung
wird manchmal durch Inappetenz und Störungen des Allgemeinbefindens unmöglich gemacht. Auch hoch hinaufreichende Stützverbände der Extremitäten führen oft zu depressi-
vem Verhalten, da die gestreckt fixierte Extremität sogar bei der Ruheposition für das Tier
eine erhebliche Behinderung darstellt. Auch Halskrausen zum Schutz der Op.-Wunden
werden nicht von allen Tieren toleriert. Ziel der Behandlung sollte die möglichst rasche
Remobilisation sein, um der Katze Heilung in den gewohnten Räumen und unter der Obhut
der Bezugsperson zu ermöglichen. Diesem Ziel sollte das Hauptaugenmerk bei der Wahl der
Behandlungsmethode geschenkt werden.
Die Indikationsstellung für die verschiedenen Behandlungsprinzipien hat PRIEUR (1976)
zusammenfassend dargestellt. Die von uns erprobten und empfohlenen Indikationen der
Knochenbruchbehandlung finden in Tab. 10.3 Aufstellung.

10.2.2.4. Konservative Behandlung

● **Käfigruhe, Zimmerruhe**
Mittlere **Humerus- und Femurschaftfrakturen**, die meisten Formen der **Beckenfraktur** sowie
Frakturen des Schulterblattkörpers haben durch Ruhigstellung des Tieres eine gute Chance
zu funktioneller *Spontanheilung*. Durch die allseits umgebenden Muskeln werden die Fragmente in der richtigen Lage zueinander gelagert, bis alsbaldige Kallusbildung die Heilung
einleitet. Auch die Schmerzen schwinden in wenigen Tagen. Zumeist entsteht eine erhebliche, *bleibende Deformation* oder Verkürzung der genannten Knochen durch Zusammensak-
ken der Trümmerzone infolge des Muskeltonus oder dadurch, daß sich die Fragmentenden
überlappend parallel aneinanderlegen. Die Verformung des Knochens spielt – bei solider
Überbrückung – funktionell keine Rolle, wenn sie in ausreichender Entfernung von den
Gelenken zu keiner Behinderung führt. Durch den ausgewogenen Muskelzug werden die
Fragmente so zueinander austariert, daß die Hauptachsen von Schulter- und Ellbogengelenk

Tabelle 10.3. Indikation der Knochenbruchbehandlung bei der Katze

+++ obligatorisch
　++ bevorzugt
　　+ brauchbar
　(+) ausnahmsweise
　[+] Kombination

	Käfigruhe	Stützverband	Markraumspickung	Marknagelung	Rush-Nagelung	Extrakutane Schienung	Spickung, Kreuzspickung	Zuggurtung mit Spickung	Direktverschraubung	Platte, Miniplättchen	Drahtnaht, Cerclage	Amputation
Oberkiefer – Zahnfach											++	
Unterkieferkörper		+[3])				++	+			++	+	
Unterkiefersymphyse								++				++
Schulterblattkörper	+									++	+	
Schulterblatthals							++			++	+	
Humeruskopf							++					
Humerusschaft	+			++		(+)				++		
Suprakondyläre Humerusfraktur					++					++		
Humeruskondylus med./lat.							[+]		[+++]			
Y- oder T-Fraktur/Humerus					[++]				[+++]	[++]		
Olekranon								+++		+++		
Radius-Ulna-Diaphyse		+	+			++				++		
Radius-Ulna-dist. ¼			+				+			++		
Becken multipel	++						+		+	+	+	+[4])
Acetabulum – ohne Verlagerung	+									++		
– mit Verlagerung							+	++		++		(+)[1])
Femurhals							++		++			(+)[1])
Trochanter major								+++	(+)		(+)	
Femurschaft – Mitte	+			++		(+)				++		
Femur-prox. oder dist. 1/4				++						++		
Suprakondyläre Femurfraktur				+	++		+					
Y- oder T-Fraktur/Femur				+	[++]		+		[+++]			
Tuberositas tibiae								+++				
Tibiaplateau							++					
Tibiaschaft (mit Fibula)		+				++				++		
Malleolus med./lat.							+	++				
Calcaneus								+++		+++		
Talus							+		++			
Mc./Mt. Einzelfraktur		++	+		+					+		
Mc./Mt. Serienfraktur		+			+					++		
Phalangen		++									+	(+)
(Fraktur) – Luxation Karpus										++[2])		
(Fraktur) – Luxation Tarsus						++[5])						

[1]) Resektion des Femurkopfes, bei schlechtem Heilungsresultat
[2]) Arthrodese des Karpalgelenks
[3]) Halfterförmige Schlinge aus Heftpflaster
[4]) Partielle Hemipelvektomie – bei schlechtem kons. Heilungsresultat
[5]) Temporäre Ruhigstellung nach Bandersatz bzw. -naht

bzw. von Hüft- und Kniegelenk weitgehend parallel zueinander eingestellt werden. Schulter- bzw. Hüftgelenk können als mehrachsige Gelenke eine geringgradige Knickung der Knochenachse ausgleichen. Ebenso werden *Verkürzungen* bis zu einem gewissen Grad (15–20 mm) ohne Funktionseinbuße ausgeglichen. Dies gelingt durch Öffnung der Gelenkwinkel von Hüft-, Knie- und Sprunggelenk an der Hinterextremität und von Schulter- und Ellbogengelenk sowie durch „Tieferstellen" des Schulterblattes an der Vorderextremität.

Permanente Verlagerung der Bruchstücke in großer Distanz und/oder Winkelung zueinander entsteht durch eine *Interposition* von Muskeln und Faszien infolge von Einspießung der Fragmentenden in die Weichteile. In diesem Fall besteht auch bei Humerus und Femur die Gefahr, daß sich eine **Pseudoarthrose** ausbildet, oder daß die Frakturheilung verzögert und in Fehlstellung erfolgt (Abb. 10.35.) Bei Frakturen im proximalen oder distalen Schaftviertel ist zu beobachten, daß sich das beschriebene Gleichgewicht auf Grund des Muskeltonus nicht einstellt: Das kürzere Fragment erlangt durch Rotation eine intolerable Abweichung von der Knochenachse. In solchen Fällen sollte keine konservative Behandlung versucht werden (Abb. 10.36. und 10.37.).

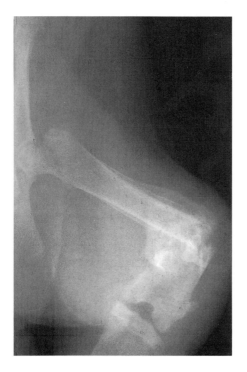

Abb. 10.35. In Fehlstellung abgeheilte Femurfraktur links nach unzweckmäßiger Verbandbehandlung: Fixierung der Extremität an den Körper – Europäisch Kurzhaar, Kater, 8 Monate (gleicher Fall wie in Abb. 10.55.).

Hingegen ist hervorzuheben, daß besonders die **Splitterbrüche** im Bereiche der *mittleren zwei Diaphysenviertel* hervorragende konservative Heilungschancen besitzen. Da die Osteosynthese bei dieser Frakturform aufwendig, technisch schwierig und somit die Komplikationsgefahr relativ hoch ist (Instabilität, Sequestration), bildet die Ruhigstellung eine Alternative mit realistischen Chancen. Auf die Schwierigkeiten bezüglich des Verhaltens der Katzenpatienten bei der Durchführung strikter Käfigruhe wurde schon hingewiesen. Andererseits halten Katzen ja ohnehin lange Ruhepausen ein, wenn sie nicht beunruhigt werden. Es genügt also in der Regel, wenn den Besitzern aufgetragen wird, konsequent auf Zimmerruhe zu achten. Spielende Kleinkinder, andere Katzen oder Hunde desselben Haushaltes sollten möglichst ferngehalten werden, da dadurch vermehrter Bewegungsanreiz für das erkrankte Tier entsteht. Besonders wenn der Frakturbereich nicht mehr schmerzt, ist es schwierig, die Tiere entsprechend ruhigzustellen, um die Verfestigung des Kallus zu fördern.

Bei der **multiplen Beckenfraktur** ist die konservative Behandlung bezüglich der Heilungsdauer sowie bezüglich des funktionellen Resultates zumeist ebenbürtig (s. Abb. 10.19.). Selbst in das Acetabulum reichende Frakturen ohne Stufenbildung oder Dislokation des Femurkopfes können erfolgreich so behandelt werden (Abb. 10.38.). Operative Rekonstruktion des Beckens ohne Stufenbildung in der zersplitterten Pfanne ist technisch schwierig und nicht immer möglich. Gelingt die anatomische Rekonstruktion nicht perfekt, so ist das

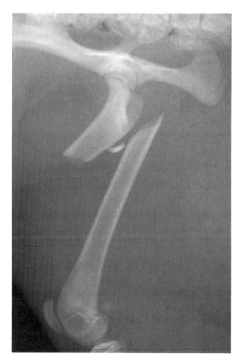 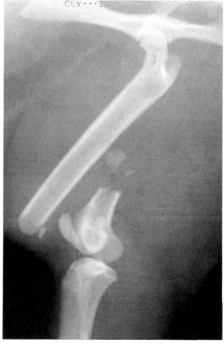

Abb. 10.36. und 10.37. Indikationen zur Osteosynthese: Schaftfrakturen der äußeren Diaphysenviertel. Abb. 10.36. – proximale Schrägfraktur des Fermurschaftes mit Absplitterung (s. Abb. 10.54.). Abb. 10.37. – Querfraktur im distalen Viertel der Fermurdialyse mit Absplitterung.

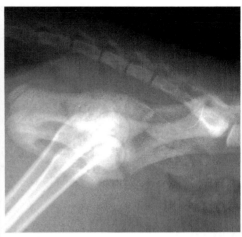

Abb. 10.38 b

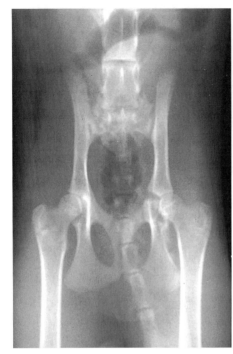

Abb. 10.38 a

Abb. 10.38. Indikation zur konservativen Behandlung, obwohl das Hüftgelenk betroffen ist: Fraktur des linken Acetabulums ohne starke Verlagerung oder Inkongruenz; 9 Monate altes Jungtier. a – Ventrodorsale Aufnahme, b – seitliche Aufnahme im dextrosinistralen Strahlengang.

Resultat eher ungünstiger als bei konservativer Heilung. Es sollten also nur sicher rekonstruierbare Frakturformen operiert werden. Eine weitere chirurgische Indikation besteht bei zu starker Einengung des Beckens bei weiblichen Zuchttieren (Geburtshindernis) oder wenn befürchtet werden muß, daß dadurch Obstipationen des Enddarmes ausgelöst werden (Abb. 10.39. und 10.40.).

Auch die **(Sub-)Luxatio sacroiliaca** kann spontan abheilen, so daß selbst bei beidseitigen Läsionen die Tiere zumeist schon nach zehn Tagen ohne Unterstützung gehen können.

Die tierärztliche Betreuung bei Läsionen im Beckenbereich besteht in der Kontrolle und Unterstützung ausreichenden Harnabsatzes (Blasenmassage, Katheter) und Kotabsatzes (Paraffinöl p.o., Mikroklistier).

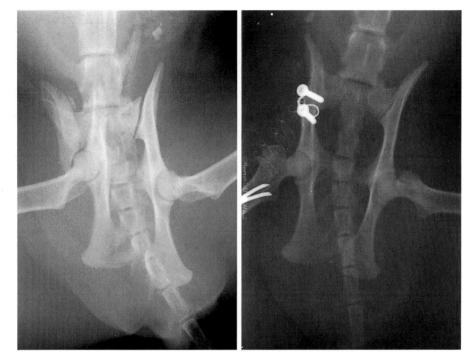

Abb. 10.39. a – Indikation zur operativen Rekonstruktion, obwohl *kein* Gelenk betroffen ist: Schrägfraktur der rechten Darmbeinsäule und Symphysenzerreißung mit starker Einengung der Beckenhöhle.
b – Nach operativer Rekonstruktion mittels Drahtcerclage und Direktverschraubung der Darmbeinsäule
– die Symphyse kann unversorgt bleiben.

Bei **Trümmerfrakturen des Acetabulums** ist mit *keiner Methode* die Entwicklung einer
schweren deformierenden Coxarthrose sicher zu verhindern. Bei der Prognosestellung sollte
für diesen Fall die prognostisch günstige Möglichkeit der Femurkopf-Hals-Resektion erwähnt
werden. Bei Behinderung des Kotabsatzes infolge zu starker Einengung fehlerhaft abgeheil-
ter Becken kann durch **partielle Hemipelvektomie** (KÁSA und KÁSA, 1986) Abhilfe geschaffen
werden.

● **Stützverband**
Auf mögliche Verhaltensstörungen bei starker Einschränkung der Bewegungsfreiheit durch
Verbände wurde bereits hingewiesen. Zur Ruhigstellung von **Skapula- und Humerusfraktu-
ren** müßte der Körper in einen sog. *„Sattelverband"* einbezogen werden. Bei zusätzlichen
Verletzungen des Thorax ist solch ein Verband wegen der Behinderung der Atemfunktion
kontraindiziert. Lediglich bei den sehr schmerzhaften Verletzungen des Schulterblattes kann
ein leichter Sattelverband die ersten Tage zur Schmerzlinderung durch Immobilisation
nützlich sein und verhindern, daß das Frakturhämatom zwischen Thoraxwand und Schulterblatt zu mächtig wird. Er kommt also nur in Ausnahmefällen zum Einsatz, und sein Nutzen ist
in jedem Einzelfall kritisch zu kontrollieren.

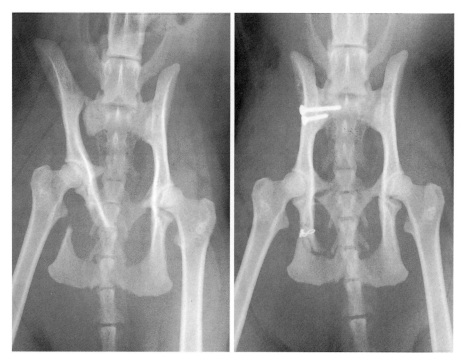

Abb. 10.40. a – Multiple Beckenfraktur mit Luxatio sacroiliaca dextra und erheblicher Einengung des Beckens bei einem 5 Jahre alten, kastrierten Hauskater. b – Wiederherstellung der Symmetrie des Beckengürtels durch Verschraubung des Beckenkreuzbeingelenkes sowie Hemicerclage im Bereich der Schrägfraktur des Os ischii. Röntgenaufnahmen im ventrodorsalen Strahlengang.

Schaftfrakturen der langen Röhrenknochen distal des Ellbogen- bzw. Kniegelenkes eignen sich zur Behandlung durch einen **gepolsterten, versteiften Verband**: Er kommt für die Behandlung von Unterarm- und Unterschenkelbrüchen sowie von Frakturen der Mittelhand- bzw. Mittelfußknochen und der Zehen in Betracht. Grundsätzlich sollten die beiden angrenzenden Gelenke – weitgehend – ruhiggestellt werden; eine Forderung, die sich für das Ellbogen- und Kniegelenk wegen der konischen Bemuskelung nur bedingt erfüllen läßt. Die **Verbandpolsterung** besteht am besten aus synthetischer Watte. Sie wird mit hautfreundlichem Pflaster, welches mit der Klebeseite nach außen längsgerollt wird, mit dem Fell verklebt. Wichtig ist, daß die Reposition während des Anlegens des Verbandes erhalten bleibt. Die Verbandwicklungen sollen grundsätzlich im Sinne der *Pronation* angelegt werden, um Fehlrotation des distal der Fraktur liegenden Extremitätenabschnittes, die unter dem Verband unbemerkt bliebe, zu vermeiden. Die Polsterung soll am Oberarm- bzw. Oberschenkel bis zur Achsel- bzw. Kniefalte hochgewickelt werden, ohne daß die Bewegung von Schulter- bzw. Hüftgelenk stark eingeschränkt wird. Dabei können zusätzliche Klebestreifen parallel zur Extremität quer zu den Verbandtouren eingearbeitet werden, um das Zusammensacken des konischen Verbandköchers zu verhindern. Die Polsterung muß stark genug sein, daß der Verband auf den schwachbemuskelten Abschnitten und über subkutanen Knochenpunkten und Sehnen nicht drückt. Mit einer leichten Mullbinde wird sie in eine gleichmäßige

Form modelliert, so daß nirgends eine zirkuläre Einschnürung erfolgen kann. Dabei ist vor allem in der Achsel- und Schenkelbeuge darauf zu achten, daß keine Abschnürung der Hauptgefäße erfolgt. Auch die anderen Gelenkbeugen und die Achillessehne sind Prädilektionsstellen für Abschnürungen, wenn der Verband verrutscht, zusammensackt oder knickt. Bei der Versorgung frischer Frakturen sollte bei der Polsterung berücksichtigt werden, daß die Weichteile noch anschwellen könnten, bei vorhandenen Schwellungen der Umstand, daß nach ihrem Rückgang der Verband locker werden könnte und dann gewechselt werden muß.

Die Versteifung kann mit – den Gelenkwinkeln entsprechend angepaßten – Streifen aus Furnierholz oder Zungenspateln eingearbeitet werden, die man genau passend zuschneidet und mit Klebestreifen zusammenklebt (Abb. 10.41.). Auch verschiedene, leichte und luftdurchlässige Verbandmaterialien, die nach dem Anlegen rasch erhärten, können zum Einsatz kommen (Abb. 10.42.).

Ist der Einsatz von Stützverbänden bei entsprechender Indikation auch durchaus erfolgversprechend, so kann man – im Vergleich zur operativen Versorgung – sicherlich nicht immer

a   b   c

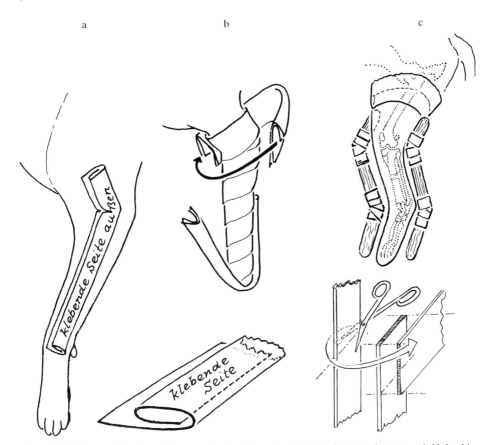

Abb. 10.41. Schematische Darstellung zur Verbandtechnik: Anlegen eines gepolsterten, mit Holzschienen versteiften Verbandes: a – Festkleben der Verbandpolsterung am Fell, b – Wicklung der Kunststoffwatte in Pronationsrichtung, c – Herstellung und Anbringung entsprechend gewinkelter Holzschienen außerhalb der Polsterung (Fixierung mit Mullbinden und Klebestreifen).

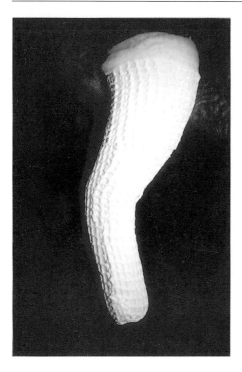

Abb. 10.42. Luftdurchlässiger Stützverband an der rechten Hinterextremität aus thermoplastischem Hexcellite® (Tibiaschaftfraktur).

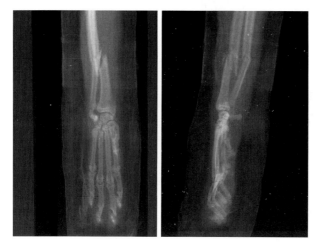

Abb. 10.43. Radius-Ulna-Fraktur rechts am Übergang zum distalen Diaphysendrittel; konservative Behandlung mit Stützverband; Röntgenkontrolle. a – Frontalaufnahme, b – seitliche Aufnahme zur Sicherstellung, daß die Gelenkachsen vom Ellbogen- und Karpalgelenk parallel zueinander stehen!

von einer besonders *einfachen* Behandlung sprechen: Gut sitzende, nicht rutschende Verbände – und nur solche sind nützlich – können oft nur in Narkose angelegt und gewechselt werden. Sie bedürfen sorgfältiger Pflege und Beobachtung durch den Tierbesitzer und einiger tierärztlicher Kontrolluntersuchungen, um Zirkulationsstörungen rechtzeitig zu erkennen. *Komplikationsmöglichkeiten* infolge Verbanddruckes und Verbandverlustes, wiederholt notwendige Narkosen und Alteration des Frakturbereiches bei Verbandverlust liegen ebenso in der *Natur der Methode* wie die negativen Auswirkungen der Behinderung. Im Vergleich zu der technisch einfachen **Extrakutanschienung** kann die Verbandbehandlung auch nicht unbedingt als eine weniger aufwendige und daher preisgünstige Methode angeboten werden (Abb. 10.43.–10.45.).

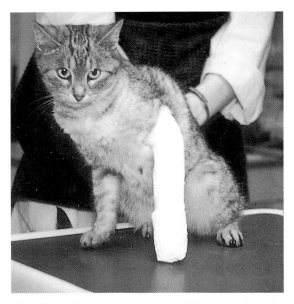

Abb. 10.44. Gepolsterter, geschienter Stützverband zur konservativen Behandlung einer Unterarmfraktur.

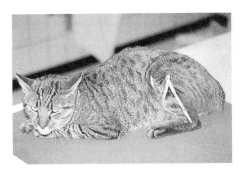

Abb. 10.45. Transkutane Fixation einer Unterschenkelfraktur mit Manufix®-Alu-Schienen: Alle physiologischen Stellungen können nahezu unbehindert eingenommen werden (gleicher Fall wie Abb. 10.69.).

● **Unblutiges Reponieren von Luxationen**

● *Luxatio femoris*

In ausgewählten Fällen ist die gedeckte Reposition einer Hüftluxation erfolgversprechend. Dies ist dann der Fall, wenn im Röntgen keine Absprengung der Femurkopfkalotte feststellbar ist und die Pfannen eine normale Tiefe aufweisen. Weiters soll sichergestellt werden, daß keine Interposition durch eingeklemmte Kapselteile oder – bei älteren Luxationen – durch verquollene Bandreste und Granulationsgewebe in der Pfanne vorliegt: Nach der Reposition soll das Gelenk normale passive Beweglichkeit in alle physiologischen Richtungen aufweisen und keine Luxationsbereitschaft zeigen. Der röntgenologische Gelenkspalt soll, im Vergleich zur anderen Seite, normale Weite aufweisen. Bei umfassenden Zerreißungen der Weichteile (z. B. Luxatio femoris infraglenoidalis) ist der Erfolg unblutiger Reposition in Frage gestellt.

Nearthrose: Gelegentlich kommen funktionstüchtige Nearthrosen nach unbehandelten Hüftluxationen zur Beobachtung (Abb. 10.46.). Obwohl diese Katzen wenig behindert erscheinen, läßt sich bei genauerer Untersuchung häufig eine erhebliche Einschränkung der Abduktions- und Rotationsmöglichkeit des Oberschenkels nachweisen. Unbehandelte Hüftluxationen können aber auch funktionell unzulänglich abheilen: Ständige Fehlstellung (Auswärtsrotation) und teilweise Gelenksperre mit chronischer, zumindest mechanisch bedingter Lahmheit werden beobachtet, so daß zur Wiedererlangung ausreichender Beweglichkeit eine Femurkopfresektion indiziert sein kann (Abb. 10.86.) (s. S. 483).

Repositionstechnik: In Vollnarkose oder Sedierung mit Epiduralanästhesie wird der Oberschenkelkopf zunächst in die Position einer Luxatio femoris supraglenoidalis gebracht. Dann wird zuerst in Supinationshaltung kaudoventral gerichteter Druck auf den Trochanter major ausgeübt, um danach mit dem Oberschenkel eine Pronationsbewegung durchzuführen, bis sein Kopf in der Pfanne einschnappt. Danach erfolgen passive Beuge-Streckbewegungen unter Druck auf den Trochanter major und die Prüfung, ob das Caput femoris sehr locker in der Pfanne sitzt bzw. wie groß die Reluxationstendenz ist. Wird weitgehend stabile Reposition des Oberschenkelkopfes festgestellt, so wird das Bein mit einer Ehmer-Schlinge für 5–7 Tage hochgebunden. Diese Fixierung verhindert die Streckung und Supination des Hüftgelenkes – also jene Bewegungen, durch welche das Herausgleiten des Oberschenkel-

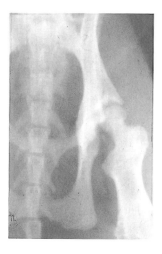

Abb. 10.46. Nearthrose des linken Femurkopfes nach unbehandelter Luxation im linken Hüftgelenk.

kopfes aus der Hüftgelenkpfanne gefördert wird (BRINKER et al., 1983). Das Femur kann aber auch durch andere Halteschlingen aus Heftpflaster in Hüftgelenkbeugestellung am Körper fixiert werden (SCHIMKE, 1975; KOPF, 1981).

● *Luxatio antebrachii* (s. cubiti)
Bestehen keine Zusatzverletzungen, so ist die gedeckte Reposition die Methode der Wahl (s. S. 422) und Abb. 10.24.).
Repositionstechnik (ÜBERREITER, 1944): Das Ellbogengelenk wird in ca. rechtwinkelige Stellung gebeugt und danach durch Pronation des Proc. anconeus ulnae zur Fossa olecrani des Humerus gerichtet und durch leichte Streckung auf ca. 120° dort eingehakt. Danach wird – bei gleichzeitiger Streckung und Adduktion des Unterarmes mit der einen Hand – der Epicondylus humeri medialis mit den Fingern der anderen Hand nach lateral gedrückt, wodurch das Scharniergelenk vernehmlich einschnappt. Die Reposition ist zumeist durch den Muskelzug stabil, bei Reluxationsbereitschaft wird empfohlen, das Vorderbein 14 Tage lang mit Klebestreifen waagerecht an den Brustkorb zu fixieren (SCHIMKE, 1975).

10.2.2.5. Osteosynthese – Technik und Indikation

Im vergangenen Jahrzehnt erschienen eine Reihe von Büchern, in welchen versucht wird, die Unzahl möglicher Skelettverletzungen beim Kleintier und ihre adäquate Versorgung möglichst umfassend darzustellen. Ohne Versuch einer – nur annähernden – Vollständigkeit seien hier einige genannt: Im „Manual of Internal Fixation in Small Animals" wurden von BRINKER, HOHN und PRIEUR 1984 die Grundprinzipien der Osteosynthese und vielfältige Anwendungsbeispiele aus mehr als 20jähriger Forschungstätigkeit der Arbeitsgemeinschaft für Osteosynthesefragen (AO/ASIF) für das Kleintier zusammengestellt. Diese Prinzipien sind heute allgemein anerkannt und aus der modernen Kleintierchirurgie nicht mehr wegzudenken. Besonders die Versorgung peri- und intraartikulärer Frakturen ist laufend verbessert worden. Die Erweiterung der Implantat-Palette bezüglich der kleinen Dimensionen hat es erst ermöglicht, die **AO-Technik** auch bei der Katze optimal zum Einsatz zu bringen. Die Zugänge zu Knochen und Gelenken und die Behandlung der traumatisierten Weichteile wurden von PIERMATTEI, GREALEY und MATIS (1975) und von SCHEBITZ und BRASS (1985) für Hund und Katze – reichlich illustriert – abgehandelt.
Neben diesen grundlegenden Werken stehen Bücher über spezielle Chirurgie, Traumatologie und Orthopädie beim Kleintier zur Verfügung (BOJRAB, 1981, 1990; BRINKER et al. 1983). Speziell für die Katze wurden in Werken, die ausschließlich den Erkrankungen dieser Spezies gewidmet sind, die „Orthopädischen Eingriffe" (ROSENHAGEN, 1985, 1991) sowie die Krankheiten der „Knochen und Bewegungsorgane" (SCHIMKE, 1975) zusammengefaßt. Zum Zwecke computergestützter vergleichender Dokumentation wurden Klassifikationssysteme ausgearbeitet, mit deren Hilfe – wie beim Menschen – die Frakturen der langen Knochen von Hund und Katze numerisch erfaßt werden können (UNGER et al., 1990; PRIEUR et al., 1990). Es ist zu erwarten, daß durch die Möglichkeiten elektronischer Datenverarbeitung die Kenntnisse bezüglich der Häufigkeit, der Versorgung und Prognose bestimmter Frakturformen weiter vertieft werden. Die Entscheidung über die Behandlungsmethode wird im Spezialfall – auf diese Fundamente gestützt – von einer Reihe von Faktoren abhängen. Sie wird neben der Indikation dem Patienten, den Wünschen des Tierbesitzers sowie den Möglichkeiten des Tierarztes bezüglich Operation und Nachbehandlung individuell angepaßt. Wichtige Denkanstöße und Entscheidungshilfen liefern die Originalbeiträge über die Erfahrungen mit bestimmten Methoden und bei spezifischen Indikationen sowie kasuistische Beiträge, welche in den einschlägigen Periodika erscheinen. Hier treten auch die persönliche Einstellung der Chirurgen und ihre „Handschrift" in Form von Röntgendokumentationen zu Tage. Viel Wissenswertes erfährt man schließlich durch persönliche Kontakte bei Fachtagungen und Seminaren. Es sind dies oft kleine – aber entscheidende – Tips, die unsere Anschauung über eine Methode oder Indikation präzisieren, ohne daß man darüber nachlesen kann. (Dieser Umstand wird – soweit möglich – im Quellennachweis mit dem Hinweis „persönliche Mitteilung" berücksichtigt.)

Bei der Bearbeitung dieses Kapitels wurde versucht, die Erfahrungen aus der täglichen Praxis anhand zahlreicher eigener Fallbeispiele in die systematische Abhandlung der Operationsverfahren und ihrer Indikationen einzubringen. Spezielle Literaturhinweise auf andere Methoden als die selbst erprobten erfolgten dann, wenn sie in besonders gelagerten Fällen Vorzüge aufweisen oder als den eigenen Methoden ebenbürtig angesehen werden.

Nicht wegzudenken ist schließlich die Information, die aus den Produktinformationen und Katalogen der einschlägigen Firmen zu beziehen sind, auf welche in Fußnoten hingewiesen wird. Bezüglich der geeigneten Implantate, deren Nennung – bezüglich der für die Katze in Frage kommenden Dimensionen – hier nur taxativ erfolgt, sind diese Quellen unersetzbare Hilfe für die Planung einer Operationsausstattung, mit welcher routinemäßig moderne Knochen- und Gelenkchirurgie bei der Katze betrieben werden kann.

● **Ausrüstung**

Bei der operativen Frakturbehandlung sollte die Ausrüstung nicht von vornherein auf eine bestimmte Methode abgestellt sein. Trotz der notwendigen Planung des Eingriffes unter Berücksichtigung der Weichteilläsionen und der Röntgenbilder können bei der Operation Umstände auftreten, die die Umstellung auf eine andere Methode angezeigt erscheinen lassen (z. B. Fissuren).

● *Instrumente*

– Automatische Antriebsmaschine (Preßluft- oder elektrischer Antrieb) mit verstellbarer Geschwindigkeit (Vor- und Rücklauf wünschenswert), mit Bohrköpfen und dazu passenden Bohrern mit Schnellkupplung und/oder Dentalverschluß. Dreibacken-Bohrfutter zum Einspannen von Kirschner-Drähten und Bohrern ohne Spezialansatz.
– Entsprechende Handstücke mit Schnellkupplung bzw. Dentalverschluß für Bohrer, Gewindeschneider, Schraubenziehereinsätze und Kopfraumfräser.
– Zielgeräte, Gewebeschutzhülsen, Bohrbuchsen der auf die Bohrer abgestimmten Größen.
– Schraubenmeßgeräte, Biegebolzen und Biegezangen, Drahtschneidezangen (evtl. übersetzt), Flach- und Rundzangen; evtl. selbsthaltende Gripp-Zangen (sehr nützlich) und feine Metallsägen und evtl. eine Feile zum Kürzen und Anpassen von Marknägeln.
– Feine Raspatorien (gerade und runde Schneide), schlanke Hohmann-Hebel, Luer-Zangen und mehrere Repositionszangen mit Spitzen.

● *Implantate*

Mit folgenden Implantaten findet man für *Kreuzspickung*, divergierende Spickung, Spickung mit Zuggurtung sowie *Rush-Nagelung*, Markraumschienung dünnerer Knochen sowie die Anbringung von Extrakutanschienen das Auslangen:

– Kirschner-Drähte mit Trokarspitze, womöglich mit beidseitiger Spitze folgender Durchmesser (in mm): = 0,6; 0,8; 1,0; 1,25; 1,6 und 2,0.
– Kirschner-Drähte mit Trokarspitze und Gewinde, Durchmesser 1,6 und 2,0 mm.
– Cerclage-Draht der Stärke 0,8 und 1,0 mm; aber auch dünnerer monofiler chirurgischer Draht der Stärke USP 3/0, 2/0 und 1 (metric 2, 3, 4.)

Für die *Marknagelung* von Humerus und Femur eignen sich folgende Implantate:

– Steinmann-Nägel der Stärken 3,5, 4,0, 4,5 und 5,0 mm, mit 15–20 mm langem Gewinde.
– Schanzsche Schrauben der Stärken 4,0, 4,5, 5,0 mit Längen von 8–15 cm.

Für *Verschraubungen* und Verplattungen stehen für die Katze die entsprechenden Kleinfragmente-Sets der Schraubendimensionen (Außendurchmesser) 1,5, 2,0 und 2,7 mm als Kortikalisschrauben sowie 4,0-mm-Spongiosaschrauben zur Verfügung. Für die verschiedenen

Schraubendimensionen gibt es in Lochgröße und Lochabstand abgestimmte Platten. Bei der Planung der Osteosynthese ist daher darauf Bedacht zu nehmen, daß für die gewünschte Plattenstärke die dazupassenden Schrauben entsprechender Stärke auch im Knochen unterzubringen sind, ohne die Fragmente zu sehr zu schwächen (sog. „Überschraubung"). Es gibt *Zuschneideplättchen*, deren Länge individuell angepaßt werden kann, für die 1,5 mm-, 2,0-mm- und 2,7-mm-Schrauben (Brüse et al., 1989; McLaughlin et al., 1992). *Dynamische Kompressionsplatten* (DCP) passen für 2,0-mm- und 2,7-mm-Schrauben. Diese Spann-Gleitloch-Platten gibt es in verschiedenen Längen, Breiten und Dicken und mit geraden und ungeraden Lochzahlen. Auch der Lochabstand der verschiedenen Dimensionen variiert. In der Mitte, wo der Frakturbereich liegen soll, ist er 1 ½mal größer. Für die 2,0-mm-Dimension stehen 5 mm breite DCP-Platten von 4–8 Löchern bzw. einer Länge von 22 mm–42 mm zur Verfügung, für die 2,7-mm-Dimension 8 mm breite von 4–12 Löchern und Längen von 36 mm–100 mm. Von jeder Dimension sind die längeren Platten um 0,5 mm stärker als jene mit weniger Löchern. In der 2,0-mm-Dimension sind die DCP-Platten 1,0 mm bzw. 1,5 mm stark, in der 2,7-mm-Dimension haben sie Dicken von 2,0 mm bzw. 2,5 mm.

Zusätzlich gibt es eine Reihe von Spezialplättchen in L-, T- und H-Form für die Dimensionen 1,5 mm und 2,0 mm sowie die kreisringförmige Acetabulum-Platte für spezielle Indikationen (Montavon et al., 1988).

Als Abstütz- oder Neutralisationsplatte kann in bestimmten Fällen (z. B. Zwei-Etagen-Fraktur) auch noch die *Rekonstruktionsplatte* für die 2,7-mm-Dimension nützlich sein (Matis, 1980). Dieser Plattentyp besitzt zwischen den Löchern seitliche Kerben, die eine dreidimensionale Biegung und Schränkung erlauben. Die Platten lassen sich somit genau den Gegebenheiten und dem Knochen anpassen und haben auch die nötige Stärke, um als Abstützplatte zu dienen (Breite 8 mm, Dicke 2,7 mm, Längen 40 mm–192 mm bzw. Lochzahlen von 5–24).

Als Neutralisationsplatte kommt für die Katze auch noch die *Viertelrohrplatte* (Schraubendimension 2,7 mm) in Betracht: Längen von 31 mm–63 mm bzw. 4–8 Löchern. Wegen der Querkrümmung ist sie trotz einer Stärke von nur 1,0 mm besonders biegefest. Entsprechende Festigkeit kann auch erreicht werden, indem zwei Zuschneideplättchen übereinandergelegt werden („Sandwiching"; Brüse et al., 1989).

Es steht somit ein ausgeklügeltes System zur Verfügung, welches nahezu für jede Knochendimension und Indikation ein geeignetes Implantat bereitstellt[1]). Will man diese Vorteile voll ausnutzen, so muß man allerdings ein möglichst vollständiges Lager bereithalten, wodurch so hohe Kosten entstehen, daß nur bei entsprechend großer Fallzahl auch die Wirtschaftlichkeit gegeben ist.

● *Vorrichtungen für die externe Fixation*

Es gibt verschiedene Systeme, um die in den Knochen oder durch den Knochen gebohrten Kirschner-Drähte der betreffenden Fragmente mit außen liegenden Verstrebungen zu verbinden und mit Klemmen in der gewünschten Stellung zu fixieren. Die Apparate aus Stahlstäben und -klemmen sind wiederholt einsetzbar, aber relativ schwer. Besonders gut eignen sich für die Katze Rundstäbe aus weichem Aluminium (Durchmesser 6 mm) mit vorgestanzten Lochreihen (Durchmesser 2,0 mm), die ein sehr geringes Gewicht aufweisen und besonders leicht angepaßt werden können. Die Bohrdrähte können durch die Löcher

---

[1]) Die Abstimmung der Dimensionen von Bohrern, Gewindeschneidern, Schrauben und Platten ist in den Katalogen der einschlägigen Firmen Synthes®, Aeskulap®, in übersichtlicher Form dargestellt.

geschoben und mit der Quetschzange festgeklemmt werden[1]) (CZIFFER et al., 1989; vgl. Abb. 10.69. u. 10.71.).

Ein ähnliches System aus 6 mm starken, gelochten Leichtmetallrohren[2]) haben CHANCRIN et al. (1990) mit sehr gutem Erfolg bei Kleinhunden und Katzen erprobt. Ebenfalls sehr individuell angepaßte Schienen können aus polymerisierendem Kunststoff[3]) angefertigt werden, in welche die Nagelenden eingeschlossen werden. Zur Verstärkung kann man den plastischen Kunststoff über Drähten formen, die die Nagelenden verbinden (vgl. Abb. 10.68. u. 10.72.).

● Divergierende Spickung, Kreuzspickung

Ein kleines Fragment oder eine Epiphyse wird dadurch fixiert, daß nach erfolgter Reposition zwei oder drei Kirschner-Drähte in verschiedener Richtung eingebohrt werden und den Frakturspalt queren. Da die Implantate nicht parallel zueinander liegen, wird Auseinanderweichen oder Rotation der Fragmente verhindert. Die Bohrdrähte werden so eingebohrt, daß die Gelenkflächen geschont werden. Ein intrafragmentärer Druck kann nicht erzielt werden.

Indikation: Femurhalsfraktur (Abb. 10.47.), Epiphysiorhexis des Tibiaplateaus, der distalen Tibiaepiphyse sowie der distalen Radiusephiphyse. Besonders geeignet für die weichen

---

[1]) Fa. Manufix,   [2]) FESSA®,   [3]) Technovit®

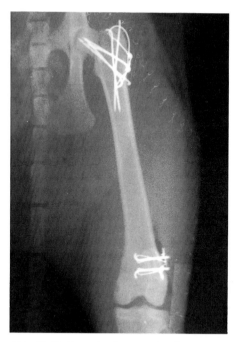

Abb. 10.47. Doppelverletzung der linken Hinterextremität: – *Femurhalsfraktur:* Stabilisierung mit konvergierenden Spickdrähten über transtrochanteren Zugang; Versorgung der Trochanterosteotomie mit zwei Kirschner-Drähten und einer Zuggurtung. – *Sagittalfraktur der Patella:* Druckosteosynthese mit zwei parallelen Bohrdrähten mit außen liegenden Zuggurtungen (gleicher Fall wie Abb. 10.16.).

Knochen wachsender Tiere sowie für die Stabilisierung von Unterkieferfrakturen (GLITTEN-
BERG und MÜLLER, 1991).

● **Spickung mit Zuggurtung**

Bei Distraktionsfrakturen sowie Frakturen und Epiphysen- bzw. Apophysenzerreißungen,
die einseitig abgleiten bzw. aufkippen, werden ein oder zwei zueinander parallele Bohrdrähte
(Rotationsstabilität) vom reponierten kleinen Fragment aus in das große Fragment gebohrt.
Zusätzlich wird durch ein Bohrloch im Hauptfragment ein Draht gelegt, der achterförmig
gekreuzt und über die Nagelenden und das kleine Fragment geführt, verquirlt und angespannt
wird. Diese Zuggurtung erzeugt einen interfragmentären Druck und muß immer auf der Seite

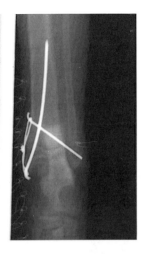

Abb. 10.48. Distale Epiphysenfugenzerreißung der Tibia und
Fibula: Stabilisierung durch Kreuzspickung und über die Nagelenden gelegte Zuggurtung – alsbaldige Entfernung ist angezeigt
(gleicher Fall wie Abb. 10.12.).

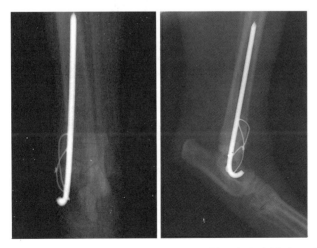

Abb. 10.49. Distale Epiphysiorhexis der Tibia mit Knickfraktur der Fibula links: Stabilisierung mit
starkem Kirschner-Draht, welcher in den Markraum eingeführt und an der gegenüberliegenden Kompakta abgestützt ist. Zusätzliche Stabilisierung durch Zuggurtung; alsbaldige Entfernung wegen des
Wachstums angezeigt. a – Kraniokaudaler, b – seitlicher Strahlengang.

liegen, auf welche die Fraktur aufzukippen, also der Frakturspalt zu klaffen droht (Zuggurtungsseite).

Indikation: *Unterkieferfrakturen, Olecranonfraktur,* Apophysenabriß von Tuberculum supraglenoidale der Scapula, Acromion, Tuberculum majus des Humerus, Trochanter major des Femurs, *Tuberositas tibiae, Tuber calcanei,* Malleolus med./lat.-Fraktur, *Ruptur des Lig. plantare,* Patellafraktur (Abb. 10.47.–10.50.); s. auch Abb. 10.57.).

Beim wachsenden Tier soll der Zuggurtungsdraht alsbald entfernt werden, oder man verwendet einen festen, synthetischen, resorbierbaren Faden, damit die Wachstumsfuge nicht gesperrt wird (KÁSA, 1990).

● **Rush-Nagelung**

Bei suprakondylärer Fraktur von Humerus bzw. Femur bzw. der entsprechenden Epiphysenzerreißung werden am Gelenkknorren seitlich der Kondylen zwei diagonale Bohrungen in Richtung der gegenüberliegenden Kompakta des Schaftes in dessen Markhöhle geführt, die Kompakta aber nicht durchbohrt. Aus entsprechenden Kirschner-Drähten werden Rush-Nägel mit kufenförmiger, gleitender Spitze und umgebogenem, versenkbarem Ende angefertigt (oder die Enden werden erst umgebogen und versenkt, wenn die Nägel sitzen). Die beiden Bohrdrähte gleiten an der gegenüberliegenden Kompakta in der Markhöhle empor und verspannen sich gegenseitig (Abb. 10.51.).

Technik: Beim **Humerus** ist – als anatomische Eigentümlichkeit der Katze – auf das **Foramen supracondylare** zu achten, durch welches der Nervus medianus sowie A. und V. brachialis verlaufen. Der feine Knochensteg, welcher es medial am **Epicondylus medialis** des Humerus begrenzt, ist häufig infolge der Fraktur ohnehin schon ausgebrochen, andernfalls entfernt man ihn mit einer feinen Luer-Zange und verlagert das Gefäß-Nervenbündel aus dem Knochenkanal. Nun kann man von der Frakturfläche aus die optimale Lage und Richtung der Bohrung in den Epikondylen bestimmen: Die beiden Kirschner-Drähte müssen im Zentrum der Bruchflächen des Epicondylus medialis und E. lateralis liegen, welche an der Innenseite

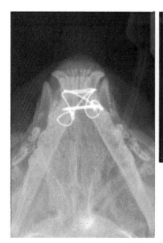
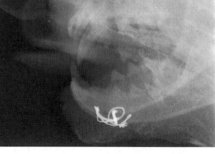

Abb. 10.50. Mehrfachfraktur der Pars incisiva des Unterkiefers (gleicher Fall wie Abb. 10.10.). Adaptierung der Symphyse durch zwei parallel und transversal gebohrte Spickdrähte; Fixierung der Knickfraktur des Corpus mandibulae mit kreuzweise angelegten, unten liegenden achterförmigen Drahtschlingen. a – Ventrodorsale, b – seitliche Aufnahme.

vom Foramen supratrochleare begrenzt sind. Sie dürfen nicht die Fossa olecrani durchdringen oder tangieren, da sonst die Streckung des Ellbogengelenkes behindert wird, weil der Processus anconaeus an den Implantaten anschlägt. Dies ist medial eben nur möglich, wenn man das Gefäß-Nervenbündel aus dem Foramen supracondylare herauslagert. Die harten Knochenbälkchen weisen zumeist keinen Markraum auf, so daß besser mit einem entsprechenden Spiralbohrer (1,1 mm) exakt vorgebohrt wird. Danach wird der Kirschner-Draht (1,0 oder 1,25 mm) von der Frakturfläche aus nach distal geschoben, bis die nach proximal gerichtete Trokarspitze in der Frakturebene liegt. Nach der Reposition werden die Nägel nach proximal in die Markhöhle geschoben. Es ist nicht immer nötig, die Spitzen kufenförmig anzubringen, da bei richtiger Winkelung der Bohrungen auch die Trokarspitzen immer an der Kompakta hochgleiten. Sie können in die Spongiosa des proximalen Knochenendes eingebohrt werden, wodurch eine bessere Verankerung entsteht. Die Stabilität kann man auch durch Verspannung mit achterförmigen Drahtschlingen, die in Bohrungen und an den Nagelenden verankert werden, verbessern (Abb. 10.52. und 10.53.; s. auch Abb. 10.57).

Indikation: *distale Humerus-* bzw. *Femurfraktur.* Bei Epiphysenzerreißungen wird das Wachstum nicht gesperrt, da die Nägel in der Markhöhle gleitend verspreizt sind. Gute Stabilität wird nur erreicht, wenn die Frakturflächen gute Kongruenz aufweisen; sonst ist die Kreuzspickung mit Durchbohrung der gegenüberliegenden Kompakta vorzuziehen.

Als Alternative zur Rush-Nagelung kann die distale Femurepiphysenfraktur auch von proximal mit der Markraumspickung nach BRINKER versorgt werden: Zwei Kirschner-Drähte werden von proximal über die Fossa trochanterica durch die Diaphysenröhre medial und lateral in die Kondylen der distalen Epiphyse eingebohrt, so daß ihre Spitzen bis knapp unter den Knorpel reichen. Der Vorteil, daß dabei keine intraartikulären Nagelenden in Kauf genommen werden müssen, kommt besonders bei allfälliger Entfernung der Implantate zum Tragen (BRINKER et al., 1983; BRÜSE und PRIEUR, 1990).

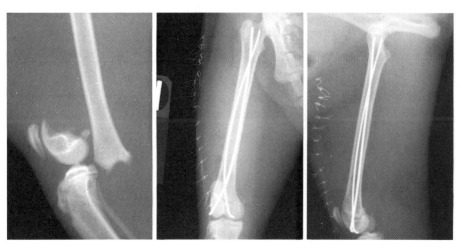

Abb. 10.51. Distale Fugenzerreißung des rechten Femurs mit Verlagerung des Kniegelenkes nach kranial (Autounfall). a – Präoperative Seitenaufnahme; b, c – Versorgung durch Rush-Nagelung mit zurechtgerichteten Kirschner-Drähten verschiedener Stärke. Post-op.-Aufnahmen in zwei Ebenen.

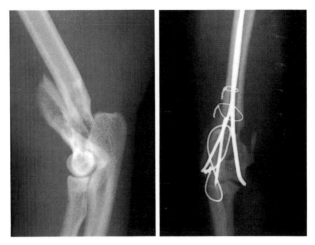

Abb. 10.52. Suprakondyläre Schrägfraktur des rechten Humerus. a – Präoperative Seitenaufnahme; b – Post-op. Frontalaufnahme: Versorgung nach transolekranem Zugang mittels Rush-Nagelung und zwei Hemicerclagen.

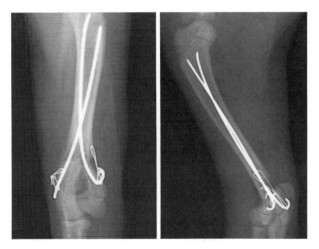

Abb. 10.53. Suprakondyläre Humerus-Querfraktur rechts bei einem Jungtier. Stabilisierung durch Rush-Nagelung und zwei achterförmige Drahtschlingen: Die Bohrdrähte sind zur Schonung der Epiphysenfuge proximal von derselben eingeführt. Die mediale Drahtschlinge ist unter Schonung des Gefäß-Nervenbündels anstelle des ausgebrochenen Knochensteges des Foramen supracondylare angebracht. a – Kraniokaudaler, b – mediolateraler Strahlengang.

● **Marknagelung (Markraumschienung)**

Humerus- und Femurschaft haben bei der Katze eine anatomische Form, welche die Markraumschienung mit einem starren Rundnagel technisch begünstigt. Beide Knochen haben in ihrer Mitte eine nahezu zylindrische Form, die Knochen sind geradlinig gestreckt, wobei die Achse des Diaphysenzylinders proximal außerhalb des Gelenkbereiches den Knochen durchdringt: Beim Humerus ist dies an der *Crista tuberculi majoris* und beim Femur in der *Fossa trochanterica*. Die distale Verankerung der Trokarspitze erfolgt beim *Humerus* durch Verkeilung in dem konischen Diaphysenende. Beim Femur wird sie bis zur subchondralen Knochenlamelle des Femoropatellargelenkes bzw. der Fossa intercondylaris eingebohrt, so daß das Nagelende in der Spongiosa der Epiphyse verankert ist (Perforationsgefahr!). In beiden Fällen wird die Stabilität erhöht, wenn die Nagelenden ein Gewinde aufweisen (RUDY, 1975).

Technik: In Frage kommende Implantate (Steinmann-Nagel mit oder ohne Gewindeende, Schanzsche Schraube) werden anhand des Röntgenbildes ausgewählt. Nach Freilegen der Frakturenden werden diese auf das Vorliegen von Längsfissuren untersucht (Sprengungsgefahr!). Lose Splitter werden entfernt, größere Splitter mit Weichteilverbindung werden belassen, aber nicht eingebaut. Längere Fissuren werden temporär oder auch permanent mit Drahtcerclagen gesichert. Die Drähte können am Ende der Operation auch durch resorbierbare Synthetikfäden ersetzt werden (KÁSA, 1991). Der richtige Nageldurchmesser wird durch probeweises Einführen in das proximale und distale Fragment festgestellt: Der Nagel soll schlüssig passen, aber keine Sprengwirkung enthalten. Danach wird mit dem Spiralbohrer, der etwas dünner als der Marknagel gewählt wird, von der Fraktur aus im Markraum nach proximal gebohrt. Diese Bohrung führt man am besten manuell durch, da so keine Verletzung des N. ischiadicus entstehen kann. Am Femur tritt der Bohrer unter der Glutealmuskulatur medial des Trochanter major aus. Der N. ischiadicus wird nach kaudomedial gedrängt und sorgfältig geschützt. Eine Stichinzision durch die Mm. glutaei in Richtung des Faserverlaufes legt die Bohrerspitze frei. Sie wird so angelegt, daß genügend Muskelgewebe zwischen dem N. ischiadicus und der Eintrittsstelle des Nagels liegt, um eine Irritation des Nerven zu vermeiden. Beim *Humerus* tritt die Vorbohrung an der kranialen Seite unter dem Tuberculum majus aus. Die Länge der beiden Fragmente wird vermessen, indem ein Bohrdraht in die Markhöhle eingeführt und entsprechend markiert wird. Das Nagelende soll so weit aus dem Knochen ragen, daß es zur Entfernung des Implantates mit einer Zange erfaßt werden kann. Es soll abgerundete Kanten haben und nicht zu lang sein, damit keine Irritation der bedeckenden Weichteile entsteht. Liegt kein Implantat passender Länge vor (Schanzsche Schraube), so wird ein Steinmann-Nagel mit steriler Metallsäge und Feile entsprechend zugerichtet. Bei Gewindenägeln kann zusätzlich ein Schlitz für einen Schraubenzieher angebracht werden, so daß das aus dem Knochen ragende Nagelende besonders kurz gehalten werden kann. Der retrograd eingeführte Spiralbohrer wird langsam zurückgezogen und dient als Leitgebilde beim Eindrehen des Marknagels von proximal. Wenn die Nagelspitze im Bereiche der Fraktur austritt, so gelingt die Reposition einfach, indem das distale Fragment auf den Nagel geschoben und festgehalten wird, während der Nagel bis zum Anschlag manuell eingedreht wird. Die Rotationsstabilität kann bei ungenügender Verzahnung bei Schrägfrakturen durch Cerclagen und Hemicerclagen erreicht werden. Bei Quer- und Splitterfrakturen kann man sie mit achterförmigen Drahtschlingen, die durch tangentiale Bohrungen in den Fragmentenden geführt werden, erreichen (Abb. 10.54. und 10.55.).

Indikation: Quer-, Schräg- und Splitterfrakturen mit kurzer Trümmerzone der proximalen *zwei Drittel des Humerusschaftes* bzw. der proximalen *drei Viertel des Femurschaftes*. Bela-

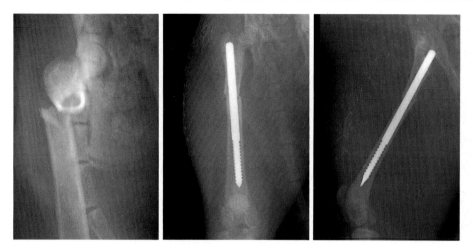

Abb. 10.54. Femurschaftfraktur im proximalen Viertel (gleicher Fall wie Abb. 10.36.). a – Die kranio-kaudale Aufnahme zeigt die starke Verdrehung des proximalen Fragments. b, c – Marknagelung über die Fossa trochanterica mit Schanzscher Schraube; post-op.-Röntgen in zwei Ebenen.

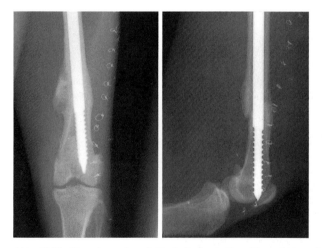

Abb. 10.55. Korrektur einer fehlerhaft abgeheilten Femurfraktur links durch Osteotomie des Kallus und Marknagelung mit Schanzscher Schraube 4 Wochen post op. (gleicher Fall wie in Abb. 10.35.): Der glatte Teil des Marknagels sitzt schlüssig im aufgebohrten proximalen Fragment, während das Gewinde in die Spongiosa der Metaphyse eingeschraubt wurde, die Nagelspitze liegt subchondral im lateralen Condylus: Dadurch konnte zusätzlich ein Interfragmentärdruck und hohe Stabilität erzielt werden. a – Frontalansicht, b – Seitenaufnahme.

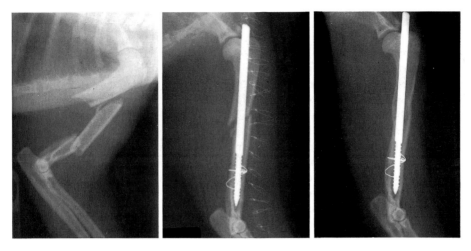

Abb. 10.56. Fraktur en deux étages des linken Humerus; seitliche Aufnahmen. a – präoperativ; b – Versorgung durch Markraumschienung mit Schanzscher Schraube und achterförmiger Drahtschlinge im Bereich der distalen Querfraktur zur Gewährleistung der Rotationsstabilität; c – abgeheilte Fraktur vor der Entfernung des Marknagels wegen Implantatlockerung 6 Monate post op. (die Drahtschlinge wurde belassen).

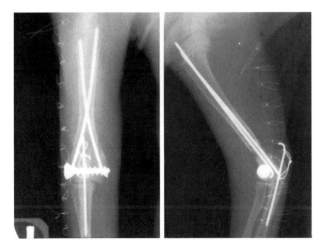

Abb. 10.57. Y-Fraktur des Condylus humeri rechts (gleicher Fall wie in Abb. 10.18.). Transkondyläre Verschraubung nach Osteotomie des Tuber olecrani mit 4 mm-Spongiosaschraube, nachdem die 2,7-mm-Kortikalisschraube wegen der mangelhaften Festigkeit des Knochens durchgedreht hatte. Rush-Nagelung und typische Versorgung der Olecranonosteotomie durch Bohrdraht und Zuggurtung.

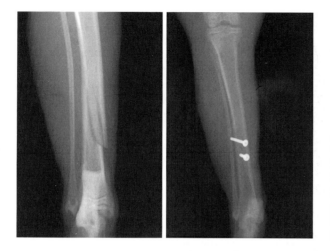

Abb. 10.59. Spiralfraktur der rechten Tibia (ohne Zusammenhangstrennung der Fibula); Röntgenaufnahmen im kraniokaudalen Strahlengang. a – Präoperativ, b – direkte Verschraubung mit zwei 2,0-mm-Schrauben (s. Abb. 10.22.).

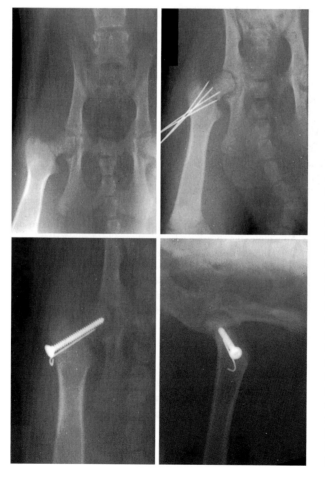

Abb. 10.60. Rechts laterale Femurhalsfraktur ohne Verlagerung der Fragmente bei einem Jungtier – Technik der Stabilisierung ohne Darstellung der Fraktur zur Schonung der Gefäßversorgung mit Hilfe intraoperativer Röntgenaufnahmen (ohne C-Bogen mit Bildverstärker). a – Präoperative Situation (ventrodorsal); b – Einbringung von mehreren Spickdrähten zur Bestimmung der optimalen Bohrrichtung; c, d – Stabilisierung mittels Zugschraube (2,0 mm) und einem Bohrdraht (0,6 mm) zur Gewährleistung der Rotationsstabilität (beachte: die Schraube durchdringt nicht die Epiphysenfuge der Femurkopfkalotte).

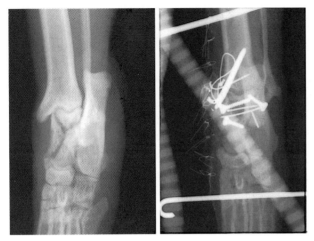

Abb. 10.61. Y-Fraktur des linken Talus (intraartikulär – Fraktur *ohne* Luxation). a – Dorsoplantare Aufnahme der präoperativen Situation; b – Rekonstruktion mit drei 1,5-mm-Zugschrauben und drei 0,6-mm-Spickdrähten nach Osteotomie des Metalleolus medialis. Ruhigstellung des Gelenks mit transkutaner Fixation (Manufix®); Wiedererlangung uneingeschränkter Gelenkfunktion.

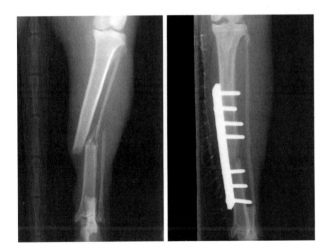

Abb. 10.62. a – Splitter-Querfraktur der linken Tibia und Fibula im mittleren Diaphysendrittel. b – Rekonstruktion mit 2,7-mm-DCP-Platte. Beachte: Durch Ausbrechen eines kleinen lateralen Splitters ist der interfragmentäre Druck im Bereich der der Platte gegenüberliegenden lateralen Kompakta nicht gewährleistet. Verbessert wird dieses Manko durch die exakte Adaptierung der Fibula; dennoch wurde zur Erreichung primärer Belastungsstabilität ein relativ starkes Implantat verwendet.

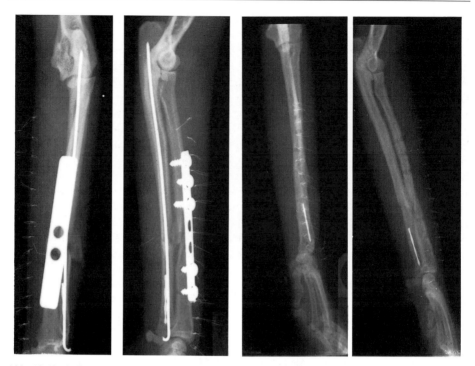

Abb. 10.63. Splitterfraktur im mittleren Drittel des linken Unterarmes. a, b – Post-op.-Aufnahmen in zwei Ebenen: Versorgung des Radius mit 2,7-mm-Viertelrohrplatte (Neutralisation) und der Ulna durch Markraumschienung mit Bohrdraht von distal (der dislozierte Splitter wurde nach dieser Kontrollaufnahme von lateral entfernt); c – Abheilungsresultat nach Implantatentfernung in zwei Ebenen. Beachte: Die Schrauben wurden möglichst kurz gewählt, um Verwachsungen zwischen Radius und Ulna zu vermeiden; demselben Zweck diente die Entfernung des Dreieckssplitters; der abgebrochene Bohrer in der Ulna ist ohne klinische Bedeutung, daher wurde auf die schwierige Entfernung verzichtet.

Zersplitterung vorliegen. Die Bruchstücke sollen nicht durch Fissuren geschwächt sein (Abb. 10.62.).

Bei der **Neutralisationsosteosynthese** wird der Frakturbereich hingegen entlastet. Die Kraft-übertragung vom distalen Fragment auf das proximale erfolgt über das Implantat, welches die Bruchstücke nicht verspannt, sondern abstützt. Die Platte muß daher stark genug sein. Geeignet sind die Viertelrohrplatte und die Rekonstruktionsplatte (jeweils für 2,7 mm-Schrauben). Auch DCP-Platten sind geeignet, wenn die Schrauben in neutraler Stellung gesetzt werden. Bei Einsatz der Zuschneideplatten für die kleinen Schraubendimensionen können zwei Plättchen übereinander geschraubt werden, um entsprechende Stabilität sicher-zustellen (Sandwich-Technik).

Indikation: Mit der *Neutralisationsplatte* können Schaftfrakturen versorgt werden, in der die Fragmente einander nicht (sicher) abstützen. Es sind dies Splitterquer- und -schrägbrüche mit vielen kleinen Fragmenten (oder entsprechenden Defekten) in der Frakturzone. Weiters kommen rekonstruierte Mehrfragmente-Frakturen und Zwei-Etagen-Frakturen, bei welchen zwei Querbrüche der Diaphyse vorliegen, in Betracht (Abb. 10.63. und 10.64.). Mit Hilfe der Miniplättchen können schwere Deformationen der Pfoten nach Serienfrakturen der Metakar-palknochen vermieden werden (Abb. 10.65.–10.67.).

● **Extrakutane Schienung (externe Osteosynthese)**
Über Stichinzisionen der Haut werden Kirschner-Drähte mit niederen Touren schräg durch den Knochen gebohrt. Um die Hitzeentwicklung so gering wie möglich zu halten, wird durch

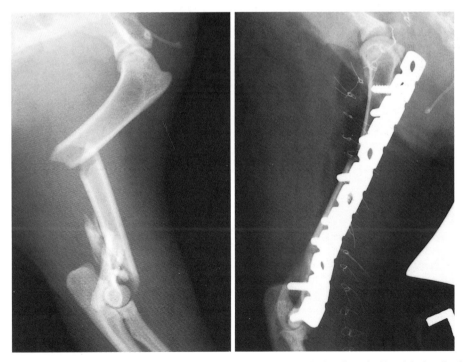

Abb. 10.64. Fraktur en deux étages des linken Humerus mit Dreieckssplitter im Bereich der distalen Fraktur – mediolaterale Aufnahmen. a – Präoperative Situation, b – Stabilisierung durch Abstützung mit 2,7-mm-Rekonstruktionsplatte von lateral (Unterführung des N. radialis).

laufende Spülung mit isotoner Kochsalzlösung gekühlt. Die Nägel werden unter Berücksichtigung der anatomischen Strukturen (z. B. N. fibularis am proximalen Unterschenkel), möglichst an Stellen eingebohrt, an welchen der Knochen subkutan liegt. Die Bohrdrähte sollen grundsätzlich die Kompakta der anderen Seite des Knochens durchdringen. Sie können an den Extremitäten auch auf der gegenüberliegenden Seite die Haut penetrieren, wobei eine Stichinzision über der austretenden Trokarspitze angebracht wird, bevor diese aus der Haut austritt. Wird die Haut nur einseitig durchdrungen, so eignen sich besonders Nägel mit Gewindespitze zur besseren Verankerung. Die Transkutannägel sollen nicht parallel gesetzt werden, um seitliches Verrutschen selbst bei vorzeitiger Nagellockerung zu vermeiden. Auch auf der Gegenseite soll möglichst wenig Muskulatur durchbohrt werden. Bei den Durchtritts-

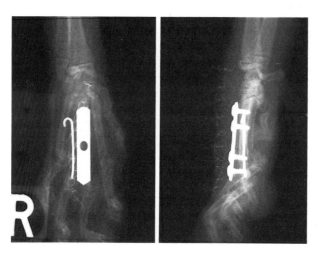

Abb. 10.65. Fraktur von Mc III und IV rechts. a, b – Versorgung mit 1,5-mm-Zuschneidplättchen (Dig. III) bzw. Markraumschienung durch über proximale Schrägbohrung eingeführten Kirschner-Draht (0,8 mm).

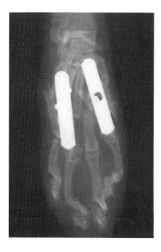

Abb. 10.66. Symmetrische Serien-Trümmerfraktur von Mc II bis V rechts; Abstützung mit zwei 1,5-mm-Zuschneidplättchen Dig. II und IV zur Behebung von Verkürzung und Achsenknickung des Metacarpus (gleicher Fall wie Abb. 10.13.).

stellen soll keine seitliche Spannung der Haut entstehen. Nötigenfalls kann man durch einen Hautschnitt in Spannungsrichtung, der auf der anderen Seite des Nagels wieder vernäht wird, nachträglich eine diesbezügliche Korrektur durchführen. An den Penetrationsstellen wird die Haut dem Nagel dicht, aber spannungsfrei durch eine Knopfnaht angelegt. Werden diese Grundsätze eingehalten, so ist die Gefahr von Infektion und vorzeitiger Nagellockerung sehr gering. Die schwachbemuskelten Gliedmaßen der Katze eignen sich vorzüglich für diese universelle Methode.

Natürlich muß auch auf die Frakturform Rücksicht genommen werden: Die Transkutannägel sollen möglichst fern der Frakturenden, außerhalb möglicher Fissuren, im intakten Bereich des Knochens gesetzt werden, ohne die Frakturhöhle zu tangieren. Bei offenen Frakturen sollen sie über eigene Stichinzisionen eingebohrt werden, damit die Heilung der Weichteilläsionen nicht durch den Nagel gestört wird.

Eine Reihe von idealen Plazierungen für Extrakutannägel stehen zur Auswahl:

- Für einseitig eingebohrte Stifte: Unterkieferkörper (Abb. 10.68.), Tuberculum majus und Crista tuberculi majoris, Trochanter major und Tuberositas glutaea, Tuberositas tibiae (in kaud. Richtung), Olecranon (in kranialer Richtung), Calcaneus (in Richtung der Knochenachse).

- Für beidseitig penetrierende Bohrdrähte: Trochlea humeri (transversal, der Ellbogengelenkachse entsprechend), Olecranon (transversal), kaudale Ulnakante (transversal), Margo medialis radii (transversal, distale Hälfte), Facies medialis der Tibia (ganze Länge des Knochens), Calcaneus (transversal), Metakarpal- bzw. Metatarsalknochen (transversal) knapp distal der Articulatio carpometacarpea bzw. tarsometatarsea sowie knapp proximal der Articulatio metacarpo- bzw. metatarsophalangea der zweiten bzw. der fünften Zehe, da diese kürzer als Dig. III und IV sind. Die Bohrdrähte sollen dabei möglichst nur die Mittelhand- bzw. Mittelfußknochen der 2. und 5. Zehe durchbohren und an Dig. III und IV palmar bzw. plantar vorbeigehen, um – durch Erhaltung der gewölbten Anordnung dieser Knochen in bezug auf den Querschnitt der Pfote – die Elastizität bei Belastung zu gewährleisten.

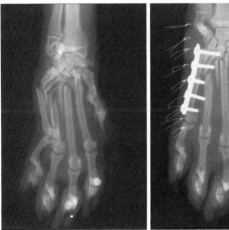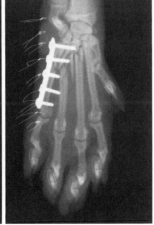

Abb. 10.67. Asymmetrische proximale Serien-Trümmerfraktur Dig. III bis V rechts. a – Präoperative Situation, b – Behebung der Achsenknickung durch lateral angelegte Abstützplatte (1,5-mm-Miniplättchen); dorsopalmare Aufnahmerichtung.

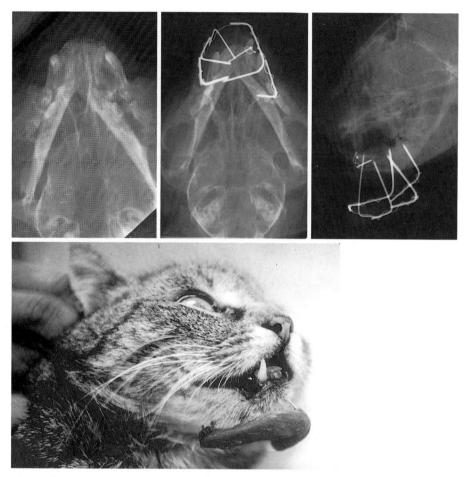

Abb. 10.68. Trümmerfraktur der Pars incisiva der Mandibula mit Verlust des linken Caninus. a – Präoperative Aufnahme im dorsoventralen Strahlengang; b, c – transkutane Fixation in isognather Stellung mit Kunststoffschiene aus Technovit®; Röntgenaufnahmen in zwei Ebenen; d – die Behinderung durch die anmodellierte Kunststoffschiene ist nur gering.

Die Verstrebungen zwischen den Transkutannägeln werden nach der achsengerechten Reposition des Knochens parallel zu seiner Längsachse angeordnet. Außerdem sollte mindestens eine Diagonale von proxolateral nach distomedial (oder umgekehrt) bzw. von proxokranial nach distolateral oder medial gelegt werden. Durch diese Diagonalverstrebungen werden von den Durchtrittsstellen im Knochen Kipp- und Scherkräfte bzw. Schwingungen der relativ dünnen Nägel weitgehend ferngehalten, so daß die Schienung nötigenfalls über sehr lange Zeit erhalten werden kann (8–12 Wochen bei Bänder- und Sehnenverletzungen; Abb. 10.69. und 10.73.).

Die Schienen sollen selbstverständlich keine scharfen Kanten aufweisen und die Bewegung der Gliedmaßen sowohl bei Belastung als auch in der Ruheposition so wenig wie möglich behindern. Deshalb eignen sich für die Katze ganz besonders die individuell angepaßten

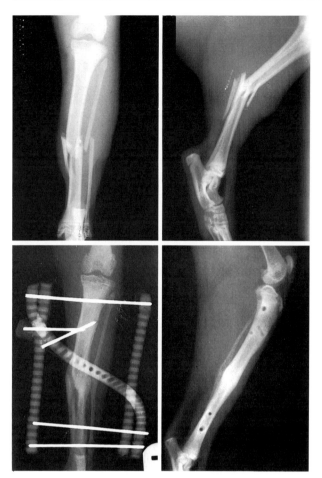

Abb. 10.69. Splitterfraktur im mittleren Drittel des linken Unterschenkels. a, b – Präoperativer Zustand (Röntgen in zwei Ebenen); c, d – Abheilung nach transkutaner Fixation mit Manufix; Frontalaufnahme vor, Lateralaufnahme nach Entfernung der Extrakutanschienung (gleicher Fall wie in Abb. 10.45.).

Schienen aus Kunststoff[1]) und Draht bzw. aus biegsamem Aluminium[2]) und natürlich auch Kombinationen (s. auch Abb. 10.45.).

Ein Gewichtsvergleich von ähnlichen Rahmen aus polymerisierendem Kunststoff bzw. Aluminium, welche bei Patienten mit derselben Indikation zum Einsatz kamen (Radius-Ulna-Fraktur), zeigte, daß der Aluminiumrahmen halb so schwer war. Bezüglich der Behinderung spielt das Gewicht aber weniger eine Rolle als die körpergerechte Form.

Indikation: universell einsetzbar bei allen Schaftfrakturen distal des Ellbogen- bzw. des Kniegelenkes. Methode der Wahl bei offenen Trümmerfrakturen. Ruhigstellung von ausge-

---

[1]) z. B. Technovit®,   [2]) z. B. Manufix®

dehnten Trümmerbrüchen von Humerus und Femur, um zu starke Verkürzung durch die Muskelkontraktion zu vermeiden. In Kombination mit anderen Osteosynthesen zur Sicherung der Belastungsstabilität oder zur Erreichung der Rotationsstabilität (Abb. 10.70.). Überbrückung von Gelenken nach Bänderläsionen und Luxationen (Ellbogen, Carpus, Tarsus) oder Sehnendurchtrennung (Achillessehne, Beugesehnen) zur Langzeitentlastung der Sehnennaht. Extrakutane Schienungen sind auch an mehreren Extremitäten gleichzeitig einsetzbar, wenn die Rahmen nicht zu sperrig geformt sind (Abb. 10.71.). Man wird aber womöglich die Kombination mit einer internen Osteosynthesemethode vorziehen, wenn Vorder- oder Hinterextremitäten bilateral gebrochen sind.

Selbst bei Frakturen mit großem Substanzverlust (z. B. Schußfrakturen) kann mit Hilfe der Extrakutanschienung Belastungsstabilität erreicht werden. Es wird die offene Pflege der Weichteile im Bereich von Knochenwunden ermöglicht. Man kann gute Voraussetzungen für die endgültige Versorgung eines nicht heilenden Knochenbruches nach Abheilung der Weichteilläsion schaffen (z. B. Spongiosaplastik; Abb. 10.72.).

Ein nicht unwesentlicher Vorteil ist der Umstand, daß Schienen und Transkutannägel einfach – ohne weiteren operativen Eingriff – zu entfernen sind: In Kurznarkose werden die Kirschner-Drähte auf beiden Seiten zwischen Haut und Schiene durchgezwickt und die Schienen abgenommen. Danach lassen sich die Stifte nach Säuberung und Desinfektion der herausragenden Enden zumeist leicht mit der Zange herausziehen bzw. herausschrauben. Die Nagellöcher brauchen keine Nachbehandlung. Sie verheilen innerhalb weniger Tage.

● **Korrekturosteotomie**

Achsenknickung und Rotationsfehlstellungen nach in falscher Position erfolgter Frakturheilung können korrigiert werden, indem der Knochen im ehemaligen Frakturbereich zersägt wird. Die beiden Knochenenden werden aufeinander passend zurechtgeschnitten (z. B. Keilexzision), so daß die Achsen der angrenzenden Gelenke zueinander in physiologische Stellung gebracht werden können. Danach erfolgt die Osteosynthese nach einem der beschriebenen Verfahren: Bei exakt aufeinander passenden Osteotomieflächen und normaler Festigkeit des Knochens stellt eine Druckosteosynthese mit DCP-Platte die beste Methode dar. Ist infolge fortgeschrittener Demineralisation (Inaktivität) die Belastbarkeit des Knochens nicht gesichert oder besteht keine exakte Abstützung der Fragmente, so setzt man besser Implantate ein, die die Kraft vom distalen Diaphysenende auf das proximale übertragen (Kraftträger) und die Osteotomiestelle entlasten: Neutralisationsplatte, Marknagelung (s. Abb. 10.35. und 10.55.), Extrakutanschienung. Bei gestörter Knochenheilung, Defekten und **Pseudarthrosen** (z. B. nach Entfernung von Sequestern) ist eine **Spongiosaplastik** anzuraten. Entnahmestellen: Tuberculum majus des Humerus, Trochanter major des Femurs sowie das proximale Ende der Tibia. Es ist bei der Katze schwierig, eine ausreichend große Menge von Spongiosaspänen zu gewinnen. Die Fensterung der harten Kompakta im Bereiche der genannten Entnahmestellen gelingt besonders schonungsvoll mit hochtouriger Antriebsmaschine und Knochenfräse.

Bei Korrekturen in Gelenknähe gelingt die Fixation zumeist durch Kreuzspickung und/oder durch Spickung mit Zuggurtung.

Partielle Hemipelvektomie mit Femurkopfresektion (KÁSA und KÁSA, 1986): Bei Katzen mit vollständig konsolidierten, posttraumatischen Beckenverengungen können chronisch-rezidivierende Koprostasen entstehen. Solche Tiere können nur am Leben erhalten werden, indem der einengende Teil des Os coxae, der das deformierte Acetabulum trägt, reseziert wird. Periost und umgebende Muskulatur werden sorgfältig abgeschoben und der deformierte

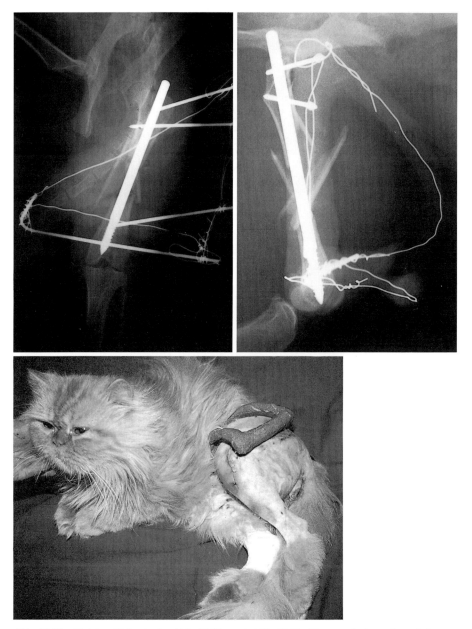

Abb. 10.70. Gleicher Fall wie in Abb. 10.20. und Abb. 10.30. Trümmerfraktur der mittleren zwei Viertel des Femurschaftes; Versorgung erst 8 Tage nach dem Trauma möglich: Herstellung der Längsachse durch eine Schanzsche Schraube, welche *ohne* Eröffnung des Frakturbereiches von der Fossa trochanterica in die Metaphyse des distalen Fragmentes geschraubt wurde. Rotationsstabilität durch transkutane Fixation mit Technovit® in Dreiecksform. a, b – Post-op.-Aufnahme in zwei Ebenen; c – die Kunststoffschiene wurde so anmodelliert, daß die schräge Verstrebung in der Schenkelbeuge liegt und zu möglichst geringer Behinderung führt.

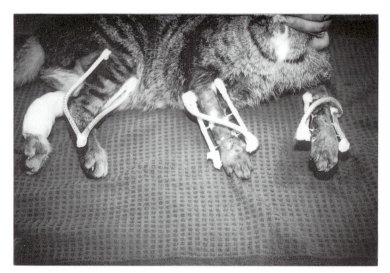

Abb. 10.71. Ruhigstellung beider Karpalgelenke und des rechten Sprunggelenkes nach Luxation bzw. Frakturluxation durch extrakutane Schienung mit Manufix® – alsbaldige Erreichung ungehinderter Gehfähigkeit (gleicher Fall wie in Abb. 10.31., 10.32. und 10.78.).

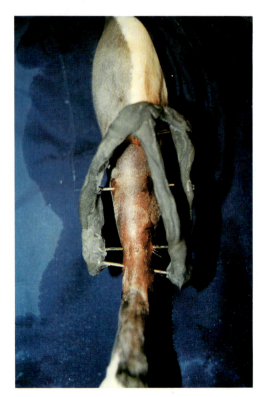

Abb. 10.72. Transkutane Fixation mit Technovit® nach Schußfraktur mit ausgedehnter Weichteilläsion (gleicher Fall wie in Abb. 10.8.).

Beckenteil nach Osteotomie der Corpora des Os ilium, Os ischium und Os pubis reseziert. Der Eingriff wird mit einer Femurkopf/-hals-Resektion kombiniert. Die Ursache für die Enddarmverstopfung kann mit diesem Eingriff dauerhaft behoben werden, und die Mehrzahl der Tiere erreicht wieder einen nahezu physiologischen Bewegungsablauf.

10.2.2.6. Operative Versorgung von Luxationen, Sehnen- und Bänderrissen

● **Luxationen im Tarsalgelenk und Ruptur der Achillessehne**
Die betreffenden Knochen werden reponiert und in den zerrissenen Bandresten Nähte gesetzt, die in Richtung und Anordnung den Seitenbändern des Gelenkes entsprechen. Ist für die Verankerung der Nähte zuwenig festes Gewebe vorhanden, so können sie in feinen Knochenbohrungen verankert werden, oder man setzt kleine Schrauben, die man mit festen, synthetischen Fäden, die langsam resorbiert werden (Vicryl®, Dexon®, PDS® der Stärken USP 2/0 bis 0) verbindet. Bis zur Bildung neuer Bandstrukturen muß das Gelenk ruhiggestellt werden. Dies gelingt über längere Zeit mit einem Stützverband nur unzureichend.
Mit einem transartikulären Bohrdraht, der in Richtung der Unterschenkelachse durch das Sprunggelenk in den Markraum der Tibia gebohrt wird, ist die Ruhigstellung am einfachsten zu bewerkstelligen. Dabei werden jedoch die Gelenkflächen des Talokruralgelenkes durchbohrt.
Sichere und schonende Ruhigstellung des Gelenkes ist auch durch Anbringung einer Extrakutanschienung möglich, die im Unterschenkel, Calcaneus und Metatarsus verankert ist und das Sprunggelenk überbrückt. Die Schienung wird nach 8–12 Wochen entfernt (Abb. 10.73.).
Dieselbe Methode kann zur Entlastung der Sehnennaht bei **Durchtrennung der Achillessehne** angewandt werden, doch wird in diesem Falle das Sprunggelenk in nahezu gestreckter Stellung fixiert.

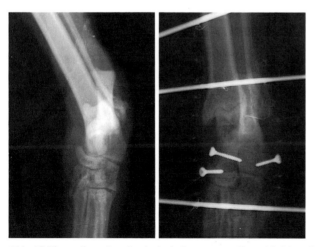

Abb. 10.73. a – Luxation der Articulatio tarsocruralis und Subluxation der Articulatio talocalcaneocentralis nach beidseitiger Ruptur der langen und kurzen Kollateralbänder, links; b – Verankerung des Bandersatzes aus langsam resorbierbaren Fäden in Bohrungen beider Malleoli sowie an 1,5-mm-Schrauben im Bereich der entsprechenden Bandansätze. Temporäre Ruhigstellung des Sprunggelenkes durch extrakutane Schienung (dorsopalmare Aufnahmen).

● **Luxatio cruris s. genus und Kreuzbandruptur**

Bei Zerreißung sämtlicher Bänder kann nach Reposition der Ossa cruris das Kniegelenk für
8–12 Wochen in mittlerer Beugehaltung durch einen transartikulären Nagel temporär ruhiggestellt werden. Der ca. 2,0 mm starke Bohrdraht wird von proximal der Trochlea femoris in
die Fossa intercondylaris des Femurs durch das Gelenk in die Eminentia intercondylaris der
Tibia zur Crista tibiae gebohrt (ROSENHAGEN, 1991).

Soll das Kniegelenk mobil bleiben, so werden die Seitenbänder durch *nicht resorbierbare*
geflochtene Kunststoffäden ersetzt (z. B. Mersilene® USP 2/0 – mehrfach). Ihre Verankerung erfolgt an kleinen Schrauben, die im Bereich der Bandansätze der Kollateralbänder
eingeschraubt werden (Abb. 10.74.). Erst danach kann der Kreuzbandersatz erfolgen. Sind
die Menisken und das hintere Kreuzband erhalten, so genügt der Ersatz des vorderen
Kreuzbandes. Gut bewährt hat sich die extrakapsuläre Methode nach FLO (1975), bei welcher
von einer Bohrung in der Tuberositas tibiae zuerst lateral, dann medial, je ein Halteband[1]) zu
den Vesalschen Sesambeinen gespannt und in den straffen Bändern zwischen Sesambein und
Femur verankert wird (Abb. 10.75d.). Das Material ist das gleiche wie für den Seitenbander-
satz. Ist auch das kaudale Kreuzband gerissen, so muß auch dieses Band zusätzlich ersetzt
werden. Nach Entfernung von Bandresten und von beschädigten Teilen der Menisci („Clea-
ning up", partielle Meniskektomie) werden Bohrungen zu den Insertionsstellen der Bänder
angelegt, durch welche ein Streifen der Fascia lata, verstärkt durch Fäden aus synthetischem,
resorbierbaren Material geführt werden (Vicryl®, Dexon®, PDS® der Stärken USP 2/0 bis 1).
Die Führung des Bandersatzes erfolgt am besten in der von SCHAWALDER und GITTERLE (1989)
beschriebenen Weise (Abb. 10.75a.): Zum Ersatz des Lig. cruciatum craniale wird die
Bandprothese „over the top" über das laterale Sesambein von kaudal zwischen den Femur-
kondylen hindurchgeführt (Dechamps, feine gebogene Klemme). Ihre Verankerung an der
Tibia erfolgt, indem sie durch eine Schrägbohrung von der Area intercondylaris centralis –
Origo des Lig. cruciatum cran. an der Tibia – zur medialen Seite der Tuberositas tibiae
gezogen und unter Spannung festgenäht wird. Das Lig. cruciatum caud. kann ersetzt werden,
indem ein Rohrkanal von lateral zur Origo des kaudalen Kreuzbandes im kranialen Bereiche
der Fossa intercondylaris des Femur angelegt wird. Faszienstreifen und/oder Randersatz
werden durchgezogen und zwischen den Kondylen zur kaudalen Kante der Tibia gespannt
und zwischen dem lateralen Condylus tibiae und dem proximalen Fibulaende herausgezogen
und verankert. Die Verankerung kann mit Hilfe von kleinen Schrauben, von Ankern aus
chirurgischem Draht oder in Querbohrungen in der Tuberositas tibiae mit Hilfe von Ankern
aus chirurgischem Draht erfolgen (Abb. 10.74. u. 10.75b.).

MATIS und KÖSTLIN (1978) wenden die Methode nach WESTHUES (1969) an: Durch schräge
Bohrkanäle in Femur und Tibia, welche zu den Ansatzstellen des Lig. cruciatum cran.
führen, wird ein Bündel von Synthofil®-Fäden (USP 2/0) geführt. Diese Fäden werden durch
Querbohrungen in Tibia und Femur geführt und verankert, in dem sie einzeln angespannt und
mit sich selbst verknotet werden (Abb. 10.75c.).

ROSENHAGEN (1991) bevorzugt eine modifizierte Over-the-top-Methode nach ARNOCZKY und
TARVIN (1980), bei welcher der laterale Teil des längsgespaltenen Lig. rectum patellae und in
dessen Verlängerung ein Streifen der Fascia lata als Bandersatz von kraniomedial nach
kaudolateral zwischen den Femurkondylen durch das Gelenk gezogen werden.

---

[1]) Mersilene®, Novolene® USP 0 (metric 3,5)

● **Traumatische Kniescheibenluxation**

Die primär traumatische Patellaluxation (Luxatio patellae traumatica) entsteht durch einen scharfkantigen Schlag. Es liegt zumeist auch eine Rißquetschwunde der Haut sowie der Faszie bzw. der Gelenkkapsel mit dem eingelagerten Lig. femoropatellare lat. bzw. med. vor. In rein traumatischen Fällen – und von solchen kann nur gesprochen werden, wenn das Kniescheibengelenk der anderen Extremität keinerlei Luxationstendenz erkennen läßt – genügt natürlich die Rekonstruktion der genannten Strukturen durch Nähte. Ist eine Disposition durch orthopädische Fehlstellung zu vermuten, so führt man besser eine Korrektur wie bei der habituellen Patellaluxation durch (s. S. 484).

● **Luxatio femoris s. coxae**

Die blutige Reposition und die Fixation des Femurkopfes in der Pfanne bei Erhaltung der vollen Beweglichkeit haben wegen der raschen Remobilisation des Patienten und der problemlosen Nachbehandlung ihre unbestreitbaren Vorzüge. Bei der unblutigen Behandlung durch Fixationsverbände kommt es bisweilen, trotz sorgfältiger Beobachtung und

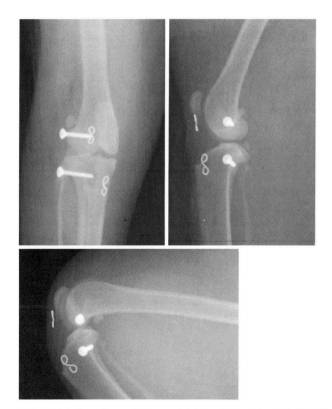

Abb. 10.74. Luxatio cruris dextra (gleicher Fall wie in Abb. 10.27.). Verankerung des alloplastischen Bandersatzes (Lig. collat. lat., Lig. cruciatum cran. und Lig. femoropatellare lat.) an 2,0-mm-Schrauben sowie einer Bohrung in der Tuberositas tibiae und zwei Ankern aus achterförmig gebogenem, chirurgischem Draht (0,8 mm) Post-op.-Röntgenaufnahmen. a – Kraniokaudaler, b, c – seitlicher Strahlengang: Funktionsprüfung gestreckt/gebeugt (s. auch Abb. 10.75. b).

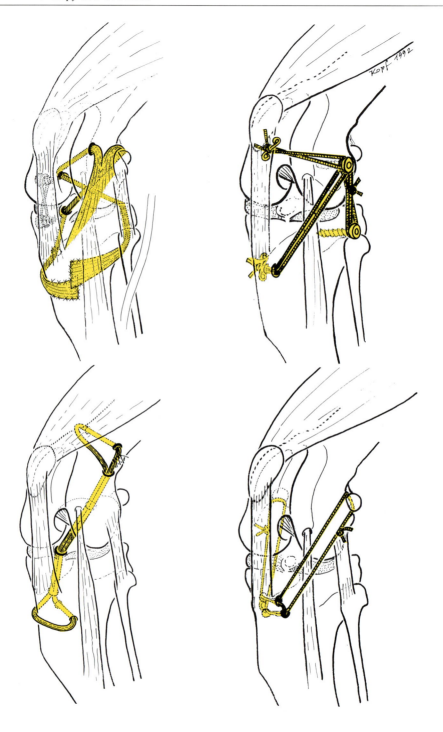

Pflege, zu Rezidiven. Eine neuerliche Intervention – zumeist dann operativ – mit abermaliger Narkose wird in diesem Falle nötig.

ROSENHAGEN (1991) beschrieb eine einfache operative Maßnahme zur Reluxationsverhütung nach gedeckter Reposition: Ein relativ starker, krückstockförmiger Stift wird auf der Höhe der Tuberositas glutaea von lateral quer durch den Femurschaft gebohrt und ragt auf der medialen Seite unter dem Beckenboden um mehr als den Femurdurchmesser in die Adduktorenmuskulatur. Der Stift wird nach ca. 6 Wochen entfernt.

Andere Autoren (MATIS et al., 1985; BRINKER et al., 1983) empfehlen die blutige Reposition über den kraniolateralen Hüftgelenkzugang oder nach Trochanterosteotomie und die sorgfältige Rekonstruktion der zerrissenen Kapsel. Nötigenfalls können Nähte auch in kleinen Bohrungen oder an Schrauben am Pfannenrand verankert werden, wenn die Kapsel zu sehr zerrissen ist, um tragende Nähte zu verankern.

Ebenfalls sehr einfach und erfolgversprechend ist die Methode nach DRAPÉ (1985). Nach der Reposition wird der M. glutaeus profundus kraniodorsal der Pfanne mit einer Schraube und Unterlagscheibe aus Kunststoff mit Spitzen am Darmbein fixiert. Das neuerliche Herausgleiten des Femurkopfes wird dadurch verhindert, daß eine Auswärtsrotation eingeschränkt und die Gelenkkapsel kraniodorsal durch die Verspannung des Sehnenspiegels ersetzt wird.

Eine sichere Retention des Femurkopfes bei völliger Bewegungsfreiheit ist durch die eigene Methode – eine modifizierte Toggle-Pin-Technik nach PIERMATTEI (1963) – gegeben.

Technik: Über den kraniolateralen Zugang zum Hüftgelenk wird die Pfanne dargestellt, die Reste des zerrissenen Lig. capitis femoris werden entfernt. Im Zentrum der Fossa acetabuli erfolgt eine Bohrung mit einem Durchmesser von 3,2–3,5 mm. Diese Bohrung wird am besten manuell durchgeführt, um in der Beckenhöhle nichts zu verletzen. In maximaler Supinationsstellung wird vom Zentrum des Femurkopfes aus durch die Mitte des Halses eine Bohrung nach lateral geführt, die distal des Trochantermassivs herauskommen soll. Der Durchmesser dieses Kanals soll 2–2,5 mm betragen. Aus chirurgischem Draht (0,8–1,0 mm) wird ein Anker mit enger Öse gebogen, deren Außendurchmesser kleiner als die Bohrung in der Pfanne ist. Die einander gegenüberliegenden Drahtenden beidseits der Öse werden auf ca. 7 mm gekürzt. Durch die Öse dieses Ankers werden zwei starke Fäden gezogen und einmal miteinander verknotet. Der Anker wird mit einer feinen Arterienklemme erfaßt und durch die Bohrung in der Pfanne ins Becken geschoben, wo er sich durch Zug an den Fäden querstellt und eine feste Verankerung derselben bewirkt. Sein einwandfreier Sitz ist daran zu prüfen, daß der Knoten an der Öse im Bohrloch erscheinen muß. Danach werden die Fäden mit Hilfe einer Drahtschlinge durch den Bohrkanal im Femur geführt. Die Reposition erfolgt automatisch durch Zug an den Haltefäden, welche lateral über einem achterförmig gebogenen Drahtanker verknotet werden. Die Haltefäden sind aus langsam resorbierbarem synthe-

◄ Abb. 10.75. Schematische Darstellung verschiedener Methoden des Bandersatzes am Kniegelenk. a – Ersatz des medialen Kollateralbandes sowie beider Kreuzbänder mit Streifen aus der Fascia lata, welche mit resorbierbaren Synthetikfäden verstärkt sind (modifiziert nach SCHAWALDER und GITTERLE, 1989).
b – Ersatz des lateralen Kollateralbandes, des vorderen Kreuzbandes und des lateralen Femoropatellarbandes mit Mersilene® USP 0 (eigene Methode; s. Abb. 10.74. sowie Abb. 10.27.). c – Intraartikulärer Ersatz des vorderen Kreuzbandes mit 6 bis 8 Synthofil®-Fäden USP 2/0 (nach WESTHUES, 1969; zit. nach MATIS und KÖSTLIN, 1978). d – Extrakapsulärer Ersatz des vorderen Kreuzbandes mit Mersilene® USP 0 (modifiziert nach FLO, 1975).

tischem Material (Dexon®, Vicryl® USP 0), so daß nach erfolgter Abheilung kein Fremdmaterial im Gelenk verbleibt. Der Bohrkanal im Femur soll nicht zu eng sein, damit die Fäden an
der Kante des Bohrloches nicht durchgescheuert werden, bevor die Kapsel verheilt ist und sie
ihre temporäre Haltefunktion erfüllt haben. Mit der Toggle-Pin-Technik wird auch in jenen
Fällen ein sicheres Resultat erreicht, wo umfangreiche Weichteilverletzungen vorliegen. Die
Reste der zerfetzten Gelenkkapsel brauchen nur adaptiert zu werden. Eine zusätzliche
Abdeckung des Gelenkes kann durch eine im Dreieck gestochene Naht erreicht werden, mit
der die sehnigen Ränder von M. gluteus profundus, M. rectus femoris und M. vastus lateralis
verbunden werden (Abb. 10.76.).

● **Luxationen im Karpalgelenk**
Bei der **Luxatio antebrachiocarpea** ist die erfolgreiche Fixierung mit je einer Minischraube in
der distalen Radiusepiphyse und dem Os carpi intermedioradiale und einer um die Schrau-
benköpfe geführten achterförmigen Drahtschlinge beschrieben worden (MONTAVON et al.,
1988). Auch die temporäre Fixation mit Hilfe einer das Gelenk überbrückenden Extrakutanschienung, die 8–12 Wochen getragen werden soll, ist bei dieser einfachen Luxationsform
erfolgversprechend (s. Abb. 10.71.).
Bei Vorliegen multipler Bänderläsionen und Zerrüttung des Gefüges zwischen den Karpalknöchelchen sind vom Verfasser – trotz sorgfältiger Rekonstruktion mit Schrauben und
Haltedrähten und temporärer Ruhigstellung mittels extrakutaner Schienung – nur unbefriedi-
gende Resultate erreicht worden (Hyperextension bei Belastung; s. Abb. 10.32.). In solchen
Fällen ist gleich die **Arthrodese des Karpalgelenkes** mit Hilfe von Miniplättchen vorzuziehen
(Abb. 10.77.). Die bleibende Versteifung der Vorderfußwurzelgelenke stört die Tiere wenig,
und es wird weitgehend beschwerdefreie Belastung beim Laufen und Springen erreicht. Bei
schweren Tieren ist die Anbringung von zwei Platten in verschiedenen Ebenen nötig, da die
Gefahr des Plattenbruches besteht (Abb. 10.78.).

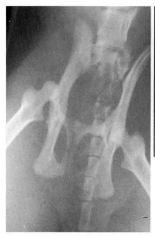
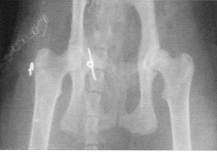

Abb. 10.76. a – Luxatio femoris supraglenoidalis dextra (ventrodorsale Aufnahme). b – Stabilisierung
nach blutiger Reposition mit Toggle-Pin-Technik (modifiziert nach PIERMATTEI, 1963).

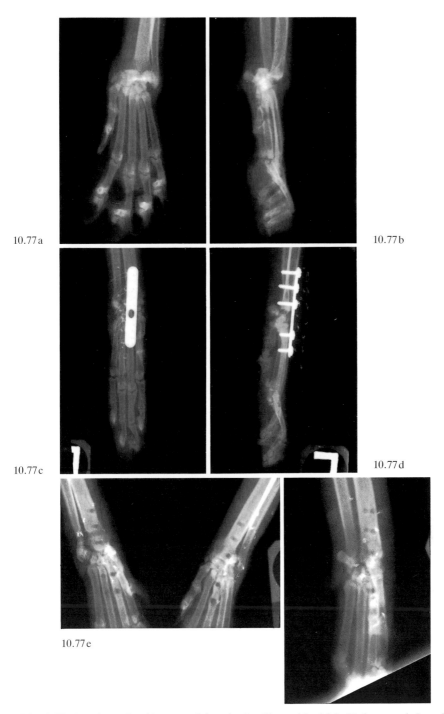

10.77 a

10.77 b

10.77 c

10.77 d

10.77 e

10.77 f

Abb. 10.77. Luxatio antebrachiocarpea sinistra (andere Extremität gleiche Verletzung – in Lamellen des Heizungsradiators festgeklemmt; Europäisch Kurzhaar, weibl., 11 Jahre, 2,3 kg KM). a, b – Präoperative Aufnahmen in zwei Ebenen; c, d – Arthrodese mit Miniplättchen (2,0-mm-Schrauben) nach erfolgloser Behandlung durch Bandersatz und Verbände; e, f – Zustand nach Implantatentfernung 3 Monate post op. – stabile Gelenkversteifung.

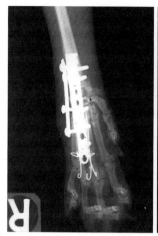 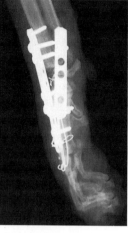

10.78 a   10.78 b

Abb. 10.78. Arthrodese nach Luxation im Karpalgelenk mit multiplen Bänderläsionen bei einem 7 Jahre alten kastrierten Kater (5,8 kg KM) nach unbefriedigendem Resultat nach Rekonstruktion und Extrakutanschienung (gleicher Fall wie in Abb. 10.31. und 10.71.; Abb. 10.32. zeigt den Zustand vor der Arthrodese) – wegen des großen Gewichtes wurde eine *Doppelplattung* in zwei aufeinander senkrechten Ebenen gewählt: a – Frontalaufnahme, b – Seitenansicht. Nebenbefund: abgeheilte Frakturen von Mc III und IV nach – bei der Erstversorgung erfolgter – Rush-Nagelung.

● **Luxatio antebrachii s. cubiti**

Bei Luxationen, bei welchen nur die Kollateralbänder zerrissen sind, genügt die unblutige Reposition. Das Scharniergelenk wird durch die kraniolaterale und kaudomediale Muskelgruppe, die einander gegenüberliegend das Gelenk überspannen, in exakter Lage gehalten, so daß eine Fixierung (z. B. durch Verband) i. d. R. nicht nötig ist.

Bei der **Monteggia-Verletzung** wird die Fraktur der Ulna durch Osteosynthese – Markraumschienung oder Platte – versorgt, während die Luxation des Radius korrigiert wird, indem dieser mit einer Cerclage aus chirurgischem Draht oder einem starken, resorbierbaren Synthetikfaden (Dexon®, Vicryl®) an den Ulnakörper herangezogen wird.

Die Zerreißung des Lig. anulare radii und **Luxation im proximalen Radioulnargelenk** kommt auch in Verbindung mit der Luxatio antebrachii vor (s. Abb. 10.24. und 10.25.). Nach deren Reposition kann man durch temporäre Verschraubung von Radius und Ulna auch dieses Gelenk stabilisieren. Die Schraube soll relativ bald (ca. nach 6 Wochen) entfernt werden, um die Längsachsenrotation des Unterarmskelettes wieder zu ermöglichen, welche bei der Katze eine wichtige Funktion darstellt (Abb. 10.79).

● **Luxatio humeri**

Die Luxation des Humerus erfolgt in der Regel nach medial. Sie ist eine äußerst seltene Verletzung. Ist nur der Halteapparat zerrissen, so genügen eine sorgfältige Rekonstruktion der lädierten Weichteile sowie entsprechende Kapselraffung. Ist dennoch Luxationstendenz zu erkennen, z. B. bei älteren Luxationen, welche schwer zu reponieren sind, und bei Rezidiven, kann man eine *temporäre* Stabilisierung mit zwei transartikulären Bohrdrähten erreichen. Die relativ starken Kirschner-Drähte (1,6 mm) werden bei mittlerer Beugestellung von der Crista tuberculi majoris aus durch den Humeruskopf in die Cavitas glenoidalis der Skapula gebohrt, bis sie parallel zur Spina scapulae lateral am Schulterblattkörper austreten.

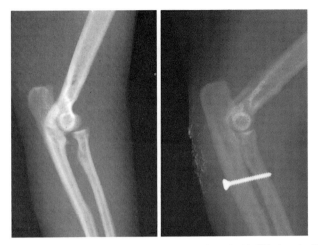

Abb. 10.79. Subluxatio radioulnaris prox. sin. mit Abrißfraktur im Bereich des Proc. coronoideus med. bzw. des Ansatzes des Lig. anulare radii als Zusatzverletzung einer Luxatio cubiti (gleicher Fall wie in Abb. 10.25.). a – Präoperative Aufnahme in Provokationshaltung; b – Stabilisierung durch temporäre Verschraubung für 6 Wochen (seitliche Aufnahmen).

Mit Drahtnähten können sie dort zusätzlich fixiert werden, da der zierliche Knochen nur wenig Verankerung bietet. Die Bohrdrähte können nach 8–12 Wochen gezogen werden, da das Gelenk nach dieser Zeit durch die Kapselfibrose stabilisiert wird.

● **Luxation im Bereich der Wirbelsäule (Luxatio vertebrae)**
Bei dieser Verletzung wird i.d.R. das Rückenmark gequetscht, und es entsteht eine Querschnittslähmung kaudal der Läsion. Reposition und Fixierung von Wirbelluxationen sind technisch relativ einfach. Der Eingriff ist aber nur bei aussichtsreicher neurologischer Funktion (Reflexe, Sensibilität) sinnvoll. Anläßlich der Reposition sind im Bereich der Läsion eine Hemilaminektomie und Durotomie zur Dekompression des Rückenmarks durchzuführen. Diese Maßnahme hat auch diagnostischen Charakter: Bei makroskopisch erkennbaren Quetschungen der Nervensubstanz hat der Fall eine infauste Prognose! Gleichzeitig soll medikamentös das Rückenmarködem bekämpft werden (20%ige Mannit-Lösung: 1–2 ml/kg KM, Prednisolon: 5 mg/kg KM).
Die Stabilisierung erfolgt mit Hilfe von zwei starken Kirschner-Drähten (1,6–2,0 mm). Sie werden beidseits an die Dornfortsätze angelegt und in Bohrungen mit Hilfe von Drahtschlingen an diesen fixiert und miteinander verbunden. Je nach Situation kann auch eine Verdrahtung der Gelenkfortsätze der der Hemilaminektomie gegenüberliegenden Seite durchgeführt werden. Auch eine Kreuzspickung der Wirbelkörper im Bereich der zerrissenen Bandscheibe kommt in Betracht.

● **Luxation des Schwanzes (Luxatio sacrococcygea)**
Bei Luxation des 1. Schwanzwirbels sind die Gelenkfortsätze zumeist intakt. Im Bereich der Wirbelkörper ist entweder die Bandscheibe rupturiert oder es kommt – bei Jungtieren – zu einer Physenzerreißung im Bereich einer Wirbelendplatte (Abb. 10.80. a, b). Die im Wirbelkanal liegenden Schwanznerven sind zumeist reversibel traumatisiert. Die Fixierung der Wirbelgelenke erfolgt mit feinen Spickdrähten (0,6 mm) und mit Schlingen aus chirurgischem

Stahldraht (USP 3/0, monofil). Zwar wurden auch funktionelle Heilungen des Schwanzes beobachtet, wenn die Luxation nicht behandelt wurde, doch sind durch die operative Korrektur alsbaldige Schmerzfreiheit und eine wesentlich raschere Wiedererlangung der motorischen Funktion zu erzielen (SMEAK und OLMSTEAD, 1985). Die Möglichkeit von Mißempfindung und folgender Automutilation, weshalb eine partielle Amputation des Schwanzes erforderlich werden könnte, ist bei der Prognosestellung zu berücksichtigen (Abb. 10.80. c, d).

10.80a   10.80b

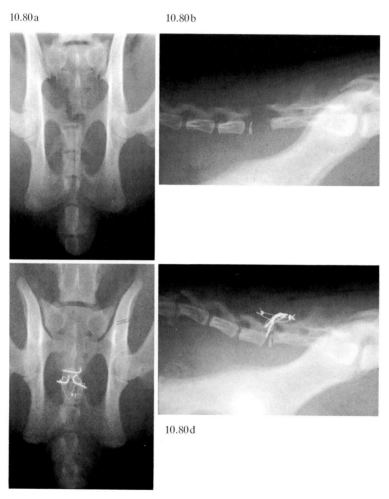

10.80d

10.80c

Abb. 10.80. Luxatio sacrococcygea mit Physenzerreißung der Endplatte des Corpus ossis sacri. a – Ventrodorsale, b – dextrosinistrale Aufnahme; c, d – Rekonstruktion durch Spickung und Verdrahtung der Gelenk- und Dornfortsätze (Röntgenaufnahmen in zwei Ebenen). Der Schwanz wurde 6 Wochen post op. wieder normal getragen und bewegt.

10.2.3. Primär nicht-traumatische Erkrankungen

10.2.3.1. Allgemeines

Damit wird eine Gruppe von Krankheiten zusammengefaßt, bei der als Ursache eine pathologische Veränderung der Strukturen des Stütz- und Bewegungsapparates erkennbar ist, welche allmählich entstand, bevor klinische Symptome in Form von Schmerzen und/oder Bewegungsstörungen erkennbar wurden. Häufig tritt die Funktionsstörung plötzlich und akut auf, so daß eine traumatische Genese vermutet wird. Dies ist dann der Fall, wenn Strukturen des Stützapparates unter Einwirkung physiologischer Belastung (z. B. Sprung auf einen Stuhl) oder eines geringen Traumas (z. B. Sturz aus geringer Höhe) Verletzungen erleiden, weil ihre Belastungsfähigkeit herabgesetzt bzw. ihre Elastizität pathologisch gemindert ist. Bei chronischen Gelenkerkrankungen infolge von Dysplasie, orthopädischer Fehlstellung oder periartikulärer Kalkeinlagerung kann durch die genannten Belastungen aber auch spontan eine Arthritis entstehen und zunächst der Eindruck einer akuten Erkrankung erweckt werden. Bei Vorliegen einer – z. B. alimentär bedingten – Systemerkrankung entsteht die Läsion an einem *Locus minoris resistentiae*. Im Rahmen dieses Kapitels wird auf Ursache und Behandlung der zugrunde liegenden Primärerkrankung nur am Rande eingegangen (s. dazu Kap. 10.), während Diagnose und Behandlung der lädierten Strukturen, von welchen die akuten Beschwerden ausgehen, im Vordergrund stehen.

10.2.3.2. Mangelhafte Mineralisation des Skelettes bei Jungkatzen – Grünholzfrakturen

Diagnose: Bei Jungkatzen im Alter von 3–6 Monaten können spontan hochgradige Schmerzzustände entstehen. Die Tiere sitzen zusammengekauert und äußern bei jeder Bewegung Schmerzen durch Schreien und Fauchen. Sie lassen sich nicht anfassen, so daß es oft unmöglich ist, den Sitz der Schmerzen zu lokalisieren. Anamnestisch läßt sich zumeist erheben, daß der jammervolle Zustand nach wildem Herumtollen oder durch einen Sturz aus geringer Höhe (z. B. beim Spielen mit Kindern) entstanden ist.

Fallweise ist der Rücken gekrümmt, oder eine Extremität wird nicht mehr belastet. Bei solchen Tieren ist eine **Grünholzfraktur** infolge mangelhafter Mineralisation des Skelettes zu vermuten (sekundärer alimentärer Hyperparathyreoidismus; DÄMMRICH, 1972). Die Bestätigung der klinischen Verdachtsdiagnose erfolgt durch *Röntgen*, wobei bei den schwierig zu untersuchenden Tieren Übersichtsaufnahmen anzufertigen sind.

Die Knochen des Stammes weisen wegen des geringen Kontrastes zu den Weichteilen die schlechteste Detailerkennbarkeit auf (s. auch S. 180 Bd. I). Die Osteodystrophie kann zu bleibenden lordotischen und kyphotischen Verkrümmungen der Wirbelsäule führen (s. Abb. 10.1.). Die Kompakta der langen Röhrenknochen ist papierdünn, und es können eine oder mehrere Grünholzfrakturen festgestellt werden, bei welchen i. d. R. nur eine geringe Knickung der Knochenlängsachse und zumeist keine Verlagerung der Fragmente vorliegt (Abb. 10.81.).

Therapie: Ruhigstellung sowie Behandlung der Mineralstoffwechselstörung. Behandlung evtl. vorhandener chronischer Enteritis, Bekämpfung von Endoparasiten. Diätetische Umstellung (Verminderung der Fleischfütterung), Korrektur des Calcium-Phosphor-Verhältnisses durch Beimengung von calciumreichen Mineralstoffmischungen; periodische Injektionen von Vitaminkombinationen (AD_3E, B-Komplex).

Die chirurgische Behandlung einer Grünholzfraktur ist nur ausnahmsweise nötig, und zwar dann, wenn eine starke, permanente Knickung eines langen Röhrenknochens vorliegt. Markraumschienung, Versorgung mit Spickdrähten oder Verplattung unter möglichster Schonung der Wachstumsfugen sind die geeigneten Methoden (Abb. 10.82.).

Prognose: Sie richtet sich nach der Ursache der Demineralisation. Ist diese vorwiegend in externen Faktoren zu erkennen, so ist sie günstig. In hochgradigen Fällen kann es jedoch zu Wirbelfrakturen und Querschnittslähmung mit infauster Prognose kommen.

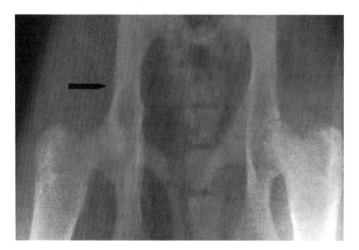

Abb. 10.81. Grünholzfraktur als Folge mangelhaften Mineralstoffgehaltes des Skelettes bei einem 14 Wochen alten männlichen Katzenwelpen. Beim wilden Herumtollen entstanden. Rechte Darmbeinsäule (Ventrodorsalaufnahme, Pfeil). Beachte: geringe Schattendichte des Kreuzbeines!

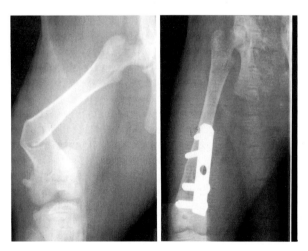

10.82a   10.82b

Abb. 10.82. a – Grünholzfraktur des rechten Femurs mit erheblicher Achsenknickung am Übergang zum distalen Diaphysendrittel; die Winkelspitze zeigt nach lateral. b – Operative Versorgung durch Abstützplatte (2,0-mm-Miniplättchen) auf der medialen Seite. (Röntgenaufnahmen im ventrodorsalen Strahlengang; 16 Wochen altes weibliches Kätzchen).

10.2.3.3. Osteochondrosis dissecans

Die Ostechondrosis dissecans (OCD), eine bei der Katze nur vereinzelt beobachtete Jungtiererkrankung gleicht in ihrem pathomorphologischen Erscheinungsbild der häufigen OCD des Hundes. Diagnose und Therapie erfolgen analog zu den beim Hund vorliegenden Erfahrungen.

Diagnose: Es liegt eine i. d. R. schon chronische Stützbeinlahmheit wechselnden Grades vor, welche nach der Ruhe deutlicher ausgeprägt sein kann (typisch für Arthrosen). Der Schmerz läßt sich zumeist in einem Gelenk (vornehmlich Schultergelenk) lokalisieren, welches verdickt sein kann. Die Bestätigung der Diagnose erfolgt durch seitenvergleichende Röntgenaufnahmen in zwei Ebenen: Im betreffenden Gelenk ist eine Abflachung der subchondralen Knochenlamelle festzustellen.

Therapie: Das Schultergelenk wird über den kaudolateralen Zugang (PIERMATTEI et al., 1975) schonend eröffnet und die Knorpelschuppe entfernt (CLARKE, 1985). Die Knorpelränder des Defektes werden geglättet und sein Grund mit dem scharfen Löffel kürettiert, bis der subchondrale Knochen blutet und somit alle nekrotischen Teile entfernt sind. Die **Prognose** richtet sich nach dem Grad der sekundären Arthrose und ist in frühzeitig operierten Fällen günstig.

10.2.3.4. Hüftgelenksdysplasie (Coxarthrosis deformans)

Hüftgelenksdysplasie (HD) kommt bei der Katze häufiger vor als in der täglichen Praxis diagnostiziert wird. Nach KÖPPEL und EBNER (1990) wurde bei 18% von 293 Katzenbecken röntgenologisch HD festgestellt. Die Häufigkeit ist bei weiblichen Tieren relativ größer.

Diagnose: Klinisch manifest wird die Hüftgelenksdysplasie, wenn eine deformierende Arthrose entsteht, welche zu Schmerzen Anlaß gibt. Graduelle Abstufungen sind wegen der Beurteilungsschwierigkeiten der Bewegung in der Ordination kaum möglich, doch können die Mitteilungen des Besitzers über Haltungs- und Bewegungsstörungen in gewohnter Umgebung anamnestisch verwertet werden: Erste Anzeichen sind Bewegungsunlust und das Zögern, auf gewohnte Plätze hinaufzuspringen.

Bei der klinischen Untersuchung wird Abwehr bei der passiven Auswärtsrotation und Abduktion des Femurs beobachtet. Die Diagnose wird röntgenologisch gesichert: Nach KÖPPEL und EBNER (1990) weist das normale Hüftgelenk der Katze einen Norberg-Olsson-Winkel von mindestens 95° auf. Bei HD liegt ein flaches Acetabulum vor. Der kraniale Pfannenrand ist facettenartig abgeschrägt und kann in Fällen fortgeschrittener Arthrose Exostosen aufweisen. Der Femurkopf zeigt Abflachungen, die subchondrale Knochenstruktur ist sklerosiert, und der Gelenkspalt stellt sich inkongruent dar (Abb. 10.83. und 10.84).

Therapie: Bei erstmals akut auftretenden Beschwerden und röntgenologischem Nachweis einer chronisch-deformierenden Coxarthrose wird durch analgetisch-antiphlogistische Behandlung und gleichzeitige Ruhigstellung, welche die Tiere zumeist selbst einhalten, wenn sie nicht beunruhigt werden, die akute Arthritis zum Abklingen gebracht. Durch physikalische Maßnahmen (Wärme, pulsierendes Magnetfeld) sowie Injektionskuren von Mucopolysaccharid-Präparaten (z. B. Rumalon®) kann danach auf eine Verlängerung des beschwerdefreien Intervalls hingewirkt werden (Abb. 10.85.).

Nur bei ständigen Beschwerden infolge hochgradiger Gelenksdeformation werden chirurgische Maßnahmen erforderlich sein.

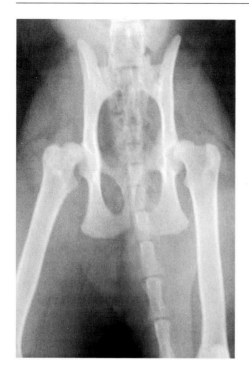

Abb. 10.83. Hochgradige Hüftgelenksdysplasie mit Subluxation beider Femurköpfe bei einer zwei Jahre alten Perserkatze.

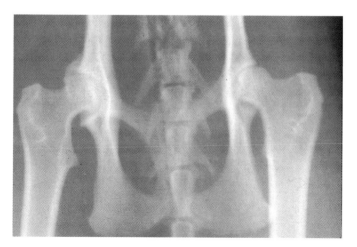

Abb. 10.84. Coxarthrosis deformans des rechten Hüftgelenkes mit Exostosen im Bereich des kranialen Pfannenrandes und Pfannendaches und pilzhufhörmiger Umgestaltung des Femurkopfes bei einem 6 Jahre alten Perserkater. Die Pfanne der linken Hüfte stellt sich flach dar – Hüftgelenksdysplasie; als Ursache der Coxarthrose kommt auch ein zusätzliches Trauma in Betracht (Ventrodorsalaufnahme).

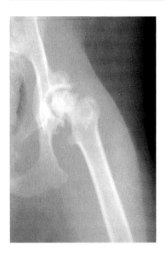

Abb. 10.85. Coxarthrosis deformans links bei einem 8 Jahre alten, kastrierten Kater – Autounfall vor 6 Jahren, damals zwei Wochen unbehandelte, mittelgradige Lahmheit – nur geringgradige Behinderung; Einschränkung der Abduktion (Zufallsbefund anläßlich der Behandlung einer anderen Verletzung).

● **Femurkopf/-hals-Resektion**

Sie stellt die Methode der Wahl dar: Durch Beseitigung der Reibung zwischen den deformierten Gelenkanteilen kann die chronische Entzündung abklingen. Statt des immer schlechter werdenden Gelenkes entsteht eine immer fester werdende Weichteilverbindung aus Muskeln, der Gelenkkapsel und Narbengewebe. Zwei Techniken stehen zur Auswahl (PIERMATTEI et al., 1975).

– **Ventromedialer Gelenkzugang** (PIERMATTEI et al., 1975): Die Katze wird in Rückenlage ausgebunden und der Oberschenkel in Abduktionsstellung senkrecht zur Körperachse gelagert. Der Hautschnitt erfolgt über dem M. pectineus und parallel zu diesem. Der M. pectineus wird unterminiert und sein Ansatz distal vom Femur abgetrennt und hochgeklappt. Da der M. pectineus bei der Katze sehr dehnbar ist, kann er aber auch nach kaudal gezogen werden (ROSENHAGEN, 1991). A. und V. femoralis werden nach kranial gezogen, und man gelangt durch stumpfe Präparation zwischen dem M. ileopsoas, der nach distal gezogen wird, und A. und V. profunda femoris, die nach proximal gehalten werden, an die Gelenkkapsel. Sie wird so weit wie möglich freigelegt und danach mit einem T-Schnitt eröffnet. Mit einer leicht geöffneten Präparierschere wird zwischen Femurkopf und Pfanne eingegangen und das Lig. capitis femoris durchtrennt. Danach kann mit dem gleichen Instrument der Femurkopf nach ventral aus der Pfanne gehebelt werden und mit dem Meißel oder einer spitzen Knochenzange mit geraden Schneiden abgesetzt werden. Die Durchtrennung soll ca. in der Verbindungslinie Trochanter minor zur medialen Seite des Trochanter major erfolgen. Der dorsale Ansatz der Gelenkkapsel soll erhalten bleiben und die Muskeln, die in der Fossa trochanterica inserieren (sog. kleine Beckengesellschaft), sollen als wichtige Strukturen zur Aufhängung des Oberschenkels unversehrt bleiben. Knochenzacken werden sorgfältig mit der Luer-Zange oder einer Knochenfräse abgetragen und geglättet. Als weitere Maßnahme zur Verhütung des Knochenkontaktes kann das abgesetzte distale Ende des M. pectineus mit einer vorgelegten U-Naht nach dorsal zur Gelenkkapsel in die Höhle des resezierten Gelenkkopfes hochgezogen und fixiert werden. Voraussetzung dafür ist, daß der M. pectineus kräftig genug ausgebildet ist (KOPF, 1991).

– **Kraniolateraler Zugang** (MATIS et al., 1985): Lagerung der Katze in Seitenlage. Der Hautschnitt erfolgt etwas kranial vom Trochanter major parallel zum Femur. Der M. tensor fasciae latae, der bei der Katze keine deutliche Grenze zum M. gluteus superficialis hat, wird im Faserverlauf der Muskeln in kraniodorsaler Richtung von der Glutealmuskulatur getrennt und nach Inzision der Fascia lata entlang seines Ansatzes nach kranial geklappt. Die Glutealmuskulatur wird nach dorsal gezogen und die Gelenkkapsel des Hüftgelenkes durch stumpfe Präparation freigelegt. Nach Eröffnung der entzündlich verdickten Gelenkkapsel mit einem T-Schnitt kann der Femurkopf nach Durchtrennung des Lig. capitis femoris nach kraniolateral herausgedreht und glatt abgesetzt werden (Abb. 10.86.).

Der kraniolaterale Gelenkzugang bietet den besseren Überblick über das Gelenk. Er wird vorgezogen, wenn infolge hochgradiger Arthrose eine Bewegungseinschränkung des Hüftgelenkes vorliegt, so daß durch Abduktionshemmung der ventromediale Zugang erschwert wird. Weitere Indikationen für diesen Eingriff sind: Femurkalottennekrose nach Physenverletzung und Pseudarthrose nach unversorgter Femurhalsfraktur. Die Femurkopf/Hals-Resektion muß auch in Verbindung mit der Hemipelvektomie vorgenommen werden.

10.2.3.5. Habituelle Patellaluxation

Diagnose: Die habituelle Patellaluxation (Luxatio patellae congenita) ist zumeist keine rein traumatische Erkrankung, obwohl sich für die Auslösung klinischer Beschwerden häufig eine traumatische Einwirkung (Sprung, Sturz aus relativ geringer Höhe) erheben läßt. Indiz dafür ist die Tatsache, daß sich häufig auch die Patella der beschwerdefreien anderen Seite in die gleiche Richtung luxieren oder zumindest in Subluxationsstellung drücken läßt. Somit werden orthopädische Fehlstellung und Lockerheit der Femoropatellarbänder als Disposition erkennbar. Bei der Arthrotomie läßt sich dann Knorpelabrieb am Rollkamm der Luxationsseite und in schweren Fällen auch ein entsprechender, an der Facies articularis der Patella – als Ausdruck der Chronizität – erkennen. Die plötzliche Lahmheit auf einer Seite wird durch akute Arthritis evtl. infolge eines Gelegenheitstraumas ausgelöst, während am anderen

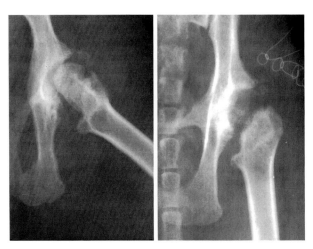

Abb. 10.86. Coxarthrosis deformans links bei einem 8jährigen kastrierten Kartäuserkater. Ständige Schmerzen und Lahmheit wechselnden Grades. a – Präoperative Röntgenaufnahme; b – Zustand nach Femurkopf-Hals-Resektion von lateral (ventrodorsale Aufnahmen).

Kniegelenk eine habituelle Patellaluxation gleichen Grades vorliegen kann, die keine Beschwerden bereitet.

Es ist davon auszugehen, daß viele kongenitale habituelle Patellaluxationen unbemerkt bleiben, da sie keine oder nur geringe klinische Beschwerden bereiten. Die beim Kleinhund typischen Kompensationsbewegungen (Wechselschritt und Hochziehen des Beines für einzelne Schritte) werden bei der Katze nicht beobachtet. Auch die beim Hund – für die betreffende Luxationsrichtung typische – Verkrümmung der Gliedmaßensäule (Coxa vara/ Genu varum – O-Beinigkeit, Einwärtsrotation der Tibia: Luxation nach medial; Valgus coxae/Genu valgum – X-Beinigkeit, Lateralisierung der Tuberositas tibiae: Luxation nach lateral; GITTERLE 1991) ist bei der Katze nicht oder nur undeutlich am Röntgenbild festzustellen (Abb. 10.87.). Ebenfalls wesentlich seltener als beim Hund ist eine dysplastisch abgeflachte Trochlea femoris die offensichtliche Ursache. Es bestehen daher für den Operateur wenig kausale Hinweise für die individuelle Abstimmung der Korrektur. Immerhin ist davon auszugehen, daß der M. quadriceps einen unphysiologischen Zug in Luxationsrichtung ausübt, wodurch eine Mehrbelastung des Lig. femoropatellare auf der Gegenseite sowie des Rollkammes auf der Luxationsseite entsteht.

Therapie: Wie beim Hund hat sich auch bei der Katze die Kombination folgender drei Maßnahmen – ohne die Notwendigkeit kausaler Differenzierung – bewährt:

1. Vertiefung der Trochlea femoris durch Keilexzisionsarthroplastik (SLOCUM, 1980; BOONE et al., 1983);
2. Versetzung der Tuberositas tibiae in die Gegenrichtung (BRINKER et al., 1962);
3. Verkürzung des überdehnten Ligamentum femoropatellare durch Exzision eines spindelförmigen Kapselstückes.

Bei der Arthroplastik wird nach SLOCUM (1980) vorgegangen: Mit einer feinen Säge wird ein Keil mit der Gleitfurche für die Patella aus der Trochlea femoris gesägt. Danach wird – je nach Situation einseitig oder V-förmig – genau parallel zum ersten Schnitt eine hauchdünne Knochenlamelle herausgesägt und der Knochenkeil mit dem Knorpelüberzug wieder, in nunmehr vertiefter Position, eingesetzt. Die scharfen Knochenkanten am Einschnitt werden abgerundet. Der Keil haftet an den rauhen Schnittflächen, ohne weitere Befestigung, in sicherer Position (Abb. 10.87. b, c).

Die Versetzung der Tuberositas tibiae auf die Gegenseite und ihre Fixierung erfolgen in der Technik nach HUTTER et al. (1983): Mit dem scharfen Meißel, welcher über die Arthrotomiewunde von proximal unter den Ansatz des Ligamentum rectum patellae eingeführt und an der Tuberositas tibiae angesetzt wird, wird diese parallel zur Längsachse der Tibia abgemeißelt. Ein zarter Knochensteg und/oder das Periost sollen distal zur Verbindung mit der Crista tibiae erhalten werden. Nach Abschiebung der Schienbeinmuskulatur wird mit dem Meißel oder der Luer-Zange die Auflage an der neuen Position der Tuberositas tibiae entsprechend gerichtet. Die Fixierung erfolgt mit einer Drahtschlinge, welche durch eine senkrechte Bohrung am höchsten Punkt der Tuberositas tibiae und eine entsprechende Bohrung im neuen Bett sowie durch eine etwas tiefer und distal davon angebrachte in der Crista tibiae geführt und verquirlt wird. Durch diese Drahtnaht wird der Bandhöcker in Transpositionsrichtung in sein neues Bett gedrückt sowie nach distal verspannt. Die Kombination aller drei Operationsschritte hat sich wie beim Hund, bei welchem eine zahlenmäßig weit größere Erfahrung als bei der Katze besteht, als sichere, d.h. rezidivfreie, Methode erwiesen (Abb. 10.87. c, d, e).

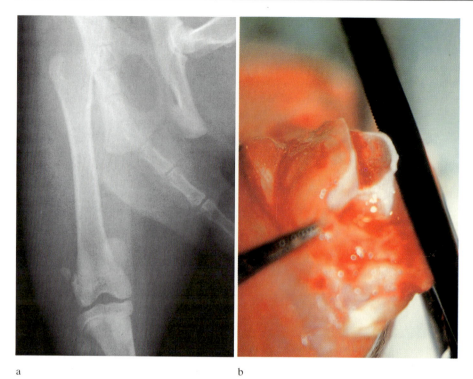

a   b

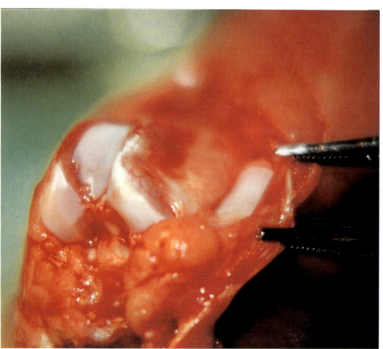

c

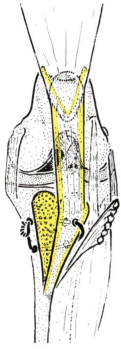

d

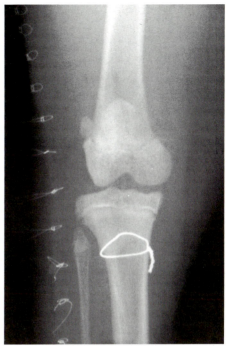

e

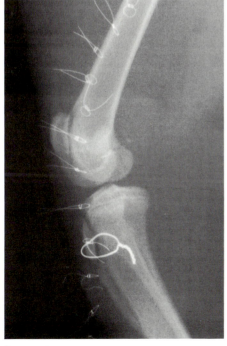

f

Abb. 10.87. a – Habituelle Patellaluxation nach
medial rechts (schwarzer Perserkater, 8 Monate –
linke Seite derselbe Befund; Röntgen im ventro-
dorsalen Strahlengang). b, c – Operationsvor-
gang: Vertiefung der Trochlea femoris – Keilexzisionsarthroplastik mit Feinsäge; b – zweiter
Schnitt: Aussägen der dünnen Knochenlamellen
vor c – Wiedereinsetzen des Keiles mit der Gleitfurche und dem Gelenkknorpel in vertiefter Position. d – Schematische Darstellung: Versetzung
der Tuberositas tibiae nach lateral (BRINKER,
1963); Fixierung mit Drahtnaht („Wiener Methode"). e, f – Post-op.-Röntgenaufnahmen in zwei
Ebenen.

10.2.3.6. Ossifikation der Menisken und der Bänder des Kniegelenks

Arthrosen des Kniegelenks haben bei der Katze ein typisches Erscheinungsbild: In den gekreuzten Bändern, den Insertionsstellen des Lig. rectum patellae an Patella und an der Tuberositas tibiae, treten Kalkeinlagerungen häufig auf. Die Kalkeinlagerungen können auch über eine größere Strecke in das gerade Kniescheibenband hineinreichen. Auch in den Menisken kommen Kalkeinlagerungen vor (WHITING und POOL, 1985). Veränderungen unterschiedlichen Grades und verschiedener Lokalisation treten zumeist in beiden Kniegelenken auf. Dies ist ein Hinweis dafür, daß es sich um eine *dispositionelle Erkrankung* handelt.

Diagnose: Gelegentlich werden bei lahmheitsfreien Katzen Kalkeinlagerungen im Bandapparat des Kniegelenks im Röntgen als Zufallsbefund entdeckt (Abb. 10.88.). Bei lahmenden Tieren, bei welchen Streckschmerz im Kniegelenk festgestellt wird, geben solche Röntgenbefunde den entscheidenden diagnostischen Hinweis: Infolge Elastizitätsverlustes kann es leicht zum Einriß in Bändern und am Sehnenansatz kommen, wodurch eine Gelenkentzündung ausgelöst wird. Durch Knorpelschäden infolge verkalkter Menisken können schwere deformierende Arthrosen mit Lahmheiten wechselnden Grades ausgelöst werden.

Akute Lahmheiten treten auf, wenn pathologische Bänderrupturen entstehen. Am häufigsten kommt die sekundäre Ruptur des Ligamentum cruciatum craniale zur Beobachtung.

Therapie: Die chirurgische Behandlung besteht in der Entfernung der verkalkten und lädierten Bänder und im Abtragen von Exostosen, gegebenenfalls partieller Meniskektomie sowie im Bandersatz (s. S. 470). Bei hochgradigen Veränderungen ist eine Arthrodese des Kniegelenks ins Auge zu fassen.

Die Insertionsdesmopathien erinnern an periartikuläre Kalkeinlagerungen, die im Zuge von Vitamin-A-Hypervitaminose entstehen können, doch fehlt – im Gegensatz zu jenen – die

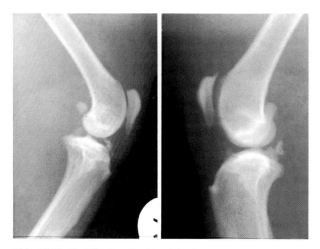

Abb. 10.88. Ossifikation im Bereich des Kniegelenkes (Europäisch Kurzhaar, weibl., kastriert, 10 Jahre). a, b – Seitenaufnahme beider Kniegelenke: Verkalkungen im Bereich der Kreuzbänder und Menisken, überdimensionales Os sesamoideum musculi poplitei; Exostosen- bzw. Spornbildung im Bereich der Insertionsstellen des M. quadriceps am proximalen Rand der Patella und des Lig. rectum patellae an der Tuberositas tibiae.

Tendenz zur Hypertrophie und Ankylose. Dennoch ist es vorteilhaft, die Besitzer solcher Katzen auf mögliche Fütterungsfehler aufmerksam zu machen und gegebenenfalls häufige Leberfütterung abzustellen.

10.2.3.7. Ankylosierende Arthritis und Spondylose

Als chronische Lahmheitsursache sind für die Katze hypertrophierende Kalkeinlagerungen in verschiedenen Gelenken charakteristisch: In Gelenkkapsel und Gelenkrezessus und schließlich um ein oder mehrere Gelenke können umfangreiche kolbenförmige Kalkansammlungen entstehen, welche zur mechanischen Behinderung führen und durch Druck auf die umgebenden Weichteile schmerzende Entzündungen in Gang halten. Im fortgeschrittenen Stadium kommt es zur Ankylosierung der betroffenen Gelenke (Arthropathia et Spondylosis ankylopoetica). Spondylosis ankylopoetica im Bereich der Hals- und Brustwirbelsäule (Abb. 10.89.) kann infolge Kompression der Spinalnerven zu neurologischen Störungen führen (neurogene Atrophie der Muskulatur des Schultergürtels, Neuralgie). Diese Veränderungen werden einer Stoffwechselerkrankung, welche durch Vitamin-A-Hypervitaminose ausgelöst wird, zugeschrieben (VON SANDERSLEBEN, 1972; s. auch Kap. 10.1.4.).

Diagnose: Bewegungsunlust und spontan geäußerte Schmerzen wechselnden Grades sind erste Anzeichen. An der betroffenen Extremität tritt Lahmheit auf, schließlich wird das Bein gar nicht mehr belastet. Im Bereich eines oder mehrerer Gelenke treten knochenharte, schmerzhafte Auftreibungen und entzündliche Schwellungen auf, die rasch an Umfang gewinnen können und im akuten Stadium bei Berührung hochgradig schmerzhaft sind. Die Diagnose wird anhand der typischen Röntgenbefunde gesichert. Neben der Wirbelsäule sind

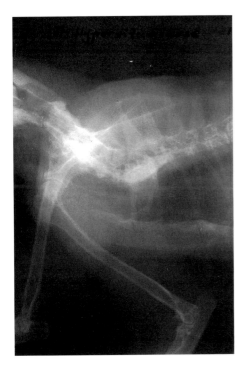

Abb. 10.89. Spondylosis ankylopoetica im Bereich der Hals-Brust-Wirbelsäule bei einem 14 Jahre alten Kater nach jahrelanger, vorwiegender Leberfütterung. Die ossifizierende Periarthritis des Ellbogengelenkes unterstreicht die Tatsache, daß eine Systemerkrankung vorliegt: Vitamin-A-Hypervitaminose.

Schulter-, Ellbogen- und Kniegelenk häufig betroffene Gelenke (Abb. 10.90.). Tiere mit ankylosierter Wirbelsäule können sich nicht mehr putzen, weil sie Hals und Rücken nicht mehr krümmen können. Ohne intensive menschliche Pflege tritt ein Zustand von Verwahrlosung ein.

Im Bereich der Lendenwirbelsäule wurden auch vereinzelt Knochenbrücken ventral an den Wirbeln beobachtet, welche zwei Wirbelkörper fest verbinden. Die Ankylosierung dürfte die Reaktion auf Instabilität im Bereich des betreffenden Zwischenwirbelspaltes sein.

Im Zusammenhang mit einer massiven spondylotischen Brücke $L_{5/6}$ wurden rezidivierende Obstipationen des Colon descendens beobachtet (Abb. 10.91.).

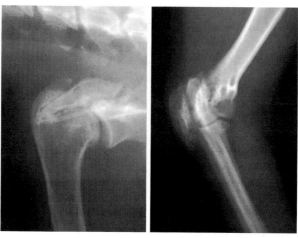

10.90a   10.90b

Abb. 10.90. a – Hypertrophierende Kalkeinlagerungen im Schultergelenkbereich, b – im Bereich des Ellbogengelenkes bei einer 11jährigen, weiblichen Hauskatze (häufige Fütterung mit roher Hühnerleber).

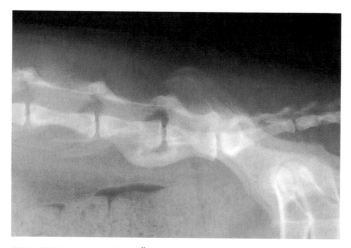

10.91

Abb. 10.91. Spondylotische Überbrückung zwischen 5. und 6. Lendenwirbel bei einer 8jährigen weiblichen Angorakatze; rezidivierende Koprostase im Colon descendens.

Therapie: Bei Fällen von Vitamin-A-Hypervitaminose kann in wenig fortgeschrittenen Fällen die strikte Diätänderung (Absetzen der Leberfütterung) allein oder unterstützt durch *antiphlogistische Medikation* zur Beruhigung des Entzündungsbereiches führen. Die Bildung der Exostosen wird gestoppt, aber nicht rückgängig gemacht. Große periartikuläre Knochenzubildungen geben infolge der mechanischen Reizung des Gelenkapparates immer wieder Anlaß zu neuer lokaler Entzündung. Daher sollten in besonderen Fällen große Zubildungen *chirurgisch* abgetragen werden: Bei einem elfjährigen Kater lag eine bohnengroße Verkalkung des Corpus adiposum infrapatellare unter dem geraden Kniescheibenband und übte bei Beugung Druck darauf aus, wodurch eine chronische Tendinitis des Lig. rectum patellae entstand. Nach Entfernung der Kalkablagerung heilte die Entzündung des Bandes rasch ab. Bei hochgradiger Gelenkdeformation kommt die Arthrodese in Betracht, um Schmerzfreiheit zu erzielen. Selbstverständlich kann auch bei chirurgischer Intervention nur mit radikaler Futterumstellung dauerhafter Erfolg erzielt werden.
Bei Ankylosen im Bereich der Wirbelsäule kommt – neben den diätetischen Maßnahmen – nur *symptomatische Therapie* in Betracht. Die Prognose ist ungünstig bis zweifelhaft.

10.2.3.8. Diskopathie und Lumbosakralstenose

Multiple Calcinosis intervertebralis wird bei älteren Katzen vereinzelt festgestellt (s. auch Kap. 10.1.5.). Es kommen **Diskusprotrusionen** mit Kompression des Rückenmarks vor. Prädilektionsstelle für einen Diskusprolaps ist die Bandscheibe $L_{6/7}$ (VAN DE VELDE und FANKHAUSER, 1987). Auch die Kompression der Cauda equina infolge lumbosakraler Instabilität und Stenose wurde bei der Katze beschrieben (SCHWARZ, 1991; Abb. 10.92.).
Diagnose: Obwohl es sich primär um Erkrankungen des Stützapparates handelt, bereiten sie als solche keine erkennbaren Beschwerden. Erst beim Auftreten *neurologischer Symptome* werden die Schäden manifest: Bei *Diskusprotrusionen* entstehen zumeist *Ataxien* und *Störungen der Propriorezeption*; die Tiere sind häufig noch imstande, sich zu erheben und zu gehen,

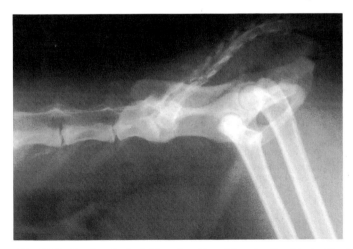

Abb. 10.92. Lumbosakrale Subluxation; Spondylose im Bereich der Bandscheibe L_7/S_1: Kompression der Cauda equina bei einem 8 Jahre alten Europäisch Kurzhaarkater (Fall von SCHWARZ, 1991).

nicht aber hochzuspringen. Bei plötzlichen Wendungen kippt der Hinterkörper gelegentlich um. Die Schmerzleitung ist i. d. R. erhalten (Abb. 10.93.). Es kommen aber auch multiple Extrusionen der Nuclei pulposi vor, welche – im Vergleich zum Hund – nur geringgradige Beschwerden (Ataxien wechselnden Grades) nach sich ziehen.

Differentialdiagnose: Paraparesen und Paraplegien der Hinterextremitäten können auch durch eine Aortenthrombose verursacht werden, wenn der Thrombus die Aa. iliacae externae m. o. w. verschließt. Bei fehlendem Femoralispuls kann durch Abschneiden einer Kralle im Vitalbereich anhand des Ausbleibens kräftiger kapillärer Blutung eine Thrombose nachgewiesen werden.

Bilaterale Lähmung im Bereich der Hinterextremitäten tritt auch nach Festklemmen in einem Kippfenster auf: Durch beidseitige Quetschung des N. femoralis und N. obturatorius kommt es zu charakteristischen motorischen Ausfallserscheinungen (sog. „Kippfenstersyndrom"; MATIS, 1992), Unfähigkeit, die Kniegelenke zu strecken (Quadricepslähmung) sowie Grätschstellung (Adduktorenlähmung). Diese Diagnose wird i. d. R. durch die Anamnese gesichert, da sich die Tiere nicht selbst befreien können (Abb. 10.94.).

Als Spätfolge einer Fraktur des Kreuzbeines wurde eine Lähmung des Schwanzes sowie des Afterschließmuskels mit Blasenlähmung und Kotinkontinenz beobachtet. Der Reizkallus – als Folge mangelhafter Ruhigstellung – hatte die Kompression der betreffenden Nervenwurzeln erzeugt (Abb. 10.95.).

Therapie: Voraussetzung für die operative Behandlung ist der Nachweis, daß der Wirbelkanal eingeengt ist und das Rückenmark an einer bestimmten Stelle mechanisch komprimiert

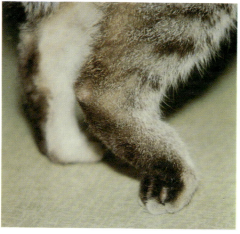

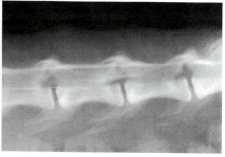

10.93 b

10.93 a

Abb. 10.93. a – Ataxie der Hinterextremitäten und Störungen der Propriorezeption bei einer 8jährigen Hauskatze. b – Nachweis einer Diskusprotrusion im Bereich $L_{5/6}$ mittels zisternaler Myelographie.

wird. Er gelingt mit Hilfe der *Myelographie.* Ist am Röntgenbild die Deformation der Kontrastmittelsäule, welche die Kontur des Rückenmarks nachzeichnet, erkennbar, so kann durch Eröffnung des Wirbelkanals (Hemilaminektomie oder Laminektomie) die Kompression des Rückenmarks oder der Cauda equina behoben werden.

10.2.4. Amputationsoperationen

10.2.4.1. Extremitäten

Indikation: ausgedehnte Nekrosen infolge von Fallenverletzungen; Amputationsverletzungen und Zerquetschung nach Unfällen auf der Straße; Abriß der Nervenwurzeln des Plexus brachialis, Knochenneoplasmen im Bereich der Gliedmaßen.

Dreibeinige Katzen bewegen sich nahezu unbehindert, wenn keine hohen Anforderungen gestellt werden. Bei Wohnungskatzen ist daher mit einer Amputation keine große Einbuße der Lebensqualität verbunden. Die Amputation einer Hintergliedmaße wird besser kompensiert als der Verlust einer Vordergliedmaße, wodurch Schwierigkeiten beim Aufsprung und beim Klettern gegeben sind. Bei in Freiheit lebenden Katzen bestehen daher gegen die Amputation berechtigte Vorbehalte.

Technik: Falls es die Umstände erlauben, setzt man die Vorderextremität am besten am Übergang vom mittleren ins proximale Drittel des Humerus ab. An der Hinterextremität wird der Femur an der entsprechenden Stelle abgesetzt. Die Nerven werden unterhalb des

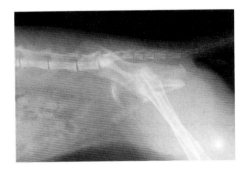

Abb. 10.94. Abriß der Randapophyse des Darmbeinflügels und deren Verlagerung nach ventral infolge Muskelzuges nach Festklemmungen im Kippfenster von ca. 30 min Dauer (Europäisch Kurzhaar, weibl., 6 Monate): bilaterale Quadriceps- und Adduktorenlähmung infolge beidseitiger N.-femoralis- und N.-obturatorius-Quetschung.

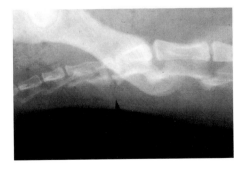

Abb. 10.95. Sakralstenose mit Kompression der Nervenwurzeln infolge Kallusbildung nach Kreuzbeinfraktur (Pfeil) bei einer 7jährigen weiblichen Hauskatze. Die Schwanz-Sphinkterlähmung trat erst einige Wochen nach dem Trauma auf (Abklärung durch Sektion).

Abganges der Muskeläste scharf durchtrennt und die Hauptgefäße abgebunden. Der Knochenstumpf wird gedeckt, in dem die etwas länger gelassenen Muskelstümpfe einander gegenüberliegender Muskelgruppen miteinander vernäht werden.

Durch die komplette Erhaltung von Schulter- bzw. Beckengürtel bleibt die Körperkontur unverändert, was neben dem ästhetischen Gesichtspunkt auch für die normale Ruheposition der Katze (z. B. Kauern in Brust-Bauch-Lage) von Vorteil ist.

10.2.4.2. Schwanz

Indikation: irreversible Lähmung nach Läsion der Schwanznerven (Luxation, Fraktur des Os sacrum) bei erhaltener Funktion des Afterschließmuskels. Automutilation infolge von Mißempfindung, z. B. nach erfolgloser Behandlung einer Lumbosakralstenose.

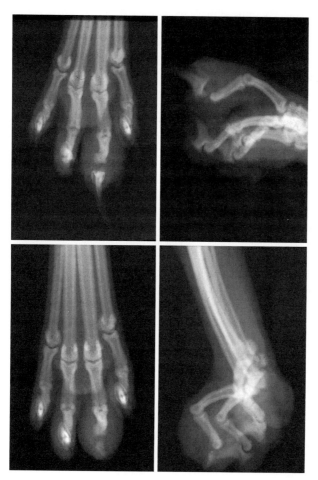

Abb. 10.96. a, b – Luxation der Art. interphal. dist. der III. Zehe hinten rechts – beim Absprung an Heizungsabdeckung hängengeblieben (Kartäuserkater, kastriert, 4 Jahre): Einziehen der Kralle unmöglich. c, d – Zustand nach Amputation des krallentragenden Teiles der Phalanx distalis. Beachte: Das Tuberculum flexorium wurde als Unterstützung des Sohlenballens erhalten.

Technik: Die Wahl des Amputationsortes richtet sich nach dem Grad der Lähmung bzw. nach dem Sitz der Mißempfindung. Da der Schwanz zur Erhaltung des Gleichgewichtes und für die Steuerung beim Sprung und im freien Fall von Bedeutung ist, sollte grundsätzlich nur soviel wie unbedingt nötig amputiert werden. Angesichts dieser Argumentation wird der Besitzer sicher Verständnis für eine allenfalls erforderliche Nachoperation haben. Muß der gesamte Schwanz amputiert werden, so soll darauf geachtet werden, daß der Stumpf so kurz gehalten wird, daß er beim Aufrechtsitzen nicht den Boden berührt und das Tier behindert.

10.2.4.3. Krallenentfernung (Onychektomie)

Bei einzelnen Krallen kann bei Luxation des Krallenbeines oder wegen eines chronisch-rezidivierenden Panaritiums die Krallenentfernung nötig sein. Auch nach schlecht verheilten Frakturen und Luxationen, wodurch die Krallenmechanik gestört ist, so daß die Tiere ständig hängenbleiben, ist eine Entfernung der betreffenden Kralle angezeigt. Bei manchen Tieren ist eine Anfälligkeit für hartnäckige Krallenbetteiterungen festzustellen, wodurch der Eingriff wiederholt nötig werden kann. Auch Tumoren des Krallenbettes kommen in Betracht.

Technik: Die Kralle wird maximal ausgeschachtet und die Haut entlang des Saumes mit dem Skalpell inzidiert und zurückgeschoben. Danach wird eine Zange mit seitlichen Schneiden schräg angesetzt, so daß der Processus extensorius und der dorsale Anteil der Gelenkfläche des Krallenbeines samt dem Krallenfalz abgesetzt werden und das Tuberculum flexorium als Grundlage des Zehenballens erhalten bleibt. Ein Pfotenverband wird zur Verhinderung der Nachblutung für zwei Tage angelegt. Eine Wundnaht ist nicht unbedingt nötig. Wird zu wenig abgesetzt, so kommt es Monate nach Verheilung der Hautwunde zur subkutanen Bildung einer Stummelkralle mit Perforation und Fistelbildung (Abb. 10.96.).

Literatur

ARNOCZKY, S. P., und TARVIN, G. B.: Die „Over-the-Top"-Methode zur Operation des Kreuzbandrisses beim Hund. Kleintierpraxis **25**, 329–334 (1980).

BARTH, R.: Die polytraumatisierte Katze – Das Verletzungsbild nach Fenstersturz in Abhängigkeit von Fallhöhe und Beschaffenheit des Aufschlagortes. Kleintierpraxis **35**, 321–330 (1990).

BERTOY, R. W., JOHNSON, ANN, L., and WEIGEL, R. M.: Organ System Injury and Postoperative Complications in Dogs and Cats with Two Long Bone Fractures: A Matched Case Design. V.C.O.T. **4**, 140–43 (1989).

BERZON, J. L., HOWARD, P. E., COVELL, S. J., TROTTER, E. J. and DUELAND, R.: A Retrospective Study of the Efficacy of Femoral Head and Neck Excisions in 94 Dogs and Cats. Vet. Surg. **9**, 88–92 (1980).

BOJRAB, M. J. (Hrsg.): Praxis der Kleintierchirurgie. Ferdinand Enke Verlag, Stuttgart 1981.

BOJRAB, M. J. (Hrsg.): Current Techniques in Small Animal Surgery. 3rd ed. Lea & Febiger, Philadelphia–London 1990.

BOONE Jr., E. C., HOHN, R. B., and WEISBRODE, S. E.: Trochlear recession wedge technique for patellar luxation: an experimental study. J. Am. Hosp. Assoc. **19**, 735 (1983).

BRASMER, T. H.: Der Notfallpatient in der Kleintierpraxis. Ferdinand Enke Verlag, Stuttgart 1987.

BRINKER, W. O., HOHN, R. B., and PRIEUR, W. D.: Manual of Internal Fixation in Small Animals. Springer Verlag, Berlin–Heidelberg–New York 1984.

BRINKER, W. O., and KELLER, W. K.: Rotation of the Tibial Tubercle for Correction of Luxation of the Patella. M.S.U. Vet. **22**, 92–94 (1962).

BRINKER, W. O., PIERMATTEI, D. L., and FLO, G. L.: Handbook of Small Animal Orthopedics and Fracture Treatment. W. B. Saunders Co., Philadelphia 1983.

BRÜSE, SABINE, DEE, J., and PRIEUR, W. D.: Internal Fixation with a Veterinary Cuttable Plate in Small Animals. V.C.O.T. **1**, 40–46 (1989).

BRÜSE, SABINE, und PRIEUR, W. D.: Versorgung der distalen Femurephysenfraktur mit der Markraumspickung nach Brinker bei Katzen. Kleintierpraxis **35**, 11–19 (1990).

CHANCRIN, I.-L., BOUBÉE, TH., et MARGUIN, M.: Utilisation du fixateur externe du service de santé des armées (FESSA) en chirurgie orthopédique vétérinaire: A propos de 29 cas. Pratique Médicale et Chirurgicale de l'Animal de Compagnie **25**, 217–223 (1990).

CLARKE, M.: Osteochondrosis dissecans in a Burmese Cat. Feline Practice **15**, 6–7 (1985).

CZIFFER, E., TOTH, J., and ZSOLDOS, L.: New Disposable External Skeletal Fixation System and its Application in Veterinary Surgery. V.C.O.T. **2**, 78–84 (1989).

DÄMMRICH, K.: Erkrankungen des Skelettes bei kleinen Haustieren. Der prakt. Tierarzt **53**, 526 (1972).

DE ANGELIS, M., and LAN, R. E.: A Lateral Retinacular Imbrication Technique for the Correction of Anterior Cruciate Ligament Rupture in the Dog. J.A.V.M.A. **157**, 447–449 (1973).

DRAPÉ, J., FLAWINNE, M., GOUDICHAUD, J.-A., et PELSÉ, H.: Traitement chirurgical des luxations traumatiques recidivantes de la hanche par transfixion du muscle fessier profond chez le chien. Pratique Médicale et Chirurgicale de l'Animal de Companie **20**, 105–111 (1985).

FLO, GRETCHEN L.: Modification of the Lateral Retinacular Imbrication Technique for Stabilizing Cruciate Ligament Injuries. J. Am. Anim. Hosp. Assoc. **11**, 570–576 (1975).

GITTERLE, ERIKA: Die Patellaluxation beim Hund – Klinik und adäquate Therapie. Kleintierpraxis **36**, 232–244 (1991).

GLITTENBERG, BETTINA, und MÜLLER, W.: Kreuzspickung von Unterkieferfrakturen im Symphysenbereich bei der Katze. Kleintierpraxis **36**, 691–694 (1991).

HUTTER, H., PUNZET, G., und KOPF, N.: Patellaluxation nach medial beim Hund – Modifikation der Fixation der versetzten Tuberositas tibiae. Wien. tierärztl. Mschr. **70**, 269–276 (1983).

KÁSA, F.: persönliche Mitteilungen (1990).

KÁSA, F.: Der Einsatz von Cerclagen aus Vicryl® bei Osteosynthesen beim Kleintier. Mündliche Mitteilung – AO – Vet.-Tagung/München (1991).

KÁSA, GERHILDE, und KÁSA, F.: Partielle Hemipelvektomie bei Hund und Katze. Der prakt. Tierarzt **67**, 496–498 (1986).

KÖPPEL, E., und EBNER, J.: Die Hüftgelenksdysplasie der Katze. Kleintierpraxis **35**, 281–298 (1990).

KOPF, N.: Verbandbehandlung bei Kleintieren. Fachpraxis **13**, 3–6 (1981).

KOPF, N.: Resektion des Femurkopfes und -halses. Proc. XVI. WSAVA-Weltkongreß Wien, 489–490 (1991).

MATIS, ULRIKE, und KÖSTLING, R.: Zur Kreuzbandruptur bei der Katze. Der prakt. Tierarzt **59**, 582, 583, 585–588 (1978).

MATIS, ULRIKE: Zur posttraumatischen Fettembolie. Kleintierpraxis **25**, 155–162 (1980).

MATIS, ULRIKE, SCHEBITZ, H., und WAIBL, H.: Zugang zum Hüftgelenk von kraniolateral. In: Schebitz, H., und Brass, W. (Hrsg.): Operationen an Hund und Katze. Paul Parey, Berlin–Hamburg 1985.

MATIS, ULRIKE: mündliche Mitteilung (1992).

MATIS, ULRIKE, und WAIBL, H.: Proximale Femurfrakturen bei Katze und Hund. Tierärztliche Praxis, Suppl. 1, 159–178 (1985).

MCLAUGHLIN Jr., R. M., COCKSHUTT, JOHANNE, R., and KUZMA, A. B.: Stocked Veterinary Cuttable Plates for Treatment of Comminuted Diaphysical Fractures in Cats. V.C.O.T. **5**, 22–25 (1992).

MONTAVON, P. M., POHLER, ORTRUN, E. M., OLMSTEAD, M. L., and WENDELBURG, K. L.: The Mini Instrument and Implant Set and its Clinical Application. V.C.O.T. **1**, 44–51 (1988).

MÜLLER, A., ALLGÖWER, N., and WILLENEGGER, H.: Manual of External Fixation. Springer Verlag, New York 1970.

PIERMATTEI, D. L.: A technique for surgical management of coxofemoral luxations. Sm. Anim. Clin. **3**, 373 (1963).

PIERMATTEI, D. L., GREELEY, R. G., und MATIS, ULRIKE: Zugänge zum Skelettsystem von Hund und Katze. F. K. Schattauer, Stuttgart–New York 1975.

PRIEUR, W. D.: Die konservative und operative Frakturbehandlung beim Kleintier. Der prakt. Tierarzt **57**, 485–497 (1976).

Prieur, W. D.: Fracture Classification in Adult Small Animals. Arbeitspapier der AO-Vet. (1990).

Rosenhagen, C.: Orthopädische Eingriffe. In: Kraft, W., und Dürr, U. M. (Hrsg.): Katzenkrankheiten – Klinik und Therapie. 3. Aufl. Verlag M. & H. Schaper, Alfeld 1991.

Rudy, R. L.: Principles of Intramedullary Pining. Vet. Clin. North. Am. **5**, 209–228 (1975).

Sandersleben, J. von: Spondylosis ankylopoetica der Hals- und Brustwirbelsäule bei der Katze als Folge einer Vitamin-A-Hypervitaminose. Kleintierpraxis **17**, 165 (1972).

Schawalder, P., und Gitterle, E.: Eigene Methode zur operativen Rekonstruktion bei Rupturen des vorderen und hinteren Kreuzbandes. Kleintierpraxis **34**, 323–330 (1989).

Schebitz, H., und Brass, W. (Hrsg.): Operationen an Hund und Katze. Paul Parey, Berlin–Hamburg 1985.

Schimke, E.: Knochen und Bewegungsorgane. In: Christoph, H.-J. (Hrsg.): Klinik der Katzenkrankheiten. 2. Aufl. Gustav Fischer Verlag, Jena 1977.

Schwarz, G.: Zum Cauda-equina-Syndrom bei Hund und Katze. Wien. tierärztl. Mschr. **78**, 292–300 (1991).

Slatter, D. H.: Textbook of Small Animal Surgery. W. B. Saunders, Philadelphia 1985.

Slocum, B.: Trochlea recession for patellar stabilisation. 15th Annual Meeting – A.C.V.S., Knoxville/Tennessee (1980).

Smeak, D., and Olmstead, M.: Fracture – luxation of the sacrococcygeal area in the cat, a retrospective study of 51 cases. Vet. Surg. **14**, 319–324 (1985).

Überreiter, O.: Luxatio antebrachii traumatica bei Hund und Katze. Tierärztl. Zeitschr. **3** (1944).

Unger, M., Montavon, P. M., and Heim U. F. A.: Classification of Fractures of Long Bones in the Dog and Cat: Introduction and Clinical Application. V.C.O.T. **3**, 41–50 (1990).

Vandevelde, M., und Fankhauser, R.: Einführung in die veterinärmedizinische Neurologie. Paul Parey, Berlin–Hamburg 1987.

Whiting, P. G., and Pool, R. R.: Intrameniscal Calcification and Ossification in the Stifle Joints of three Domestic Cats. J. Am. Anim. Hosp. Assoc. **21**, 579–584 (1985).

11. Der chirurgische Notfall

(N. Kopf)

11.1. Traumatischer Notfall

11.1.1. Ätiologie und Anamnese

Häufigste Ursachen sind: Unfall im Straßenverkehr, Sturz aus großer Höhe (Fenster, Balkon, Stiegenhaus) oder auf scharfkantige Gegenstände (Hinterhof, Werkstatt), Bißverletzungen durch Hunde und – auf dem Lande – Schußverletzungen. Stumpfes Trauma durch umgefallene Gegenstände und zufallende Türen sowie Stichverletzungen sind seltener.

Verunglückte Katzen verkriechen sich häufig nach dem Unfall, so daß erste Hilfe im akuten Zustand eines Traumas nicht immer erfolgen kann. Häufig wurde der Hergang des Unfalls nicht beobachtet, so daß über die Ursache nur Vermutungen bestehen. Bei der Erhebung des **Vorberichtes** muß der Tierarzt die **Haltungsbedingungen** sowie den **Lebensraum** des Tieres erfragen, um auf die mögliche **Ursache** des Unfalls schließen zu können.

11.1.2. Traumatischer Schock

Beim **polytraumatisierten Patienten** kommt die Ausbildung mehrerer Schockformen in Betracht, welche auch miteinander kombiniert sein können. Am häufigsten ist der **hypovolämische Schock** infolge einer inneren oder äußeren Blutung, welcher zur Umverteilung der reduzierten Blutmenge im Sinne einer Zentralisation führt. Katzen haben, selbst bei erheblichen Blutverlusten, ein hervorragendes Kompensationsvermögen: In der Regel kommt es zur stumpfen Durchtrennung größerer Blutgefäße (Quetschung, Zerreißung). Infolge des Blutdruckabfalls kommen starke Blutungen von selbst zum Stillstand. (Zerreißungen der Hauptgefäße des Stammes sowie des Herzens führen in der Regel zum Verblutungstod, bevor tierärztliche Hilfe möglich ist.) Man hat daher zumeist ein Tier vor sich, bei dem die Blutung bereits zum Stillstand gekommen ist. Nach dem Grad der Beeinträchtigung der peripheren Durchblutung kann man den Blutverlust ungefähr abschätzen. Unmittelbar nach dem Unfall spielen aber auch noch **neurovegetative Einflüsse** (z. B. Pulsverlangsamung durch Vagusreizung) eine Rolle und können die Symptomatik mitbestimmen (periphere Kreislaufschwäche). Frisch nach dem Unfall geborgene Tiere, die noch in höchster Abwehrbereitschaft sind oder große Schmerzen haben (Knochenbrüche), haben eine stark erhöhte Pulsfrequenz (Adrenalinausschüttung). Die Kreislaufsituation ist daher durch wiederholte Untersuchung besser beurteilbar, wenn sich das Tier beruhigt hat. Für die Diagnose des traumatischen Schocks ist deshalb auch die Ermittlung der Zeitspanne seit dem Unfall wichtig.

11.1.2.1. Diagnose des traumatischen Schocks

- Bei frisch verunglückten Katzen steht der Kreislauf noch stark unter dem Einfluß neurovegetativer Entgleisung; Bradykardie bei schlecht gefüllter A. femoralis in Verbindung mit gesteigerter Salivation, spricht für eine Erregung des Parasympathikus. Stumpfes Bauchtrauma und Schädeltrauma (Commotio cerebri) kommen als Ursache in Betracht.
- Andererseits müssen extreme Erhöhungen der Pulsfrequenz in diesem Stadium nicht unbedingt auf eine Blutung hinweisen. Ein mittelkräftiger Puls und gute Füllung der A. femoralis sind Hinweise, daß die Frequenzsteigerung auf psychische Erregung des Tieres zurückzuführen sein könnte. Diese Patienten hecheln – ihre Pulsfrequenz sinkt mit zunehmender Beruhigung ab.
- Wird das **Tier erst einige Stunden nach dem Unfall** vorgestellt und besteht permanente Erhöhung der Pulsfrequenz, so geschieht dies zur Kompensation eines erniedrigten Schlagvolumens des Herzens und ist als Zeichen des erlittenen Blutverlustes zu werten. Eine Frequenz von über 160 schwachen Pulsen / min bei schlecht gefüllter A. femoralis ist ein Hinweis auf **drohenden, hämorrhagischen Schock.** Der Puls ist dann fadenförmig, die Schleimhäute sind anämisch, die Kapillarfüllungszeit der Gingiva auf über 2 s verlängert und die Venen schlecht gefüllt. Die Frequenz der Atmung ist mittelgradig erhöht, und es besteht inspiratorische Dyspnoe.
- Polytraumatisierte Tiere, die erst nach einem oder mehreren Tagen gefunden und zum Tierarzt gebracht werden, befinden sich im Zustand des **manifesten Schocks,** wenn der Blutverlust nicht kompensiert werden konnte. Häufig stehen bereits die Symptome der Folgezustände der anhaltenden Mangeldurchblutung im Vordergrund: unfühlbarer Puls (Herzfrequenz über 180/min), tiefliegende Augen mit vorgefallenem dritten Augenlid, erniedrigte Körpertemperatur, verminderte Hautelastizität, ungefüllte Venen sowie stark herabgesetzte Urinproduktion (Palpation der Harnblase, Blutharnstoff?) sind die hervorstechenden Symptome. In diesem Zustand sind die Tiere teilnahmslos oder nicht ansprechbar. Die Bestimmung des Hämatokritwertes ist für die Abschätzung der Größenordnung des Blutverlustes hilfreich, wenn seit dem Unfall mehr als 8 Stunden vergangen sind. Hämatokritwerte (Hk) unter 20% sind als bedenklich zu werten. Bei schwerverletzten Tieren, die nach unbestimmter Zeit aufgefunden wurden, kann die Hypovolämie infolge von Flüssigkeitskarenz verschlimmert worden sein (Dehydratation). Dadurch wird dem hämorrhagisch bedingten Hk-Abfall wieder entgegengewirkt (Hämokonzentration). Es ist daher bei der Bewertung des Hk besonders auf den Hautturgor zu achten.
- Besteht der Verdacht, daß der **hypovolämische Schockzustand** schon längere Zeit anhält, so ist die Bestimmung des **Blutharnstoffs** eine weitere wichtige Orientierungshilfe (z. B. Merckognost®-Harnstoff-Teststreifen). Bei dehydrierten, oligurischen Patienten werden deutliche Anstiege gemessen.
  Die bekannten Folgezustände der anhaltenden Mangeldurchblutung im Schock sind Störungen des Elektrolyt- und des Säure-Basen-Haushaltes sowie Störungen im Energiehaushalt und im Stoffwechsel. Die gemeinsame Ursache ist die Hypoxie der Gewebe.

11.1.2.2. Differentialdiagnose des traumatischen Schocks

- Bei adipösen und alten Tieren kommt ein kardiogener Schock in Betracht. Auch hier bedingt die Abnahme des Schlagvolumens des Herzens (Herzschwäche) kompensatorisch eine Pulsfrequenzerhöhung. Die Schleimhäute sind in diesem Falle aber zyanotisch oder livid verfärbt und die Venen gestaut (Konjunktivalgefäße).

– Bei verletzten Katzen, die in verwahrlostem Zustand aufgefunden wurden, sollte bei Vorliegen einer gravierenden Anämie (Hk unter 15%) nach zusätzlichen Erkrankungen gesucht werden (z. B. serologische Untersuchungen bezüglich FeLV-Infektion). Den Verdacht, daß eine andere Krankheit vorliegen könnte, untermauern Symptome der Dehydratation, wenn der Unfall noch nicht sehr lange her ist (frische Verletzungen) oder wenn die Beeinträchtigung des Allgemeinbefindens im Mißverhältnis zum Grad der Verletzungen steht. Mattes struppiges Haarkleid, Stomatitis ulcerosa (Urämie) sowie Abmagerung sind weitere Hinweise.

11.1.2.3. Schocktherapie bei akutem Trauma

– **Kontraindiziert** ist eine Sedierung, da infolge der Vasomotorenlähmung der Blutdruck weiter gesenkt wird und die lebensrettenden Mechanismen der Zentralisation versagen!

Da es sich häufig um sehr erregte Tiere oder schmerzhafte Zustände handelt, muß man den Wunsch des mitleidenden Besitzers nach der „Beruhigungsspritze" im Sinne einer Betäubung abwehren.

– Zuerst sollte Prednisolon (25 mg/kg) oder Dexamethason in Lösung (2-5 mg/kg) i. m. oder i. v. injiziert werden. Eine kurzfristige Cortisonbehandlung – bis 3 Tage – behindert die Wundheilung nicht!

– Nach einer gewissen Zeit der Beruhigung (15–30 min) in einem teilweise abgedunkelten Korb, einer Tasche oder im Käfig sollte nochmals der Kreislauf überprüft werden: Bekommen die Schleimhäute wieder eine rosa Färbung, verkürzt sich die Kapillarfüllungszeit und sinkt die Pulsfrequenz, so genügen Ruhe und Wärme sowie Beobachtung des weiteren Verlaufs.

– Erfolgt keinerlei Beruhigung, bestehen Bewußtseinstrübung mit Krampfzuständen oder tobsuchtsartige Anfälle (Gehirntrauma), so kann mit Diazepam (0,2–1 mg/kg i. m., i. v.) eine schonende Dämpfung ohne besondere Beeinträchtigung der Kreislauffunktion erwirkt werden.

– Bei anhaltender Kreislaufschwäche und schon länger bestehenden ausgeprägten Schockzuständen ist die intravenöse Infusionstherapie unerläßlich. Sie muß im langsamen Dauertropf erfolgen (zuerst 2, dann 1 Tropfen/kg/min). Besonders im Zustand peripherer Gefäßkontraktion besteht bei zu rascher i. v. Infusion die Gefahr eines provozierten Lungenödems. Die Neigung zu dieser Komplikation scheint beim Thoraxtrauma noch erhöht zu sein.

Bei kollabierten Venen ist eine Stichinzision in die Haut zu setzen, um den Venenkatheter sicher einführen zu können. Der Sitz der Venüle wird danach ausgewählt, welche Lage das Tier bevorzugt einnimmt bzw. wo die Punktion am besten akzeptiert wird.
Als Infusionslösungen kommen Dextranpräparate mit hohem Molekulargewicht (60000) sowie blutisotone Elektrolytlösungen in Betracht (Ringer-Lactatlösung) welchen 5% Glucose zugesetzt werden kann. Eine Kombination von Dextran- und Vollelektrolytlösung im Verhältnis 1:3 hat sich bewährt.
Die Venüle wird mit Heftpflaster fixiert, mit einer Stechkammer versehen und mit einem leichten Verband geschützt. Danach erfolgt die Spülung des Systems mit isotoner Kochsalzlösung unter Zusatz eines Tropfens Heparin, um eine Verstopfung des Katheters mit geronnenem Blut zu verhindern (Abb. 11.1.). Auf diese Weise ist der so wichtige Zugang für die i. v. Behandlung immer gegeben. Bei unruhigen Tieren, welche die Dauertropfbehandlung nicht akzeptieren oder wenn durch Kompression der Vene die Infusion ständig ins Stocken gerät, kann man durch periodisch wiederholte Injektionen von 5–10 ml im Abstand von 10 Minuten einen ähnlich guten Therapieeffekt erzielen (Bolusbehandlung).

– Ist eine gewisse Erholung des Kreislaufs erzielt worden (Besserung der Pulsqualität, Absinken der Frequenz, Schleimhautfarbe) so sollten subkutane Depots von körperwarmer Elektrolytlösung im Bereiche der Kniefalte oder des Halses gesetzt werden. Ausreichende Durchblutung der Haut vorausgesetzt, kann auf diese Weise dem geschätzten Flüssigkeitsverlust mengenmäßig gefahrlos entsprochen werden, da nicht mehr resorbiert wird, als der Kreislauf verkraften kann.

– **Bluttransfusionen** sind im Prinzip möglich, doch nur ausnahmsweise indiziert: in Fällen nachgewiesener gravierender Blutverluste (z. B. Milz-Leberruptur) sowie bei Verbrauchskoagulopathie. Am besten ist die Frischblutübertragung von einem kräftigen Spendertier. Entnahmeort ist die V. jugularis, wobei der Spender zumeist anästhesiert werden muß. Das Blut wird in einer Spritze mit 3,8% Natriumcitrat-Lösung (20% des Spritzeninhaltes) aufgezogen. Da zu Beginn der Blutgewinnung nicht feststeht, ob man die beabsichtigte Menge gewinnen kann, bereitet man mehrere kleinere Spritzen (z. B. 10 ml) vor. Bereits eine kleine Menge übertragenen Blutes kann die Blutungsneigung stoppen.

– Der Einsatz anderer Medikamente richtet sich nach der Art des Traumas und dem geschädigten Organ oder System: Bei Biß- und Schußverletzungen sowie offenen Frakturen wird eine i. v. Chemotherapie (Penicillin-Na, Ampicillin, Trimethoprim/Sulfadoxin) am besten die erforderlichen hohen Gewebsspiegel bewirken.

Bei Oligurie kommen Salidiuretika (Furosemid 2–5 mg/kg i. v.) zum Einsatz, während Osmotherapie mit 20%iger Laevulose bzw. Mannitollösung nur nach Kreislaufauffüllung im normovolämischen Zustand zulässig erscheint und immer mit ausreichendem Flüssigkeitsersatz kombiniert werden muß (z. B. ⅔-isotone Elektrolytlösung s. c.).

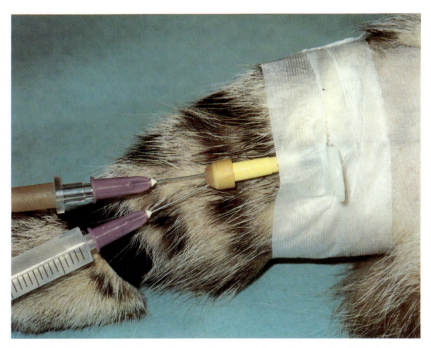

Abb. 11.1. Infusion in die Vena saphena med. (magna) über eine Braunüle Nr. 0/5. Der Gummistopfen erlaubt konsekutive i. v. Medikation im Zuge der Schockbehandlung oder Narkose.

11.1.3. Traumatologie

11.1.3.1. Die polytraumatisierte Katze

Es handelt sich zumeist um Tiere, die einen Verkehrsunfall oder einen Sturz aus großer Höhe erlitten haben. Offene Frakturen und Frakturluxationen sind häufig festzustellen. Eine Kombination mit einem Schädeltrauma oder einer stumpfen Thorax- oder Bauchverletzung unterschiedlichen Grades ist, wegen der Augenfälligkeit der Verletzungen des Bewegungsapparates, leicht zu übersehen. Diese Verletzungen (z. B. Pneumothorax, Bauchblutung) heilen zumeist von selbst aus, doch müssen sie bei der Erwägung einer Sedierung oder Narkose sorgfältig ausgeschlossen werden. Im Zweifelsfall ist es am besten nach provisorischer Wundversorgung (lokale Antibiotika, Hautnaht nach Infiltrationsanästhesie) abzuwarten, bis der Schock abgeklungen und eine exakte Untersuchung möglich ist. Das Freihalten der Atmung sowie die Schocktherapie sind die wichtigsten Maßnahmen!

Röntgenaufnahmen von Thorax und Abdomen bieten einen guten Überblick, ohne den Patienten durch langwierige Untersuchungen zu beunruhigen. Bei Beckenfrakturen ist an Verletzungen der Harnblase und der Urethra zu denken. Sie sind aber im Vergleich zum Hund selten. Auf regelmäßigen Harnabsatz ist zu achten, da die Tiere, infolge der Schmerzen, die Einstellbewegungen bzw. die Bauchpresse vermeiden. Manueller Druck auf die Harnblase hat meistens Erfolg, wenn er schonend ausgeübt und allmählich gesteigert wird. Spasmolytisch-analgetische Therapie mit Noramidopyrin-Methansulfonsäure 50–100 mg/Tier (Novalgin®) kann in hartnäckigen Fällen von Harnretention zur Vorbereitung eingesetzt werden. Wiederholtes Katheterisieren (Kater) erzeugt zumeist zusätzliche Schwellung der Schleimhaut der Urethra – der Katheter ist also nur im Ausnahmefall einzusetzen.

11.1.3.2. Schädeltraumen

• Gesichtsschädel
Vor allem bei Abstürzen aus großer Höhe kommt es beim Aufprall zu Impressionsfrakturen des Gesichtsschädels (Gaumenriß). Diese sind häufig mit Verletzungen der Pfoten (Serienfrakturen der Metakarpalknochen) verbunden. Heftiges Nasenbluten, erhöhte Speichel- und Schleimproduktion und die Unfähigkeit sich zu putzen, führen zu erheblichen Atemstenosen. Zur Freihaltung der Luftwege ist wiederholte sorgsame Reinigung der Nasenöffnungen und des Rachens mit Stieltupfern anzustreben, auch wenn dies von den Tieren häufig ungern toleriert wird.
Sogar sehr breite Gaumenrisse (5 mm) mit offener Verbindung zur Nasenhöhle schließen sich innerhalb von 14 Tagen durch Granulation von selbst. Ihre operative Versorgung ist zumeist unnötig (Abb. 11.2.). In seltenen Fällen einer echten Fistelbildung ist ein chirurgischer Verschluß in sicherem Zeitabstand nach Abklingen des Schocks leicht und risikoarm durchführbar.

• Unterkiefer
Frakturen und Luxationen des Unterkiefers können häufig gut mit an den Zähnen verankerten Drahtschlingen stabilisiert werden (z. B. Fixierung der Symphysenzerreißung mit achterförmiger Drahtschlinge um die Canini). Luxationen und Frakturen der Unterkieferkörper können nach Reposition ruhiggestellt werden, indem man das Maul in physiologischer Okklusion durch Fixierung der unteren Canini an jenes des Oberkiefers (Draht, Kunststoff) ca. 14 Tage geschlossen hält (s. auch S. 562, Bd. 1). Die Ernährung erfolgt in breiiger Form über den Maulwinkel mit Hilfe einer geeigneten Spritze. Frakturen des Unterkieferkörpers

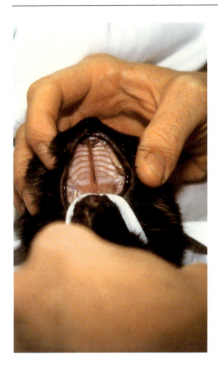

Abb. 11.2. Typische Absturzverletzung – medianer Gaumenriß. Zumeist heilen auch sehr breite Fissuren mit Verbindung zur Nasenhöhle spontan; Zustand am 5. Tag nach dem Unfall.

sind immer offen. Dennoch kann mit einer Osteosynthese (z. B. extrakutane Schienung) bis zum Abklingen des Schocks gewartet werden. Die Gefahr, daß eine Osteomyelitis oder Pseudarthrose entsteht, ist gering.

● **Augenverletzungen**
Verletzungen des Augapfels versorgt man im Schock provisorisch, indem man nach Lokalanästhesie das dritte Augenlid hochnäht. Bei einem Prolapsus bulbi muß man nach Kanthotomie und Reposition des Bulbus die Augenlider vernähen, um den Verlust des Auges durch Austrocknung des Bulbus zu verhindern (s. auch Kap. 7., S. 275).

11.1.3.3. Trauma des Zentralnervensystems

● **Gehirntrauma**
Traumatisierung des Gehirns führt in schweren Fällen zur komatösen Bewußtlosigkeit, der Blick ist starr, die Pupillen sind maximal weitgestellt und ohne Reflex auf Licht. Der Körper ist schlaff, die Atmung ist langsam und tief, und es kann Bradykardie beobachtet werden. In weniger schweren Fällen besteht Benommenheit, starke Reize werden mit verzögerten Reaktionen beantwortet. Die Pupillen sind dann häufig sehr eng und es besteht vermehrte Speichelsekretion. Häufig haben die Tiere erbrochen. In anderen Fällen besteht Übererregbarkeit im Wechsel mit Phasen der Somnolenz. Bereits schwache Reize können Schreikrämpfe, Opisthotonus, Nystagmus und Laufbewegungen in Seitenlage auslösen (s. auch Kap. 6).
Bei äußerlich wahrnehmbaren Verletzungen des Hirnschädels sowie Krepitation ist zu vermuten, daß Quetschungen des Gehirns vorliegen. Blutungen aus den Ohren und/oder

symmetrische subkonjunktivale Hämatome (Brillenhämatom) weisen auf eine Schädelbasis-fraktur und Blutungen im Bereiche des Stammhirns hin (s. auch Kap. 6.5.)

● **Rückenmarkverletzungen**

Quetschungen des Rückenmarks äußern sich durch die Symptome **transversaler Myelopathie** verschiedenen Grades (s. auch Kap. 6.9.). Bei Frakturluxationen der Wirbelsäule im Thora-kolumbalbereich besteht kaudal der Läsion schlaffe Lähmung (Paraplegie). Kranial der Läsion kann es zu Streckkrämpfen der Vorderextremitäten kommen (Shiff-Sherington-Phänomen). Dies ist als Zeichen schwerer Rückenmarkquetschung und aufsteigender Blu-tung zu werten (sehr schlechte Prognose).

Bei **Kontusionen der Wirbelsäule** ohne ständige Verlagerung werden in der Regel Quer-schnittsläsionen geringeren Grades (Paraparese der Hinterextremitäten) beobachtet. Die Reflexe sind dann oft übersteigert (Patella-Achillessehnenreflex). Wichtigstes prognostisches Zeichen ist die Schmerzreaktion: Wird Kneifen des Krallenbettes mit einer Kornzange nicht bewußt wahrgenommen, so ist die Prognose auch dann sehr ernst, wenn durch das Röntgen keine Verlagerung im Bereich der Wirbelsäule nachgewiesen werden kann. Einengung eines Zwischenwirbelspaltes kann das einzige Zeichen für eine spontan reponierte temporäre (Sub-) Luxation sein, welche zur erheblichen Quetschung des Rückenmarks führte. Andererseits ist die Prognose selbst in Fällen von Wirbelfrakturen mit erheblicher Verlagerung nicht unbe-dingt infaust, wenn die Schmerzleitung erhalten geblieben ist.

● **Behandlung des ZNS-Traumas**

Beim Hirn- und Rückenmarktrauma wird die Verabreichung hoher Dosen Prednisolon (bis 25 mg/kg) oder Dexamethason (bis 5 mg/kg) mit der Osmotherapie (1–2 ml 20%ige Manni-tollösung i. v.) kombiniert, um der Ausbildung eines Ödems im ZNS zu begegnen! Bei schweren Exzitationen kann wiederholt Diazepam (bis zu 5 mg/kg) injiziert werden. In solchen Fällen ist die stationäre Behandlung nötig.

Die *Prognose* richtet sich außer nach der Schwere der zerebralen Ausfallserscheinungen, auch nach dem Verlauf und dem Behandlungserfolg. Kehrt das Bewußtsein nicht in 24 bis 48 Stunden zurück, so ist die Prognose schlecht.

Beim akuten Wirbelsäulen-Rückenmark-Trauma ist, neben der Ödemverhütung mit den genannten Medikamenten, die alsbaldige chirurgische Dekompression (Hemilaminektomie) bzw. die Stabilisierung der Wirbelsäule (Verplattung) anzustreben. Diese aufwendigen Eingriffe sind aber nur bei aussichtsreicher neurologischer Restfunktion (Sensibilität) ge-rechtfertigt.

11.1.3.4. Thoraxtrauma und Zwerchfellruptur

● **Stumpfes Thoraxtrauma**

Infolge der extremen Druckschwankung bei einem Verkehrsunfall oder Sturz kommt es zur Zerreißung der Lungen und ihrer Gefäße. Rippenfrakturen anläßlich eines stumpfen Trau-mas sind wegen der hohen Elastizität des Katzenkörpers selten oder spielen als Grünholzfrak-turen ohne Verlagerung für den Krankheitsverlauf eine geringe Rolle.

Die Verdachtsdiagnose wird auf Grund des **paradoxen Atmungstypus** und der gemischten Dyspnoe gestellt. Bei der Inspiration hebt sich die Thoraxwand, während die Flanken einsinken. Umgekehrt wird bei der Exspiration das Abdomen erweitert, wenn der Brustkorb zusammensinkt.

Pneumothorax und/oder **Hämothorax** sowie eine **Zwerchfellruptur** kommen in Betracht (s.

auch Kap. 5.6.). Der Pneumothorax ist zumeist Folge einer Lungenverletzung. Der Perkussionsschall ist übermäßig laut, bei Verletzungen der Thoraxwand (Rippenfrakturen) kommt ein subkutanes Emphysem zur Ausbildung. Bei der Auskultation sind keine Ventilationsgeräusche und oft auch keine Herztöne wahrnehmbar, da Lunge und Herz von der Thoraxwand abgehoben sind.

Bei **Hämothorax** und **Lungenblutung,** sowie bei **Eventration** von Baucheingeweiden in die Brusthöhle (Zwerchfellriß), ergibt die Perkussion *Dämpfungen* über Flüssigkeitsansammlungen oder einem verlagerten parenchymatösen Bauchorgan (Leber/Milz). **Überlauter Schall** wird über der verdrängten Lunge oder vorgefallenen, geblähten Eingeweideteilen (Magen, Darm) festgestellt. Bei der Lungenblutung ist hellroter, schaumiger Ausfluß aus dem Maul und der Nase feststellbar. Bei der Auskultation hört man großblasige Rasselgeräusche.

Bei der **Zwerchfellruptur** können u. U. glucksende Darmgeräusche über der Herzlage oder dem Lungenfeld wahrgenommen werden.

Thoraxröntgen bringt rasche Klärung.

Besteht eine schwere Behinderung der Atmung, so ziehen die Tiere sitzende Haltung oder Brustlage vor. Man sollte dann darauf verzichten, den Patienten für die Röntgenaufnahme in Seiten- oder gar Rückenlage festzuhalten. Ebenso ist die Eingabe von **Kontrastmitteln** in Fällen deutlicher inspiratorischer Dyspnoe gefährlich und somit **kontraindiziert.** Für die Erhärtung der Vermutungsdiagnose ist eine orientierende Aufnahme in nur einer Richtung (z. B. dorsoventral bei Brustlage) ausreichend.

Beim **Pneumothorax** sind Herz und Lunge von der Thoraxwand abgehoben. Bei der **Lungenblutung** sind unscharf begrenzte, fleckige Infiltrationen in einzelnen Lungenteilen zu sehen. Ein **Hämothorax** (Liquidothorax) ist an der Erweiterung des Pleuralspaltes durch Flüssigkeit sowie an der Verschattung im Bereiche der Interlobärspalten zu erkennen. Beim Zwerchfellriß sind die Konturen der Zwerchfellkuppe und des Herzens nicht abgrenzbar und durch röntgendichte Organe überlagert (Leber, Milz), oder es kann der gasmarkierte Magen oder Darm im Thorax nachgewiesen werden. Die Lungen sind zumeist nach dorsal und an eine Seite des Thorax gedrängt.

● **Perforierende Thoraxwunden**

Die häufigste Ursache sind Hundebisse, aber auch Stichwunden und Einschüsse durch langsame Geschosse (einzelne Schrotkugeln, Luftdruckgewehr) kommen vor. Zumeist ist die Wunde der Thoraxwand mit einer Lungenverletzung kombiniert. Durch die große Verschieblichkeit der Haut und der Subkutis ist die Zusammenhangstrennung im Bereich der Brustwand zumeist ventilartig abgedeckt. Luftaspiration über die Wunde ist daher zumeist unterbunden. Ein subkutanes Emphysen (Knistern) im Bereich einer Brustwandläsion weist auf eine mögliche Lungenverletzung hin. Eine genaue Revision des Wundkanals ist vorerst zu unterlassen, da durch Einströmen der Luft in die Pleurahöhle ein Kollaps der Lungen provoziert werden kann.

● **Behandlung der Thoraxverletzungen**

– Sicherstellung der Ventilation, intravenöse Injektion von Prednisolon in hoher Dosierung, Verbesserung der Sauerstoffversorgung (Insufflation, O_2-Zelt), schonende Infusionstherapie (Lungenödem!) und die **Vermeidung zu „aktiver" Diagnostik** sind die Grundprinzipien. Abwartende Haltung bei genauer Beobachtung des Verlaufs, möglichst ohne das Tier zu beunruhigen, ist die beste Voraussetzung dafür, daß sich der Zustand mit Hilfe physiologischer Regulationsmechanismen stabilisiert.

– Bei **kleinen Verletzungen** der Thoraxwand und subkutanem Emphysem, aber ausreichender Atmungsfunktion, sollte – nach lokaler und parenteraler Verabreichung von Antibiotika – nur die Hautwunde verschlossen werden, um die Gefahr des **Spannungsthorax** zu umgehen. Bis die Lungenläsion verklebt ist, kann Luft aus dem Thorax unter die Haut gelangen und sich im lockeren Bindegewebe verteilen. Sie kann nicht mehr zurückströmen. Selbst ein ausgedehntes Emphysem ist ungefährlich. Die Luft wird nach Abheilung der Lungenverletzung in einigen Tagen resorbiert.

Differentialdiagnose: Besonders ausgeprägte Emphyseme nach Bißverletzungen am Hals weisen auf Verletzungen der Trachea hin. Sie werden erst nach Naht der Luftröhrenverletzung resorbiert.

– Bei **Erstickungsgefahr** wird durch Intubation und Beatmung die Ventilation sichergestellt. (Solche Tiere ringen nach Luft, haben zyanotische Schleimhäute und schreien kläglich!) Die Relaxierung für die Intubation erfolgt durch eine rasch wirkende i. v. Narkose *ohne* vorherige Sedierung (z. B. Thiopental oder Propofol mit Atropin nach Wirkung). Intubation und Beatmung müssen nun sehr rasch erfolgen, da sofort nach der Erschlaffung *Apnoe* eintritt. Während der Beatmung wird die Narkose auf möglichst seichtem Niveau fortgesetzt. Die chirurgische Sanierung einer Zwerchfellhernie oder Thoraxwunde muß nun in Angriff genommen werden.

Die assistierte Beatmung soll manuell durchgeführt werden. Man vermeidet eine starke Blähung der Lungen, da sonst verklebte Lungenrisse im Bereiche atelektatischer Bezirke

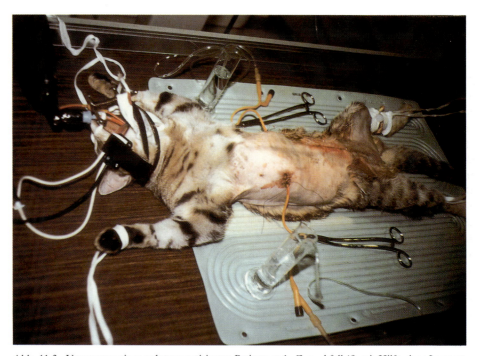

Abb. 11.3. Versorgung eines polytraumatisierten Patienten: 1. *Zwerchfellriß*, mit Hilfe einer Laparotomie versorgt; 2. **Lungenriß** und drohender **Spannungspneumothorax** – Entlastung durch beidseitige Thoraxdrainage mit Foley-Ballonkathetern, von welchen Infusionsschläuche in wassergefüllte Glasgefäße geleitet wurden, um zu kontrollieren, wieviel Luft entweicht. Assistierte Beatmung mit Sauerstoff; Dauertropf über Venenkatheter (V. saph. med.); wasserbeheizte Wärmematte.

wieder aufgehen könnten. Es soll getrachtet werden, die Spontanatmung zu erhalten (Vermeidung der Hyperventilation).

– Bei Lungenrissen ist die Erstickungsgefahr *nach* der chirurgischen Versorgung der Thoraxwand oder des Zwerchfells am größten: Durch die Entfaltung können temporär abgedichtete Läsionen der Lunge wieder aufgehen. Nun tritt bei Blähung der Lunge Luft in die Brusthöhle aus und kann nicht entweichen. Durch Beatmung wird dieser Vorgang beschleunigt. Es kommt zum **Spannungspneumothorax.** Die alveoläre Ventilation wurde durch Kompression der Lungen unterdrückt. Zur Dekompression ist daher eine **Thoraxdrainage** nötig. Es haben sich Ballonkatheter (Foley Ch8/3 ml; Ch6/1 ml), welche über eine Stichinzision im Bereiche des 10. Interkostalraumes in das Cavum pleurae eingeführt werden, gut bewährt. Vor dem Anlegen der Stichinzision wird die Haut verschoben, so daß nach dem Ziehen der Katheter ventilartige Abdichtung erfolgt. Um das Zurückströmen der Luft über die Katheter zu verhindern, leitet man einen angeschlossenen Infusionsschlauch in ein vertieft aufgestelltes Glasgefäß mit steriler, isotonischer Kochsalzlösung: Bei der Inspiration bzw. Beatmung kommt es, solange die Leakage der Lunge besteht, zum Austritt von Luftblasen. Zunehmendes Emporsteigen der Wassersäule zeigt die Entstehung des normalen Unterdruckes nach der Verklebung der Lungenläsion an (Abb. 11.3. und 11.4.).

● **Behandlung bei Zwerchfellruptur**

Zumeist besteht in frischen Fällen keine Erstickungsgefahr. Die Ermittlung des optimalen Zeitpunktes der chirurgischen Rekonstruktion ist die wichtigste, aber auch schwierigste Frage. Sie sollte einige Tage nach Abklingen des Schocks, möglichst nach Wiedererlangung eines relativ normalen Allgemeinbefindens, erfolgen. Wartet man zu lange ab, oder ist nach einem Unfall die Zwerchfelläsion nicht erkannt worden, so ist nach einiger Zeit (je nach Größe der Lücke) die Gefahr der Einklemmung von Eingeweiden infolge der Narbenkontraktion im Bereiche der Lücke oder durch Verwachsungen gegeben. Bei plötzlich einsetzenden Atembeschwerden in Verbindung mit Ileussymptomatik (Erbrechen) ist daher gezielt die Frage nach einem einige Zeit zurückliegenden Unfall zu stellen, da Läsionen des Zwerchfells oft über Monate ohne erkennbare Beschwerden bestehen können.

Die gefährlichste Komplikation des inkarzerierten Zwerchfellbruches ist der sich rasch entwickelnde **Liquidothorax** infolge venöser Stauung, zumeist wenn Teile der Leber eingeklemmt sind (s. auch Kap. 5.6.2.). Das Behandlungsregime dieses akuten Notfalles erfordert alle Maßnahmen, die bei „Erstickungsgefahr" (s. S. 512) besprochen wurden.

Die Operation erfolgt in der Regel über eine präumbilikale, mediane Laparotomie, die bei der Katze für alle vorkommenden Situationen ausreichenden Überblick bietet und die Rekonstruktion des Diaphragmas erlaubt. Der Liquidothorax wird abgesaugt. Beim Verschluß des Zwerchfells darf die *Lunge* – zur Beseitigung des Pneumothorax – *nicht stark gebläht* werden, da dadurch ein Lungenödem provoziert werden kann. Diese Gefahr ist umso größer, je länger die Lungen vorher komprimiert waren. Die Möglichkeiten der Thoraxdrainage sind zu nutzen.

11.1.3.5. Bauchtrauma

● **Stumpfes Bauchtrauma**

Es entsteht zumeist, wenn das Tier auf der Straße angefahren wird. Durch den Schutz der widerstandsfähigen, elastisch verschieblichen Haut mit dem dichten Fell sind selbst umfangreiche Zerreißungen der Bauchwand zumeist gedeckt.

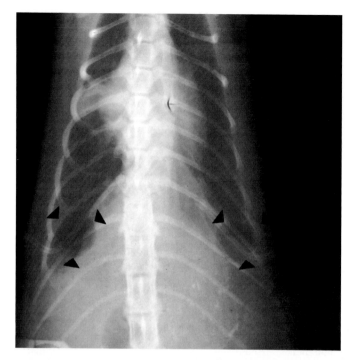

11.4a

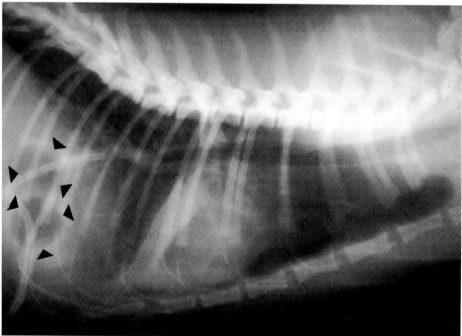

11.4b

Abb. 11.4, Thoraxröntgen desselben Patienten wie in Abb. 11.3.: Drainage des Cavum pleurae mit Foley-Kathetern über den 10. Interkostalraum. Die kreisrunden Aufhellungen (Begrenzungspfeile) entsprechen den luftgefüllten Ballons. Oben ventrodorsale Aufnahme, unten seitliche Aufnahme (dextr. sin.).

– **Eventration der Eingeweide** unter die Haut (subkutaner Vorfall) ist leicht festzustellen. Die Kontinuität der Bauchdecke ist unterbrochen, und man fühlt Eingeweide unter der Haut.

Es liegt die Befürchtung nahe, daß das Tier überrollt worden sein könnte. Läsionen der Wirbelsäule, des Rückenmarks, der Bauchorgane sowie im Bereiche des Beckens sind auszuschließen.

– **Innere Verletzungen** im Bereich des Abdomens sind zu vermuten, wenn trotz relativ geringer äußerer Verletzungen Symptome des Schocks vorliegen. Die Palpation der Bauchorgane ist meist schmerzhaft („Akutes Abdomen"). Wird durch die Betastung Erbrechen ausgelöst, so ist an Zusammenhangstrennung des Magens oder des Darmes mit anschließender Peritonitis zu denken. Solche Tiere sind in besonders hinfälligem Zustand. Im Röntgen ist Gas in der freien Bauchhöhle nachweisbar!

– **Darmquetschungen und Gekröseabriß** mit folgender Darmnekrose äußern sich erst einen Tag nach dem Unfall. Nach anfänglicher Erholung tritt wieder eine Verschlechterung des Allgemeinbefindens ein, und die Tiere erbrechen wiederholt, evtl. sind Blutbeimengungen im Erbrochenen oder blutiger Kot im Rektum nachweisbar.

– **Blutungen** in die **Bauchhöhle** und **Zerreißung der Harnblase** können durch **Punktion der Bauchhöhle** mit einer Injektionskanüle nachgewiesen werden: Bei frischem Hämoabdomen ist der Hämatokrit des Punktates jenem des venösen Blutes ähnlich, da der Hämatokrit bei starken Blutungen erst nach einigen Stunden absinkt. Bei Zerreißungen der Harnblase ist das Punktat ebenfalls hämorrhagisch, aber durch die Beimengung des Urins ist im Zentrifugat der Anteil roter Blutkörperchen viel geringer, hingegen kann der hohe Harnstoffgehalt des Punktates nachgewiesen werden (z. B. Merckognost®-Harnstoff-Teststreifen).

– **Harnblasenrupturen** sind durch das Fehlen des Harnabsatzes gekennzeichnet. Auch nach entsprechender Infusionstherapie bleibt die Füllung der Harnblase aus (Palpation, Röntgen). Nach ca. 12 Stunden beginnen die Tiere – infolge der Urämie – zu erbrechen.

– Bei **Nierenverletzungen und Abriß des Harnleiters** ist das Resultat der Bauchpunktion negativ, da der Harn in das retroperitoneale Fettgewebe übertritt. Auch die Füllung der Harnblase wird festgestellt, da zumeist nur eine Niere betroffen ist. Dennoch, Erbrechen im Zusammenhang mit Urämie, schon wenige Stunden nach dem Trauma, gibt einen deutlichen Hinweis bezüglich einer Läsion des Harnapparates. Die Klärung erfolgt durch Pyelographie und/oder durch Probelaparotomie.

Differentialdiagnose: Urämie infolge eines posttraumatischen Nierenschadens (Mangeldurchblutung, Crush-Syndrom) kommt in Fällen in Betracht, in welchen der traumatische Schock nicht behandelt wurde. Die Harnstoffvergiftung tritt bei diesen Tieren erst am 2. oder 3. Tag nach dem Unfall auf.

● **Perforierende Verletzungen der Bauchwand**

Beim Schockpatienten wird die Bauchwunde instrumentell gesäubert (Haare, Erde) und möglichst eine Inspektion der Bauchorgane im Bereiche der Verletzung durchgeführt. Bei **permanent starker Blutung** aus der Bauchwunde und bei **Kotaustritt** (perforierende Magen- und Darmverletzung) *muß sofort* operiert werden. Bei **Pfählungsverletzungen** wird der eingespießte Fremdkörper (z. B. Stricknadel, Holzstück) erst im Zuge der Laparotomie entfernt, um den Austritt von Darminhalt in die Bauchhöhle verhindern zu können. Kleine Bauchwunden werden lokal mit Antibiotika versorgt. Bei Einschüssen (z. B. Luftgewehr) braucht das Projektil in der Regel *nicht entfernt* zu werden. Das weitere Vorgehen richtet sich – wie beim stumpfen Bauchtrauma – nach der Verlaufsdiagnose.

11.2. Nichttraumatische Notfälle

11.2.1. Erstickungsgefahr

Stenose der vorderen Luftwege, Schwellungen im Rachen und im Kehlkopfbereich können zu lebensbedrohlicher Atemnot führen.

11.2.1.1. Symptomatik

Die Tiere ringen nach Luft: Bei schreckgeweiteten Augen und aufgerissenem Maul sowie äußerster Anspannung der Halsmuskulatur besteht hochgradige inspiratorische Dyspnoe. Die ruckartige Erweiterung des Brustkorbes ist vom Einsinken der Flanken (Ansaugen des Zwerchfells) begleitet, ohne daß eine Inspiration erfolgt. Bei unvollständigen Verschlüssen ist ein deutliches Stenosegeräusch über dem Larynx hörbar. Die herausgestreckte Zunge zeigt hochgradige Zyanose. Die Bedrohlichkeit des Zustandes ist zumeist mit einem Blick zu erkennen. Die Behandlung muß sofort – noch vor der kausalen Diagnose – erfolgen, weshalb sie auch vor dieser besprochen wird.

11.2.1.2. Sicherstellung der Respiration

Besteht ein absolutes **Atemhindernis,** so stehen maximal drei Minuten zur Verfügung, um das Tier zu retten! Erschwerend sind die starken Abwehrbewegungen einer vom Ersticken bedrohten Katze. Zwangsmittel sind ebenso problematisch wie Ruhigstellung durch eine i. v. Narkose. Es besteht Kollapsgefahr! Trotz der relativen Kontraindikation einer relaxierenden Injektion bleibt oft keine andere Wahl. Nur wenn das Tier bereits das Bewußtsein verloren hat, kann eine **Intubation** oder ein **Luftröhrenschnitt** erfolgen.
Sedierungen mit langsamer Induktion sind sinnlos (Erstickung vor Wirkungseintritt). Nach Injektion eines rasch wirksamen i. v. Anästhetikums (mit Atropinzusatz) kann zumeist die **Intubation** erfolgen. Gelingt dies nicht, so erfolgt die **Tracheotomie** kaudal des Larynx, um den Tubus einführen zu können (s. auch Kap. 5.4.5.). Besonders wichtig ist – wegen des kurzen Halses – die Streckung der Nackengelenke. Nach dem Einstich mit dem Skalpell in Längsrichtung wird die Wunde mit einer gespreizten Arterienklemme offen gehalten. Der Tubus kann zwischen den Schenkeln dieses Instrumens eingeführt und durch Aufblasen der Manschette fixiert werden. Es erfolgt Beatmung mit Sauerstoff und Erhaltung der Narkose, bis die kausale Diagnose gestellt und eine entsprechende medikamentöse Behandlung wirksam geworden ist. In weniger hochgradigen Fällen muß nicht gleich intubiert werden. Man kann eine zusätzliche Sauerstoffversorgung mit einer Narkosemaske (Sauerstoffzelt) durchführen und die Wirkung der abschwellenden Medikamente abwarten.

11.2.1.3. Medikamentöse Behandlung

Vor allem werden Mittel zur Ödembekämpfung eingesetzt: **Glucocorticoide** in hoher Dosierung i. v. (z. B. Prednisolon 25 mg/kg KM i. v., Dexamethason 5 mg/kg KM i. v.), **Antihistaminika** (z. B. Diphenhydramin 1 mg/kg i. v., i. m., Benadryl® ad us. vet.), Calciumpräparate (z. B. Calcium borogluconicum, 20%ige Lösung, 1–5 ml *langsam* i. v.). Zum Abklingen massiver Schwellungen kann auch die Osmotherapie eingesetzt werden (20%ige Mannitollö-

sung 1–2 ml/kg KM i. v.). Auch Salidiuretika (z. B. Furosemid 2–5 mg/kg KM i. v.) sind indiziert. Bei starker Sekretion von Bronchialschleim (Rasselgeräusche) und/oder Salivation ist Atropin (0,05–0,1 mg/kg KM) angezeigt.
Diese Sofortmaßnahmen werden durch Herz-, Kreislauf- und Schock-Behandlung (Infusionstherapie) ergänzt.

11.2.1.4. Ursachen

Bienen- oder Wespenstiche im Rachen oder Kehlkopfbereich führen *urplötzlich* zu Erstickungsanfällen bei – davor völlig gesunden – Tieren. Der Vorbericht liefert möglicherweise einen diesbezüglichen Hinweis (z. B. Insektenfangen am Fenster).
Entzündliche Schwellungen sind zumeist Folge eingespießter Fremdkörper (z. B. Nähnadel). Die Behinderung der Atmung entsteht nicht so plötzlich, und es läßt sich evtl. erheben, daß schon einige Tage Schluckbeschwerden und/oder Freßunlust bestanden (Röntgen!).

11.2.2. Verschluckte Fremdkörper

11.2.2.1. Vorkommen

Bei der Katze stellt der **Obturationsileus** durch Fremdkörper – im Gegensatz zum Hund – eine absolute Rarität dar. Zu Problemen führen in der Regel nur *spitze Fremdkörper*, die sich in Pharynx oder Ösophagus einspießen (z. B. Fischgräte) oder *scharfkantige Fremdkörper*, die bevorzugt im Bereich der Ileummündung steckenbleiben (z. B. Knopf, Zinnsoldat). Häufiger sind *strangförmige Fremdkörper*, welche zur Darmauffädelung führen, wenn das orale Ende des Stranges fixiert wird (s. auch Kap. 1.4.2. und 1.5.6.). Die Fixierung erfolgt häufig durch Schlingenbildung eines Fadens *unter der Zunge* oder unter der *Epiglottis* oder durch Knäuelbildung im *Magen*. Auch Kombinationen von spitzem Fremdkörper und Faden kommen vor (z. B. Nähnadel mit Faden, Angelhaken mit Schnur).

11.2.2.2. Symptomatik

Allgemeine Symptome sind anfänglich Würge- und Schlingbewegungen, erhöhte Salivation (Fremdkörper: Pharynx, Speiseröhre) und wiederholtes Erbrechen (Darmauffädelung). Da vorerst kein mechanischer Darmverschluß vorliegt, können sich diese Beschwerden aber wieder geben. Es besteht sogar nicht immer Appetitlosigkeit, wodurch die **Gefährlichkeit** dieser Erkrankung nicht nur für den Laien verschleiert wird. *Akute Symptome* treten erst wieder auf, wenn die Darmauffädelung so stark ist, daß ein ausgeprägter **Ileus** entsteht und/ oder wenn eine **Perforation** zu entstehen droht. Diesbezüglich besonders gefährlich sind scharfkantige Fäden aus Kunststoff (z. B. Tonband).
Zumeist wird der Patient in fortgeschrittenem Krankheitsstadium vorgestellt. Es bestehen wiederholtes Erbrechen, Kreislaufschwäche, Exsikkose und Intoxikation. Bei der Palpation können manchmal knotig verdickte Darmschlingen, deren Betastung schmerzhaft ist, nachgewiesen werden. Liegt bereits ein **Akutes Abdomen** vor (Auslösung von Erbrechen durch die Palpation), so besteht Perforationsverdacht – die Prognose ist entsprechend schlecht.

11.2.2.3. Vorgehensweise

● **Fremdkörper in der Speiseröhre**
Die Diagnose wird in der Regel mit Hilfe der Anamnese und durch Kontraströntgen gestellt. Weitere wertvolle Befunde liefert die Ösophagoskopie, wobei für die Katze auch Röhrenspekula (z. B. dünnes Hundevaginoskop) geeignet sind. Vor jedem **Endoskopieversuch** ist die Injektion von *Atropin* in höherer Dosierung (0,1–0,2 mg/kg KG) *obligatorisch* (Gefahr des reflektorischen Herzstillstandes durch Vagusreizung)! Die Entfernung des Fremdkörpers mit Hilfe der Endoskopie sollte nur bei oberflächlicher Einspießung versucht werden.
Bei **Angelhaken** handelt es sich zumeist um einen kleinen, einfachen Köderfischhaken. Seine Entfernung gelingt am besten, wenn vorher die Angelschnur durch das Röhrenspekulum gefädelt wird. Die Schnur wird gespannt gehalten, wenn mit dem Rand des Röhrenspekulums der Widerhaken nach aboral aus der Schleimhaut gerissen wird. Danach legt sich die Spitze des Hakens dem Metallrohr außen an, so daß der Angelhaken bei angespannter Schnur mit dem Gerät herausgezogen werden kann.
Nähnadeln sind zumeist querliegend eingespießt. Ihre Entfernung über die Speiseröhre ist nur möglich, wenn es gelingt, das Ende mit dem Öhr und der Feder freizubekommen, oder wenn man sie in der Mitte auseinanderzwicken kann (Spezialzange). Tiefer eingespießte Fremdkörper, welche u. U. auch schon zwei bis drei Tage stecken, werden besser durch Ösophagotomie entfernt.

● **Darmauffädelung und drohende Darmperforation**
Häufig wird vom Besitzer schon am Telefon berichtet, daß ein Faden beim After herausragt: Besonders wichtig ist in solchen Fällen die ausdrückliche **Warnung**, daran nicht zu ziehen und die Erläuterung der letalen Folgen dieser „Selbstbehandlung". In weniger offensichtlichen Fällen bietet eine sorgfältige Anamnese oft entscheidende Anhaltspunkte (z. B. Spiel mit dem Wollknäuel, abgebissene Schnur). In jedem Falle **wiederholten Erbrechens** muß bei der Katze an **Darmauffädelung** gedacht werden. Jedenfalls sollte das Zungenbändchen und womöglich auch die Kehldeckel-Zungenfalte (beim unsedierten Tier zumeist nicht möglich) genau untersucht werden. Schlingen dünner Fäden (z. B. Zwirn) sind u. U. schon „eingewachsen", so daß nur noch die Einkerbung dieser Strukturen zu erkennen ist und der Faden erst mit einer dünnen Pinzette oder Häkelnadel in der Tiefe gefaßt und danach durchtrennt werden kann.
Bei **Akutem Abdomen** sollte sofort zur **Probelaparotomie** geschritten werden. Es besteht die Möglichkeit, daß die Perforation, die immer an der Gekröseseite entsteht, noch von Serosa gedeckt ist und das Tier durch Darmresektion gerettet werden kann.
Im **weniger akuten Zweifelsfalle** wird man das Ergebnis eines **Magen-Darm-Kontraströntgen** abwarten. Kräuselungen der Darmwand sind typisch (s. Abb. 1.13.). Strichförmige Kontrastmittelspuren in der Speiseröhre weisen darauf hin, daß die Fixierung des Fadens im Kopfbereich liegt (kontrastmarkierter Fremdkörper).

11.2.3. Akute Harnretention des Katers

(Felines Urologisches Syndrom – FUS)

11.2.3.1. Vorkommen

Durch Verklumpung von Harnkonkrementen (sog. Harngrieß) in der Harnröhre kommt es zur Strangurie und schließlich zum gänzlichen Verschluß. Urämie und hämorrhagische Infarzierung der Harnblase sind die tödlichen Folgen, wenn nicht *noch am selben Tag* Abfluß geschaffen wird.

11.2.3.2. Symptomatik

Die Tiere belecken fortwährend den Präputialbereich, suchen wiederholt die Katzenkiste auf und maunzen beim Miktionsverusch. Fallweise kommt es zum Absatz geringer Mengen blutigen Harnes. Wird rechtzeitig erkannt, daß es sich um Harnabsatzschwierigkeiten handelt, so kommen die Tiere in einem weitgehend ungestörten Allgemeinzustand zur Behandlung, der es erlaubt, in Narkose zu katheterisieren, die Harnröhre freizuspülen und gegebenenfalls eine **Urethrostomie** durchzuführen.

Häufig sind freilaufende Tiere (auch unkastrierte Kater) nicht unter ausreichender Kontrolle, so daß das Leiden zu Beginn erkannt wird. Im fortgeschrittenen Stadium der Intoxikation und Urämie erbrechen die Tiere häufig und zeigen Schocksymptome.

Die **Diagnose** kann durch Palpation der Harnblase eindeutig gestellt werden. Die Harnblase ist prall gefüllt und weist die Form und Größe einer Glühlampe auf. Das Ausmaß des Blutharnstoffanstiegs hat großen prognostischen Wert. Oft liegen Werte von 200–300 mg/dl, also Erhöhungen auf den 10fachen physiologischen Wert, vor.

11.2.3.3. Vorgehensweise

– In fortgeschrittenen Fällen stellt die operative Eröffnung der Harnröhre in Narkose eine zu große Belastung des Schockpatienten dar. Es wird daher bei duldsamen Tieren nach Oberflächenanästhesie der Penisspitze in Rückenlage versucht, den ausgeschlachteten Penis mit einer Venüle (z.B. Braunüle 0,5) und 0,5% Xylocain-Lösung freizuspülen. Dabei wird die Penisspitze über der eingeführten Plastikvenüle komprimiert und der Penis nach kaudal gespannt, während auf den Stempel der Spritze steigender Druck ausgeübt wird. Mit dieser Methode gelingt es häufig, den Pfropf in die Harnblase zurückzuspülen und Abfluß zu schaffen, bis das Tier in einem *operationsfähigen Zustand* ist. Das Einführen flexibler Katerkatheter ohne Druckspülung mißlingt in der Regel, oder es werden Schleimhautläsionen gesetzt, wenn die Steinchen mit dem Katheter zurückgeschoben werden, und somit die spätere Fisteloperation erschwert.

– Nicht immer gelingt die Freilegung der Urethra mit der beschriebenen Technik. Dann kann der Urin durch **transabdominale Blasenpunktion** wiederholt entleert werden. Nach Rasur der Bauchdecke und Desinfektion wird mit einer Hand die überfüllte Harnblase umfaßt und eine Kanüle schräg durch alle Schichten ins Zentrum gestochen. Der zumeist hämorrhagische Urin wird mit der Spritze abgesaugt. Während der Schocktherapie und der diuretischen Behandlung zur Behebung der Harnstoffvergiftung kann dieser Vorgang wiederholt werden. Die Abnahme der Blutbeimengung im abpunktierten Harn weist auf die Erholung der Blasenschleimhaut hin, so daß der optimale Operationszeitpunkt bestimmt werden kann.

Literatur

CROWE, D. T.: Life-safing Procedures in the Cat, pp. 32–50. Proc. der Tagung über „Feline Emergencis –
The Overview", Fachgruppe „Kleintierkrankheiten" der DVG, Würzburg 1987.

CASPAR, ANDREA, und HUTTER, H.: Transthorakale Stichwunde durch eine Stricknadel bei einer Katze.
Wien. tierärztl. Mschr. **76** (1989), 351–353.

KIRBY, REBECCA: Feline Emergencies – The Overview. Proc. der Tagung über „Feline Emergencies – The
Overview", Fachgruppe „Kleintierkrankheiten" der DVG, Würzburg 1987.

KOPF N., und HACKER H.-J.: Thoraxchirurgie beim Kleintier. Proc. 3. Jahrestagung der „Vereinigung
Österreichischer Kleintierpraktiker", Salzburg 1988.

SCHMIDTKE H.-O.: Sofortmaßnahmen bei akutem Trauma. In: KRAFT, W., und DÜRR, M. U. (Hrsg.):
Katzenkrankheiten. 3. Aufl. Schaper, Alfeld 1991.

VOGEL, B.: Die Parapulpärstift-verankerte Composite-Brücke zur Behandlung von Kieferfrakturen beim
Kleintier. Vet.-med. Diss., Wien 1983.

12. Vergiftungen

(M. Kühnert)

12.1. Einleitung

Das Vergiftungsgeschehen bei der Katze unterliegt verschiedensten Ursachen und ist äußerst differenziert zu betrachten. Einmal ist den *katzenspezifischen Besonderheiten* Rechnung zu tragen, darüber hinaus sind aber auch die *Intoxikationsgefahren* vielseitiger Natur. So sind Vergiftungen durch Futterinhalts- und Futterzusatzstoffe, Pestizide, Metalle, Nichtmetalle, anorganische Schadstoffe, Arzneistoffe sowie pflanzliche und tierische Gifte bedeutsam.

Die Vergiftungen bei der Katze sind im vorliegenden Kapitel so gegliedert, daß nicht nur Kasuistik, Symptomatologie und Therapie dieser Vergiftungen an Hand von Fallberichten aufgezeichnet wurden, sondern vor allem auf Grund pharmakokinetischer Sachverhalte tiefer in die Erkenntnis zu den kausalen Bezügen der Toxizitäten der jeweiligen Noxen Bezug genommen wurde. Leider fehlen für die Katze in der Literatur oft tierartspezifische Analysen zu Angriffspunkten und Wirkungsmechanismen von Giften, um gleichwertig für alle Verbindungen dieses Anliegen darzustellen. Dies gilt auch für die aufgeführten Arzneimittel. Auf Grund mangelnder experimenteller Kenntnisse zu katzenspezifischen Prinzipien von Pharmaka-Wirkungen in ihren Mechanismen und Modalitäten einerseits und der ständigen Erweiterung der Arzneimittelpalette andererseits wurde versucht, sowohl die positive als auch die negative Wirkung von Arzneistoffen zu erfassen. Generell ist für die hier gewählte Darstellung des Vergiftungsgeschehens bei der Katze hervorzuheben, daß in der Klinik und in der Prävention die Schwerpunkte liegen.

12.2. Katzenspezifische Besonderheiten und statistische Erhebungen

Vergiftungen von Katzen sind weniger häufig, als allgemein angenommen wird. Von Katzenhaltern geäußerte Verdachte auf Vergiftungen bestätigen sich nach eingehenden klinischen und toxikologischen Untersuchungen sowie durchgeführten Sektionen selten. Statistische Erhebungen über Vergiftungen bei Katzen sind schwierig, da eine kranke oder auch vergiftete Katze sich zurückzieht und den Menschen meidet. Das ist sicherlich auch ein Grund dafür, daß in der Literatur wenig aktuelles statistisches Zahlenmaterial zu dieser Thematik zu finden ist. Schon KIRK (1926) warnte vor einer vorzeitigen Diagnosestellung ohne direkten Giftnachweis. Ältere statistische Angaben nach CHRISTOPH (1977) oder DE SLOOVERE et al. (1971) geben auf der Grundlage der Gesamtzahl durchgeführter Sektionen in bestimmten Einrichtungen und Zeiträumen Prozentzahlen von 0,65 bzw. 1,79 für anteilige Katzen-Vergiftungen an.

Neuere Erhebungen nach HORNFELDT (1987) aus Californien und STUDDERT (1985) aus Melbourne (Australien) zeigen folgendes Bild, nachdem eine erhebliche Beteiligung von Katzen am Gesamtvergiftungsgeschehen bei Groß- und Kleintieren festzustellen ist. Von

1295 Vergiftungsfällen eines Jahres wurden 322 (24,9%) bei Katzen festgestellt. Ursächlich standen Pflanzen, Haushaltchemikalien, Arzneimittel und Pestizide an der Spitze. Über das Jahr verteilt, waren saisonale Schwerpunkte erkennbar. So traten besonders im Winter die Pflanzen- (s. domestizierte Haltungsbedingungen bei der Katze), dagegen in den Sommermonaten die Pestizid-Intoxikationen auf. Rodentizid-Vergiftungen konnten vorwiegend im Herbst beobachtet werden. Tödliche Verlaufsformen wurden nur bei maximal 2% der erfaßten Tiere festgestellt. Der Anteil von Insektizid-(Pestizid-)Verbindungen am Vergiftungsgeschehen bei der Katze unterscheidet sich im Vergleich zum Hund relativ stark (Tabelle 12.1.).

Tabelle 12.1. Vergleich von Insektizid-Vergiftungen bei Hund und Katze in einer Einjahresstatistik (%) (HORNFELDT 1987)

Wirkstoff	Hund	Katze
Na-arsenat	25	17
Carbamate	19	3
Alkylphosphatester	12	5
Naphthaline	2	7
Pyrethrine	–	2
Rotenone	–	1
unbekannte bzw. nichtpestizide Wirkstoffe	42	65

Wichtig hierzu ist noch festzustellen, daß bei den hier erfaßten Daten nur zwei regional begrenzte Territorien (Großstadt und Peripheriegebiete) untersucht wurden und damit keine ausreichend vergleichbaren Zahlen zur allgemeinen Einschätzung über die Vergiftungssituation der Katze vorliegen. Die relativ geringe Anzahl bestätigter Vergiftungen in Deutschland bei Katzen begründen KRAFT und DÜRR (1991) u. a. mit festen Gewohnheiten der Katze, wie z. B. einseitige und beschränkte Nahrungsaufnahme, der Aufenthalt in einem bestimmten Territorium oder das nichtregelmäßige Fressen. Katzen nehmen erst nach erneutem Hungergefühl Nahrung auf, die Aufnahme von vergifteten Fraßködern oder die Mengen giftigen Futters sind somit kleiner. Bestimmte Giftstoffe werden von der Katze in dem gut durchgekauten und somit gut abgeschmeckten Futter besser erkannt als von anderen Tieren.
Als *verhaltensbedingte Faktoren*, welche die Vergiftungsgefahr der Katze erhöhen, sind die Neugierde, der Jagdinstinkt und die gründliche Körperpflege (Ablecken) zu nennen. Auf Grund dieser Eigenschaften kommt es zu Vergiftungen mit Noxen aus allen Giftgruppen, wobei Priorität die Aufnahme von Kontaktgiften durch das Putzen des Felles und Lecken der Pfoten hat. Beachtet werden sollten die Gefahr der primären Photosensibilisierung bei hellen Fellfarben (CLARKE 1976) sowie abnorme Veränderungen des Geschmacks oder Appetits der Katze durch Krankheit oder Arzneimittel.
Die *Giftaufnahme* kann hauptsächlich auf drei Wegen erfolgen: oral, perkutan (Resorptionen, Hautirritationen) oder aerogen. Wichtig sind aber nicht nur die verhaltensbedingten Besonderheiten der Katze, welche die Vergiftungsgefahr erhöhen oder vermindern, sondern auch das physiologische und biochemische Profil (Stoffwechselsituation). Die *Dosis-Wir-*

kungs-Beziehung eines Wirkstoffes weist bei Kleintieren und somit auch bei der Katze oft Besonderheiten auf. Da diese Tiere ein zur Körperfläche relativ großes Blut- oder Plasmavolumen besitzen, wird der Wirkstoff stärker verdünnt als bei Großtieren. Es resultiert daraus ein geringer Plasmaspiegel des Wirkstoffes. Katzen haben gegenüber anderen Haussäugetieren nicht nur einen depressiven Leberstoffwechsel, sondern auch zum Teil besondere Abbaumechanismen von Wirkstoffen (z. B. abweichende Enzymmuster).

Bei BRUNNAUER (1986) findet man dazu folgende Aussagen:
Bei der *katzenspezifischen Metabolisierung* nimmt die Konjugation mit Glucuronsäure eine besondere Stellung ein. Der Katze mangelt es an der o-Aminophenol- und p-Aminophenol-Form der UDP (Uridindiphosphat-)Glucuronyltransferase. Dagegen besitzt sie keinen Mangel an der o-Aminobenzoat- und Bilirubin-Form des Enzyms. Die Fähigkeit der Katze, Glucuronide zu bilden, hängt also vom Substrat ab. So sind für sie Phenole in o- und p-Stellung toxisch bzw. verbleiben länger im Organismus. Die Toxizität von Phenolen für die Katze besteht letztendlich darin, daß über Oxydationsreaktionen Chinone entstehen, die ihrerseits die mitochondriale Atmung hemmen (STROLIN-BENEDETTI, 1980). Des weiteren ist diese Spezies nicht fähig, Alkohole und Carboxylsäuren zu O-Ether bzw. O-Ester zu glucuronidieren. Dies erklärt auch die lange Halbwertszeit (37,6 Stunden) der Salicylsäure. Das System für den Abbau der Salicylsäure ist noch nicht geklärt. Die Katze ist aber fähig, Phenolphthalein zu glucuronidieren. Die Ausscheidung von Phenolphthalein erfolgt teils über die Galle, teils über den Urin. Als Alternativweg zur Konjugation mit Glucuronsäure konjugiert die Katze Phenole hauptsächlich mit Sulfaten, ein langsamer und weniger effizienter Abbauweg (Tabelle 12.2.).

Tabelle 12.2. Konjugation von Phenolen bei der Katze. Vorkommen der Konjugate (%) im Urin nach 24 Stunden (STROLIN-BENEDETTI 1980)

	Glucuronide	Sulfate
Phenol	< 1	88
1-Naphthol	1	98
2-Naphthol	3	98
Phenolphthalein	60	40
Phenacetin	3	86

Bei der Katze hat die Konjugation mit Taurin wegen des geschilderten Glucuronidierungsdefektes große Bedeutung. So kann z. B. die 1-Naphthylessigsäure über die Kopplung an Taurin ausgeschieden werden (STROLIN-BENEDETTI 1980). Auch Gallensäuren werden nur mit Taurin konjugiert im Gegensatz zu anderen Tierarten, die diese Säuren mit Glycin metabolisieren. Aus dieser Tatsache ergibt sich auch der hohe Taurinbedarf in der Nahrung. Bekannt sind die durch Mangel an Taurin ausgelösten degenerativen Schädigungen der Area centralis der Retina (Feline Centrale Retina-Degeneration) infolge Absinkens der Taurinkonzentration im Auge. Von klinischer Relevanz sind auch andere *stammesgeschichtlich bedingte Stoffwechseleigenschaften* der Katze. Sie hat einen hohen Proteinbedarf. Zehn verschiedene Aminosäuren sind essentiell, wobei für die Aminosäure Arginin mit 10 g/kg Futtertrockensubstanz der höchste Bedarf vorliegt. Die Aminosäure Arginin kann nicht in der Darmmukosa gebildet werden und fällt auch nicht genügend als Zwischenprodukt im Harnstoffzyklus auf Grund der hohen Harnstoffausscheidung der Katze an. Die Aminosäure Tryptophan wird nicht in das Vitamin Niacin umgesetzt. Die Katze ist nicht in der Lage, die essentiellen Aminosäuren aus α-Ketosäuren zu bilden.

Bei der aliphatischen Hydroxylierung steht die Metabolisierung in Oxalsäure im Vordergrund (MELLET 1969). Für die Katze sind deshalb Verbindungen auf Ethylenglycolbasis sehr toxisch, da diese Substanzen als Oxalate ausgeschieden werden. Die aromatische Hydroxylierung erfolgt in o-Stellung, z. B. wird Anilin hautpsächlich zu o-Aminophenol metabolisiert (MEL-LET 1969, AL-DABBAGH und SMITH 1984).

Auch besteht bei der Katze z. B. ein Mangel an Enzymen, die den Abbau von Phenytoin katalysieren. So beträgt für Phenytoin die Halbwertszeit 41,5 Stunden. Der mikrosomale Oxydationsmechanismus funktioniert bei der Katze im Vergleich zu anderen Haussäugetieren besonders gut (NEFF und BAGGOT 1972). Wichtig ist die Tatsache, daß Katzen nur während der Nahrungsaufnahme Magensaft und damit Salzsäure produzieren. OEHME (1970) schloß daraus, daß Zinkphosphid für die Katze deshalb toxischer sei als für die Ratte. Die Resorption läuft bei der Katze schnell und relativ vollständig ab. Bedingt durch das alkalische Darmmilieu, werden Säureanionen deshalb weniger gut resorbiert.

Der Fettstoffwechsel läuft ebenfalls anders als bei anderen Tierarten ab. Essentielle Fettsäuren sind bei der Katze nicht nur Linolsäure, sondern auch Linolensäure und Arachidonsäure. Auf Grund des Fehlens der Enzyme δ-6- und δ-5-Desaturase, welche die Umwandlung der Linolsäure über Kettenverlängerung und Bildungen von Doppelbindungen in γ-Linolensäure und Arachidonsäure steuern, müssen diese Fettsäuren im Futter enthalten sein.

Von toxikologischem Interesse ist sicher auch die Tatsache, daß die Katze über eine ausgeprägte Konzentrierungskapazität der Nieren verfügt. Es fehlen aber toxikologische Studien, inwieweit höhere Noxenempfindlichkeiten der Katze mit dieser Stoffwechseleigenschaft im Zusammenhang stehen.

12.3. Intoxikationen

Die in den folgenden verbalen Ausführungen abgehandelten Einzelvergiftungen sind nochmals in einer tabellarischen Übersicht (Tabelle 12.20.) hinsichtlich ihrer Schwerpunktsystematik dargestellt.

12.3.1. Futterinhalts- und Futterzusatzstoffe

12.3.1.1. Benzoesäure

Die Benzoesäure ist eine aromatische Carbonsäure und in veresterter Form im Pflanzenreich zu finden. Auf Grund ihrer bakteriostatischen Wirkung wird diese Säure z. T. als Konservierungsstoff für industriell gefertigtes Futter verwendet. Fehlerhafte Einwaagen von Benzoesäure im Fertigfutter oder auch inhomogene Einmischungen in die Zubereitungen können zu Vergiftungen der Katzen führen. Begünstigend für eine Intoxikation sind übergroßer Appetit, fehlerhaftes Fütterungsregime oder metabolische Störungen der Katze. Verbindungen der Benzoesäure, wie der Ester Benzylbenzoat, ein Ektoparasitikum, sind ebenfalls toxikologisch interessant. HAPKE (1988) gibt an, daß Katzen tägliche Dosen von 0,2 g Benzoesäure/kg KM oder einmalige orale Dosen von 0,45 g/kg KM ohne Anzeichen einer Intoxikation vertragen. Diese Angaben entsprechen auch Ergebnissen von Fütterungsversuchen von BEDFORD und CLARKE (1972). Dagegen konstatieren KRAFT und DÜRR (1991), daß bereits diese regelmäßigen Gaben von 0,2 g/kg KM zur Kumulation im Organismus führen und sich nach Aufnahme der Mengen von 0,2–2% in der Nahrung Toxizitätserscheinungen zeigen. Nach BRUNNAUER (1986) wird Benzoesäure bei der Katze innerhalb von 24 Stunden bis zu 100% über Hippursäure im Urin ausgeschieden.

Klinik: Der genaue Wirkungsmechanismus der Benzoesäure im Organismus ist heute noch nicht aufgeklärt. Wahrscheinlich erfolgt eine Stimulation des Zentralnervensystems, die sich in Konvulsionen und Hyperästhesie manifestiert. Ebenso kann eine Beteiligung des autonomen Nervensystems vorliegen, da Salivation, Obstipation und Harnretention in einigen Fällen beobachtet wurden. Die Schwere der Vergiftungssymptome ist abhängig von der Höhe der Dosis und von der Aufnahmegeschwindigkeit des mit Benzoesäure dotierten Futters. Der akute oder auch chronische Verlauf geht mit einer Erhöhung der Werte von Harnstoff, alkalischer Phosphatase und Glutamatpyruvattransaminase im Serum der Katze einher. Sektionen zeigen das Bild geschwollener Kupfferscher Sternzellen in der Leber und ebenso der Nierenglomerula sowie Tubuluszellen (BEDFORD und CLARKE 1972, KRAFT und DÜRR 1991).

Die *Therapie* sollte nach Absetzen der Nahrungskonserve symptomatisch erfolgen.

BEDFORD und CLARKE (1973) haben nach umfangreichen experimentellen Arbeiten zum Thema Benzoesäure-Vergiftungen der Katze vorgeschlagen, als Konservierungsstoff Sorbinsäure in Konzentrationen von 0,1–2% statt Benzoesäure einzusetzen. Das ebenfalls in Futtermitteln als Konservierungsmittel eingesetzte Propylenglycol ist nicht kritiklos zu verwenden. Es wurden vereinzelt Veränderungen im Blutbild (vermehrte Anzahl von Heinzschen Innenkörpern in Erythrozyten) mit einer möglichen nachfolgenden hämolytischen Anämie beobachtet.

12.3.1.2. Futterüberempfindlichkeiten

Futterüberempfindlichkeiten bei der Katze sind bekannt und in der Literatur beschrieben worden (z. B. MEDLEAU et al. 1986). Die Immunpathogenese der Futtermittelüberempfindlichkeit ist nicht aufgeklärt. Diese Überempfindlichkeitsreaktionen können bei der Katze in beliebigen Zeitabständen von Minuten bis zu Tagen nach Aufnahme des auslösenden Futters auftreten. In diesen Fällen weisen Gewebe- und Blut-Eosinophilie, Gewebe-Mastzellhyperplasie und das Einsetzen der klinischen Symptome Stunden nach der Futteraufnahme darauf hin, daß eine Überempfindlichkeit des Typs I vorliegt. Diese Futterüberempfindlichkeit bei der Katze kann sich *klinisch* als miliare Dermatitis, faziale Dermatitis, generalisierter Pruritus, Urtikaria, Angioödem, seborrhoische Hauterkrankung, eosinophile Plaques oder psychogene Alopezie manifestieren. Das Hauptleiden ist gewöhnlich Pruritus, der jahreszeitlich unabhängig auftritt und oft nur durch Glucocorticoide zu therapieren ist. Erbrechen, Diarrhoe und Abdominalschmerz werden selten beobachtet. Auch Blut- und Gewebe-Eosinophilie treten selten auf. Die endgültige *Diagnose* der Futtermittelüberempfindlichkeit wird gesichert, indem das Tier auf eine Eliminationsdiät von Futtersubstanzen gesetzt wird, die es sonst nicht erhält. Die Intensität des Pruritus sollte daraufhin innerhalb von 14 Tagen wesentlich abnehmen. Eine erneute provokative Fütterung und ein Wiederauftreten des Pruritus innerhalb von 5 Tagen bestätigen die Diagnose der Futtermittelüberempfindlichkeit.

Interessant in diesem Zusammenhang sind analytische Ergebnisse von MUMMA et al. (1986). Er untersuchte 48 Futtermittel für Hunde und Katzen auf Mutagene, Nitrosamine, polychlorierte Biphenyle, toxische Elemente und γ-Strahlung sowie toxikologisch protektive Bestandteile, wie Zink, Selen und Vitamin C. Außer hohen Konzentrationen an Fluorid und Iodid in einigen Proben und den erwarteten erhöhten Konzentrationen an Quecksilber und Selen in bestimmten fischhaltigen Futtermitteln konnten in den Proben keine anderen toxischen Bestandteile nachgewiesen werden. In keiner der Proben waren direkt wirkende Mutagene, Promutagene oder Nitrosamine nachweisbar. Alle Futtermittel wiesen nur eine sehr geringe γ-Strahlung auf. Nur in einem Katzen-Futtermittel wurden polychlorierte Biphenyle nachgewiesen. In der Tabelle 12.3. sind für die untersuchten Proben der Katzen-Futtermittel die analysierten Konzentrationen der überprüften Bestandteile (jeweils Minimal- und Maximalwerte) angegeben.

12.3.2. Pestizide

12.3.2.1. Chlorierte Kohlenwasserstoffe

Zur Gruppe der chlorierten Kohlenwasserstoffe gehören u. a. Clofenotan (Syn. DDT), Hexachlorcyclohexan, Aldrin, Dieldrin, Endrin, Chlordan, Heptachlor, Toxaphen, Endosulfan oder auch Methoxychlor. Wirkstoffe, wie DDT und auch die der Dieldrin- und Endrin-Gruppe, haben eine relativ hohe akute, aber vor allem chronische Toxizität für den Warmblüterorganismus, wobei die Katze eine *besonders große Empfindlichkeit* gegenüber diesen Noxen zeigt. Diese Verbindungen sind wenig wasserlöslich, jedoch gut fett- und lipidlöslich, verfügen über eine hohe Persistenz und großes Speichervermögen im Fettgewebe. Deshalb wurden für diese Wirkstoffe in Deutschland Anwendungsverbote ausgesprochen. Für andere chlorierte Kohlenwasserstoffe, wie Hexachlorcyclohexan, Chlordan, Heptachlor, Toxaphen, Endosulfan und auch Methoxychlor bestehen bezüglich ihrer Anwendungsgebiete oder der Art der Zubereitung bzw. Konzentration gesetzliche Regelungen. Reglementierungen dieser Art gibt es gegenwärtig noch nicht in allen europäischen Ländern. Chlorierte Kohlenwasserstoffe wurden als Insektizide auch am Säugetier in Form von Pudern, Sprays, Bädern oder auch Lösungen eingesetzt. Auf Grund der Leckgewohnheiten und des Reinlichkeitsverhaltens der Katze erfolgt nicht nur der *lokale Kontakt*, sondern auch die teilweise *orale Aufnahme* der Noxe. Eine Resorption ist ebenso über die intakte Haut möglich, wobei die durch Parasiten hervorgerufenen Läsionen diese Resorption beschleunigen (MATTES 1952). Es ist deshalb zweckmäßiger, Ganzkörperbehandlungen durch drittelweise Einreibungen zu ersetzen.

Es besteht nicht nur Vergiftungsgefahr durch die direkte Anwendung am Tier, sondern es gibt auch Expositionen durch Schädlingsbekämpfungsmaßnahmen in der Landwirtschaft oder in geschlossenen Räumen. So berichten GRUFFYDD-JONES et al. (1981) von Dieldrin-Vergiftungen bei Zuchtkatzen, die in einem Privathaus gehalten wurden, in dem die Dielen gegen Holzwurmbefall mit einem dieldrinhaltigen Mittel behandelt wurden.

Die toxikologischen Analysen der Gewebeproben von 2 dieser Katzen ergaben Werte von 10 bzw. 8,4 mg/kg Dieldrin in der Leber und 4 bzw. 3,3 mg/kg KM Dieldrin im Gehirn. Andere Autoren, wie CASTEEL und COOK (1985), schildern die Intoxikation einer Katze nach Aufnahme von mit Endrin vergifteten Vögeln; WILKINSON (1973) fand in den Lebern bei Katzen nach dem Fressen derartiger Vögel Werte von 5,6–66,2 mg/kg Dieldrin.

Die Toxizität der Wirkstoffe wird maßgeblich vom verwendeten Lösungsmittel, vom Füllungszustand oder von der Art des Inhaltes des Verdauungstraktes beeinflußt. In der Tabelle 12.4. sind letale Dosen einiger chlorierter Kohlenwasserstoffe für die Katze aufgeführt.

Tabelle 12.3. Konzentrationsbereiche verschiedener untersuchter Bestandteile in 13 Katzen-Futtermitteln (gekürzt nach MUMMA et al. 1986)

					Bestandteile (mg/kg Trockensubstanz)						
Cd	F	I	Pb	Hg	Ni	PCB	Nitros-amine	Se	Zn	Vitamin C (mg/100 g)	γ-Strahlung (cpm/g)[1]
0,02 bis 0,30	3,6 bis 55,1	1,0 bis 36,8	0,14 bis 2,46	<0,1 bis 0,11	0,4 bis 4,5	<0,1; nur 1 Probe 0,60	<0,2	0,27 bis 6,10	56 bis 179	0,10 bis 9,28	Untergrund-strahlung −1,61

¹) oberhalb der Untergrundstrahlung

Tabelle 12.4. Letale Dosen chlorierter Kohlenwasserstoffe für die Katze

Noxe	oral (mg/kg KM)	i.v.	Autor
Clofenotan	400–600		BENTZ (1969)
	260		ENIGK (1950)
	100–300		BISHOPP (1946)
	250–300		HAPKE (1988)
		40–75	BENTZ (1969)
Dieldrin	300–500 (akut tödlich)		HAPKE (1988)
Endosulfan	2 (akut tödlich)		BENTZ (1969) HAPKE (1988)
Endrin	< 5		BENTZ (1969)
	3–6		CASTEEL und COOK (1985) HAPKE (1988)
Toxaphen	60 (toxische Erscheinungen ab 20 mg/kg KM)		BENTZ (1969) HAPKE (1988)

Schwankungsbreiten, wie bei Clofenotan, lassen sich mit den bereits aufgeführten die Toxizität beeinflussenden Faktoren erklären.

Klinische Symptomatik: Der genaue Wirkungsmechanismus dieser Intoxikation ist oft noch ungeklärt. Die aufgeführten Kontaktinsektizide wirken als *Krampf- und Parenchymgifte,* ihre Angriffspunkte sind vor allem das Zentralnervensystem, aber auch Schädigungen der Leber und der Nieren sind zu konstatieren. Die zentrale Erregung macht sich durch erweiterte Pupillen sichtbar. Die Vergiftungssymptome beginnen 4–5 Stunden bzw. 5–10 Stunden nach Aufnahme der toxischen Dosis mit Hyperästhesie, Hyperalgesie, leichtem Zittern und steigern sich im Sinne einer motorischen Erregung bis zu tonischen oder tonisch-klonischen Krämpfen. Für Katzen ist im Erregungsstadium charakteristisch die Renn- und Springsucht (ENIGK 1950). Die Anästhesiephase wird eingeleitet durch Gleichgewichtsstörungen mit unkoordinierten Bewegungen, unvollständigen Lähmungen der Gliedmaßen und Angstzuständen infolge von Atemnot. Gastroenteritische Symptome, wie Durchfall und Erbrechen, können auftreten.

Anders beschreiben GRUFFYDD-JONES et al. (1981) die chronische Dieldrin-Vergiftung des bereits zitierten Fallbeispieles. Sie berichteten von Erregung des Zentralnervensystems, Depressionen, einhergehend mit starker Abmagerung und ausgeprägtem Haarausfall im Kopfbereich. Bei perakutem Verlauf tritt der Tod bereits innerhalb von 1–2 Stunden, sonst jedoch meist erst nach 1–2 Tagen auf.

Chlorierte Kohlenwasserstoffe werden mehr oder weniger im Fettgewebe gespeichert. Diese Kumulationsfähigkeit der Noxen im Fettgewebe bestimmt neben der täglichen Aufnahmemenge und dem verwendeten Lösungsmittel den chronischen Verlauf der Intoxikation.

Akute Vergiftungen werden vor allem durch das γ-Isomer des Hexachlorcyclohexans, das Lindan, ausgelöst. Ursache ist auch hier weniger das am Tier sachgemäß verwendete Ektoparasitikum als mehr die Noxenaufnahme nach allgemeinen Schädlingsbekämpfungsmaßnahmen.

Differentialdiagnostisch sind Calciummangelzustände oder Strychnin-Vergiftungen auszuschließen. Laboranalysen des Fettgewebes sichern die Diagnose.

Zu den einzuleitenden *Therapiemaßnahmen* gehören die sorgfältige Reinigung des Felles und der Pfoten (keine fetthaltige Seife verwenden!), bei erfolgter oraler Aufnahme auch die Gabe von salinischen Abführmitteln zur schnelleren Noxenentfernung aus dem Magen-Darm-Kanal. Die Wasser- und Nahrungsaufnahme sollte möglichst aufrechterhalten werden, wobei unbedingt auf Grund der Lipidlöslichkeit der Noxen die Gabe fetthaltiger Nahrungsmittel, z. B. Milch, vermieden werden muß. KRAFT und DÜRR (1991) empfehlen weiter eine Sedierung mit Phenobarbital (30–60 mg/Katze i.v.) bzw. Diazepam (1–2 mg/kg KM i.v.), Kontrolle der Diurese und eventuell zur Vermeidung eines zerebralen Ödems die Gaben von Dexamethason und Mannit (1 g/kg KM) oder auch die Gabe von 2–4 ml einer 10%igen Calciumborogluconat-Lösung (CATCOTT 1964).

12.3.2.2. Alkylphosphatester (Organophosphate)

Die große Gruppe der Phosphorsäureester, auch als Alkylphosphate oder Organophosphate bezeichnet, werden u. a. als Insekten- und Milbenbekämpfungsmittel, Pflanzenschutzmittel, gegen Hygieneschädlinge oder auch bei parasitären Erkrankungen (z. B. Anthelminthika) angewendet.

Zu dieser Wirkstoffgruppe gehören u. a. Parathion, Parathionmethyl, Malathion, Bromophos, Fenitrothion, Dimethoat, Dichlorvos, Mephinvos, Dibrom, Trichlorfon, Fenthion oder Chlorpyrifos. Im Vergleich zu den chlorierten Kohlenwasserstoffen sind diese Verbindungen zwar auch nur wenig wasserlöslich, sie hydrolysieren aber sehr schnell bei ansteigendem pH-Wert. Darüber hinaus ist eine sehr gute Lipidlöslichkeit vorhanden. All diese Eigenschaften beeinflussen wesentlich ihre Toxizität. Die Lipidlöslichkeit führt aber im allgemeinen nicht zu einer Kumulation der Alkylphosphate im Fettgewebe, da nach der Resorption ein rascher Abbau im Organismus stattfindet. In Tabelle 12.5. sind tödliche Dosen von Alkylphosphatestern für die Katze aufgeführt.

Die Noxenaufnahme kann *oral, perkutan* nach direkter Anwendung am Tier in Form von Badungen, Sprays usw. oder nach allgemeinen Schädlingsbekämpfungsmaßnahmen erfolgen. Die perkutanen Resorptionsquoten liegen meist hoch und sind lösungsmittelabhängig; z. B. ist für Fenthion die dermale Toxizität so hoch wie die der oralen Aufnahme (HAPKE 1988). Intoxikationen *per inhalationem* sind möglich, aber seltener. Katzen, vor allem weibliche oder auch junge Tiere, reagieren auf Alkylphosphate sehr empfindlich. Diese Tatsache ist Anlaß dafür, daß vor Anwendungen von Alkylphosphatzubereitungen, die z. B. für den Hund bestimmt sind, bei Katzen gewarnt wird (WHITELEY et al. 1987).

Die meist akut verlaufende Organophosphatester-Intoxikation ist vor allem eine endogene Acetylcholin-Vergiftung; es zeigt sich das klinische Bild einer extremen Steigerung der Parasympathikus-Aktivität. Nach Giftaufnahme erfolgen eine rasche Resorption und anschließende Blockade der Acetylcholinesterasen. Im allgemeinen ist anzunehmen, daß die Acetylcholinesteraseblockade anhaltend und nur sehr langsam reversibel ist, neugebildete Acetylcholinesterasemoleküle den Intoxikationsverlauf verstärken und so ohne Therapierung der Tod vor der Reversion eintritt.

Tabelle 12.5. Tödliche Dosen von Alkylphosphatestern für die Katze

Gift	oral (mg/kg KM)	i. p. (mg/kg KM)	Literatur
Bromophos	500		Hapke (1988)
Chlorpyrifos	10–40		Hooser et al. (1988)
Demeton-S-methylsulfon	25		Hapke (1988)
Dimethoat	150		Hapke (1988)
Fenitrothion	142		Bentz (1969)
Formothion	210		Hapke (1988)
Malathion	empfindlichste Tierart (ohne Zahlenangaben)		Hapke (1988)
Omethoat	50		Hapke (1988)
Parathionethyl		3–5	Bentz (1969)

Im Hinblick auf den zeitlichen Eintritt der Vergiftungssymptome und den *Verlauf der Vergiftung* sind quantitative Unterschiede zu konstatieren. Danach unterscheidet man zwei Gruppen von Phosphorsäureestern:

1. Verbindungen, die direkt cholinesterasehemmend wirken (z. B. Paraoxon, Dichlorvos); bei diesen primär effektiven Verbindungen zeigen sich nach der Resorption sofort die Vergiftungssymptome.
2. Derivate, die erst nach Umwandlung im Organismus, meist in der Leber, cholinesterase-hemmend wirken (z. B. Parathionethyl, Trichlorfon); die Vergiftungssymptome treten schubweise auf.

Auf den zweiphasigen Ablauf der Acetylcholinesteraseblockade und auf die zwei unterschiedlichen Cholinesterasetypen soll in diesem Rahmen nicht eingegangen werden.

Klinische Symptome einer *akuten* Vergiftung sind verstärkte Speichel-, Schweiß- und Tränendrüsenabsonderung, Erbrechen, Durchfall, vermehrter Harnabsatz, Pupillenverengung, Verlangsamung der Herzschlagfolge, evtl. Stauungen im Lungenkreislauf mit erschwerter Atmung (periphere Symptome); Zitterkrampf der quergestreiften Muskulatur und heftige Zuckungen mit partiellen Lähmungen (besonders der Hinterbeine), anschließende Bewußtlosigkeit und Tod durch Atemlähmung (zentralnervale Störungen).

Kontaktdermatitiden und allergische Reaktionen können nach dem Tragen von mit Dichlorvos getränkten Zeckenhalsbändern auftreten.

Chronische Intoxikationen durch wiederholte Aufnahme kleinerer Noxenmengen zeigen auch Gewichtsabnahme, zunehmende Körperschwäche und Depressionen. Die Symptomatik kann mehrere Wochen andauern. Spätfolgen am Nervensystem sind nur bei fluorierten Verbindungen zu erwarten (Neuritiden).

Das Bild einer chronischen Vergiftung stellt sich auch dar, wenn organische Phosphorsäureverbindungen (z. B. Fenthion) keine permanenten Bindungen mit der Acetylcholinesterase eingehen oder die phosphorylierte Cholinesterase nicht dem sogenannten „Alterungsprozeß" unterliegt, d. h. das blockierte Enzym bleibt auch nach längerer Exposition der Noxenaufnahme gegenüber Reaktivatoren ansprechbar. So erklärt auch Zenger (1988) die chronische Intoxikation bei zwei mit einem fenthionhaltigen Ektoparasitikum behandelten Katzen, die erst 8 bzw. 14 Tage nach der Exposition in der Klinik vorgestellt wurden und nach dieser späten Therapierung mit Pralidoxim wieder völlig genesen sind.

HAPKE (1988) stellt fest, daß z. B. Fenthion in der akuten Phase der Vergiftung die Acetylcholinesterase nur schwach hemmt und wahrscheinlich während des Vergiftungsgeschehens noch andere Enzyme blockiert werden.

Die *Diagnose* resultiert aus den Erhebungen des Vorberichtes, den geschilderten klinischen Symptomen und vor allem den biochemischen und analytisch-chemischen Untersuchungen. Die für eine Alkylphosphatester-Intoxikation typische Miosis schaltet differentialdiagnostisch die Vergiftung mit chlorierten Kohlenwasserstoffen aus. Mit Hilfe der Aktivitätsbestimmung der Acetylcholinesterasen im Blut kann die Diagnose abgesichert, über den Schweregrad der Vergiftung aber damit im Gegensatz zur Enzymbestimmung im Kleinhirn keine Aussage getroffen werden. Der toxikologische Nachweis im Magen-Darm-Trakt, in der Leber und im Gewebe ist auf Grund des schnellen Abbaues der Phosphorsäureester nur unmittelbar nach Giftaufnahme effektiv möglich.

Behandlung: Nach der Diagnosestellung sollte neben der Eliminierung noch nicht resorbierter Noxe (Reinigung des Haarkleides und der Haut, Auslösen von Erbrechen, Magenspülung und Gabe salinischer Laxanzien) der symptomatischen Behandlung (Vermeiden des Kreislaufkollapses, Verhinderung eines Lungenödems, eventuell künstliche Beatmung) gezielt die Antidottherapie beginnen.

Atropinsulfat ist das wichtigste *spezifische Antidot* bei Alkylphosphatester-Intoxikationen. Es blockiert die Rezeptoren des Acetylcholins und hebt so die toxischen muscarinartigen Wirkungen an der glatten Muskulatur (Magen-Darm-Trakt), den Bronchien und Drüsen auf. Die nicotinartigen Acetylcholinwirkungen werden durch Atropinsulfat nicht beeinflußt. In der Literatur ist die Anwendung von Diphenhydramin zur Aufhebung dieser nicotinartigen Wirkungen beschrieben worden, aber allgemein nicht üblich (ZENGER 1988).

Bei Beeinträchtigung der Atemmuskulatur empfehlen KRAFT und DÜRR (1991) den Einsatz der künstlichen Beatmung. Zur Therapieeinleitung sollte eine langsame Infundierung von Atropinsulfat bis zum Ansteigen der Herzfrequenz, Nachlassen des Speichelflusses und eintretender Mydriasis vorgenommen werden. Dosis und Wiederholungen der Injektionen richten sich nach der Schwere der Vergiftung. Beachtet werden müssen die Gefahr eines raschen Blutdruckabfalles sowie das Auftreten von Herzflimmern bei zyanotischen Tieren. Bei diesen Tieren ist vor der Atropinsulfat-Applikation eine Sauerstoffversorgung erforderlich! KRAFT und DÜRR (1991) warnen vor einer übermäßigen und langdauernden Atropinsulfat-Therapie wegen der Gefahr einer Atropinsulfat-Intoxikation bei gleichzeitig sinkendem Organophosphatspiegel. Sie schreiben: „Atropin sollte nur im Sinne einer Titration gegen die physiologischen Effekte einer Organophosphatvergiftung eingesetzt werden.“

Zur Reaktivierung der blockierten Acetylcholinesterase hat sich bei der Katze auch der Einsatz von Pralidoxim (PAM) bewährt. Im allgemeinen heißt es, daß ein therapeutischer Einsatz nur bei früher Gabe effektiv ist. ZENGER (1988) berichtet (wie eingangs schon beschrieben) aber von Therapieerfolgen nach bis 14tägiger Exposition!

Bei Versuchen zur toxikologischen Bewertung von Chlorpyrifos an 24 männlichen Katzen konnten HOOSER et al. (1988) feststellen, daß die bei 2 Katzen zusätzlich zur üblichen Atropinsulfat-Therapie durchgeführte Pralidoxim-Therapie (20 mg/kg KM i.m., 12stündlich) keine signifikant schnellere Reaktivierung der Plasma- und Vollblut-Cholinesterase-Aktivität bewirkte. Bei schweren Intoxikationen empfehlen KRAFT und DÜRR (1991) diese kombinierte Therapie.

Tabelle 12.6. Dosierungen von Atropinsulfat und Pralidoxim für die Katze bei Alkylphosphatester-Vergiftungen

	Dosis (mg/kg KM)	Appli-kationsform	Applikationsdauer	Autor
Atropin-sulfat	0,1–0,2	i.v., langsam; evtl. s.c.	alle 10 min wiederholen bis Wirkungseintritt[1]) Atropingabe: 36–48 h nach Therapiebeginn bei abge-schlossener Insektizid-Absorption	KRAFT und DÜRR (1991)
	zur Diagnose-sicherung 0,04	s.c.	bei Nichtauftreten von Mydriasis, Tachykardie und trockenen Schleimhäuten → Hinweis für Organophos-phat-Intoxikation	KRAFT und DÜRR (1991)
	1–5	1. Hälfte i.v. 2. Hälfte i.m.	nach Schwere der In-toxikation, Wiederholung nach mehreren Stunden bis Wirkungseintritt[1])	HAPKE (1988)
Atropin-sulfat	weitere Dosierung: 2–10	i.v. s.c.	bis Wirkungseintritt[1]) aller 45–60 min	GRANT (1984)
	0,2	von 0,2: 0,05 i.v. 0,15 s.c.	aller 12 h über 2 d	HOOSER et al. (1988)
Pralidoxim	20	i.v.	Wiederholung nach 1 h	KRAFT und DÜRR (1991)
	20	i.m.	12stündlich	HOOSER et al. (1988)
	20	langsam i.v., evtl. s.c. (schmerzhaft)	aller 12 h 4 Dosierungen	ZENGER (1988)
	20–40		aller 4–6 h nach Bedarf	GRANT (1984)

[1]) Wirkungseintritt = Ansteigen der Herzfrequenz, Nachlassen des Speichelflusses, Mydriasis.

Dosierungsempfehlungen von Atropinsulfat und Pralidoxim für die Katze sind Tabelle 12.6. zu entnehmen.

Die Angaben sollten nur als Richtwerte angesehen werden, da auf Grund der sehr unterschiedlichen Toxizitäten der einzelnen Alkylphosphatverbindungen, wie eingangs schon erwähnt, die Therapie in ihrer Dosierung und Dauer variiert werden muß. Eine Nachbehandlung der Tiere wird empfohlen zur Vermeidung von Ödemen durch intravenöse Infusion hypertoner Traubenzucker- und Calciumsalzlösungen sowie Osmotherapie mit Plasmaexpandern (HAPKE 1988). ZENGER (1988) sieht eine Beschleunigung der Wiederherstellung der Plasma- oder Plasma- und Erythrozyten-Cholinesterase-Aktivität in der Gabe von Plasma- oder Vollbluttransfusionen oder i.v. Infusionen von gereinigter Acetylcholinesterase, ohne dadurch aber direkt Einfluß auf die Vergiftungssymptome zu nehmen. Eine Überwachung vergifteter Tiere soll mindestens 24 Stunden erfolgen.

12.3.2.3. Cumarolderivate

Cumarolderivate (Hydroxycumarine) werden als *Rodentizide* eingesetzt. Zu dieser Wirkstoffgruppe gehören Cumachlor, Cumatetralyl und vor allem das am häufigsten verwendete Warfarin; sie werden zur Ratten- und z. T. Hausmausbekämpfung als Fraßgifte oder in Form von Streupulvern verwendet.

Vergiftungen der Katze können auftreten nach direkter oraler Aufnahme (z. B. Aufnahme von Streupulver auf Grund des Reinlichkeitsverhaltens der Katze) oder sekundär durch Verzehr vergifteter Ratten oder Mäuse. Im allgemeinen heißt es, daß diese Sekundärvergiftungen selten sind, da Cumarolderivate nach Aufnahme schnell eliminiert werden und die im Nagetierkörper noch vorhandene Giftmenge sehr gering ist.

Expositionen für Sekundärvergiftungen sind durchgeführte Ratten- und Mäusebekämpfungsmaßnahmen in verseuchten Grundstücken. Die durch Rodentizide geschädigten Nagetiere sind für Katzen eine leichte Beute.

CHRISTOPH (1977) stellt fest, daß es zu Vergiftungen der Katze kommen kann, wenn das Futter 4–10 Tage lang vorwiegend aus cumarinvergifteten Ratten besteht.

Die Intoxikationen können kaum ausgelöst werden nach einmaliger Aufnahme einer großen Menge, dagegen aber sicherlich nach mehrmaliger Aufnahme von Minimalmengen des Rodentizides.

In Tabelle 12.7. sind die oralen letalen Dosen von Cumarolderivaten aufgeführt.

Cumarolderivate wirken als Antikoagulanzien und verursachen den Tod infolge Gewebshypoxie, ausgelöst durch innere Verblutungen. Die Blutungen werden durch Ansteigen der Kapillarpermeabilität und gleichzeitiges Absinken der Blutkoagulationseigenschaften ausgelöst. Diese rodentiziden organischen Verbindungen verdrängen den für die Biosynthese der Gerinnungsfaktoren nötigen Katalysator Vitamin K_1 vom Rezeptor; es wird nicht nur die Prothrombinbildung gehemmt, sondern auch die Umwandlung von Prothrombin in Thrombin.

Diese Verdrängungsreaktion kann durch entsprechende äußere Zufuhr von hohen Dosen Vitamin K_1 und K_6 reversibel gestaltet werden und führt wieder zu physiologischen Blutkonzentrationen der Gerinnungsfaktoren.

Klinische Symptomatik und Verlauf: Intoxikationen lassen sich meist erst nach mehreren Tagen erkennen, da das im Organismus vorhandene Reservoir an Prothrombin und Gerinnungsfaktoren erst abgebaut wird. Nach Aufnahme sehr hoher Giftmengen kann rascher Tod durch Kreislaufkollaps auftreten.

Tabelle 12.7. Orale letale Dosen einiger Cumarolderivate für die Katze

Verbindung	Dosis oral (mg/kg KM)	einmalige Aufnahme	tägliche Aufnahme über bestimmten Zeitraum (d)	Autor
Cumatetralyl	20–50	×	–	HAPKE (1988)
Warfarin	5	–	5–15	KLAUSMAN und BROWN (1952)
	3	–	5	HAPKE (1988)
	5–50	×	–	HAPKE (1988)
	1	–	ca. 8	McGIRR (1953)
	1	–	7	BENTZ (1969)
				CHRISTOPH (1977)

Im allgemeinen nimmt aber die Vergiftung einen langsamen Verlauf, beginnend mit beschleunigtem Puls, Verweigerung der Futteraufnahme, Absinken der Körpertemperatur sowie eintretende Blässe der Lidbinde- und sichtbaren Schleimhäute. Blutiges Erbrechen, blutiger Kot- und Harnabsatz sowie Blutungen aus den natürlichen Körperhöhlen können auftreten, obwohl sich hauptsächlich innere Blutungen, z. T. in der Brusthöhle, im Epi-, Endo- und Perikard bei der Sektion zeigen. Bei Verdacht auf eine Cumarol-Intoxikation sind die Bestimmung der Blutgerinnungszeit und der UV-spektralanalytische Nachweis der Cumarolderivate aus Harn (im Anfangsstadium) und Magen-Darm-Inhalt sowie Organen angezeigt.

Differentialdiagnostisch ist eine Cumarol-Vergiftung infolge Hämorrhagie auch von einer anorganischen Arsen-, Blei-, Quecksilber-, Zinkphosphid-, Ricin-, Sobamin- und Crotonöl-Vergiftung abzugrenzen. Auch die Aflatoxin- und Rubratoxin- sowie Trichothecen-Vergiftungen verlaufen ähnlich.

Rodentizide aus der Gruppe der Indandione (z. B. Chlorphacinon) sind organische Verbindungen, die den gleichen Wirkungsmechanismus im Säugetierorganismus wie die Cumarolderivate aufweisen und deshalb als Intoxikationsursache ebenfalls in Betracht gezogen werden müssen.

Behandlung: Rechtzeitige Diagnosesicherung und Einleitung einer wirksamen Kausaltherapie und sofortige symptomatische Behandlung ermöglichen bei nicht zu schweren klinischen Symptomen eine vorsichtige bis günstige Aussage für den Lebenserhalt. Als Cumarinantagonist ist Vitamin K_1 indiziert. BEASLEY und BUCK (1983) schlagen für die Katze eine Gabe von 15–25 mg Vitamin K_1 pro Tier intravenös in 5%iger Dextroselösung vor. KRAFT (1985) empfiehlt Vitamin K_1 in einer Dosis von 5–10 mg/kg KM einmalig, dann 5 Tage 1–2 mg/kg KM täglich. Die Verabreichung sollte auch noch in der Rekonvaleszenz erfolgen, eventuell über einen Zeitraum von 3–4 Wochen (bei Antikoagulanzien mit kumulativem Effekt).

Des weiteren sind Bluttransfusionen und Sauerstoffbeatmung sowie eventuell auch Gaben von Vitamin C oder Vitamin B_{12} angezeigt.

Nicht zu den Cumarolderivaten zählende Rodentizide, wie Zinkphosphid, Thalliumsalze, Strychninsalze, Fluoracetate, Phosphor und seine Verbindungen sowie Scillirosid sind im Abschnitt „Sonstige Pestizide" bzw. Alpha-Naphthylthioharnstoff unter „Harnstoffderivate" beschrieben.

12.3.2.4. Carbamate

Carbamate werden als *Insektizide, Herbizide, Akarizide* im Pflanzen- und Vorratsschutz sowie auch gegen Hygieneschädlinge in der Umwelt und am Warmblüter eingesetzt. Die Hauptursachen von Vergiftungen liegen bei fehlerhafter Anwendung der handelsüblichen Zubereitungen oder unsachgemäßer Lagerung. Die Intoxikationsgefahren sind im allgemeinen geringer einzuschätzen als z. B. bei Chlorkohlenwasserstoff- oder Alkylphosphatesterinsektiziden. Die wichtigsten Vertreter der Carbamate sind Carbaril und Aldicarb, wobei Aldicarb auf Grund der hohen Toxizität in seiner Anwendung sehr begrenzt ist.

Carbamate zählen zu den temporären *Cholinesteraseblockern*. Carbaril hemmt nicht die Serumcholinesterase, sondern blockiert die Erythrozytencholinesterase. Diese Blockade ist aber nur von kurzer Dauer (reversibel) und wird autonom wieder gelöst. Carbamat-Insektizide blockieren sowohl die anionische als auch die esteratische Seite der Acetylcholinesterase. Die Acetylcholinesterase ist in der Lage, das Carbamat zu hydrolysieren, jedoch liegt die Hydrolyserate niedriger als beim natürlichen Substrat Acetylcholin. Carbamat-Insektizide sind dadurch reversible Hemmer der Acetylcholinesterase. Eine Vergiftung entsteht, wenn das Pestizidangebot im Körper die Carbamylierungsrate an Acetylcholinesterase übersteigt. Acetylcholin kumuliert jetzt an den Neurorezeptoren der Synapsen, woraus sich nun ähnliche klinische Symptome wie die der Organophosphat-Vergiftung entwickeln.

Die *klinischen Symptome* der Intoxikation sind so auf die Erregung der muscarinartigen sowie nicotinartigen cholinergen Rezeptoren zurückzuführen. Auf Grund der geringeren akuten Toxizität der Carbamate ist das gesamte Erkrankungsbild aber nicht so ausgeprägt.

Die *Therapie* erfolgt neben der symptomatischen Behandlung ausnahmslos mit hohen Atropinsulfatdosen (s. Abschnitt Alkylphosphatester). Cholinesteraseaktivatoren, wie Pralidoxim, sind hier fehl angezeigt. Oxime vermögen den Carbamat-Esterase-Komplex nicht zu spalten und damit die Esterase nicht zu reaktivieren. Es besteht im Gegenteil die Gefahr der Erhöhung der toxischen Wirkung der Carbamate (besonders bei Thiocarbamaten).

12.3.2.5. Dinitro-Verbindungen

Zu den Dinitro-Verbindungen gehören Dinitrophenole und -cresole, insbesondere das 4,6-Dinitro-o-cresol (DNOC). Die Verbindungen dieser Substanzgruppe werden als *Herbizide*, Insektoakarizide und Fungizide verwendet und gehören zu den akut und auch chronisch giftigsten Herbiziden für den Warmblüter. Intoxikationen können auftreten nach *oraler* Aufnahme von Spritzlösungen oder von mit diesen Verbindungen verunreinigtem Trinkwasser, durch *Inhalation* beim Versprühen der Lösungen sowie nach direktem *Hautkontakt* mit der Noxe. Für DNOC wird nach HAPKE (1988) die LD_{50} (oral) mit 50 mg/kg KM für die Katze angegeben.

0,001 mg DNOC/l Luft werden von ihr noch symptomlos vertragen, während bereits 0,0014–0,06 mg DNOC/l Luft innerhalb von 4 Stunden toxische Erscheinungen auslösen. Die letale Konzentration beträgt 0,1 mg DNOC/l Luft.

Dinitro-Verbindungen sind lipoidlösliche Stoffwechselgifte, die nach der Resorption im Blut und in Körperflüssigkeiten verbleiben und langsam mit dem Harn unverändert oder auch als Metabolite ausgeschieden werden. Sie greifen in den Kohlenhydratstoffwechsel ein und hemmen die oxydative Phosphorylierung in den Mitochondrien. Es kommt zu einem gesteigerten Stoffwechsel ohne Energiegewinnung einhergehend mit einer Glycogenverarmung in der Leber und Muskulatur (aerobe Glycolyse).

Klinische Symptomatik: Akute Vergiftungen beginnen mit Appetitverlust, starkem Durst, hohem Fieber und Schweißausbrüchen. Lidbinde- und sichtbare Schleimhäute, natürliche Körperöffnungen oder auch Skleren färben sich gelb. Der Harn nimmt eine gelbgrüne fluoreszierende Farbe an. Die Pulsschlagzahl ist deutlich erhöht, es zeigen sich Krämpfe und Atemnot. Nach Bewußtlosigkeit tritt der Tod mit nachfolgend sehr schneller Totenstarre ein. Der akute Verlauf der Intoxikation kann auf Grund der Kumulationsfähigkeit dieser Verbindungen erst nach längerer symptomloser Zeit auftreten. *Chronische* Vergiftungen äußern sich in verminderter Körpermassezunahme bei jungen und Abmagerung bei adulten Katzen, verminderter Freßlust und Abgeschlagenheit.

Die *Diagnose* kann durch die chemisch-toxikologische Analyse von Futterresten, Mageninhalt oder Körperflüssigkeiten sowie Leber gesichert werden. Die schnell eintretende Totenstarre und auch die geschilderten typischen Gelbfärbungen sind für differentialdiagnostische Abgrenzungen sehr wichtig.

Da eine kausale *Therapie* der DNOC-Vergiftung bisher nicht bekannt ist, erfolgen symptomatische Maßnahmen zur Senkung der hohen Körpertemperatur durch Waschungen mit kaltem Wasser und Verbringen des Tieres in einen kühlen Raum. Antipyretika sollten nicht verabreicht werden. Intravenös appliziertes Methylthiouracil als metabolischer Blocker sowie Infusionen von Glucose- oder Elektrolytsalzlösungen unterstützen die Therapie. Bei oraler Giftaufnahme sollten salinische Abführmittel und anschließend Huminsäuren oder Medizinische Kohle oral verabreicht werden. Angezeigt sind auch ergänzungstherapeutische Maßnahmen, bestehend im antibiotischen Schutz vor Infektionen und durch kombinierte Corticosteroid-Multivitamin-Verabreichung.

12.3.2.6. Harnstoffderivate

Das wichtigste Harnstoffderivat ist der als *Rodentizid* verwendete α-Naphthylthioharnstoff mit der Kurzbezeichnung Antu. Anwendung findet Antu in Form eines Köderkonzentrates, als Streupulver oder als Tränkgift. Geruch und Geschmack dieses Rodentizides sind schwach ausgeprägt; die Toxizität ist u. a. abhängig von der Teilchengröße; in feiner Verteilung ist die Noxe weniger wirksam als wenn größere Partikel (50–100 μm) vorliegen.

Für die Katze werden die akut tödlichen Dosen (*oral*, einmalige Dosis) für Antu mit 75–100 mg/kg KM angegeben (MCGIRR und PAPWORTH 1955, BENTZ 1969, HAPKE 1988). Mehrmalige Giftaufnahme von 20–50 mg/kg KM führen bei der Katze in einem Zeitraum von 2–23 Tagen zum Tod.

Andere Harnstoffderivate wie Buturon, Diuron, Monuron oder Metuxuron sind wenig toxisch. So werden von der Katze Buturon-Dosen von 500 mg/kg KM oral vertragen (Erbrechen ist möglich). Erst über einen längeren Zeitraum zwangsweise verabreichte Gaben von 250 mg/kg KM lösen Intoxikationserscheinungen in Form von zentralnervalen Depressionen, Anämie und Leberveränderungen aus (HAPKE 1988).

Klinische Symptomatik und Verlauf: α-Naphthylthioharnstoff bewirkt eine erhebliche Permeabilitätssteigerung der Lungenkapillaren und Erhöhung der Lymphproduktion. Es kommt zur Ausbildung eines Lungenödems und größeren Flüssigkeitsansammlungen im Brustraum. Das Tier erstickt in seiner eigenen Körperflüssigkeit. Man nimmt an, daß die Ursache für diese Ödembildung in einer Hemmung von Sulfhydrylverbindungen in Enzymen, die den Membrantransport von Elektrolyten steuern, liegt. Störungen in der vasomotorischen Steuerung sowie auch Induktion auf das Zentralnervensystem treten als Folgeerscheinungen der spezifischen SH-Blockaden hinzu.

Beim *akuten* Verlauf der Intoxikation zeigen sich die ersten klinischen Symptome 10–30 Minuten nach der Giftaufnahme mit Erbrechen, Zyanose der Schleimhäute, Diarrhoe und einsetzender Atemnot. Sofortiges Erbrechen nach der Giftaufnahme tritt bei Tieren mit leerem Magen auf, da durch die Noxe die Magenwand stark gereizt wird. Bei teilweiser Füllung des Magens mit Nahrungsstoffen ist diese Magenwandreizung vermindert, und damit werden größere Noxenmengen resorbiert. Durch das sich rasch ausbildende Lungenödem stellen sich Folgeerscheinungen, wie Kollaps, Koma, Dyspnoe und schießlich der Tod, ein. Vom Auftreten erster klinischer Symptome bis zum Eintritt des Todes werden in der Literatur 2–4 Stunden (KRAFT und DÜRR 1991) bzw. 6–48 Stunden (BENTZ 1969) angegeben.

Wichtige Symptome der *chronischen* Intoxikation sind Depigmentierungen, Haarwuchsstörungen, Struma sowie fettige Leberdegeneration.

Diagnose: Durch eine chemisch-toxikologische Analyse kann der Wirkstoff in toto innerhalb von 24 Stunden nach oraler Aufnahme im Blut noch nachgewiesen werden.

Das Sektionsbild zeigt ein ausgeprägtes Lungenödem, eine erhebliche Ansammlung bernsteingelber Flüssigkeit im Brustraum, Hydroperikard sowie Hyperämie der Nieren, des Gastrointestinaltraktes und der Leber.

Eine *Therapie* dieser Intoxikation kann nur symptomatisch erfolgen. Auslösen von Erbrechen zur Entfernung der noch nicht resorbierten Noxe aus dem Magen ist bei frühzeitiger Diagnosestellung sehr wichtig.

KRAFT und DÜRR (1991) schlagen die in Tabelle 12.8. ausgewiesenen Maßnahmen vor.

Tabelle 12.8. Therapievorschlag bei einer Antu-Vergiftung der Katze

Arzneimittelgruppe	Arzneimittel	Dosis
Emetikum	Xylazin	0,5 mg/kg KM s.c.
Parasympatholytikum	Atropinsulfat	0,04–0,08 mg/kg KM i.v., s.c.
Diuretikum	Furosemid	2,5–5 mg/kg KM i.v., i.m.
Corticosteroide	Dexamethason	3 mg/kg KM
Sedativum	Phenobarbital	10–20 mg/kg KM i.v.

Des weiteren wird geraten, die Tiere in sitzende Stellung zu verbringen und zu stützen, um die Atmung unter Sauerstoffzugabe (Sauerstoffzelt) zu erleichtern. Überlebt das Tier die ersten 12 Stunden, ist eine weitere Therapie erfolgversprechend. Sie kann dann in der Regel nach 2 bis 3 weiteren Tagen beendet werden.

12.3.2.7. Dipyridylium-Verbindungen

Zu den Dipyridylium-Verbindungen gehören Paraquat und Diquat sowie das weniger bekannte Morfamquat. Diese Wirkstoffe werden als Defolianzien und Desikkanzien (vor allem bei Kartoffeln und Leguminosen) verwendet. Bei der Katze werden z. B. *orale* Intoxikationen durch kontaminiertes Gras beschrieben. So berichtet JOHNSON (1976) von einer Paraquat-Vergiftung bei einer 3½jährigen Siamkatze, die 18 Stunden nach Aufnahme von mit Paraquat behandeltem Gras mit Vergiftungssymptomen in der Klinik vorgestellt wurde. Aber auch *dermaler* Kontakt mit diesen Verbindungen kann zu Vergiftungen führen. Diquat und besonders Paraquat besitzen eine hohe akute Giftigkeit für die Katze im Gegensatz zur Ratte.

Tabelle 12.9. Oral akut tödliche Dosen von Dipyridylium-Verbindungen für Katze und Ratte

Verbindung	Katze (mg/kg KM)	Ratte (mg/kg KM)	Literatur
Paraquat	40–50	57–200	BENTZ (1969)
	35–50	110–200	HAPKE (1988)
Diquat		400–440	BENTZ (1969)
	35–50	200–400	HAPKE (1988)
Morfamquat	160	300–400	HAPKE (1988)

In Tabelle 12.9. sind die akut tödlichen oralen Dosen für Katze und Ratte gegenübergestellt.

Eine Speicherung der Wirkstoffe im tierischen Organismus erfolgt nicht, so daß chronische Intoxikationen relativ selten sind. Die Noxe wird vor allem im Kot und zum Teil im Harn in meist unveränderter Form ausgeschieden.

Abhängig von der aufgenommenen Dosis entwickeln sich die Vergiftungssymptome stufenweise über viele Stunden. Diese *klinischen Symptome* sind Gastroenteritis, Dysregulationen von Leber- und Nierenstoffwechsel, einhergehend mit später auftretenden Lungenveränderungen.

Diagnose: Bei der eingangs von JOHNSON (1976) geschilderten Paraquat-Intoxikation wiesen Röntgenogramme des Thorax der Siamkatze nach Verlauf von 30 Tagen ausgedehnte Verschattungen der rechten und linken Herz- und Zwerchfellappen der Lungen mit Verdacht auf pulmonale Fibrose auf. Anläßlich der Sektion werden zum Teil nekrotisierende Entzündungsprozesse im oberen Verdauungsabschnitt und hämorrhagisch-nekrotisierende Pneumonie und Lungenfibrose beschrieben.

Die *Therapie* erfolgt symptomatisch mit hohen Gaben von Vitamin C, Vitamin E und Riboflavin. Nach JOHNSON (1976) sind Corticoide, wie Dexamethason oder Prednisolon, über einen längeren Zeitraum zu geben. Außerdem sollten unterstützend Antibiotika und Elektrolytlösungen verabreicht werden.

12.3.2.8. Sonstige Pestizide

● Zinkphosphid/Phosphorwasserstoff

Zinkphosphid ist ein für den Warmblüterorganismus hochtoxisches *Rodentizid*, das in Form von Fertigködern, Paste oder als imprägniertes Giftgetreide verwendet wird. Sekundärvergiftungen von Katzen durch Aufnahme von mit Zinkphosphid vergifteten Ratten oder Mäusen sind möglich. In feuchter Luft und besonders unter Säureeinwirkung erfolgt eine Zersetzung der Verbindung unter Bildung der hochwirksamen Noxe Phosphorwasserstoff (Phosphin). Das Gas Phosphin besitzt einen knoblauchartigen Geruch. Die *oral* akut tödlichen Dosen werden für Zinkphosphid bei der Katze mit 20–40 mg/kg KM angegeben. Für Phosphorwasserstoff liegt die Grenzkonzentration, bei der mit einer subakuten, je nach Einwirkungszeit auch tödlichen Vergiftung der Tiere zu rechnen ist, bei 5 ppm. In chronischen Inhalationsversuchen an Katzen, Meerschweinchen und Ratten konnte geprüft werden, daß die insgesamt mehr als 800stündige Einwirkung von 1 bzw. 2,5 ppm Phosphorwasserstoff zu keiner erkennbaren, kumulativen Vergiftung führte.

Die *Inhalation* von Phosphorwasserstoff in einer Dosis von 0,01 mg/kg Luft ($\triangleq 7$ ml/m^3) löst zunächst lokale Schleimhautreizungen und später die für diese Intoxikation typischen klinischen Erscheinungen mit nach 3 Stunden bis zu 2 Tagen eintretendem Tod aus.

Klinische Symptomatik: Nach oraler Aufnahme wird das Zinkphosphid sowie der entstehende Phosphorwasserstoff von der Gastrointestinalschleimhaut resorbiert, wobei der Initiator der akuten Intoxikation der resorbierte Phosphorwasserstoff ist. Oftmals einsetzendes Erbrechen kann für die Tiere lebensrettend sein. Die Intoxikation löst Schädigungen der Blutgefäß- und Erythrozytenmembranen, einhergehend mit einer Gewebe-(Organ-)Hypoxie, aus. Das resorbierte Zinkphosphid verursacht sekundär Leber- und Nierenschäden. Nach anfänglichen Herzarrhythmien, Tachykardie und oberflächlicher Atmung treten später Bradykardie, Lungenödem und der Tod durch Kreislaufkollaps ein.

Die *Diagnose* kann durch eine sofortige chemisch-toxikologische Analyse von Magen-Darm-Inhalt oder auch Erbrochenem gesichert werden; sekundär ist der Nachweis des Zinkphosphids im Leber- und Nierengewebe möglich. Bei der Sektion fällt bei der Eröffnung des Tierkörpers der typische knoblauchartige Geruch auf (Ursache ist nicht der Phosphorwasserstoff, sondern es sind die Begleitstoffe des technischen Produktes).

Behandlung: Ein *Antidot* bei dieser oft sehr akut verlaufenden Intoxikation ist nicht bekannt. Bei verzögertem Intoxikationsverlauf empfiehlt BENTZ (1969) den Einsatz einer 1%igen Kupfersulfatlösung als Brechmittel. Kupfersulfat wirkt nicht nur als Emetikum, sondern es erfolgt auch eine teilweise Umsetzung des Phosphorwasserstoffs mit dem Kupfersulfat zu dem unlöslichen und nicht resorbierbaren Kupferphosphid. Sofortige Gaben von Natriumhydrogencarbonat-Lösung können eine wirksame Behandlungsmaßnahme zur Neutralisierung des pH-Wertes des Magensaftes und damit zur Reduzierung der PH$_3$-Freisetzung aus dem Zinkphosphid sein. Die Gabe von Milch oder Fetten ist kontraindiziert. Leberschontherapie und unterstützende Maßnahmen zur Aufrechterhaltung des Kreislaufs erscheinen sinnvoll.

- **Gelber Phosphor**

Der stark giftige gelbe Phosphor wurde vor allem früher als *Rodentizid* in Form von Latwergen verwendet. Der Einsatz ist obsolet, und Vergiftungen der Haustiere kommen deshalb sehr selten vor; die Noxe soll daher nur kurz beschrieben werden. Die oral akut tödlichen Dosen für gelben Phosphor liegen bei der Katze nach BENTZ (1969) bei 0,01–0,03 g/Tier; FRYE und CUCUEL (1969) nehmen an, daß die letalen Dosen in der gleichen Größenordnung wie beim Hund liegen (0,05–0,1 g/Tier) oder auch etwas niedriger. Der Intoxikationsverlauf ist akut.

Klinik: Die toxische Wirkung des Phosphors bei der Katze wird von KIRK (1953), REINHARDT (1952) und SCHMIDT-TREPTOW (1951) beschrieben mit gastrointestinalen Erscheinungen, wie Vomitus, Salivation, Durst, Diarrhoe und schmerzhafte Auftreibung des Abdomens. Tonisch-klonische Krämpfe schließen sich an. Der Tod tritt über komatöse Zustände innerhalb von 1–3 Tagen ein, ohne daß charakteristische Krankheitszeichen auftreten.

Diagnose: Atemluft und Erbrochenes haben den für Phosphor-Vergiftungen typischen knoblauchartigen Geruch. Die Mukosa des Ösophagus, des Magens sowie Leberschnitte zeigen bei UV-Fluoreszenz eine prächtig gelb-grüne Farbe. Für das Sektionsbild sind Erosionen, Blutungen und Petechien an der Magenschleimhaut sowie hyperämische, blutigödematöse Veränderungen an den Lungen typisch. *Therapiert* wird eine Phosphor-Vergiftung wie eine Zinkphosphid-Intoxikation. Zusätzlich wird zur schnelleren Noxenentfernung die Gabe salinischer Laxanzien in Verbindung mit hochwirksamen Adsorbenzien (Humin-säuren) empfohlen.

• Metaldehyd

Metaldehyd ist ein molluskizides *Kontakt- und Fraßgift* zur Bekämpfung schädlicher Schnek-ken in der Landwirtschaft, im Gartenbau und in Vorratsräumen. Besonders in den milden und warmen Gegenden der Erde, wo Schnecken sehr günstige Lebensbedingungen finden (z. B. Australien), sind Intoxikationen der Haustiere durch metaldehydhaltige Schnecken-Fraßköder ein sehr ernstes Problem. So gibt STUDDERT (1985) in einer epidemiologischen Studie über Intoxikationen nach Aufnahme von Schnecken-Fraßködern an, daß von 965 registrierten Vergiftungen bei Hunden und Katzen in Melbourne 20,8% durch metaldehyd-haltige Zubereitungen hervorgerufen wurden. Statistisch konnte nachgewiesen werden, daß Katzen weniger Fraßköder aufnehmen als Hunde. So gibt zitierter Autor an, daß innerhalb von 7 Monaten 160 Hunde (8,1% Todesfälle) und nur 6 Katzen (16,7% mit Todesfolge) vergiftet wurden. Man nimmt an, daß die in den Fraßködern enthaltenen Geruchsstoffe für den Hund attraktiver sind als für die Katze. Es wird in der Reformulierung der Fraßköder der wirksamste verfügbare Weg zur Senkung der Vergiftungsfälle gesehen. So wird z. B. in Neuseeland seit 1981 ein tierisches Repellent in die Schnecken-Fraßköder eingearbeitet. Damit kann auch eingeschränkt werden, daß der Zugang zum Wirkstoffpräparat immer noch das Hauptkriterium der Vergiftungsursache ist. Toxische Daten für die Katze liegen nicht vor; aus dem bereits aufgeführten prozentualen höheren Anteil tödlicher Vergiftungen bei Katzen (16,7%) kann abgelesen werden, daß nach Aufnahme metaldehydhaltiger Zubereitungen diese empfindlicher reagieren als Hunde. Nach *oraler* Aufnahme erfolgt aus dem Magen-Darm-Trakt eine schnelle Resorption in das Blut mit Überschreiten der Blut-Hirn-Schranke. Im Organismus erfolgt eine stufenweise Aufspaltung von Metaldehyd zu Acetal und weiter zur körpereigenen Essigsäure. Die *Vergiftungssymptome* sind Salivation, Erbrechen und Azetonurie. Depressionen, Exzitationen, Koordinationsstörungen und Muskelzittern, ver-bunden mit Krämpfen und vor allem Nystagmus, sind klinische Zeichen dieser Intoxika-tion.

Während des Vergiftungsverlaufes treten Gastroenteritis, Leber- und Gehirnschäden dege-nerativer Art auf. Der Tod wird ausgelöst durch toxische Depression auf das medulläre Atem- und Vasomotorenzentrum in völliger Bewußtlosigkeit. Nach vorübergehender Besserung erfolgt wenige Tage später Exitus durch totale Leberinsuffizienz.

Pathologisch-anatomisch findet man Stauungen in Leber, Nieren und Lungen, Hämorrhagien im Intestinalgewebe der Lungen sowie im Gehirn Ganglienzelldegenerationen. Geöffnete Körperhöhlen haben oft einen formaldehydartigen Geruch.

Da kein Antidot bei Metaldehyd-Vergiftungen bekannt ist, erfolgt eine symptomatische *Therapie*. Um das noch nicht resorbierte Gift zu entfernen, können Brechmittel verabreicht oder Magenspülungen mit isotonischer Natriumhydrogencarbonat-Lösung unter Zusatz von Medizinischer Kohle, Huminsäuren und salinischen Laxanzien durchgeführt werden.

KRAFT und DÜRR (1991) schlagen zur Ausschaltung der Muskelkrämpfe eine 12- bis 72stün-dige Sedierung der Katze mit Diazepam (1–2 mg/kg KM) oder Luminal (20–40 mg/kg KM) und zur Vermeidung einer Azidose die intravenöse Gabe einer Ringer-Lactat-Lösung in einer Dosierung von 22 ml/kg KM über 12 Stunden vor. Zur Stützung des Kreislaufs empfiehlt CHRISTOPH (1977) Gaben von Coffein oder Strophanthin sowie MALONE (1969) Nicethamid in einer Dosis von 250–500 mg/Katze subkutan. Eine Leberschontherapie ist unbedingt erfor-derlich.

● **Natriumfluoracetat**

Dieses breit wirksame *Rodentizid* ist ein farb-, geschmack- und geruchloses Pulver, daß in Form von Ködern oder auch als 90%iges Pulver angewendet wird. Auf Grund der extrem hohen Warmblütertoxizität ist dieser Wirkstoff nur noch in einigen Ländern (z. B. Großbritannien, USA) im Handel.

Die Aufnahme der Noxe erfolgt direkt oder indirekt durch *Verzehr* vergifteter Ratten und Mäuse über den Digestionstrakt. Im Körper findet eine weitgehende gleichmäßige Verteilung des wasserlöslichen Natriumfluoracetats in der Körperflüssigkeit statt. Die eigentliche Noxe ist die durch Metabolisierung entstehende Fluoressigsäure. Die mittleren tödlichen Dosen für Fluoressigsäure liegen für die Katze bei 0,2 mg/kg KM (i.v.). McGirr und Papworth (1955) geben die LD$_{50}$ für Natriumfluoracetat mit 0,3–0,5 mg/kg KM an.

Ebenso im Körper durch Metabolisierung entstehendes Fluorcitrat hemmt das Enzym Aconitase, das für den Citronensäurezyklus erforderlich ist. Dieser lebenswichtige Reaktionszyklus wird blockiert mit der Folge einer Verlangsamung der Zellatmung der gesamten Parenchyme, besonders aber des Gewebes von Gehirn und Herzmuskulatur.

Der Vergiftungsverlauf ist nach einer bis mehrere Stunden währenden Latenzzeit akut, jedoch bereits nach 2 Stunden kommen die meisten Tiere zum Exitus. Die *klinischen Symptome* äußern sich bei den verschiedenen Tierarten unterschiedlich. Bei der Katze überwiegt die kombinierte neuro-kardiale Form. Starke Exzitationen und Herzarrhythmien prägen das klinische Bild.

Eine *Therapie* kommt auf Grund des akuten Intoxikationsverlaufes in den meisten Fällen zu spät. Sinnvoll erscheinen der Einsatz von Emetika zur Noxenentfernung aus dem Magen, die Gaben von Antiarrhythmika, wie Lidocain, Procainamid oder Chinidin, und eventuell vorsichtige Anwendung von Barbituraten. Die in der Literatur beschriebene Glycerolmonoacetat-Therapie bei Natriumfluoracetat-Intoxikationen sollte bei der Katze nicht angewendet werden.

● **Thallium-Verbindungen**

Die Anwendung von Thallium-Verbindungen, vor allem Thalliumsulfat und -acetat, als *Rodentizide* ist in den entsprechenden Ländern nur unter staatlicher Kontrolle erlaubt. Der Einsatz dieser Verbindungen ist stark rückläufig. Toxikologische Bedeutung haben vor allem die Thallium(I)-Verbindungen. Ursachen der Intoxikationen liegen auch hier, wie bei den meisten Rodentiziden, in der direkten Aufnahme der Köder (z. B. imprägnierte Fischstücke) oder in der indirekten Aufnahme vergifteter Schadnager. Katzen, besonders junge Tiere, sind gegenüber den farb-, geruch- und geschmacklosen Thallium-Verbindungen hoch empfindlich.

In der Tabelle 12.10. sind letale Dosen von Thallium-Verbindungen für die Katze aufgeführt.

Maximale Blutkonzentrationen des Metalls treten 2–4 Stunden nach oraler Aufnahme auf. Die Ausscheidung beginnt aber erst nach 7–28 Tagen. Infolge dieser verzögerten Elimination kumulieren Thalliumsalze im Körper, vor allem in den Nieren.

Thalliumionen substituieren im Rahmen des Elektrolytaustausches in und an der Zelle K$^+$-Ionen. In der Folge werden ein Abfall der Blutglucosekonzentration und ein Anstieg der Serumenzyme mit Veränderung in der chemischen Zusammensetzung des Blutes verursacht. Der genaue Ablauf des Wirkungsmechanismus dieser Vergiftung ist noch nicht geklärt.

Untersuchung und Korrelation der klinisch-pathologischen Befunde und Laborbefunde bei Katzen mit Thallium-Vergiftungen ergeben eine Multisystem-Erkrankung. 1–2 Tage nach

Tabelle 12.10. Letale orale Dosen von Thallium-Verbindungen für die Katze

Verbindung	Dosis (mg/kg KM)	Literatur
Thallium(I)-acetat	ca. 20	BENTZ (1969)
Thallium(I)-sulfat	30	LIENERT und SEBESTA (1953)
	15–20	REINHARDT (1952)
		BENTZ (1969)
	20	CHRISTOPH (1977)
	10–20	BRASS (1981)
	ab 10	KRAFT und DÜRR (1991)

der Giftaufnahme zeigen sich die *klinischen Symptome* in Form von Kolik, Erbrechen und Durchfall, eventuell auch Verstopfung. Schwere gastrointestinale, renale und hepatotoxische Schäden, ebenso Leukopenie, Lymphozytose und schwere Anämie sind typisch für eine akute Intoxikation. Bei chronischen Vergiftungen, es sind die Folgen einer Ausscheidungstoxikose, stehen charakteristische Hautveränderungen in Form von Dermatitiden mit z. T. blutiger Krustenbildung, Polyneuritis, büschelweiser Kopfhaarausfall, zyanotische Mundschleimhautveränderungen, furunkulöse Veränderungen an den Körperöffnungen, zentralnervale Störungen (Hyperästhesie, Gleichgewichtsstörungen, kreisende Kopfbewegungen) im Vordergrund. Thalliumvergiftete Katzen mit diesen Symptomen sterben bis auf wenige Spontanheilungen meist innerhalb von 1–4 Wochen.

Zur Absicherung der *Diagnose* ist der qualitative Thalliumnachweis in Urin, Blut oder Organgewebe ausreichend, da Thallium normalerweise nicht im Warmblüterorganismus vorkommt.

Das Sektionsbild der akuten Vergiftung zeigt ulzerativ-hämorrhagische gastroenterale Veränderungen, subakute Degenerationserscheinungen im Herzmuskel, in den Nieren und der Leber sowie eventuell im Gehirn und das der chronischen stellt sich dar mit Hautläsionen, Hyper- und Parakeratose, nekrotischen Zelldegenerationen in der Skelettmuskulatur, im Herzen und in der Leber. Zerebrale Ödeme mit oder ohne Chromatolysis sowie Lungenödeme können ausgebildet sein.

KRAFT und DÜRR (1991) schlagen vor, die *Therapie* mit der Gabe eines Emetikums (Xylazin 0,25–0,5 mg/kg KM s.c.) oder Brechklysmas zu beginnen, wenn angenommen werden muß, daß sich noch nicht resorbiertes Thallium im Magen befindet.

Zur Thalliumbindung im Verdauungskanal in Form einer Ionenkomplexbindung wird Kaliumhexacyanoferrat (III) (Preußisch-Blau) in einer Dosis von 100–400 mg/kg KM per os (3–4 × täglich) bis zum Abklingen der Vergiftungssymptome empfohlen. (Diese Therapiedauer wird als risikolos angenommen, die Dosierungen werden nur empfohlen, es liegen hierüber keine fundamentierten Untersuchungen bei der Katze vor.)

HAPKE (1988) konstatiert allerdings, daß diese Thalliumelimination aus dem Darm mit der Kaliumhexacyanoferrat(III)-Therapie umstritten ist. Er schlägt zur Noxenentfernung aus dem Darm Laxanziengaben, verbunden mit hohem Einlauf vor, des weiteren Blutaustauschtransfusionen oder Hämodialyse.

Die bei Thallium-Intoxikation des Hundes angewendete Dithizon-Therapie wird von ZOOK et al. (1968) für die Katze in Frage gestellt. Dagegen werden parenteral verabreichtes Kaliumchlorid (0,3%) in Glucoselösung, Vitamin-B-Komplex- und Antibiotika-Gaben für eine Therapie genauso wichtig gehalten wie eine genügende Flüssigkeitszufuhr und ausgewogene Ernährung des Tieres (fettarme, eiweißreiche Diät).

● **Strychninnitrat**

Strychnin ist ein hochgiftiges Alkaloid aus der Brechnuß *(Strychnos nux vomica)* und wird in Form des Salzes Strychninnitrat im Köderverfahren (Getreidekörner) besonders zur Sperlingsbekämpfung eingesetzt. Unsachgemäße Anwendung dieses *Avizids* kann zu Haustiervergiftungen führen. Der Einsatz von Strychninnitrat als *Rodentizid* ist obsolet. Dieses Salz wird aber auch in der Therapie als *Analeptikum* verwendet; falsche Dosierungen können ebenso zu Vergiftungen führen wie oft vorsätzlich durchgeführte Vergiftungen mit präparierten Ködern. Die *oral* akut tödlichen Dosen für die Katze werden von BENTZ (1969) mit 0,75 mg/kg KM und von OSWEILER (1983) mit 2,0 mg/kg KM angegeben. Bei *subkutaner* Injektion liegen die letalen Dosen bei 0,002–0,005 mg/kg KM (BENTZ 1969, FRÖHNER-VÖLKER 1950, REINHARDT 1952). Die aufgenommene, oft Erbrechen auslösende Noxe wird rasch im Dünndarm resorbiert und im gesamten Körper verteilt, die Metabolisierung erfolgt in der Leber, oder sie wird z. T. unverändert mit dem Urin ausgeschieden.

Klinische Symptome können innerhalb weniger Minuten bis Stunden auftreten. Bei Aufnahme größerer Mengen verläuft die akute Intoxikation innerhalb von 20–30 Minuten tödlich.

Der Angriffspunkt des Strychnins liegt im Rückenmark, es wird die Reizschwelle der motorischen Neuronen gegen äußere Einflüsse durch eine Lähmung der Hemmungsbahnen herabgesetzt. Schon kleine exogene Reize, wie z. B. leichte Erschütterungen oder Luftzug, können Krampfanfälle auslösen.

KRAFT und DÜRR (1991) schreiben, daß für die Strychnin-Vergiftung die Streckerstarre charakteristisch ist, da die Skelettmuskulatur stärker kontrahiert als die Beugemuskulatur. Die sich nach kurzzeitigen Erholungsphasen wiederholenden Krämpfe von unterschiedlicher Dauer, die auch Kontraktionen der Zwerchfell-, Thorax- und Bauchmuskulatur einschließen, lösen Rückenmarkparalyse mit nachfolgendem Tod aus. Die Totenstarre bildet sich schnell vollständig aus.

Diagnose: Chemisch-toxikologische Untersuchungen oder der biologische Froschtest mit Extrakt von Mageninhalt oder Leber und Urin sind nur bis 24 Stunden nach der Giftaufnahme sinnvoll, da Strychninnitrat schnell metabolisiert wird und eine hohe Ausscheidungsrate hat.

Therapeutische Maßnahmen sollten mit dem Versuch der Entfernung von Giftresten aus dem Magen beginnen. Zeigen sich noch keine intermittierenden Krampfanfälle, kann Erbrechen mit Xylazindosen von 0,5–1 mg/kg KM s.c. ausgelöst werden; gründlich durchgeführte Magenspülungen sind für das Tier risikoloser, da der Zeitpunkt des Auftretens der ersten Krämpfe nicht vorhersehbar ist.

Bereits resorbiertes Strychninnitrat kann durch Anregung der Diurese mit 20%iger Mannitol-Infusion (2 g/kg KM) und intravenösen Gaben von Furosemid (bis 5 mg/kg KM) schneller aus dem Körper entfernt werden.

Zur Sedierung der Tiere sind Phenobarbital in einer Dosis von 20–40(–60) mg/kg KM bzw. Thiobarbiturate (60–70 mg/kg KM i.p.) und zur Ausschaltung bzw. Verminderung der Krampfanfälle Muskelrelaxanzien wie Guajocolglycerolether (110 mg/kg KM) oder Diazepam (1–2 mg/kg KM) indiziert.

Sauerstoffbeatmung, Kontrolle der Atmung und Körpertemperatur und das Unterbringen in einem dunklen, geräuscharmen Raum sind für die Wiederherstellung der Tiere sehr wichtig. Überlebt eine erkrankte Katze 24 Stunden, ist die Prognose als günstig anzusehen.

● **Scillirosid**

Scillirosid ist ein Glycosid aus der Meerzwiebel *(Urginea maritima)*. Das reine Glycosid oder standardisierte Meerzwiebelpulver wurden als *Rodentizid* eingesetzt. Ratten reagieren auf das mit digitalisähnlicher Herzwirkung und auch neurotoxischen Eigenschaften einzustufende Glycosid sehr empfindlich.

Die Gefahr einer Meerzwiebel-Vergiftung für Katzen ist jedoch gering, da diese Tiere Geschmack und Geruch dieser Droge außerordentlich unangenehm empfinden. Nach Versuchen von FITZPATRICK (1952) wurden bereits Köder mit einem Gehalt von 0,008% Meerzwiebel nur mit großem Widerwillen aufgenommen und Nahrung mit 0,3% dieses Wirkstoffes abgelehnt (ZURECK 1955).

Bei Versuchen wurden keine schwerwiegenden Intoxikationserscheinungen außer Depression, Salivation und Durchfall festgestellt. Die *oralen* mittleren tödlichen Dosen von standardisiertem Meerzwiebelpulver liegen für Katzen bei 145 mg/kg KM.

12.3.3. Industrieschadstoffe

12.3.3.1. Wichtige Metalle

● **Blei**

Blei-Vergiftungen bei Katzen werden in der Literatur wenig beschrieben. HOFFHEIMER (1988) stellt dazu fest, daß das seltene Auftreten dieser Intoxikation einerseits auf die selektiven Freßgewohnheiten der Katze zurückzuführen ist, andererseits wegen der unspezifischen und auch variablen klinischen Symptome die Diagnose problematisch ist. Auch PRESCOTT (1983) schreibt, daß Blei-Vergiftungen bei Katzen auf Grund des oft schleichenden Verlaufs schwierig zu diagnostizieren sind und als solche nicht erkannt werden. Hauptursache diagnostizierter Intoxikationen ist meist die *orale* Aufnahme bleihaltiger Farben oder Rostschutzmittel nach Ablecken von mit diesen Mitteln kontaminierten Pfoten und des Felles. Es muß auch angenommen werden, daß *dermale* Bleiresorption, vor allem bei Tieren mit kurzem Haarkleid, stattfinden. Vergiftungen durch *pulmonale* Resorptionen anorganischen Bleis sind an eine Partikelgröße von unter 0,2 μm gebunden, durchschnittlich liegt sie bei 30–50% des Luftbleigehaltes. Die stark *variierende Toxizität* der Blei-Verbindungen ist von den verschiedensten Faktoren abhängig, wie z. B. Löslichkeit der Verbindung, Alter und Geschlecht der Tiere, physiologischer Status, Aufnahmeweg, Gesundheitszustand, Nahrungszusammensetzung oder der Zustand des Magen-Darm-Kanals. Für Bleiacetat wird die akut tödliche Dosis für die Katze mit 100 mg/kg KM bei subkutaner Applikation angegeben. Es schwanken die Angaben über die toxischen, für die *Diagnose* wichtigen, Blutbleikonzentrationen.

Von HOFFHEIMER (1988) durchgeführte Untersuchungen an 8 Katzen zeigten, daß bereits niedrige Blutbleikonzentrationen (Gehalte zwischen 0,1–0,3 mg/l) klinische Symptome, z. B. neurologische, auslösen. Auch McLEAVEY (1980) berichtete, daß Blutbleigehalte bei Katzen schon ab 0,2–0,3 mg/l zentralnervale Symptome verursachen können.

Mit 0,4 ppm und mehr Bleigehalt im Blut sehen KRAFT und DÜRR (1991) die Diagnose als gesichert an.

Der gemessene Blutbleispiegel trifft aber keine konkrete Aussage über die Dosis der aufgenommenen Noxe, da das resorbierte Blei nach Bindung an Erythrozyten über Plasma zunächst in Parenchymen (Kurzzeitspeicher, Anflutungsphase, akute Intoxikation) und später im Skelett (Langzeitspeicher, chronische Intoxikation) abgelagert wird und erst nach Erschöpfung der Speicherkapazität, durch Streßsituationen oder auch Krankheit der Rückfluß der Bleiionen in das Blut erfolgt (erneute akute Intoxikation).

So weisen auch PRESCOTT (1983) und HOFFHEIMER (1988) in Fallberichten darauf hin, daß nach erfolgreichen Erstbehandlungen, die Blutbleigehalte zu kontrollieren sind und bei Blutbleigehalten von 0,2 mg/l erneut eine Behandlung einzuleiten ist.

Ursachen für die Schadwirkungen des Bleis sind hohe Affinität zu funktionellen Gruppen, insbesondere zu Sulfhydrylgruppen, und Verdrängung essentieller Elemente (Calcium, Zink) aus den Bindungsstellen biologischer Systeme.

Klinik: Bei der *akuten* Intoxikation zeigt sich nicht nur das Bild der lokalen Schädigung mit ihren Folgeerscheinungen, wie Speicheln, Erbrechen, Kolik, Diarrhoe, sondern auch zentralnervale Symptome. Nach anfänglichen Erregungszuständen (Aggressivität, Krämpfe, epileptiforme Anfälle, ständiges „Miauen", Laufbewegungen im Liegen, Mydriasis), die in das Lähmungsstadium (Anästhesie, Lähmung der Hinterextremitäten, Koma) übergehen, tritt der Tod durch Kollaps ein. Die *chronische* Form äußert sich in Ernährungsstörungen, fortschreitender Verschlechterung des Allgemeinzustandes, anfallsweise auftretenden Krämpfen, Dermatitiden, Bronchititiden, Muskelschwund sowie in hypochromer Anämie.

Das unspezifische Sektionsbild läßt bei der akuten Intoxikation vor allem Gastroenteritis mit Ulzerationen und Verschorfung, Nierenschwellung, Läsionen der Leber, subseröse Blutungen und Hirnödem erkennen, das der chronischen Intoxikation vor allem Kachexie, Muskelschwund, fettige Degenerationen der Nieren („Bleiniere") und Leber.

Die *Therapiemaßnahmen* bei der Blei-Vergiftung sind in Tabelle 12.11. zusammengestellt. Die Anwendung von Dimercaprol ist auf Grund der Bildung instabiler Komplexe nicht indiziert.

● **Quecksilber**

In der Reihenfolge der Empfindlichkeit unserer Haustiere gegenüber Quecksilber-Verbindungen steht die Katze nach dem Rind und Geflügel an dritter Stelle. Trotzdem sind Quecksilber-Intoxikationen selten die Todesursache bei Katzen.

Quecksilber ist ubiquitär in der Umwelt verbreitet; als toxizitätsauslösende Verbindungen sind bei der Katze hauptsächlich die lipidlöslichen organischen (vor allem das hochgiftige Methylquecksilber), weniger die anorganischen Verbindungen, die über die Nahrungskette in das besonders fisch- oder innereienhaltige Fertigfutter gelangen, zu nennen.

Die in der älteren Literatur beschriebenen Quecksilber-Vergiftungen durch die jetzt obsoleten Arzneimittel (Salben, Abführmittel, z. T. Diuretika) oder auch durch Inhalation von Quecksilberdämpfen kommen für das Vergiftungsgeschehen bei der Katze kaum noch in Betracht. Unter Berücksichtigung der in Frage kommenden Hauptursache der Quecksilber-Intoxikation bei der Katze sollen sich die anschließenden Ausführungen vor allem auf organische Quecksilber-Verbindungen beschränken. Vergiftungen werden in den meisten Fällen durch *längere Aufnahme kleinerer Mengen* der Noxe ausgelöst und zeigen nach einer dosisabhängigen Latenzphase das Bild einer chronischen Intoxikation.

HAPKE (1988) schreibt, daß 1 mg Methylquecksilber/kg KM für Hunde und Katzen nach mehreren Wochen toxisch ist, wenn insgesamt mehr als 20 mg/kg KM aufgenommen wurden. Die Tiere sterben nach 4 Wochen, wenn sie täglich 2 mg Hg/kg KM (als Ethyl- oder

Tabelle 12.11. Therapie der Blei-Vergiftung der Katze

Therapiemaßnahme	Arzneimittel	Dosierung	Literatur
● **Symptomatische Therapie**			
Entfernen der nicht resorbierten Blei-Verbindung aus Magen und Darm	Natriumsulfat	0,5–1,0 g/kg KM in 5–7%iger wäßriger Lösung oral	KRAFT und DÜRR (1991)
	anschließend Huminsäurepräparate	bis 300 mg/kg KM in wäßriger Suspension sowie mit oraler Sonde	KÜHNERT (1991)
	oder Medizinische Kohle	bis 3,0 g/Tier als Aufschwemmung per Magensonde	KRAFT und DÜRR (1991)
Sedieren der Hyperaktivität	Phenobarbital	5–20 mg/kg KM i.v., zur Narkose bis 60 mg/kg KM	KRAFT und DÜRR (1991)
	oder Diazepam	5–10 mg/kg KM i.v.	KRAFT und DÜRR (1991)
beginnendes Hirnödem	Mannitol-Infusion 20%	2,0 g/kg KM als Dauertropfinfusion	KRAFT und DÜRR (1991)
	und/oder Dexamethason	2 mg/kg KM i.v., i.m.	KRAFT und DÜRR (1991)
parenterale Ernährung	Elektrolytlösungen		KRAFT und DÜRR (1991)

Tabelle 12.11. Therapie der Blei-Vergiftung der Katze (Fortsetzung)

Therapiemaßnahme	Arzneimittel	Dosierung	Literatur
● **Kausale Therapie** Überführung des ionisierten Bleis in die nichtionisierte, unwirksame Chelatform	Calciumdinatriumedetat (Konzentrationen sollten nicht höher als 10 mg/ml liegen!)	25 mg/kg KM s.c. aller 6 Stunden 5 Tage lang, wiederholte Kontrolle der Blutbleigehalte nach der 1. Therapie ist ratsam, bei Werten ab 0,2 mg/l eine erneute Chelattherapie einzuleiten	HOFFHEIMER (1988) PRESCOTT (1983) KRAFT und DÜRR (1991) ZOOK et al. (1969)
	D-Penicillamin	Dosierungserfahrungen liegen nicht vor	KRAFT (1985)

Diethylquecksilber) aufnehmen. Tägliche Mengen von 0,25 mg/kg KM Methylquecksilber (z. B. als Rückstand im Fisch) vergiften Katzen nach mehr als 8 Wochen, wenn sie etwa 20 mg/kg KM aufgenommen haben. Diese Werte stimmen mit den in Tabelle 12.12. aufgeführten Toxizitäten überein. Dagegen gibt der gleiche Autor tägliche Dosen von 20 µg Methylquecksilber/kg KM als Mengen an, die nicht zu Abweichungen von der Norm führen.

Tabelle 12.12. Subchronische bzw. chronische Toxizität verschiedener organischer Quecksilber-Verbindungen bei der Katze (KÜHNERT 1991)

Verbindung	Applikations- weg	Dosis (mg/kg KM/d)	Bemerkungen
Methylquecksilber	p.o.	0,25 kumulativ: 14–25	toxisch d_{56} (Aufnahme als reine Verbindung oder über Fische)
Methylquecksilberdicy- andiamid	p.o.	1,2–1,8	o.B. d_{52}
Ethyl- und Diethyl- quecksilber	p.o.	2–3	klinische Erkrankung d_{21}, tödlich d_{28}

Im Ergebnis der vorherrschenden Belastung von Mensch und Tier sowie auch durch die schrittweise Alkylierung resorbierter Quecksilberionen (auch anorganischem Ursprungs) in der Leber liegen im allgemeinen 80% der gesamten Quecksilberlast des Körpers als das sehr stabile Methylquecksilber vor. Auf Grund des extremen Penetrationsvermögens im biologischen Milieu, äußerst langsamer Biotransformation und eingeschränkter Eliminierung ergeben sich für Alkylquecksilber-Verbindungen eine hohe Toxizität und Kumulationsfähigkeit mit unterschiedlicher Höhe der Akkumulationsraten in den jeweiligen Parenchymen (Gehirn, Nieren, Leber und Muskulatur mit hohen, Knochen und But mit wesentlich niedrigeren Werten).

Die biologische Halbwertszeit für methylierte Quecksilber-Verbindungen wird für Haussäugetiere allgemein z. B. mit mindestens 70–90 Tagen (z. T. auch bis 300 Tagen) und speziell für das Gehirn mit 150 Tagen und darüber angegeben (KÜHNERT 1991). Quecksilberionen greifen in die Proteinstruktur ein mit der Folge der Inhibierung der katalytischen Aktivität verschiedener Enzyme, so z. B. der Acetylcholin- und Cholinesterasen oder auch der Monoaminooxydase. Die letale Wirkung der Alkylquecksilber-Verbindungen beruht auf der Zerstörung zerebraler und zerebellarer Zentren. Zelluläre und vor allem zentralnervale Funktionen sowie die Kapillarpermeabilität werden gestört (besonders das Gehirn und die Nieren betreffend). Bei der chronischen Intoxikation dominiert die zentralnervale *Symptomatik.* Nach anfänglicher allgemeiner Apathie und Gewichtsverlust oder z. T. auch zentralen Erregungen zeigen sich unkoordinierte Bewegungen, Muskelzittern, Seh- und Hörstörungen, zunehmende Ataxie sowie tonische oder tonisch-klonische Krämpfe. Nach völliger Paralyse tritt der Tod ein. Die zentralnervalen Veränderungen werden begleitet von akuten Symptomen, wie Entzündungen an allen Schleimhäuten (vor allem auch Entzündungen am Zahnfleisch), Nierenschädigungen mit dem Ergebnis einer Ausscheidungstoxikose oder auch Anämien, verbunden mit Blutungen in den Organen (dunkles, visköses Blut).

Bei der Sektion sind neben den letztgenannten Veränderungen vor allem die diffusen Nervenzelldegenerationen (besonders Rückenmark und Kleinhirn betreffend), subdurale Flüssigkeitsansammlungen und perivaskuläre Zellinfiltrate zu beobachten. Haaranalysen können zur Abklärung des Vergiftungsgeschehens herangezogen werden; es besteht eine signifikante Korrelation zwischen Hg-Gehalten in Haar, Leber, Nieren, Gehirn und Muskulatur.

Behandlung: Die chronische Quecksilber-Intoxikation zu therapieren ist wenig erfolgversprechend. Eine Depotleerung kann unter Kontrolle des Quecksilberspiegels im Blut und Urin durch die orale Applikation des Chelatbildners D-Penicillamin versucht werden. Therapeutische Erfahrungen bei der Katze liegen nicht vor.

Die im allgemeinen vorgeschlagene Dimercaprol-Therapie erscheint nicht sinnvoll, da infolge der beschleunigten Quecksilberverteilung in Organen und Geweben die Störungen, insbesondere die funktionellen und strukturellen Schäden am Nervensystem, verstärkt werden können. Wichtige unterstützende Maßnahmen sind die Aufrechterhaltung der Diurese, Vermeidung enteraler Wasserverluste und Aufrechterhaltung des Kreislaufs sowie Kontrolle der eventuell auftretenden zentralnervalen Symptome. Bei akuten Intoxikationen sind Maßnahmen zur Giftentfernung aus dem enteralen Bereich, wie Magenspülung per Sonde mit einer Kohleaufschwemmung, Gaben von Huminsäuren (vgl. Bleivergiftungstherapie), Natriumsulfat (0,5–1,0 g/kg KM in 5–7%iger wäßriger Lösung) oder auch rohem Eiweiß zwecks Bildung unlöslicher, nicht resorbierbarer Komplexe angebracht.

• Arsen

Arsen-Vergiftungen bei Katzen sind relativ selten. Auf Grund der Anwendungsverbote von Arsen-Verbindungen als Pestizide in Deutschland sind die Kontaminationsquellen mit dieser Noxe deutlich eingeschränkt; industriell verwendete Verbindungen, wie z. B. Arsentrioxid, Arsenite und Arsenate sowie arsenoxidhaltige Stäube in Hüttenbereichen als lokal begrenzbare Umweltgifte können in Einzelfällen Ursache für Vergiftungen sein. Die Anwendung arsenhaltiger Roboranzien ist auf Grund der kanzerogenen und teratogenen Wirkung dieser Verbindungen obsolet (z. B. „Fowlersche Lösung").

Bei den zu unterscheidenden anorganischen und organischen Arsen-Verbindungen besitzen die anorganischen dreiwertigen Arsen-Verbindungen die höchsten Toxizitäten. Für Arsentrioxid wird die mittlere tödliche Dosis für die Katze mit 4,7 mg/kg KM bei subkutaner Injektion, die akut tödlich wirkende Luftkonzentration für Arsenwasserstoff mit 5 mg (= 0,15 Vol.-%) angegeben (HAPKE 1988).

Bei Vergleichen mit anderen Spezies kann man eine hohe Empfindlichkeit der Katze gegenüber Arsen feststellen (z. B. liegt die LD_{50} des Kaninchens bei 7–10 mg/kg KM Arsentrioxid). Die minimale tödliche Dosis von Kaliumarsenit wird von BENTZ (1969) mit 7 mg/kg KM subkutan angegeben. Genaue toxische Dosen sind aber auf Grund der sicher auch für die Katze zutreffenden „Arsengewöhnung" schwer festzulegen.

Nach erfolgter Resorption – Arsen-Verbindungen werden in Proportionalität zu ihrer Löslichkeit *enteral* resorbiert – wird Arsen in der Leber gespeichert und in die trivalente Form umgewandelt. Diese 3bindigen und meist methylierten Arsenionen werden langsam freigesetzt und im gesamten Körper verteilt. Leber und Nieren weisen sehr hohe Arsen-Konzentrationen auf; in der Skelettmuskulatur findet man die größte absolute Menge.

Bei Dauerkontamination findet eine feste Einlagerung in Knochengewebe sowie Keratine von Haut und Haaren statt. Diese Bindung an Keratine ist irreversibel, so daß Arsen-Verbindungen in diesen Geweben auch lange Zeit nach Ende der Exposition zum Nachweis einer toxischen Aufnahme geeignet sind.

Klinik: Bei der Katze führt die einmalige Aufnahme größerer toxischer Arsendosen in den meisten Fällen zu heftigem Erbrechen, so daß oft der größte Teil der Noxe sehr schnell aus dem Magen eliminiert wird und es nicht zu einer akuten Intoxikation kommt.

Diese akuten Vergiftungen mit den klinischen Symptomen Schwäche, Taumeln, Salivation, allgemeines Zittern, hohe Pulsfrequenzen, Kollaps durch Blutversackung in das periphere Gefäßsystem und schließlich eintretender Tod nehmen einen raschen Verlauf. Die wiederholte Aufnahme kleinerer Mengen löst neben der auch sicher parallel stattfindenden „Arsengewöhnung" nach unterschiedlich langen Latenzphasen (oft Jahre) chronische Intoxikationen aus (Arsenismus). Diese verlaufen besonders unter dem Bild einer anhaltenden Stoffwechselstörung. Kachexie, Keratinose, Hyperkeratose und chronische Ekzeme, Husten, Durchfälle, Indigestion, Durst, Hinfälligkeit und struppiges Haarkleid sind zu beobachten. Hinzu treten eine lähmungsartige Schwäche, Knochenmarkschädigungen mit anschließender Anämie sowie Leberschäden.

Für eine gesicherte *Diagnose* ist außer einer Ortsanalyse die chemisch-toxikologische Untersuchung unumgänglich. Dabei sind Harn- und Kotuntersuchungen nur für die akute Intoxikation von Bedeutung. Bei chronischer Arsenvergiftung wird die Haaranalyse empfohlen (Grenzwerte).

Bei der Sektion sind Veränderungen an den Schleimhäuten des Gastrointestinaltraktes (Entzündungen, Nekrosen, flächenhafte Blutungen) sowie Degenerationen von Herz, Leber und Nieren sichtbar.

Eine wirksame *Therapie* bei akuter oraler Arsen-Vergiftung besteht in der kurzfristigen Einleitung komplexer Maßnahmen (kausale Antidottherapie mit kombinierter Allgemeintherapie). Als spezifisches Antidot wird Dimercaprol in einer Dosierung von 3 mg/kg KM i.m. mit Wiederholungen aller 4 Stunden die ersten beiden Tage, aller 6 Stunden am dritten Tag und aller 12 Stunden mindestens 10 weitere Tage oder bis zur Genesung appliziert (CLARKE et al. 1981, auch zitiert bei KRAFT und DÜRR 1991). KIRK (1980) und KRAFT (1985) erhöhen bei schweren akuten Intoxikationen die Dosierung auf 5 mg/kg KM i.m. mit Wiederholungen nach 3–4 Stunden für den ersten Tag.

KÜHNERT (1991) äußert, daß eine über 6 Tage durchgeführte Dimercaprol-Therapie als bedenklich zu bezeichnen ist.

Das Entfernen des nicht resorbierten Arsens aus dem Magen-Darm-Kanal ist bei akuten Intoxikationsgeschehen in den ersten 4 Stunden nach Noxenaufnahme eine sehr wichtige Maßnahme. Hat die Katze nicht erbrochen, muß dieses ausgelöst werden mit anschließenden fraktionierten Magen- und Darmspülungen per Sonde mit warmer physiologischer Kochsalzlösung und später Medizinischer Kohle oder Huminsäuren (2 Teelöffel in 75 ml Wasser aufgeschwemmt).

Sobald die Giftaufnahme mehr als 4 Stunden zurückliegt, ist die Gabe salinischer Abführmittel (Natriumsulfat) und schleimhaltiger Mittel zur Einhüllung der geschädigten Mukosa angezeigt. Die symptomatische Therapie konzentriert sich auf die Behandlung der Dehydratation mit Elektrolytlösungen, Blutersatzflüssigkeiten oder Bluttransfusionen, Aufrechterhaltung des Kreislaufs sowie Gaben von B-Vitaminen und Ascorbinsäure. Sauerstoffzufuhr, energiereiches Futter und eventuell Antibiotika-Gaben zur Vermeidung von Sekundärinfektionen sind ratsam.

12.3.3.2. Nichtmetalle und anorganische Schadverbindungen

● Kohlenmonoxid

Kohlenmonoxid (CO) ist ein *Atemgift*. Es kann durch Ausströmen von Leuchtgas, schadhafte Heizungsanlagen oder durch Abgase von Verbrennungsmotoren (laufende Motoren in geschlossenen Räumen) zu toxischen Kohlenmonoxid-Luftkonzentrationen kommen, die unsere Haustiere gefährden. Eine besondere Gefahr stellt die Diffusion von Kohlenmonoxid durch Wände oder auch durch Erdreich (bei unterirdisch verlegten Gasleitungen) dar. Zu einer erhöhten Belastung des Organismus mit Kohlenmonoxid kann auf indirektem Weg die endogene Bildung durch Biotransformation von Fremdstoffen (Halogenkohlenwasserstoffe der Methanreihe) führen.

Kohlenmonoxid ist hochtoxisch. Tödliche CO-Luftkonzentrationen für die Katze sind in Tabelle 12.13. aufgeführt.

Tabelle 12.13. Tödliche Kohlenmonoxid-Luftkonzentrationen für die Katze (KÜHNERT 1991)

CO-Konzentration (mg/l Luft)	Eintritt des Todes (nach min)
4,6	79
5,7	45
11,5	15
34,4–45,8	3–4

Diese toxischen Dosen unterliegen Schwankungen, die z. B. durch Gewöhnung an die Noxe bei wiederholter Aufnahme kleinerer Mengen, physiologischen Status der Katze, Interaktionen mit anderen Industrieschadstoffen oder auch durch Pestizide bedingt werden. Kohlenmonoxid durchdringt nach Inhalation rasch und leicht die Alveolarmembran und gelangt in das Blut, lagert sich dort unter Verdrängung des Sauerstoffs an das Hämoglobinmolekül an. Nach 50%iger Kohlenmonoxid-Absättigung des Hämoglobins gelangen auch größere Mengen in die Körpergewebe; die kompetitive Verdrängung des Sauerstoffs hat eine schwere Gewebsanoxie, einhergehend mit einer großen Anzahl klinischer Funktionsstörungen und pathologischen Veränderungen an verschiedenen Organen, zur Folge.

Die Noxe entfaltet auch direkte Wirkungen auf verschiedene Stoffwechselprozesse, da neben Hämoglobin auch andere Hämoproteide, wie z. B. die Cytochrome, Kohlenmonoxid binden. Bei akuten und subakuten Intoxikationen sind auch schwankende Blutzuckerwerte neben einer Hyperfunktion der Schilddrüse festzustellen. Die Ausscheidung erfolgt ohne relevante Biotransformation über die Lungen, die Ausscheidungsgeschwindigkeit korreliert in entsprechender Weise wie die Resorption mit einer Intensität der Ventilation sowie mit den Konzentrationen von Sauerstoff und Kohlenmonoxid in der Atemluft.

Klinik: Die zweiphasig verlaufende akute Kohlenmonoxid-Vergiftung beginnt mit einem vorwiegend catecholamin induzierten Unruhe- und Rauschzustand (Koordinationsstörungen, Taumeln, Beeinträchtigung der Sensorik, hellrot gefärbte Schleimhäute, Krämpfe), der in das Lähmungsstadium (besonders die Hintergliedmaßen betreffend) übergeht und über z. T. tagelang bestehendem Koma zum Tode führt.

Chronische Intoxikationen werden selten beobachtet, da Hämoglobin-Kohlenmonoxid-Konzentrationen bis zu 10% symptomlos vertragen werden; trotzdem können diese nicht ausgeschlossen werden. Stoffwechselerkrankungen und Ultrastrukturveränderungen am Nervensystem sowie Fruchtbarkeitsveränderungen können nicht nur Spätfolgen einer akuten Vergiftung sein, sondern auch die Folgen einer chronischen Erkrankung. Hellrotes, schlecht geronnenes Blut, Hyperämie der inneren Organe und des Gehirns, Hämorrhagien von Magen-Darm-Schleimhaut, Gehirn und serösen Häuten kennzeichnen das Sektionsbild.

Ein quantitativ spektroskopischer Nachweis von Kohlenmonoxid-Hämoglobin im Blut vor Abklingen der klinischen Symptome oder die sehr empfindliche Luftanalyse mit dem Gasspürröhrchen in der Atemluft sichern neben Vorbericht und klinischem Befund die Diagnose.

Wichtigste *Therapiemaßnahme* ist die Zufuhr von Sauerstoff, indem das vergiftete Tier sofort an die frische Luft gebracht wird oder bei Vorstellung in der Klinik eine künstliche Sauerstoffbeatmung mit 5–8% Kohlendioxidzusatz eingeleitet wird. Aderlaß und anschließende Bluttransfusionen können ebenfalls Hämoglobin-Kohlenmonoxid-Konzentrationen senken. Zur Behandlung der Bewußtlosigkeit ist das Tier mehrmals kalt abzuwaschen oder mit kaltem Wasser zu übergießen. Maßnahmen zur Stützung des Kreislaufs sowie zur Vermeidung der Ausbildung eines Hirnödems sind notwendig. Zum Beherrschen der Dekompensation der metabolischen Azidose wird eine 4,2%ige Natriumhydrogencarbonatlösung, 0,5–1,0 ml/kg KM als Dauertropfinfusion, Wiederholung aller 4–6 Stunden, eingesetzt. Bei Schock kann die Dosis bis auf das Doppelte erhöht werden. In Ausnahmefällen findet eine 8,4%ige Natriumhydrogencarbonatlösung Anwendung. Es ist dabei auf eine streng intravenöse Applikation zu achten, da sonst starke Gefäßreizungen entstehen. Die Natriumhydrogencarbonatinfusion muß langsam erfolgen, da bei der Katze die Gefahr des Blutdruckabfalls besteht und zentralnervale Reizerscheinungen ausgelöst werden. Ein Fortbestehen der Bewußtlosigkeit von mehr als 3 Stunden deutet auf Dauerschäden im Zentralnervensystem hin. Die früher empfohlenen Analeptikagaben werden heute abgelehnt, da durch die ausgelöste Stimulation des Zentralnervensystems der Sauerstoffbedarf gesteigert wird mit der Folge einer verstärkten Gewebsanoxie und metabolischen Azidose.

Im allgemeinen kann man feststellen, daß eine hohe Hämoglobin-Kohlenmonoxid-Konzentration im Blut immer mit einer ungünstigen Prognose quoad vitam korreliert.

Auf die *Spezifik einer Rauchgas-Vergiftung* soll an dieser Stelle noch eingegangen werden. Rauchgas kann einen neben anderen Schadstoffen hohen Kohlenmonoxid-Anteil enthalten. Nach BARTELS (1978) sind in der klinischen *Symptomatologie* einer Rauchgas-Vergiftung im Gegensatz zu einer Kohlenmonoxid-Vergiftung im Anfangsstadium der Erkrankung pulmonale Schädigungen vordergründig, bevor sich die bereits geschilderten Symptome einer Kohlenmonoxid-Intoxikation zeigen. Es kommt sehr schnell zur Ausbildung eines Lungenödems bei Pulsfrequenzen von 180/min, starkem Speichelfluß und Backenblasen der Tiere. Bei rechtzeitiger Therapie mit Diuretika, Corticosteroiden und 50%igen Dextroseinfusionen sind diese Lungenödeme zu beherrschen.

Die Ausatemluft der Tiere läßt den typischen Brandgeruch noch nach Tagen deutlich wahrnehmen.

Bereits zitierter Autor therapierte Rauchgas-Vergiftungen bei Hunden und Katzen auf Grund der Lungenschäden neben den bereits unter Kohlenmonoxid-Intoxikationen aufgeführten Maßnahmen zusätzlich mit Antibiotika. Die durch Raucheinwirkung auftretende Keratokonjunktivitis bedarf einer zusätzlichen Behandlung.

● **Starke Säuren und Laugen**

Ätzalkalien (Laugen) und Säuren finden in den verschiedensten Bereichen der Industrie, als Desinfektionsmittel oder auch als Haushaltreiniger eine breite Anwendung. Unachtsamer Umgang mit diesen Verbindungen (z. B. bei Desinfektionsmaßnahmen in der Landwirtschaft) kann bei der Katze nicht nur zu schweren dermalen, sehr schmerzhaften Defekten, sondern auch auf Grund des Putztriebes nach Ablecken des mit der Noxe kontaminierten Felles oder der Pfoten zu einer akuten Intoxikation führen.

Klinik: Im Vordergrund steht die *örtliche* Wirkung der Ätzalkalien oder Säuren in Form von Reizung, Ätzung und Zerstörung der Gewebe durch Eiweißfällung. Dabei bilden Ätzalkalien und Laugen weiche gallertartige Alkalialbuminate mit bröckeligen, oft bräunlich gefärbten *Kolliquationsnekrosen* in den Geweben (tief wirksam), Säuren dagegen feste *Ätzschorfe*. Konzentrierte Säuren sind in der Lage, die gebildeten Säurealbuminate wieder zu lösen, die Perforationsgefahr wird dadurch erhöht; sie dehydrieren auch die Gewebe.

Bei oraler Aufnahme zeigen sich Verätzungen und Entzündungen der Schleimhäute der Maulhöhle, Speicheln und Schluckbeschwerden. Werden größere Noxenmengen aufgenommen, setzen Erbrechen, Kolik und z. T. blutiger Durchfall, heftige Schmerzen und auch Spasmen ein. Auf Grund der schweren Entzündungserscheinungen des Gastrointestinaltraktes tritt häufig der Tod durch Kreislaufversagen, Ödembildung, Perforationen von Magen bzw. Speiseröhre oder andere Komplikationen ein.

Diagnose: Mit Hilfe der pH-Wert-Messung im Erbrochenen oder auch im Mageninhalt ist eine Noxendifferenzierung (Säureerkennung) möglich. Der Nachweis von Laugen kann nicht direkt erfolgen. Es ist aber eine quantitative Ermittlung von Kalium- und Natriumionen möglich. Die Art der Säure wird durch den Nachweis der Anionen geführt oder kann z. T. durch die Farbe der verursachten Ätzschorfe erkannt werden. So bilden sich durch Salpetersäure gelbgefärbte, durch Salzsäure weiße und im Magen braun gefärbte sowie durch Schwefelsäure schwarze Ätzschorfe aus.

Das Sektionsbild wird durch die Verätzungen und Entzündungen der Schleimhäute der Maulhöhle und des gesamten Gastrointestinaltraktes mit Gewebezerstörungen, Schwellungen, Flüssigkeitsansammlungen in den Geweben, z. T. Perforationen und Blutungen gekennzeichnet.

Wichtigste *therapeutische Maßnahme* bei Säuren- und Laugen-Vergiftungen sind die Verdünnung und Neutralisation der Noxe. Hautverätzungen sind mit viel Wasser gründlich zu spülen. Sind es säurebedingte Hautschäden kann man mit 5%iger Natriumhydrogencarbonatlösung spülen; eine orale Applikation dieser Lösung bei akuter Säure-Intoxikation ist auf Grund der durch die entstehende Kohlendioxidmenge erhöhten Perforationsgefahr des Magens kontraindiziert. Dagegen sind Dauertropfinfusionen mit einer 4,2%igen Natriumhydrogencarbonatlösung (0,5–1,0 ml/kg KM) zur Vermeidung einer metabolischen Azidose zu empfehlen. Bei oraler Aufnahme sollte auf keinen Fall Erbrechen ausgelöst werden. Gaben von pflanzlichem Öl oder Eiweiß (Eiklar von 4 Eiern mit lauwarmem Wasser oder Öl) oder auch Schleim hüllen die verätzten Schleimhäute ein. Danach ist die Neutralisation der aufgenommenen Noxe, Säure durch Applikation einer Magnesiumoxidaufschwemmung (1 : 25 in warmem Wasser), Laugen mit verdünnter Essig-, Wein- oder Citronensäure (2–5%), angezeigt. Nach diesen Neutralisationsmaßnahmen sollte eine Magenspülung durchgeführt werden. Je nach Allgemeinbefinden des ruhiggestellten Tieres ist die Applikation von Analgetika, kreislaufstützenden Pharmaka und Antibiotika angezeigt. Der prophylaktische Einsatz von Glucocorticoiden hat sich bei bestehender Gefahr der Strikturbildung bewährt. Nimmt das Tier keine Nahrung mehr auf, müssen parenteral Elektrolyte mit Vitamin-B-

Tabelle 12.14. Toxische bzw. tödliche Dosen weiterer Schadstoffe von geringerer Relevanz für die Katze

	Dosis	Wirkung	Applikationsart	Literatur
Metalle bzw. Metallverbindungen				
Alaun	5,0–10,0 g/Tier	tödlich	oral	HAPKE (1988)
Brechweinstein	10 mg/kg KM	reflektorisches Erbrechen	oral	HAPKE (1988)
Cadmium	5 mg/kg KM	heftiges Erbrechen	oral	HAPKE (1988)
Nickeloxid	10 mg/kg KM	akut tödlich	intravenös	HAPKE (1988)
Nickelsulfat	0,5–1,0 g/kg KM	akut tödlich	intravenös	HAPKE (1988)
Selenit	10 mg/kg KM	akut tödlich	oral	HAPKE (1988)
Nichtmetalle bzw. Nichtmetall-verbindungen				
Kaliumcyanid	1,0–2,0 mg/kg KM	akut tödlich	subkutan	BENTZ (1969)
	2,0 mg/kg KM	akut tödlich	oral	BENTZ (1969)
Natriumfluorid	13,7 mg/kg KM	akut tödlich	subkutan	KÜHNERT (1991)
Natriumsulfid	1300–1600 mg/kg KM	akut tödlich	subkutan	BENTZ (1969)
	400 mg/kg KM	akut tödlich	subkutan	BENTZ (1969)
Nitrose Gase (NO, NO$_2$)	330 mg/l Luft	akut tödlich nach 60 Minuten	intravenös	BENTZ (1969)
	2100 mg/l Luft	akut tödlich nach 25 Minuten		BENTZ (1969)
	1300 mg/l Luft	akut tödlich nach 30 Minuten		HAPKE (1988)
Schwefelwasserstoff	1,4 mg/l Luft	akut tödlich nach 5 Minuten		KÜHNERT (1991)

Zusätzen appliziert werden. Die *Prognose* einer oralen Laugen- oder Säuren-Vergiftung ist insbesondere bei ausgedehnten Verätzungen stets ungünstig zu beurteilen; die Prognose nach dermaler Einwirkung wird vom Grad der Schädigung der Hautfunktionen bestimmt.

Außer den bisher vorgestellten Schadverbindungen sind noch Noxen zu nennen, die in Einzelfällen auch zu Vergiftungen bei Katzen führen können und bei denen auch bisher derartige Erkrankungen beschrieben wurden (Tabelle 12.14.).

12.3.3.3. Organische Verbindungen

• Ethylenglycol

Ethylenglycol ist ein zweiwertiger Alkohol, der vor allem als handelsübliches Gefrierschutzmittel „Glysantin" für Vergiftungen der Katze in Frage kommt. Infolge der Expansion der Autoindustrie darf Ethylenglycol als Noxe für unsere Haustiere nicht unterschätzt werden. CHRISTOPH (1977) schreibt, daß Ethylenglycol-Vergiftungen sicher häufiger auftreten als angenommen werden. Sorgloser Umgang und somit leichter Zugang lassen die Intoxikationshäufigkeit steigen.

Während KERSTING und NIELSEN (1965) lediglich über 3 Ethylenglycol-Vergiftungen bei Katzen in einem Zeitraum von 15 Jahren in Connecticut berichteten, zeigt eine von ROWLAND (1987) an der Veterinärmedizinischen Klinik der Colorado State University erstellte Häufigkeitsstudie von Ethylenglycol-Intoxikationen bei Hunden und Katzen ein ganz anderes Bild. Aus Tabelle 12.15. sind die Ergebnisse der Computerauswertung von 104 Vergiftungen bei Hunden und Katzen im Zeitraum von 1979–1986 ersichtlich.

Tabelle 12.15. Computerauswertung von 104 Vergiftungen bei Hunden und Katzen in dem Zeitraum von 1979–1986 an der Veterinärmedizinischen Klinik der Colorado State University (ROWLAND 1987)

Noxe	Vergiftungen	
	Anzahl	Anteil
Rodentizide	53	50,9%
Glycole	30 !	28,8% !
Futtermittel, unspezifische	6	5,8%
Insektizide	5	4,8%
organische Verbindungen (ohne Ethylenglycol)	4	3,9%
Blei	4	3,9%
Herbizide	2	1,9%

Der gleiche Autor konnte auch feststellen, daß die noxenspezifische Mortalitätsrate bei Hunden und Katzen (als Summe) 43,3% bezüglich der Ethylenglycol-Vergiftungen und nur 11,3% für Rodentizid-Vergiftungen betrug. Es sind junge Katzen bis zu einem Alter von 2 Jahren, die besonders gefährdet sind (Abb. 12.1.).

Gehäuftes Auftreten dieser Vergiftungen ist daher entsprechend des erhöhten Verbrauches oder Anfalles von Ethylenglycol in der Autobranche während der Wintermonate oder der späten Frühlingsmonate (Mai) festzustellen (Abb. 12.2.).

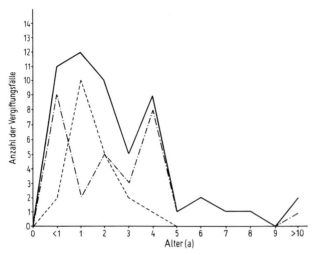

Abb. 12.1. Anzahl der Fälle von Ethylenglycol-Vergiftungen bei Hunden und Katzen in Abhängigkeit vom Alter im Zeitraum 1968–1986 (ROWLAND 1987).
– . . – Hund, – – – Katze, —— kombiniert.

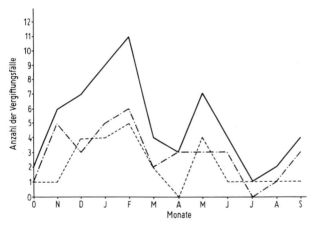

Abb. 12.2. Anzahl der Fälle von Ethylenglycol-Vergiftungen bei Hunden und Katzen in jahreszeitlicher Abhängigkeit im Zeitraum 1968–1986 (ROWLAND 1987).
– . . – Hund, – – – Katze, —— kombiniert.

Die oralen toxischen Dosen von Ethylenglycol für die Katze werden von OEHME (1983) mit 1,5 ml/kg KM angegeben. Letale orale Dosen weisen die Autoren BEASLEY und BUCK (1980) ebenfalls mit 1,5 ml/kg KM (angegeben 3 ml/kg KM für eine Ethylenglycol-Wasser-Mischung 50:50 als minimal letal), HAMLIN (1987) mit über 6 ml/kg KM, HAPKE (1988) mit 1–2 ml/kg KM und OEHME (1983) mit 8 ml/kg KM (absolut letal) aus.

Klinik: Die Intoxikation kann akut oder chronisch auftreten. Nach der *oralen Aufnahme* und erfolgter Resorption wird Ethylenglycol in der Leber durch das Enzym Alkoholdehydrogenase vorwiegend zu Oxalsäure (s. Abschnitt Katzenspezifische Besonderheiten) metaboli-siert (MELLET 1969).

Initialer Effekt ist der Abfall des Serum-Calciums auf die Hälfte des Normalwertes infolge Bildung unlöslichen Calciumoxalates, das sich wiederum in den Nierentubuli und zerebralen Blutgefäßen ablagert. Unruhe, mäßige Depression und schwache Ataxie können bereits nach 30–60 Minuten nach Aufnahme *akuter* Dosen auftreten. Der schnellen Entwicklung von Ataxie, Inkoordination, Hypothermie, Erbrechen, Miosis, Tachykardie und später Brady-kardie folgen dann Parese und Koma (6–12 Stunden nach der Ingestion). Akutes Herzversa-gen, Stoffwechselazidose, Urämie sowie Lungenödem sind schließlich Ursachen für den im Koma eintretenden Exitus.

Bei *chronischen* Intoxikationen zeigt sich vor allem die klinische Symptomatik der stark geschädigten Nieren (Oligurie, Anurie, Urämie). Der Hauptbefund der Sektion ist Hyper-ämie des Verdauungstraktes; das Urinsediment enthält eine zunehmende Anzahl von Oxalat-kristallen, beginnend etwa 6 Stunden nach Noxenaufnahme. Die Nieren zeigen schwere Kongestion, mäßig erhöhte Zunahme von freien Zellen in den Glomeruli, ausgeprägte weiße Präzipitate in den Tubuli und toxische Schädigung der Epithelzellen der Nierentubuli. Zur Absicherung der *Diagnose* kann Ethylenglycol im Magen oder Blut nachgewiesen werden. Die gebildeten Oxalate lassen sich im Harnsediment 6–12 Stunden nach der Noxenaufnahme erfassen. Das spezifische Gewicht des Urins und der Serum-Calcium-Spiegel sind erniedrigt, Blutharnstoff- und Kreatininwerte bei chronischen Intoxikationen erhöht.

Der Erfolg einer *Therapie* und auch die Prognose hängen entscheidend von der Höhe der aufgenommenen Dosis und vom Behandlungsbeginn ab. Von PENUMARTHY und OEHME (1975) durchgeführte Versuche an Katzen mit toxischen Ethylenglycol-Dosen ergaben, daß hohe Dosen und Verzögerung im Behandlungsbeginn die Überlebenschancen des Tieres stark herabsetzen. Diese Autoren empfehlen die intraperitoneale Verabreichung von 5 ml 20%igem Ethanol/kg KM in isotonischer Salzlösung und 6 ml 5%iger Natriumhydrogencar-bonatlösung/kg KM ebenfalls in isotonischer Salzlösung aller 6 Stunden. Dieser Applika-tionsrhythmus muß 5mal wiederholt werden, danach sind alle 8 Stunden 4 zusätzliche Behandlungen durchzuführen. Kleine Mengen Wasser sollten häufig oral verabreicht wer-den. Ethanol ist für Ethylenglycol ein Konkurrent am Enzym Alkoholdehydrogenase, so daß es zu einer verminderten toxischen Oxalatbildung kommt. Elektrolytlösungen werden zusätz-lich zur Förderung und Aufrechterhaltung der Diurese eingesetzt.

ROWLAND (1987) berichtet in seiner bereits zitierten Studie von besseren Therapieerfolgen nach dem Einsatz von 4-Methylpyrazol (ohne Angabe der Dosierung). Er nimmt an, daß durch die zunehmende Anwendung von 4-Methylpyrazol ab 1980 die verminderte Mortali-tätsrate seit diesem Zeitpunkt bei Ethylenglycol-Vergiftungen zu erklären ist (Mortalitätsrate 43,3% für Katzen und Hunde für den Zeitraum von 1979 bis 1986 im Vergleich zur Gesamtrate von 70,4% für den Zeitraum von 1968–1986).

● **Phenol und seine Derivate**

Phenol und seine Derivate sind nicht nur wichtige Ausgangsstoffe in der chemischen Industrie, sondern u. a. auch Bestandteile von zahlreichen Desinfektionsmitteln, Konservie-rungsstoffen, Fungiziden oder Arzneimitteln. Zu den wichtigsten Derivaten gehören z. B. Cresole, Xylenole, halogenierte Phenole (Chlorcresol, Hexachlorophen) oder hydroxylierte Chinoline (8-Hydroxychinolinsulfat). Die mikrobizide Wirksamkeit des Phenols und der Phenolderivate ist auf ihre hohe Oberflächenaktivität und die gute Lipoidlöslichkeit zurück-zuführen.

Unachtsamer und unsachgemäßer Umgang mit diesen Verbindungen kann bei allen Haustie-ren durch das schnelle Eindringen in die Blutbahn *über Schleimhäute, Wunden und die intakte Haut* zu Vergiftungen führen. So können Katzen durch Phenole über Wundresorption schon durch 0,5–1,0 g vergiftet werden. Bekannt sind z. B. auch Intoxikationen durch das Wundan-tiseptikum 8-Hydroxychinolinsulfat. Chlorierte Phenole verfügen über eine geringere Re-sorptionsfähigkeit und sind deshalb im allgemeinen, abhängig von ihrem Lösungsmittel, weniger toxisch.

Die relative Häufigkeit dieser Vergiftungen ergibt sich auch aus der Tatsache, daß viele phenolhaltige Desinfektionsmittel ein Gemisch von mehr oder weniger zahlreichen Deriva-ten darstellen. *Orale* und auch unter Zwangsbedingungen inhalative Noxenaufnahmen sind möglich. So z. B. wird das chlorierte Phenolderivat Hexachlorophen sehr häufig nach Waschungen durch Belecken des Felles oral aufgenommen. Katzen zeigen auf Grund des Mangels der o- und p-Aminophenolform der Uridindiphosphatglucuronyltransferase eine besonders hohe Empfindlichkeit gegenüber Phenol und seinen Derivaten (s. Abschnitt Katzenspezifische Besonderheiten).

Die Toxizität hängt in entscheidendem Maße von der chemischen Zusammensetzung ab, wobei das heute nicht mehr oft angewendete Phenol die höchste Toxizität aufweist. Letale Dosen für die Katze sind in Tabelle 12.16. aufgeführt.

Tabelle 12.16. Toxische und letale Dosen von Phenol und Phenolderivaten für die Katze

Verbindung	Dosis	Wirkung	Appli-tionsart	Literatur
Phenol	90 mg/kg KM	letal	s.c.	Bentz (1969)
	80–120 mg/kg KM	letal	oral	Bentz (1969)
	24 mg/kg KM	letal	i.v.	Ernst et al. (1961)
	0,3 g/Tier	akut toxisch	oral	Hapke (1988)
m-Cresol	120–180 mg/kg KM	letal	s.c.	Bentz (1969)
o-Cresol	55– 90 mg/kg KM	letal	s.c.	Bentz (1969)
p-Cresol	80 mg/kg KM	letal	s.c.	Bentz (1969)

Beim Vergleich der letalen Dosen von Cresolen in Tabelle 12.16. wird die erhöhte Toxizität der Verbindungen in ortho- und para-Stellung deutlich.

Klinik: Die Intoxikationen verlaufen im allgemeinen akut; Aufnahme kleinerer Phenolmen-gen löst chronische Intoxikationen mit zentralnerval bedingten Symptomenkomplexen aus. Bei wiederholter Aufnahme kleinerer Mengen kann es aber auch zu akuten Vergiftungen mit tödlichem Ausgang kommen (kumulative Effekte).

So berichtet Ernst (1961), daß bei experimentellen Versuchen an Katzen einmalige subku-tane Dosen von 20 mg/kg KM nur vorübergehende Inappetenz und Diarrhoe induzierten, während subkutane Gaben von 10 mg/kg KM an 3 aufeinanderfolgenden Tagen bei einer von drei Versuchskatzen den Tod verursachten.

Nach oraler Aufnahme entstehen Verätzungen mit weißlichen Ätzschorfen an Lippen und Maulschleimhaut; Salivation, Erbrechen, Durchfall und Kolik treten auf. Auf Grund zentralnervaler Erregung zeigen sich Beuge- und Streckkrämpfe, denen Lähmungen sich oft anschließen. Die Folgen der Beeinflussung des Herz- und Kreislaufsystems sowie des Atmungs- und Temperaturregulationszentrums äußern sich mit Hypothermie, Dyspnoe, Brady- und später Tachykardie sowie Zyanose. Im Koma erfolgt der Exitus.

STROLIN-BENEDETTI (1980) konstatiert, daß es vor allem die über Oxydationsreaktionen entstehenden Chinone sind, welche die mitochondriale Atmung hemmen. Durch Entkopplung der oxydativen Phosphorylierung tritt bei chlorierten Phenolen (z. B. Hexachlorophen) erst eine Hyperthermie und Hyperventilation auf.

Hautschäden zeigen je nach Einwirkungszeit und Konzentration der Noxe zunächst weiße Ätzschorfe, die in rote bis braune, faltige und pergamentartige Nekrosen übergehen.

Überstehen die Tiere die Intoxikation, kommt es meist zu einer Nephritis und Albuminurie sowie Leberschäden. Bei der Nachbehandlung sollte man deshalb Kontrollen der Leber- und Nierenfunktionen durchführen.

Weißliche Ätzschorfe, Harn- und Blutanalysen, die dunkel und bräunlichgrüne Harnfarbe sowie der Phenolgeruch im Erbrochenen und im Harn in Verbindung mit dem zentralnervalen Symptomenkomplex sichern die Diagnose.

Bei der Sektion kann man außer den geschilderten Ätzschorfen auf der Haut oder im Gastrointestinaltrakt Leberverfettung, Herzmuskeldegenerationen, Nierenveränderungen und ausgebildete Ödeme (bei Hexachlorophen-Intoxikationen vor allem Hirnödeme) feststellen.

Therapie: Die lokalen Verätzungen sind mit reichlich Wasser zu spülen und dann mit Ölumschlägen abzudecken. Das Auftragen corticosteroid- und antibiotikahaltiger Salben fördert entscheidend den Heilungsprozeß. Bei oraler Noxenaufnahme hat sich die Applikation von Eiweiß, Pflanzenöl und Schleim bewährt; danach erfolgt Magenspülung mit Medizinischer Kohle oder Huminsäuren. Bei auftretenden Krämpfen kann Diazepam (1–2 mg/kg KM i.v. mit eventueller Wiederholung nach 20 min) verabreicht werden. Handelt es sich um sehr starke Krampfanfälle, ist die Einleitung einer Narkose angezeigt (keine Barbiturate anwenden!).

KRAFT und DÜRR (1991) empfehlen auch neben einer eventuell nötigen Schockbehandlung die Gabe von Corticosteroiden sowie bei Hexachlorophen-Intoxikationen zur Verhinderung des Hirnödems Applikationen von Mannitol (1,0 g/kg KM i.v. als Dauertropfinfusion) und Dexamethason (2 mg/kg KM i.v.).

12.3.3.4. Sonstige Industrieschadstoffe

Unter dem Begriff „Sonstige Industrieschadstoffe" sind meist organische Verbindungen aus den verschiedensten Anwendungsbereichen zusammengefaßt, die auf Grund ihres verbreiteten Einsatzes eine potentielle toxische Gefährdung für Haustiere darstellen. Dazu gehören u. a. Bau- und Bauhilfsstoffe, Holzschutzmittel, Farben und Lösungsmittel sowie Treibstoffe und Schmieröle. Chemisch sind diese meist lipoidlöslichen Verbindungen oder Gemische den gesättigten aliphatischen Kohlenwasserstoffen (Petroleum, Benzin, Kerosin, Steinkohlenteer oder Asphalt), z. T. auch in halogenierter Form (Tetrachlorkohlenstoff, Chloroform), oder den halogenierten aromatischen Kohlenwasserstoffen, wie Hexachlorbenzen, Chlornaphthaline, Carbolineum, zuzuordnen. Zur Abrundung dieser Thematik werden neben den Lösungsmitteln die anorganischen Barium- und Antimonverbindungen, die als Farben bzw. Anstrichstoffe verwendet werden, tabellarisch abgehandelt (s. Tabellen 12.17. und 12.18.).
Nichtbeachtung gesetzlicher Vorschriften und fahrlässiger Umgang, aber auch reines Unfall-

geschehen lösen die Intoxikationen auf *oralem, dermalem* oder *inhalativem* Weg aus. Die Toxizitäten der handelsüblichen Produkte können nicht genau definiert werden, da es sich meist um Kombinationen mehrerer Stoffgruppen (z. B. Fungizide, Anstrichstoffe, Lösungsmittel, Feuerschutzmittel) handelt. Die zum Einsatz kommenden technischen Produkte sind in der Regel auch wesentlich toxischer einzuschätzen als die reinen Verbindungen. Es besteht in erster Linie die Gefahr subakuter und vor allem chronischer Intoxikationen. Akute Erkrankungen sind selten, können aber z. B. nach Zwangshaltungen in Räumen mit frisch imprägnierten Hölzern vorkommen.

Kleintiere haben eine relativ schnelle Atemfolge und damit einen intensiven Gasaustausch zwischen Organismus und Umwelt. Für die Katze kommen vor allem Holzschutzmittel mit einer hohen Gasphase, z. B. höherchlorierte Naphthaline, Tri- und Pentachlorphenole toxikologisch in Betracht. Diese Verbindungen sind Produkte der Erdöl-, Stein- und Braunkohlenverarbeitung ebenso wie chlorierte Benzene (Hexachlorbenzen), Cresole und Chlordiphenyle; sie sind in Schmierölen, Motorenölen, Dachpappe, Teerprodukten, z. T. Desinfektionsmitteln, Lacken und Lösungsmitteln für Kontaktinsektizide enthalten (s. Abschnitt Phenol und seine Derivate).

Diese Verbindungen bzw. deren Gemische lösen eine nicht übertragbare Hyperkeratose aus, die vor allem als sogenannte „X-Disease" als Herdenerkrankung bei Rindern bekannt geworden ist, aber auch schon in der älteren Literatur (WAGENER 1952, WAGENER und KRÜGER 1953) bei Katzen beschrieben wurde.

Durch Störung des Vitamin-A-Haushaltes und direkte Einwirkung auf Drüsensysteme lösen die resorbierten Noxen Entzündungen, Nekrosen und vermehrte Sekretion aus. Dauer des Kontaktes mit der Noxe und aufgenommene Dosis bestimmen das *klinische Bild*, das sich mit den Symptomen Tränen- und Speichelfluß, Konjunktivitis, Depression, Abmagerung bis zur Kachexie, tiefreichende Schleimhautdefekte und Durchfall äußert. Nach 7–10 Tagen oder auch erst nach Monaten zeigen sich Hautveränderungen und Haarausfall, beginnend am Nacken und Hals und sich entlang der Rückenlinie ausdehnend über den ganzen Körper mit Ausnahme der behaarten Partien der Unterseite. Diese Hautveränderungen treten noxenspezifisch mehr oder weniger in den Vordergrund. Stark ausgebildete Hyperkeratosen entstehen z. B. durch hochchlorierte Naphthaline und Pentachlorphenol im Gegensatz zu Monochlornaphthalin mit den dominierenden klinischen Symptomen Reizung der oberen Luftwege, Konjunktivitis, Durchfall und Wachstumsdepressionen.

KIRK (1926, 1953) berichtet auch von interessanten Augenveränderungen bei der Katze als Folge von Naphthalin-Intoxikationen; er stellte in der Retina helle Punkte oder gelbe Flecken sowie getrübte Linsen fest.

Hexachlorbenzen entfaltet vorwiegend narkotische und auch schleimhautreizende Wirkungen bei akuten Intoxikationen. Erbrechen, Muskelschwäche, Gleichgewichtsstörungen und teilweise Parästhesien (Zunge, Gliedmaßen) treten auf. Erst bei chronischen Erkrankungen bilden sich die typischen Hautschäden, einhergehend mit Veränderungen des Leberparenchyms und an den Geschlechtsorganen, aus.

Die Katze ist die Tierspezies mit der größten Empfindlichkeit gegenüber diesen Noxen mit einer LD_{50} von 1700 mg/kg KM (Meerschweinchen > 3000 mg/kg KM). Durch hyperkeratoseerzeugende Substanzen sind vor allem junge Tiere gefährdet. Auch die indirekten Auswirkungen der Hyperkeratose spielen eine entscheidende Rolle. Durch Herabsetzung der Infektionsabwehr sind die erkrankten Tiere prädisponiert für Infektionserkrankungen. Die infektiöse papulöse Stomatitis ist häufig eine solche Begleiterscheinung.

Plötzlich auftretende Todesfälle ohne erkennbare Vergiftungsursache können auf Mobilisierung von Fettreserven in Belastungssituationen und der damit verbundenen Remobilisierung von gespeicherten Noxen, wie Hexachlorbenzen oder chlorierten Naphthalinen, zurückzuführen sein.

Bei der Sektion werden neben den geschilderten Veränderungen der Haut und Mundhöhle teilweise Ulzerationen und Proliferationen im gesamten Gastrointestinaltrakt, Degenerationen von Parenchymen der Leber und Nieren, Zystenbildungen sowie Schleimhautverhornung an den Geschlechtsorganen beobachtet.

Für die *Diagnose* sind bei akuten Intoxikationen der zunächst ohne entzündliche Veränderungen am Auge auftretende starke Tränenfluß sowie starke Haut- und Fellveränderungen ohne Juckreiz und Milbenbesatz bei chronischen Vergiftungen wichtige Hinweise. Naphthaline und phenolhaltige Holzschutzmittel (z. B. Natriumchlorphenolat) sind auch meist durch ihren intensiven Geruch festzustellen.

Therapie: Neben der Unterbrechung des Kontaktes der Tiere zu den Noxen kann die symptomatische Therapie, vor allem im Frühstadium der Intoxikation, sehr wichtig sein. Vitamin-A-Gaben, Leberschontherapie und Maßnahmen zur Aufrechterhaltung der Diurese werden empfohlen. Sind die narkotischen Symptome bei Hexachlorbenzen-Intoxikationen vordergründig, ist die Applikation von Analeptika indiziert.

Auf Vergiftungen durch Farben und Lösungsmittel soll nur kurz eingegangen werden, da diese bei Katzen sicher seltener vorkommen und so auch weniger beschrieben worden sind. Dieses Vergiftungsgeschehen steht ebenfalls mit fahrlässigem Verhalten oder Unfällen im unmittelbaren Zusammenhang.

Die handelsüblichen Produkte sind analog den Holzschutzmitteln komplexe Stoffgemische mit sehr schwer einzuschätzenden Toxizitäten. Das klinische Bild kann deshalb sehr weit gefächert sein, und eine Therapie sollte nach Entfernen des Tieres aus der kontaminierten Umgebung und Zufuhr von reichlich Frischluft nur symptomatisch nach den jeweils auftretenden klinischen Symptomen erfolgen. Prognostisch gilt im allgemeinen, daß nach dem Überleben der ersten Tage nach der Exposition die Tiere sich wieder völlig erholen. Ausnahmen sind die in ihrem Ausgang vorher nicht einzuschätzenden Nitrobenzen- und Tetrachlorkohlenstoff-Intoxikationen. Die beim Nitrobenzenabbau im Körper entstehenden Metabolite p-Aminophenol und o-Aminophenol sind für die Katze hochtoxisch (s. Abschnitt Katzenspezifische Besonderheiten); nach bereits symptomlosen Tagen kann bei der Tetrachlorkohlenstoff-Vergiftung plötzlicher Tod eintreten. In den Tabellen 12.17. und 12.18. sind zur Information für die wichtigsten Verbindungen aus der Gruppe der Farben und Lösungsmittel Warmblütertoxizität und klinische Symptomatik kurz dargestellt und zusammengefaßt.

– *Haushaltmittel, Reinigungsmittel, Waschmittel*

Als Anhang werden in Tabelle 12.19. Haushaltmittel, Reinigungsmittel, Seifen sowie Waschmittel mit auftretender klinisch-toxischer Symptomatik kurz abgehandelt. Begleitumstände, die zu den bei der Katze selten vorkommenden Vergiftungen führen, sind die gleichen wie für Kinder. Die Noxen werden direkt *oral* (ausgelöst durch Neugierde, Spieltrieb, Langeweile) oder nach dem Putzen des kontaminierten Felles oder der Pfoten aufgenommen. Im Vordergrund des Vergiftungsgeschehens stehen Schädigungen des Gastrointestinaltraktes und der Leber. Nach z. T. stattfindender Resorption sind Hämolyse, Hämoglobinämie, Kreislaufkollaps usw. nicht auszuschließen. Es erfolgt eine symptomatische Therapie (vgl. Abschnitt Pharmaka mit Wirkung auf den Magen-Darm-Trakt).

Es sei auch in diesem Abschnitt noch einmal auf die sich z. T. in Reinigungs- und Waschmit-

Tabelle 12.17. Farben bzw. Anstrichstoffe: Warmblütertoxizität und klinische Symptomatik (nach KÜHNERT 1991)

Noxe	Warmblütertoxizität	Klinische Symptome
Bariumverbindungen (als Sulfat, Chromat, Permanganat)	schnelle enterale Resorption, Elimination über Darm, wenig über Nieren	Schleimhautreizungen, Muskelkrämpfe, digitalisähnliche Wirkungen am Herzen	Speicheln, Erbrechen, Würgen, Kaubewegungen, starke Krämpfe, die in Lähmungen übergehen, kolikartiger Durchfall Bradykardie, Arrhythmie, Lähmungen am Herzen akut: Tod innerhalb 24 Stunden
Antimonverbindungen	langsame Resorption, Ausscheidung über die Nieren	Kapillargift, reizende bis ätzende Wirkung (ähnliche Wirkungen wie Arsen)	Erbrechen, heftiger Durchfall, Abgeschlagenheit, Kreislaufkollaps nach Störungen der Herzfunktion
Anilin	orale, dermale oder inhalative Aufnahme, Elimination langsam über Lungen (z. T. unverändert) und Nieren	Bildung von Hämiglobin, Hämolyse, zentralnervale Effekte	Erbrechen, kolikartige Diarrhoe, Zyanose, Dyspnoe, Blutdruckabfall, Tachykardie, Kreislaufkollaps akut: Tod innerhalb des ersten Tages in tiefem Koma

Tabelle 12.18. Lösungsmittel: Warmblütertoxizität und klinische Symptomatik (nach KÜHNERT 1991)

I. Aufnahmeweg:

   – **Inhalation in Form von Dämpfen, Gasen, Nebeln**
   Noxen: alle Lösungsmittel;
         gute Resorption

   – **orale Aufnahme**
   Noxen: alle Lösungsmittel;
         gute Resorption

   – **dermaler Kontakt**
   Noxen: Nitrobenzen, Schwefelkohlenstoff,
         Dichlorbenzen;
         gute Resorption
         Aceton, Benzin, Toluen, Styren;
         keine gute Resorption

II. Elimination:

   – **über Respirationstrakt (Hauptweg)**
   Noxen: Mehrzahl der Lösungsmittel (z. B. Ether, Aceton, Butanon, Pentanon, Tetrachlorkohlenstoff, Benzin)

   zusätzliche Elimination

   1. Faeces
   Noxen: Pyridin, Styren

   2. Haut
   Noxen: Ether, Pyridin

   3. Harn
   Noxen: Nitrobenzen, Styren, Tetrachlorkohlenstoff, Toluen

Elimination:

   1. in unveränderter Form (Hauptmenge)
   Noxen: z. B. Ether (87%), alipathische Ketone, Benzin

   2. in konjugierter Form
   Es fehlen Angaben zu Konjugationsvorgängen bei der Katze.
   Schwefelkohlenstoff kumuliert in den verschiedenen Geweben.

III. Klinische Symptomatologie nach:

   – inhalatorischer Aufnahme:
       Konjunktivitis
       Hustenreiz
       Atemstörungen
       Rhinitis
       Bronchitis (Terpentinöl)
       Pneumonie (Butanon, Pentanon, Benzin, Styren)
       Dyspnoe

   später:

Tabelle 12.18. Lösungsmittel: Warmblütertoxizität und klinische Symptomatik (nach KÜHNERT 1991) (Fortsetzung)

– dermalem Kontakt:

Zyanose (bei Nitrobenzen: Latenzzeit von mehreren Stunden)
Komplikationen: Azidose
  kompensatorische Alkalose
  Paralyse der Atemmuskulatur (bei Tetrachlorkohlenstoff z. T. erst nach einigen Tagen!)
bei hohen Dosen: Tod durch Atemlähmung (Schwefelkohlenstoff, Terpentinöl, Tetrachlorkohlenstoff)
Irritationen in Form von Hautreizung mit Rötung (Pyridin, Styren, Dichlorbenzen)
starke Austrocknung (Dimethylsulfoxid)
intensives Brennen (Toluen)
tiefgehende Irritationen bis Nekrosen (Dimethylformamid)
Verbrennungsmerkmale (Schwefelkohlenstoff)
schmerzhafte Entzündungen (Ether, Butanon, Pentanon, Benzin, Terpentinöl)
starke Entfettung und Dehydratation der Haut (Ether)

– oraler Aufnahme:

Speicheln und Erbrechen (besonders stark bei Nitrobenzen, Aceton, Benzin, Pyridin, Schwefelkohlenstoff, Terpentinöl, Dimethylformamid)
Irritationen der Magen-Darm-Funktion (Benzin, Dimethylformamid, wiederholte inhalative Aufnahme von Tetrachlorkohlenstoff)
Koliken (Nitrobenzen, Terpentinöl)
Diarrhoen, z. T. blutig-schleimig (Nitrobenzen, Schwefelkohlenstoff)
Fettansammlungen im Gewebe (Nitrobenzen)
Diese klinischen Symptome können auch nach inhalativer Aufnahme ausgelöst werden!

Systemische klinische Symptome nach Resorption:
1. Zentralnervale Störungen in Form von:
(die resorbierte Dosis bestimmt das Ausmaß der klinischen Symptome)

– narkoseähnlichen Zuständen (Ether, Aceton, Butanon, Toluen, Cyclohexan, Tetrachlorkohlenstoff)
● Ataxie (Aceton, Butanon, Pentanon, Toluen, Styren, Terpentinöl, Pyridin)
● Somnolenz (Benzin, aliphatische Ketone)
● Lähmungserscheinungen (Nitrobenzen, Terpentinöl)
– Erregungszuständen des Nervensystems
● Konvulsionen (Ether, Benzin, Styren, Terpentinöl, Tetrachlorkohlenstoff)
● tonisch-klonische Krämpfe (Benzin, Terpentinöl)
● Tremor (Styren, Tetrachlorkohlenstoff)
Bei Terpentinöl können die zentralnervalen Störungen z. T. erst nach Tagen ausgelöst werden, sie fehlen ganz bei Dimethylformamid und Dimethylsulfoxid.

Tabelle 12.18. Lösungsmittel: Warmblütertoxizität und klinische Symptomatik (nach KÜHNERT 1991) (Fortsetzung)

2. Irritationen im Magen-Darm-Bereich:	s. orale Aufnahme
3. Beeinträchtigung der Herz-Kreislauffunktionen in Form von:	– Anämie, Hämolyse (Benzin) – Anstieg der Blutgerinnungszeit (Toluen, dabei keine Veränderung der Blutzusammensetzung) – Veränderungen der geformten Bestandteile des Blutes (Dichlorbenzen) – Hämoglobinbildung, Cholesterolanämie (Nitrobenzen, Schwefelkohlenstoff) – Blutdruckabfall, Tachykardie (hohe Dosen Nitrobenzen, Pyridin, selten bei Aceton!) – Blutdruckanstieg (Pyridin) – Koma, Kreislaufkollaps – Keine Beeinträchtigung der Funktionen durch Dimethylformamid und Dimethylsulfoxid.
4. Spezifische Wirkungen auf Organe und Systeme in Form von:	– Enzyminhibitor und Zellgift (Schwefelkohlenstoff-Metabolite bilden mit körpereigenen Metallionen [Cu, Zn, Mg] Chelate. Ausgelöst werden dadurch u. a. Störungen der Cytochromoxydase und der Coenzym-A-Dehydrogenase)
5. Pathologische Veränderungen:	– erhöhte Blutfülle der inneren Organe (Leber, Lungen, Nieren); Benzin: auch Milz Butanon, Pentanon: auch leichte Blutfülle im Gehirn – Leber: fettige Degenerationen (Ether, Benzin, Nitrobenzen, Schwefelkohlenstoff, Tetrachlorkohlenstoff) Nekrosen, Zirrhosen (Pyridin) – Nieren: fettige Infiltrationen (Benzin, Schwefelkohlenstoff, Tetrachlorkohlenstoff) degenerative Veränderungen (Ether, Nitrobenzen, Aceton, Pyridin) Vergrößerungen der Nieren (Schwefelkohlenstoff, Tetrachlorkohlenstoff) – Lungen: Emphysem (alipathische Ketone, Ether) – Herz: degenerative Veränderungen (Benzin)

Tabelle 12.19. Vergiftungen der Katze mit Haushaltmitteln, Reinigungsmitteln und Waschmitteln (nach COPPOCK et al. 1988)

Noxe	Toxikologie	Klinische Symptome
Reinigungs- und Bleichmittel (= komplexe Mischungen von Detergenzien und Seifen) 1. Detergenzien		
1.1. anionische Detergenzien – enthalten in Waschmitteln, Spülmitteln, Shampoos (lineare Alkylsulfonate)	geringe orale Toxizität starke emetische Wirkung verhindert Intoxikationen auf oralem Wege 30–70% der aufgenommenen Alkylbenzensulfonate werden resorbiert gute Resorption durch Dermis und subkutanes Gewebe Leber: Biotransformationsorgan	Reizungen des Gastrointestinaltraktes nach Resorptionen: intravaskuläre Hämolyse Ptyalismus, Erbrechen
1.2. kationische Detergenzien (einschließlich quarternäre Ammoniumverbindungen)	nach oraler Aufnahme gute Resorption aus dem Magen-Darm-Trakt curariforme Wirkungen einige kationische Detergenzien haben lokal anästhetische Eigenschaften	ZNS-Depression, curareähnliche Anfälle, gastrointestinale Irritationen Vergrößerung des Dickdarmes Klinisches Intoxikationsbild kann das einer Intoxikation mit Alkylphosphatestern vortäuschen! Muskelschwäche, Ptosis der Augenlider, Atemdepression (Therapie: s. auch Alkylphosphatester)
1.3. Nichtionische und zwitterionische Detergenzien	niedrigere Toxizität wie 1.1. und 1.2.	

Tabelle 12.19. Vergiftungen der Katze mit Haushaltmitteln, Reinigungsmitteln und Waschmitteln (nach Coprock et al., 1988) (Fortsetzung)

Noxe	Toxikologie	Klinische Symptome
2. Seifen Es handelt sich meist um echte Seifen (ohne überschüssige Alkalien)	niedrige orale Toxizität	Erbrechen bei überschüssigem Alkalianteil diffuse Irritationen der oralen muköösen Membranen und Ptyalismus Werden mehr als 20 g Seife/kg KM aufgenommen, und erfolgt innerhalb 30 min kein Erbrechen, muß dieses ausgelöst werden (Xylazin 0,25–0,5 mg/kg KM s.c.). Bei Aufnahme von < 20 g/kg KM Gabe von Carbo medicinalis bis 3,0 g als Aufschwemmung per Magensonde
3. Bleichmittel Hauptbestandteil: Natriumhypochlorit in 3–16%iger Konzentration	korrosive Wirkung auf Haut und Schleimhautmembranen	Katze kann Chlorgeruch aufweisen! Gebleichtes Haar am Kopf oder an Pfoten möglich!
	Schleimhäute werden auf Grund niedrigerer Ionisierung penetriert	Emesis, Salivation, Bauchschmerz
seltene Intoxikation	korrosive Wirkung des Hypochlorits steht mehr in Relation zur Konzentration als zur Dosis	z. T. blutiges Erbrechen, Therapie s. Säuren
Waschmittel Waschmittel enthalten neben Detergenzien und Seifen Polyphosphate, Perborate, alkalisches Natriumcarbonat	lokal reizende Wirkungen	Irritationen von Haut und Schleimhäuten nach inhalativer Aufnahme:
	Inhalative Aufnahme möglich! systemische Wirkungen nach Resorptionen	Laryngospasmus und Pneumonie oral: Erbrechen (Schaumaspiration möglich!), Diarrhoe
	Polyphosphate sind gering toxisch ("Pseudovergiftungen")	systemische Wirkung: Hämolyse, Oligurie, Dyspnoe, Blutdruckabfall

teln enthaltenen, für die Katze toxischen Kiefernöle (Gemisch von cyclischen Terpenen) verwiesen (s. Abschnitt Pflanzliche Gifte).

ROUSSEAUX et al. (1986) schildern in einem Fallbericht die Vergiftung eines 5 Monate alten Langhaar-Katers, der ein Haushaltreinigungsmittel (Pinesol) mit folgender Zusammensetzung: 20% Kiefernöl, 10% Isopropanol, 10% Seife in wäßriger Lösung aufgenommen hatte. Klinische Erscheinungen, wie Erbrechen, Ataxie, narkotisierte Zustände und Dyspnoe, reaktionslose Pupillen sowie blasse Schleimhäute, waren festzustellen. Der Kater verendete innerhalb einer Stunde. Es ist anzunehmen, daß nicht nur das Kiefernöl, sondern auch Isopropanol und Seife für die zum Tode führenden klinischen Veränderungen verantwortlich waren. Das Sektionsbild zeigte akute schwere hepatische Nekrosen mit Hämorrhagien und Verlust der gesamten Hepatozytenstruktur. Die Hepatozyten im periportalen Bereich waren fettig degeneriert. Schwere und totale renale kortikale Nekrose in Verbindung mit starker Blutfülle, schwere pulmonale Ödeme und ausgeprägte Ödeme der Hirnrinde konnten festgestellt werden. Toxikologische Untersuchungen von Leber, Nieren und Gehirn ergaben Spurenmengen von Isopropanol in allen Proben, während Kiefernöl nicht nachweisbar war. Es wurde die Zunahme an „Pinesol"-spezifischen Fettsäurerückständen beobachtet. Die Katze mit einer geringen Konjugationskapazität kann Kiefernöle, Terpene und die bei der Metabolisierung von Isopropanol entstehenden Aldehyde nicht in dem Ausmaß metabolisieren und eliminieren wie andere Spezies, so daß die relativ geringe Menge „Pinesol" (100 ml) für die Katze letal war.

Für die Abschnitte 12.3.1. bis 12.3.3. wird in nachfolgender Tabelle 12.20. eine Zusammenfassung der Vergiftungssymptome wichtiger Noxen gegeben. Diese Aufstellung ist als Unterstützung bei der Diagnosefindung anzusehen. Gezielte Untersuchungen des Tieres sowie weiterführende noxenspezifische Kenntnisse sind notwendig, um eine Fehldiagnose auszuschließen. Die Tabelle ist nicht umfassend und besitzt somit nur „Einstiegscharakter". Die Noxenaufstellung erfolgte anhand der Gliederung des Kapitels.

Für den Abschnitt „Sonstige Industrieschadstoffe" sind Tabellen mit der Zusammenstellung der entsprechenden Stoffe im Text zu finden. Hinweise auf Vergiftungen mit Arzneimitteln oder Pflanzen werden in der Regel bereits bei der Anamneseerhebung durch den Tierarzt erhalten. Zu beachten ist die Möglichkeit des Kontaktes der Katze mit Drogen. Beschrieben werden diese als Arzneistoffe im jeweiligen Abschnitt.

Tabelle 12.20. Vergiftungssymptome ausgewählter Noxen

	● *Aromatische Carbonsäuren*
Vertreter	Benzoesäure
Allgemeine Hinweise und Symptome	
Nervensystem	**Stimulation des ZNS:** Konvulsionen, Hyperästhesie
Magen-Darm-Trakt	Salivation, Obstipation
Haut/Hautorgane	
Lunge	

Tabelle 12.20. Vergiftungssymptome ausgewählter Noxen (Fortsetzung)

Herz- und Kreislaufsystem	
Blut und blutbildende Organe	Erhöhung von alkalischer Phosphatase, Glutamatpyruvattransferase, Harnstoff
Nieren, Blase, Uterus	Harnretention, geschwollene Nierenglomeruli und Tubuluszellen
Leber	geschwollene Kupffersche Sternzellen
Differentialdiagnose	zentralerregende Pharmaka

● *Chlorierte Kohlenwasserstoffe*

Vertreter	Clofenotan, Hexachlorcyclohexan, Aldrin, Dieldrin, Endrin, Chlordan, Heptachlor, Toxaphen, Endosulfan, Methoxychlor
Allgemeine Hinweise und Symptome	chronisch: starke Abmagerung, Depression; **Krampfgifte!** Kumulation im Fettgewebe!
Nervensystem	**Mydriasis!** Hyperästhesiephase: Zittern, tonisch-klonische Krämpfe (katzenspezifisch: Renn- und Springsucht!) Anästhesiephase: Gleichgewichtsstörungen, unkoordinierte Bewegungen, Lähmungen der Gliedmaßen, Angstzustände, Atemnot
Magen-Darm-Trakt	Gastroenteritis, Erbrechen, Durchfall
Haut/Hautorgane	z. T. Haarausfall (Dieldrin!)
Lunge	
Herz- und Kreislaufsystem	
Blut und blutbildende Organe	
Nieren, Blase, Uterus	Parenchymschäden
Leber	Parenchymschäden
Differentialdiagnose	Calciummangelzustände, Infektionskrankheiten mit zentralnervalen Symptomen; Strychnin-, Alkylphosphatester-, Carbamat-, Fluoracetat-, Blei-, Harnstoff-Vergiftung, Vergiftungen mit anorganischen Salzen

Tabelle 12.20. Vergiftungssymptome ausgewählter Noxen (Fortsetzung)

	● *Alkylphosphatester*
Vertreter	Parathion, Parathionmethyl, Malathion, Bromophos, Fenitrothion, Fenthion, Dimethoat, Dichlorvos, Mephinvos, Trichlorfon (Metrifonat)
Allgemeine Hinweise und Symptome	akut: direkte Cholinesterasehemmer (Paraoxon, Dichlorvos); schubweise: Cholinesterasehemmer, die erst nach Metabolisierung entstehen (Parathionethyl, Trichlorfon) chronisch: seltener, aber möglich
Nervensystem	**extreme Steigerung der Parasympathikus-Aktivität:** Speichel-, Schweißabsonderung, Zitterkrampf der quergestreiften Muskulatur, Zuckungen mit Lähmungen (Hinterbeine!), Bewußtlosigkeit, Atemlähmung, Spätschäden (Neuritiden – nur bei fluorierten Verbindungen) **Miosis!** (Tränendrüsenabsonderung)
Magen-Darm-Trakt	Erbrechen, Durchfall
Haut/Hautorgane	
Lunge	Stauungen in der Lunge, erschwerte Atmung
Herz- und Kreislaufsystem	Verlangsamung der Herzschlagfolge
Blut und blutbildende Organe	
Nieren, Blase, Uterus	vermehrter Harnabsatz
Leber	
Differentialdiagnose	Intoxikationen mit Carbamaten, Chlorkohlenwasserstoffen, Harnstoffderivaten, Strychninnitrat
	● *Carbamate*
Vertreter	Carbaril, Aldicarb
Allgemeine Hinweise und Symptome	**reversible** Cholinesteraseblocker (Erythrozytencholinesterasen), Symptomatologie vgl. Alkylphosphatester (deutlich weniger ausgeprägt)
Nervensystem	

Tabelle 12.20. Vergiftungssymptome ausgewählter Noxen (Fortsetzung)

Magen-Darm-Trakt	
Haut/Hautorgane	
Lunge	
Herz- und Kreislaufsystem	
Blut und blutbildende Organe	
Nieren, Blase, Uterus	
Leber	
Differentialdiagnose	Alkylphosphatester-, Chlorkohlenwasserstoffpestizid-Vergiftung

● *Cumarolderivate*

Vertreter	Cumachlor, Cumatetralyl, Warfarin (Cumarin)
Allgemeine Hinweise und Symptome	Verweigerung der Futteraufnahme, Absinken der Körpertemperatur
Nervensystem	
Magen-Darm-Trakt	**blutiges Erbrechen, blutiger Kotabsatz**
Haut/Hautorgane	Blässe der Lidbinde- und sichtbaren Schleimhäute
Lunge	
Herz- und Kreislaufsystem	beschleunigter Puls, Kreislaufkollaps
Blut und blutbildende Organe	**Ansteigen der Kapillarpermeabilität, Absinken der Blutkoagulations-eigenschaften:** innere Blutungen (Brusthöhle, Epi-, Endo- und Perikard), Gewebshypoxien, **Blutungen aus natürlichen Körper-höhlen**
Nieren, Blase, Uterus	blutiger Harnabsatz
Leber	

Tabelle 12.20. Vergiftungssymptome ausgewählter Noxen (Fortsetzung)

Differentialdiagnose	anorganische Arsen-, Blei-, Quecksilber-, Zinkphosphid-, Ricin-, Sobamin-, Crotonöl-, Strychninnitrat-, Aflatoxin-, Rubratoxin-, Trichothecen-Vergiftungen, Vergiftungen mit Indandionen (z. B. Chlorphacinon)

● *Dinitro-Verbindungen*

Vertreter	Dinitrophenole, -cresole (DNOC)
Allgemeine Hinweise und Symptome	**Stoffwechselgifte** (Glycogenverarmung – aerobe Glykolyse); Kumulation in Blut- und Körperflüssigkeiten; **hohes Fieber;** Schweißausbrüche; **schnelle Totenstarre**
Nervensystem	Krämpfe, Atemnot, Bewußtlosigkeit
Magen-Darm-Trakt	Appetitverlust, starkes Durstgefühl
Haut/Hautorgane	**Gelbfärbung** von Lidbinde- und sichtbaren Schleimhäuten, Skleren, natürlichen Körperöffnungen
Lunge	
Herz- und Kreislaufsystem	Tachykardie
Blut und blutbildende Organe	
Nieren, Blase, Uterus	**gelbgrün fluoreszierender Harn**
Leber	
Differentialdiagnose	Vergiftungen mit Kohlenmonoxid, Pestiziden mit neurotoxischen Verlaufsformen und Nitrofuranderivaten; Infektionskrankheiten

● *Harnstoffderivate*

Vertreter	Antu (Anthirax)
Allgemeine Hinweise und Symptome	
Nervensystem	vasomotorische Störungen; chronisch: zentralnervale Depressionen

Tabelle 12.20. Vergiftungssymptome ausgewählter Noxen (Fortsetzung)

Magen-Darm-Trakt	Erbrechen (10–30 min nach Giftaufnahme), Diarrhoe, Hyperämie des Gastrointestinaltraktes
Haut/Hautorgane	Zyanose der Schleimhäute; chronisch: Depigmentierungen, Haarwachstumsstörungen
Lunge	**erhebliche Permeabilitätssteigerung der Lungenkapillaren, Lungenödeme** (Atemnot!) – Ersticken in der eigenen Körperflüssigkeit
Herz- und Kreislaufsystem	bernsteingelbe Flüssigkeitsansammlungen im Brustraum, Hydroperikard, Kollaps, Koma
Blut und blutbildende Organe	Erhöhung der Lymphproduktion
Nieren, Blase, Uterus	Hyperämie der Nieren
Leber	chronisch: fettige Leberdegenerationen, Hyperämie der Leber
Differentialdiagnose	perakut verlaufende Infektionskrankheiten; Vergiftungen mit Zinkphosphid, Schwefelwasserstoff, Ammoniak, Stickoxiden, Organophosphaten, Halogengase, Polychlorbiphenylen

● *Dipyridylium-Verbindungen*

Vertreter	Paraquat, Diquat, Morfamquat
Allgemeine Hinweise und Symptome	
Nervensystem	
Magen-Darm-Trakt	nekrotisierende Gastroenteritis
Haut/Hautorgane	
Lunge	Lungenveränderungen: Verfestigungen der rechten und linken Zwerchfellappen, hämorrhagisch-pulmonale Fibrose, nekrotisierende Pneumonie
Herz- und Kreislaufsystem	
Blut und blutbildende Organe	

Tabelle 12.20. Vergiftungssymptome ausgewählter Noxen (Fortsetzung)

Nieren, Blase, Uterus	Dysregulationen
Leber	Dysregulationen
Differentialdiagnose	Eiweißstoffwechselblocker (z. B. Metallorganika)

● *Phosphide*

Vertreter	Zinkphosphid / Phosphorwasserstoff
Allgemeine Hinweise und Symptome	**Typischer knoblauchartiger Geruch nach Eröffnung des Tierkörpers!**
Nervensystem	Reizungserscheinungen (Unruhestadium)
Magen-Darm-Trakt	Erbrechen, gastrointestinale Störungen
Haut/Hautorgane	
Lunge	Lungenödeme
Herz- und Kreislaufsystem	anfänglich Herzarrhythmien, Tachykardie, oberflächliche Atmung, später Bradykardie, Kreislaufkollaps
Blut und blutbildende Organe	**Gewebehypoxie, Organhypoxie**
Nieren, Blase, Uterus	sekundäre Nierenschäden
Leber	sekundäre Leberschäden
Differentialdiagnose	Vergiftungen mit Noxen wie Blei, Quecksilber, Nitrit, Warfarin, α-Naphthylthioharnstoff (Antu)

● *Niedrige Polymere*

Vertreter	Metaldehyd
Allgemeine Hinweise und Symptome	**Geöffnete Körperhöhlen mit formaldehydartigem Geruch!**
Nervensystem	Depression, Exzitationen, Koordinationsstörungen, Muskelzittern, Krämpfe, Nystagmus, Bewußtlosigkeit
Magen-Darm-Trakt	Salivation, Erbrechen, Azetonurie, Gastroenteritis
Haut/Hautorgane	

Tabelle 12.20. Vergiftungssymptome ausgewählter Noxen (Fortsetzung)

Lunge	Hämorrhagien, Stauungen
Herz- und Kreislaufsystem	
Blut und blutbildende Organe	
Nieren, Blase, Uterus	Stauungserscheinungen
Leber	Leberdegenerationen, nach einigen Tagen totale Leberinsuffizienz
Differentialdiagnose	Infektionskrankheiten; Vergiftung mit Blei, Polychlorbiphenylen, Chlorkohlenwasserstoff-pestiziden, Ethylenglycol
● *Halogenierte Carbonsäuren*	
Vertreter	Natriumfluoracetat
Allgemeine Hinweise und Symptome	**Verlangsamung der Zellatmung der Parenchyme** (besonders Gehirn, Herzmuskulatur), rasch eintretender Exitus
Nervensystem	**Starke Exzitationen!**
Magen-Darm-Trakt	
Haut/Hautorgane	
Lunge	
Herz- und Kreislaufsystem	**Starke Herzarrhythmien!**
Blut und blutbildende Organe	
Nieren, Blase, Uterus	
Leber	
Differentialdiagnose	Vergiftung mit Strychnin, Blei, Chlorkohlenwasserstoffpestiziden, Mykotoxinen, bakteriellen Futtermitteltoxinen; Stoffwechselerkrankungen, Pankreasinsuffizienz, Gehirnschäden

Tabelle 12.20. Vergiftungssymptome ausgewählter Noxen (Fortsetzung)

● *Metall-Verbindungen*

Vertreter	Thallium-Verbindungen
Allgemeine Hinweise und Symptome	Kumulation (vor allem in Nieren!), chronisch: **Ausscheidungstoxikose**
Nervensystem	chronisch: Polyneuritis, Hyperästhesie, Gleichgewichtsstörungen, kreisende Kopfbewegungen; zerebrale Ödeme
Magen-Darm-Trakt	akut: Kolik, Erbrechen, Durchfall, evtl. Verstopfung, schwere Gastroenteritis
Haut/Hautorgane	chronisch: Dermatitiden mit blutiger Krustenbildung, büschelweiser Kopfhaarausfall, zyanotische Mundschleimhautveränderungen, Furunkulose an Körperöffnungen; ekzematöse Veränderungen der äußeren Haut, Schwarzfärbung des Haarschaftes (Mikroskop)
Lunge	Lungenödeme
Herz- und Kreislaufsystem	Degenerationserscheinungen im Herzmuskel
Blut und blutbildende Organe	akut: Leukopenie, Lymphozytose, **schwere Anämien**
Nieren, Blase, Uterus	akut: degenerative Veränderungen
Leber	akut: degenerative Veränderungen
Differentialdiagnose	hämorrhagische Gastroenteritiden auslösende Gifte, wie Arsen, Blei, Chlorate; bakterielle, parasitäre, mykotische Erkrankungen

● *Alkaloid-Verbindungen*

Vertreter	Strychninnitrat
Allgemeine Hinweise und Symptome	**Krampfgift;** schnelle, vollständige Totenstarre
Nervensystem	**intermittierende Krämpfe der Skelettmuskulatur** (charakteristisch: Streckerstarre!), **Zwerchfell-, Thorax-, Bauchmuskulatur;** Rückenmarkparalyse

Tabelle 12.20. Vergiftungssymptome ausgewählter Noxen (Fortsetzung)

Magen-Darm-Trakt	
Haut/Hautorgane	
Lunge	
Herz- und Kreislaufsystem	
Blut und blutbildende Organe	
Nieren, Blase, Uterus	starke Reizungen
Leber	
Differentialdiagnose	Tetanus; Vergiftungen mit Kohlenmonoxid, Metaldehyd, Organophosphat-, Carbamat-, Chlorkohlenwasserstoffpestiziden, 2,4-Dichlorphenoxy-carbonsäuren

● *Metalle*

Vertreter	Blei
Allgemeine Hinweise und Symptome	Kumulation in Parenchymen, vor allem Knochengewebe; chronisch: Ernährungsstörungen, schlechter Allgemeinzustand; Der allgemein auftretende schwarze Bleisaum an Zähnen ist bei der Katze nur selten!
Nervensystem	akut: Aggressivität, Krämpfe, **epileptiforme Anfälle, ständiges „Miauen", Mydriasis, Laufbewegungen im Liegen,** später Anästhesie, Lähmung der Hinterextremitäten, Koma; chronisch: anfallsweise auftretende Krämpfe
Magen-Darm-Trakt	akut: Speicheln, Erbrechen, Kolik, Diarrhoe, Gastroenteritis mit Ulzerationen
Haut/Hautorgane	chronisch: Dermatitiden
Lunge	chronisch: Bronchitiden
Herz- und Kreislaufsystem	Tod durch Kollaps
Blut und blutbildende Organe	chronisch: hypochrome Anämie

Tabelle 12.20. Vergiftungssymptome ausgewählter Noxen (Fortsetzung)

Nieren, Blase, Uterus	Nierenschwellungen, fettige Degenerationen („Bleiniere")
Leber	Läsionen, subseröse Blutungen
Differentialdiagnose	Tollwut, Krankheiten mit zentralnervalen oder abdominalen Symptomen, Aujeszkysche Krankheit, Listeriose, Hypomagnesämie, Zerebrokortikalnekrose, Vitamin-A-Mangel, Azetonämie, MKS; Vergiftungen durch andere Schwermetalle, Kochsalz, Insektizide, Lösungsmittel

● *Metalle*

Vertreter	Quecksilber
Allgemeine Hinweise und Symptome	Kumulation in Parenchymen; chronisch: Apathie, Gewichtsverlust
Nervensystem	zentralnervale Störungen (Zerstörung der zerebralen und zerebellaren Zentren!): **zentrale Erregungen,** unkoordinierte Bewegungen, Muskelzittern, Ataxie, **tonische oder tonisch-klonische Krämpfe;** Seh- und Hörstörungen
Magen-Darm-Trakt	
Haut/Hautorgane	Schleimhautentzündungen (z. B. am Zahnfleisch)
Lunge	
Herz- und Kreislaufsystem	
Blut und blutbildende Organe	Anämien, Blutungen in Organen (dunkles, visköses Blut!)
Nieren, Blase, Uterus	Nierenschädigungen (**Ausscheidungstoxikose!)**
Leber	
Differentialdiagnose	Erkrankungen des Magen-Darm-Traktes, der Nieren oder des ZNS

● *Nichtmetalle (Amphotere)*

Vertreter	Arsen
Allgemeine Hinweise und Symptome	**Einlagerung in Knochen, Haaren, Keratine der Haut;** allgemeine Schwäche; chronisch: Stoffwechselstörungen, Kachexie; akut: Taumeln, Zittern

Tabelle 12.20. Vergiftungssymptome ausgewählter Noxen (Fortsetzung)

Nervensystem	
Magen-Darm-Trakt	akut: Salivation, heftiges Erbrechen; chronisch: **Durchfälle, Indigestion, Durstgefühl**
Haut/Hautorgane	chronisch: Keratinose, **Hyperkeratose, chronische Ekzeme,** struppiges Haarkleid
Lunge	
Herz- und Kreislaufsystem	akut: Tachykardie, Kollaps
Blut und blutbildende Organe	chronisch: Anämie
Nieren, Blase, Uterus	chronisch: **Nierendegeneration**
Leber	chronisch: Leberdegeneration
Differentialdiagnose	infektiöse und nichtinfektiöse Enteritiden; toxisch bedingte Diarrhoen
● *Gase*	
Vertreter	Kohlenmonoxid
Allgemeine Hinweise und Symptome	**Atemgift**
Nervensystem	**Unruhe und Rauschzustände,** Taumeln, Koordinationsstörungen, Beeinträchtigung der Sensorik, Krämpfe, später Lähmungsstadium (besonders Hintergliedmaßen), z. T. tagelanges Koma; Hirnödeme
Magen-Darm-Trakt	
Haut/Hautorgane	**hellrot gefärbte Schleimhäute**
Lunge	
Herz- und Kreislaufsystem	
Blut und blutbildende Organe	**hellrotes, schlecht geronnenes Blut;** Hyperämie der inneren Organe, des Gehirns, Hämorrhagien von Schleimhäuten, Gehirn, serösen Häuten, Azidose

Tabelle 12.20. Vergiftungssymptome ausgewählter Noxen (Fortsetzung)

Nieren, Blase, Uterus	
Leber	chronisch: Stoffwechselstörungen
Differentialdiagnose	orale und pulmonale Aufnahme von zentralangreifenden Stoffwechsel- und Blutgiften
	● *Starke anorganische Säuren und Laugen*
Vertreter	Salzsäure, Schwefelsäure, Salpetersäure, Flußsäure, Natronlauge, Kalilauge u. a.
Allgemeine Hinweise und Symptome	
Nervensystem	
Magen-Darm-Trakt	Speicheln, **Schluckbeschwerden, Erbrechen,** Kolik, blutiger Durchfall, heftige Schmerzen, **Spasmen, Perforationen von Magen bzw. Speiseröhre**
Haut/Hautorgane	Verätzungen, Entzündungen der Schleimhäute (Laugen: gallertartige Albuminate mit z. T. tiefen **Kolliquationsnekrosen;** Säuren: feste Ätzschorfe als **Koagulationen**)
Lunge	
Herz- und Kreislaufsystem	Kreislaufversagen, Ödembildungen
Blut und blutbildende Organe	
Nieren, Blase, Uterus	
Leber	
Differentialdiagnose	Verbrennungen
	● *Organo-Verbindungen*
Vertreter	Ethylenglycol
Allgemeine Hinweise und Symptome	

Tabelle 12.20. Vergiftungssymptome ausgewählter Noxen (Fortsetzung)

Nervensystem	Unruhe, mäßige Depression, schwache Ataxien, Inkoordination, Hypothermie, Miosis, Parese, Koma
Magen-Darm-Trakt	Erbrechen
Haut/Hautorgane	
Lunge	Ödeme
Herz- und Kreislaufsystem	Tachykardie, später Bradykardie, Herzversagen
Blut und blutbildende Organe	Azidose
Nieren, Blase, Uterus	**Urämie;** 6 Stunden nach Aufnahme: **Oxalatkristalle im Harn;** chronisch: Oligurie, Anurie
Leber	
Differentialdiagnose	wenig charakteristisch
● *Phenole und Derivate*	
Vertreter	Cresole, Xylenole, halogenierte Phenole, hydroxylierte Chinoline
Allgemeine Hinweise und Symptome	Säurecharakter der meisten Verbindungen beachten (besonders Phenol!)
Nervensystem	Beuge- und Streckkrämpfe, später Lähmungen, Hypothermie, Koma, Hyperthermie (chlorierte Phenole), Hirnödem (Hexachlorophen)
Magen-Darm-Trakt	**Verätzungen** an Lippen, Maulhöhle; Salivation, Erbrechen, Durchfall, Kolik; **Phenolgeruch des Erbrochenen**
Haut/Hautorgane	**Verätzungen (weiße Ätzschorfe,** die in rote bis braune, faltige, pergamentartige Nekrosen übergehen)
Lunge	Dyspnoe, Hyperventilation (chlorierte Phenole), Ödeme
Herz- und Kreislaufsystem	Bradykardie, später Tachykardie
Blut und blutbildende Organe	Zyanose

Tabelle 12.20. Vergiftungssymptome ausgewählter Noxen (Fortsetzung)

Nieren, Blase, Uterus	Nephritis, Albuminurie, **Phenolgeruch des Harns, dunkler Harn von bräunlichgrüner Farbe**
Leber	Leberdegeneration
Differentialdiagnose	Verätzungen mit Säuren und Laugen; zentralnervale Erkrankungen

12.3.4. Katzenspezifische Arzneimittelvergiftungen und -nebenwirkungen

Die Ursachen für Arzneimittelvergiftungen und Arzneimittelnebenwirkungen sind sehr vielgestaltig. Auf eine umfassende Ausführung muß im Rahmen dieses Buches verzichtet werden. Es soll trotzdem der Versuch unternommen werden, die bei der Katze in der Literatur beschriebenen wichtigen Arzneimittel-Intoxikationen und die für diese Tierart spezifischen Nebenwirkungen darzulegen, wobei Dosierung, Resorption, spezifische Serumenzyme, Rezeptorempfindlichkeit, Metabolismus sowie Besonderheiten genetisch bedingter Enzymsysteme besondere Beachtung finden, um Konsequenzen für die Therapie ziehen zu können (s. Abschnitt Katzenspezifische Besonderheiten).

Von sehr vielen Arzneimitteln liegen keine pharmakokinetischen Untersuchungen für die Katze vor, so daß nur auf klinische Erfahrungen in der Therapie zurückgegriffen werden kann. Bei den morphologischen, funktionellen und/oder biochemischen Besonderheiten der Katze einerseits und der breiten Palette des Arzneimittelangebotes andererseits ist hier noch ein weites Feld für die Forschung offen.

Falls kausale Antidote bekannt sind und experimentell in ihrer Wirkung belegt wurden, so sind diese beschrieben. Intoxikationsauslösende Arzneimittelinteraktionen werden nicht aufgeführt.

12.3.4.1. Anästhetika

• Lokalanästhetika

Die zum Estertyp der Lokalanästhetika gehörenden Arzneistoffe Cocain, Procain, Tetracain und Benzocain sowie die dem Amidtyp zugeordneten Arzneistoffe Lidocain, Butanilicain, Mepivacain und Bupuvacain zeigen eine mit steigender Wirksamkeit auch zunehmende Toxizität. So sind z. B. Tetracain und Bupivacain 10fach toxischer als das Procain. Die LD_{50} von Procain beträgt bei der Katze bei subkutaner Injektion 450 mg/kg KM sowie bei intravenöser Applikation 45 mg/kg KM (LÖSCHER et al. 1991).

Intoxikationsursachen sind unbeabsichtigte intravasale Injektionen, Nichteinhaltung der für die Katze angegebenen Verdünnungen hochprozentiger handelsüblicher Lösungen oder auch Nichtbeachtung der Grenzdosis des Lokalanästhetikums. Veränderte Resorptionsverhältnisse am Applikationsort sowie vasokonstriktorische Arzneistoffe (Sperrkörper), wie Adrenalin und Noradrenalin, können ebenso intoxikationsauslösend sein. Die Eigentoxizität dieser vasokonstriktorisch wirkenden Arzneistoffe darf nicht unterschätzt werden, vor allem, wenn es zu der bereits erwähnten intravasalen Injektion kommt (Blutdruckanstieg, Tachykardie und Tachyarrhythmien). Durch den Zusatz dieser Sperrkörper wird auf Grund veränderter Resorptionsverhältnisse das Auftreten systemischer Wirkungen gemindert, am Applikationsort aber eine Verlangsamung der Wundheilung bei bestehender Infektionsgefahr provoziert. Deshalb sollten Lokalanästhetika mit Sperrkörperzusatz wegen Nekrosegefahr nicht in endarterielle Gefäßgebiete appliziert werden.

Symptomatik: Die geschilderten Vergiftungsursachen lösen die systemischen Wirkungen der Lokalanästhetika vordergründig (kardiovaskuläre Wirkungen, Blutdruckabfall, zentrale Stimulierung in Form von Erbrechen, Muskelzittern, klonischen Krämpfen mit Depressionsfolge und Atemlähmung) aus.

BOOTH und MCDONALD (1977) konstatieren, daß Procain für die Epiduralanästhesie bei der Katze kontraindiziert ist, da auf Grund des starken Abfalles des arteriellen Blutdruckes ein Schock ausgelöst werden kann (vor allem, wenn dem Anästhetikum kein vasokonstriktorisch wirkender Arzneistoff beigefügt ist). Lokalanästhetika vom Estertyp können auch zu Allergien führen.

Therapie: Je nach Art der klinischen Symptome muß therapiert werden (Diazepaminjektionen 1–2 mg i.v. mit eventueller Wiederholung nach 20 min bei auftretenden Krämpfen, künstliche Beatmung bei zentraler Depression, Orciprenalinapplikationen 0,5–2,0 mg/Tier intrakardial und Elektrolyttherapie bei starkem Blutdruckabfall sowie Gaben von β-Blockern bei Intoxikationen von Lokalanästhetika mit vasokonstriktorischen Arzneistoffen). Der Einsatz von peripheren Muskelrelaxanzien und zentralen Analeptika ist bei Vergiftungen mit Lokalanästhetika kontraindiziert. Bei Anwendung von Barbituraten zur Krampfbehandlung muß beachtet werden, daß sich bei der Katze eine erhöhte Empfindlichkeit gegenüber diesen Arzneistoffen nach wiederholten Gaben ausbildet (Anamnese beachten!) und auch zu einer Verstärkung der durch Lokalanästhetika auftretenden Atemdepression führen kann.

● Inhalationsnarkotika

Als Inhalationsnarkotika werden in der Veterinärmedizin vor allem Halothan, Methoxyfluran, weniger Diethylether und Distickstoffmonoxid (Lachgas) verwendet. Ausführungen über katzenspezifische Nebenwirkungen von Inhalationsnarkotika sind wenig bekannt (s. auch Bd. 1, S. 211ff.). KRAFT und DÜRR (1991) berichten, daß Katzen nach Anwendung von *Fluroxin* schwere Krankheitssymptome, wie blutige Diarrhoe, Erbrechen, Ataxie, Konvulsionen und Blutveränderungen mit nachfolgendem Tod, zeigen.

Untersuchungen von VAN DISSEL et al. (1985) an Katzen mit *Halothan* ergaben, daß sehr wahrscheinlich tierartliche Unterschiede in den pharmakologischen Eigenschaften der peripheren Chemorezeptoren bestehen. Bei Hund und Katze wurde die hypoxische Stimulierung der Atmung nach Applikation von 0,8–1,2% Halothan verringert, aber nicht völlig aufgehoben. Bei der Katze gibt es im Gegensatz zum Hund keinen Hinweis auf eine direkte depressive Wirkung von Halothan auf Chemorezeptoren, obwohl der o. g. Autor es nicht gänzlich ausschließt. Es gibt Berichte in der Literatur, daß die vor allem beim Schwein bekannt gewordene maligne Hyperthermie bei der Katze ebenfalls nach Halothannarkosen ausgelöst werden kann.

Tierartliche Unterschiede bestehen auch in der zytotoxischen Nebenwirkung der Inhalationsnarkotika. BEUTER und SCHMID (1983) stellten fest, daß nach Applikation von Inhalationsnarkotika in Organen mit hohem Gehalt an Monooxygenasen (Cytochrom P-450) metabolische Radikalformen entstehen, welche die Gewebstoxizität auslösen. Diese Nebenwirkung, welche auf Grund der tierartlich variierenden Aktivität des Cytochrom P-450-Systems sich mehr oder weniger ausprägt, kann durch Enzyminduktion nach wiederholten Gaben verstärkt werden.

● **Injektionsnarkotika**

– *Barbiturate*

Für die Katze als Narkotika verwendete Barbiturate sind vor allem das langwirksame Pentobarbital sowie die kurzwirksamen N-Methylbarbiturate und Thiobarbiturate (s. auch Bd. 1, S. 205 ff.).

Für die lipidlöslichen *Thiobarbiturate* ist zu beachten, daß fettarme Tiere, wie Hunde und Katzen, einen längeren Nachschlaf haben und stärker ausgeprägte postnarkotische Exzitationen als fettreiche Spezies (z. B. Schweine). Gleiche Symptome werden bei fettarmen Tieren durch Nachinjektionen von N-Methylbarbituraten und Thiobarbituraten bei gleichzeitiger Verlängerung der narkotischen Wirkung ausgelöst.

Methohexital, ein für die Anwendung bei Hund und Katze empfohlenes *N-Methylbarbiturat*, hat gegenüber den Thiobarbituraten den Vorteil, daß auch bei fettarmen Tieren nur ein kurzer Nachschlaf auftritt; Methohexital hat aber eine starke blutdrucksenkende Wirkung.

WILSON und GRAHAM (1971) berichteten über erworbene Hyperreaktionen bei Katzen gegenüber *Pentobarbital*. Wiederholte Dosen von Natriumpentobarbital können unerwünschte Reaktionen hervorrufen, die eine vollständige Suppression der ZNS-Funktion und Tod zur Folge haben. Es wird festgestellt, daß bei wiederholter Anästhesie mit Pentobarbital das gewünschte Niveau der Anästhesie mit abnehmenden Dosen erreicht wird. Es ist nicht bekannt, ob diese erworbene Empfindlichkeit bei der Katze sich auch bei anderen Barbituraten mehr oder weniger ausbildet. Beim Hund wird nach Barbituratgaben durch Induktion der spezifischen Aktivität arzneimittelabbauender Enzyme die Inaktivierungsgeschwindigkeit bei wiederholten Gaben erhöht.

Alle Barbiturate wirken mehr oder weniger atemdepressiv, bei Überdosierungen oder sehr schnellen Injektionen werden Atemstillstand und Kreislaufkollaps ausgelöst. Neben der allgemeinen Notfalltherapie kann durch Alkalisierung des Harns mit Natriumhydrogencarbonat die Barbituratausscheidung durch Verminderung der tubulären Rückresorption beschleunigt werden.

Da Barbiturate unter keiner anderen Arzneimittelgruppe erwähnt werden, seien an dieser Stelle oral akut tödliche Dosen bei der Katze aufgeführt (BENTZ 1969): Cyclobarbital 120–200 mg/kg KM, Phenobarbital 175 mg/kg KM, Ethylbarbital 250–300 mg/kg KM (300 mg/kg KM s.c.).

– *Althesin*

Althesin ist ein Kurznarkotikum, das vor allem für kleine chirurgische Eingriffe bei der Katze geeignet ist. Es ist ein Gemisch von 2 Steroiden und hat die Vorteile des raschen Wirkungseintrittes und einer kurzen Narkosedauer.

Trotz großer therapeutischer Breite kann es zu einem Abfall des arteriellen Blutdrucks und zu einer Tachykardie kommen. Während der Aufwachphase wird der Blutdruck meist leicht erhöht (BOOTH und MCDONALD 1977).

30 mg/kg KM (therapeutische Dosen 9–12 mg/kg KM i.v., Prämedikation mit Atropin 12–18 mg/kg KM i.m.) verursachen bei der Katze Apnoe, Kollaps und Tod. Das verwendete Lösungsmittel (Cremophor EL) kann bei therapeutischen Dosen durch Histaminfreisetzung die Ausbildung von Pfoten- und Schwanzödemen und Vasokonstriktion verursachen. Diese

Ödeme können nach Schnittentbindungen auch bei den neugeborenen Katzen auftreten (Löscher et al. 1991).

– Ketamin

Ketamin erzeugt eine dosisabhängige Anästhesie mit raschem Wirkungseintritt. Anästhetische Dosen liegen zwischen 20–30 mg/kg KM i.m. (i.v. ebenfalls möglich). Diese Dosis kann bis auf die Hälfte bei Kombination mit Xylazin reduziert werden. Diese Kombination Ketamin/Xylazin kann aber zu einer stärkeren Kreislauf- und Atemdepression führen. Die Ketamin-Halbwertszeit liegt für die Katze bei 1 Stunde (i.m. und i.v.). Bei dieser Narkose bleiben die Augen geöffnet (kein Lidschluß!).

Atemdepression tritt bei hohen Dosen ein. Die durch Ketamin hervorgerufenen extrapyramidalmotorischen Störungen sind durch Prämedikation mit einem antiserotinergen, neuroleptischen Arzneistoff weitgehend zu verhindern. Konvulsionen der distalen Gliedmaßenabschnitte kann man durch Applikation eines antidopaminerg wirkenden Pharmakons vor der Narkose vermeiden. Booth und McDonald (1977) nehmen an, daß bei der Katze sowohl serotinerge als auch dopaminerge Mechanismen für die durch Ketamin induzierte Katalepsie eine Rolle spielen. Ein Ketaminabkömmling (Tiletamin) kombiniert mit einem Benzodiazepin, ist als Arzneimittel Tilest® zur Anästhesie für Katzen im Handel. Die empfohlenen Dosierungen können bei der Katze Herzrhythmusstörungen auslösen (Löscher et al. 1991).

– Chloralose

Die nur noch selten in der tierexperimentellen Arbeit angewandte Chloralose sollte bei der Katze nicht zum Einsatz kommen, da spinale Konvulsionen auftreten können, die denen einer Strychnin-Vergiftung ähneln.

● **Kombinationsnarkosen**

Zu Kombinationsnarkosen muß man feststellen, daß bei der Katze die Kombination Fentanyl/Droperidol kontraindiziert ist, da eine stark stimulierende Wirkung auf das Zentralnervensystem ausgelöst wird. Günstig für die Katze sind die Kombinationen Chlorpromazin/Morphin. Chlorpromazin blockiert dopaminerge Rezeptoren und reduziert so die exzitatorische Wirkung des Morphins. Auch die Kombination Diazepam/Ketamin (hervorgerufene Konvulsionen werden durch Diazepam aufgehoben) ist zu empfehlen. Eine Kombination von Ketamin mit Acepromazin (Dosis 1 mg/kg KM i.m.) hebt die durch Ketamin hervorgerufene pressorische Kreislaufwirkung auf (Löscher et al. 1991; s. auch Bd. 1, S. 206 ff.).

12.3.4.2. Analgetika, Antipyretika, Antirheumatika

● **Salicylsäureverbindungen**

Die wichtigsten in der Therapie eingesetzten Salicylsäureverbindungen sind Natriumsalicylat und besonders die Acetylsalicylsäure (Aspirin). Diese Acetylsalicylsäure zeigt die gleichen analgetischen, antipyretischen und nur wenig geringeren antiphlogistischen Effekte wie das Natriumsalicylat bei schwächer ausgeprägterer Schleimhautreizung. Auf Grund des niedrigen Magen-pH-Wertes der Katze wird die Acetylsalicylsäure schnell resorbiert und dann desacetyliert zu Salicylat, dem je nach aufgenommener Dosis die eigentliche therapeutische oder toxische Wirkung zuzuschreiben ist.

Die in der Literatur angegebenen toxischen Dosen für Salicylate sind z. T. nicht einheitlich. Nach folgenden Dosierungsregimes wird von schweren Vergiftungen einschließlich einiger Todesfälle berichtet:

130–324 mg/Tier/Tag (LARSON 1963),

    324 mg/Tier bei 2× täglicher Gabe (HERRGESELL 1967),

    110 mg/kg KM/Tag (PENNY et al. 1967),

    ≥ 33 mg/kg KM (KRAFT 1985).

Unkenntnis der ungewöhnlichen Pharmakokinetik von Salicylaten bei der Katze und damit verbundenen zu hohen Dosierungen sowie in der Folge gehäuft auftretendes Intoxikationsgeschehen waren Anlaß dafür, daß die Salicylattherapie bei der Katze abgelehnt wurde. DAVIS und DONNELLY (1968) stellten bei experimentellen Arbeiten zur Biotransformation und Exkretion von Salicylaten fest, daß vor allem bei der Katze die besonders lange Salicylatretention mit einer Halbwertzeit von 37,6 Stunden bei Gaben von 44 mg/kg KM auffällig ist. Als Ursache wird von BAGGOT (1978) der relative Mangel an Glucuronyltransferase in der Leber angegeben. Trotzdem ist bei dieser Spezies neben der Uraminsalicylsäure der Hauptmetabolit im Harn Salicylsäureglucuronid. Es ist bisher nicht bekannt, welches Organ diese Metabolisierung übernimmt (DAVIS und WESTFALL 1972). Arbeiten von YEARY und SWANSON (1973) belegen, daß die Salicylatkinetik dosisabhängig verläuft.

In Abb. 12.3. sind die Serum-Salicylat-Spiegel bei unterschiedlichen Dosierungen dargestellt.

Die gleichen Autoren geben an, daß der durch eine 15tägige Dosis von 25 mg/kg KM/Tag erzielte Serum-Salicylat-Spiegel von 200–300 µg/ml (Halbwertzeit 44,6 Stunden) keine klinischen Symptome einer Vergiftung auslöste. Werden Dosisrate und Dosierungsintervall gut abgestimmt, die lange Halbwertzeit bei dieser Spezies sowie seine gleichermaßen dosisabhängige Kinetik und auch die geringe Körpermasse des Patienten berücksichtigt, muß man auf eine Salicylattherapie nicht verzichten.

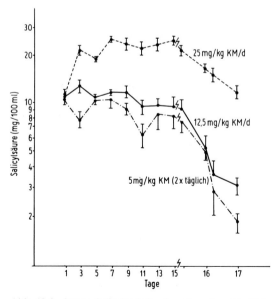

Abb. 12.3. Serum-Salicylat-Spiegel nach unterschiedlichen Dosierungen bei der Katze (YEARY und SWANSON 1973).

LEES (1985) schlägt, basierend auf den experimentell ermittelten pharmakokinetischen Daten von YEARY und SWANSON (1973), folgende therapeutische und nicht zu überschreitenden Dosen vor:

25 mg/kg KM/Tag 10 Tage oder 12,5 mg/kg KM/Tag 15 Tage lang. Sehr junge Katzen (jünger als 30 Tage; DAVIS 1973) und adulte sowie nieren- und/oder lebergeschädigte Tiere sollten keine Salicylate erhalten. Die arzneimittelabbauenden, entgiftenden Enzymsysteme entwickeln sich erst in den ersten Lebensmonaten zu einem funktionsfähigen System. Die Toxizität kann auf diese Weise für verschiedene Arzneimittel bei Jungtieren bis auf das 10fache erhöht sein. LEES (1985) gibt auch zu bedenken, daß bei Einsatz handelsüblicher Aspirin-Tabletten (250 mg, 500 mg) oft keine speziesbezogene Dosierung erfolgt.

Sofern 25 mg/kg KM oder 12,5 mg/kg KM an Katzen gegeben werden sollen, wäre die tägliche Dosis für ein 2,5 kg schweres Tier ¼ bis ⅛ einer 250 mg Tablette bzw. ⅛–¹⁄₁₆ einer 500 mg Tablette.

Auch TAYLOR (1985a) schreibt, daß 25 mg/kg KM auf keinen Fall häufiger als aller 24 Stunden oral verabreicht werden dürfen.

Die toxischen Salicylatdosen lösen bei der Katze *Symptome* wie blutige gastrointestinale Störungen, Emesis, Hämorrhagien, akute Hepatitis mit nachfolgender Leberdegeneration (verbunden mit Hypoprothrombinämie), Knochenmarkhypoplasie und zentralnervale Störungen (Exzitation, Ataxie, Depression, Nystagmus) aus (WILKINSON 1968).

Die symptomatische *Therapie* beginnt mit Auslösen von Erbrechen, Magenspülung und Einsatz von Elektrolytlösungen. Die zusätzliche Gabe von Natriumhydrogencarbonat unter ständiger Kontrolle des pH-Wertes von Blut und Urin wirkt zusammen mit der Elektrolyttherapie der Azidose entgegen und erhöht die Salicylatausscheidung. Zur Anregung der Diurese kann auch Furosemid (5 mg/kg KM i.v. als Anfangsdosis, nach Wirkungseintritt 2 mg/kg KM i.v.) appliziert werden (KRAFT und DÜRR 1991); allerdings konstatieren die Autoren LÖSCHER et al. (1991), daß die diuretische Wirkung von Furosemid bei gleichzeitiger Gabe von Acetylsalicylsäure gemindert wird. Es ist anzunehmen, daß der bereits vorhandene toxische Serum-Salicylat-Spiegel ebenso eine Verminderung der pharmakologischen Wirkung von Furosemid auslöst. Eine Leberschontherapie ist in jedem Fall angezeigt.

● **Pyrazolderivate**

Zu den Pyrazolderivaten gehören u. a. Phenylbutazon, Metamizol, Phenazon, Oxyphenylbutazon. Katzen sind gegenüber *Phenylbutazon extrem empfindlich* im Gegensatz zu Hunden, die durch Induktion arzneimittelabbauender Enzyme – ausgelöst bei bereits einmaliger Gabe – bei weiteren Applikationen Phenylbutazon immer rascher eliminieren. Phenylbutazon verursacht dagegen weniger schwere Magen-Irritationen als die Acetylsalicylsäure.

Tägliche Dosen von 44 mg/kg KM führten bei Katzen nach 13–20 Tagen zum Exitus (CARLISLE et al. 1968), während Hunde auf Grund der bereits erwähnten „Gewöhnung" tägliche Dosen bis zu 100 mg/kg KM über 90 Tage vertragen (HEGNER 1972). *Klinische Symptome* einer Phenylbutazon-Vergiftung werden mit Inappetenz, Dehydratation, Kreislaufdepression und Nierenfunktionsstörungen sowie Erythroblastopenie angegeben.

Der Einsatz von Phenylbutazon sollte unterbleiben, wenn nicht klinisch erprobte Dosierungsregimes vorliegen.

TAYLOR (1985a) gibt für die Katze eine Dosierung von 10 mg/kg KM aller 12 Stunden mit dem Hinweis an, diese Dosierung nicht zu überschreiten. Der gleiche Autor konstatiert auch, daß ihm wenig Berichte über ernstere Probleme bei der Phenylbutazon-Anwendung bekannt sind und daß dieses Arzneimittel fortgesetzt eine breite Anwendung findet. Man muß aber annehmen, daß Pyrazolderivate – wie auch schon bei Salicylsäureverbindungen ausgeführt und gleich geltend für die nachfolgenden Aminophenolderivate – eine sehr geringe therapeutische Breite bei der Katze haben. Bei Einhaltung experimentell ermittelter therapeutischer Dosen und Dosierungsintervallen kann die Gefahr einer Intoxikation weitgehend ausgeschaltet werden, wenn physiologischer Status, Alter, Gravidität oder Streßsituationen Berücksichtigung finden.

Es wird auch vor *Metamizol*-Anwendung bei der Katze gewarnt; Emesis, Nausea und Salivation treten oft auf (BOOTH und McDONALD 1977). Es sind die ersten klinischen Symptome einer beginnenden Intoxikation. Kreislaufkollaps, erhöhte Atemfrequenz und Krämpfe sowie schließlich Koma und Atemlähmung führen zum Exitus. Bei intravenöser Applikation besteht Schockgefahr.

Pharmakokinetische Untersuchungen liegen für diese Verbindung bei der Katze nicht vor, so daß angegebene Dosierungen, auch von Handelspräparaten, nicht ohne Bedenken übernommen werden sollten.

• Aminophenolderivate

Die wichtigsten Vertreter der p-Aminophenolderivate sind Paracetamol (Acetaminophen) und Phenacetin, wobei Phenacetin auf Grund seiner Leber- und Nierentoxizität nur noch Bestandteil in einigen Kombinationspräparaten ist. Es ist bekannt, daß diese nichtsteroidalen, analgetisch und antipyretisch wirkenden Verbindungen infolge des Mangels an der p-Aminophenol-Form der Uridindiphosphat-Glucuronyltransferase und der daraus resultierenden Glucuronidierungsschwäche für Katzen ebenfalls toxisch sein können. Da Aminophenolderivate mit großer Wahrscheinlichkeit die Prostaglandinsynthese nur im Gehirn hemmen, könnte damit das Fehlen der antiphlogistischen Wirkung erklärt werden (LÖSCHER et al. 1991). Diese Tatsache sowie die geringe therapeutische Breite dieses Arzneimittels, die z. T. zu hoch angegebenen Dosierungen in der Literatur und dadurch provozierte Intoxikationen veranlaßten viele Autoren, die Aminophenoltherapie bei der Katze abzulehnen. So sollte in der Therapie anderer Stoffgruppen der Vorzug gegeben werden.

Orale Dosen ab 50 mg/kg KM lösen bereits Vergiftungssymptome aus. Über Metabolisierungsvorgänge der Aminophenolderivate, vor allem das *Paracetamol* betreffend, findet man in der Literatur zahlreiche übereinstimmende Ausführungen (z. B. WELCH et al. 1966, BURNS 1968, 1970, STROLIN-BENEDETTI 1980, NASH und OEHME 1984, SAVIDES et al. 1985).

Nach BURNS (1968, 1970) wird Paracetamol zu weniger als 3% als Glucuronid sowie weniger als 2% als Sulfat im Urin ausgeschieden. In Tabelle 12.21. wird die unterschiedliche Metabolisierung von Paracetamol bei Hund und Katze (Glucuronid- bzw. Sulfatkonjugate betreffend) ausgewiesen.

Des weiteren wandeln mischfunktionelle Oxydasen p-Aminophenolderivate zu reaktiven

Tabelle 12.21. Unterschiedliche Metabolisierung von Paracetamol bei Hund und Katze (nach BRUNNAUER 1986)

Spezies	Dosis von Paracetamol in % im Urin		
	Konjugate ingesamt	Paracetamolglucuronid	Paracetamolsulfat
Hund	78	54	4,1
Katze	78	<3	<2

Metaboliten um, die mit dem Glutathion der Leber konjugieren und im Harn als Cystein- und Mercaptursäurekonjugate ausgeschieden werden. Sinkt durch diese Konjugation das Glutathion-Niveau in der Leber auf etwa 20% des Normalgehaltes ab, lagern sich diese reaktiven Metabolite an zelluläre Makromoleküle an und bewirken oxydative Prozesse. Membranschädigungen und Gewebsnekrosen sind die Folge.

In der Literatur beschriebene Fallbeispiele (z. B. DAVIS 1985, BROWN 1985, GRAVESTOCK 1985) belegen, daß eindeutig Überdosierungen auf Grund der Anwendung handelsüblicher Formulierungen bei Nichtbeachtung der geringen Körpermasse der Katze intoxikationsauslösend waren.

Das weniger als die Acetylsalicylsäure Magenirritationen auslösende Paracetamol wird von TAYLOR (1985 b) weiter für die nichtsteroidale Therapie mit einer Dosierung von höchstens 3 × täglich 25 mg/kg KM bei einem Dosierungsintervall von mindestens 6–8 Stunden empfohlen. Aminophenolderivate sind genau wie die Acetylsalicylsäure und Pyrazolderivate nicht für eine Dauertherapie geeignet. So werden z. B. bei längerer Gabe kleiner Dosen von Aminophenolderivaten Lebernekrosen festgestellt.

Klinische Symptomatik: Die Autoren SAVIDES und OEHME (1983), SAVIDES et al. (1985) und NASH und OEHME (1984) haben sich eingehend mit der Paracetamol-Intoxikation bei der Katze sowie ihrer Therapie auseinandergesetzt. Zusammenfassend ist zu konstatieren, daß 1–2 Stunden nach der Aufnahme toxischer Dosen Erbrechen einsetzt und sich klinische Symptome, wie Anorexie, ausgeprägte Dyspnoe, permanent erweiterte Pupillen ohne Reflexe, Hypothermie oder auch Hyperthermie, Tachykardie und Depression, zeigen. Der Tod tritt innerhalb von 18–36 Stunden ein. Typisch für eine Paracetamol-Vergiftung sind Ödembildungen am Kopf und/oder an den Pfoten sowie eine durch Umwandlung von Hämoglobin in Hämiglobin und Sulfhämiglobin sich rasch entwickelnde Zyanose. Das Sektionsbild zeigt starke Leberveränderungen (Stauungsleber). Zur *kausalen Therapie* empfehlen diese Autoren die orale oder intravenöse Applikation von N-Acetylcystein mit einer Initialdosis von 140 mg/kg KM (5%ige Lösung); es folgen in 4stündigem Abstand Gaben von 70 mg/kg KM mit 3–5 Wiederholungen. Ebenfalls als kausales Antidot und auch mit dem gleichen Effekt kann 50 mg/kg KM Natriumsulfat intravenös (1,6%ige wäßrige Lösung) aller 4 Stunden mit 6maliger Wiederholung eingesetzt werden. Die applizierten Sulfhydrylgruppen oder Sulfat-Donatoren konjugieren mit den durch mischfunktionelle Oxydasen gebildeten reaktiven Metaboliten. Die Eliminierung der Noxe über die Niere wird so beschleunigt. Aus Tabelle 12.22. wird ersichtlich, daß nach den applizierten Antidotgaben die Cystein- und Mercaptursäurekonjugate deutlich ansteigen.

Die *Antidote* N-Acetylcystein und Natriumsulfat wurden auf der Basis folgender Parameter beurteilt: Abnahme der Hämiglobinämie, Zunahme von reduziertem Glutathion im Vollblut und reduzierte Paracetamol-Halbwertszeit neben der bereits dargelegten gesteigerten Konjugatausscheidung im Harn.

Zur Vermeidung oder Verminderung der Hämiglobinbildung werden von KRAFT und DÜRR (1991) die intravenöse Applikation einer 1%igen Methylthioniniumchloridlösung (8,8 mg/kg KM) sowie Gaben von Ascorbinsäure (150 mg/Tier) empfohlen. Beim Einsatz von Methylthioniniumchlorid bei der Katze muß aber beachtet werden, daß dieses Antidot das Hämoglobin irreversibel oxydiert und es zu Ablagerungen des denaturierten Hämiglobins kommt. Nach KRAFT und DÜRR (1991) sind klinische Zeichen Blaufärbung von Urin und Kot, Anorexie, Depression, Diarrhoe und Anämie. Eine 5tägige Behandlung mit diesem Antidot kann diese Erscheinungen auslösen (Therapie: Absetzen der Behandlung, evtl. Bluttransfusionen, künstliche Ernährung und Elektrolytinfusionen).

Tabelle 12.22. Prozentuale Paracetamol-Konjugate im Urin nach Applikation der Antidote N-Acetylcystein (i.v., oral) und Natriumsulfat (i.v.), modifiziert nach SAVIDES et al. (1985)

Antidot	Paracetamol-glucuronid	Paracetamol-cystein	Paracetamol	Paracetamol-sulfat	Paracetamol-mercaptur-säure	Unbekannte Konjugate
ohne Antidot	$16,1 \pm 6,8$	$9,6 \pm 3,6$	$15,3 \pm 7,3$	$57,0 \pm 13,3$	$2,3 \pm 2,1$	$2,8 \pm 0,7$
N-Acetylcystein (oral)	$6,0 \pm 1,5$	$7,2 \pm 2,3$	$8,0 \pm 2,0$	$74,9 \pm 3,3$	$3,9 \pm 1,7$	$2,1 \pm 1,0$
N-Acetylcystein (i.v.)	$6,4 \pm 1,7$	$7,8 \pm 2,0$	$8,5 \pm 3,0$	$72,4 \pm 4,7$	$5,0 \pm 1,7$	$2,5 \pm 1,2$
Natriumsulfat (i.v.)	$6,2 \pm 2,1$	$6,2 \pm 1,4$	$8,0 \pm 2,3$	$76,3 \pm 3,7$	$3,3 \pm 1,0$	$2,4 \pm 0,9$

Symptomatisch sollten auf jeden Fall dem ruhiggestellten Tier Elektrolytlösungen und Furosemid neben der eingeleiteten Sauerstoffbeatmung verabreicht werden.

Andere Autoren, wie DAVIS (1985) oder BROWN (1985), setzten als Therapeutikum Etamphyllincamsylate, Steroide, Ascorbinsäure oder auch Methionin ein. Antihistaminika-Applikationen sollten bei Paracetamol-Vergiftungen bei der Katze unterbleiben (BOOTH und McDONALD 1982).

• Stark wirksame Analgetika

– Morphinhydrochlorid

Morphinhydrochlorid gehört in die Gruppe der stark wirkenden Analgetika. Es zeigt zentral dämpfende und auch zentral erregende Wirkungen, die sich bei den einzelnen Spezies mehr oder weniger vordergründig zeigen.

Die LD_{50} für Morphin wird mit 20–390(60) mg/kg KM s.c. angegeben (HAPKE 1988). Die Plasmahalbwertszeit beträgt bei der Katze 3 Stunden; die Eliminierung aus dem Hirngewebe vollzieht sich aber langsamer. Hauptmetabolit im Harn ist etherisches Sulfat im Gegensatz zu anderen Spezies, die Glucuronidmetabolite bilden.

Die zentrale Wirkung des Morphinhydrochlorids äußert sich bei der Katze in einer ausgeprägten *Mydriasis* auf Grund der durch dieses Arzneimittel ausgelösten Catecholaminausschüttung. Ein stimulierender Effekt auf das Brechzentrum tritt erst bei höheren Morphingaben ein. Intensive *zentrale Erregungszustände*, verbunden mit motorischer Hyperaktivität, auftretenden Krämpfen und Stimulierung des Atemzentrums, werden sehr wahrscheinlich durch Freisetzung adrenerger Amine sowie auch durch Freisetzung von Dopamin durch Erregung dopaminerger Rezeptoren ausgelöst (BOOTH und McDONALD 1977). AITKEN (1983) konnte so auftretende Exzitationen nach Morphindosen von 5–20 mg/kg KM (i.p.) durch Prämedikation von Dopaminantagonisten (Chlorpromazin, Haloperidol) oder von catecholaminentspeicherndem Reserpin verhindern.

Nach Morphingaben kommt es bei der Katze (HEGNER 1972) zu gesteigerter Freisetzung von Noradrenalin aus spezifischen Granula, verbunden mit einem viel höheren Abfall des Noradrenalingehaltes in Hirnstamm und Nebennieren im Vergleich zu anderen Spezies (z. B. Hund und Kaninchen). Die zentraldämpfende Wirkung dieses Arzneimittels löst bei der Katze eine Hyperthermie aus; periphere Wirkungen äußern sich auf Grund des erhöhten Vagotonus mit den klinischen Symptomen Speicheln, Kotabsatz sowie Bronchokonstriktion.

Obwohl Autoren wie BOOTH und McDONALD (1982) oder BENTZ (1982) die Morphinanwendung bei der Katze ablehnen, ist nach TAYLOR (1985a) eine *Therapie* bei strenger Indikationsstellung (Therapie in der postoperativen Phase) und Einhaltung einer Dosierung von 0,1 mg/kg KM subkutan möglich. LÖSCHER et al. (1991) geben für die Katze ebenfalls diese Dosierung mit der Empfehlung an, gleichzeitig Atropin zu applizieren.

– Vollsynthetische Morphinabkömmlinge

Von den vollsynthetischen Morphinabkömmlingen sind es vor allem Fentanyl und Methadon, die auf Grund morphinähnlicher Wirkungen diese Therapeutika für die Katze als ungeeignet erscheinen lassen (STOWE et al. 1975, BENTZ 1982). Thiambuten hat für die Katze eine sehr geringe therapeutische Breite; es kommt sehr schnell zu unspezifischen Nebenwirkungen, wie Muskelspasmus, Tremor und Exzitationen. Pethidin wird innerhalb einer Stunde bei dieser Spezies metabolisiert und deshalb als Analgetikum von DAVIS (1979) nicht empfohlen. Von TAYLOR (1985a) wird für Pethidin eine Dosierung von 2–5 mg/kg KM (s.c., i.m., mit Einschränkungen auch i.v.) aller 2 Stunden angegeben; er konstatiert aber auch, daß die

Wirkungsstärke etwa nur ¹⁄₁₀ der des Morphins beträgt (Halbwertszeit für Pethidin 40–70 min). Ebenfalls so schnell wird Pentazocin bei der Katze metabolisiert (80 min), die therapeutischen Dosen werden mit 2 mg/kg KM (s.c., i.m., i.v.) bei 4stündiger Wiederholung angegeben (TAYLOR 1985a). Nach Etomorphin-Anwendung können Bradykardien auftreten, während bei anderen Spezies, wie Pferd und Wiederkäuer, Tachykardien ausgelöst werden.

● Morphinähnliche Stoffe

Morphinähnliche Stoffe leiten sich chemisch von Morphin oder dessen Analoga ab. Diesen Verbindungen kann auf Grund von strukturellen Veränderungen die analgetische Wirkung fehlen, und es werden meist vordergründig andere pharmakologische Wirkungen therapeutisch genutzt. In Verbindung mit der hier gegebenen Thematik sollen nur zwei Arzneimittel aus dieser Gruppe erwähnt werden: das Apomorphinhydrochlorid und das Codeinphosphat.

Apomorphinhydrochlorid wird veterinärmedizinisch als Emetikum (vor allem beim Hund) eingesetzt. Eine zentrale Stimulierung des Brechzentrums setzt bei der Katze analog des Morphins erst nach Applikation hoher Dosen ein. So muß der Katze die 10fache Dosis für Hunde appliziert werden, um Erbrechen auszulösen (BENTZ 1982). Starke zentrale Erregungen, wie sie bereits bei Morphinhydrochlorid geschildert wurden, sind die Folgen dieser hochdosierten Gaben. Damit verbietet sich die Anwendung bei dieser Tierart.

Codein hat ebenfalls ein morphinähnliches Wirkungsspektrum mit vordergründig antitussiven und analgetischen Effekten. Die Dosierung wird von LÖSCHER et al. (1991) mit 0,25–4 mg/kg KM für die Katze angegeben, jedoch mit dem Hinweis, daß es nach Applikation zu Erregungszuständen kommen kann. Auch TAYLOR (1985a) warnt vor Überdosierungen von Codein, vor allem wenn es mit nichtsteroidalen, antiinflammatorischen Arzneimitteln kombiniert wird. Seine empfohlenen Dosierungen liegen bei 1–2 mg/kg KM und Wiederholungen nach 12 Stunden.

● Xylazin

Xylazin ist ein α_2-Adrenergikum und hat eine sedative, anästhesierende, analgetische und zentral-muskelrelaxierende Wirkung. Seine Dosis-Wirkungs-Beziehung zeigt tierartspezifische Unterschiede. Es wird sowohl das Monopräparat als auch in Kombination mit anderen Substanzen eingesetzt. Es hat z.T. eine nur geringe therapeutische Breite; beim Einsatz dieses Arzneimittels muß mit zahlreichen Nebenwirkungen gerechnet werden.

Eine bei der Katze therapeutisch genutzte Nebenwirkung ist die starke Erregung des Brechzentrums. Bereits hinsichtlich der Sedierung der Katze lösen subtherapeutische Dosen von 0,5–1 mg/kg KM (i.m.) auf Grund der α-mimetischen Wirkung von Xylazin Erbrechen aus. Dieses Arzneimittel ist in der Antidottherapie als Emetikum bei der Katze das Mittel der Wahl (1–2 mg/kg KM i.m.).

Es ist auch bekannt, daß nach Xylazin-Applikation bei dieser Tierart Hyperglykämien auftreten können. Weitere Nebenwirkungen sind lange Aufwachphasen nach Sedierungen (bis zu 18 Stunden; BOOTH und MCDONALD 1977), Konvulsionen und Atemdepression (ARONSON und SCHWARK 1980).

Toxische Reaktionen zeigen sich bei Dosierungen ab 10 mg/kg KM aufwärts. Diese Reaktionen, wie Ataxie und Lethargie und auch die langen Aufwachphasen nach Kombinationsnarkosen, lassen sich durch Xylazin-Antagonisten aufheben. Xylazin-Antagonisten sind die α-Adrenolytika Yohimbin, Tolazolin, Idozoxan und Piperoxan und die physiologisch wirkenden Analeptika Doxopram, 4-Aminopyridin und Coffein.

BRONDKE und KOWOLLIK (1988) stellen in einer Studie über klinische Aspekte von Xylazin-Antagonisten fest, daß mit der Anwendung Xylazin-kompetitiver α_2-Blocker, wie Yohimbin, Tolazolin, Idazoxan und Piperoxan, im allgemeinen bessere Resultate zu erzielen sind als mit den physiologisch wirkenden Analeptika. Es wird auch angenommen, daß die spezifisch antagonistischen α_2-Blocker die Effekte von Ketamin und Barbituraten zu beeinflussen vermögen. Die Antagonisten sollen auf jeden Fall wegen des schnellen Wirkungseinsatzes und der niedrigeren Dosis intravenös appliziert werden. Die für die Katze dargelegten Ergebnisse der Studie sind aus Tabelle 12.23. ersichtlich.

12.3.4.3. Anthelminthika

Für die aus hygienischen Gründen angestrebte Wurmfreiheit des beliebten Heimtieres Katze ist die Anwendung von Anthelminthika unvermeidlich. Auf Grund der Bedeutung dieser Pharmaka-Gruppe werden in Tabelle 12.24. die Nebenwirkungen und Toxizitäten der bei der Katze angewandten Anthelminthika aufgeführt.

Anthelminthika aus den Gruppen der Alkylphosphatester, aliphatischen chlorierten Kohlenwasserstoffe sowie der halogenierten diphenolischen Verbindungen wurden nicht aufgenommen, da diese Pharmaka vorwiegend bei Trematodenbefall eingesetzt werden und so für die Katze wenig von Bedeutung sind (s. Abschnitt Pestizid-Vergiftungen). Das früher häufig angewandte Phenothiazin (gute Wirksamkeit gegen adulte Magen- und Dickdarm-Nematoden) sollte bei der Katze nicht mehr zum Einsatz kommen, da dieses Pharmakon eine sehr geringe therapeutische Breite besitzt und die Katze besonders empfindlich reagiert (HAPKE 1980, 1988). Intoxikationen äußern sich in Anämien, Aktivierung hämolytischer Enzyme, Photosensibilisierungen und Ikterus.

Es muß auch vor Anwendung von Anthelminthika, die nicht ausdrücklich zum therapeutischen Einsatz bei der Katze bestimmt sind, gewarnt werden. So berichtet z. B. ROWLEY (1988) von Ivermectin-Vergiftungen bei Katzenwelpen. Trotz der großen therapeutischen Breite dieses Pharmakons reagierten die drei behandelten Katzen ähnlich wie Collies sehr empfindlich infolge einer sonst bei Säugetieren nicht üblichen erhöhten Permeabilität der Blut-Hirn-Schranke für das Pharmakon (Freisetzung des inhibitorischen Neurotransmitters GABA aus den präsynaptischen Nervenendigungen, Potenzierung der GABA-Bindung an den postsynaptischen Rezeptoren). Klinische Symptome, wie sehr langsame Atem- und Herzfrequenz, subnormale Temperaturen, erweiterte Pupillen und komatöse Zustände, waren zu beobachten. Zwei der drei behandelten Katzen verstarben.

12.3.4.4. Antiepileptika

Zur Epilepsiebehandlung bei der Katze sind vor allem Phenobarbital und Diazepam geeignet. Bei Dauerbehandlung bildet sich eine psychische Abhängigkeit aus; das Absetzen darf nur langsam erfolgen, da sonst Entzugskrämpfe auftreten (s. Abschnitt Psychopharmaka).

Phenytoin hat bei der Katze eine Halbwertszeit von 24–108 Stunden; dieser Arzneistoff ist auf Grund eines Mangels an Enzymen, die den Abbau von Phenytoin katalysieren, toxisch. Weniger als 10 mg/kg KM/Tag können schwere Vergiftungssymptome auslösen (s. Abschnitt Antiarrhythmika).

Primidon kann bei therapeutischen Dosen vorübergehende Ataxie und Paralyse bewirken.

Tabelle 12.23. Positive klinische Ergebnisse des Einsatzes von Xylazin-Antagonisten nach Rompun[1])-Applikationen (als Monopräparat und in Kombination mit Ketamin und Barbituraten) bei der Katze (modifiziert nach BRONDKE und KOWOLLIK 1988)

Agonist	Dosierung (mg/kg KM i.v.)	Antagonist	Dosierung (mg/kg KM i.v.)	Klinische Ergebnisse	Literatur
Rompun	1–3,3	Yohimbin	0,1	nach 8 bzw. 9 min Aufhebung der ZNS-Depression	HSU (1983)
	4	Yohimbin	0,1	nach 2 min Einsetzen des Bewußtseins, nach 10 min klinisch normal	JENSEN (1985)
	10	Yohimbin	0,33	nach ca. 10 min Aufhebung der ZNS-Depression	HSU (1983)
Rompun + Ketamin	keine Angabe	Yohimbin Einsatz 45 min nach Anästhesie	0,1	1 min: verbesserte Herzfrequenz und Atmung 2 min: Anästhesie aufgehoben 3 min: volles Bewußtsein 4 min: Tiere können laufen	HSU und LU (1984)
		Yohimbin + 4-Aminopyridin	0,25 + 0,6	Weckzeit: 3–4 min	BONATH et al. (1987)

Tabelle 12.23. Positive klinische Ergebnisse des Einsatzes von Xylazin-Antagonisten nach Rompun[1]-Applikationen (als Monopräparat und in Kombination mit Ketamin und Barbituraten) bei der Katze (modifiziert nach BRONDKE und KOWOLLIK 1988)

Agonist	Dosierung (mg/kg KM i.v.)	Antagonist	Dosierung (mg/kg KM i.v.)	Klinische Ergebnisse	Literatur
Rompun + Thiopental + Atropin	keine Angabe	Yohimbin + 4-Aminopyridin	0,125 + 0,15	Weckzeit: 6 min (ohne Antagonisten: 52 min) 13 min: Tiere können laufen (ohne Antagonisten 65 min), Katzen blieben aber 2–3 h leicht sediert	HATCH et al. (1984b)
Rompun + Pentobarbital + Atropin	keine Angabe	Yohimbin Yohimbin + 4-Aminopyridin	0,4 0,4 + 0,5	Weckzeit: 3 min (ohne Antagonisten 111 min) 13–8 min: Tiere können laufen (ohne Antagonisten 134 min) Wirksamkeitsunterschied in diesen beiden Gruppen statistisch nicht signifikant	HATCH et al. (1984a)

Die Applikation der Antagonisten erfolgt jeweils 5 min nach Einsetzen der Anästhesie.

[1] Rompun (eingetragenes Warenzeichen der Bayer AG, Leverkusen, für Xylazin)

Tabelle 12.24. Nebenwirkungen und Toxizitäten wichtiger Anthelminthika für die Katze (nach LÖSCHER et al. 1991)

● **Pharmaka gegen Nematoden**

Pharmakagruppe	Pharmakon	Nebenwirkungen/Toxizität
Benzimidazole	Mebendazol Flubendazol Fenbendazol Febantel	keine Anwendung bei trächtigen und säugenden Katzen sowie für die Zucht vorgesehene Tiere unter 1 Jahr. Embryotoxizität und Teratogenität sind nicht ausgeschlossen!
Tetrahydropyrimidine	Pyrantel	Bei stark geschwächten Tieren und Tieren mit Darmwandläsionen, die durch massive Helminthosen verursacht wurden und eine verstärkte Pharmakon-Resorption zur Folge haben, treten Toxizitätserscheinungen auf in Form von: Muskeltremor, Salivation, Tachypnoe, Defäkation, Diarrhoe sowie verminderter Aktivität der Acetylcholinesterase. Antidot: Atropin.
Imidazothiazole	Levamisol	Katze reagiert sehr empfindlich (NIELSEN und RASMUSSEN 1983). Therapeutische Dosis: nicht über 10 mg/kg KM (BENTZ 1982). Intoxikationserscheinungen: muscarin- und nicotinartige Wirkungen in Form von Salivation, Unruhe, Muskeltremor, Bradykardie, Miosis, verstärktem Harn- und Kotabsatz, Diarrhoe, Kollaps, Ateminsuffizienz. Anwendung bei der Katze sollte möglichst vermieden werden. Antidot: Atropin.
	Piperazin	Bei Überdosierungen (betreffen vor allem junge Katzen) Emesis, Diarrhoe, Inkoordinationen (ROBERSON 1977). Mutagene und kanzerogene Wirkungen nicht ausgeschlossen (durch Bildung von N-Nitrosopiperazinen im Magen). Auf die Anwendung bei der Katze sollte möglichst verzichtet werden.

Tabelle 12.24. Nebenwirkungen und Toxizitäten wichtiger Anthelminthika für die Katze (nach LÖSCHER et al. 1991) (Fortsetzung)

● **Pharmaka gegen Cestoden**

Pharmakagruppe	Pharmakon	Nebenwirkungen/Toxizität
	Arecolin[1]	akute reversible parasympathomimetische Nebenwirkungen in Form von Erbrechen, abdominalen Krämpfen, bei Katzen vor allem starke Salivation (besonders junge und alte Tiere betreffend), gentoxische und teratogene Wirkungen
	Niclosamid	gelegentlich Erbrechen und leichte Durchfälle
	Praziquantel	ab Dosen von 50 mg/kg KM cholinerge Reaktionen (HAPKE 1980) (normale Dosierung bei der Katze 5 mg/kg KM einmalig)
Tetrahydropyrimidine	Bunamidin (3 Stunden vor und nach der Applikation darf nicht gefüttert werden)	hohe Toxizität 2 mg/kg KM i.v.: Blutdruckabfall 5 mg/kg KM i.v.: letale Dosis oral werden bis 100 mg/kg KM meist vertragen (geringe Resorption), gelegentlich Erbrechen, Durchfall, Erhöhung der Serumtransaminasen, selten Leberschädigung, vereinzelte Todesfälle durch Kammerflimmern (beobachtet nach körperlichen Anstrengungen nach der Applikation), bei oraler Gabe: Irritationen der Mundschleimhaut. Keine Applikation an geschwächte Tiere sowie Tiere mit Leber- und Herzerkrankungen!

[1]) Bestandteil von Handelspräparaten, die nicht mehr angewendet werden sollten.

12.3.4.5. Antimikrobiell wirksame Pharmaka

Im allgemeinen gilt, daß die antimikrobielle Therapie ähnlich wie beim Hund erfolgen kann (außer Sulfonamide), obwohl auch hier z. T. erhebliche Unterschiede in der Metabolisierung und Eliminierung vorliegen. Beide Spezies zeichnen sich durch hohe Nierenempfindlichkeit und sauren Harn aus.

Bei der Katze spielt der Mangel an einigen Glucuronidierungsenzymen und eine nur in Anwesenheit von Futter stattfindende Sekretion von Darmenzymen eine nicht unerhebliche Rolle für eine erhöhte Pharmakonempfindlichkeit.

Auf β-Lactam-, Makrolid- und Polypeptid-Antibiotika, Lincosamide und Nitrofurane wird nicht einge-gangen, da keine für diese Spezies typischen Nebenwirkungen, Toxizitäten oder besondere Empfindlich-keiten aus der Literatur bekannt sind. Die Nebenwirkungsspektren dieser Pharmaka entsprechen bei der Katze den für alle anderen Tierarten geltenden Kriterien. Auf die im allgemeinen bestehende hohe systemische Toxizität der Polypeptid-Antibiotika wird an dieser Stelle besonders hingewiesen (Neuroto-xizität und muskelrelaxierende Eigenschaften in Form von Parästhesie, Ataxie, neuromuskulären Blockaden, Apnoe, peripherer Atemlähmung sowie Nephrotoxizität).

• Sulfonamide

Über katzenspezifische Intoxikationen nach Verabreichung von Sulfonamiden ist wenig bekannt; die für die Haustiere angegebenen Nebenwirkungen, wie gastrointestinale Störun-gen in Form von Inappetenz, Erbrechen und Durchfall, sowie Schädigung der Niere in Form von Kristallurie, Albuminurie, Hämaturie und Nierenkoliken, desgleichen Sensibilisierungs-reaktionen (Exantheme, Fieber) oder auch toxische Einwirkungen auf das Nervensystem (Neuritis, Krämpfe, Muskelschwäche und Lähmungen), gelten auch für die Katze.

Über das pharmakokinetische Verhalten der Sulfonamide bei der Katze ist kein ausreichen-des Zahlenmaterial vorhanden. Die für diese Spezies wenig bekannten Halbwertszeiten für mittellangwirksame Sulfonamide haben von allen Tierarten mit die höchsten Werte (außer Sulfadimethoxin) und erreichen annähernd die Halbwertszeiten des Menschen (Tabelle 12.25.).

Tabelle 12.25. Halbwertszeiten mittellangwirksamer Sulfonamide für Katze, Hund und Mensch

Sulfonamid	Halbwertszeiten (h)			Literatur
	Katze	Hund	Mensch	
Sulfadiazin	12–17	7–10	10–24	Löscher et al. (1991)
Sulfamerazin	**20,7**	4–12	15–30	Brahmstaedt (1977),
(= Sulfamethyldiazin)				Löscher et al. (1991)
Sulfamethoxazol	10	8–12	8–12	Löscher et al. (1991)
Sulfadimethoxin	10	8–13	40	Löscher et al. (1991)

Sicher kann davon abgeleitet werden, daß Sulfonamide bei der Katze ebenso wie beim Hund vorsichtiger als bei anderen Haustieren dosiert werden müssen, um Nebenwirkungen und Intoxikationen zu vermeiden.

Für die Länge der Halbwertszeiten sind neben der Eiweißbindung der Acetylierungsgrad der Sulfonamide und der saure pH-Wert des Harns der Katze von Bedeutung. Während die acetylierten, nichtwirksamen Sulfonamide nach glomerulärer Filtration und Sekretion in den Tubuli nicht rückresorbiert werden, erfolgt für die freien, unkonjugierten Sulfonamide nach glomerulärer Filtration bei saurem pH-Wert eine verstärkte Rückresorption in nichtionisierter Form (LÖSCHER et al. 1991).

Aus Tabelle 12.26. ist ersichtlich, daß z. B. der Acetylierungsgrad von Sulfamerazin bei der Katze unter dem des Hundes liegt. Der Acetylierungsgrad und das Plasmabindungsvermögen stehen in einem umgekehrten Verhältnis zueinander, so daß die Katze z. B. beim Sulfamerazin von allen Spezies die höchste Plasmabindung aufweist (SCHOLTAN 1963). Aus dieser Tatsache resultiert die Halbwertszeit von 20,7 Stunden und damit die Intoxikationsgefahr für die Katze. Es wurde näher auf Sulfamerazin eingegangen, da dieses Pharmakon in veterinär-medizinischen Lehrbüchern z. T. noch als Therapeutikum zum Einsatz in der Kleintierpraxis empfohlen wird; nach neueren Erkenntnissen sollte anderen Sulfonamiden der Vorzug gegeben werden.

Tabelle 12.26. Acetylierungsgrad von Sulfamerazin bei Katze und Hund

	Katze	Hund	Literatur
Acetylierungsgrad in % von Sulfamerazin	6,3 (nach 12 h)	15,4 (nach 10 h)	BRAHMSTAEDT (1977)
	7,04	13,8	LOSCH et al. 1980

Die in Tabelle 12.26. angegebenen Acetylierungsgrade für Sulfamerazin beim Hund stehen im Widerspruch zu Aussagen von Autoren, wie LÖSCHER et al. (1991), DAVIS (1979) oder HEGNER (1972), wonach beim Hund keine oder nur geringe Acetylierung der Sulfonamide stattfindet (in der Leber des Hundes befindet sich ein für Arylamintransacylasen spezifischer Hemmstoff).

Bei der Katze muß auch beachtet werden, daß die im allgemeinen teilweise ablaufende Metabolisierung der Sulfonamide durch Glucuronidierungsschwäche dieser Spezies verlangsamt erfolgt. PILLOUD (1982c) stellt fest, daß die Gefahr der Kristallurie mit nachfolgender Anurie bei allen Fleischfressern auf Grund des sauren pH-Wertes des Harns und der daraus resultierenden schlechten Löslichkeit der Sulfonamide eine sehr gefürchtete Nebenwirkung der Sulfonamide ist. Dies trifft vor allem für Sulfathiazol, Sulfadiazin und dessen Derivate sowie z. T. auch für Sulfamethoxazol zu; sie sind eigentlich für alle Fleischfresser kontraindiziert. Der gleiche Autor empfiehlt zur Therapie Sulfonamide, wie Sulfametrol, Sulfisoxazol und bedingt Sulfmethoxazol, die im sauren Milieu ausreichend löslich sind. In Tabelle 12.27. sind maximale Löslichkeiten einiger Sulfonamide bei verschiedenen pH-Werten aufgeführt.

Bei parenteraler Applikation von stark alkalisch reagierenden Sulfonamiden (pH = 10–11) muß mit lokalen Reizungen der Gewebe (Muskel, Venen), die bis zur Nekrose führen können, gerechnet werden.

Treten bei einer Sulfonamidtherapie *klinische Symptome*, wie Nierenkoliken, zwanghafter Harnabsatz, Inappetenz und Kristallurie auf, ist nach sofortigem Absetzen der Behandlung für eine reichliche Flüssigkeitszufuhr zu sorgen und eine Alkalisierung des Harns mit Natriumhydrogencarbonat durchzuführen. Die auf Grund der im allgemeinen kürzeren und unterschiedlichen Halbwertszeiten von Sulfonamiden und Trimethoprim bei Haus- und

Die parenterale Anwendung von Aminoglycosiden darf nur auf schwere Erkrankungen, wie Septikämien (penicillinresistente Keime), oder durch multiresistente Keime verursachte Infektionen des Atmungs-, Verdauungs- oder Urogenitalsystems beschränkt werden, ebenso ist die Anwendung von Streptomycin oder Dihydrostreptomycin als Monopräparat auf Grund der Toxizität und Resistenzlage nicht mehr gerechtfertigt.

Neomycin sollte der externen Anwendung vorbehalten bleiben; es hat die Vorteile seltener Sensibilisierung und des geringen Vorkommens von Allergien (PILLOUD 1983a).

• Tetracycline

Das Nebenwirkungsspektrum der Tetracycline ist groß; der Einsatz dieser Pharmaka darf nur dann erfolgen, wenn andere Antibiotika nicht angewendet werden können.

Für die Katze sind die „klassischen" Tetracycline (Tetracyclin, Oxytetracyclin, Chlortetracyclin) weniger geeignet als die neueren Tetracycline Minocyclin und Doxycyclin (bei Infektionen des Auges und des Zentralnervensystems). Ihr Gehalt im Darmlumen ist praktisch Null und die Gefahr der Modifikation der Darmflora damit geringer (ARONSON 1980). Das Auftreten von *Superinfektionen* ist vor allem auch bei therapeutischem Einsatz der älteren Tetracycline sehr groß. Bei der Katze wurden, durch Superinfektionen ausgelöst, Diarrhoen, Koliken, Erbrechen, Depressionen des Zentralnervensystems, Fieber und Anorexie beobachtet (ARONSON 1980, PETTER und HEGNER 1982).

Die externe Applikation von Tetracyclinen bei Verletzungen ist ebenfalls wegen des Phänomens einer Superinfektion und auch einer Sensibilisierung kontraindiziert.

Folgende *Nebenwirkungen*, die je nach Tierart oder appliziertem Tetracyclins vordergründig entstehen, sind bekannt: Lebertoxizität, Nephrotoxizität (außer Doxycyclin), Phototoxizität (besonders Demeclocyclin), Ablagerung in den Zähnen und im Skelett (dadurch Farbveränderungen und Mißbildungen der Jungtiere), katabole Wirkung, Störungen des Blutbildes, Erhöhung des Herzinnendruckes bei Jungtieren, Vestibularschäden (Minocyclin), Irritationen (Magen-Darm-Trakt, Injektionsstelle), Hypersensibilität, Superinfektionen, Dysenterien (PILLOUD 1982b).

Das Kaninchen ist die einzige Tierspezies, die Tetracycline gut verträgt und für das es in der antimikrobiellen Therapie das Mittel der Wahl darstellt (PILLOUD 1984c).

• Novobiocin

Novobiocin wird speziell bei Hund und Katze bei therapieresistenten Infektionen, vor allem Tonsillitis, Pharyngitis und Pyodermien, angewandt. Dieses Pharmakon wird für alle Säugetiere als sehr toxisch eingeschätzt. Es ist hepatotoxisch, löst Überempfindlichkeitsreaktionen, gastrointestinale Störungen sowie reversible Leukopenien aus.

• Gyrasehemmer

Das als Gyrasehemmer bei Staphylokokken-Infektionen bei Hund und Katze eingesetzte Enrofloxacin (Baytril) verursachte im Tierexperiment Nierenschäden, EEG-Veränderungen und vor allem bei wachsenden Tieren Arthropathien (Knorpelerosionen, Gelenkhöhlenergüsse) sowie Veränderungen in der Spermatogenese. Sich im Wachstum befindende sowie trächtige oder stillende Katzen und Tiere mit zentralen Anfallsanzeichen dürfen auf keinen Fall mit diesem Gyrasehemmer therapiert werden.

• Chloramphenicol

Chloramphenicol ist ein stark lipophiler Alkohol, der einen Nitrobenzenanteil enthält und ein Derivat der Dichloressigsäure ist. Dieser Arzneistoff ionisiert bei physiologischem pH-Wert nicht und gehört auch bei der Katze zu den Reserveantibiotika für die Behandlung von

Infektionen des Auges, der Hirnhaut und der harnableitenden Organe sowie von Pneumonien, Septikämien und Peritonitis. Die *Pharmakokinetik* des Chloramphenicols verläuft bei der Katze ebenfalls anders als bei den übrigen Tierarten. Nach oraler Aufnahme wird das Chloramphenicol vollständig resorbiert, so daß mit der oralen Applikation die gleiche Plasmakonzentration erreicht wird wie nach einer intravenösen Injektion (DAVIS und NEFF 1972). Dies gilt aber nur, wenn die Katze gleichzeitig Futter aufnimmt, da sonst keine Magensalzsäure abgesondert wird und eine Aufspaltung des Chloramphenicolsalzes und somit eine Resorption nicht erfolgen kann (Wasseraufnahme genügt nicht!).

Auf Grund des Nitrobenzenanteils im Chloramphenicol und des Mangels an der p-Nitrophenol-Form der Uridinphosphat-Glucuronyltransferase erfolgt eine langsame Metabolisierung; die erhöhte Kumulationsgefahr verstärkt die Toxizität (ALEXANDER 1976, KEEN 1978). Toxische Dosen werden von KRAFT (1985) mit > 50 mg/kg KM/Tag ≥ 7 Tage lang angegeben. PILLOUD (1982a) und WATSON (1980a, b) konstatieren, daß bereits Dosen über 30 mg/kg KM eine Depression des Zentralnervensystems und sehr schwere Störungen im Blutbild hervorrufen.

Pharmakokinetische Daten von Chloramphenicol sind aus Tabelle 12.29. ersichtlich.

Tabelle 12.29. Pharmakokinetische Daten von Chloramphenicol bei der Katze

Parameter	Wert	Literatur
Halbwertszeit (h)	5,1	BENTZ (1982)
Proteinbindung (%)	37,7 ± 2,1	BENTZ (1982)
Verteilungsvolumen (l/kg)	2,36	LÖSCHER et al. (1991)

Die Katze hat von allen Haustierarten die höchste Halbwertszeit und gleichzeitig das höchste Verteilungsvolumen. Alle anderen Haustierarten metabolisieren Chloramphenicol über Glucuronidbildung. Die Katze dagegen metabolisiert das Pharmakon zu einem geringen Anteil zum Monoglucuronidderivat sowie zu einem dehalogenierten Produkt (BAGGOT 1983). So eliminiert sie auch von allen Spezies den größten Anteil nichtmetabolisierten aktiven Chloramphenicols (25%; WATSON 1979) über den Urin. Toxische Anreicherungen in den Nieren nach hohen Dosen sind deshalb nicht auszuschließen; der therapeutische Einsatz bei Infektionen der Harnorgane unter Einhaltung eines erprobten exakten Dosierungsregime ist aber doch sinnvoll.

Klinische Symptome einer Intoxikation äußern sich in Hinfälligkeit, Erbrechen, Durchfall, Dehydratation, Knochenmarkhypoplasie (PENNY et al. 1970) und Anämie.

Die Biotransformation anderer Pharmaka wird z. T. entscheidend beeinflußt. Beispielsweise werden Pentobarbitalnarkosen um 260% verlängert (ADAMS und DIXIT 1970).

Auf Grund der immunsuppressiven Wirkung des Chloramphenicols dürfen während der Therapie keine Vakzinierungen durchgeführt werden. Ebenso besteht für Katzen mit Leber- und Nierenschäden eine erhöhte Intoxikationsgefahr.

Nach LÖSCHER et al. (1991) dürfen unveresterte Chloramphenicolpräparate, die einen Lösungsvermittler enthalten, nicht intravenös appliziert werden, da kollapsähnliche Symptome und Hämolyse auftreten können. Bei der Therapie von Infektionen mit endotoxinproduzierenden Bakterien kann der Herxheimer-Effekt auftreten. Für die Chloramphenicol-Therapie wird die orale Verabreichung als optimale Applikationsform angesehen, wobei die eingangs erwähnte gleichzeitige Futteraufnahme der Katze gewährleistet sein muß.

PILLOUD (1982 a) gibt als therapeutische Chloramphenicol-Serum-Konzentration 5 mg/l an. Mit der niedrigsten Dosierung von allen Haustierarten (außer neugeborenes Kalb) mit 25 mg/ kg KM/Tag wird der angegebene therapeutische Serum-Chloramphenicol-Spiegel bei intravenöser Dauerinfusion aufrechterhalten. Es gilt hier für den therapeutischen Chloramphenicol-Einsatz bei der Katze, angegebene, oft zu hohe Dosierungen nicht kritiklos zu übernehmen, um Intoxikationen zu vermeiden.

12.3.4.6. Antimykotika

Mit der Zunahme von Mykosen gewinnen Antimykotika auch in der Veterinärmedizin immer mehr an Bedeutung. Diese Erkrankungen sind z. T. auf den Tierhalter übertragbar; eine optimale Therapie der erkrankten Tiere wird deshalb angestrebt. In Tabelle 12.30. werden die wichtigsten Wirkstoffe, welche therapeutisch bei der Katze angewendet werden können, mit ihren Nebenwirkungen und Toxizitäten aufgeführt (s. auch Abschnitt Phenol und seine Derivate). Der Einsatz des antimykotisch und antiparasitär wirkenden *Perubalsams* und dessen Inhaltsstoffe, z. B. Benzylbenzoat, ist bei der Katze kontraindiziert, da nach dermaler oder oraler Resorption Intoxikationserscheinungen, wie Stimulation des Zentralnervensystems, Konvulsionen sowie lokale Reizungen der äußeren Haut, Augen und Schleimhäute, auftreten. In diesem Zusammenhang muß auch erwähnt werden, daß ölige Arzneimittel, die Benzylbenzoat als Lösungsvermittler enthalten, als wenig geeignet für die Katze angesehen werden müssen.

12.3.4.7. Antitussiva / Expektoranzien

Das als Antitussivum eingesetzte *Codein* ist ein Wirkstoff, der ein morphinähnliches Wirkungsspektrum aufweist. Vordergründig ist die antitussive, weniger ausgeprägt die analgetische, atemdepressive und suchterzeugende Wirkung. Die Anwendung von Codein bei der Katze als Antitussivum ist umstritten, da Codein z. T. zu Morphium metabolisiert wird. Die Möglichkeit des Auftretens morphinähnlicher Erregungserscheinungen ist nicht auszuschließen, vor allem dann, wenn nicht streng nach klinisch erprobten Dosen appliziert wird (s. Abschnitt Analgetika).
KRAFT und DÜRR (1991) können nach eigenen Erfahrungen feststellen, daß Dosen von 1–2 mg/kg KM 3× täglich keine Nebenwirkungen und Intoxikationserscheinungen auslösen. Der therapeutische Einsatz von Codein bei starkem Hustenreiz mit trockenen Schleimhäuten und bei beginnender Bronchitis ohne vermehrte Bronchialsekretion kann nicht grundlegend abgelehnt werden. Eindeutig dagegen ist das Anwendungsverbot von etherischen Ölen als Expektoranzien bei Katzen. Es zeigen sich nach Applikation starke Abwehrreaktionen in Form von Salivation sowie Laryngo- und Bronchospasmus (s. auch Abschnitt Pflanzliche Gifte).

12.3.4.8. Emetika

Der Einsatz von Emetika in der Therapie von Vergiftungen zur raschen Entfernung von aufgenommenen Noxen (außer ätzenden Noxen, Tensiden und bei bestehender Schockgefahr) kann für die Tiere oft lebensrettend sein. Es wird deshalb auch näher auf Dosierungen eingegangen. Die Emetika dürfen nur dann angewendet werden, wenn der Patient bei Bewußtsein und somit in der Lage ist, zu erbrechen. Da der Ablauf einer Intoxikation nicht

Tabelle 12.30. Nebenwirkungen und Toxizitäten wichtiger Antimykotika für den therapeutischen Einsatz bei der Katze

Wirkstoffgruppe	Wirkstoff	Applikationsform	Nebenwirkungen/Toxizität
● **Imidazole** (Hemmstoffe der Ergosterolbiosynthese), Breitspektrum-Antimykotika	Clotrimazol, Econazol, Isoconazol	lokal	keine systemische Anwendung möglich auf Grund starker Nebenwirkungen, schwankender Resorptionsquoten, Selbstinduktion der Biotransformation in der Leber, Stimulation des Immunsystems
	Miconazol	lokal, intravenös	bei i.v. Applikation: gelegentlich Thrombophlebitiden, gastrointestinale Störungen, Fieber, allergische Reaktionen (Vorsicht bei Injektionslösungen mit dem Lösungsvermittler Cremophor EL – allergische Reaktionen!)
	Ketaconazol (ist das einzige Azol-Antimykotikum, das oral appliziert werden kann bei tiefen Hautmykosen, mukokutaner Candidiasis, System- und Organmykosen)	oral (nüchtern!) lokal (2%ige Zubereitung)	selten treten Hepatitis auf, aber dann in lebensbedrohlichen Formen (Kontrolle der Transaminasen!), Pruritus, gastrointestinale Beschwerden, teratogene Wirkungen (kontraindiziert bei trächtigen Tieren!)
● **Antibiotika**	Amphotericin B (Polyenantibiotika)	lokal, intravenös bei schweren Systemmykosen	bei i.v. Applikation: hohe Systemtoxizität bereits bei therapeutischen Dosen: oft Erbrechen, Fieber, nephrotoxisch, neurotoxiksch, lebertoxisch, Thrombophlebitis an den Injektionsstellen, hämolytische Anämien, Arrhythmien, anaphylaktische Reaktionen

Tabelle 12.30. Nebenwirkungen und Toxizitäten wichtiger Antimykotika für den therapeutischen Einsatz bei der Katze (Fortsetzung)

Wirkstoffgruppe	Wirkstoff	Applikationsform	Nebenwirkungen/Toxizität
	Nystatin (Polyen-Antibiotika)	lokal, selten intravenös	bei i.v. Applikation: Anorexie, gastrointestinale Störungen
	Griseofulvin	oral (Dosierung abhängig von Mikronisierung des Wirkstoffes)	Toxizitätsrisiko auch bei Langzeitanwendung wahrscheinlich gering, trotzdem werden laufende körperliche und hämatologische Untersuchungen empfohlen (KUNKLE und MEYER 1987). Gelegentlich reversible Leukopenien, Anämien, Leberschäden, neurotoxische Symptome, seltener schwere Hautreaktionen, embryotoxische und mutagene Wirkungen. Keine Anwendung bei Tieren mit Leberfunktionsstörungen und trächtigen Tieren!
	Flucytosin	oral	Bei hohen Dosierungen: gastrointestinale Störungen, reversible Leberschädigungen, Leuko- und Thrombopenien, Erytheme. Dosisreduzierung bei Katzen mit eingeschränkter Nierenfunktion erforderlich! Teratogene Wirkungen (kontraindiziert bei trächtigen Tieren!)

vorhersehbar ist, empfehlen viele Autoren, Magenspülungen mit körperwarmer physiologischer Kochsalzlösung dem Einsatz von Emetika vorzuziehen.

Als Emetikum ist *Xylazin* das Mittel der Wahl. Die Katze reagiert besonders empfindlich auf dieses Pharmakon, so daß Dosen von 0,5–1 mg/kg KM s.c. innerhalb von 5–10 min erbrechenauslösend wirken. Die bereits sedierend wirkenden Dosen von 1–2 mg/kg KM s.c. werden von LÖSCHER et al. (1991) auch als emetische Dosen in der Therapie für Vergiftungen angegeben (Nebenwirkungen und Toxizität von Xylazin s. Abschnitt Analgetika).

KRAFT und DÜRR (1991) empfehlen neben Xylazin auch die orale Applikation einer 1%igen *Kupfersulfatlösung* (3–20 ml) oder von *Sirupus Ipecacuanhae* (bei Gaben von 6,6 ml/kg KM eintretendes Erbrechen nach 10 min; entspricht auch Dosisangaben von YEARY 1972). Ebenso kann eine Wasserstoffperoxidlösung (½–1 Teelöffel, mit eventueller Wiederholung nach 10 min) verabreicht werden.

Untersuchungen von GRÄF et al. (1979) zur Wirksamkeit von Emetika bei der Katze werden in Tabelle 12.31. zusammengefaßt. Aus dieser Tabelle wird ersichtlich, daß Dosen von 1 mg/kg KM s.c. Xylazin genügen, um eine emetische Wirkung zu erzielen. Die intramuskuläre Applikation oder die doppelte Dosis steigern die emetische Wirksamkeit nicht. Aus den Versuchsergebnissen leiten GRÄF et al. (1979) weiter ab, daß mindestens 6 ml 1%ige Kupfersulfatlösung oral verabreicht werden müssen, um eine sichere Wirkung zu erreichen, obwohl der Wirkungseintritt für eine Intoxikationstherapie nicht als optimal angesehen werden kann. Es sollte auch nur dann eine Kupfersulfatlösung eingesetzt werden, wenn das zentral wirkende Xylazin nicht indiziert ist oder wenn aus therapeutischen Gründen sich Kupfersulfat anbietet (z. B. Phosphor-Vergiftungen). Nebenwirkungen können auftreten in Form von Irritationen der Schleimhäute durch ungelöste Kristalle. Die Gefahr von Intoxikationen auf Grund der Kupferresorption besteht nur bei mehrmaliger Anwendung.

Als Nebenwirkungen nach oraler Aufnahme von Ipecacuanhae-Zubereitungen werden Reizungen des Magen-Darm-Traktes beschrieben. Tritt kein Erbrechen ein, können resorptive Vergiftungen auftreten mit Albuminurie, Kardiodepression und Kollaps (LÖSCHER et al. 1991). Sofortige Magenspülungen müssen eingeleitet werden.

Auf Grund der besonderen Empfindlichkeit der Katze gegenüber *Ipecacuanhae*-Zubereitungen sollte der Einsatz als Emetikum möglichst unterbleiben.

Apomorphinhydrochlorid wird in der neueren Literatur eindeutig als Therapeutikum für die Katze abgelehnt (Nebenwirkungen/Toxizitäten s. dazu Abschnitt Analgetika).

12.3.4.9. Antiemetika

Der Einsatz von Antiemetika sollte nur nach Erhebung einer ausführlichen Anamnese erfolgen. Die Katze erbricht sehr leicht mit dem Effekt der Selbstreinigung des Magens. Nur langanhaltendes Erbrechen mit möglichst früher Abklärung der Kausalität oder der prophylaktische Einsatz bei Kinetosen rechtfertigt eine Therapie mit Antiemetika. Sie haben zentrale oder periphere Angriffspunkte und müssen deshalb gezielt eingesetzt werden.

Das beim Hund mit gutem therapeutischen Erfolg bei Kinetosen verwendete *Scopolamin* sollte bei der Katze wegen stark zentral erregender Effekte nicht verabreicht werden.

Die durch Methyl- bzw. Butylsubstitution an der Aminogruppe des Scopolamins gebildeten quartenären Ammoniumverbindungen Methylscopolamin und Butylscopolamin (Antidiarrhoikum) haben nur geringe oder sogar fehlende zentrale Wirkungen. Eine bei spastischem Erbrechen durchgeführte Therapie mit Methylscopolamin ist trotzdem bei der Katze nicht zu empfehlen. Neben parasympatholytischen Wirkungen, die z. B. auch zum Nebenwirkungs-

Tabelle 12.31. Wirksamkeit von Emetika bei der Katze (nach GRÄF et al. 1979)

Pharmakon	Anzahl der untersuchten Tiere	Dosierung	Einsetzen des Erbrechens (min)
Xylazin	42	2 mg/kg KM i.m.	28 Tiere innerhalb 5 min 13 Tiere innerhalb 5 und 8 min 1 Katze erbrach nicht
	10	2 mg/kg KM s.c.	alle innerhalb 5 min
	10	1 mg/kg KM s.c.	alle innerhalb 5 min

Sedierende Wirkung trat etwas später ein und hielt 2 h an.
Hohe Atemfrequenzen vor der Applikation verringern sich um ⅓.
Puls sank von 200/min auf 80–100/min.

Solutio Ipecacuanhae, 7%ig in Glycerol	8	5 ml/Katze p.o. (Tiere wehrten sich gegen Aufnahme)	frühestens nach 24 min, mehrfach nach 45 min
Kupfersulfatlösung, 1%ig	6	3 ml/Katze p.o.	1 Katze nach 30 min
	6	6 ml/Katze p.o.	4 Katzen nach 10 min 1 Katze nach 20 min 1 Katze zeigte Schlecken
	6	10 ml/Katze p.o.	4 Katzen nach 5–15 min 1 Katze zeigte Schlecken 1 ohne Reaktion
Apomorphin	6	10 mg/Katze s.c.	Erbrechen nur bei jeweils 1 Katze
	6	20 mg/Katze s.c.	Erbrechen nur bei jeweils 1 Katze

Nebenwirkungen: erhebliche Exzitationserscheinungen mit Speicheln, Koordinationsstörungen, Muskelzuckungen, Pupillenerweiterung, Unruhe

spektrum von Diphenhydramin, Meclozin und Promethazin gehören, wird auf Grund orthograder Magenentleerung meist neues Erbrechen provoziert. Dem Wirkstoff Meclozin werden teratogene Wirkungen bei Labortieren zugeschrieben (möglichst keine Anwendung bei trächtigen Katzen!).

Promethazin, Acepromazin und das bei der Katze gut wirksame Perphenazin sind *Phenothiazinderivate*; die angegebenen Dosierungen sind streng einzuhalten, da eine sehr langsame Metabolisierung stattfindet und toxische Dosen schnell erreicht werden (s. auch Abschnitt Phsychopharmaka).

Das zu den H_1-Antihistaminika gehörende stark sedierende Phenothiazinderivat Promethazin zeigt auch Nebenwirkungen wie Blutdruckabfall, Durchfall oder Obstipation.

Der antiemetische Effekt von *Chlorpromazin* (Halbwertszeit liegt bei mehreren Tagen) ist nach BOOTH und MCDONALD (1977) bei der Katze fraglich.

Die den Neuroleptika zuzuordnenden, ebenfalls sedierenden Wirkstoffe Acepromazin und Perphenazin sowie die Butyrophenone Droperidol und Haloperidol können Hypotonie, Tremor und Muskelspasmen auslösen.

Nach Applikation von *Metoclopramid* sind starke zentrale Wirkungen in Form von Ruhelosigkeit, Tremor und Rigor nicht auszuschließen. LÖSCHER et al. (1991) konstatieren, daß nach höheren Dosierungen von Metoclopramid Sedierung, Durchfall oder Obstipation sowie durch eine gesteigerte Prolaktinausschüttung Gynäkomastie und Galaktorrhoe und bei Neugeborenen Methämoglobinämie auftreten können.

Das klinische Bild einer Galaktorrhoe wurde auch nach Applikation von *Domperidon* beobachtet; dieses Pharmakon löst keine zentralen Erregungen aus, so daß während der Therapie nicht mit den Nebenwirkungen Erregung oder Sedation zu rechnen ist.

12.3.4.10. Entzündungsmediatoren

Entzündungsmediatoren, wie Histamin, 5-Hydroxytryptamin (Serotonin) oder auch Prostaglandine induzieren und steuern Vorgänge der Entzündung. Es sind körpereigene Stoffe, die durch Entzündungsnoxen aus den Zellen freigesetzt oder nach Aktivierung plasmatischer Systeme gebildet werden. Sie spielen bei der Auslösung von Allergien oder Schockzuständen eine nicht unerhebliche Rolle. Die Kenntnis der tierartspezifischen Wirkungen dieser Mediatoren ist für die Therapie oder auch für den gezielten Einsatz von Antagonisten (z. B. Antihistaminika) von großer Bedeutung. Aus Tabelle 12.32. sind vergleichsweise für Katze und Hund unterschiedliche Wirkungen aufgeführt, die nach Induktion durch Noxen in für das Tier toxischen Mengen freigesetzt werden können.

Nach AITKEN (1983) sind bei der Anaphylaxie der Katze die Hauptangriffsorte der beteiligten Mediatoren die Bronchien, Bronchiolen und Lungenvenen mit den sich ausbildenden klinischen Symptomen wie Pruritus, Emesis und Dyspnoe. Pathologisch sind Lungenödem und -emphysem sowie Hämorrhagien festzustellen.

12.3.4.11. Herzwirksame Pharmaka

• Herzglycoside

Zu den bei der Katze angewandten Herzpharmaka gehören vor allem die Herzglycoside Digoxin (z. T. auch β-Methyldigoxin, β-Acetyldigoxin) und Strophanthine (k-Strophanthin, g-Strophanthin). Nicht geeignet für die Therapie ist Digitoxin (MILLER 1985), da auf Grund

Tabelle 12.32. Unterschiedliche Wirkungen von Histamin, 5-Hydroxytryptamin und Prostaglandinen bei Katze und Hund

Entzündungsmediator	Angriffsort	Wirkung	
		Katze	Hund
Histamin			
H$_1$-Rezeptoren	Respirationstrakt	Bronchialerweiterung, Trachealrelaxation	Bronchialkonstriktion, Trachealkonstriktion
	Arterielles System	Konstriktion der Arteriolen	
	Pulmonalarterie	Konstriktion	Konstriktion
H$_2$-Rezeptoren	Respirationstrakt	Bronchialerweiterung, Trachealrelaxation	
	Arterielles System	Dilatation der Arteriolen	Dilatation der Arteriolen
5-Hydroxytryptamin	Blutdruck	Senkung	Erhöhung
	Herz	Tachykardie, die durch Propranolol und Reserpin nicht blockierbar ist, da eine direkte Erregung des Sinusknotens erfolgt	Tachykardie, die durch Propranolol und Reserpin blockierbar ist, da die Wirkung über eine Noradrenalinfreisetzung erfolgt
Prostaglandin (PGF$_{2\alpha}$)	Blutdruck (systemischer)	Erniedrigung	Erhöhung
	Lungenblutdruck	Erniedrigung	Erhöhung

der spezifischen Pharmakokinetik dieses Herzglycosids die Katze von allen Tierarten nach der Ratte am empfindlichsten reagiert.

Die Herzglycosidempfindlichkeit kann vor allem zur Stärke der molekularen Glycosidbindung an eine durch Natrium und Kalium aktivierte Membran-ATPase des Herzmuskels in Beziehung gesetzt werden. Toxikologische und pharmakokinetische Daten für Digitoxin und Digoxin sind aus Tabelle 12.33. ersichtlich. Die pharmakokinetischen Parameter werden von der Polarität der Herzglycoside bestimmt.

Tabelle 12.33. Toxikologische und pharmakokinetische Daten für Digoxin und Digitoxin

Parameter	Digoxin	Digitoxin	Literatur
LD_{50} (mg/kg KM)	0,36	0,35	AKERA et al. (1981) BAGGOT (1982)
Plasmaproteinbindung (Anteil der gebundenen Glycoside in %)	**18,1** (0,01 µg/ml Digoxin)	**86,6** (0,05 µg/ml Digitoxin)	ANDERSSON et al. (1981)
Halbwertszeiten (h)	**27**	**60**	DIX et al. (1985) FRIMMER (1977)
enterale Resorption renale Elimination	60–70% ohne Angabe	>90% 80%	LÖSCHER et al. (1991) LÖSCHER et al. (1991)

Die Toxizität des *Digitoxins* ergibt sich einerseits aus der Lipophilität dieses Glycosids und der damit verbundenen hohen Plasmaproteinbindung (86,6%), der hohen enteralen Resorption und der katzenspezifischen Metabolisierungsgeschwindigkeit und Ausscheidungsform. Digitoxin hat ein bedeutend kleineres Verteilungsvolumen (Katze: 1,2 l/kg) als Digoxin (Katze: 14,5 l/kg). Daraus resultiert, daß die therapeutische und somit auch toxische Plasmakonzentration von Digitoxin 10fach höher ist als von Digoxin.

LÖSCHER et al. (1991) konstatieren, daß mit zunehmender Polarität der Herzglycoside bei der renalen Ausscheidung der Anteil des nicht metabolisierten Herzglycosids zunimmt (Digoxin < 20% metabolisiert). Es muß beachtet werden, daß die renale Ausscheidung des *Digoxins* auf Grund der geringen Metabolisierung (< 20%) einer Sättigungskinetik unterliegt, so daß steigende Digoxindosen auch eine Verlängerung der Halbwertszeit bedeuten. Bei Nichtbeachtung dieser Tatsache werden immer wieder Intoxikationen auch bei der Digoxintherapie ausgelöst.

Digitoxin wird metabolisiert; auf Grund der Glucuronidierungsschwäche der Katze erfolgt aber die Metabolisierung sehr langsam (Kumulation!). Die Metabolite werden renal ausgeschieden im Gegensatz zu anderen Spezies, wo diese Ausscheidung vorwiegend über die Faeces erfolgt. Die Katze scheidet nach einer einmaligen Gabe von Digitoxin ca. 21%, der Hund dagegen ca. 72% der Gesamtdosis innerhalb von 24 Stunden aus (BAGGOT 1982).

Strophanthin mit der höchsten Polarität unter den Herzglycosiden wird nach oraler Aufnahme weniger als 10% enteral resorbiert; es wird nicht metabolisiert und renal ausgeschieden. Diese Tatsache erklärt die Unwirksamkeit dieses Pharmakons nach oraler Aufnahme (Anwendung: intravenöse Applikation in der Notfalltherapie bei akutem Herzversagen und kardial ausgelöstem Lungenödem).

Es gibt auch Speziesunterschiede bei der enzymatischen Zuckeraufspaltung der resorbierten Glycoside. Das freiwerdende Genin wird im allgemeinen durch Konjugation mit Glucuronsäure oder Epimerisierung am C_3-Atom des Steroidgerüstes metabolisiert. Bei der Katze und auch beim Menschen läuft gleichzeitig eine 12-Hydroxylierung an diesem Steranringsystem ab (DETWEILER 1967). Für Digitoxin gilt auch, daß die Katze über eine effizientere enterale Rückresorptionsfähigkeit verfügt, so daß Digitoxin länger im enterohepatischen Kreislauf bleibt (OKITA 1967).

Toxizitätsbeeinflussend können auch pharmazeutische Formulierungen, Arzneimittelinteraktionen, Nichtbeachtung des physiologischen Status der Tiere (gestörter Elektrolythaushalt, kongestive Herzinsuffizienz, Leber- und Nierenfunktionsstörungen, hohes Alter) sowie ansteigende Pharmakaempfindlichkeit bei zunehmender Herzinsuffizienz sein. So berichten z. B. ATKINS et al. (1988), daß die Kombinationsbehandlung von Katzen mit Digoxin (0,01 mg/kg KM aller 48 Stunden 10 Tage lang), Aspirin und Furosemid bei salzarmer Diät eine veränderte Digoxinpharmakokinetik auslöst. Der Serum-Digoxin-Spiegel stieg durchschnittlich 1 ng/ml auf 3,3 ng/ml an, die 8- und 48-Stunden-Werte waren erhöht, die orale Clearance dagegen vermindert. Der Serum-Digoxin-Spiegel bewegte sich bei der Kombinationstherapie für $24,7 \pm 9,8$ Stunden im toxischen Bereich.

LÖSCHER et al. (1991) stellten fest, daß der Glycosidbedarf und die Glycosidempfindlichkeit innerhalb einer Spezies stark variieren und angegebene Dosierungen zwischen 50% und 200% schwanken können.

Die *therapeutische Einstellung* kann so nur individuell unter Beachtung dargelegter Risikofaktoren und unter Kontrolle des Serumspiegels der Herzglycoside erfolgen. Wird der therapeutische Serum-Glycosid-Spiegel nur weniger als das Doppelte überschritten, ist mit klinischen Symptomen einer Intoxikation zu rechnen, wie Anorexie, Nausea, Salivation, Zittern sowie Herzarrhythmien verschiedenen Ausmaßes.

Die Diagnosesicherung erfolgt auf der Grundlage der Vorgeschichte, klinischen Symptome, Serum-Glycosid-Spiegel und EKG-Abnormitäten. Wichtigste therapeutische Maßnahme ist das Absetzen der Glycosidtherapie bis zum Verschwinden der toxischen Symptome. Antiarrhythmische Pharmaka können bei schweren toxischen Arrhythmien lebensrettend sein (s. auch Abschnitt Antiarrhythmika).

● **Antiarrhythmika**

Chinidin, Procainamid und Phenytoin gehören zu den Antiarrhythmika, die im allgemeinen zur Behandlung von Tachykardien eingesetzt werden. Die Anwendung dieser Pharmaka bei der Katze ist aber nicht unproblematisch.

Chinidin hat bei der Katze eine kurze Halbwertszeit von 1,9 Stunden im Verhältnis zum Hund mit 5,59 Stunden; es wird bei dieser Spezies rasch an den Mikrosomen der Leber hydroxyliert (NEFF und BAGGOT 1972). Die therapeutische Breite ist sehr klein, und Nebenwirkungen infolge einer Hemmung des Calciumeinstroms sowie paradoxe Tachykardien und Kardioversion können bereits bei therapeutischen Dosen auftreten. Der sehr schnell erreichte toxische Plasmaspiegel über 5 µg/ml löst neben den geschilderten Nebenwirkungen Unruhe, Ataxie sowie Seh- und Hörstörungen aus. Die Anwendung bei der Katze sollte deshalb auf Grund dieser Toxizität unterbleiben. Ebenso sollte *Procainamid* auf Grund des in den Injektionslösungen enthaltenen Benzylalkohols mit Vorsicht angewendet werden, da die durch Oxydation des Benzylalkohols entstehende Benzoesäure ebenfalls toxische Reaktionen bei der Katze auslösen kann. *Phenytoin* hat sich in der Therapie tachykardialer ventrikulärer Herzrhythmusstörungen, die vor allem durch Herzglycoside ausgelöst wurden, bewährt. Da Phenytoin zur Kumulation bei der Katze neigt, kann es auch trotz Einhaltung einer Tagesdosis von 3 mg/kg KM zu vor allem das Herz betreffenden Nebenwirkungen kommen. Klinische Symptome einer Intoxikation äußern sich in neurologischen Störungen und Auftreten einer Asystole (s. Abschnitt Antiepileptika).

12.3.4.12. Pharmaka mit Wirkung auf den Magen-Darm-Trakt

● **Antazida**

Eine Sekretion der Magensalzsäure wird bei der Katze nur nach Nahrungsaufnahme ausgelöst. Katzen erbrechen sehr leicht, eine durch Hyperazidität des Magensaftes ausgelöste Gastritis kommt selten vor. KRAFT und DÜRR (1991) konstatieren dazu, daß das Vorliegen einer Hyperazidität nicht zweifelsfrei bewiesen ist. Der Nachweis einer Hyperazidität sollte anhand von Magensaftuntersuchungen geführt werden, nicht am Erbrochenen! Durch Aufnahme von Noxen oder durch andere Erkrankungen (z. B. Urämie) verursachte Gastritiden mit ulzerösen Veränderungen bedingen in erster Linie eine kausale Therapie; unterstützende Maßnahmen zur Behebung der Gastritis sind dann zweitrangig. Nur bei nachgewiesener Hyperazidität empfehlen KRAFT und DÜRR (1991) sowie CHRISTOPH (1977) die Gabe von *Natriumhydrogencarbonat* (50–100 mg/kg KM oder ¼–½ Teelöffel mit dem Futter). LÖSCHER et al. (1991) lehnen nach heutigem Erkenntnisstand eine Therapie mit Natriumhydrogencarbonat wegen starker Resorption und darauf basierender systemischer Nebenwirkungen ab. Dieselben können sich in Hypernatriämie mit Flüssigkeitsretention und Alkalose äußern. Nachfolgende Urolithiasis durch Alkalisierung des Harns ist nicht auszuschließen. Von den gleichen Autoren wird der nach oraler Applikation von Natriumhydrogencarbonat ausgelöste „Acid-rebound"-Effekt beschrieben. Das bei der Neutralisation der Salzsäure entstehende Kohlendioxid provoziert nach Dehnung der Magenwand eine Stimulierung von Gastrin mit der Folge einer reaktiven Säurefreisetzung. Magenrupturen wurden beobachtet. Obwohl das Natriumhydrogencarbonat sofort wirksam ist, werden den nicht systemisch und langsam wirkenden Antazida *Magnesiumtrisilicat* oder *Aluminiumhydroxid* Vorteile in der Therapie eingeräumt.

Nebenwirkungen, wie Beeinflussung der Darmmotilität (laxierende Wirkung von Magnesiumtrisilicat und obstipatierende Wirkung von Aluminiumhydroxid) sowie Phosphat- und Fluoridbindungen im Gastrointestinaltrakt durch Aluminiumionen müssen beachtet werden. Die Applikation sollte in Abständen von 4–5 Stunden mit dem Futter erfolgen (optimale Applikationszeit: 1 Stunde nach der Fütterung; LÖSCHER et al. 1991).

Zweckmäßiger ist es nach neuesten Erkenntnissen jedoch, die Behandlung einer hyperaziden Gastritis mit Huminsäurepräparaten (z. B. Dysticum, Sulumin) vorzunehmen. Hier werden sowohl antiphlogistische als auch chemisorptive Effekte wirksam.

● **Laxanzien**

In der Therapie von Vergiftungen sind Maßnahmen zur schnellen Noxenentfernung aus dem Gastrointestinaltrakt von großer Bedeutung.

In der neuen Literatur wird eindeutig das rasch wirksame *Natriumsulfat* in einer Dosierung von 0,5–1,0 g/kg KM als Laxans in der Antidottherapie angegeben. Wichtig ist die Applikation dieser Dosen in hypotoner bis höchstens isotonischer Lösung, um Flüssigkeitsverluste zu vermeiden. So konstatiert auch BENTZ (1982), daß der Effekt salinischer Laxanzien nicht allein dosisabhängig ist, sondern auch von der Konzentration der verabreichten Lösung bestimmt wird. Nach Applikation hypertonischer Lösungen tritt Dehydratation dadurch ein, daß vom Blut der Darmkapillaren und der Lymphgefäße der Darmwand Wasser in das Darmlumen aufgenommen wird. Der beabsichtigte Dehnungsreiz tritt später auf mit der Folge einer Verzögerung der Laxation. Bei Bereitung dieser Lösungen muß unbedingt darauf geachtet werden, daß das wasserhaltige Natriumsulfat (Natriumsulfat-Decahydrat DAB 10, $Na_2SO_4 + 10 H_2O$) und nicht das wasserfreie Natriumsulfat eingesetzt wird, da sonst stark hypertonische und viel höher konzentrierte Lösungen entstehen, die auf Grund starker Dehydratation schwerste Intoxikationen mit meist tödlichem Ausgang zur Folge haben. Allgemeine klinische Symptome von Nebenwirkungen nach oraler Applikation von Natriumsulfat zeigen sich in Form von Dehydratationserscheinungen mit Gefahr einer Verstärkung des Schockgeschehens bei Kolik und Auftreten kolikartiger Schmerzen. Bei Katzen mit Stauungserscheinungen im Kreislauf (eingeschränkte Herz- und Nierenfunktion) ist die Anwendung von Natriumsulfat kontraindiziert, da mit dem Auftreten von Ödemen zu rechnen ist.

Paraffinöl als Laxans zur Therapie von Vergiftungen ist nur dann angezeigt, wenn die aufgenommenen Noxen lipidlöslich sind. Es wird der enterohepatische Kreislauf dieser Noxen unterbrochen. Die in der Literatur angegebenen Dosierungen sind aus Tabelle 12.34. ersichtlich.

Tabelle 12.34. Orale Dosen von Paraffinum subliquidum

Dosis (oral)	Autor
10 ml/Tier	KRAFT und DÜRR (1991)
(mit mehrmaliger Wiederholung)	(Angabe für akute Vergiftungen)
2–5 ml/Tier	BENTZ (1982)
0,5–1 ml/kg KM	LÖSCHER et al. (1991)

Die von KRAFT und DÜRR (1991) genannten Dosierungen zur Therapie akuter Vergiftungen können im Interesse der schnellen Bindung und Entfernung gerechtfertigt sein. Mögliche Risiken in Form einer Aspiration und Lipidpneumonie sollten allerdings nicht außer acht gelassen werden. Dieselben Autoren empfehlen zur Behebung der häufig bei Stubenkatzen auftretenden Obstipation, die durch ballastarme Ernährung bedingt ist, einen vorsichtigen Einlauf mit physiologischer Kochsalzlösung und entgegen der Therapie bei Vergiftungen eine vorsichtige Applikation von Paraffinum subliquidum.

Das bei Hund und Katze eingesetzte *Bisacodyl* wirkt bei oraler Applikation stark magenschleimhautirritierend. Bei rektaler Applikation kann Proktitis auftreten. Zur Vermeidung dieser Nebenwirkungen sollte nur eine orale Applikation mit magensaftresistenten Dragees erfolgen (LÖSCHER et al. 1991).

Das in der veterinärmedizinischen Therapie bei Darmparalysen eingesetzte, indirekt wirkende Parasympathomimetikum *Neostigmin* muß bei der empfindlich reagierenden Katze sehr sorgfältig dosiert werden, da nach KRAFT und DÜRR (1991) die Gefahr des Auftretens iatrogener Spasmen besteht. Nebenwirkungen in Form von Erbrechen, Unruhe und Bradykardie wurden festgestellt. Diese Autoren empfehlen auf Grund eigener Erfahrungen bei Darmparalysen und spastischen unstillbaren Diarrhoen als Regulans der Darmperistaltik das opiatartig wirkende *Loperamid* mit einer Dosis von 0,16 mg/kg KM p.o. Andere Autoren konstatieren, daß Loperamid bei insbesondere jungen Katzen nicht angewendet werden sollte, da sich wie bei Kleinkindern zentrale morphinartige Nebenwirkungen (Somnolenz, Atemdepression und Krämpfe) zeigen können. Bei längerer Anwendung kann sich ein paralytischer Ileus entwickeln.

● **Antidiarrhoika**
In der antidiarrhoischen Therapie bei der Katze steht neben einer diätetischen Behandlung der Elektrolyt- und Flüssigkeitsersatz im Vordergrund.
Auf Grund fehlender klinischer Studien zur Beweisführung therapeutischer Wirksamkeit der meisten Adstringenzien und Adsorbenzien wird auch von der Weltgesundheitsorganisation bei akuten Diarrhoen eine Therapie mit diesen Pharmaka als nicht gerechtfertigt angesehen.
Belegt ist die Wirksamkeit von *Carbo medicinalis* als Adsorbens für nichtionisierte Noxen (Gabe von bis 3,0 g/Tier als Aufschwemmung per Magensonde). Empfehlenswert ist hier auch die Anwendung von huminsäurehaltigen Spezialitäten (Dysticum, Sulumin oder Sobamin).
Die *Huminsäuren* stellen großräumige Makromoleküle mit multivalenter pharmakologischer Wirkung dar. So sind adsorptive (kohleähnliche) sowie chemisorptive (metabolisierende) Wirkungen in Verbindung mit stark antiphlogistischen und adstringierenden Eigenschaften kombiniert. Ihre oral extrem gute Verträglichkeit ermöglicht somit auch eine Dauertherapie über 10–15 Tage, wobei stoffwechselroborierende Wirkungen hinzukommen (eine tägliche orale Dosis bis 300 mg/kg KM, verteilt auf 2 Gaben, ist zu empfehlen).
Nach LÖSCHER et al. (1991) ist die adstringierende Wirkung von basischem *Bismutsalicylat* belegt (z. B. auch bei enterotoxinbedingten Diarrhoen). Diese Autoren konstatieren, daß die entzündungs- und sekretionshemmende Wirkung des basischen Bismutsalicylates durch das entstehende Salicylat und weniger durch das Bismut bedingt wird. Die teilweise stattfindende Resorption von Salicylationen schließt das Auftreten toxischer Effekte bei der Katze aber nicht aus (s. auch Abschnitt Salicylsäureverbindungen). Es sollte daher die von ihnen empfohlene vorsichtige und niedrige Dosierung von Bismutum subsalicylicum streng eingehalten werden. Basische Bismutsalze sind fast wasserunlöslich, und der resorptive Anteil der für die Katze toxischen Bismutionen ist gering.
Keinesfalls dürfen der Katze wasserlösliche Bismutsalze appliziert werden, denn Bismut löst nach Resorption schwere nephrotoxische Wirkungen aus, die mit den Toxizitäten von Quecksilber und Cadmium vergleichbar sind (KELLY et al. 1971; Fallbericht eines akuten Nierenversagens, begleitet von massiver Tubulusnekrose nach Applikation von Bismut-Natriumtriglycollamat).
Parasympatholytika sind bei Diarrhoen mit starken Spasmen nur nach strenger Indikationsstellung angezeigt, z. B. in der Antidottherapie bei Überdosierungen von Parasympathomimetika oder bei Intoxikationen mit Alkylphosphatestern. Gegen eine sonstige Anwendung von Parasympatholytika spricht nicht nur die Tatsache, daß die bei der Katze stark ausgeprägte retrograde Peristaltik im Kolon gehemmt wird, sondern auch der allgemeine Darmtonus; eine Regulierung der Darmperistaltik erfolgt nicht. So ist auch das im allgemeinen empfohlene Butylscopolamin – KRAFT und DÜRR (1991) geben Butylscopolamin als spasmolytisch auf Hohlorgane wirkendes Notfallmedikament in einer Dosierung von 5 mg/Tier 1–3×

tgl. i.v., i.m. an – in der antidiarrhoischen Therapie bei der Katze kritisch zu bewerten (s. Abschnitt Antiemetika).

WANKE et al. (1989) schildern anhand eines Fallbeispieles Klinik und Pathologie der auf ein butylscopolaminhaltiges Antidiarrhoikum zurückgeführten Intoxikation einer juvenilen Katze. Die klinischen Symptome spiegeln das Bild einer Scopolamin-Vergiftung wider. Im Vordergrund der pathologischen Befunde stehen degenerative Veränderungen von Leber und Myokard. Das bei Darmparalysen eingesetzte Loperamid kann auch bei unstillbaren spastischen Diarrhoen verabreicht werden. Angaben zur Eignung für eine Therapie bei der Katze siehe Laxanzien (Darmparalysen).

12.3.4.13. Pharmaka mit Wirkung auf das periphere Nervensystem

Zu diesen Pharmaka gehören zahlreiche Arzneimittel, die in der Notfalltherapie der Katze eingesetzt werden. Therapeutische Dosen sowie klinische Symptomatik von Überdosierungen sind aus Tabelle 12.35. ersichtlich.

Über katzenspezifische Nebenwirkungen und Pharmakokinetik dieser Pharmaka ist wenig bekannt. Tierartliche Unterschiede zeigen sich u. a. in der Wirkung auf den Uterus.

Das Parasympathomimetikum *Carbachol* erhöht die Abortgefahr bei trächtigen Tieren in der abnehmenden Reihenfolge Rind, Hund, Katze, Pferd. *Adrenalin* und *Noradrenalin* stimulieren bei graviden Katzen ebenfalls den Uterus, bei nichtgraviden Tieren dagegen relaxieren sie ihn (PETTER und HEGNER 1982). *Dopamin*, ein Sympathomimetikum mit α- und β-adrenerger Wirkung, führt bei dieser Tierart nach Vorbehandlung mit Yohimbin zur Depression des Blutdruckes (Antagonisten: Haloperidol, Spiramid), ebenso zeigt diese Spezies auf Grund des pharmakologischen Angriffes von Dopamin im Gehirn nach Behandlungen ein stereotypes Verhalten (Antagonist: Haloperidol; WOODRUFF 1971). Das zu den Adrenolytika gehörende *Reserpin* wird nur sehr langsam metabolisiert. Die einmal applizierte Dosis verbleibt bis zu 3 Wochen im Organismus der Katze. Von den Haussäugetieren (Katze, Hund, Kaninchen) reagiert die Katze gegenüber dem peripheren Muskelrelaxans *Decamethonium* am empfindlichsten, bei dem ebenfalls zentralen Muskelrelaxans *D-Tubocurarin* ist die Reihenfolge genau umgekehrt.

12.3.4.14. Pharmaka zur Stoffwechselregulation

Der Einsatz von Arzneistoffen zur Behandlung von Stoffwechselerkrankungen bedarf einer sorgfältigen klinischen bzw. klinisch-chemischen Untersuchung. Aus diesen Gegebenheiten resultiert die Notwendigkeit einer Abgrenzung der Art und Zahl von Wirkstoffen, die zur Prophylaxe und Therapie von Stoffwechselerkrankungen bei Tieren verwendet werden, von jenen Stoffen, die als essentielle Nahrungsfaktoren notwendiger Bestandteil der Futterrationen sind (Mineralstoffe, Spurenelemente). Es wird im Rahmen dieses Kapitels nur auf Vitamine und Hormone eingegangen.

• Vitamine

Von den Vitaminen ist es vor allem das fettlösliche *Vitamin A*, das bei der Katze bei unkritischer Therapie, aber vor allem auch bei einseitiger, Vitamin-A-reicher Fütterung (z. B. rohe Leber) zu schwerwiegenden osteodystrophischen Veränderungen im ganzen Skelett und Degenerationserscheinungen der Leber führt. Diese ernährungsbedingte A-Hypervitaminose bei der Katze ist von vielen Autoren beschrieben worden (BRUYÈRE 1971,

Tabelle 12.35. Peripher angreifende Notfallmedikamente für die Katze

Übergeordnete Pharmakagruppe	Pharmakon/Einsatz (nach KRAFT und DÜRR 1991)	Therapeutische Dosis (nach KRAFT und DÜRR 1991)	Klinische Symptome der Überdosierung (nach LÖSCHER et al. 1991)
Parasympatholytika	Atropin (Spasmolytikum der Hohlorgane)	0,04–0,08 mg/kg KM, i.v., s.c. (bei Alkylphosphatintoxikation) 0,1–(0,5) mg/kg KM, i.v., s.c.	Mydriasis, Verstopfung, Tachykardie, Hypernoe,
	Butylscopolamin (Spasmolytikum der Hohlorgane)	5 mg/Tier, 1–3 × tgl. i.v., i.m.	Unruhe, Delirium, Ataxie, Muskelzittern, bei hohen Dosen: Krämpfe, Atemdepression, Atemversagen, Tod
Sympathomimetika (α- und β-adrenerg)	Adrenalin (analphylaktischer Schock)	0,1%ige Lösung: 0,1–0,2 ml s.c. (i.m.), i.v., intrakardial	Tachykardien, Tachyarrhythmien, Hyperglykämie, Hypertonie
	Noradrenalin (Schocktherapie zur Blutdruckerhöhung)	0,1–0,5 µg/kg KM/min als Dauertropfinfusion	
	Dopamin (akutes Kreislaufversagen)	10–15 µg/kg KM/min als Dauertropfinfusion	
Sympathomimetika (α-adrenerg)	Norfenefrin (hypertone Kreislaufzwischenfälle) oft in Kombination mit Neuroleptika	0,05–0,1 mg/kg KM i.v. 0,2–1,0 mg/kg KM s.c., i.m.	Tachykardien, Arrhythmien
Sympathomimetika (β-adrenerg)	Orciprenalin (AV-Block)	0,5–2,0 mg intrakardial, bei Herzstillstand 0,1–0,3 µg/kg KM/min als Dauertropfinfusion	Tachykardien, Herzarrhythmien

CAMMARATA et al. 1983, DAHME 1983, RUBIO et al. 1986). Ein gleichzeitig hohes Phosphatangebot im Futter verstärkt die Osteopathie.

BOWMAN und RAND (1984) sehen als Ursachen der Osteopathie die Hemmung der Heteroglycan-Synthese, Freisetzung von lysomalen Enzymen und Zunahme der Osteoklasten-Aktivität. Typisch sind vor allem hyperostatisch-ankylosierende Veränderungen an der Halswirbelsäule (DAHME 1983). Diese Symptome treten schleichend nach Jahren auf und zeigen sich zunächst in Form einer Hyperästhesie, Schmerzempfindlichkeit bei Berühren der Rippen und beim Hochheben der Tiere. Im Verlauf der Zeit verstärkt sich die Versteifung des Halses und der gesamten Wirbelsäule. Die Katzen sind gereizt und haben struppiges Fell, der Gang ist meist anormal; es treten Kachexie, Enteritis und Speichelfluß auf.

Bei der Sektion werden Verknöcherungen der Gelenkkapseln und Bänder sowie multiple Exostosen und starke Leberveränderungen sichtbar.

Da die klinische Diagnose einer ernährungsbedingten Vitamin-A-Intoxikation in den meisten Fällen erst im fortgeschrittenen Stadium gestellt wird, bessert sich das chronische Krankheitsbild nach Umstellung der Ernährung und eingeleiteter Therapie selten. Auf Grund der langsamen Verschlechterung des Zustandes können die Tiere trotzdem ein hohes Alter erreichen.

KRAFT und DÜRR (1991) schreiben, daß hohe Vitamin-A-Gaben bei Katzenwelpen zu einem vorzeitigen Epiphysenschluß und einem verminderten Knochenwachstum führen. Weitere toxische Effekte sind Hodendegenerationen mit zeitweiligem Verlust der Fertilität. Saugende Jungtiere können eine Prädisposition für eine Vitamin-A-Hypervitaminose erwerben, wenn die Muttermilch große Mengen Vitamin A enthält. Es wird von den Autoren CLARK und SEAWRIGHT (1968) Amyloidose als Folge chronischer Vitamin-A-Hypervitaminosen beschrieben. In den retikulohistiozytären Zellen der Leber, der Lungen und der Milz sowie Leberlymphknoten wurden Amyloidablagerungen gefunden. Die erwachsene Katze benötigt zu ihrer Bedarfsdeckung an Vitamin A von allen Tierarten die höchsten Mengen (Katze: 30 mg/kg Trockenmasse Futter, Hund: 1,5 mg/kg Trockenmasse Futter). Dieser hohe Vitamin-A-Bedarf erklärt sich aus der Tatsache, daß die Katze nicht in der Lage ist, Carotinoide in Vitamin A umzuwandeln. Die Deckung des Vitamin-A-Bedarfs durch Supplementierung über das Futter und auch der therapeutische Einsatz sollten trotz dieses hohen Bedarfs stets unter Kontrolle (hierfür bietet sich die Vitamin-A-Bestimmung im Blutserum an) erfolgen, da dieses Vitamin in der Leber akkumuliert wird und nur bei Bedarf in gebundener Form wieder abgegeben wird.

Ist die Speicherkapazität der Leber erschöpft, treten zunächst Intoxikationserscheinungen in Form von Lethargie, Alopezie, Gewichtsverlust sowie fettige Leberdegenerationen auf. Später zeigen sich die bereits geschilderten Veränderungen am Stütz- und Bewegungsapparat.

Die synthetisch hergestellten *Retinoide* Etrinat und Isotretinoin werden therapeutisch bei Hauterkrankungen (hyperkeratotische Hautveränderungen, Akne) über längere Zeiträume eingesetzt. Diese Arzneistoffe haben teratogene Wirkungen und dürfen daher nicht bei tragenden und säugenden Tieren angewendet werden. Der Bedarf der Katze an *Vitamin D* und *Vitamin E* liegt ebenfalls sehr hoch (Vitamin D 25 µg/kg Trockenmasse Futter, Vitamin E 80 mg/kg Trockenmasse Futter).

Im Gegensatz zu dem geringtoxischen Vitamin E reagiert die Katze nach KRAFT und DÜRR (1991) empfindlicher gegenüber Vitamin-D-Gaben als andere Haustiere. LÖSCHER et al. (1991) stellen allgemein zur Toxizität des therapeutisch verwendeten Vitamin D_3 fest, daß diese oft unterschätzt wird und durch Überdosierungen ausgelöste Intoxikationserscheinungen in Form von Entmineralisierung der Knochen und Kalzifizierung von Geweben durch Ansteigen der Calcium- und Phosphationen im Blut auftreten können.

Die durch Askarideninfektionen ausgelöste Rachitis von jungen Katzen darf erst nach erreichter Wurmfreiheit der Tiere mit Vitamin D_3 therapiert werden. Askariden nehmen direkten Einfluß auf den Calcium-Phosphor-Stoffwechsel der Wirtstiere mit der Folge einer sich ausbildenden Rachitis; Askaridentoxine verändern den Stoffwechsel der Nebenschilddrüse. Hohe Dosen von Vitamin D_3 wirken anthelminthisch; die frei werdenden Askaridentoxine lösen eine Intoxikation aus, die innerhalb weniger Tage sehr oft zum Tode der therapierten Jungtiere führt (CHAVANCE 1969).

Längere einseitige Ernährung der Katzen mit rohem Fisch, Fischabfällen, aber auch mit fischhaltigem Fertigfutter (hochprozentiger Fischanteil) kann eine *Thiamin*-Mangel-Enzephalopathie auslösen. Mit dieser fischhaltigen Nahrung werden Thiaminasen aufgenommen, die das im Dickdarm gebildete Thiamin (Vitamin B_1) zerstören. Die klinischen Symptome zeigen sich in Form von Inappetenz bis Anorexie, Erbrechen, Stellungsanomalien, Ataxie der Hintergliedmaßen, Pupillendilatation sowie Hypersensibilität. Konvulsionen können spontan auftreten.

CHRISTOPH (1977) schreibt, daß eine Ventroflexion des Kopfes auffällig ist, die nicht korrigiert wird, wenn das Tier auf den Rücken gelegt oder an den Hinterbeinen hochgehoben wird. Es fehlen auch optische und labyrinthäre Aufrichtreaktionen (ähnlich einer Streptomycin-Intoxikation). Nach Injektionen von Vitamin-B-Komplex oder Vitamin B_1 erholen sich die Tiere schnell. (Bei wiederholten i.v. Applikationen besteht Kreislaufkollapsgefahr!). Bei komatösen Tieren kommt es zum Exitus.

Zu *Nicotinamid* (Niacin) muß festgestellt werden, daß die Katze nicht in der Lage ist, wie die anderen Spezies, Tryptophan im Organismus zu Nicotinamid umzuwandeln.

● **Hormone**

Hormone spielen bei der Regulation von Stoffwechselvorgängen eine bedeutende Rolle und erfordern ein hohes Maß an therapeutischer Erfahrung. Trotz der Wichtigkeit dieser Pharmaka liegen bei der Katze weniger Erfahrungen beim therapeutischen Einsatz vor als beim Hund. So werden sie zur Beeinflussung der Fortpflanzung bei der Katze viel seltener angewendet als beim Hund. Sofern es sich nicht um Zuchttiere handelt, steht z.B. bei hormonalen Störungen der Fortpflanzungsorgane und auch zur Östrusverhütung die Ovariektomie im Vordergrund.

Indikationen für den Einsatz dieser Hormone sind bei der Katze vor allem Östrusverhütung, Östrusauslösung, Ovulationsauslösung oder Nidationsverhütung. In Tabelle 12.36. sind die wichtigsten bei der Katze eingesetzten Hormone mit ihren Nebenwirkungen und Toxizitäten aufgeführt.

In der veterinärmedizinischen Therapie haben *Prostaglandine* eine besondere Bedeutung im Rahmen des Fortpflanzungsgeschehens erlangt, auch humanmedizinisch ist ihr therapeutischer Einsatz weitgefächert. Die Anwendung von Prostaglandin $F_{2\alpha}$ bei der Katze wird trotz nachgewiesener Wirkungen, wie Luteolyse, Kontraktion der glatten Muskulatur, Dilatation des Muttermundes und Kontraktion des Uterus, kritisch bewertet (Anwendung u.a. zur Abortauslösung zwischen 30. und 35. Trächtigkeitstag). Eine katzenspezifische Wirkung von Prostaglandin $F_{2\alpha}$ ist die Verminderung des systemischen Blutdruckes als auch des Lungenblutdruckes (BENTZ 1982). Der bei allen Tierarten nach Anwendung von Prostaglandin $F_{2\alpha}$ und auch Prostaglandin E_2 ausgelöste Abfall des intraokularen Druckes hält bei der Katze besonders lange an (STERN und BITO 1982).

Tabelle 12.36. Nebenwirkungen und Toxizitäten von Hormonen zur Beeinflussung der Fortpflanzung der Katze

Hormongruppe	Hormon	Indikation	Nebenwirkungen/Toxizität
Gonadotropine	HCG	Östrusauslösung Ovulationsauslösung	antigene Eigenschaften, Allergien, anaphylaktische Reaktionen
	PMSG	Östrusauslösung	
Östrogene	Estradiol	Östrusauslösung, Nidationsverhütung	Einsatz nicht vor dem Erreichen eines Alters von 1–1½ Jahren, da Zystenbildungen und Superovulationen auftreten können. Anämien, Thrombozytopenie, Störungen der Knochenmarkfunktionen, schwere Leukopenien, die bis zur völligen Agranulozytose und nachfolgender Sepsis führen, Leberschädigungen
Gestagene	Progesteron	habitueller Abort	gelegentlich Endometritis
	Chlormadinonacetat	Läufigkeitsunterdrückung	
	Proligeston	Östrusverhütung, Pseudogravidität, Hauterkrankungen (hormonaler Ursprung), Hypersexualität des Katers	Haarausfall, Verfärbung der Haare an der Injektionsstelle, gelegentlich Endometritiden

Tabelle 12.36. Nebenwirkungen und Toxizitäten von Hormonen zur Beeinflussung der Fortpflanzung der Katze (Fortsetzung)

Hormongruppe	Hormon	Indikation	Nebenwirkungen/Toxizität
	Medroxyprogesteron-acetat	Hypersexualität des Katers, Läufigkeitsunterdrückung, hormoneler Haarausfall	Lethargie, Mammaveränderungen, Stoffwechselveränderungen, Gewichtszunahme (25% der behandelten Fälle), Blutzuckerkontrollen erforderlich, zystische Hyperplasie des Endometriums (Nach LÖSCHER et al. (1991) sollte dieses Hormon auf Grund der Nebenwirkungen bei der Katze nicht angewandt werden.)
Androgene	Testosteronpropionat	Läufigkeitsblockade, palliative Mammakarzinom-therapie, bestimmte Gelenk-affektionen	Lebertoxizität bei Langzeittherapie, bei hohen Dosen Azoospermie, Auftreten von Prostataadenom

Nach KRAFT und DÜRR (1991) können Nebenwirkungen in Form von Tachykardie, Unruhe, Speichelfluß, Harn- und Kotabsatz, Pupillenerweiterung, Erbrechen, Ansteigen der inneren Körpertemperatur und Atemfrequenz sowie Rötungen der Haut auftreten. Diese Nebenwirkungen zeigen sich bereits nach 30–120 Sekunden, beginnend mit einem intensiven Putztrieb in den Flanken und über der Vulva und klingen nach 20 Minuten sowie mit zunehmender Behandlungsdauer ab. Nur gesunde und junge Katzen dürfen therapiert werden.

Das zu den *Androgenen* gehörende Nandralon kann bei der Katze während der Rekonvaleszenzphase nach schweren Operationen, bei Muskeldystrophie sowie bei chronischen Leber- und Nierenerkrankungen eingesetzt werden. Bei Nandralon überwiegen die anabolen Effekte (Verhältnis der anabolen zur androgenen Wirksamkeit 2,5 : 1). Eine Therapie während der Trächtigkeit ist nicht angezeigt, da bei weiblichen Nachkommen eine Virilisierung auftreten kann. Ebenso werden Zyklus- und Laktationsstörungen beschrieben. Nach hohen Dosierungen beim Kater zeigt sich der sog. „Rebound-Effekt" (nach eintretender Oligo- bis Azoospermie tritt eine kurzfristige Steigerung der Spermienproduktion ein; LÖSCHER et al. 1991).

Interessant erscheint die Feststellung, daß bei der östrischen Katze im Scheidensekret als Sexualpheromon Valeriansäure enthalten ist. Diese Tatsache erklärt vielleicht das abnorme stark erregte Verhalten der Katzen nach Aufnahme von oder Kontakt mit Baldrianwurzel oder Zubereitungen dieser Wurzel. Die geruchsintensive Valeriansäure ist ein Inhaltsstoff des Wurzelstockes der Pflanze.

Hormone der Nebennierenrinde, eingeteilt in Mineralocorticoide und Glucocorticoide, regulieren zahlreiche Stoffwechselvorgänge, wie Glucose-, Protein-, Calciumstoffwechsel, Elektrolyt- und Flüssigkeitshaushalt sowie Entzündungsprozesse. Obwohl keine katzenspezifischen Nebenwirkungen bekannt geworden sind, werden auf Grund der großen therapeutischen Relevanz einerseits und des breiten Nebenwirkungsspektrums dieser Hormone andererseits sowie der daraus resultierenden erhöhten Intoxikationsgefahr die allgemein geltenden Nebenwirkungen in Tabelle 12.37. aufgeführt.

Bei der Glucocorticoidtherapie muß beachtet werden, daß die Cortisonproduktion circadian abläuft und bei der Katze im Gegensatz zum Hund die höchsten physiologischen Werte abends auftreten. Corticosteroidhaltige Injektionslösungen, die Benzylalkohole enthalten, dürfen auf Grund der bereits erwähnten Toxizität dieses Alkohols bei Katzen nicht angewandt werden. Bei großflächigen lokalen Behandlungen mit glucocorticoidhaltigen Zubereitungen muß darauf geachtet werden, daß das Ablecken der Salben unbedingt vermieden wird, da sonst systemische Wirkungen vordergründig werden.

• Methionin

Methionin ist eine essentielle Aminosäure, die mit der Nahrung zugeführt werden muß. Bei der Katze ist der Bedarf an Methionin im Vergleich zu anderen Tierarten hoch; dieser Bedarf wird auch durch den Gehalt an Cystin in der Nahrung mitbestimmt, da fehlendes Cystin im Körper aus Methionin über Zwischenstufen gebildet wird. Ein Mangel an Methionin führt zu Wachstumsdepressionen. Für wachsende Katzen wird der Mindestgehalt von Methionin und Cystin im Futter mit 7,5 g/kg Futtertrockensubstanz angegeben, wobei der Methioninanteil mindestens 4 g/kg Futtertrockensubstanz betragen soll. Dieser hohe Bedarf der Katze an Methionin schließt aber nicht Intoxikationen nach Methioningaben aus, die über den physiologischen Bedarfsmengen liegen. An Katzen durchgeführte Toxizitätsversuche von MAEDE et al. (1987) ergaben, daß Dosen von 1,0 g/kg KM/Tag DL-Methionin schwere hämolytische Anämie mit ausgeprägtem Anstieg der Hämiglobinkonzentration und Bildung von Heinzschen Innenkörpern ab 6.–10. Behandlungstag auslösen.

Tabelle 12.37. Nebenwirkungen und Gegenanzeigen von Glucocorticoiden (Original nach LÖSCHER et al. 1991)

Nebenwirkungen	Gegenanzeigen
● **Mineralocorticoide**	
Natriumretention mit Ödembildung	kongestive Herzinsuffizienz
Hypokaliämie	chronische Niereninsuffizienz
● **Glucocorticoide**	
ACTH-Suppression	Abwehrschwäche
NNR-Inaktivitätsatrophie	virale Infektionen
Immunsuppression	Systemmykosen
Infektionsrisiko	septische Prozesse
verzögerte Wundheilung	Vorsicht bei akuten Infektionen
Magen-Darm-Ulzera	aktive Immunisierung
Hautatrophie	
Osteoporose	Geschwüre
Arthropathie	Magen-Darm-Ulzera
Muskelschwund	aseptische Knochennekrose
Wachstumsverzögerung	
Hufrehe	Osteoporose
verminderte Glucosetoleranz	
diabetogene Wirkung	Hypokalzämie
Polyphagie, Polydipsie, Polyurie	
Erniedrigung der Krampfschwelle	Diabetes mellitus
Hepatopathie	Glaukom
Thromboseneigung	
Hypertonie	Rinder: letztes Drittel der Trächtigkeit
Glaukom	
Katarakt	
Teratogenität (?)	
Geburtsauslösung (Rind)	
verminderte Milchleistung (Rind)	
Cushing-Syndrom	

Fütterungen mit 0,5 g/kg KM/Tag DL-Methionin über 52 Tage zeigten nur im Zeitraum vom 17.–31. Tag geringgradige Anämie mit Bildung von Heinzschen Innenkörpern; danach erholten sich die Tiere von der Anämie trotz weiterer Methioninzufütterung. Diese Tatsache läßt auf eine Adaption der Katzen schließen. Die Autoren nehmen an, daß überschüssige Methioninaufnahme zur Produktion eines Zwischenproduktes des Methionin-Katabolismus führt, das Erythrozyten direkt als ein oxydierendes Mittel beeinflussen kann. Daraus resultiert die übermäßige Oxydation von Hämoglobin zu Hämiglobin und die Bildung Heinzscher Innenkörper. HOSHINO (1987) konnte diese Versuche nachvollziehen und stellte durch weitere Versuche fest, daß die Inkubation von Erythrozyten in vitro mit Katzenplasma nach Methioninaufnahme einen Zellzerfall ergab, nicht aber der Zusatz von Methionin bzw. des Methioninmetaboliten 3-Methylthiopropionat. Die hämolytisch wirkenden Schadstoffe müssen deshalb andere Abbauprodukte des Methionins sein. Es wird die Toxizitätsgrenze für Katzen unter 0,5 g/kg KM Methionin angegeben.

12.3.4.15. Psychopharmaka

Das bei der Katze am häufigsten angewandte Ataraktikum und zu den Benzodiazepinen gehörende *Diazepam* wird zur Narkoseprämedikation, Dauerbehandlung der Epilepsie und auch als Notfallmedikament zur Sedierung und Unterbrechung von Krämpfen mit Erfolg eingesetzt. Die Halbwertszeit beträgt bei therapeutischen Dosen 15–20 Stunden. Der bei anderen Tierarten festgestellte Wirkungsverlust bei Dauerbehandlung ist bei der Katze nicht vorhanden. Es muß erwähnt werden, daß Diazepamapplikation bei erregten Katzen auch zu einer Verstärkung dieser Erregung führen kann. Eine therapeutisch genutzte Nebenwirkung ist die starke Appetitsanregung, die trotz Sedierung eintritt.

Chlorpromazin, ein Phenothiazinderivat, wird vor allem zur Prämedikation von Narkosen bei Katzen eingesetzt. Die Halbwertszeit wird bei dieser Spezies mit mehreren Tagen angegeben. Andere Tierarten, wie Hund (Halbwertszeit 11 Stunden) und Ziege (Halbwertszeit 1,5 Stunden), metabolisieren diesen Arzneistoff bedeutend schneller. Auf Einhaltung klinisch erprobter Dosierungsregime muß besonders geachtet werden. Eine Applikation sollte nur an Tiere mit stabilem Kreislauf erfolgen. Bei Überdosierungen können Kreislaufkollaps, Sekretionsstörungen, Hypothermie, Magen-Darm-Störungen und Leberveränderungen auftreten. Da es zu zentralen Krämpfen kommen kann, sind Analeptika-Applikationen kontraindiziert. Es sind auch Injektionen von Norfenefrin (0,05–0,1 mg/kg KM i.v., 0,2–1 mg/kg KM s.c., i.m.) oder Dopamin (10–15 µg/kg KM/min als Dauertropfinfusion) angezeigt.

Ebenfalls ein Phenothiazinderivat ist *Acepromazin*. Es kann vor allem als Notfallmedikament zur Sedierung der Katze bei akutem Schmerz in einer Dosierung von 0,25–0,5(–1,0) mg/kg KM i.v., i.m. (KRAFT und DÜRR 1991) oder 0,5–1,0 mg/kg KM i.m. (LÖSCHER et al. 1991) eingesetzt werden. Bei Überdosierungen zeigt sich die gleiche klinische Symptomatik wie beim Chlorpromazin.

12.3.5. Pflanzliche Gifte

Bei den Vergiftungen durch Pflanzen werden die Intoxikationen niederer Pflanzen (besonders Schimmelpilze) von denen der höheren Pflanzen abgegrenzt beschrieben, da die durch niedere Pflanzen ausgelösten Vergiftungen ursächlich anders einzuordnen sind als die durch höhere Pflanzen.

● Fungi (Pilze)

Pilze sind heterotroph lebende Pflanzen, die einen Thallus (Lager) bilden. Der farblose Vegetationskörper wird einzeln als Hyphe, in der Gesamtheit außerhalb des Fruchtkörpers als Myzel bezeichnet.

– *Niedere Pilze*

Unter den niedrigen Arten erlangen die *Schimmelpilze* (Familie *Mucoraceae*) als Toxinbildner besondere Bedeutung. Ihre Stoffwechselprodukte werden als *Mykotoxine* bezeichnet. Die wichtigsten Mykotoxine der Schimmelpilze sind aus Tabelle 12.38. ersichtlich.

Die Noxenaufnahme erfolgt über kontaminiertes Futter (z. B. Citrinin, Patulin, Ochratoxin auf Fleisch und Backwaren) oder durch Aufnahme von Futter mit hohen Rückstandsgehalten von Mykotoxinen oder deren ebenfalls sehr toxischen Metaboliten (z. B. in Fleisch, Fett, Milch, Eiern). Am bekanntesten sind die auf Mais, Erdnüssen, Roggen, Gerste und Baumwollsamen lebenden *Aspergillus*-Arten, welche die stark toxischen Aflatoxine produzieren.

Tabelle 12.38. Wichtige Mykotoxine niederer Pilze (KÜHNERT 1991)

Gattung	Art	Mykotoxin
Aspergillus	– *flavus, parasiticus*	– Aflatoxine
	– *ochraceus, melleus, scleroti, ostianus*	– Ochratoxine, Penicillinsäure
	– *clavatus*	– Patulin
	– *niveus*	– Citrinin
	– *versicolor, nidulans*	– Sterigmatocystin
	– *terreus*	– Patulin, Citrinin
Penicillium	– *rubrum*	– Rubratoxin
	– *viridicatum*	– Ochratoxine, Penicillinsäure
	– *citrinum*	– Citrinin
	– *purpurogenum*	– Rubratoxin
	– *oxalicum*	– Oxalsäure
	– *puberulum*	– Aflatoxine
	– *commune, variabile*	– Ochratoxine
Fusarium	– *sporotrichoides, solani, nivale*	– Trichothecene (T-2-Toxin)
	– *roseum, avenaceum*	– Zearalenon (F-2-Toxin)
Stachybotrys	– *alternans*	– X-Toxin
Claviceps	– *purpurea, fusiformis, gigantea*	– Ergotamine

Katzen reagieren z. B. empfindlicher als Hunde auf Aflatoxine. Die mittlere tödliche orale Dosis liegt bei der Katze bei 0,6 mg/kg KM, (Aflatoxin B_1: orale LD_{50} 0,3–0,6 mg/kg KM; EDDS 1973), beim Hund dagegen bei 1,0 mg/kg KM. Die nach oraler Aufnahme ausgelöste Intoxikation („Aflatoxikose") verläuft je nach aufgenommener Noxenmenge oder vor allem nach wiederholter Aufnahme akut oder chronisch und oft mit tödlichem Ausgang.

Aflatoxine (besonders A_1 und B_1) und deren nach Biotransformation in der Leber entstehende hochwirksame Metabolite bewirken eine Störung des Nukleinsäurestoffwechsels und damit der Proteinsynthese. Im Vordergrund stehen akute Parenchymschäden mit zirrhotischen Veränderungen der Leber sowie kanzerogene Effekte. Teratogene und genetische Veränderungen sind nachgewiesen worden.

Nach EDDS (1973) zeigt das Sektionsbild bei der Aflatoxikose der Katze vor allem Lebernekrosen, Fettinfiltrationen und Blutungen sowie Proliferationen des Gallengangepithels.

Das klinische Bild einer Mykotoxin-Intoxikation kann variieren, da oft mehrere Mykotoxine an der Intoxikation beteiligt sind und so auch unterschiedliche klinische Erscheinungen ausgelöst werden. Targetorgane sind bei Ochratoxinen die Leber (Hemmung der Glycogensynthese und des Glucosetransportes, Beschleunigung des Glycogenabbaues) und die Nieren (Tubulusdegenerationen).

Citrinin wirkt auch nephrotoxisch und karzinogen; im Tierversuch wurden die Embryotoxizität und die Teratogenität belegt.

Zearalenone wirken estrogen-induktiv (Volumenvergrößerung der Genitalorgane und der Zitzen, Tumorbildungen an den Geschlechtsorganen, Ovaratrophie, bei männlichen Tieren sind Feminisierungen bekannt), darüber hinaus zytotoxisch, mutagen, teratogen und karzinogen.

Die chemisch zu den Sesquiterpenen gehörenden *Trichothecene* nehmen direkten Einfluß auf das Immunsystem. Sie hemmen über Eingriffe an den 80S-Ribosomen die DNA- und Proteinsynthesen in eukarischen Zellen; die zellulären und humoralen Immunreaktionen werden depressiv beeinflußt und führen so zur Depletion des lymphopoetischen Systems (Leukopenie!).

Sehr empfindlich reagieren Katzen auch auf *Rubratoxine* (LD_{50} p.o. unter 40–50 mg/kg KM). Es sind Wachstumsdepressoren mit embryotoxischen, teratogenen und meist auch lebertoxischen Wirkungen.

Diese Ausführungen haben nur allgemein-informativen Charakter; über die katzenspezifische Symptomatologie ist wenig bekannt. Die Klärung dieser Problematik ist ein Thema von großer aktueller Bedeutung.

– *Höhere Pilze*

Vergiftungen mit höheren Pilzen, z. B. Fliegenpilz *(Amanita muscaria)* oder Knollenblätterpilz *(Amanita phalloides)*, werden in der Kleintierpraxis selten beobachtet. Wilson et al. (1987) bestätigen nach eigenen Untersuchungen diese Tatsache, obwohl sie das Ergebnis auf Grund des ubiquitären Vorkommens der genannten Pilze während der warmen Jahreszeit überraschend finden. Sie klassifizieren die Toxine von Pilzen mit ihren wichtigsten Angriffspunkten (Tabelle 12.39.).

Tabelle 12.39. Klassifizierung der Pilztoxine (Wilson et al. 1987)

Wirkung	Toxine
Zellzerstörungen	Cyclopeptide *(Amanita*-Arten)
	Monomethylhydrazine *(Gyromitra*-Arten)
Wirkungen auf das autonome Nervensystem	Coprine *(Coprinus*-Arten)
	Muscarinartige Toxine *(Clitocybe-, Inocybe*-Arten)
Wirkungen auf das zentrale Nervensystem	Ibotensäure-Muscimol (Delirium) *(Amanita*-Arten)
	Psilocybin-Psilocin (Halluzinogen) *(Psilocybe*-Arten)
Gastrointestinale Irritationen	Zahlreiche Toxine (besonders *Agaricus-, Amanita-, Lepiota*-Arten)

Bekannt geworden sind Katzen-Vergiftungen durch Aufnahme von *Fliegenpilzen (Amanita muscaria)*. Der Intoxikationsverlauf ist akut, aber meist nicht tödlich. Klinische Symptome sind Salivation, Erbrechen, gastrointestinale Störungen, Halluzinationen, Pupillenstarre sowie Krämpfe. So berichtet Rylands (1963) von der Vergiftung einer 4 Monate alten Katze, welche die Hälfte eines Fliegenpilzhutes gefressen hatte. Zwei Stunden nach der Exposition zeigte sie sich wie in einem „volltrunkenen" Zustand; das Tier erholte sich nach einer bestimmten Latenzzeit. Nach Kraft und Dürr (1991) werden für die Therapie Atropin, Dextroselösungen und Vitamin-B-Komplex vorgeschlagen.

Meist tödlich verlaufen dagegen Vergiftungen mit dem **Knollenblätterpilz** *(Amanita phalloides)*. Intoxikationserscheinungen zeigen sich verzögert und äußern sich nach unterschiedlich langer Latenzphase in schweren Störungen des Gastrointestinaltraktes, Pupillenabnormitäten, Leber- und Nierennekrosen. Nach Wilson et al. (1987) ist das Indizieren von Erbrechen bis 1 Stunde nach der Exposition sinnvoll, orale Applikationen von Carbo medicinalis (1 g/kg KM), besser jedoch Huminsäuren (300 mg/kg KM), mit Wiederholungen aller 6 bis 8 Stunden sind zur Noxenbindung angezeigt. Sie beschränken die Anwendung von Atropin nur für Muscarin-Vergiftungen und auch nur dann, wenn die cholinergen Symptome lebensbedrohlich sind. Die kardiovaskuläre Funktion und die Atemfunktion sollten streng überwacht werden. Renale und hepatische Parameter sind mindestens bis 48 Stunden nach der Ingestion zu kontrollieren, da die verzögerte klinische Symptomatik beachtet werden muß. Die Prognose einer solchen Pilzvergiftung ist als nicht günstig für das Überleben einzuschätzen; so schreiben auch KRAFT und DÜRR (1991), daß eine Therapie wenig erfolgversprechend ist.

● Höhere Pflanzen

Vergiftungen durch höhere Pflanzen (besonders Zimmer- und Zierpflanzen) sind bei der Katze nicht so selten, wie allgemein angenommen wird. Spieltrieb, Neugierde, Langeweile und ausgeprägtes Interesse an der natürlichen Umgebung führen vor allem bei jungen Katzen außer möglichen mechanischen Verletzungen zu Intoxikationen nach meist oraler Aufnahme.

Statistiken des Nationalen Kontrollzentrums für Tiervergiftungen der Universität Illinois/USA sagen aus, daß während der Arbeit der ersten drei Jahre dieses Zentrums (1978–1981) 11,6% der Anfragen Pflanzenvergiftungen betrafen. Bei etwa 50% dieser Anfragen handelte es sich um Aufnahme von Teilen 70 verschiedener Zimmer- und Zierpflanzen durch Heimtiere.

HANNA (1986) stellt zum Vergiftungsgeschehen der Heimtiere durch Pflanzen fest, daß bei der Aufklärung der Tierhalter über Vergiftungen die Prävention betont werden muß. Katzenhalter sollten sich über die eventuelle Toxizität ihrer Zimmerpflanzen kundig machen; dies gilt vor allem für das toxische Potential neu gekaufter Pflanzen, die für Katzen eine besondere Gefahrenquelle darstellen, da diese besondere Neugierde wecken.

Kontaktvergiftungen durch Pflanzen sind bei Katzen selten, wobei aber zu beachten ist, daß wiederholter Hautkontakt mit geringen oder sehr geringen Mengen des Giftstoffes zu allergischen Reaktionen führen kann. Mechanische Verletzungen (z. B. durch *Pandanus*-Arten) haben oft eiternde Wunden zur Folge. Die meisten Intoxikationen entstehen nach oraler Aufnahme pflanzlicher Teile, wie Beeren, Samen, Blätter-, Blüten-, Stielteilen und Zwiebeln.

Intoxikationsauslösend sind Pflanzeninhaltsstoffe, wie Alkaloide, Glycoside, Saponine, etherische Öle, Terpene, Proteine, Aminosäuren und weitere organische sowie anorganische Verbindungen.

Nicht nur die aufgenommene Dosis einer Noxe bestimmt die Schwere einer Intoxikation, sondern auch die erheblichen Schwankungen unterliegende Quantität und Qualität der Noxe (z. B. bedingt durch Standort, Düngung, Lichteinfluß, Alter, Klima) sowie die tierartspezifischen Faktoren, z. B. Rasse, Alter, Geschlecht, Ernährungszustand, Füllung des Magen-Darm-Traktes oder Gesundheitszustand, beeinflussen das Vergiftungsgeschehen entscheidend. Neben den meist im Magen-Darm-Trakt auftretenden Irritationen der Schleimhäute nach Freisetzung der Noxen ist auch bei den meisten toxischen Pflanzeninhaltsstoffen nach erfolgter Resorption mit systemischen Intoxikationserscheinungen zu rechnen.

Die Therapie wird auf möglichst schnelle Entfernung aufgenommener Pflanzenteile aus dem Digestionstrakt konzentriert (Emetika, Laxanzien, Kolonspülungen). Je nach auftretenden klinischen Erscheinungen muß sich eine weitere symptomatische Behandlung anschließen (Kontrolle der Funktionen von Herz, Kreislauf, der Nieren und der Leber, Schutzmaßnahmen für irritierte Magen-Darm-Schleimhaut, Sedierung von Krämpfen). Im Hinblick auf Pflanzenvergiftungen bei der Katze werden nachfolgend Pflanzenfamilien aus dem Umfeld der Katze besprochen.

– Amaryllidaceae (Amaryllisgewächse)
Toxikologische Bedeutung aus der Familie *Amaryllidaceae* besitzen vor allem das Riemenblatt *(Clivia miniata)* und die Gelbe Narzisse *(Narcissus pseudonarcissus)*.
Die Alkaloide vom Typ des Lycorins und die in den schleimgefüllten Zellen gebündelten Kristallnadeln aus Calciumoxalat lösen nach oraler Aufnahme geringerer Mengen von Pflanzenteilen Speichelfluß, Erbrechen und Durchfall und nach Aufnahme größerer Mengen von Pflanzenteilen über zentrale Lähmungserscheinungen Kreislaufkollaps mit nachfolgendem Exitus aus. Irritationen der Magen-Darm-Schleimhaut zeigen sich vor allem nach Aufnahme der Zwiebelteile von Narzissen und Hyazinthen; nach KRAFT und DÜRR (1991) ist das Auftreten von Krämpfen nicht auszuschließen.

– Apocynaceae (Hundsgiftgewächse)
Die als Topf- und Kübelpflanzen bekannten Oleanderarten wie *Nerium oleander* und *Thevetia peruviana* enthalten vor allem in den Samen die herzwirksamen Glycoside vom Cardenolidtyp (FROHNE und PFÄNDER 1987).
Klinische Symptome einer Intoxikation sind Unruhe, Emesis, Irritationen der Schleimhäute des Verdauungsweges mit nachfolgenden Spasmen, Bradykardie, Herzrhythmusstörungen, Blutdruckabfall sowie Pupillenerweiterung. Nach eingetretener Bewußtlosigkeit kommt das Tier zum Exitus (KRAFT und DÜRR 1991). Das nach der Pflanzenaufnahme meist spontan einsetzende Erbrechen ist für die Tiere oft lebensrettend, so daß der tödliche Ausgang nach erfolgter Resorption größerer Noxenmengen genuiner Glycoside sehr selten vorkommt.

– Araceae (Aronstabgewächse)
Die meisten Fallberichte über Zimmerpflanzen-Intoxikationen bei Katzen betreffen Arten aus der Familie der *Araceae* (1800 Arten).
Vertreter dieser Familie sind u. a.:

Caladium-Arten (Buntblatt, Masken- oder Phantasieblatt),
Philodendron-Arten (Baumfreund),
Dieffenbachia-Arten (Schweigrohr, Giftaron),
Zantedeschia-Arten (Zimmerkalla),
Anthurium-Arten (Flamingo-Blume).
Aronstabgewächse verfügen über Einzel-Ölzellen, die etherisches Öl enthalten. Sie zeichnen sich weiterhin durch den Gehalt an Calciumoxalat aus, welches überwiegend in Kristallnadelform (Rhaphiden) deponiert und aus sog. „Schießzellen" bei mechanischer Einwirkung herausgeschleudert wird. Die Giftwirkung der im etherischen Öl enthaltenen Stoffe ist umstritten. Die Beteiligung der zahlreich vorhandenen Calciumoxalatnadeln an der starken haut- und schleimhautreizenden Wirkung der Aronstabgewächse gilt als gesichert. Dadurch ausgelöste klinische Symptome sind Juckreiz, starke Salivation und Schwellungen im Maulbereich sowie einsetzendes Erbrechen. Die feinen, bis 250 μm langen Nadeln vermögen sehr leicht in Mund- und Rachenschleimhäute einzudringen und können durch Verletzung der im Unterhautbindegewebe befindlichen Mastzellen (Speicherorte des Gewebshormons Histamin) zu einer massiven Histaminausschüttung führen (FROHNE und PFÄNDER 1987). Zur Histaminfreisetzung konstatiert HANNA (1986), daß eine zusätzlich vermutete toxikologische Komponente (proteinähnliche Substanz) diese Histaminfreisetzung stimulieren könnte. Jedoch wird die Wahrscheinlichkeit der Histamin-Beteiligung vermindert durch fehlende

Schutzwirkung bei Vorbehandlung der Tiere mit Antihistaminika; es wird aber zugleich festgestellt, daß die klinischen Symptome ähnlich einer Histamin-Reaktion sind.

Araceen mit einem relativ hohen Gehalt an löslichen Oxalaten (1,8–2%, bezogen auf Trockenmasse) können nach Bindung von Calciumionen einen Mangel an Calcium mit seinen Folgeerscheinungen auslösen.

Zur Toxizität des in den Araceen enthaltenen etherischen Öles für die Katze findet man keine Angaben; es ist aber bei der Empfindlichkeit der Katze nicht auszuschließen, daß auch diese Inhaltsstoffe intoxikationsbeeinflussend sind. Bekannt ist die Toxizität des im etherischen Öl von *Acorus* enthaltenen cis-Isoasaron. Es besitzt kanzerogene Wirkung.

Neben den in allen Araceen vorkommenden Oxalaten verändern auch artenspezifische toxische Inhaltsstoffe die klinische Symptomatik einer Araceen-Intoxikation. So werden in *Dieffenbachia*-Arten auch Saponine, cyanogene und andere Glycoside sowie proteolytische Enzyme als Noxen aufgenommen, die neben den durch Oxalate ausgelösten klinischen Erscheinungen auch zu ausgeprägten Schwellungen und Reizungen der oralen muкösen Membranen, verbunden mit starker Beeinträchtigung der Atmung und des Schluckens, führen. Diese Erscheinungen können bis zu einer Woche anhalten.

Nach HANNA (1986) werden nach Aufnahme von *Philodendron*-Teilen Störungen im Verdauungstrakt, allgemeine Schwäche, Lustlosigkeit, erhöhte Temperaturen, Nervosität, Zuckungen und Zittern sowie gelegentlich Opisthotonus festgestellt.

Leber- und Nierenfunktionen werden nach Aufnahme von Blättern dieser Art über ein oder zwei Monate gehemmt.

Man nimmt auch an, daß ein Inhaltsstoff von *Philodendron*-Arten kumulative Wirkung hat. Eine Erkrankung kann bis zu 3 Monaten dauern und tödlich enden (KRAFT und DÜRR 1991). So berichtet PIERCE (1970) von der Intoxikation einer 4 Monate alten Siam-Katze, die den Streifen eines *Philodendron*-Blattes gefressen hatte, mit den klinischen Symptomen einer Enzephalitis, die nach bereits deutlicher Besserung wieder aufflammte. Die Katze erholte sich nach zwei Behandlungen mit täglichen Applikationen von Katzenserum (6 ml s.c.), Natriumselenit, Vitamin E, C und B-Komplex und einem corticosteroidhaltigen Antibiotikum.

BROGGER (1970) stellte bei zwei Katzen Nierenversagen nach Aufnahme von *Philodendron*-Blättern fest. Nach GREER (1961) verliefen von 72 durch *Philodendron*-Arten ausgelösten Vergiftungsfällen bei Katzen 37 tödlich. Er gibt auch neben den bereits dargelegten klinischen Erscheinungen das Auftreten von Genickstarre oder eingesunkenem Rücken an. Bei wiederholtem Haut- und Schleimhautkontakt mit geringen Mengen des Pflanzensaftes wurden als allergisierende Komponente in jüngster Zeit Alkylresorcinabkömmlinge identifiziert.

Das Auftreten von Kontaktdermatitis ist bei Katzen nicht auszuschließen.

– *Araliaceae*

Schefflera-Arten (Oxalatgehalt von 0,9–1,5%) sowie *Fatsia japonica* gehören auch zu dekorativen Zierpflanzen. Intoxikationen sind möglich, aber selten beschrieben worden. Berührungen mit Efeu *(Hedera helix)* können Kontaktdermatitis auslösen; diese Sensibilisierungen sind häufiger, als allgemein angenommen wird.

– *Asteraceae (Korbblütengewächse)*

Von toxikologischem Interesse sind vor allem *Senecio*-Arten. Pyrrolizidin-Alkaloide als Inhaltsstoffe sind typische Lebergifte, die eine kanzerogene Wirkung besitzen. So zeigt sich nach Intoxikationen das Bild einer akuten und später chronischen Leberdegeneration.

BAILEY (1970) berichtet von der Vergiftung einer halberwachsenen Katze, die Blätter einer

tropischen Pflanze aus der *Senecio*-Gruppe gekaut hatte. Die Katze wurde innerhalb einer Stunde depressiv, äußerte Schmerzen und erbrach Teile der Pflanze. Der Puls war schwach und schnell, das Tier hatte Durchfall, blasse zyanotische Membranen und Abdominalschmerz. Später stellten sich die Symptome einer Hepatitis ein. 30 Stunden nach der Aufnahme der Pflanzenteile verendete die Katze trotz intensiver symptomatischer Therapie. Zur Toxizität der Pyrrolizidin-Alkaloide berichten FROHNE und PFÄNDER (1987), daß als eigentlich toxische Agenzien Derivate mit alkylierenden Eigenschaften vermutet werden, die nach Metabolisierung der Pyrrolizidin-Alkaloide durch Lebermikrosomen im Säugetier oder Mensch entstehen. Diese Alkaloide haben mutagene und kumulierende Eigenschaften.
Senecio-Arten sind im mitteleuropäischen Raum weit verbreitet (z. B. Gemeines Kreuzkraut, *Senecio vulgaris*).
Der bereits zitierte Autor BAILEY (1970) konstatiert, daß er vor allem bei streunenden Katzen viele Pflanzenvergiftungen gesehen hat. *Senecio*-Intoxikationen sind auch bei uns nicht auszuschließen, wenn Katzen nicht nur in geschlossenen Räumen gehalten werden. Intoxikationsgefährdet sind aber vor allem Pferd und Rind, es treten Erkrankungen nach dem Verzehr von *Senecio*-Arten (besonders im Heu und in Silagen) auf, die als „Schweinsberger Krankheit" bekannt sind.

– Ericaceae (Erikagewächse)
Zu den Ericaceen gehören u. a. *Rhododendron*-Arten und Alpenrosen-Arten.
ROSE et al. (1988) schildern in einem Fallbericht die Intoxikation einer 1 Jahr alten weiblichen Katze, die Teile einer Azalee gefressen hatte. Das Tier zeigte akute Schwäche, Salivation, Emesis, Bradykardie, Miosis, Ptyalismus und hatte starke Schmerzen; es verendete wenige Stunden nach der Giftaufnahme.
Ähnliche klinische Symptome einer Intoxikation bei einer Katze schildert WASSERMANN (1959) nach Aufnahme von Blatteilen der *Kalmia angustifolia* (Lorbeerrose) und *Kalmia latifolia* (Berglorbeerrose).
Toxine der Ericaceen sind zahlreiche (ca. 18) Grayanotoxine. Grayanotoxin I ist auch unter dem Namen Andromedotoxin, Acetylandromedol, Rhodotoxin und möglicherweise Asebotoxin bekannt. Für einige Grayanotoxine wurde die Bindung an geschlossene Na^+-Kanäle nachgewiesen, wodurch ein „langsam öffnender" und modifizierter offener Na^+-Kanal erzeugt wird. Die Zunahme der Na^+-Permeabilität führt zu verminderten Membran-Ruhe-Potentialen für Purkinje-Fasern und zur Aufrechterhaltung der Depolarisation der ventrikulären Muskeln. Die Na^+-Kanal-Wirkungen der Grayanotoxine scheinen verantwortlich zu sein für die ausgeprägte Schwäche und Hypotension, die Dyspnoe und das terminale Atemversagen, welche die Intoxikation begleiten. Grayanotoxin I greift nach HAPKE (1988) auch in den Übertragungsmechanismus des autonomen Nervensystems ein, zunächst im fördernden, dann im hemmenden Sinne. Am Herzen werden das Reizbildungs- und das Erregungsleitungssystem gehemmt. Nach zentralnervalen Erregungen folgen terminale Lähmungen. Nach ROSE et al. (1988) bleiben aber die Ursachen der Effekte auf den oberen Gastrointestinaltrakt unklar. Es kann angenommen werden, daß die ebenfalls in den Ericaceen enthaltenen Inhaltsstoffe, wie Tannin, Gallussäuren, Harze und etherische Öle, für die Reizungen des Gastrointestinaltraktes mit verantwortlich sind. Als Therapie werden von ROSE et al. (1988) die Applikation von Carbo medicinalis und Na^+-Blockern sowie eine Schmerzbekämpfung vorgeschlagen.

– Euphorbiaceae (Wolfsmilchgewächse)

Vertreter der Wolfsmilchgewächse zählen ebenfalls zu gern gesehenen Zierpflanzen im Heim. Der zur Adventszeit in zahlreichen Haushalten anzutreffende Weihnachtsstern *(Euphorbia pulcherrima)* sei hierbei genannt. In gezielten Laboruntersuchungen (die Pflanze führt keinen Milchsaft) konnte dessen Giftigkeit nicht erwiesen werden.

Die Gattung *Euphorbia* ist sehr artenreich. Der weißliche, frische Milchsaft vieler dieser Arten kann für Katzen eine Gefahrenquelle darstellen, wenn er auf die Haut oder auf Schleimhäute gelangt. Entzündliche Reaktionen werden ausgelöst. Verantwortlich dafür sind Diterpenester, die auch im von Wolfsmilchgewächsen stammenden Bienenhonig nachgewiesen werden konnten (FROHNE und PFÄNDER 1987).

Die nach wenigen Tagen zurückgehenden klinischen Erscheinungen nach dermalem Kontakt treten je nach Menge des Milchsaftes und der Dauer der Einwirkung in Form von Rötung, Schwellung oder Blasen- und Pustelbildung auf. Nach oraler Aufnahme zeigen sich Entzündungen der Schleimhäute des alimentären Organsystems mit Erbrechen, starkem Durchfall und in schweren Fällen mit Pupillenerweiterung, Krämpfen, Zusammenbruch des Kreislaufs sowie Atemstillstand (KRAFT und DÜRR 1991, FROHNE und PFÄNDER 1987).

Die Croton-Pflanze *(Codiaeum variegatum)*, auch Wunderstrauch genannt, führt einen farblosen Milchsaft, der gelegentlich zu Irritationen Anlaß geben kann.

Ebenfalls zu den *Euphorbiaceae* gehört der in Afrika und Ostindien beheimatete Gemeine Wunderbaum *(Ricinus communis)*, der als Zierpflanze in Gärten gehalten wird. Die attraktiven, braun-weiß gefleckten, großen Samen enthalten das hochtoxische Ricin, ein zu den Toxalbuminen gehörendes Polypeptid. Aufnahme von 1–2 g Rizinussamen/kg KM führt bei der Katze zum Tod. Klinische Symptome einer Ricin-Vergiftung sind hämorrhagische Gastroenteritis mit Kolik, starker Durchfall, Konvulsionen und Koma. Nach erfolgter Resorption der Noxe bilden sich Proteolyse und Hämolyse aus. Lebernekrosen und Nephritis sind nicht auszuschließen. Vergiftungen der Katze nach Aufnahme von Preßrückständen, die bei der Ölgewinnung anfallen, oder die direkte Samenaufnahme sind sehr selten.

Bekannt geworden sind aber tödliche Vergiftungen von Katzen nach therapeutischer Gabe von Rizinusöl, das nicht vorschriftsmäßig durch kalte Pressung hergestellt wurde. Das zu technischen Zwecken verwendete, durch heiße Pressung hergestellte Öl enthält das hochtoxische Ricin.

– Liliaceae (Liliengewächse)

Zur Familie der Liliengewächse zählt die Gattung *Tulipa* mit über 50 Arten, die in vielen Sorten und Kreuzungen *(T. gesneriana)* existieren. Alle Pflanzenteile einschließlich der Zwiebeln enthalten die toxisch wirkenden Tuliposide A und B (mit Glucose veresterte Derivate der Hydroxybuttersäure). Die entsprechenden Lactonverbindungen werden als Tulipaline A und B bezeichnet. Insbesondere Tulipalin A kann beim Menschen entzündliche Hautreaktionen auslösen. Allergisierende Eigenschaften wurden auch für Tuliposid A nachgewiesen. Grundsätzlich sei vermerkt, daß im Unterschied zu der durch Narzissen- oder Hyazinthenzwiebeln hervorgerufenen Hauterkrankung bei Tulpenzwiebeln keine mechanische Reizung und Verletzung der Gewebestrukturen auf Grund des Fehlens von Oxalatkristallen erfolgt.

– Primulaceae (Primelgewächse)

Unter den Primelgewächsen befinden sich zwei häufig als Zimmerpflanzen gepflegte Arten, das Alpenveilchen *(Cyclamen purpurascens)* und die Gift- oder Becherprimel *(Primula obconica)*, die als Giftpflanzen von Interesse sein können. Der knollig-runde Wurzelstock des

Alpenveilchens enthält Triterpensaponine, darunter das Cyclamin, die bei oraler Aufnahme auch über die Schleimhaut des Magen-Darm-Kanals ins Blut und damit in andere Organe gelangen. Abgesehen von lokalen Entzündungen, können bereits nach Aufnahme geringer Mengen der Knolle Krämpfe und Lähmungen auftreten.

Die Giftwirkung der Becherprimel ist auf das hautreizende Benzochinonderivat Primin zurückzuführen, das im Exkret der Drüsenhaare, gehäuft an Kelch und Blütenstielen, gelagert ist. Es kann nach Sensibilisierung eine Hautentzündung hervorrufen, die beim Menschen als sog. „Primeldermatitis" bekannt ist (FROHNE und PFÄNDER 1987).

– Solanaceae (Nachtschattengewächse)
Zur Familie Solanaceen gehören viele Pflanzen mit toxischen Inhaltsstoffen, z. B. Schwarzes Bilsenkraut *(Hyoscyamus niger)*, Tollkirsche *(Atropa belladonna)* und Stechapfel *(Datura stramonium)*. Isolierte Alkaloide aus diesen Pflanzen haben in der Therapie einen großen Stellenwert (z. B. Atropin).

Vergiftungen durch Aufnahme dieser Pflanzen sind selten, aber nicht auszuschließen. KRAFT und DÜRR (1991) schildern die klinischen Symptome mit auftretender Gastroenteritis, Apathie, Salivation, zunehmender Schwäche und schließlich Koma.

Beschrieben wurden Vergiftungsfälle nach Aufnahme getrockneter Tabakblätter *(Nicotiana tabacum)* in Gegenden mit Tabakanbau. Nach gastrointestinalen Störungen in Form von Erbrechen, Kolik und Durchfall zeigen sich Muskelschwäche, Lähmungen und Muskelzuckungen sowie Herz- und Kreislaufstörungen. Der Tod tritt nach Atemlähmung ein. Bei der Sektion sind der typische Tabakgeruch und eine akute Gastroenteritis auffällig. Die orale Aufnahme von 5,0–25,0 g getrockneter Tabakblätter/Tier sowie einer Nicotinmenge von 9,0 mg/kg KM i.m. ist für die Katze tödlich (BENTZ 1969). HAPKE (1988) empfiehlt zur Therapie Medizinische Kohle.

– Bäume
Ergänzend sei erwähnt, daß jährlich zur Weihnachtszeit Intoxikationen bei der Katze nach dem Kauen von Kiefernnadeln der Weihnachtsbäume vorkommen. Die Noxe ist das etherische Kiefernöl. Katzen reagieren besonders empfindlich auf diese etherischen Öle. Je nach Menge der aufgenommenen Noxe werden Emesis, Diarrhoe und Lethargie ausgelöst. Die Tiere verweigern das Futter und zeigen Schwäche und Zittern des Hinterteils (SPRUNG 1970).

Auch das von Katzen aufgenommene Wasser aus den Christbaumständern kann krankheitsauslösend sein. Klinische Symptome sind Stomatitis, Pharyngitis und Gastroenteritis, die auch hämorrhagisch werden kann (KASKIN 1970).

Das *Kiefernöl* auch in Pharmaka (Antitussiva), Desinfektionsmitteln, insektizidhaltigen Präparaten oder auch Reinigungsmitteln enthalten sein kann, wird auf die Toxizität dieses etherischen Öles bei der Katze nachfolgend näher eingegangen. Das farblose, klare Kiefernöl mit einem balsamischen Geruch ist eine komplexe Mischung von isomeren cyclischen Terpenalkoholen (über 60 %), wie α-Pinen, β-Pinen, Dipenten, Silvestren, Limonen, α- und β-Phellandren sowie Bornylacetat und Cadinen. Die letale orale Dosis wird nach COPPOCK et al. (1988) für Kleintiere im Bereich von 1,0–2,5 ml/kg KM angegeben, wobei man auch feststellt, daß wesentlich niedrigere Dosen schon zu schweren Intoxikationen führen können. Aus dem Intestinaltrakt wird es nach oraler Aufnahme gut resorbiert und verteilt sich anschließend schnell auf die Lipidgewebe. So nehmen diese vergifteten Katzen auch meist einen terpentinölähnlichen Geruch an. Das spontan einsetzende Erbrechen nach der Ingestion verhindert nicht die Intoxikation.

Es ist nicht bekannt, wie bei der Katze die Metabolisierung des aufgenommenen Kiefernöles auf Grund ihrer Konjugationsschwäche stattfindet, welche Metabolite gebildet und ausgeschieden werden.

Klinische Symptome einer Kiefernöl-Intoxikation äußern sich in Erbrechen oder Brechreiz, Irritationen von Maul und Pharynx wie auch des Gastrointestinaltraktes, Hyperästhesie, Ataxie und Muskelschwäche mit nachfolgendem Koma. Außerdem werden Tachykardie, toxische Nephritis und erhöhte Körpertemperatur beobachtet. Ebenso kann sich eine Pneumonie entwickeln. Kiefernöl hat auch eine reizende Wirkung auf Haut und Augen. Nach Augenexposition zeigen sich ausgeprägter Blepharospasmus, Epiphora, Lichtempfindlichkeit und Erythem der Konjunktiven und Skleren.

COPPOCK et al. (1988) stellen auch fest, daß die klinisch-pathologischen Symptome einer Kiefernöl-Intoxikation die gleichen sind wie bei Säure-Basen- und Elektrolyt-Imbalancen sowie bei Schädigung des renalen Cortex. Nach Meinung der zitierten Autoren ist das Auslösen von Erbrechen nur dann sinnvoll, wenn die orale Exposition nicht länger als 30 min zurückliegt und auch nicht größere Mengen der Noxe aufgenommen wurden (Gefahr des Auftretens einer Aspirationspneumonie!). Magenspülungen sollten in Betracht gezogen werden. Wenn man sicher ist, daß der Magen leer ist, kann Carbo medicinalis (2 g/kg KM p.o.) und Sorbitol (1–2 g/kg KM p.o.) verabreicht werden. Auch Gaben von huminsäurehaltigen Pharmaka (tägliche orale Gaben von 300 mg/kg KM, verteilt über 2 Gaben) sind zu empfehlen. Aufrechterhaltung der Flüssigkeits- und Elektrolyt-Balance ist essentiell. Tiere mit dermaler Exposition (einschließlich Pfoten) sollen mit Seife gebadet werden. Kontaminierte Augen sind mit großen Mengen isotherm-isotonischer Salzlösung 15–30 min lang zu spülen.

Das im Kiefernöl enthaltene monocyclische Terpen *D-Limonen* (auch Hauptbestandteil des etherischen Öles von Zitrusfrüchten) ist Wirkstoff in einigen insektiziden Dips. Nach Mitteilungen des Nationalen Kontrollzentrums für Tiervergiftungen der Universität Illinois/USA (1983/1984) gibt es Hinweise auf toxische Reaktionen bei einigen Katzen nach Anwendung eines D-Limonen-haltigen Dips.

1986 von HOOSER et al. durchgeführte experimentelle Untersuchungen an Katzen, die mit diesen limonenhaltigen Dips behandelt wurden, ergaben, daß die angegebenen Dosierungen keine Vergiftungen auslösen. Die durch Übereifrigkeit des Tierhalters häufigeren Applikationen (belegt durch 5- und 15fache experimentelle Überdosierung) lösen Salivation, Muskelzittern, Ataxien und Hypothermien aus. Diese Symptome verschwinden nach einigen Stunden. Die Aussagen der zitierten Autoren zu Toxizität und klinischen Symptomen nach Überdosierungen durch wiederholte Applikationen bestätigen Toxizitätsversuche von POWERS et al. (1988) mit einer Dip-Lösung, die Linalool, D-Limonen und Piperonylbutoxid enthielt.

Auch die Zweige der *Mistel (Viscum album)*, die als Advents- und Weihnachtsschmuck gebräuchlich sind, werden von Katzen gekaut und lösen Intoxikationen mit nachfolgendem kardiovaskulärem Schock aus.

Das Pflanzenvergiftungsgeschehen bei der Katze kann in vollem Ausmaß hier nicht erfaßt werden. Es muß angenommen werden, daß je nach Lebensgewohnheiten und Umfeld der Katze Vergiftungen mit den meisten toxischen Pflanzen möglich sind, wenn diese nicht Inhaltsstoffe enthalten, welche die Katze sensorisch abstoßen. So empfehlen z. B. SCHMITH und CARSON (1987) Tierhaltern von Hauskatzen das Bestreuen des Stammes und der in erreichbarer Höhe befindlichen Blätter von Giftpflanzen oder Sträuchern mit Ingwerpulver, dessen Geruch von Katzen als unangenehm empfunden wird. Statistisch ist das Vergiftungs-

Tabelle 12.40. Akut tödliche Dosen von isolierten Pflanzeninhaltsstoffen bei der Katze

Pflanzeninhaltsstoffe/Pflanze	Dosis	Applikationsart	Literatur
Aconitin (kristallisiert) (Eisenhut)	0,4 mg/kg KM	s.c.	Bentz (1969)
Atropinsulfat (Tollkirsche)	130–150 mg/kg KM	s.c.	Bentz (1969)
Cicutoxin (Wasserschierling)	7 mg/kg KM	oral	Kühnert (1991)
Colchicin (Herbstzeitlose)	0,57 –1,0 mg/kg KM	s.c.	Bentz (1969),
	0,125 mg/kg KM	oral	Kühnert (1991)
	0,25 mg/kg KM	i.v.	
Digitoxin (Fingerhut)	0,25 mg/kg KM	oral	Bentz (1969)
	0,5	s.c.	Bentz (1969)
	0,3–0,41	i.v.	Bentz (1969)
	0,35	LD_{50}	Akera et al. (1981), Baggot (1982)
Gitoxin (Fingerhut)	0,88 mg/kg KM	oral	Brunnauer (1986)
	0,8 mg/kg KM	s.c.	Brunnauer (1986)
	0,59 mg/kg KM	i.v.	Brunnauer (1986)
Digoxin (Fingerhut)	0,36 mg/kg KM	LD_{50}	Akera et al. (1981), Baggot (1982)
Ergotamintartrat (Mutterkorn)	11,0 mg/kg KM	s.c.	Bentz (1969)

(toxische Dosen)

Tabelle 12.40. Akut tödliche Dosen von isolierten Pflanzeninhaltsstoffen bei der Katze (Fortsetzung)

Pflanzeninhaltsstoffe / Pflanze	Dosis	Applikationsart	Literatur
Meerzwiebel	100,0 mg/kg KM (weibliche Tiere reagieren empfindlicher als männliche)	oral	BENTZ (1969)
Morphinhydrochlorid (Schlafmohn)	20,0–390,0 mg/kg KM	s.c.	BENTZ (1969)
Nicotin (Tabak)	9,0 mg/kg KM	i.m.	BENTZ (1969)
getrocknete Tabakblätter	5,0– 25,0 g/Tier	oral	BENTZ (1969)
Oxalsäure (Sauerampfer)	0,2 g/Tier	oral	BENTZ (1969)
Piperonylbutoxid (*Chrysanthemum*-Arten)	>10600 mg/kg KM	oral (mittlere tödliche Dosis)	BENTZ (1969)
Strychninnitrat (Brechnuß)	2,0 mg/kg KM	oral	OSWEILER (1963)
	0,75 mg/kg KM	oral	BENTZ (1969)
	0,002–0,005 mg/kg KM	s.c.	BENTZ (1969)
Temulin (Taumellolch)	0,25 g/kg KM	oral (toxische Dosis)	BENTZ (1969)

geschehen schwer zu belegen, da die sich freibewegende kranke Katze den Menschen meidet und so meist nur Intoxikationen von in Wohnungen gehaltenen Tieren erkannt werden. Aus Tabelle 12.40. sind die akut tödlichen Dosen isolierter Pflanzeninhaltsstoffe für die Katze ersichtlich.

12.3.6. Tierische Gifte

Tierische Gifte als intoxikationsauslösende Noxen bei Katzen spielen im mitteleuropäischen Raum eine untergeordnete Rolle. Berichte über derartige Vergiftungen liegen vor allem aus den Südteilen der Erde (Australien, Afrika) vor.
So treten z. B. Vergiftungen von Katzen durch Bisse der *Tigerschlange* gehäuft in Australien auf. Bedeutsam ist dabei, daß diese Schlangenart erst ab Temperaturen über 20 °C aktiv wird und so diese Vergiftungen vorwiegend in der warmen Jahreszeit diagnostiziert werden. Im Gegensatz zu Hunden jagt die Katze Tigerschlangen, so daß Vergiftungen auch in der kälteren Jahreszeit festgestellt wurden; die Katze spürt die im Winterschlaf befindlichen Schlangen auf. Katzen zeigen sich aber weniger empfindlich gegenüber Schlangengiften als Hunde. Die letale Dosis für die Katze beträgt 0,1 mg/kg KM, für Hunde dagegen 0,03 mg/kg KM. Da sich Katzen während und nach den Bissen anders verhalten als Hunde, ist ihre Überlebensrate nach Behandlungen mit Antivenin höher (90%). Sie sind beweglicher und geben so (auf Grund des meist dicken Felles) den Schlangen nicht die Gelegenheit, große Giftmengen zu injizieren. Nach dem Biß bleiben sie inaktiv und schränken so ihre Muskelaktivität ein. Durch diese Ruhigstellung der gebissenen Gliedmaße ist die Ausbreitung des Giftes bedeutend eingeschränkt.

Aus einer von BARR (1984) durchgeführten Studie über Tigerschlangenbisse bei Hunden und Katzen in Australien geht hervor, daß z. B. nur 8 von 115 Schlangenbissen bei Katzen als Tigerschlangenbisse diagnostiziert werden konnten. Die meisten Katzen kamen mit Bewegungsstörungen nach Hause oder wurden im Kollaps gefunden, nachdem sie mehrere Stunden oder manchmal auch Tage vermißt wurden.

Klinische Symptome einer durch Schlangenbisse hervorgerufenen Intoxikation bei Katzen sind aus Tabelle 12.41. ersichtlich. Das Sektionsbild zeigte Blutfülle in den Lungen, Degenerationen an der Skelettmuskulatur, Tubulusnekrose mit hyaliner Tropfenbildung.
Katzen, die infolge eines anaphylaktischen Schocks starben, zeigten Ödeme des subkutanen Gewebes, Lungenatelektase und Bronchokonstriktion. Als Diagnostikum sollte der Plasma-Creatininkinase-Spiegel herangezogen werden. Die beschriebene Mydriasis mit Verlust des Pupillarreflexes kann eine lange Latenzphase haben, so daß dieses klinische Symptom für diagnostische Entscheidungsfindungen nicht zu empfehlen ist. Therapiert wird mit Tigerschlangen-Antivenin, Sauerstoffbeatmung, Elektrolytinfusionen sowie mit Diuretika.
Es konnte festgestellt werden, daß es keine Korrelation zwischen den Perioden zwischen Biß und Behandlung und denen zwischen Behandlung und Erholung der Katzen gibt. In einem von MUNDAY (1959) geschilderten Fallbericht konnte festgestellt werden, daß die Wiederherstellung einer gebissenen Perser-Katze nach Behandlung mit Antivenin gut voranging, obwohl 19 Stunden zwischen Biß und Behandlung vergangen waren.
Über Vergiftungen durch *Kröten* verschiedener Spezies wurde aus Äthiopien und den USA berichtet. Es wurden 9 verschiedene Krötenarten als mehr oder weniger giftig identifiziert. In Äthiopien ist vor allem *Bufo regularis* für diese Intoxikationen verantwortlich. Das Gift befindet sich in den erweiterten Hautdrüsen, die fast über den ganzen Körper verteilt sind und besonders durch Aufnehmen mit dem Maul leicht ausgedrückt werden können. Im Sekret der

Tabelle 12.41. Häufigkeit der klinischen Symptome bei 115 Katzen mit Schlangenbiß (nach BARR 1984)

Klinische Symptome	Anzahl der Katzen	Angabe (%)
Mydriasis (bei Einlieferung)	91	79
kein Pupillenlichtreflex	84	73
Depression mit generalisierter Muskelschwäche	45	39
Hinterlauf-Ataxie	40	35
vollständige Lähmung	23	20
Tachypnoe oder Dyspnoe	40	35
Respirationsstörung (Zyanose)	13	11
erhöhte Rektaltemperatur	13	11
erniedrigte Rektaltemperatur	42	36
Erbrechen	16	14
Durchfall	3	3
Kehlkopf-, Zungen- oder Stimmbandlähmung	4	4
Hämaturie oder Hämoglobinurie/Myoglobinurie	19	17

Bufo regularis wurden Adrenalin, Serotonin, Dehydrobufotenin und insgesamt 8 verschiedene Bufadienolide nachgewiesen. Die Bufadienolide sind hauptverantwortlich für die physiologische Wirkung des Giftes. Die verschiedenen Krötenarten verfügen über unterschiedliche Mengen an Noxen. So enthält die Krötenart *Bufo regularis* 15mal mehr Gifte als die einheimische Erdkröte, *Bufo bufo* (KÜHNERT 1991).

Die klinischen Erscheinungen einer Giftaufnahme äußern sich in profusem Speichelfluß, Niedergeschlagenheit, Bewegungsstörungen, extremem Abdominalschmerz in Verbindung mit Temperaturanstieg und allmählicher Muskellähmung, die innerhalb von 3–6 Tagen meist tödlich endet. Diese klinischen Symptome werden in einem Fallbericht von PERRY und BRACEGIRDLE (1973) bestätigt. Eine 3 Monate alte weibliche Siam-Katze nahm eine Kröte auf, nachdem sie einige Zeit mit ihr gespielt hatte. Nach kurzer Zeit erbrach sie die Kröte. Trotz intensiver Behandlung kam dieses Tier am 3. Tag zum Exitus. Ob die Katze die Kröte verschluckt oder nur mit der Maulschleimhaut berührt, es erfolgt die Absorption des Giftes, und heftiges Erbrechen setzt ein.

In der älteren Literatur gibt es Berichte, daß Katzen nach dem Verzehr von abgebrochenen *Eidechsen*-Schwänzen durch die in den Schwänzen enthaltenen Neurotoxine vergiftet wurden (CHRISTOPH 1977).

Literatur

ADAMS, H. R. (1975): Acute Adverse Effects of Antibiotics. J. Am. Vet. Med. Assoc. **166**, 983.

ADAMS, H. R. and DIXIT, B. N. (1970): Prolongation of Pentobarbital Anesthesia by Chloramphenicol in Dogs and Cats. J. Am. Vet. Med. Assoc. **156**, 902.

AITKEN, M. (1983): Species differences in pharmakodynamics: some examples. Vet. Res. Commun. **7**, 313.

AKERA, T., BAHRMANN, H., and BELZ, G. G. (1981): Cardiac glycosides. part I: experimental pharmacology. In: HOFFMEISTER, F. u. STILLE, G. (Hrsg.): Handbuch der experimentellen Pharmakologie, **56/1**. Springer Verlag, Berlin, Heidelberg, New York.

AL-DABBAGH and SMITH, R. L. (1984): Species differences in oxidative drug metabolism: some basic considerations. Arch. Toxicol. **7**, 219.

ALEXANDER, F. (1976): In: An Introduction to Veterinary Pharmacology. Livingstone, Edinburgh, Churchill.

ANDERSSON, K. E., BERGDAHL, B., and BODEM, G. (1981): Cardiac glycosides. part II: pharmacokinetics and clinical pharmacology. In: GREFF, K. (Hrsg.): Handbuch der experimentellen Pharmakologie, **56/2**. Springer Verlag, Berlin, Heidelberg, New York.

ARONSON, A. L. (1980): Pharmacotherapeutics of the newer tetracyclins. JAVMA **176**, 1061.

ARONSON, A. L., and SCHWARK, W. S. (1980): Adverse drug reactions. Small Animal Practice **10**, 155.

ATKINS, C. F., SNYDER, P. S., and KEENE, B. W. (1988): Effect of aspirin, furosemide and commercial low-salf diet on digoxin pharmacokinetics properties in clinically normal cats. J. Am. Vet. Med. Assoc. **193**, 1264.

BAGGOT, J. D. (1978): Some aspects of clinical pharmacokinetics in veterinary medicine I. J. Vet. Pharmacol. Therap. **1**, 5.

BAGGOT, J. D. (1982): Disposition and fate of drugs in the body. In: BOOTH, N. H., and McDONALD, L. E. (Eds.): Veterinary Pharmacology and Therapeutics. Iowa State University Press, Ames.

BAGGOT, J. D. (1983): Systemic antimicrobial therapy. In: BOGAN, J. A., LEES, P., and YOXALL, A. T. (Eds.): Pharmacological Basic of Large Animal Medicine. Blackwell Scientific Publications, London.

BAILEY, R. L. (1970): Tropical plants prove fatal. Modern Veterinary Practice **51**, 42.

BARR, S. C. (1984): Clinical feature therapy and epidemiology of tiger snake bite in dogs and cats. Aust. vet. J. **61**, 208.

BARTELS, P. (1978): Vier Fälle von Rauchgasvergiftung bei Hund und Katze. Kleintier-Praxis **23**, 123.

BARTON, J., and OEHME, F. W. (1981): The Incidence and Characteristics of Animal Poisonings seen at Kansas State University from 1975 to 1980. Vet. Hum. Toxicol. **23**, 101.

BEASLEY, V. R., and BUCK, W. B. (1980): Acute Ethylene Glycol Toxicosis: A Review. Vet. Hum. Toxicol. **22**, 255.

BEASLEY, V. R., and BUCK, W. B. (1983): Warfarin and other Anticoagulant Poisonings. In: KIRK, R. W. (Ed.): Current Veterinary Therapy VIII. W. B. Saunders Co., Philadelphia.

BECKER, L. (1962): Über Vergiftungsfälle bei Hauskatzen. Vet.-med. Diss. Universität Leipzig.

BEDFORD, P. G. C., and CLARKE, E. G. C. (1972): Experimental Benzoic Acid Poisoning in the Cat. Vet. Rec. **90**, 53.

BEDFORD, P. G. C., and CLARKE, E. G. C. (1973): A Preliminary Study of the Suitability of Sorbic Acid for Use as a Preservative in Cat Food Preparations. Vet. Rec. **92**, 55.

BENTZ, H. (1969): Nutztiervergiftungen. Gustav Fischer Verlag, Jena.

BENTZ, H. (1982): Veterinärmedizinische Pharmakologie. Gustav Fischer Verlag, Jena.

BEUTER, W., and SCHMID, A. (1983): Metabolic radical formation from halothane and enflurane and its modification by enzyme induction and inhibition. In: RUCKEBUSCH, Y., TOUTAIN, P.-L., and KORITZ, G. D. (Eds.): Veterinary Pharmacology and Toxicology. MTP Press Limited, The Hague, Dordrecht, Lancaster, Boston.

BISHOPP, F. G. (1946): Present Position of DDT in the control of insects of medical importance. Am. J. publ. Hlth. **36**, 593.

BONATH, K. H., AMELANG, D., AXT, U., GRÄSSER, F. und WITTKER, J. (1987): Antagonisation der Xylazin- und Xylazin-Levomethadon-Narkose beim Hund sowie der Xylazin-Ketamin-Narkose bei der Katze. Proceedings **33** WSAVA in Wien.

BOOTH, N. H., and McDONALD, L. E. (1977): Veterinary Pharmacology and Therapeutics. Iowa State University Press, Ames.

BOOTH, N. H., and McDONALD, L. E. (1982): Veterinary Pharmacology and Therapeutics. 5. Ed. Iowa State University Press, Ames/Iowa.

BOWMAN, W. C., RAND, M. J. (1984): Farmacología. Bases bioquimicas y patológicas. Aplicaciones clinicas. 2. Ed. Ed. Interamericana, Mexico.

BRAHMSTAEDT, F. R. (1977): Vortrag Jahrestagung der Wissenschaftlichen Gesellschaft für Veterinärmedizin, Kleine Haus- und Pelztiere.

BRASS, W. (1981): Haut und ihre Beziehung zur Allgemeinerkrankung. Kleintier-Praxis **26**, 435.

BROGGER, J. N. (1970): Renal failure from philodendron. Modern Vet. Pract. **51**, 46.

BRONDKE, D. und KOWOLLIK, N. (1988): Xylazin-Antagonisten bei Tieren. Ein Überblick über die klinischen Aspekte. Veterinärmed. Nachrichten **59**, 108.

BROWN, F. (1985): Paracetamol poisoning in cats. Vet. Rec. **116**, 275.

BRUNNAUER, H. (1986): Haustierartliche Besonderheiten in der Wirkung und Anwendung von Pharmaka. Vet.-med. Diss., Verlag Hannes Gertner, München.

BRUYÈRE, P. (1971): Spondylose cervicale déformante du hypervitaminose A chronique chez le chat adulte nourri au foie de boeuf cru. An. Méd. Vét. **115**, 1.

BURNS, J. J. (1968): Variation of drug metabolism in animals and the prediction of drug action in man. Ann. N. Y. Acad. Sci. **151**, 959.

BURNS, J. J. (1970): Species differences in drug metabolism and toxicological implications. Proc. Eur. Soc. Study Drug Tox. **11**, 9.

CAMMARATA, G., FARAVELLI, G., MANTELLI, F. (1983): Observaciones anatomoclínicas sobre la hipervitaminosis A dietética crónica del gato. Vet. Arg. **1**, 193.

CARLISLE, C. H., PENNY, R. H. C., PRESCOTT, C. W., and DAVIDSON, H. A. (1968): Toxis Effects of Phenylbutazone on the Cat. Br. Vet. J. **124**, 560.

CASTEEL, S. W., and COOK, W. O. (1985): Endrin toxicosis in a cat. JAVMA **186**, 988.

CATCOTT, E. J. (1964): Feline Medicine and Surgery. 1st Ed. American Veterinary Publications Inc., San Francisco.

CHAVANCE, J. (1969): Kontraindikation für Vitamin D bei Welpen und Jungkatzen mit Askarideninfektion. Bull. méd., vét. prat. France **53**, 175.

CHRISTOPH, H.-J. (1977): Klinik der Katzenkrankheiten. Gustav Fischer Verlag, Jena.

CLARK, L. und SEAWRIGHT, A. A. (1968): Amyloidose, verbunden mit einer chronischen A-Hypervitaminose bei Katzen. Aust. vet. J. **44**, 584.

CLARKE, E. G. (1976): Species difference in toxicology. Vet. Rec. **98**, 215.

CLARKE, M. L., HARVEY, D. G., and HUMPHREYS, D. T. (1981): Veterinary Toxicology. 2nd Ed. Baillière & Tindall, London.

COLLINS, M. M. (1983): *Dieffenbachia*. Modern Vet. Pract. **64**, 684.

Committee on Problems of Drug Safety of the Drug Research Board (1969): Application of metabolic data to the evaluation of drugs. A report prepared by the Committee on Problems of Drug Safety of the Drug Research Board. National Academy of Sciences-National Research Council. Clin. Pharmacol. Ther. **10**, 607.

COPPOCK, R. W., MOSTROM, M. S., and LILLIE, L. E. (1988): The Toxicology of Detergents, Bleaches, Antiseptics and Disinfectants in Small Animals. Vet. Hum. Toxicol. **30**, 463.

CRAIG, G. R., and WHITE, G. (1976): Studies in dogs and cats dosed with trimethoprim and sulfadiazine. Vet. Rec. **98**, 82.

DAHME, E. (1983): Stütz- und Bewegungsapparat. In: DAHME, E. und WEISS, E. (Hrsg.): Grundriß der speziellen pathologischen Anatomie der Haustiere. Ferdinand Enke Verlag, Stuttgart.

DAVIS, L. E. (1979): Species differences as a consideration in drug therapy. J. Am. Vet. Med. Assoc. **175**, 1014.

DAVIS, L. E. (1980): Topics in Drug Therapy Clinical Pharmacology of Salicylates. J. Am. Med. Assoc. **176**, 65.

DAVIS, L. E., and DONNELLY, E. J. (1968): Analgesic Drugs in the Cat. JAVMA **153**, 1161.

DAVIS, L. E., and NEFF, C. A. (1972): Pharmacokinetics of chloramphenicol in domesticated animals. Am. J. Vet. Res. **33**, 2259.

DAVIS, L. E., and WESTFALL, B. A. (1972): Species Differences in Biotransformation and Excretion of Salicylate. Am. J. Vet. Res. **33**, 1253.

DAVIS, L. E., WESTFALL, B. A., and SHORT, C. R. (1973): Biotransformation and Pharmacokinetics of Salicylate in Newborn Animals. Am. J. Vet. Res. **34**, 1105.

DAVIS, M. R. (1985): Paracetamol poisoning in a cat. Vet. Rec. **116**, 223.

DETWEILER, D. K. (1967): Comparative pharmacology of cardiac glycosides. Fed. Proc. **26**, 1119.

Van Dissel, J. T., Berkenbosch, A., and Olivier, C. N. (1985): Effects of halothane on the ventilatory response to hypoxia and hypercapnia in cats. Anesthesiology 62, 448.

Dix, L. P., Bai, S. A., and Rogers, R. A. (1985): Pharmacokinetics of digoxin in sheep: limitations of the use of biological half-live for interspecies variation. Am. J. Vet. Res. 46, 470.

Edds, G. T. (1973): Acute Aflatoxicosis: A Review. JAVMA 162, 304.

Enigk, K. (1950): Die Wirkung und Verträglichkeit der synthetischen Kontaktinsektizide. Arch. exper. Vet. med. 1, 116.

Ernst, M. R., Klesmer, R., Huebner, R. A., and Martin, J. E. (1961): Susceptibility of Cats to Phenol. JAVMA 138, 197.

Fitzpatrick, R. J. (1952): The toxicity of red squill ratticide to domesticated animals. J. comp. Path. 62, 23.

Forth, W., Henschler, D. und Rummel, W. (1987): Allgemeine und spezielle Pharmakologie und Toxikologie. 5. Aufl. Wissenschaftsverlag, Mannheim, Wien, Zürich.

Frey, H.-H. (1975): Chemotherapie bakterieller Infektionen. In: Schebitz und Brass (Hrsg.): Allgemeine Chirurgie für Tierärzte und Studierende. Paul Parey, Berlin, Hamburg.

Frimmer, M. (1977): Pharmakologie und Toxikologie. Verlag F. K. Schattauer, Stuttgart, New York.

Frimmer, M. (1986): Pharmakologie und Toxikologie. 3. Aufl. Verlag F. K. Schattauer, Stuttgart, New York.

Frohne, D. und Pfänder, H. J. (1987): Giftpflanzen. 3. Aufl. Wissenschaftliche Verlagsgesellschaft mbH, Stuttgart.

Fröhner, E. und Volker, R. (1950): Lehrbuch für Toxikologie für Tierärzte. 6. Aufl. Ferdinand Enke Verlag, Stuttgart.

Frye, F., and Cucuel, J. P.-E. (1969): Acute Yellow Phosphorus poisoning in a Cat. Vet. Med. Small Anim. Clin. 64, 995.

Glaser, U. (1979): Arzneimittelwechselwirkungen mit antimikrobiellen Substanzen. Dtsch. tierärztl. Wschr. 86, 274.

Gräf, R., Kraft, W. und Ackermann, U. (1979): Emetika bei der Katze. Kleintier-Praxis 24, 371.

Grant, D. (1984): Insecticides and their use in the dog and cat. Inpractic 6, 121.

Gravestock, J. D. (1985): Paracetamol poisoning in cats. Vet. Rec. 116, 275.

Greer, M. J. (1961): Plant poisoning in cats. Modern Vet. Pract. 42, 62.

Gruffydd-Jones, T. J., Evans, R. J., and Brown, P. (1981): Dieldrin poisoning of cats after woodworm treatment. Vet. Rec. 108, 540.

Hamlin, R. (1987): Ethylene glycol poisoning in a cat. Modern Vet. Pract. 68, 86.

Hanna, G. (1986): Plant Poisoning in Canines and Felines. Vet. Hum. Toxicol. 28, 38.

Hapke, H.-J. (1980): Arzneimitteltherapie in der tierärztlichen Klinik und Praxis. Ferdinand Enke Verlag, Stuttgart.

Hapke, H.-J. (1981): Störwirkungen bei Tierarzneimitteln. Dtsch. tierärztl. Wschr. 88, 274.

Hapke, H.-J. (1988): Toxikologie für Veterinärmediziner. 2. Aufl. Ferdinand Enke Verlag, Stuttgart.

Hatch, R. C. (1983): Yohimbine effect on xylazine. JAVMA 182, 1300.

Hatch, R. C., Kitzman, J. V., Clark, J. D., Zahner, J. M., and Booth, N. H. (1984a): Reversal of pentobarbital anesthesia with 4-aminopyridine and yohimbine in cats pretreated with acepromazine and xylazine. Am. J. Vet. Res. 45, 2586.

Hatch, R. C., Kitzman, J. V., Zahner, J. M., and Clark, J. D. (1984b): Comparison of five preanesthetic medicaments in thiopentalanesthetized cats: Antagonism by selected compounds. Am. J. Vet. Res. 45, 2322.

Hegner, D. (1972): Ursachen für Speziesunterschiede der Wirkung von Arzneimitteln und Giften. Kleintier-Praxis 17, 23.

Herrgesell, J. D. (1967): Aspirin Poisoning in the Cat. JAVMA 151, 452.

Hoffheimer, M. S. (1988): Lead Poisoning in a Cat. Compendium on continuing education for the practicing veterinarian 10, 724.

HOOSER, S. B., BEASLEY, V. R., and EVERITT, J. (1986): Effects of an insecticidal dip containing d-limonene in the cat. JAVMA **189**, 905.

HOOSER, S. B., BEASLEY, V. R., SUNDBERG, J. P., and HARLIN, K. (1988): Toxicologic evaluation of chlorpyrifos in cats. Am. J. Vet. Res. **49**, 1371.

HORNFELDT, C. S. (1987): Poisonings in animals. Modern Vet. Pract. **68**, 25.

HOSHINO, T. (1987): The mechanism of haemolytic anemia induced by excessive methionine in take cats. Jap. J. Vet. Res. **35**, 127.

HUCKER, H. B. (1970): Species differences in drug metabolism. Ann. Rev. Pharmacol. **10**, 99.

HSU, W. H. (1981): Xylazine-induced Depression and Its Antagonism by Alpha Adrenergic Blocking Agents. J. Pharmacol. Exp. Ther. **218**, 188.

HSU, W. H. (1983): Antagonism of Xylazine-induced CNS Depression by Yohimbine in Cats. Calif. Vet. **37**, 19.

HSU, W. H., and LU, Z.-X. (1984): Effect of yohimbine on xylazine-ketamine anesthesia in cats. JAVMA **185**, 886.

HSU, W. H., and SHULAW (1984): Effect of yohimbine on xylazine-induced immobilization in white-tailed deer. JAVMA **185**, 1301.

HSU, W. H., McGRUDER, J. P., and LU, Z.-X. (1985): The effect of yohimbine on xylazine/thiopental anesthesia in ponies. Veterinary Medicine **80,** 69.

HUMPHREYS, D. J. (1976): Benzoic acid poisoning in the cat. Vet. Rec. **98**, 219.

JACOBS, G. (1981): Lead poisoning in a cat. JAVMA **179**, 1396.

JENSEN, W. A. (1985): Yohimbine for treatment of xylazine overdosing in a cat. JAVMA **187**, 627.

JOHNSON, R. P. (1976): Paraquat poisoning in a dog and cat. Vet. Rec. **98**, 189.

KASKIN, S. (1970): Water around trees dangerous. Modern Vet. Pract. **51**, 46.

KECK, G. (1985): Diagnosis and Semiology of domestic Carnivores Poisonings. Revue Méd. Vét. **136**, 617.

KEEN, P. M. (1978): Pharmacokinetics of antibacterial agents in the dog and the cat. In: YOXALL, A. T., and HIRD, J. F. R. (Eds.): Pharmacological Basis of Small Animal Medicine. Blackwell Scientific Publications, London.

KELLY, D. F., AMAND, W. B., and FEN, D. (1971): Acute Nephrosis in a Cat. JAVMA **159**, 413.

KERSTING, E. J. und NIELSEN, S. W. (1965): Ethylenglycol-Vergiftung bei Kleintieren. J. Amer. Vet. Med. Assoc. **146**, 113.

KIRK, H. (1926): Disease of the cat. Baillière, Tindall and Cox, London.

KIRK, H. (1953): Index of Diagnosis. 4th Ed. Baillière, Tindall and Cox, London.

KIRK, W. R. (1980): Current Veterinary Therapy. VII. Small animal practice. Saunders Company, Philadelphia, London, Toronto.

KLAUSMAN, B. S., and BROWN, H. W. (1952): Report of a Series of Deliberate Warfarin Poisonings: Suggested Treatment. Vet. Med. **47**, 235.

KLINGER, W. (1989): Unerwünschte Arzneimittelwirkungen. 5. Aufl. Gustav Fischer Verlag, Jena.

KNOTHE, H. und DETTE, G. A. (1982): Neben- und Wechselwirkungen wichtiger Antibiotika. Der praktische Tierarzt **63**, 815.

KOHLER, K. (1979): Acetaminophen Toxicity in the Cat. Pulse **21**, 19.

KRAFT, W. (1985): Therapie der Vergiftungen der Katze. Referatekurzfassungen der Arbeitstagung am 27.–28. April 1985 in Konstanz.

KRAFT, W., und DÜRR, U. M. (1991): Katzenkrankheiten – Klinik und Therapie. 3. Aufl. Verlag M. & H. Schaper, Alfeld.

KÜHNERT, M. (Hrsg.) (1991): Veterinärmedizinische Toxikologie. Gustav Fischer Verlag, Jena, Stuttgart.

KUNKEL, G. A., and MEYER, D. J. (1987): Toxicity of high doses of griseofulvin in cats. JAVMA **191**, 322.

LARSON, E. J. (1963): Toxicity of Low Doses of Aspirin in the Cat. JAVMA **143**, 837.

LEES, P. (1985): Aspirin in cats. Vet. Rec. **116**, 116.

LIENERT, E. und SEBESTA, E. (1953): Die BAL-Therapie bei der Thalliumvergiftung der Fleischfresser. Wien. tierärztl. Mschr. **40**, 327.

LLOYD, W. E., and SULLIVAN, D. J. (1984): Effects of orally administered ammonium chloride and methionine on feline urinary acidity. Vet. Med. Sm. Anim. Clin. **79**, 773.

LOSCH, K., HEINZE, W. und MIERTH, K. (1980): Pharmakokinetische Modelluntersuchungen an Sulfamerazin bei Haussäugetieren. 3. Mitt.; Eiweißbindung und minimale Hemmkonzentration von Sulfamerazin. Arch. exper. Vet. med. **34**, 565.

LOSCH, K. (1979): Pharmakokinetische Untersuchungen an Sulfonamiden bei Haussäugetieren. Vet.-med. Diss., Humboldt-Universität Berlin.

LÖSCHER, W. und REICHE, R. (1983): Pharmakokinetik von Psychopharmaka beim Haustier. Dtsch. tierärztl. Wschr. **90**, 41.

LÖSCHER, W., UNGEMACH, F. und KROKER, R. (1991): Grundlagen der Pharmakotherapie bei Haus- und Nutztieren. Paul Parey, Berlin, Hamburg.

MAEDE, Y. (1985): Methionine-induced haemolytic anemia with methemoglobinemia and Heinz body formation in erythrocytes in cats. J. Japan. Vet. Med. Assoc. **38**, 568.

MAEDE, Y., HOSHINO, T., INABA, M., and NAMIOBA, S. (1987): Methionine toxicosis in cats. Am. J. Vet. Res. **48**, 289.

MALONE, J. C. (1969): Hazards to Domestic Pet Animals from Common Toxic Agents: Diagnostic and Treatment of Poisoning in Cats and Dogs. Vet. Rec. **84**, 161.

MATTES, D.-B. (1952): Toxizitätsversuche mit Kombinationspräparaten von DDT und HCC (v-HCC) der Fettchemie und Fewa-Werke Chemnitz an Hunden, Katzen, Kaninchen und Ziegen unter besonderer Berücksichtigung der Anreicherung und Geschmacksveränderung der Milch. Vet.-med. Diss., Leipzig.

McGIRR, J. L., and PAPWORTH, D. S. (1955): The Toxicity of Rodenticides. I. Sodium Fluoroacetate, ANTU and Warfarin. Vet. Rec. **67**, 124.

McLEAREY, B. J. (1980): Lead poisoning in New Zealand. In: KIRK, R.: Current Veterinary Therapy. VII. W. B. Saunders Co, Philadelphia.

MEDLEAU, L., LATIMER, K. S., and DUNCAN, J. R. (1986): Food hypersensitivity in a cat. JAVMA **189**, 692.

MELLET, W. B. (1969): Comparative drug metabolism. Fortschr. Arzneimittelforsch. **13**, 136.

MILLER, M. S. (1985): Digitalis: Current Concepts and Clinical Usage in Small Animals. Canine Practice **12**, 6.

MUMMA, R. O., et al. (1986): Toxic and protective constituents in pet foods. Am. J. Vet. Res. **47**, 1633.

MUNDAY, B. L. (1959): Antivenene in suspected Case of Snake bite in the Cat. Aust. vet. J. **35**, 44.

NASH, S. und OEHME, F. (1984): Eine Übersicht über die Acetaminophenwirkung auf Methaemoglobin, Glutathion und einige in Beziehung stehende Enzyme. Vet. Hum. Toxicol. **26**, 123.

NEFF, C. A., and BAGGOT, J. D. (1972): A comparative study of the pharmacokinetics of quinidine. Am. J. Vet. Res. **33**, 1521.

NIELSON, P., and RASMUSSEN, F. (1983): Pharmacokinetics of levamisole in goats and pigs. In: RUCKEBUSCH, Y., TOUTAIN, P.-L., and KORITZ, G. D. (Eds.): Veterinary Pharmacology and Toxicology. The Hague, Dordrecht, Lancaster MTP Press Limited, Boston.

OEHME, F. W. (1970): Selective toxicity: a practical application of comparative medicine. Can. Vet. J. **11**, 69.

OEHME, F. W. (1983): In: ETTINGER: Veterinary Internal Medicine: Diseases of the Dog and Cat. W. B. Saunders Co, Philadelphia.

OEHME, F. W. (1983): In: KIRK, R. W. (Ed.): Current Veterinary Therapy VII. Small Animal Practice. W. B. Saunders Co, Philadelphia.

OEHME, F. W. (1983): Antifreeze (Ethylene Glycol) Poisoning. In: KIRK, R. W. (Ed.): Current Veterinary Therapy VIII. W. B. Saunders Co, Philadelphia.

OKITA, G. T. (1967): Species difference in duration of action of cardiac glycosides. Fed. Proc. **26**, 1125.

ST. OMER, V. V., and McKNIGHT, I. (1980): Acetylcysteine for Treatment of Acetaminophen Toxicosis in the Cat. J. Am. Vet. Med. Assoc. **176**, 911.

ONKEN, D. (1990): Antibiotika – Chemie und Anwendung. Akademie Verlag, Berlin.

Osweiler, G. D. (1983): Strychnine Poisoning. In: Kirk, R. W. (Ed.): Current Veterinary Therapie VIII. W. B. Saunders Co, Philadelphia.

Penny, B. E., and White, R. J. (1978): Narcotic analgesics in the cat. Veterinary Clinics of North America/Small Animal Clinician **8**, 317.

Penny, R. H. C., Carlisle, C. H., and Prescott, C. W. (1967): Effects of Aspirin (Acetylsalicylic ACID) on the Haemopoietic System of the Cat. Brit. Vet. J. **123**, 154.

Penny, R. H. C., Carlisle, C. H., Prescott, C. W., and Davidson, H. (1970): Further observations on the effect of Chloramphenicol on the haemopoietic system of the cat. Brit. Vet. J. **126**, 453.

Penumarthy, L., and Oehme, F. W. (1975): Treatment of Ethylene Glycol Toxicosis in Cats. Am. J. Vet. Res. **36**, 209.

Perry, B. D., and Bracegirdle, J. R. (1973): Toad Poisoning in Small Animals. Vet. Rec. **92**, 589.

Petter, A. und Hegner, D. (1981, 1982): Pharmakologie und Toxikologie I und II, Vorlesung an der Tierärztlichen Fakultät der Universität München.

Pierce, J. H. (1970): Encephalitis signs from Philodendron leaf. Modern Vet. Pract. **51**, 42.

Pilloud, M. (1981): Antibiothérapie dans la pratique. Schweiz. Arch. Tierheilk. **123**, 335.

Pilloud, M. (1982a): Antibiotiques et chimiothérapiques – De la recherche à la pratique. I. Quelques remarques destinées aux praticiens sur les particularités du chloramphénicol et du thiamphénicol. Schweiz. Arch. Tierheilk. **124**, 121.

Pilloud, M. (1982b): Antibiotiques et chimiothérapiques – De la recherche à la pratique. II. Quelques destinées aux praticiens sur les particularités des tetracyclines. Schweiz. Arch. Tierheilk. **124**, 179.

Pilloud, M. (1982c): Antibiotiques et chimiothérapiques – De la recherche à la pratique. III. Quelques remarques destinées aux praticiens sur les particularités des sulfonamides. Schweiz. Arch. Tierheilk. **124**, 257.

Pilloud, M. (1982d): Antibiotiques et chimiothérapiques – De la recherche à la pratique. IV. Quelques remarques destinées aux praticiens sur les particularités de la triméthoprime et de son association aves les sulfamidés. Schweiz. Arch. Tierheilk. **124**, 307.

Pilloud, M. (1982e): Antibiotiques et chimiothérapiques – De la recherche à la pratique. V. Quelques remarques destinées aux praticin es sur les particularités des macrolides. Schweiz. Arch. Tierheilk. **124**, 389.

Pilloud, M. (1983a): Antibiotiques et chimiothérapiques – De la recherche à la pratique. VI. Quelques remarques destinées aux praticiens sur les particularités des aminoglucosides. Schweiz. Arch. Tierheilk. **125**, 301.

Pilloud, M. (1983b): Antibiotiques et chimiothérapiques – De la recherche à la pratique. VII. Quelques remarques destinées aux praticiens sur les particularités des polymyxines, des lincosamides, de la spectinomycine, des synergistines, de la bacitracine, de la novobiocine et de la flavomycine. Schweiz. Arch. Tierheilk. **125**, 371.

Pilloud, M. (1983c): Antibiotiques et chimiothérapiques – De la recherche à la pratique. VIII. Quelques remarques destinées aux praticiens sur les particularités des pénicillines naturelles, de leurs sels et de leurs esters. Schweiz. Arch. Tierheilk. **125**, 809.

Pilloud, M. (1984a): Antibiotiques et chimiothérapiques – De la recherche à la pratique. IX. Quelques remarques destinées aux praticiens sur les particularités des pénicillines semi-synthétiques et de quelques autres béta-lactames découverts récemment. Schweiz. Arch. Tierheilk. **126**, 65.

Pilloud, M. (1984b): Antibiotiques et chimiothérapiques – De la recherche à la pratique. X. Quelques remarques destinées aux praticiens sur les particularités des céphalosporines. Schweiz. Arch. Tierheilk. **126**, 173.

Pilloud, M. (1984c): Antibiotika und Chemotherapeutika in der Tierheilkunde. Schweiz. Arch. Tierheilk. **126**, 571.

Powers, K. A., Hooser, S. B., Sundberg, J. P., and Beasley, V. R. (1988): An Evaluation of the Acute Toxicity of an Insecticidal Spray Containing Linalool, D-Limonene, and Piperonyl Butoxide Applied Topically to Domestic Cats. Vet. Hum. Toxicol. **30**, 206.

Prescott, C. W. (1983): Clinical findings in dogs and cats with lead poisoning. Aust. vet. J. **60**, 270.

REINHARDT, R. (1952): Die Krankheiten der Katze. 2. Aufl. Verlag Schaper, Hannover.

RIOND, J. L., et RIVIÈRE, J. E. (1987): L'usage de la gentamicine en médecine vetérinaire: une revue de la littérature. Schweiz. Arch. Tierheilk. **129**, 565.

ROBERSON, E. L. (1977): Antinematodal drugs. In: BOOTH, N. H., and McDONALD, L. E. (Eds.): Veterinary Pharmacology and Therapeutics. Iowa State University Press, Ames.

ROSE, A., PITCHFORD, W., MONIN, I., and BURROWS, G. (1988): Acute Weakness and Death in a Cat. Vet. Hum. Toxicol. **30**, 334.

ROUSSEAUX, C. G., SMITH, R. A. und NICHOLSON, S. (1986): Akute Pinesol-Vergiftung bei einer Hauskatze. Vet. Hum. Toxicol. **28**, 315.

ROWLAND, J. (1987): Incidence of Ethylene Glycol Intoxication in Dogs and Cats Seen at Colorado State University Teaching Hospital. Vet. Hum. Toxicol. **29**, 41.

ROWLAND, J. (1988): Ivermectin-Toxizität bei Katzenwelpen. Companion animal practice **2**, 31.

RUBIO, M., MIGLIETTA, M., CATALANI, G. und BARONI, E. (1986): Chronische Vitamin-A-Vergiftung bei der Katze. Veterinärmed. Nachr. **57**, 193.

RYLANDS, J. M. (1963): Muriate of Potash Poisoning in the Dog; Fly-agaric *(Amanita muscaria)* Intoxication in the Cat. Vet. Rec. **75**, 761.

SATO, R., OKADA, K., SASAKI, J., NAITO, Y., and MU RAKAMI, S. (1986): Ethylene glycol poisoning in cats. J. Jap. Vet. Med. Assoc. **39**, 769.

SAVIDES, M. C., and OEHME, F. W. (1983): Acetaminophen and its Toxicity. J. Appl. Toxicol. **3**, 96.

SAVIDES, M. C., OEHME, F. W., and LEIPOLD, H. W. (1985): Effects of Various Antidotal Treatments on Acetaminophen Toxicosis and Biotransformation in Cats. Am. J. Vet. Res. **46**, 1485.

SAVIDES, M. C., OEHME, F. W., NASH, S. L., and LEIPOLD, H. W. (1984): The Toxicity and Biotransformation of Single Doses of Acetaminophen in Dogs and Cats. Toxicol. Appl. Pharmacol. **74**, 26.

SCHILLER, F. (1990): Probleme beim Umgang mit Chemotherapeutika. Gesundheit und Umwelt **6**, 55.

SCHMIDT-TREPTOW, W. A. (1951): Taschenbuch für die tierärztliche Kleintierpraxis. Paul Parey, Berlin.

SCHMITH, S. und CARSON, T. (1987): Zimmerpflanzen-Vergiftungen bei Kleintieren. Iowa State Univ. Vet. **49**, 22.

SCHOLTAU, W. (1963): Die Bindung der Antibiotica an die Eiweißkörper des Serums. Arzneimittelforschung **13**, 347.

SCHÜTT, I. (1979): Nebenwirkungen von Chemotherapeutika bei Hund und Katze. Kleintier-Praxis **24**, 49.

SCOTT, H. M. (1963): Lead Poisoning in Small Animals. Vet. Rec. **75**, 830.

SIMON, C. und STILLE, W. (1985): Antibiotika-Therapie in Klinik und Praxis. Verlag Schattauer, Stuttgart, New York.

DE SLOOVERE, J., DEBACKERE, M. und HOORENS, J. (1971): Intoxikationen bei Haustieren. Vlaams diergeneesk. Tijdschr. **40**, 8.

SPECTOR, W. S. (1956): Handbook of Toxicology. Vol. 1. Acute Toxicities of Solids, Liquids and Gases to Laboratory Animals, W. B. Saunders Co., Philadelphia, PA.

SPRUNG, C. (1970): Christmas tree needles eaten. Modern Vet. Pract. **51**, 46.

STERN, F. A., and BITO, L. Z. (1982): Comparison of the hypotensive and other ocular effects of prostaglandins E_2 und E_2-alpha on cat and rhesus-monkey eyes. Visual Science **22**, 588.

STOWE, C. M., FARNSWORTH, R., and HARDY, R. (1975): Adverse drug reactions. J. Am. Vet. Med. Assoc. **166**, 980.

STROLIN-BENEDETTI, M. (1980): Les réactions de conjugaison dans le métabolisme des médicaments. Act. Chim. Ther. **7**, 357.

STUDDERT, V. P. (1985): Häufigkeit von Vergiftungen bei Hunden und Katzen in Melbourne. Aust. Vet. J. **62**, 133.

STUDDERT, V. P. (1985): Epidemiologische Merkmale von durch Schnecken und Fraßköder hervorgerufener Vergiftungen bei Hunden und Katzen. Aust. Vet. J. **62**, 269.

TAUCHNITZ, C. und HANDRICK, W. (1986): Rationelle antimikrobielle Chemotherapie. 3. Aufl. Verlag Johann Ambrosius Barth, Leipzig.

TAYLOR, P. M. (1985a): Analgesia in the dog and cat. In Practice **7**, 5.

TAYLOR, P. M. (1985b): Paracetamol toxicity in a cat. Vet. Rec. **116**, 331.

THRALL, M. A., GRAUR, G. F., and MERO, K. N. (1984): Clinicopathologic Findings in Dogs and Cats with Ethylene Glycol Intoxication. JAVMA **184**, 37.

TROLLDENIER, H. (1980): Zu veterinärmedizinischen Problemen der Chemotherapeutika-Strategie. medicamentum **21**, 328.

TROLLDENIER, H. (1982): Antibiotika. In: BENTZ, H. (Hrsg.): Veterinärmedizinische Pharmakologie. Gustav Fischer Verlag, Jena.

TROLLDENIER, H. (1990): Chemotherapeutika in der Veterinärmedizin – Überblick und Einschätzung. medicamentum **31**, 16.

UNGEMACH, F. R. (1981): Abwehr von Arzneimittelrisiken – Verpflichtung für jeden Tierarzt. Prakt. Tierarzt **62**, 832.

WAGENER, K. (1952): Possible Effects of German Wood Preservative on Cats and Dogs, with special Reference to Hyperkeratosis. J. Amer. Vet. Med. Assoc. **120**, 145.

WAGENER, K. und KRIEGER, A. (1953): Experimentelle Hyperkeratose („X-Disease") bei Hunden und Katzen. Dtsch. tierärztl. Wschr. **60**, 312.

WALTHER, H. und MEYER, F. P. (1986): Klinische Pharmakologie antibakterieller Arzneimittel. Verlag Volk und Gesundheit, Berlin.

WANKE, R., HAFNER, A. und HEUBECK, D. (1989): Fallbericht: Intoxikation einer Katze durch ein Butylscopolamin-haltiges Antidiarrhoicum. Kleintierpraxis **34**, 277.

WASSERMANN, B. (1959): Sheep Laurel Poisoning in the Cat – A Case Report. JAVMA **160**, 569.

WATSON, A. D. J. (1979): Effect of ingesta on systemic availability of chloramphenicol from two oral preparations in cats. J. Vet. Pharmacol. Therap. **2**, 117.

WATSON, A. D. J. (1980): Systemic availability of chloramphenicol from tablets and capsules in cats. J. Vet. Pharmacol. Therap. **3**, 45.

WATSON, A. D. J. (1980): Further observations on chloramphenicol toxicosis in cats. Am. J. Vet. Res. **41**, 293.

WATSON, A. D. J. (1981): Lead poisoning in a cat. J. Small Anim. Pract. **22**, 85.

WELCH, R. M., CONNEY, A. H., and BURNS, J. J. (1966): The Metabolism of Acetophenetidin and N-Acetyl-p-Aminophenol in the Cat. Biochem. Pharmacol. **15**, 521.

WHITELEY, H. E. (1987): Five flea-control programs for cats. Vet. Med. **82**, 1022.

WILKINSON, G. T. (1973): Scientific Letter Dieldrin Poisoning in the Cat. Vet. Rec. **92**, 510.

WILKINSON, G. T. (1968): A review of drug toxicity in the cat. J. Small. Anim. Pract. **9**, 21.

WILKINSON, G. T. (1969): Drug toxicity in the cat. Modern Vet. Pract. **50**, 121.

WILSON, J. W., and GRAHAM, T. (1971): Acquired Hyperreaction to Barbiturate Anaesthesia in Cats. Vet. Med. Sm. Anim. Clin. **66**, 30.

WILSON, R. B., KORD, C. E., and HOLLADAY, J. A. (1987): Mushroom Poisoning. Compendium Small Animal **9**, 791.

WITTKE, R. (1988): Antibakterielle Therapie und ihre Anwendungsgrundsätze. Hoffmann Verlag, Berlin.

WOODRUFF, G. N. (1971): Dopamine receptors: a review. Comp. Gen. Pharmacol. **2**, 439.

YEARY, R. A. (1972): Syrup of Ipecac as an Emetic in the Cat. JAVMA **161**, 1677.

YEARY, R. A., and SWANSON, W. (1973): Aspirin Dosages for the Cat. JAVMA **163**, 1177.

ZENGER, B. (1988): Treatment of Fenthion Toxicity in Two Cats. California Veterinarian **42**, 5.

ZONTINE, W. J., and UNO, T. (1969): Acute Aspirin Toxicity in a Cat. Vet. Med. Sm. Anim. Clin. **64**, 680.

ZOOK, B. C., CARPENTER, J. L., and LEEDS, E. B. (1969): Lead Poisoning in Dogs. JAVMA **155**, 1329.

ZOOK, B. C., HOLZWORTH, J., and THORNTON, G. W. (1968): Thallium Poisoning in Cats. JAVMA **153**, 285.

ZURECK, F. (1955): Über Vergiftungen von Haustieren durch Schädlingsbekämpfungsmittel. Z. angew. Zool. **41**, 123.

13. Ernährung und Diätetik

(A. C. BEYNEN)

13.1. Einleitung

Die Katze ist als strikter Carnivore anzusehen. Die bekanntesten Beispiele für die Unerläß-lichkeit von Stoffen tierischer Herkunft im Katzenfutter sind die folgenden: 1. die Unfähig-keit der Katze, die pflanzliche Vorstufe von Vitamin A (β-Carotin) in Vitamin A umzuwan-deln; 2. ihr besonderer Bedarf an der Aminosulfonsäure Taurin, die nur im tierischen Gewebe vorkommt; 3. das Unvermögen der weiblichen Katze, Linolsäure in Arachidon-säure umzuwandeln (Kater führen die Umwandlung in den Testes durch). Darüber hinaus haben sich bei der Katze einige Enzymsysteme mit hoher Aktivität entwickelt, woraus weitere *Besonderheiten* resultieren. So hat die Katze einen relativ hohen Eiweißbedarf, der infolge der Aktivität der eiweißabbauenden Leberenzyme unabhängig von der Höhe des Proteinan-gebotes hoch ist und auch bei verminderter Proteinaufnahme nicht abnimmt. Relativ groß ist auch der Bedarf an Nicotinsäure, da Tryptophan aufgrund seiner Funktion in der Synthese von Picolinsäure nicht ausreichend in dieses Vitamin umgewandelt werden kann.

Aufgrund dieser Besonderheiten bereitet die Rationsgestaltung der Katze spezifische Schwie-rigkeiten. Man könnte einwenden, daß der besondere Nährstoffbedarf der Katze für den Tierarzt von nur geringer praktischer Bedeutung ist, füttern doch viele Besitzer landläufig auch mit Fisch oder Fleisch, und viele Tiere jagen und fressen zusätzlich kleine Säugetiere und Vögel. Jedoch ist zu beachten, daß ein großer Teil der Bevölkerung in Städten lebt und viele Menschen Katzen ausschließlich in der Wohnung halten und diese auf das vom Menschen bereitgestellte Futter angewiesen sind. Wenn auch die Deckung des Energiebedarfs erfreu-lich weit durch Katzen-Alleinfutter gewährleistet wird, so weist Tabelle 13.1. aus, daß es hier aber länderweise erhebliche Unterschiede gibt. Hieraus resultiert, daß der Tierarzt in der Ernährungsberatung eine bedeutende Funktion hat (s. Tabelle 13.2.). Es gibt nicht wenige Katzenhalter, die fehlerhaft füttern. Dies geschieht zweifellos vorwiegend aus Unwissenheit.

Tabelle 13.1. Prozentuale Deckung des Energiebedarfs von Katzen durch Katzen-Alleinfutter (nach KUKACKA 1985)

Land	Alleinfutter (%)
Österreich	9
Bundesrepublik Deutschland	35
Frankreich	37
Dänemark	39
Schweiz	43
Großbritannien	51
USA	87

Tabelle 13.2. Informationsquellen von Besitzern, die Probleme mit der Fütterung ihrer Katze haben (nach KUKACKA 1985)

Informationsquelle	Prozent
Züchter	1
Zoogeschäft	4
Fachbücher	6
Andere Tierbesitzer	26
Tierarzt	35
Unbestimmte Quellen	28

So erhalten Katzen z. B. Hunde-Alleinfutter, das einen für die Katze zu geringen Gehalt an Vitamin A, Arachidonsäure und Taurin hat; sie werden nur oder überwiegend mit pflanzlichen Stoffen ernährt oder andererseits fast ausschließlich mit nur einem Nahrungsmittel, z. B. Fisch oder Fleisch. In allen genannten Fällen kommt es zu ernährungsbedingten Erkrankungen.

Eine der wichtigsten gesundheitlichen Voraussetzungen ist *richtige Ernährung.* Obwohl der gesunde Organismus die Fähigkeit besitzt, beträchtlich variierende Nahrungsaufnahmen zu verkraften, damit es nicht zu Stoffwechselstörungen oder Erkrankungen kommt, können grobe, langfristige Ernährungsfehler wie oben erwähnt zu Störungen führen. Im Falle von Krankheiten ist dieses Kompensationsvermögen stark vermindert. Eine Diät stellt in diesem Fall einen wichtigen Teil therapeutischer Maßnahmen dar; hierdurch wird das Wirksamwerden ernährungsbedingter, zusätzlich belastender Faktoren weitgehend reduziert.

Das Verhältnis von Ernährung und Krankheit kann also von zwei Standpunkten betrachtet werden: Einerseits werden durch Über- oder Unter- oder Fehlernährung Krankheiten provoziert, andererseits bedingen etliche Krankheiten eine unzureichende Verwertung der Nahrungsbestandteile, insbesondere dann, wenn die Auf- oder Zubereitung des Futters nicht adäquat ist.

13.2. Nahrungsverhalten

Bei Ad-libitum-Fütterung von Trockenalleinfutter oder Feuchtalleinfutter frißt die Katze 10 bis 20 kleine Futtermengen pro Tag (MACDONALD et al. 1984, LEWIS et al. 1987). Dies stimmt mit dem natürlichen Verhalten der Katze überein. Mäuse sind hier die wichtigste Beute, und eine Maus enthält etwa 30 kcal. Der Energiebedarf einer Katze mit einer Lebendmasse von 3,9 kg beträgt etwa 300 kcal (1,25 MJ) umsetzbare Energie (s. 13.4.). Das bedeutet, daß die Katze etwa 10 Mäuse pro Tag bzw. 10 Mahlzeiten braucht. Je mehr die Katze leisten muß, um eine Mahlzeit zu bekommen, desto weniger Mahlzeiten wird das Tier zu sich nehmen, während die Mahlzeitmenge größer wird (MACDONALD et al. 1984).

Die Katze hat ein *unberechenbares Nahrungsverhalten.* Sie kann ein bis mehrere Tage wenig fressen und auf einmal relativ viel. Das heißt, daß man nach Verabreichung eines neuen Futters nicht schon nach einem Tag eindeutig eine Aussage über die Akzeptanz des Futters machen kann. Im allgemeinen wird die Katze ein neues Futter eher fressen als die normale

Kost, weil das Tier anscheinend neugierig ist. Ist die Katze aber in einer Streßsituation, wird das normale Futter bevorzugt.

Es gibt keine eindeutigen Hinweise dafür, daß die Katze verschiedene süße Substanzen unterscheiden kann oder bestimmten den Vorzug gibt. Andererseits haben WHITE und BOUDREAU (1975) gezeigt, daß die Katze eine *Geschmacksvorliebe* für Eiweißhydrolysate, Fleischauszüge und bestimmte Aminosäuren hat. Im allgemeinen wird der Geschmack von Katzenfutter durch Zugabe tierischen Fettes erhöht. Rinderfett wird mehr geschätzt als Butterfett oder Hühnerfett. Fette pflanzlicher Herkunft wie Kokosöl werden abgelehnt. Futtermischungen, die bis zu 10% der Trockensubstanz aus Lammherz oder Fischmehl bestehen, werden gewöhnlich gut aufgenommen.

Katzen können ihre *Energieaufnahme* ziemlich *gut regulieren;* das stimmt mit der Tatsache überein, daß Adipositas bei der Katze nicht sehr häufig vorkommt. Allerdings konnte beobachtet werden, daß bei „Verdünnen" des Futters mit Rohfaser oder Erde die Katzen mengenmäßig nicht mehr Futter aufnahmen, also die Energie-Unterversorgung tolerierten (HIRSCH et al. 1978, KANAREK 1975). Vermutlich war für dieses Verhalten maßgebend, daß unter dem Rohfaser- und Erde-Anteil der Geschmack des Futters litt; denn Katzen reagieren hinsichtlich des Geschmacks und möglicherweise auch der physikalischen Struktur des Futters sehr empfindlich. Dennoch konnte klar gezeigt werden, daß Katzen die Futteraufnahme ausgezeichnet ausglichen, nachdem das Futter mit Wasser verdünnt worden war. Die Energieaufnahme blieb konstant (CASTONGUAY 1981). Dieses Phänomen kann in der Praxis genutzt werden, wenn man die Wasseraufnahme und damit das Harnvolumen erhöhen möchte, z. B. bei Urolithiasis (s. 13.7.2.). Die meisten Futtermittel mit geringem Wassergehalt führen zu einer verminderten Flüssigkeitsaufnahme und daher zu einem geringeren Volumen eines stärker konzentrierten Harns. Tabelle 13.3. zeigt, daß die obligatorische Wasseraufnahme mit dem Futter das Volumen und spezifische Gewicht des Harnes bestimmt. Die Versuchsration mit 25% Trockensubstanz und 75% Wasser führte zu einem größeren Volumen eines weniger konzentrierten Harns. Bei den Versuchsrationen mit weniger Wasser wurde die Flüssigkeitsaufnahme durch die aufgenommene Trinkwassermenge bestimmt.

Tabelle 13.3. Wasseraufnahme und Harnmenge von Katzen, die mit einer Diät mit unterschiedlicher Trockensubstanz gefüttert wurden (nach GASKELL 1985)

Trockensubstanzgehalt des Futters (%):	90	55	25
Gesamtwasseraufnahme (ml/Tag)	109	108	179
Harnmenge (ml/Tag)	63	57	112
Spezifisches Gewicht des Harnes	1,053	1,053	1,034

Allgemein werden unterschiedliche *Fütterungsmethoden* praktiziert. Bei Ad-libitum-Fütterung kann die Katze so oft und so viel Futter aufnehmen, wie sie will; dies ist bei Verabreichen von Alleinfutter üblich. Liegt keine Adipositas vor, sollten erwachsene Katzen durchaus ad libitum gefüttert werden. Während der Gravidität und Laktation, aber auch während des Wachstums ist dies besonders angezeigt. Vielen Katzen wird neben Ad-libitum-Fütterung von einem Trockenalleinfutter außerdem eine bestimmte Menge anderer Futtermittel, wie Feuchtalleinfutter (Dosenfutter), Fleisch oder Tischreste, angeboten. Die zusätzlichen Futtermittel werden entweder portioniert oder während einer beschränkten Periode gegeben.

Jedes Extrafuttermittel sollte nicht mehr als 25% der Gesamtnahrung betragen. Besteht die Nahrung der Katze vorwiegend aus einem Futtermittel, so kann sich eine einseitige Vorliebe hierfür entwickeln, und jedes andere Futtermittel wird abgelehnt. Bei Verabreichen größerer Mengen Extrafuttermittel besteht allerdings die Gefahr, daß insgesamt der Nährstoffgehalt dem Nährstoffbedarf der Katze nicht entspricht (s. 13.3.). Hieraus können Krankheiten (s. 13.6.) resultieren.

Futterverweigerung. Der praktizierende Tierarzt wird öfter mit dem Problem konfrontiert, daß Katzen nur widerwillig fressen. Obwohl Katzen Hungern ziemlich lang vertragen können, wird sich jede Krankheit bald verschlechtern, wenn keine Nahrung aufgenommen wird. Für die Anregung der freiwilligen Futteraufnahme sollten folgende *Empfehlungen* beachtet werden (EDNEY, 1985):

a) mehrmaliges Angebot frisch bereiteter oder entnommener Futterrationen. Sie sollten so bemessen werden, daß nichts in der Schüssel zurückbleibt. Kein anderes Futter als das bereits verabreichte Futter nachträglich anbieten.

b) Entfernen und Vernichten des nach etwa 30–40 min nicht aufgenommenen Futters. Auch kurzzeitiges Vorenthalten des Futters kann sich günstig auswirken.

c) Verwendung von Feuchtfutter, da die meisten Katzen einen ziemlich hohen Feuchtigkeitsgehalt bevorzugen. Dosenfutter kann durch Zugabe von Wasser oder Fleischsaft feuchter gemacht werden. Außerdem sollte separat immer frisches Trinkwasser zur Verfügung stehen.

d) Erwärmen des Futters auf etwa 37–38° C, aber nicht höher als 40° C. Katzen finden das Futter analog der Körpertemperatur der Beutetiere beim Fang attraktiver als kälteres oder wärmeres Futter. Vermutlich erhöhen die bei dieser Temperatur entstehenden Geruchsstoffe die Schmackhaftigkeit und regen den Appetit an. Futter über 40° C verliert an Schmackhaftigkeit.

e) Das Futter sollte immer zu den gewohnten Fütterungszeiten, immer am gleichen Platz und in der eigenen Futterschüssel (empfehlenswert Steingut) angeboten werden. Katzen sind hinsichtlich des eigenen Futtergeschirrs, auch gegenüber der fütternden Person, besonders empfindlich. Lärm und Unruhe sind vom Futterplatz fernzuhalten. Tiere, die an eine Hauptfütterung am Morgen gewöhnt sind, können sich bei der Abendfütterung gänzlich anders verhalten.

f) Auch wenn eine besondere Diät erforderlich ist, kann diese mit kleinen Mengen jenes Futters, von dem man weiß, daß es die Katze besonders gern frißt, geschmacklich verbessert werden.

g) Ist die gleichzeitige Fütterung mehrerer Tiere möglich, kann dies oft eine Konkurrenzsituation hervorrufen, die das Interesse fördert und einen abgestumpften Appetit anregt. Obwohl diese Maßnahme eine Kontrolle der Futteraufnahme erschwert, bringt sie die Tiere doch dazu, etwas aufzunehmen. Katzen sprechen oft auf Verstecken des Futters an, so daß sie es erst „finden" müssen.

h) Fallweise ist leichtverdauliches Futter, insbesondere bei gastrointestinalen Störungen, indiziert. Andererseits kann Futter mit einem sehr starken Geruch das Interesse bei einem sonst widerwilligen Fresser stimulieren. Das trifft besonders für Katzen mit respiratorischen Erkrankungen zu, bei denen der Geruchssinn erheblich eingeschränkt ist.

13.3. Nährstoffbedarf

Für eine ideale Fütterung muß die Nahrung nach Menge und Zusammensetzung definiert werden. Selbstverständlich ist bei Ad-libitum-Fütterung nur die *Zusammensetzung der Nahrung* wichtig, weil die Futtermengen von der Katze selbst reguliert werden. Im Futter muß aber eine richtige Relation zwischen Nährstoffen und Energie bestehen. Die *Energiedichte* des Futters bestimmt die aufgenommene Futtermenge und deswegen auch die absolute Aufnahme von essentiellen Nährstoffen. Bei energiedichtem Futter muß die Nährstoffkonzentration höher sein als bei Futter mit niedriger Energiedichte. Diese Forderung ist bei der Zusammensetzung der Ration aus Einzelfuttermitteln schwierig zu erfüllen. In der Praxis wird deswegen gewöhnlich auf Fertigfutter zurückgegriffen.

Unter *Fertigfutter* ist ein Futter zu verstehen, das gewerblich oder industriell hergestellt wird und ohne weitere Zubereitung verfüttert werden kann. Diese Futtermittel sind in den überwiegenden Fällen Trocken- oder Feuchtalleinfutter. In Tabelle 13.4. sind für die Rationsberechnung bei Katzen Richtwerte zusammengestellt mit Angaben über alle essentiellen Nährstoffe. Der Kohlenhydratbedarf der Katze ist nicht bekannt. Die meisten Handelsalleinfutter enthalten etwa 400 g Kohlenhydrat pro kg Trockensubstanz. Für wachsende Tiere sind in Tabelle 13.4. die Minimumbedürfnisse dargestellt. Es ist klar, daß die Zusammensetzung von Einzelfuttermitteln, die den Voraussetzungen in Tabelle 13.4. entsprechen, vom durchschnittlichen Katzenhalter nicht berechnet werden kann; das kann eigentlich nur von spezialisierten Herstellerbetrieben erwartet werden.

Bei den handelsüblichen *Trockenalleinfuttermitteln* sind, bezogen auf die Trockensubstanz, die in der Regel 90% beträgt, etwa die in Tabelle 13.4. angeführten Teilmengen üblich. Überschreitungen einzelner Inhaltsstoffe bis zu 30% sind tolerierbar und werden von gesunden Katzen ohne Schwierigkeiten vertragen. In den *Feuchtalleinfuttermitteln* beträgt die Trockensubstanz etwa 25%, d. h., die deklarierten Gehalte müssen mit etwa 4 multipliziert werden, um sie mit den Angaben in Tabelle 13.4. vergleichen zu können.

In der Fütterungspraxis läßt sich die *Berechnung einer Ration* erleichtern, wenn zunächst nur die Gehalte an Energie und Eiweiß berücksichtigt und erst dann die eventuell notwendigen Ergänzungen kalkuliert werden. Für die Auswahl und Mengenfestsetzung der Einzelfuttermittel ist zunächst das Verhältnis von Rohprotein (g) zu Energie (MJ) zu betrachten. Tabelle 13.5. zeigt dieses Verhältnis für einige Futtermittel. Im Erhaltungsstoffwechsel sollte das Verhältnis bei Katzen etwa 16,8:1 (g:MJ) betragen (s. Tabelle 13.4.). Tabelle 13.6. liefert zwei Beispiele von Rationen, die mit normalen Nahrungsmitteln hergestellt werden können. Ohne Verwendung von Knochenmehl oder Mineralpräparate ist es nicht möglich, den Bedarf an Calcium und Phosphor zu decken. Zusätzlich wird das Calcium-Phosphor-Verhältnis in der Gesamtration, das 1:1 nicht unterschreiten sollte, günstig beeinflußt. Die Ration B führt zu einer Unterversorgung mit Vitamin A (Tabelle 13.7.); wird sie gefüttert, so sollte Vitamin A zugegeben werden. Das ist durch eine tägliche Zuteilung von etwa 0,1 g Lebertran möglich (s. Tabelle 13.5.). Aus Tabelle 13.7. geht hervor, daß die Mengen an Arachidonsäure und Magnesium in den Rationen A und B vielfach größer sind als die Empfehlungen. Für Arachidonsäure ist das wahrscheinlich nicht problematisch, weil diese Fettsäure oxidiert werden kann. Die hohe Aufnahme von Magnesium könnte jedoch ein erhöhtes Risiko für Urolithiasis bewirken (s. Kap. 13.7.2.).

Es ist nicht einfach, vollwertige Rationen mit üblichen Nahrungsmitteln zusammenzustellen. Die *Komponenten*, die für die Rationen A und B verwendet wurden (s. Tabelle 13.5.), kann man aber unter Berücksichtigung der Akzeptanz verschiedener Futtermittel während kürze-

Tabelle 13.4. Richtwerte für Nährstoffgehalte in Alleinfuttermitteln für Katzen, bezogen auf Trocken-substanz bei einer Energiedichte von 16,7 MJ umsetzbarer Energie pro kg (4,0 kcal pro g) – nach NATIONAL RESEARCH COUNCIL (1986)

Nährstoff	Menge pro kg Trockensubstanz	Wachstum (minimaler Bedarf)	Erhaltung (optimaler Bedarf)
Protein	g	192	280
Taurin	mg	320	320
Fett	g	bis 160	wenigstens 90
Linolsäure	g	4	4
Arachidonsäure	mg	160	160
Calcium	g	6,4	10
Phosphor	g	4,8	8
Kalium	g	3,2	3
Natrium	g	0,4	2
Chlor	g	1,5	3
Magnesium	g	0,3	0,5
Eisen	g	0,06	0,1
Kupfer	mg	4	5
Mangan	mg	4	10
Zink	mg	40	30
Iod	mg	0,3	1
Selen	mg	0,1	0,1
Vitamin A	IE	3000	10000
Vitamin D	IE	400	1000
Vitamin E	IE	25	80
Vitamin K	mg	0,1	0,1
Thiamin (B_1)	mg	4	5
Riboflavin (B_2)	mg	3	5
Pantothensäure	mg	4	10
Nicotinsäure	mg	30	45
Pyridoxin (B_6)	mg	3	4
Folsäure	mg	0,6	1
Biotin	mg	0,06	0,05
Vitamin B_{12}	mg	0,02	0,02
Cholin	g	1,9	2

rer Perioden *gegeneinander austauschen*. Die regulative Kapazität ist bei der gesunden Katze erstaunlich groß, so daß kurzfristig weder unterschiedliche Nahrungsaufnahmen noch beträchtlich variierende Nährstoffrelationen schädliche Nebenwirkungen hervorrufen.

13.4. Energiebedarf

Der tägliche Bedarf an *umsetzbarer Energie* ergibt sich aus Tabelle 13.8. Für Wachstum, Gewichtserhaltung, Gravidität und Laktation betragen die geschätzten Bedarfswerte an umsetzbarer Energie (MJ pro Tag) jeweils das 1,2-, 0,45-, 0,60- und 1,30fache der Lebend-

Tabelle 13.5. Geschätzte Nährstoffgehalte, bezogen auf Gesamtsubstanz in ausgewählten Futtermitteln für Katzen

Futtermittel	Energie (kJ/100 g)	Protein-Energie-Verhältnis (g/MJ)	Calcium (mg/100 g)	Phosphor (mg/100 g)	Magnesium (mg/100 g)	Arachidonsäure (mg/100 g)	Taurin (mg/100 g)	Vitamin A (IE/100 g)	Nicotinsäure (mg/100 g)
Milchpulver	1950	13	1000	700	120	–	100 (?)	125	0,5
Rohe Rinderleber	550	36	10	220	35	50 (?)	20	3000	10
Mageres Rindfleisch	480	46	10	200	100	65	35	?	4
Gekochte, filetierte Makrele	200	18	20	200	28	150	?	45	4
Gekochter, filetierter Kabeljau	75	57	20	200	50	5 (?)	30	5	4
Haferflocken	360	9	70	390	135	–	–	–	1
Gekochte Kartoffeln	350	6	10	60	30	–	–	–	1
Rindertalg	3400	0	–	–	–	750	–	–	–
Knochenmehl	1840	60	27000	13000	550	–	?	–	–
Lebertran	3765	0	–	–	–	670	–	1200000	–

Tabelle 13.6. Beispiel von Rationen für erwachsene Katzen auf der Basis von normalen Nahrungsmitteln

Futtermittel	Ration A	Ration B
	g pro kg Mischfutter	
Milchpulver	300	–
Rohe Rinderleber	335	–
Mageres Rindfleisch	–	300
Makrele	–	100
Kabeljau	–	100
Haferflocken	300	–
Gekochte Kartoffeln	–	280
Rindertalg	50	200
Knochenmehl	15	20

Tabelle 13.7. Geschätzte Nährstoffversorgung durch die Rationen A und B aus Tabelle 13.6. bei einem Energiebedarf im Erhaltungsstoffwechsel von 2 MJ pro Tag

Aufnahme	Ration A[1]	Ration B[1]	Empfehlung[2]
Ration (g pro Tag)	186	203	
Protein pro Energieeinheit (g pro MJ)	19,6	24,2	16,8
Calcium (mg pro Tag)	1356	1114	1198
Phosphor (mg pro Tag)	1109	755	958
Magnesium (mg pro Tag)	179	115	60
Arachidonsäure (mg pro Tag)	101	376	19
Taurin (mg pro Tag)	68	27	38
Vitamin A (IE pro Tag)	1939	10	1198
Nicotinsäure (mg pro Tag)	6,9	4	5

[1]) Berechnet aus den Tabellen 13.5. und 13.6.
[2]) Berechnet aus Tabelle 13.4.

masse $(kg)^{0,75}$. Der Energiebedarf im Erhaltungsstoffwechsel kann pauschal mit etwa 0,3 MJ pro kg Lebendmasse angegeben werden. Bewegungsaktive Tiere benötigen 0,04–0,05 MJ pro kg Lebendmasse mehr (NATIONAL RESEARCH COUNCIL, 1986). Die Angaben in Tabelle 13.8. sollten als grobe Richtwerte betrachtet werden. Individuelle Unterschiede im Energiebedarf für die Erhaltung der Lebendmasse können beträchtlich sein. Der Energiebedarf ist u. a. abhängig von Temperament, Länge des Haarkleides, subkutanen Fettpolstern und der Umgebungstemperatur. Auch wenn Milieufaktoren und Aktivität ähnlich sind, gibt es noch wesentliche individuelle Unterschiede. Wenn der Energiebedarf als Prozent der Mittelwerte der umsetzbaren Energie pro kg Lebendmasse^{0,75} ausgedrückt wird, betrug er bei 72 von 76 Katzen 61–139%; die Streubreite betrug 50–146% (LEWIS et al. 1987).

13.5. Futtermengenbedarf

Aus dem Energiebedarf der Katze (s. Tabelle 13.8.) und der Zusammensetzung des Futters läßt sich der tägliche Futtermengenbedarf ableiten. Dazu wird angenommen, daß die *Energieträger* im Futter wie Fett, Kohlenhydrate und Eiweiß pro g jeweils 7,7 (32,34), 3,0 (12,6) und 3,9 (16,38) kcal (kJ) umsetzbare Energie enthalten (LEWIS et al. 1987). Die exakten Gehalte der Energieträger im Futter können nur durch chemische Analysen bestimmt werden. Die vom Hersteller auf der Verpackung angegebene Zusammensetzung des Futters stellt nur eine grobe Näherung dar. Man kann diese Zahlen verwenden, um den Futtermengenbedarf zu schätzen. Zuerst wird die Energiedichte des Futters berechnet. Tabelle 13.9. zeigt ein Beispiel; die geschätzte Energiedichte des Futters beträgt 3,27 kcal/g (1,36 MJ/100 g). Im Erhaltungsstoffwechsel benötigt eine Katze mit einer Lebendmasse von 4 kg etwa 100 g dieses Futters pro Tag. Von einem Feuchtalleinfutter, das 25% Trockensubstanz mit der gleichen prozentualen Zusammensetzung enthält, sind etwa 400 g zuzuteilen. Die Feineinstellung der Futterzuteilung ist für jede Katze entsprechend der Gewichtsentwicklung individuell vorzunehmen. Dazu sollte das Tier regelmäßig gewogen werden.

Tabelle 13.8. Empfehlungen für die tägliche Versorgung mit umsetzbarer Energie

	Lebendmasse (kg)	Energiebedarf (MJ pro Tag)
Wachstum	0,5	0,7
Wachstum	1	1,2
Wachstum	2	2,0
Wachstum	3	2,7
Erhaltung	4	1,3
Erhaltung	5	1,5
Gravidität	4	1,7
Laktation	4	3,7

Tabelle 13.9. Berechnung des Energiegehaltes eines Trockenalleinfutters

Bestandteil	Gehalt (g pro 100 g)	Vervielfältigungsfaktor (kcal pro g)	Umsetzbare Energie (kcal pro 100 g)
Wasser	6,7	×0	0
Rohprotein	35,3	×3,9	137,67
Fett	9,7	×7,7	74,69
Rohfaser	2,7	×0	0
Kohlenhydrate[1]	38,2	×3,0	114,6
Asche	7,4	×0	0
Trockensubstanz	93,3	Summe	326,96

[1] Stickstofffreie Substanz

13.6. Ernährungsfehler

Es gibt verschiedene Arten von Ernährungsfehlern. Die Zugabe von Mineral- oder Vitaminpräparaten zu einem Alleinfutter kann zu einer Vergiftung durch Nährstoffe führen. Die einseitige Verabreichung nur eines Futtermittels, z. B. Fisch, Fleisch oder Leber, kann Krankheiten verursachen. Auch wenn das Katzenfutter vorwiegend aus pflanzlichen Bestandteilen zubereitet wird, kommt es zu Krankheiten. Ebenso führt die Zuteilung von Hunde-Fertigfutter auf längere Zeit zu gesundheitlichen Störungen. Im folgenden sollen allgemeine Ernährungsfehler und ihre Folgen besprochen werden. Zur Diagnosestellung einer Krankheit ist es unerläßlich, vom Besitzer bei der Anamnese sorgfältig Informationen über die Fütterung des Tieres einzuholen.

13.6.1. Vitamin-A-Mangel

Die Katze kann β-Carotin nicht in Vitamin A umwandeln (Gershoff et al. 1957). Die Zufuhr von Vitamin A mit dem Futter ist also notwendig. Experimentell induzierte A-Hypovitaminose bei Kätzchen führt zu Wachstumshemmung, Abnormalitäten der Knochenentwicklung und der Augenstrukturen, zur Aplasie retinaler Anteile und zu xerotischer Keratopathie (Gershoff et al. 1957). Bei erwachsenen Katzen verursacht Vitamin-A-Mangel Reproduktionsstörungen.
Handelsfutter sind fast immer mit Vitamin A angereichert. Die Berechnungen in Tabelle 13.7. zeigen, daß bei Verabreichung selbst hergestellter Mischfutter eine A-Hypovitaminose vorkommen könnte, wenn weder Leber noch Lebertran verwendet wird. Es gibt aber keine Hinweise dafür, daß Unterversorgung mit Vitamin A in der Praxis eine große Bedeutung hat.

13.6.2. A-Hypervitaminose

Unter experimentellen Bedingungen haben Seawright et al. (1965) gezeigt, daß A-Hypervitaminose bei der Katze zervikale Exostosen verursacht. Diese Knochenabnormität ist schmerzhaft und hindert die Katze, den Hals zu beugen und sich zu putzen. In der Praxis entsteht A-Hypervitaminose bei Katzen, die ausschließlich oder überwiegend mit roher oder erhitzter Leber gefüttert worden sind (English und Seawright 1964, de Vries et al. 1974, von Sandersleben 1972, Lucke et al. 1968, Baker und Hughes 1968).

13.6.3. Thiaminmangel

Mangel an Thiamin (Vitamin B_1) wird bei Katzen gelegentlich beobachtet; er kann zwei Ursachen haben: Thiamin ist ein besonders hitzeempfindliches Vitamin, alle Formen des Erhitzens vermindern daher den Thiamingehalt des Futters. Das könnte bei selbst hergestellten Rationen ein Problem sein. Industriell produziertes Futter wird normalerweise mit Thiamin ergänzt, um bei der Herstellung entstandene Verluste auszugleichen. Thiaminmangel kann andererseits durch das Enzym *Thiaminase* verursacht werden, das in hohen Mengen in ungekochtem Fisch (Karpfen, Hering u. a.) vorkommt.

Unter experimentellen Bedingungen führt Thiaminmangel zu Anorexie, Abmagerung und nervalen Störungen wie Ataxie und Zuckungen (EVERETT 1944). In der Praxis wird Thiaminmangel fast immer durch die Verabreichung von unzulänglichem Alleinfutter verursacht (JUBB et al. 1956, LOEW et al. 1970, BAGGS et al. 1978), wahrscheinlich als Folge zu starken Erhitzens. Sporadisch ist Verfütterung von rohem Fisch die Ursache von Thiaminmangel (KEHOE und LAI CHU 1984). Experimentell ist Thiaminmangel durch die Verfütterung von rohem Karpfen oder Hering als einzigem Futtermittel induziert worden (SMITH und MILLER PROUT 1944).

13.6.4. Vitamin-E-Mangel

Bei Unterversorgung mit Vitamin E können sich im Fettgewebe Pigmente absetzen, die Entzündungsreaktionen zur Folge haben. Die Tiere reagieren auf Berührung überempfindlich und entwickeln Fieber und Anorexie. In extremen Fällen fühlt sich das Fettgewebe knotig an. Vitamin-E-Mangel und seine Symptome sind im Labor induziert worden (CORDY 1954). In der Praxis treten die Symptome eines Vitamin-E-Mangels nach eintöniger Verabreichung von Fisch, insbesondere Thunfisch, oder verschiedener Fleischsorten auf (WATSON et al. 1973, GASKELL et al. 1975, MUNSON et al. 1958).

13.6.5. Taurinmangel

Die Katze hat einen besonderen Bedarf an der Aminosulfonsäure Taurin im Futter (HAYES et al. 1975). Das wird durch die Kombination zweier Phänomene verursacht: einerseits kann die Katze nicht genügend Taurin aus Methionin und Cystin synthetisieren (BERSON et al. 1976), andererseits kann sie für die Konjugation von Gallensäuren nur Taurin und nicht Glycin verwenden (HARDISON et al. 1977). In Laborexperimenten ist gezeigt worden, daß die Verabreichung von taurinfreiem Futter zur zentralen Retinadegeneration führt (HAYES et al. 1975).

Taurin hat auf die Ausbildung des Zentralnervensystems in seiner Wirkung als Neurotransmitter und Neuromodulator wesentlichen Einfluß. Insbesondere Feten und neugeborene Jungtiere sind auf ausreichende Taurinversorgung über die Plazenta bzw. Muttermilch angewiesen (STURMAN 1991). Taurinfreie Ernährung trächtiger oder säugender Katzen verursachte embryonale Verluste bzw. die Geburt lebensschwacher Welpen mit neurologischen Ausfallserscheinungen und Skelettabnormitäten.

AGUIRRE (1978) hat Retinadegeneration bei Katzen beschrieben, die in der Wohnung gehalten und längere Zeit mit Futter auf Getreidebasis gefüttert worden waren. Die Taurinspiegel im Blutplasma waren bei diesen Tieren erniedrigt. Retinadegeneration wurde von NEUMANN (1984) bei einer Katze festgestellt, die zwischen einem Trockenfutter für Katzen und einem Feuchtfutter für Hunde wählen konnte; das Tier bevorzugte das Hundefutter. Bei Katzen, die nur pflanzliche Kost bekamen, wurde ebenfalls Retinadegeneration diagnostiziert (BEDFORD 1983).

13.6.6. Arachidonsäuremangel

Die Katze kann Arachidonsäure nicht in ausreichendem Maße aus Linolsäure herstellen (Rivers et al. 1975); Arachidonsäure ist deswegen für sie ein essentieller Nährstoff. Laborversuche haben gezeigt, daß eine arachidonsäurefreie und linolsäurereiche Diät eine Hemmung der Blutgerinnung und Fortpflanzungsstörungen verursacht (MacDonald et al. 1984). Diese Störungen wurden nach Gaben von Arachidonsäure nicht mehr wahrgenommen.
Die Tabellen 13.5.–13.7. zeigen, daß die Versorgung mit Arachidonsäure durch Futtermittel tierischer Herkunft gesichert ist. Arachidonsäuremangel tritt demzufolge nach langfristiger einseitiger Fütterung mit pflanzlichen Futtermitteln auf.

13.6.7. Calciummangel

Bei geringer Verfügbarkeit von Calcium entsteht eine vorübergehende Hypokalzämie, wodurch die Produktion des Nebenschilddrüsenhormons stimuliert wird. Das verursacht eine Entmineralisierung des Skeletts. Ein solcher sekundärer, alimentärer Hyperparathyreoidismus kann einerseits durch niedrige Calciumkonzentrationen im Futter, andererseits durch eine geringe Calciumaufnahme aus dem Darm auftreten. Die Calciumaufnahme wird durch Überversorgung mit Phosphor gehemmt. Die klinischen Symptome des sekundären, alimentären Hyperparathyreoidismus sind Bewegungsstörungen, Knochenverformungen und spontane Knochenbrüche (Bennett 1976).
Tabelle 13.5. zeigt, daß in knochenfreiem Fleisch und Fisch sowie in pflanzlichen Futtermitteln das Calcium-Phosphor-Verhältnis 1:1 unterschreitet. Damit das Verhältnis über 1:1 steigt und der Calciumbedarf gedeckt wird, müssen Knochenmehl oder Mineralstoffmischungen mit hohem Calcium-Anteil verwendet werden (Tabellen 13.5.–13.7.). Man kann vorhersagen, daß bei monotoner Fütterung von Fleisch, z. B. Herz oder anderem Muskelfleisch, Entmineralisierung des Skeletts durch Hyperparathyreoidismus entsteht. In der Praxis ist dies auch öfter beobachtet worden (Henderson und Keywood 1959, Cock 1959, Pedersen 1983, Bray 1984, Riser 1961).

13.7. Diätetische Maßnahmen bei Krankheiten

Bei einer Reihe von Krankheiten stellt die richtige Ernährung einen wichtigen Teil der Behandlung dar. Geeignete *Fertigdiäten* haben den Vorteil, daß sie bequem in der Anwendung sind und man keine Fehler machen kann, was bei Selbstzubereitung leicht möglich ist. Allerdings können Fertigdiäten nicht wie selbst hergestellte Diäten auf die besonderen Bedürfnisse des einzelnen Tieres zugeschnitten sein. Die geringe Schmackhaftigkeit von Fertigdiäten kann ein Problem darstellen, und deshalb muß man bisweilen auf *selbst zusammengestellte Diäten* zurückgreifen, wobei Futtermittel eingesetzt werden, die von der Katze akzeptiert werden. Ferner sind manche Diätpräparate nicht im Handel.

13.7.1. Adipositas

Allgemein wird angenommen, daß Übergewicht bei der Katze gesundheitsschädlich ist. Möglicherweise wird das Risiko für Leberverfettung, Skelettschäden, Kreislauferkrankungen, Hautkrankheiten und Diabetes mellitus durch Adipositas erhöht. Für die Behandlung des Übergewichtes ist eine *Reduzierung der Energiezufuhr* eher zu empfehlen als vermehrte Bewegung. Die Energieaufnahme kann durch sparsame Fütterung mit einem angemessenen Futter erreicht werden. Man sollte aber nicht weniger zuteilen als die Hälfte des Energiebedarfs für das erwünschte Gewicht (s. Tabelle 13.8.). Bei vorgeschädigter Leber ist ein starker Anstieg der freien Fettsäuren im Blut unerwünscht. Statt eines normalen Futters kann man eine Diät mit reduzierter Energiedichte verfüttern, wodurch die Energieaufnahme extra erniedrigt wird. Die Reduzierung der Energiedichte erfolgt durch Erniedrigung des Fettgehaltes (s. Tabelle 13.6.). Wenn die tierischen Futtermittel minimal 5% der Trockensubstanz als Fett liefern, ist die Arachidonsäureversorgung gesichert. Der Erfolg der Diätmaßnahmen kann nur durch Wiegen überprüft werden.

13.7.2. Urolithiasis

Bei der Katze werden bei Urolithiasis am häufigsten Kristalle aus *Struvit* ($MgNH_4PO_4 \cdot 6 H_2O$) in Harnblase und Urethra beobachtet. Beim Kater können sich Pfropfen bilden, die zum Verschluß der Urethra führen. Diese Form von Urolithiasis ist als Teil des *Felinen Urologischen Syndroms* (FUS) bekannt. Neben vielen anderen Faktoren spielt bei der Ätiologie des FUS wahrscheinlich die Nahrung eine Rolle. Experimentell wurde nachgewiesen, daß Futter mit hohem Magnesiumgehalt FUS verursacht (Lewis et al. 1978). Der Magnesiumgehalt dieser Versuchsrationen betrug etwa 140 mg/100 kcal (336 mg/MJ) und lag also beträchtlich höher als im handelsüblichen Futter. Im Handelsfutter, wie auch in den Rationen der Tabelle 13.7., beträgt die Magnesiumkonzentration etwa 40 mg/100 kcal (96 mg/MJ). Ohnedies wird bei Struvitsteinen die Verringerung der Magnesiumzufuhr als diätetisch wichtigste Maßnahme angesehen (Lewis et al. 1987, Kienzle 1986). Da Phosphor in den Struvitkristallen vorkommt, wird auch vorgeschlagen, die Phosphoraufnahme herabzusetzen. Um die Diurese zu erhöhen, kann die Diät mit Natrium angereichert werden (Kienzle 1986). Tabelle 13.10. zeigt ein Beispiel für eine selbst zusammengestellte FUS-Diät.

Tabelle 13.10. Beispiel für eine Diät bei Felinem Urologischem Syndrom (FUS)

Futtermittel	g pro kg Mischfutter
Gekochtes Rindfleisch	600
Rinderleber	150
Gekochter Reis	225
Rindertalg	5
Calciumcarbonat	5
Natriumchlorid	15

13.7.3. Chronische Niereninsuffizienz

Diätetische Maßnahmen stellen bei chronischer Niereninsuffizienz der Katze einen wichtigen Teil der Behandlung dar (GASKELL 1985, LEWIS et al. 1987), wobei ihr Anteil von der Schwere der Niereninsuffizienz abhängt. Bei Tieren mit Polyurie ohne Urämie ist lediglich die freie Aufnahme von frischem Wasser notwendig. Sind Urämie oder Azotämie vorhanden, ist eine Proteinrestriktion angezeigt. Bei Niereninsuffizienz sind die Phosphor-Clearance der Niere wie auch die Synthese von aktivem Vitamin D, welche in der Niere stattfindet, reduziert. Die Hyperphosphatämie kann zum renalen Hyperparathyreoidismus führen, wobei Hypokalzämie entstehen kann. Diese Überlegungen begründen, daß die Niereninsuffizienzdiät einen *niedrigen Protein- und Phosphorgehalt* haben und *mit Calcium und Vitamin D angereichert* sein sollte. Tabelle 13.11. gibt ein Beispiel für eine selbst zusammengestellte Niereninsuffizienzdiät. Es muß daran gedacht werden, daß mit Diätmaßnahmen eine Heilung der Nierenerkrankung nicht möglich ist; die Diät sollte lediglich die Niere so wenig wie möglich belasten.

Tabelle 13.11. Beispiel für eine Diät bei Niereninsuffizienz

Futtermittel	g pro kg Mischfutter
Rinderleber	200
Gekochte Eier	150
Gekochter Reis	600
Rindertalg	40
Calciumcarbonat	10

13.7.4. Nephrotisches Syndrom

Das Nephrotische Syndrom mit peripheren Ödemen und Aszites wird durch exzessiven Proteinverlust mit dem Harn als Folge einer Glomerulonephritis verursacht. Die Diätmaßnahmen bestehen darin, viel Eiweiß mit hoher biologischer Wertigkeit zu füttern, damit der Serumalbuminspiegel erhöht wird. Dies kann man durch Zugabe von Eiern oder Milchpulver erreichen. Um die Flüssigkeitsretention zu vermindern, ist auch ein niedriger Natriumgehalt des Futters angezeigt.

13.7.5. Lebererkrankungen

Bei Lebererkrankungen bestehen die Diätmaßnahmen darin, eine Entlastung der Leberfunktion zu erreichen. Die Diät sollte auf einer Protein- und Fettrestriktion basieren. Das bedeutet, daß leichtverdauliche Kohlenhydrate, z. B. Dextrose, oder gekochter Reis, großzügig verwendet werden müssen. Eine osmotisch bedingte Diarrhoe muß aber vermieden werden. Die Diät sollte auf mehrere kleine Portionen täglich verteilt werden.

Literatur

AGUIRRE, G. D.: Retinal degeneration associated with the feeding of dog foods to cats. J. Amer. Vet. Med. Assoc. **172**, 791–796 (1978).

BAGGS, R. B., DELAHUNTA, A., and AVERILL, D. R.: Thiamine deficiency encephalopathy in a specific pathogen-free cat colony. Lab. Anim. Sci. **28**, 323–326 (1978).

BAKER, J. R., and HUGHES, I. B.: A case of deforming cervical spondylosis in a cat associated with a diet rich in liver. Vet. Rec. **83**, 44–45 (1968).

BEDFORD, P. G. C.: Feline central retinal degeneration in the United Kingdom. Vet. Rec. **112**, 456–457 (1983).

BENNETT, D.: Nutrition and bone disease in the dog and cat. Vet. Rec. **98**, 313–321 (1976).

BERSON, E. L., HAYES, K. C., RABIN, A. R., SCHMIDT, S. Y., and WATSON, G.: Retinal degeneration in cats fed casein. II. Supplementation with methionine, cysteine or taurine. Invest. Ophthalmol. **15**, 52–58 (1976).

BRAY, N. C.: Nutritional secondary hyperparathyroidism in a kitten. Feline Pract. **14**, 4, 31–35 (1984).

CASTONGUAY, T. W.: Dietary dilution and intake in the cat. Physiol. Behav. **27**, 547–549 (1981).

COCK, E. V.: Osteodystrophy in Siamese kittens. Vet. Rec. **71**, 468 (1959).

CORDY, D. R.: Experimental production of steatitis (yellow fat disease) in kittens fed a commercial canned cat food and prevention of the condition by vitamin E. Cornell Vet. **44**, 310–318 (1954).

DE VRIES, H. W., AALFS, R. H. G., en GOEDEGEBUURE, S. A.: Chronische vitamine A intoxicatie bij de kat. Tijdschr. Diergeneesk. **99**, 315–322 (1974).

EDNEY, A. T. B.: Fütterungsmanagement bei Krankheit – Untersuchungen über Adipositas. Wien. tierärztl. Mschr. **72**, 105–108 (1985).

ENGLISH, P. B., and SEAWRIGHT, A. A.: Deforming cervical spondylosis of the cat. Aust. Vet. J. **40**, 376–381 (1964).

EVERETT, G. M.: Observations on the behavior and neurophysiology of acute thiamin deficient cats. Am. J. Physiol. **141**, 439–448 (1944).

GASKELL, C. J.: Ernährung bei Krankheiten des Harntraktes. Wien. tierärztl. Mschr. **72**, 74–80 (1985).

GASKELL, C. J., LEEDALE, A. H., and DOUGLAS, S. W.: Pansteatitis in the cat: A report of four cases. J. Small Anim. Pract. **16**, 117–121 (1975).

GERSHOFF, S. N., ANDRUS, S. B., HEGSTED, D. M., and LENTINI, E. A.: Vitamin A deficiency in cats. Lab. Invest. **6**, 227–240 (1957).

HARDISON, W. G. M., WOOD, C. A., and PROFFITT, J. H.: Quantitation of taurine synthesis in the intact rat and cat liver. Proc. Soc. Exp. Biol. Med. **155**, 55–58 (1977).

HAYES, K. C., CAREY, R. E., and SCHMIDT, S. Y.: Retinal degeneration associated with taurine deficiency in the cat. Science **188**, 949–951 (1975).

HENDERSON, G. L. B., and KEYWOOD, E. K.: An osteodystrophy in Siamese kittens. Vet. Rec. **71**, 317–319 (1959).

HIRSCH, E., DUBOSE, C., and JACOBS, H. L.: Dietary control of food intake in cats. Physiol. Behav. **20**, 287–295 (1978).

JUBB, K. V., SAUNDERS, L. Z., and COATES, H. V.: Thiamine deficiency encephalopathy in cats. J. Comp. Path. **66**, 217–226 (1956).

KANAREK, R. B.: Availability and caloric density of the diet as determinants of meal patterns in cats. Physiol. Behav. **15**, 611–618 (1975).

KEHOE, M. M., and LAI CHU, C.: Clinical communication: Thiaminase poisoning in humans and cats. Malaysian Vet. J. **8**, 47–48 (1984).

KIENZLE, E.: Diätetik der Urolithiasis bei Hund und Katze. Der praktische Tierarzt **67**, Sondernummer Sept., 46–47 (1986).

KUKACKA, P.: Fertigfutter – eine Alternative? Wien. tierärztl. Mschr. **72**, 101–104 (1985).

LEWIS, L. D., CHOW, F. H. C., TATON, G. F., and HAMAR, D. W.: Effect of various mineral concentrations on the occurrence of feline urolithiasis. J. Amer. Vet. Med. Assoc. **172**, 559–563 (1978).

LEWIS, L. D., MORRIS jr., M. L., and HAND, M. S.: Small animal clinical nutrition III. Mark Morris Associates, Topeka 1987.

LOEW, F. M., MARTIN, C. L., DUNLOP, R. H., MAPLETOFT, R. J., and SMITH, S. I.: Naturally-occurring and experimental thiamin deficiency in cats receiving commercial cat food. Can. Vet. J. **11**, 109–113 (1970).

LUCKE, V. M., BASKERVILLE, A., BARDGETT, P. L., MANN, P. G. H., and THOMPSON, S. Y.: Deforming cervical spondylosis in the cat associated with hypervitaminosis A. Vet. Rec. **82**, 141–142 (1968).

MACDONALD, M. L., ROGERS, Q. R., and MORRIS, J. G.: Nutrition of the domestic cat, a mammalian carnivore. Ann. Rev. Nutr. **4**, 521–562 (1984).

MACDONALD, M. L., ROGERS, Q. R., MORRIS, J. G., and CUPPS, P. T.: Effects of linoleate and arachidonate deficiencies on reproduction and spermatogenesis in the cat. J. Nutr. **114**, 719–726 (1984).

MUNSON, T. O., HOLZWORTH, J., SMALL, E., WITZEL, S., JONES, T. C., and LUGINBÜHL, H.: Steatitis („yellow fat") in cats fed canned red tuna. J. Amer. Vet. Med. Assoc. **133**, 563–568 (1958).

NATIONAL RESEARCH COUNCIL: Nutrient requirements of cats. National Academy Press, Washington DC 1986.

NEUMANN, S. M.: Retinal degeneration relating to taurine deficiency in a cat. Modern Vet. Pract. **65**, 381–384 (1984).

PEDERSEN, N. C.: Nutritional secondary hyperparathyroidism in a cattery with the feeding of a fad diet containing horsemeat. Feline Pract. **13**, 6, 19–26 (1983).

RISER, W. H.: Juvenile osteoporosis (osteogenesis imperfecta) – A calcium deficiency. J. Amer. Vet. Med. Assoc. **139**, 117–119 (1961).

RIVERS, J. P. W., SINCLAIR, A. J., and CRAWFORD, M. A.: Inability of the cat to desaturate essential fatty acids. Nature **258**, 171–173 (1975).

SEAWRIGHT, A. A., ENGLISH, P. B., and GARTNER, R. J. W.: Hypervitaminosis A and hyperostosis of the cat. Nature **206**, 1171–1172 (1965).

SMITH, D. C., and MILLER PROUT, L.: Development of thiamine deficiency in the cat on a diet of raw fish. Proc. Soc. Biol. Exp. Med. **56**, 1–3 (1944).

STURMAN, J. A.: Dietary taurine and feline reproduction and development. J. Nutr. 121, 66–170 (1991).

VON SANDERSLEBEN, J.: Spondylosis ankylopoetica der Hals- und Brustwirbelsäule bei der Katze als Folge einer Vitamin A-Hypervitaminose. Kleintierpraxis **17**, 165–172 (1972).

WATSON, A. D. J., PORGES, W. L., HUXTABLE, C. R., and ILKIW, W. J.: Pansteatitis in a cat. Aust. Vet. J. **49**, 388–392 (1973).

WHITE, T. D., and BOUDREAU, J. C.: Taste preferences of the cat for neurophysiologically active compounds. Physiol. Psychol. **3**, 405–410 (1975).

14. Rechtsfragen im Umgang mit Katzen

(A. Burckhardt)

14.1. Einleitung

Rechtsfragen im Umgang mit Tieren, mithin auch Katzen, werden in mehreren einschlägigen Büchern der Gerichtlichen Veterinärmedizin und des Tierschutzes ausführlich behandelt. Es erschien deshalb ratsam, sich auf die ausgewählten Problemkreise
– amtstierärztliche Aufgaben,
– Fundtiere,
– herrenlose und verwilderte Katzen
und die Abwägung des „vernünftigen Grundes" für die schmerzlose Tötung von Katzen zu konzentrieren.

14.2. Amtstierärztliche Aufgaben

Im Zusammenhang mit der Tierart Katze sind amtstierärztliche Aufgaben vor allem auf den Gebieten Tierseuchenbekämpfung und Tierschutz gesetzlich verankert. Sie werden in der Regel vom beamteten Tierarzt erledigt; allerdings obliegen dem praktischen Tierarzt Anzeige- und Meldepflichten, und ihm kann auch die Wahrnehmung bestimmter amtlicher Aufgaben übertragen werden.

14.2.1. Tierseuchenbekämpfung

Auf Grund der Verordnung über **anzeigepflichtige Tierseuchen** vom 23. 5. 1991 (BGBl. I Nr. 32, S. 1178) unterliegen folgende bei der Katze auftretende Seuchen der Anzeigepflicht:
– Aujeszkysche Krankheit,
– Milzbrand,
– Tollwut.
Der Grad der Infektionsgefährdung ist abhängig von der epizootiologischen Situation. Die Verbreitung der *Aujeszkyschen Krankheit* dürfte im europäischen Raum noch über einen längeren Zeitraum anhalten. Die Infektion der Katze erfolgt hauptsächlich über das rohe Futterfleisch vom Schwein. An *Milzbrand* infizieren sich die Hauskatzen, aber auch Großkatzen in Zoologischen Gärten und Zirkusunternehmen, ausschließlich über das Futterfleisch. Das Fleisch kann von geschlachteten oder notgeschlachteten Tieren stammen, die nicht als Träger einer Milzbrandinfektion erkannt worden sind, oder von Tieren, deren Fleisch mit Milzbranderregern kontaminiert wurde (Schmierinfektion). Milzbrand tritt außerordentlich selten und in der Regel regional begrenzt auf. Die *Tollwut*-Situation scheint sich in den Ländern, die eine planmäßige Impfung der Fuchspopulation durchführen, günstig zu entwikkeln, was ein Nachlassen des Infektionsdruckes auf Haustiere zur Folge hat.

Der Ausbruch oder der Verdacht dieser Seuchen ist durch den Besitzer oder Betreuer anzuzeigen, der gleichzeitig zur Isolierung der kranken oder verdächtigen Tiere verpflichtet ist. Die Anzeige ist an die zuständige Behörde oder den beamteten Tierarzt zu richten. Anzeigepflichtige Tierseuchen unterliegen der staatlichen Bekämpfung. Neben dem Tierseuchengesetz in der Bekanntmachung der Neufassung vom 22. 2. 1991 (BGBl. I Nr. 12 S. 482) gelten die einschlägigen Rechtsverordnungen zur Bekämpfung der Tollwut, der Aujeszkyschen Krankheit und des Milzbrandes.

Während die Katze bei Aujeszkyscher Krankheit und bei Milzbrand i. d. R. als letztes Glied in der Infektionskette und zumeist nach alimentärer Infektion erkrankt und verendet, stellt sie in der Tollwutepizootiologie einen aktiven Überträger und nicht selten einen Infektionsvermittler zwischen Wildtier (Fuchs) und Menschen dar. Deshalb werden in der Verordnung zum Schutz gegen die Tollwut vom 23. Mai 1991 u. a. folgende Forderungen erhoben:

- Katzenausstellungen oder Veranstaltungen ähnlicher Art sind der zuständigen Behörde mindestens acht Wochen vor Beginn anzuzeigen. Die Behörde kann in Abhängigkeit von der epizootiologischen Situation Auflagen erteilen oder derartige Veranstaltungen verbieten.
- Katzen, die in einem Seuchenobjekt, in dem Tollwut amtlich festgestellt wurde, gehalten werden oder die anderweitig Kontakt zu tollwutkranken Tieren hatten, sind zu töten. Von der Tötung kann abgesehen werden, wenn die Tiere nachweislich unter wirksamem Impfschutz stehen oder wenn sie nach der Verletzung eines Menschen zur diagnostischen Abklärung zu quarantänisieren sind. In beiden Fällen werden die Katzen unter behördliche Beobachtung gestellt, die bis zu sechs Monaten dauern kann. Die im Tierseuchengesetz formulierten Regeln zur Entschädigung des Besitzers bei Tötung von Tieren auf behördliche Anordnung gelten nur für Vieh und somit nicht für Katzen. Der Besitzer kann allerdings seine Tiere privat versichern lassen.
- In tollwutgefährdeten Bezirken ist das freie Umherlaufen von Katzen verboten, es sei denn, die Katzen stehen unter wirksamem Impfschutz. Das im § 21 des Tierseuchengesetzes allgemein festgelegte „Verbot des freien Umherlaufens der Haustiere" wurde erst mit der Gesetzesfassung von 1969 auch auf Katzen ausgedehnt, als die Bedeutung der Katze als Bindeglied zwischen Wild- und Haustiertollwut und als Risiko für die menschliche Gesundheit augenscheinlich wurde.

Von den anzeigepflichtigen Tierseuchen sind die **meldepflichtigen Tierkrankheiten** zu unterscheiden. Sie gelten als weniger gefährlich und werden in der Regel nicht mit staatlichen Mitteln bekämpft, müssen aber unter amtsärztlicher Kontrolle bleiben. Zur Meldung sind die Tierärzte verpflichtet: entweder der Tierarzt, sofern er den klinischen Befund feststellt und keine weitere labordiagnostische Untersuchung erfolgt, ansonsten der Leiter der diagnostischen Einrichtung. Zu den meldepflichtigen bei der Katze auftretenden Tierkrankheiten gehören gemäß der Verordnung über meldepflichtige Tierkrankheiten vom 9. 8. 1983 (BGBl. I S. 1095) die *Leptospirose*, das *Q-Fieber*, die *Toxoplasmose* und die *Tularämie*. Diese vier Infektionskrankheiten können als *Zoonosen* eine Gefahr für die menschliche Gesundheit darstellen. Auf die Rolle der Katze im Entwicklungszyklus von *Toxoplasma gondii* wurde bereits an anderer Stelle eingegangen. Leptospirose, Q-Fieber und Tularämie können, wenn auch in unterschiedlicher regionaler Verbreitung, als Naturherdinfektion unter Nagern vorkommen. Insofern ist es möglich, daß insbesondere solche Katzen, die ungehindert ihrem Jagdtrieb nachgehen, zum Mittler zwischen Naturherd und Menschen werden. Bei Erkrankungen von Menschen wird deshalb im Zusammenhang mit der Suche nach den Infektionsquellen der Kontakt zu Katzen und deren Gesundheitsstatus bedeutungsvoll sein.

14.2.2. Tierschutz

Der beamtete Tierarzt hat sich im Rahmen seiner Zuständigkeit mit allen Verstößen gegen die tierschutzrechtlichen Bestimmungen zu befassen, die ihm zur Kenntnis gelangen. Das können insbesondere sein (in Klammer die Bestimmungen des Tierschutzgesetzes in der Fassung der Bekanntmachung vom 18. 8. 1986, BGBl. I S. 1319, ergänzt durch das Gesetz vom 20. 6. 1990, BGBl. I S. 1080):
– Verstöße gegen die artgemäße und bedarfsgerechte Ernährung, Pflege und Unterbringung von Katzen (§ 2). Belästigungen durch eine Katzenhaltung, etwa durch Halten mehrerer Katzen in Wohnräumen, sind keine Fragen des Tierschutzes, sondern des Privatrechts.
– Aussetzen von Katzen (§ 3 Ziff. 3);
– Abrichten oder Prüfung von Hunden auf Schärfe an Katzen (§ 3 Ziff. 7);
– Hetzen eines Hundes auf Katzen (§ 3 Ziff. 8);
– Auslegen von Gift zur Tötung von Katzen (§ 3 Ziff. 10; § 4 Abs. 1; § 1);
– Nicht sachgerechte Tötung von Katzen wie Erschlagen, Ersticken, Beschießen mit dem Luftgewehr, Ertränken ohne vorherige Betäubung (§ 4 Abs. 1);
– Kastrieren von Katern/Katzen durch Laien (§ 6 Abs. 1);
– Verstöße gegen die Bestimmungen über Tierversuche (§§ 7 bis 9a);
– Verstöße gegen die Bestimmungen über die Zucht von Tieren und den Handel mit Tieren (§§ 11 bis 11c);
– Verwendung nicht tierschutzgerechter Katzenfallen, Verscheuchen von Katzen durch Beschießen mit dem Luftgewehr (§ 11 Abs. 1);
– Verstöße gegen das Verbringungsverbot (§ 12).
Wird der Verdacht auf eine strafbare Handlung festgestellt, ist der Polizei oder der Staatsanwaltschaft Anzeige zu erstatten.
Der beamtete Tierarzt ist Sachverständiger in Fragen des Tierschutzes (§ 15 Abs. 2 Tierschutzgesetz). Er beurteilt, gegebenenfalls unter Heranziehung eines Spezialisten, ob ein tierschutzwidriger Zustand vorliegt und schlägt der zuständigen Behörde die fachlich begründeten Anordnungen zur Beseitigung festgestellter und zur Verhütung künftiger Verstöße vor.
Er kann insbesondere auf der Grundlage des § 16a Tierschutzgesetz vorschlagen:
– im Einzelfall die zur Erfüllung der Anforderungen an die Haltung der Tiere erforderlichen Maßnahmen anzuordnen;
– ein Tier, das nach seinem Gutachten mangels Erfüllung der Haltungsanforderungen erheblich vernachlässigt ist, dem Halter fortzunehmen und solange auf dessen Kosten anderweitig pfleglich unterzubringen, bis eine tierschutzgerechte Haltung durch den Tierhalter sichergestellt ist. Kann das Tier nach dem Urteil des beamteten Tierarztes nur unter nicht behebbaren erheblichen Schmerzen, Leiden oder Schäden weiterleben, so kann die Behörde es auf Kosten des Halters schmerzlos töten lassen;
– demjenigen, der den Haltungsvorschriften wiederholt oder grob zuwiderhandelt und dadurch den von ihm gehaltenen Tieren erhebliche Schmerzen, Leiden oder Schäden zugefügt hat, das Halten von Tieren einer bestimmten oder jeder Art zu untersagen, wenn Tatsachen die Annahme rechtfertigen, daß er weiterhin derartige Zuwiderhandlungen begehen wird;
– die Einstellung von Tierversuchen anzuordnen, die ohne die erforderliche Genehmigung oder entgegen einem tierschutzrechtlichen Verbot durchgeführt werden.
Besitzt die zuständige Veterinärbehörde die Befugnis zum Vollzug, so ordnet sie selbst die erforderlichen Maßnahmen an, ansonsten wird in der Regel das Ordnungsamt tätig.

Der praktische Tierarzt wird oft als erster Kenntnis von tierschutzwidrigen Handlungen und Zuständen erlangen. Ihm obliegt es dann auch, der zuständigen Behörde Anzeige zu erstatten. Andererseits wird er häufig mit Vorstellungen von Laien konfrontiert, die sich bei näherem Hinsehen nicht als Verstöße gegen den Tierschutz erweisen. Hier wird er versuchen, mit den notwendigen Fachinformationen aufklärend zu wirken.

14.3. Fundtiere, herrenlose und verwilderte Katzen

Tiere außerhalb des Gewahrsams oder der Verfügungsgewalt des Besitzers führen zu Problemen auf den Gebieten des Tierschutzes, der Tierseuchenbekämpfung, der Kommunalhygiene und der öffentlichen Sicherheit. Dabei werden oft Fragen des Eigentums und der Besitzstellung an diesen Tieren berührt. Die eindeutige rechtliche Charakteristik der Eigentums- und Besitzverhältnisse an Tieren und damit die Bestimmung desjenigen, der das Tier hält, betreut oder zu betreuen hat, ist vor allem für den Tierschutz, die Tierseuchenbekämpfung, aber auch für Haftungsfragen von Bedeutung, weil sie Klarheit über den Adressaten der entsprechenden Gesetzgebung bzw. der Verwaltungsakte schafft.

Katzen geraten aus verschiedenen Gründen in den Zustand eines Fundtieres, des Streunens oder der Verwilderung. Immer noch setzen gewissenlose Tierhalter Katzen, die sie nicht mehr halten wollen, aus. Das Tierschutzgesetz verbietet das **Aussetzen** von Tieren. Aussetzen bedeutet, daß der Tierhalter die Absicht hat, sich des Tieres zu entledigen, also es für dauernd aus seiner bis dahin bestehenden Obhut zu entlassen. Formen des Aussetzens sind das Zurücklassen an einem anderen Ort, das Abstellen in einem Behältnis vor der Tierklinik, Einschließen in ein Schließfach für Gepäckstücke, das Werfen aus dem Auto.

Ausgesetzte Tiere, aber auch entlaufene und verirrte Tiere können zu **Fundtieren** werden. Bei Fundtieren ist der Eigentümer unbekannt, sie sind aber nicht herrenlos. Beim Aussetzen will zwar der Eigentümer in der Absicht, auf das Eigentum zu verzichten, den Besitz des Tieres aufgeben. Die rechtswidrige Handlung, die er dabei begeht, führt jedoch nicht automatisch zum Verlust des Eigentums. Wer ein „verlorenes" Tier findet und an sich nimmt, muß nach § 965 BGB dem „Verlierer" oder Eigentümer oder einem sonstigen Empfangsberechtigten unverzüglich Anzeige machen. Wenn sie ihm nicht bekannt sind, hat er den Fund unverzüglich der zuständigen Behörde anzuzeigen, es sei denn, das Fundtier ist nicht mehr als 10 DM wert. Das Fundrecht ist in den §§ 965–984 BGB geregelt, wobei die Rechtsstellung des Tieres zu beachten ist. Die Bestimmungen über Fundsachen sind entsprechend anzuwenden, sofern nicht – z. B. durch die Tierschutzgesetzgebung – etwas anderes bestimmt wird.

Was kann der Finder unternehmen, wenn er das gefundene Tier nicht selbst verwahren kann oder will?

Er kann es gemäß § 967 BGB abliefern.

§ 967 (Ablieferungspflicht)
Der Finder ist berechtigt und auf Anordnung der zuständigen Behörde verpflichtet, die Sache oder den Versteigerungserlös an die zuständige Behörde abzuliefern.

Gemäß § 90a BGB sind hier, da nichts anderes bestimmt ist, die für Sachen geltenden Vorschriften auf Tiere entsprechend anzuwenden. Mit dem Recht des Finders auf Ablieferung korrespondiert die Pflicht der zuständigen Behörde, das Fundtier entgegenzunehmen. Sie kann sich dazu eines Tierheimes oder tierlieber Bürger bedienen, die diese Aufgabe für sie erledigen. § 967 BGB ist Ansatzpunkt für die Tierheime, die Tierschutzvereine, soweit sie ein

Tierheim betreiben, und für Bürger, die Fundtiere im Auftrage der zuständigen Behörde verwahren, gegenüber den Kommunen Ansprüche auf Erstattung der Kosten geltend zu machen, die ihnen aus der Aufbewahrung und Versorgung von Fundtieren entstehen.
Weitere Fragen der Kostentragung für Fundsachen sind in §§ 965–976 BGB geregelt.
Es erhebt sich die Frage, wann ein Fundtier als solches zu erkennen ist. Ein Teil der Fundtiere läßt tierhalterliche Pflege erkennen oder besitzt ein Kennzeichen, das die Herkunft dieses Tieres erkennen läßt. Oft erscheinen solche Tiere hilflos, verstört oder abgemagert, weil sie den Kontakt zu Bezugspersonen, die vertraute Unterkunft und Nahrungsquelle vermissen.
Katzen finden sich jedoch oft auch außerhalb des Gewahrsams des Menschen zurecht, zumal Nahrungsquellen reichlich vorhanden sind. Sie können streunen, wildern und verwildern.

14.3.1. Streunende Tiere

Hauskatzen streunen, wenn sie von ihren Besitzern ungenügend beaufsichtigt oder versorgt werden und sich selbständig in einem größeren Aktionsgebiet bewegen. Aus Streunen wird Wildern, wenn sie dabei – meist außerhalb von Ortslagen – Wild verfolgen. Bei Katzen betrifft das ausschließlich Niederwild bis zum Rehkitz. In den Landesjagdgesetzen sind Bestimmungen über den Jagdschutz vor streunenden Katzen enthalten. Nach dem Sächsischen Landesjagdgesetz dürfen die Jagdschutzberechtigten streunende Katzen töten. Katzen gelten als streunend in einer Entfernung von mehr als 300 m von bewohnten Gebäuden.

14.3.2. Verwilderte Haustiere

Hierbei handelt es sich um ehemalige Haustiere, die aber weitgehend außerhalb der Einwirkung des Menschen existieren und sich vermehren. Katzen können im Jahr zweimal werfen, und wenn man davon ausgeht, daß zwei Junge pro Wurf überleben, wird die Vergrößerungspotenz einer verwilderten Katzenpopulation deutlich. Mit wachsender Anzahl der Generationen verwilderter Haustiere nehmen ihres Domestikationsmerkmale ab, ohne daß jedoch die ursprüngliche Wildform wieder entsteht. Im Gegensatz zu streunenden, feldernden oder wildernden Katzen, die sich nur zeitweise der Einwirkung des Menschen entziehen, leben verwilderte Katzen dauernd ohne direkte menschliche Einflußnahme. Verwilderte Katzen können in engster Umgebung des Menschen vorkommen.

14.3.3. Herrenlose Tiere

An ihnen besteht kein Eigentum. Das Eigentum kann aufgegeben worden sein, wenn der Eigentümer in der Absicht, auf das Eigentum zu verzichten, den Besitz des Tieres aufgibt (§ 959 Abs. 1 BGB). Der Besitz an einem Tier wird dadurch beendet, daß der Besitzer die tatsächliche Gewalt über das Tier aufgibt oder in anderer Weise verliert. Durch eine ihrer Natur nach vorübergehende Verhinderung in der Ausübung der Gewalt über das Tier wird der Besitz dagegen nicht beendet (§ 856 BGB). Herrenlos wird z. B. eine entlaufene Katze, wenn der Besitzer die Suche nach ihr aufgibt. Herrenlos sind auch verwilderte Katzen.
Offen ist, ob verwilderte Tiere den Wildtieren gleichgesetzt werden müssen. Wildtiere sind herrenlos, solange sie sich in Freiheit befinden. Erlangt ein gefangenes wildes Tier die

Freiheit wieder, wird es herrenlos, wenn nicht der Eigentümer das Tier unverzüglich verfolgt oder wenn er die Verfolgung aufgibt. Ein gezähmtes Tier wird herrenlos, wenn es die Gewohnheit ablegt, an den ihm bestimmten Ort zurückzukehren (§ 960 BGB). Wer ein herrenloses Tier in Eigenbesitz nimmt, erwirbt das Eigentum an dem Tier, es sei denn, die Aneignung ist gesetzlich verboten (z. B. bei geschützten Arten), oder durch die Besitzergreifung wird das Aneignungsrecht eines anderen verletzt (z. B. das Recht des Jagdausübungsberechtigten) – § 958 BGB. Da bei verwilderten Katzen diese Hinderungsgründe nur in den seltensten Fällen bestehen dürften, stünde der Inbesitznahme verwilderter Katzen z. B. durch Tierschutzvereine, Tierheime und Privatpersonen, der Vornahme von erlaubten Eingriffen und Amputationen (Kastration) und der Veräußerung dieser Tiere nichts entgegen.

14.3.4. Fürsorgepflicht für krank oder verletzt aufgefundene Tiere

Eine unterlassene Hilfeleistung zieht für denjenigen juristische Verantwortlichkeit nach sich, der rechtlich zum Tätigwerden verpflichtet ist. Das ist zunächst einmal jeder Tierarzt. Auf der Grundlage der Bundestierärzteordnung und der Berufsordnung der Landestierärztekammern ist in Notfällen jeder Tierarzt zur Hilfeleistung verpflichtet. Ist der Tierarzt nicht zu einer veterinärmedizinischen Notversorgung in der Lage, weil er z. B. im Urlaub ist und ihm die erforderlichen Instrumente und Präparate fehlen, so genügt er seiner Pflicht, wenn er die veterinärmedizinische Hilfe unverzüglich organisiert. Verletzt er seine Pflichten, kann er berufsrechtlich zur Verantwortung gezogen werden. Seine Pflichtverletzung könnte auch eine strafrechtliche (§ 17) oder ordnungsrechtliche (§ 18 Abs. 2) Verantwortlichkeit nach dem Tierschutzgesetz begründen. Nach § 1 des Tierschutzgesetzes darf niemand einem Tier ohne vernünftigen Grund Schmerzen, Leiden oder Schäden zufügen. Im vorliegenden Fall würden die Schäden usw. nicht durch aktives Handeln, sondern durch Unterlassen zugefügt.

Eine Rechtspflicht zum Tätigwerden kann auch für die Organe zur Aufrechterhaltung der öffentlichen Sicherheit postuliert werden, da ein verletztes Tier in der Regel eine Störung der öffentlichen Sicherheit und Ordnung darstellt.

Zumutbar ist eine Hilfeleistung dann, wenn sie ohne erhebliche eigene Gefahr und ohne Verletzung anderer wichtiger Pflichten möglich ist (§ 323 c Strafgesetzbuch). Eine erhebliche eigene Gefahr wäre z. B. bei Tollwutverdacht gegeben.

Wird ein gefundenes oder herrenloses Tier aufgenommen, werden Pflichten nach § 2 des Tierschutzgesetzes übernommen. Danach muß jeder, der ein Tier hält, betreut oder zu betreuen hat, das Tier seiner Art und seinen Bedürfnissen entsprechend angemessen ernähren, pflegen und verhaltensgerecht unterbringen. Das schließt die Pflicht ein, verletzte Tiere dem Tierarzt vorzustellen. Wie steht es in diesem Fall um die Erstattung der Tierarztkosten? ALLMACHER und SCHWENKGLENKS (1991) gehen von dem Grundsatz aus, daß derjenige, der die Dienste eines Tierarztes in Anspruch nimmt, auch die Kosten für die Behandlung eines herrenlosen Tieres oder eines Fundtieres übernehmen muß. Für den Tierarzt sei es daher unerheblich, ob er ein herrenloses oder ein Fundtier behandelt, denn Auftraggeber ist der Überbringer des Tieres. Bei Minderjährigen kann ein Auftrag zur Behandlung nur wirksam erteilt werden, wenn die Einwilligung bzw. die (nachträgliche) Genehmigung des gesetzlichen Vertreters vorliegt. Der Tierarzt sollte sich deshalb nicht mit dem Hinweis begnügen, die Gemeinde, das Ordnungsamt oder die Naturschutzbehörde sei für die Bezahlung des tierärztlichen Honorars bei der Behandlung von Fundtieren oder herrenlosen Tieren zuständig. Eine Privatperson führt, wenn sie ein Fundtier zum Tierarzt bringt, kein Fremdgeschäft (hier: das der Verwaltung), sondern ein eigenes Geschäft (Urteil des Oberverwaltungsgerichts Koblenz vom 13. 1. 1988, Az: 11 A 175/87). Nur in sehr seltenen Fällen, in denen eine konkrete Gefahr für die öffentliche Sicherheit und Ordnung von dem Fundtier oder herrenlosen Tier ausgeht, und es dem wirklichen oder mutmaßlichen Willen und dem Interesse der Verwaltung entspricht, können die Grundsätze der „öffentlich-rechtlichen Geschäftsführung ohne Auftrag" vorliegen.

Ein Bürger, der ein Fundtier oder herrenloses Tier zum Tierarzt bringt, aber die Tierarztkosten nicht übernehmen will, sollte sich vorher beim zuständigen Ordnungsamt oder der Polizeidienststelle informieren, ob diese Behörden auf Grund der Rechtsvorschriften der Länder tätig werden. Die Behörden sind zum Tätigwerden nicht verpflichtet, sondern handeln nach pflichtgemäßem Ermessen.

Für Tierheime und Bürger, die im Auftrage der zuständigen Behörde Fundtiere betreuen, bestimmt sich der Ersatz der Aufwendungen nach § 670 BGB.

§ 670 (Ersatz von Aufwendungen)
Macht der Beauftragte zum Zwecke der Ausführung des Auftrages Aufwendungen, die er den Umständen nach für erforderlich halten darf, so ist der Auftraggeber zum Ersatz verpflichtet.

Erhält das örtliche Tierheim von der Stadt bzw. Gemeinde Zuschüsse für die Aufnahme und Behandlung solcher Tiere, sind die Tierarztkosten aus diesen Mitteln zu begleichen.

Pflicht des Kraftfahrers zur Fürsorge für angefahrene Tiere
Der Kraftfahrer, der die Gefahrenlage herbeigeführt hat, muß nach § 323 c Strafgesetzbuch die notwendige Hilfe leisten. Besteht für ihn dabei erhebliche Gefahr, sollte er das Erscheinen der Polizei am Unfallort abwarten, die dann die erforderlichen Maßnahmen veranlaßt.

14.3.5. Verminderung verwilderter Katzen

Von verwilderten Katzen gehen Gefahren und Belästigungen aus: Übertragung von Zoonosen wie Tollwut, Salmonellosen, Toxoplasmose, Mykosen; bei Kontaktaufnahme mit verwilderten Katzen kann es zu Biß- und Kratzverletzungen kommen; durch Kot und Urin kommt es zu Verunreinigung und Geruchsbelästigungen; Vögel und Kleintiere sind nicht mehr auf das Beuteverhalten der Katzen eingestellt und fallen ihnen leicht zum Opfer; Gefährdung des Straßenverkehrs u. a.

Die Begegnung dieser Gefahren richtet sich letztlich gegen die Tiere, so daß eine wirksame Vorbeuge darauf abzielen sollte, das Entstehen einer verwilderten Katzenpopulation überhaupt zu vermeiden.

An erster Stelle steht die Aufklärung der Bevölkerung, weibliche Katzen und Kater kastrieren bzw. sterilisieren zu lassen. Die Kosten sollten durch Unterstützung der örtlichen Tierschutzorganisationen und Zuschüsse der öffentlichen Hand für den Bürger erträglich und für den Tierarzt annehmbar gestaltet werden. Es ist dem Bürger Rat zu erteilen, wie er mit überzähligen Katzenwelpen verfahren soll. In menschlicher Obhut gehaltene Katzen sollten mit Halsband gekennzeichnet werden. Abfälle sind in funktionssicheren Containern aufzubewahren. Fremde Katzen dürfen nicht angefüttert werden; durch die Fütterung werden weitere Katzen angelockt. Unterschlupfmöglichkeiten für verwilderte Katzen sollten beseitigt werden. Letztlich geht es darum, die öffentliche Meinung auf eine vernünftige Katzenhaltung zu lenken und das Aussetzen von Katzen zu verhindern.

Treten verwilderte Katzen auf, sind Verminderungsmaßnahmen unerläßlich. Bereits bei vereinzeltem Vorkommen sollte sofort reagiert werden, da die verwilderte Katzenpopulation rasch größer wird und der Verwilderungsgrad zunimmt. Mittel der Wahl ist der Fang mit Lebendfanggeräten. Gefangene Katzen können sterilisiert bzw. kastriert und nach Wundheilung wieder ausgesetzt werden, nachdem sie vorher gekennzeichnet worden sind. Ist ein solcher Aufwand nicht durchführbar, bleibt in Fällen einer Gefahrensituation (z. B. Tollwut) in der Regel nur die schmerzlose Tötung der gefangenen Katzen übrig. Liegt keine Gefahrensituation vor, hat sich mancherorts der Standpunkt durchgesetzt, daß eine gewisse verwilderte Katzenpopulation in Großstädten toleriert werden muß. Zur schrittweisen Verminderung verwilderter Katzen können unter Anleitung des Veterinäramtes zeitlich begrenzt Unterschlupf und Fütterung geboten werden, nicht zuletzt, um das Einfangen zum Zwecke der Kastration zu erleichtern.

14.4. Abwägung des „vernünftigen Grundes" für das schmerzlose Töten von Katzen

In der tierärztlichen Praxis obliegt dem Tierarzt sowohl die Entscheidung, *ob* das Tier getötet werden soll als auch *wie* die Tötung zu geschehen hat. Das Töten von Tieren in der Kleintierpraxis ist eine echte tierärztliche Hilfeleistung, die Können und Verantwortungsbewußtsein erfordert (von MICKWITZ 1975). SCHULZE (1987) formulierte einen seit Jahren in Deutschland unbestrittenen ethischen Grundsatz: Der Tierarzt hat das Tier bis zum Tode zu begleiten.
Die Rechtsgrundlage für das „ob" der Tötung bilden insbesondere das Tierschutzgesetz vom 12. 8. 1986 (BGBl. I, S. 1309) – TierSchG – sowie das Gesetz zur Verbesserung der Rechtsstellung des Tieres im Bürgerlichen Recht vom 20. 8. 1990 (BGBl. I Nr. 43, S. 1762).

Tierschutzgesetz

§ 1

Zweck dieses Gesetzes ist es, aus der Verantwortung des Menschen für das Tier als Mitgeschöpf dessen Leben und Wohlbefinden zu schützen. Niemand darf einem Tier ohne vernünftigen Grund Schmerzen, Leiden oder Schäden zufügen.

§ 17

Mit Freiheitsstrafe bis zu zwei Jahren oder mit Geldstrafe wird bestraft, wer
1. ein Wirbeltier ohne vernünftigen Grund tötet
 . . . . .

Bürgerliches Gesetzbuch (BGB) in der Fassung des Gesetzes zur Verbesserung der Rechtsstellung des Tieres im Bürgerlichen Recht vom 20. 8. 1990

§ 90 a

Tiere sind keine Sachen. Sie werden durch besondere Gesetze geschützt. Auf sie sind die für Sachen geltenden Vorschriften anzuwenden, soweit nicht etwas anderes bestimmt ist.

§ 903

Der Eigentümer einer Sache kann, soweit nicht das Gesetz oder die Rechte Dritter entgegenstehen, mit der Sache nach Belieben verfahren und andere von jeder Einwirkung ausschließen. Der Eigentümer eines Tieres hat bei der Ausübung seiner Befugnisse die besonderen Vorschriften zum Schutz der Tiere zu beachten.

Die Grundbestimmung des § 1 TierSchG geht von der Notwendigkeit eines umfassenden Lebensschutzes aus. Folgerichtig ist die Tötung eines Tieres ohne vernünftigen Grund rechtswidrig und nach § 17 Ziff. 1 TierSchG strafbar. Wird die Tötung aus einem vernünftigen Grund vorgenommen, ist sie rechtmäßig und straffrei. Infolge der Vielfalt der in Frage kommenden Umstände hat der Gesetzgeber den „vernünftigen Grund" nur in eindeutigen Fällen genau bestimmt, in allen anderen Fällen aber nur die Richtung angegeben, in der die Rechtfertigung des vernünftigen Grundes zu suchen ist. Versuche einer Legaldefinition haben nicht zu weiterer Klarheit geführt. In den gesetzlich nicht eindeutig geregelten Fällen werden dann in der Regel die Gerichte angerufen, welche die Lücken in der Gesetzgebung durch Richterrecht, nicht selten bis in die letzte Instanz, ausfüllen. Auf die Kenntnis solcher einschlägigen Urteile kann bei der rechtlichen Abwägung des „vernünftigen Grundes" für das Töten von Tieren nicht verzichtet werden.

In welchen Fällen hat der Gesetzgeber eindeutige Regelungen für „vernünftige Gründe" vorgesehen, die das Töten von Tieren rechtfertigen?

Neben den allgemeinen im Straf- und Zivilrecht geregelten Rechtfertigungsgründen wie Notwehr, Notstand und Selbsthilfemaßnahmen enthalten vor allem das TierSchG und das Tierseuchengesetz (TierSG) derartige Regelungen.

Das TierSchG nennt unter anderem folgende Gründe:

– § 3 Ziff. 2: Es ist verboten, ein gebrechliches, krankes, abgetriebenes oder altes, im Haus, Betrieb oder sonst in Obhut des Menschen gehaltenes Tier, für das ein Weiterleben mit nicht behebbaren Schmerzen oder Leiden verbunden ist, zu einem anderen Zweck als zur unverzüglichen schmerzlosen Tötung *zu veräußern oder zu erwerben;* dies gilt nicht für die unmittelbare Abgabe eines kranken Tieres an eine Person oder Einrichtung, der eine Genehmigung nach § 8 und, wenn es sich um ein Wirbeltier handelt, eine Ausnahmegenehmigung nach § 9 Abs. 2 Nr. 7 Satz 2 für Versuche an solchen Tieren erteilt worden ist;
– Tötung eines Tieres im Rahmen waidgerechter Ausübung der Jagd, zulässiger Schädlingsbekämpfungsmaßnahmen oder auf Grund anderer Rechtsvorschriften (§ 4);
– im Rahmen von Tierversuchen (§§ 7 ff.).

Zu den „vernünftigen Gründen" für das Töten von Tieren zählen ebenfalls die Erfordernisse der Tierseuchenbekämpfung in den im TierSG geregelten Fällen:

§ 12 TierSG

Wenn über den Ausbruch einer Seuche nach dem Gutachten des beamteten Tierarztes nur mittels bestimmter an einem verdächtigen Tier durchzuführender Maßnahmen diagnostischer Art Gewißheit zu erlangen ist, so können diese Maßnahmen von der zuständigen Behörde angeordnet werden. Dies gilt auch, wenn die Gewißheit nur durch die Tötung und Zerlegung des verdächtigen Tieres zu erlangen ist.

Zum Schutze gegen eine besondere Seuchengefahr ist die Tötung der an der Seuche erkrankten oder verdächtigen Tiere (§ 24 Abs. 1 TierSG) und die Tötung von Tieren bestimmter wildlebender Tierarten, die für die Seuche empfänglich sind, möglich, wenn dies zur wirksamen Bekämpfung der Seuche erforderlich ist und andere geeignete Maßnahmen nicht zur Verfügung stehen (§ 24 Abs. 2 TierSG). Des weiteren ist nach § 25 TierSG die

Tötung von Tieren, die bestimmten Verkehrs- oder Nutzungsbeschränkungen oder der Absperrung unterworfen sind und in verbotswidriger Benutzung oder außerhalb der ihnen angewiesenen Räumlichkeit oder an Orten angetroffen werden, zu denen der Zutritt verboten ist, gerechtfertigt.

Über die gesetzlich fixierten generellen Tatbestände hinaus bedarf die Frage, wann und warum der gesetzliche Schutz des Tieres vor Tötung „ohne vernünftigen Grund" versagt werden muß, der **Güter- und Pflichtenabwägung** in jedem einzelnen Fall. Nach § 17 TierSchG muß für die Tötung *jedes einzelnen Tieres* ein vernünftiger Grund vorliegen. Die Aufstellung etwa einer Liste mit pauschalisierten Gründen für das Töten von Tieren ist deshalb nicht vertretbar, wohl aber die Zusammenstellung von Entscheidungshilfen zur Prüfung des Einzelfalles.

Welche Anschauung soll nun maßgebend für die Entscheidung sein?

Nach LORZ (1992) hat man „auf den Standpunkt des gebildeten, für den Gedanken des Tierschutzes aufgeschlossenen und einem ethischen Fortschritt zugänglichen Deutschen abzustellen; sowohl der extremen Auffassungen Anhängende als auch der den Tierschutzgedanken ablehnende Beurteiler muß als Maßstab außer Betracht bleiben" (S. 323).

Weitere Hilfen bei der Abwägung können sein
– das generelle und spezielle soziale Gewicht des mit der Handlung verfolgten Zweckes,
– Bedeutung der Handlung nach den näheren Umständen (z. B. Notfälle),
– Grad der Wahrscheinlichkeit des erstrebten Erfolges, aber auch
– Organisationshöhe des Tieres.

Kein schutzwürdiges Interesse kann in folgenden Fällen geltend gemacht werden: Abneigung gegen ein Tier, die Absicht der Schadenszufügung, das Abreagieren einer psychischen Spannung, eines Affekts oder eines Triebes, Bequemlichkeit, Jagdlust, Langeweile, eine Laune, Mutwille, „Rache", Schießübung, Sensationshascherei, Überdruß an einem Tier, Un- und Übermut, Verärgerung, Widerwille gegen Tiere, Wut, Zerstörungssucht, Vorbereitung oder Verdecken einer anderen Straftat. In diesen Fällen kommt es daher gar nicht erst zu einer Abwägung.

SCHULTZE-PETZOLD (1974) vertritt die Meinung, daß z. B. das Verbot des Hauseigentümers, Haustiere zu halten, Unlust an der weiteren Tierhaltung, Aggressivität des gehaltenen Tieres gegenüber dem Menschen primär keineswegs rechtfertigende Gründe für eine Tötung des Tieres sind. Sie können zwar zum Unvermögen des Tierhalters führen, das betreffende Tier weiter zu halten. Doch erst wenn dieser alle zumutbaren Anstrengungen unternommen hat, das Tier in andere Hände zu vermitteln, und erst dann, wenn er nachweislich keinen Erfolg hatte, wenn also daraus folgt, daß das Tier aus tatsächlichen Gründen nicht mehr gehalten werden kann, dann erst dürfte eine Rechtfertigung für die Tötung gegeben sein.

LEONHARD (1988) hat eine Zusammenstellung von Fällen vorgenommen, bei denen über den Tötungsgrund von Tieren die Meinungen geteilt sind. Es handelt sich um die Fallgruppen:
1. gesunde kleine Haus- und Heimtiere, die sich nicht an neue Besitzer vermitteln lassen, wie z. B.
   – junge Katzen, für die keine Interessenten vorhanden sind, und Hundewelpen, die nach den Zuchtbestimmungen überzählig sind, für die sich keine Abnahme finden läßt und die auch von den Tierheimen nicht aufgenommen werden;
   – Tiere alter Mitbürger, die nicht in Alters- und Pflegeheime mitgenommen werden dürfen;
   – Tiere von Verstorbenen;

- Tiere außerhalb des Gewahrsams oder der Einflußmöglichkeit des Besitzers, die nicht vom Tierheim oder anderweitig in Verwahrung genommen werden können;
- Tiere von Personen, die in Haft genommen oder einer Freiheitsstrafe zugeführt werden und für die sich kein Betreuer findet;
- Tiere, die der Tierhalter töten lassen will und eine Vermittlung an neue Besitzer ablehnt oder die sich nicht an andere Besitzer vermitteln lassen;
- Tiere, die nach Ausspruch eines Haltungsverbots dem Tierhalter weggenommen werden müssen und für die sich kein neuer Besitzer findet.

2. Heilbar kranke Tiere, für die sich kein Kostenträger findet, wie z. B.
- Unfalltiere oder heilbar kranke Tiere außerhalb des Gewahrsams oder der Einflußmöglichkeit des Besitzers;
- heilbar kranke Tiere, deren Besitzer die Behandlungskosten nicht tragen will oder kann.

Für den Tierarzt ist wichtig, daß nach § 17 TierSchG *derjenige für das Vorliegen eines „vernünftigen Grundes" beweispflichtig ist, der das Tier tötet. Das ist in vielen Fällen und in den Tierkliniken stets der Tierarzt. Er kann sich im Zweifelsfall nicht dadurch exkulpieren, daß er auf den ausdrücklichen Wunsch des Tierhalters verweist.*

Der Grund **„tierärztliche Indikation"** schließt bei Wahrung der tierärztlichen Sorgfaltspflichten die Rechtswidrigkeit der Tötung eines Tieres aus.

Zur Pflicht des Tierarztes, ein unheilbar krankes Tier zu töten, hat sich der Bundesgerichtshof (BGH) in einem Urteil vom 19. 1. 1982 (VI ZB 281/79 Braunschweig) geäußert, und dazu u. a. den Rechtssatz aufgestellt:

„Ein Tierarzt, dem ein Tier zu stationärer Behandlung übergeben worden ist, ist berechtigt und verpflichtet, das Tier zu töten, wenn weitere Behandlungsmaßnahmen keinen Erfolg versprechen und dem Tier längere Qualen erspart werden sollen."

Ausgangspunkt war die Prüfung der Frage, ob der Tierarzt schuldhaft seine Vertragspflichten verletzt hat und dem Tierbesitzer dadurch ein Schaden entstanden ist, für den der Tierarzt nach § 276 BGB schadenersatzpflichtig ist, wenn er das ihm zur stationären Behandlung übergebene Tier infolge einer unheilbaren Krankheit tötet.

In der Urteilsbegründung wird u. a. aufgeführt: Gibt der Eigentümer eines Tieres dieses in die Behandlung eines Tierarztes, so schuldet der Tierarzt nach dem Willen der Vertragsparteien zunächst die nach seinen veterinärmedizinischen Wissen und Können gebotene Heilbehandlung des Tieres. In der Regel wird es um bestimmte Krankheiten oder Anomalien gehen, die mit den Mitteln der Tiermedizin bekämpft oder beseitigt werden sollen. Neben der eigentlichen Behandlung schuldet der Tierarzt auch eine Beratung über deren Vor- und Nachteile und über etwaige Risiken für das Tier. Dabei geht es aber nur um wirtschaftliche Interessen des Auftraggebers, begrenzt durch die rechtlichen und sittlichen Gebote des Tierschutzes.

Darüber hinaus ist aber ein Tierarzt, der im Rahmen des nach entsprechender Beratung vereinbarten Auftrags in seinen therapeutischen Entscheidungen frei ist, je nach dem Umständen des Falles auch berechtigt und verpflichtet, das ihm anvertraute Tier zu töten, wenn eine dramatische Verschlechterung des Zustandes einen weiteren Behandlungserfolg nicht mehr erwarten läßt und es nur noch darum geht, dem Tier weitere Qualen zu ersparen. Auch diese Befugnis ist, soweit nicht ausdrücklich etwas anderes vereinbart ist, Inhalt des tierärztlichen Behandlungsvertrages. Der Eigentümer des Tieres wird nämlich für einen solchen Fall die Tötung des Tieres durch den Tierarzt wünschen, zumal davon ausgegangen werden darf, daß er kein Interesse an einer Verlängerung unnötiger Leiden seines Tieres hat. Das ist auch mindestens ein sittliches Gebot richtig verstandenen Tierschutzes. Auf der anderen Seite dürfte es sogar eine Standespflicht des Tierarztes sein, so zu handeln. Beide

Vertragsteile werden sich darüber in der Regel einig sein, ohne daß es zu diesem Punkte ausdrücklicher Vereinbarungen bedarf.

Zu einer möglichen Pflicht des Tierarztes, den Qualen und Leiden eines unheilbar kranken Tieres ein Ende zu bereiten, vertreten ALLMACHER und SCHWENKGLENKS (1991) den Standpunkt, daß der Tierarzt berechtigt und verpflichtet ist, ein Tier zu euthanisieren, wenn weitere Behandlungsmaßnahmen erspart werden sollen. Sie verweisen darauf, daß der *Tatbestand des Zufügens von länger anhaltenden oder sich wiederholenden erheblichen Schmerzen oder Leiden (§ 17 Ziff. 2 Buchst. b TierSchG) nicht nur durch Tun, sondern auch durch Unterlassen bestehen kann.*

In einigen Tierarztpraxen wird bei Tieren, für die das Weiterleben mit nicht behebbaren Schmerzen oder Leiden verbunden ist, in gemeinsamer Beratung mit dem Tierhalter geprüft, ob eine Therapie zur Schmerzausschaltung oder Schmerzlinderung bis zum Eintritt des krankheitsbedingten oder natürlichen Todes möglich oder die schmerzlose Tötung für das Tier die bessere Lösung ist.

Das TierSchG soll dem Schutz des Lebens und des Wohlbefindens der Tiere dienen (§ 1). Bei einem Tier, dessen Weiterleben mit erheblichen Schmerzen und Leiden verbunden ist und bei dem eine Behandlung keine Aussicht auf Erfolg besitzt, kann aber nicht beides – Leben und Wohlbefinden – gleichzeitig geschützt werden. Anders als bei der für den Menschen verbotenen Sterbehilfe *sollte im Sinne des Tierschutzes das Wohlbefinden des Tieres höher eingestuft werden als das Leben, wenn die Beeinträchtigung des Wohlbefindens durch Schmerzen oder Leiden einen bestimmten Schweregrad erreicht hat.*

Gleiche Überlegungen hatte der Gesetzgeber, als er die Pflicht zur Tötung von Versuchstieren, deren Weiterleben nur unter Schmerzen oder Leiden möglich ist, normierte (§ 9 Abs. 2 Ziff. 8 TierSchG).

Wenn auch das Hinwirken auf eine ethisch vertretbare und medizinisch begründete Entscheidung über das Töten eines Tieres – mithin über den vernünftigen Grund – zuerst ein Anliegen des tierärztlichen Berufsethos bleibt, darf dabei die juristische Absicherung nicht völlig außer acht gelassen werden. SCHULTZE-PETZOLD (1974) empfiehlt deshalb die Abfragung nach einer „Checkliste", in der die Antworten des Tierhalters festzuhalten sind, um jederzeit den Nachweis erbringen zu können, daß ein „vernünftiger Grund" zur Tötung vorlag. Eine solche „Checkliste" müßte vor allem enthalten:
– Namen und Anschrift des Tierhalters,
– Tötungsgrund,
– nachweisliche Aktivitäten, das Tier anderweitig unterzubringen, und deren Ergebnis.

Ein spezielles Problem tritt mitunter in veterinärmedizinischen Einrichtungen dann auf, wenn die Güterabwägung zur Tötung eines Tieres z. B. in einer Klinik durchgeführt wird und das Tier danach zur Tötung in das Institut für Pathologie überwiesen wird. Die Verantwortung für die Tötung trägt jedoch immer der ausführende Tierarzt, der in die Entscheidungsfindung aber nicht einbezogen war. Als Lösung bieten sich an:
– die Einbeziehung des Pathologen in den Prozeß der Entscheidungsfindung,
– die schriftliche Darlegung des Falles und der Güterabwägung, so daß der Ausführende diesen Prozeß nachvollziehen kann.

Eine besondere Problematik stellt die **Tötung von Tieren aus Tierheimen sowie die Tötung von Fundtieren oder herrenlosen Tieren** dar.

Der Deutsche Tierschutzbund e. V. vertritt zur Tötung von Tieren aus Tierheimen in der auf seiner Hauptversammlung am 18. 6. 1989 beschlossenen Tierheimordnung folgende Grundposition:

„1. Grundsatz

a) Grundsätzlich darf im Tierheim kein Tier eingeschläfert werden.

b) Die Einschläferung (Euthanasie) unheilbar kranker und unter Schmerzen leidender Tiere
ist ein selbstverständliches Gebot des Tierschutzes. Die Einschläferung ist vom Tierarzt zu
entscheiden und durchzuführen.

2. Ausnahmen

In folgenden Ausnahmefällen ist nach Ausschöpfung aller anderen Möglichkeiten, in Übereinstimmung mit den Bestimmungen des Tierschutzgesetzes, die Einschläferung unumgänglich:

a) bei Tieren, die aufgrund der Trennung von ihren Besitzern so starke, konstante Verhaltensstörungen zeigen, daß ihr Weiterleben mit schweren Leiden verbunden ist;

b) bei Tieren, die infolge abnormer und nicht behebbarer Verhaltensstörungen eine akute
Gefährdung für sich oder ihre Umwelt darstellen.

Wenn alle Versuche, diese Tiere an ein Leben mit Menschen oder unter Artgenossen zu
gewöhnen, fehlgeschlagen sind, sollte in diesen Ausnahmefällen die Entscheidung über die
Einschläferung von einer Kommission getroffen werden. Die Kommission besteht aus einem
Vorstandsmitglied, dem verantwortlichen Sachkundigen (z. B. Tierheimleiter) und zwei
Tierärzten, von denen einer nach Möglichkeit ein Amtstierarzt sein sollte.

Über jeden einzelnen Euthanasiefall im Tierheim sind mit Datum Aufzeichnungen im
Tierbestandsbuch über den Grund und die Durchführung anzufertigen und mindestens
2 Jahre aufzubewahren."

Zum vernünftigen Grund für das Töten von Fundtieren bzw. herrenlosen Tieren hat das
Ministerium für ländlichen Raum, Ernährung, Landwirtschaft und Forsten Baden-Württemberg in einem Schreiben vom 23. 5. 1977 gegenüber dem Städtetag Baden-Württemberg im
Einvernehmen mit dem Bundesminister für Ernährung, Landwirtschaft und Forsten Stellung
genommen und einen solchen vernünftigen Grund dann als gegeben angenommen, „wenn
trotz aller Bemühungen

1. der Tierbesitzer nicht ausfindig gemacht und ihm daher das Tier nicht zurückgegeben,

2. das Tier nicht anderweitig an einen Interessenten abgegeben bzw. verkauft oder

3. das Tier nicht in einem gemeindlichen oder privaten Tierheim untergebracht werden kann,
weil entweder ein solches nicht vorhanden oder ein vorhandenes überfüllt ist oder weil
dadurch unzumutbare Kosten entstehen.

Da für die Erfüllung der erforderlichen Maßnahmen ein gewisser Zeitraum benötigt wird,
dürfte es ratsam sein, die Tötung des Tieres erst nach Ablauf einer angemessenen Frist (ca.
8 Wochen) zu veranlassen. Unter den genannten Voraussetzungen kann sogar der Fall
gegeben sein, daß die Tötung des Tieres geradezu erforderlich wird, um ihm weitere
Schmerzen, Leiden oder Schaden zu ersparen."

Dazu hat der Bundesminister aus heutiger Sicht mit Schreiben vom 14. 12. 1990 die Meinung
vertreten, daß die Frage nach dem vernünftigen Grund für das Töten von Fundtieren nur im
jeweils konkreten Einzelfall unter Zugrundelegung strenger Maßstäbe beantwortet werden
kann. Ausschließlich wirtschaftliche Erwägungen stellen seines Erachtens keinen vernünftigen Grund für das Töten eines Tieres dar.

Entscheidend für die Verminderung der Konfliktsituation bei der Tötung von Fundtieren
oder herrenlosen Tieren sind vorbeugende Maßnahmen.

Die unkontrollierte Vermehrung in der Katzenpopulation erfordert seitens des Menschen
regulierende Maßnahmen, die nach Möglichkeit bereits prophylaktisch wirken (Sterilisation,

Kastration, Zyklusblocker) und gegebenenfalls finanziell gestützt werden sollten. Ohne durchgreifende Siedlungssanierung wird diesen Maßnahmen allein allerdings kaum Erfolg beschieden sein.

RUPPERT (1975) weist auf das Problem der Tötung nicht vermittelbarer Katzen- und Hunde-welpen hin und führt aus, daß die schmerzlose Tötung von Welpen in den ersten Lebenstagen aufgrund einer freien, verantwortungsbewußten Entscheidung des Besitzers zur Verhinde-rung einer Überpopulation bei Hunden und Katzen aus der Sicht der Tierschutzpraxis jedenfalls vernünftiger sein dürfte, als sich später mit den von erwachsenen Tieren ausgehen-den Tierschutzproblemen auseinandersetzen zu müssen (RUPPERT 1975, S. 23). Dies setze allerdings voraus, daß der Besitzer alles versucht hat, um das Leben der Welpen zu erhalten und neue Besitzer zu finden.

Bei der Entscheidung über die mögliche Tötung eines Tieres muß sich der Tierarzt seiner Verantwortung gegenüber dem Lebewesen bewußt sein. So kann die Ablehnung der Tötung mit Schmerzen und Leiden für das Tier verbunden sein (Tötung von Welpen durch Laien, Aussetzen von Tieren, Verbringen alter Tiere in Tierheime und anschließende Tötung). Die konsequente Handhabung der vom Tierschutzgesetz gesetzten Maßstäbe zur Tötungsrecht-fertigung und ihre öffentliche Propagierung könnten im Verein mit weiteren Aktivitäten den Tierhalter zu verantwortungsbewußtem, das Leben der Tiere betreffendem Handeln bewe-gen bzw. den Bürger veranlassen, vor dem Erwerb eines Tieres sorgfältig zu überlegen, ob er den damit verbundenen Pflichten gerecht werden kann.

Literatur

ALLMACHER, E., und SCHWENKGLENKS, B.-P.: Rechtliche und finanzielle Fragen bei der Behandlung von Fundtieren. Dtsch. Tierärztebl. **39** (1991), H. 4, S. 270–271.

BGH-Urteil vom 19. 1. 1982 – VI ZR 281/79 (Braunschweig) NJW 1982, H. 24, S. 1327–1328.

LEONHARD, H.: Zur Frage der Tötung von Wirbeltieren mit oder ohne „vernünftigen" Grund. Der prakt. Tierarzt **69** (1988), H. 6, S. 72.

LORZ, A.: Tierschutzgesetz. Kommentar. 4. Aufl. C. H. Beck'sche Verlagsbuchhandlung, München 1992.

VON MICKWITZ, G.: Definition des Begriffes „Tierschutzgerechtes Töten". In: Tierschutzgerechtes Töten von Wirbeltieren. Wissenschaftliche Tagung der Fachgruppe „Tierschutzrecht" der DVG, Hannover 1975, Schlütersche Verlagsanstalt, Hannover 1976.

RUPPERT, E.: Tierschutzgerechtes Töten von Hunden einschließlich sogenannter überzähliger Welpen. In: Tierschutzgerechtes Töten von Wirbeltieren. Wissenschaftliche Tagung der Fachgruppe „Tier-schutzrecht" der DVG, Hannover, Schlütersche Verlagsanstalt, Hannover 1975, S. 20–24.

SCHULTZE-PETZOLD, H.: Aktuelle Fragen der tierschutzrechtlichen Kasuistik. Dtsch. Tierärztl. Wschr. **81** (1974), Nr. 22, S. 541–546.

SCHULZE, W.: Die Fähigkeit zur Euthanasie bei allen Haustierarten gehört zum Können des Tierarztes. Tierärztl. Praxis **15** (1987), S. 123.

Tierheimordnung. Beschluß der Hauptversammlung des Deutschen Tierschutzbundes e. V. am 18. 6. 1989.

Sachregister

Anamnese und körperliche Untersuchung kleiner Haus- und Heimtiere

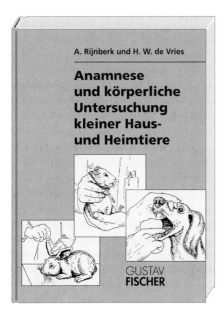

A. Rijnberk und H. W. de Vries

Anamnese und körperliche Untersuchung kleiner Haus- und Heimtiere

GUSTAV **FISCHER**

Aus dem Niederländischen
übersetzt von
Dr. M. Schicht-Tinbergen.
Bearbeitet von 30
Fachwissenschaftlern.
1993. 398 Seiten, 193
Abbildungen, 12 Tabellen,
17 x 24 cm, kartoniert DM 78,-
ISBN 3-334-60418-7

Interessenten:
Studenten der
Veterinärmedizin, Tierärzte in
Kleintier- und Gemischtpraxen,
Kynologen, Rassekatzenzüchter

Herausgegeben von
Prof. Dr. Adam RIJNBERK und
Prof. Dr. Hans W. DE VRIES,
Utrecht/Nederland

Ohne Kenntnis der seit Generationen
von Tierärzten erprobten und ständig
weiterentwickelten anamnestischen und
auf den Körper des Patienten bezogenen
Untersuchungstechniken verpufft jedes
moderne Know-how veterinärmedizi-
nischer Tätigkeit. Visuelles, auditives
und taktiles Erkunden der Probleme
des vorgestellten Patienten ist Voraussetzung für sicheres diagnostisches
Arbeiten.
Ausgestattet mit einem umfangreichen
klinischen Erfahrungsschatz, stellen die
Verfasser verständlich und mit Akribie
Anamnese und körperliche Untersuchung bei Hund, Katze und kleinen
Heimtieren (einschließlich Vogel-
patienten) dar. Die aufgenommenen
Formulare, die jeder Tierarzt nach
seinen eigenen Vorstellungen und
Gegebenheiten modifizieren kann,
dienen der Einsparung von Zeit und
Kosten. Mit Hilfe dieses Werkes lernt
der Student patientenorientiert zu
denken und zu handeln, der Praktiker
erhält Unterstützung für gründliches,
präzises und rationelles Arbeiten.

Preisänderungen vorbehalten.

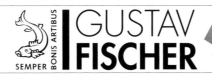

SEMPER BONIS ARTIBUS GUSTAV **FISCHER**

Handlexikon der Tierärztlichen Praxis

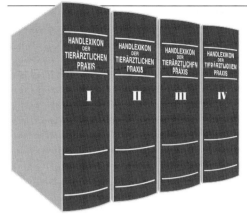

Herausgegeber:
Prof. Dr. Ekkehard WIESNER, Berlin

Wissenschaftlicher Beirat:
Prof. Dr. H. Eikmeier, Gießen;
Prof. Dr. M.-A. Hasslinger, München;
Frau Prof. Dr. E. Mayrhofer, Wien;
Prof. Dr. M. Vandevelde, Bern;
Prof. Dr. H.-J. Wintzer, Berlin;
Prof. Dr. K. Zettl, Kassel.

Das Handlexikon der Tierärztlichen Praxis legt den Schwerpunkt auf das klinische Bild, die Diagnose und die Therapie und behandelt unter dem Motto "kurz und klar" alle beruflichen Fragen, die dem praktizierenden Tierarzt täglich gestellt werden. Das alphabetisch aufgebaute Nachschlagewerk im Loseblattsystem ist mit Schwarz/Weiß- und Farbillustrationen sowie einem umfangreichen Sachverzeichnis versehen. Für das hohe Niveau und einen zeitgemäßen Inhalt bürgen hochqualifizierte Autoren aus verschiedenen Ländern. Mit dem Verlagswechsel vom dänischen Verlag Medical Book Company zum Gustav Fischer Verlag ist ein wissenschaftlicher Beirat einberufen worden, dem erfahrene veterinärmedizinische Kliniker und Praktiker angehören. Die fast dreißigjährige Tradition des Handlexikons soll dadurch mit Erfolg weitergeführt und die Aktualität und Praxisnähe noch verstärkt werden. Da alle Mitarbeiter des Handlexikons ihre Kapitel laufend hinsichtlich des neuesten Standes der wissenschaftlichen Erkenntnisse überprüfen und überarbeiten, können durch die 2x jährlich erscheinenden Ergänzungen alle für den Tierarzt wichtigen Fragen auf dem jeweils gültigen Kenntnisstand gehalten werden.

Das Handlexikon der Tierärztlichen Praxis hat sich als stets verläßliches aktuelles Nachschlagewerk schon seit Jahren bei mehreren tausend deutschsprachigen Tierärzten in Europa bewährt. Das Grundwerk einschließlich aller bereits vorliegenden Ergänzungen ist vorrätig.

Loseblattwerk
Lieferung 1 - 191.
1991. 3 500 Seiten,
5 Ordner,
Format 26 x 19 cm.
DM 480,-
ISBN 3-437-30649-9

Das Werk kann nur zur Fortsetzung bezogen werden. Jährlich erscheinen 2 Ergänzungslieferungen mit je etwa 200 Seiten zu je etwa DM 95,-.

Preisänderungen vorbehalten.

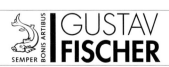
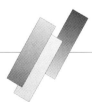

SEMPER BONIS ARTIBUS

GUSTAV FISCHER